U0379651

Precision Medicine Era
Advances in Hematology

精准医学时代的
血液病学诊治新进展

名誉主编：吴德沛　陈宝安
主　　编：葛　峥
副 主 编：陈苏宁　唐晓文

东南大学出版社
SOUTHEAST UNIVERSITY PRESS
·南京·

图书在版编目(CIP)数据

精准医学时代的血液病学诊治新进展 / 葛峥主编.
—南京：东南大学出版社，2024.7
ISBN 978-7-5766-0470-2

Ⅰ.①精… Ⅱ.①葛… Ⅲ.①血液病-诊疗 Ⅳ.
①R552

中国版本图书馆 CIP 数据核字(2022)第 231567 号

精准医学时代的血液病学诊治新进展

JINGZHUN YIXUE SHIDAI DE XUEYEBINGXUE ZHENZHI XIN JINZHAN

主　　编	葛　峥
责任编辑	褚　蔚　**责任校对** 张万莹　**封面设计** 王　玥　**责任印制** 周荣虎
出版发行	东南大学出版社
出 版 人	白云飞
社　　址	南京市四牌楼 2 号　邮编:210096
网　　址	http://www.seupress.com
电子邮箱	press@seupress.com
经　　销	全国各地新华书店
印　　刷	江苏扬中印刷有限公司
开　　本	787mm×1092mm　1/16
印　　张	35
字　　数	830 千字
版　　次	2024 年 7 月第 1 版
印　　次	2024 年 7 月第 1 次印刷
书　　号	ISBN 978-7-5766-0470-2
定　　价	210.00 元

本社图书若有印装质量问题,请直接与营销部联系,电话:025-83791830。

编委会

序 FOREWORD

血液病学是最早和最广泛应用精准医学指导临床诊治的学科之一。过去10年中，血液病学取得了巨大的进展，极大改善了患者的生存，这些进展很大程度上归功于血液病的精准诊断和精准治疗。

精准医学时代的到来，需要不断更新知识，推出反映最新进展的血液病学专著。由东南大学附属中大医院血液科主任葛峥教授主编的《精准医学时代的血液病学诊治新进展》是一本聚焦于精准诊治新进展的血液病学专著，该书系统地对血液病学主要疾病进行了阐述，保留了传统的发病机制、临床表现、诊断和治疗的叙述，重点突出"精准诊治"和"新进展"这两个关键点，从新发病机制、新精准诊断标准、新预后分层指标、新靶点治疗等方面更新知识；从崭新的视角阐述相关血液系统疾病的机制和临床诊疗。

该书为东南大学研究生优秀教材建设资助的出版物。我由衷祝贺该专著的出版，并推荐给从事血液病学、肿瘤学、精准医学以及其他学科的医务工作者、基础研究人员、医学院校学生等。期望该书传递血液病精准医学方面的新知识和前沿进展，为推动新时期我国血液病学的高质量发展，全面促进人民健康贡献力量。

滕皋军

中国科学院院士

东南大学附属中大医院院长

主编的话

血液病学领域的发展关乎生命健康，全面提升血液系统疾病精准诊疗能力和研究水平，推动我国血液病学高质量发展，是全方位、全周期保障人民健康必不可少的环节。在传统与精准医学交替的时代背景下，在精准医学时代中国血液病学创新发展的方向指引下，在"大血液，大卫生，大健康"发展理念的感召下，这本历时3年编写的新书终于正式出版了！

本书紧跟国际血液病学领域的最新进展，围绕主要和重要的血液系统疾病，讲述了基础发病机制、精准诊断技术、精准预后分层、精准治疗策略、精准靶向治疗以及造血干细胞移植和细胞免疫治疗等方面的进展和前沿内容，突出更新了新发病机制、新精准诊断标准、新预后分层指标、新靶点治疗等方面知识，并加强了国内诊断标准与国外诊断标准的衔接，体现了本书的学术价值和实效性。本书是一本能为血液病学及相关专业和交叉学科同道提供帮助的专著，同时也是一本研究生优秀教材建设的出版物。

回顾3年的编写历程，感慨万千。首先，我要向本书的两位名誉主编——国家血液系统疾病临床医学研究中心、苏州大学附属第一医院血液科吴德沛教授，东南大学附属中大医院血液科陈宝安教授，在本书编写中给予的支持和帮助表达最深的敬意和感谢！本书的专家团队编者既是国内血液病领域的知名学者，也是活跃在医疗一线的名医专家，在繁忙的临床、科研和教学工作之余，抽出宝贵时间，为本书编写付出了大量的心血和时间，使本书既能反映当前血液病学研究的最新进展，又融合了编写专家自己宝贵的诊疗经验和心得，我在这里向本书的副主编陈苏宁教授、唐晓文教授、所有编者和秘书表达最诚挚的感谢！我特别要感谢中国科学院院士、东南大学附属中大医院院长滕皋军教授为本书作序，感谢他对本书的编写和出版给予的支持和鼓励。

衷心希望本书为从事血液病学、肿瘤学、精准医学以及其他学科的医务工作者、基础研究人员、医学院校学生等，传递血液病精准医学方面的新知识和前沿进展，作为他们学习和日常工作中的参考资料。

由于时间和水平有限，本书编写中的不足之处，希望广大读者予以批评指正。相信随着血液学的快速发展，今后还会有新的认识，希望本书能适时再版。

2024年4月23日于南京

目录 CONTENTS

第一章　骨髓增殖性肿瘤

第一节　慢性髓性白血病

慢性髓性白血病(chronic myeloid leukemia,CML)亦称慢性粒细胞性白血病,是我国慢性白血病中最常见的类型,属于经典的骨髓增殖性肿瘤范畴。CML 因其具有特征性的 Ph 染色体改变,而被认为是迄今为止发现的第一个与染色体异常直接关联的人类恶性肿瘤。CML 约占成人白血病的 15％,其年发病率约为 1.5 人/10 万,男性发病率略高于女性。国内几个地区的流行病学调查显示,CML 中位发病年龄为 45～50 岁,比西方国家 CML 的发病年龄约小 10 岁。任何年龄的人均可发病,并随年龄增加发病率逐年上升。年龄大于 60 岁的患者总体预后劣于60 岁以下的患者。CML 的发病病因尚不完全清楚,可能和放射线以及苯类化学暴露有关。近年来由于防护水平的提高,并未发现从事放射工作的人员 CML 发病率明显升高;可能由于工艺的改善,苯暴露增加似乎也没有增加 CML 的发病率。

经过一百多年的不懈努力,人类对 CML 的认识取得了很大的突破。1845 年 John Hughes Bennett 和 Rudolf Virchow 在间隔很短的时间内先后报道了 CML 的临床特点。1960 年,Peter Nowell 和 David Hungerford 在 *Science* 杂志上报道 CML 存在特征性染色体异常,即费城(Philadelphia,Ph)染色体。1973 年 Rowley 等人在 *Nature* 杂志上首次证实 9 号和 22 号染色体转录易位产生了 Ph 染色体。其后的研究进一步揭示了定位于 9 号染色体上的 *ABL* 基因和定位于 22 号染色体上的 *BCR* (breakpoint cluster region)基因之间的转录易位融合形成 *BCR∷ABL1* 融合基因是 CML 发病的分子基础。1987 年,Lydon 等人开始开始进行针对 *BCR∷ABL1* 融合基因产物的靶向药物研究,1998 年开始了甲磺酸伊马替尼的临床研究。三年后,美国 FDA 批准甲磺酸伊马替尼用于 CML 的治疗,通过特异性阻断 BCR∷ABL1 融合蛋白的活性及其信号传导通路,取得了临床高效、安全的结果,从而开启了 CML 分子靶向治疗的新纪元。同年,Charles Sawyers、Brian Druker 和 Andreas Hochhaus 等发现 ABL 激酶区突变是伊马替尼耐药的重要原因。2006 年和 2007 年,FDA 先后批准了达沙替尼(Dasatinib)和尼洛替尼(Nilotinib)应用于伊马替尼耐药 CML 患者的治疗。随后 Bosutinib 和 Ponatinib 的问世,使得 CML 在酪氨酸激酶抑制剂(tyrosine kinase inhibitors, TKIs)耐药的治疗上又前进了一大步。

一、发病机制

（一）传统发病机制

与可比人群的预期频率相比，暴露在很高剂量电离辐射中可增加 CML 的发生率。化学类致白血病物质如苯和烷化剂，尽管已明确可以以剂量依赖性方式增加急性白血病发病率，但并不是 CML 的致病因素。

在 CML 研究中，最引起医学界轰动的发现就是特征性的 Ph 染色体及其相关的分子生物学研究成果。细胞遗传学分析显示，95％的 CML 患者具有 Ph 染色体，该染色体的形成源自 9 号染色体长臂和 22 号染色体长臂之间的平衡易位，其中 22 号染色体丢失的片段大于来自 9 号染色体的片段。因此，CML 患者的 22 号染色体（亦即 Ph 染色体）短于正常的 22 号染色体。Ph 染色体核型的改变导致 22 号染色体上的 BCR 基因融合至 9 号染色体的 $ABL1$ 基因上，从而出现 $BCR::ABL1$ 融合基因的表达，并最终导致 CML 的发生。CML 患者的 Ph 染色体可以见于患者的红系、髓系、单核系和巨核系的细胞，但在 B 淋巴细胞中少见，在 T 淋巴细胞中罕见。这种细胞分布谱支持了 CML 的发病起源于多能造血干细胞的观点。

（二）发病机制新进展

$BCR::ABL1$ 融合基因转录是在 BCR 启动子的调控下进行的。BCR N-末端序列与 $ABL1$ 融合使酪氨酸激酶活性减弱，可能由以下多种机制参与：① $BCR::ABL1$ 二聚化受 Coiled-coil 寡聚化区影响；② 在癌蛋白的 $ABL1$ 部分，激酶激活环中调节性酪氨酸的磷酰转移；③ 酪氨酸245 在 SH2 激酶联接子区的磷酰化，后者干扰与 SH3 区域的相互作用，导致激酶的完全激活。

$BCR::ABL1$ 融合基因编码的 BCR::ABL1 融合蛋白是一种结构活性的胞浆酪氨酸蛋白激酶（tyrosine kinase，TK），酪氨酸激酶持续激活使 CML 的白血病细胞具有以下几种特征：① 细胞黏附改变；② 干扰或激活下游相关的信号传导通路，如 Ras、MAPK、JAK-STAT、PI3K 和 Myc 等；③ 凋亡抑制；④ 诱导蛋白酶体降解。BCR::ABL1 融合蛋白酪氨酸激酶的下游效应由于起初位于细胞质中而被放大，通过作用多种物质而干扰细胞正常的增殖、分化、凋亡和细胞黏附与转化等进程。通常 BCR::ABL1 作为细胞浆内的癌蛋白，有阻抑细胞凋亡的效应，用来普霉素 B（Leptomycin B）激活 BCR::ABL1 融合蛋白，使其定位于细胞核内并阻断核输出，可产生促凋亡的效应。$BCR::ABL1$ 的抗凋亡作用不依赖于酪氨酸激酶的激活，这样，能逃逸酪氨酸激酶抑制剂的细胞，如静息期的干细胞。由于以上机制以抗凋亡状态保存下来，并保持进一步转化的潜能，导致疾病的进展。$BCR::ABL1$ 的转化潜能可因诱导不同蛋白质的蛋白酶体降解而加强。这些与 ABL 相互作用蛋白，能够对抗 ABL 癌基因的活性，DNA 依赖蛋白激酶催化亚单位组成 DNA 依赖蛋白激酶复合物，该复合物在 CML 的细胞中是下调的。$BCR::ABL1$ 经 PI3K 依赖或非依赖途径下调细胞周期依赖蛋白激酶抑制剂 P27 也涉及蛋白酶体的降解。

有报道称，在健康人群中也可检测到每 10^8 个细胞中有 1 个 $BCR::ABL1$ 融合基因转录本，此种现象见于25％～30％的健康志愿者的骨髓和5％的婴儿骨髓中,但脐血中未检测到 BCR∷ABL1 融合基因的存在。此现象提示,在某些个体中仅有 BCR∷ABL1 融合基因尚不足以形成恶性疾病,其原因可能与下列理由有关:① 该 BCR∷ABL1 融合基因编码的是一个截短的、无功能的融合蛋白;② 该 BCR∷ABL1 融合基因位于缺乏自我更新和克隆增殖能力的细胞中;③ 含该融合基因的异常细胞被免疫系统识别并在进一步增殖前被破坏。表达 HLA-B8 伴或不伴 HLA-A3 表达的个体不易发生 CML 的研究报道支持第三种假设。相反,在某些个体中,BCR∷ABL1 需在其他基因受损情况下协同发挥作用才能形成 CML。Ph⁻ EB 病毒转染 Ph⁺ CML 患者的 B 淋巴细胞后有克隆形成能力,提示 BCR∷ABL1 融合基因可能仅为一种起始条件,而非充分条件。这些研究发现提示,CML 的发病过程是多步骤的。

二、临床表现

依据临床特点,CML 的自然病程可分三个阶段:慢性期(chronic phase,CP)、加速期(accelerated phase,AP)和急变期(blast phase,BP)。超过90％的初诊 CML 患者都处于 CP。患者起病较为隐匿,部分患者起病时并无不适症状,往往是因常规体格检查或在其他疾病的检查中被发现。部分患者可有全身乏力、头昏、易感疲劳、体重减轻、食后饱胀或有左上腹隐痛不适等症状。早期 CML 患者罕有以感染发热为主诉而就诊者,这似与初诊患者的中性粒细胞功能正常且数目往往增高有关。头痛、骨痛、关节痛和由脾梗死引发的左上腹剧痛较少见,随着疾病进展,上述症状会逐步出现。一般情况下,CML 患者的白细胞计数和脾脏肿大程度与肿瘤的负荷有关,高肿瘤负荷的 CML 患者更加容易表现出相关的临床症状,如患者白细胞数 $>400\times10^9$/L 时,可出现呼吸困难、嗜睡和共济失调等肺部或中枢神经系统浸润的表现,男性患者偶可见持续的阴茎勃起。罕有因脑血管意外、心肌梗死、静脉血栓形成为首诊表现者。因嗜碱性粒细胞分泌产生的血浆组胺水平升高导致的消化道溃疡出血、皮肤瘙痒和腹泻,在 CML 患者中也相当罕见。

超过60％的 CML 患者在初诊时可触及明显的脾脏肿大或出现巨脾(脾脏抵达盆腔,越过腹部中线);肝脏肿大相对来说不如脾脏肿大那么显著,发生率也相对较低;胸骨可有轻微压痛;淋巴结肿大一般很少见,如果存在淋巴结肿大,就需要考虑患者是否为 Ph⁻ CML 或者是 Ph⁺ CML-CP 进展至 AP 或 BP。

CML-CP 经过有效的治疗后,不适症状可以完全消失。但遗憾的是:CML 具有明显的临床异质性,即从 CP 至 AP 或 BP 的时间长短不一,短者可仅数月,长者可长达20余年。CML-AP 患者常表现为贫血、低热或中等度发热、乏力和体重减轻,经治疗后已经回缩至正常的脾脏会再次进行性增大,肝脏或淋巴结也可肿大,白细胞数会突然上升并难以控制,而血红蛋白水平进行性下降,血小板数可明显增高或减低,外周血出现原始粒细胞或者嗜碱性粒细胞;骨髓形态学改变为正常造血受抑,原始粒细胞比例和嗜碱性粒细胞比例增高。CML-BP 患者的临床表现与急性白血病类似,预后极差。约10％左右的新诊断 CML 患者表现为起病时即处于 AP 或 BP。

AP 或 BP 的 CML 患者更加容易出现肺部和神经系统的浸润、出血和栓塞,有些患者可以出现脑膜白血病。经过有效治疗使白细胞数下降、脾脏回缩后,浸润症状可以减轻或消失。在 CML-BP 患者中,大多数表现为急髓变,发生急淋变的患者比例相对较少。就其临床特点而言,急淋变比急髓变患者年轻。急淋变患者的中位生存期为 12 个月,比急髓变患者的中位生存期 3~6 个月略长。其他预后较差的指标有:克隆演变、骨髓原始细胞>50% 及血小板数<50×10^9/L。约 2/3 的 CML-BP 患者有克隆演变,常见的染色体异常包括 8 号染色体三体(占 33%)、17 号等臂染色体(17q,占 20%)、19 号染色体三体(占 12%)、双 Ph 染色体(占 30%)及 7 号染色体单体(占 5%)。

三、诊断

(一)传统诊断

典型 CML 的诊断并不困难,明确诊断需要进行骨髓细胞形态学检查、染色体核型分析和 real-time PCR 定量检测 *BCR∷ABL1* 融合基因表达。不管有无 Ph 染色体核型改变,*BCR∷ABL1* 融合基因检测都应列为必查项目,因为 25%~30% Ph⁻ CML 患者仍然存在 *BCR∷ABL1* 融合基因表达,此类患者称为 Ph 染色体阴性的 CML。CML-CP 患者的染色体改变应该是单一 Ph 染色体的出现,也有 10%~15% 的 CML-CP 患者在初诊时出现除 Ph 染色体之外的其他染色体改变,如 Y 染色体丢失、8 号染色体三体型。因此,结合该类患者的临床表现一般不应诊断为 CML-CP。

(二)精准诊断新进展

2016 WHO 髓系肿瘤诊断与分类标准将 CML 分为 CP、AP 和 BP 三个阶段,具体定义如下:

(1) **CP**:① 外周血或骨髓中原始细胞<10%;② 没有达到诊断 AP 或 BP 标准。

(2) **AP**:① 外周血或骨髓中原始细胞 10%~19%;② 外周血中嗜碱性粒细胞≥20%;③ 对治疗无反应或非治疗引起的持续血小板减少(<100×10^9/L)或增高(>1 000×10^9/L);④ 治疗过程中出现 Ph 染色体基础上的克隆演变;⑤ 进行性脾脏增大或白细胞数增高。

(3) **BP**:① 外周血或骨髓中原始细胞≥20%;② 髓外病变。

如今,在 TKIs 时代,CML 患者 10 年的总生存高达 80%~90%,少有患者发生疾病进展,在这种情况下强调疾病的 *ABL1* 激酶区突变和/或附加染色体异常导致的耐药及发生原始细胞转化风险的重要意义。因此,在 2022 WHO 髓系肿瘤诊断与分类标准中将 CML-AP 去除,并且 CML-BP 的定义在原基础上增加了第三种情况:外周血或骨髓中出现淋系原始细胞增多。国际共识仍然把 CML 分为三期,强调在初诊或治疗过程中出现附加染色体异常即为 CML-AP。

WHO、国际骨髓移植注册中心(IBMTR)、美国 M. D. Anderson 肿瘤中心(MDACC)对加速期 CML 的诊断标准详见表 1-1-1。

表 1-1-1 WHO、IBMTR 和 MDACC 的 CML-CP 诊断标准比较

标准	WHO	IBMTR	MDACC
骨髓或外周血原始细胞(%)	10~19	≥10	15~29
原始+早幼粒细胞(%)	未定	>20	>30
外周血或骨髓嗜碱性粒细胞(%)	≥20	≥20	≥20
血小板数(×10⁹/L)	治疗无关的<100 或≥1 000	同左	治疗无关的<100
染色体核型	存在克隆性演变	同左	同左
白细胞数	治疗无关的增多	数目难以控制	未定
脾肿大	有	有	未定

注:此表中所谓克隆演变(CE),即指白血病克隆中出现额外的染色体异常。CE 发生在 20%~40% 的加速期患者中,常见的染色体异常包括 8 号染色体三体(占 30%~40%)、17 号等臂染色体(17q,占 15%~20%)及双 Ph 染色体(占 20%~30%)。

四、预后分层

(一)传统预后分层

基于患者临床及血液学参数,CML 有三种风险评分体系,即 Sokal、Euro 和 EUTOS,用来评估患者的生存风险。Sokal 评分在 TKIs 临床试验中被广泛应用。这些风险评分被用来评估生存差异或疗效反应。

(二)精准预后分层新进展

由于目前大多数 CML 患者死于缓解期非白血病因素,由此形成了第 4 个危险积分体系,即新 EUTOS 长期生存积分(ELTS),来预测患者死于 CML 的可能性。Sokal 与 ELTS 危险评分体系使用的评估参数相同,主要区别在于年龄的不良预后影响,因为年龄因素很少会影响到 CML TKIs 治疗患者的生存。与 ELTS 评分体系相比,Sokal 把更多的患者归入到中高危组,尤其是老年患者。

Sokal 与 ELTS 评分系统比较具体见表 1-1-2 和表 1-1-3。

表 1-1-2 CML 基线预后评分及 Sokal 与 ELTS 评分系统比较

评分系统	评分计算公式	低危	中危	高危
Sokal	Exp0.0116×(年龄-43.4)+0.0345×(脾脏大小-7.51)+0.188×[(血小板数/700)2-0.563]+0.0887×(外周血原始细胞-2.10)	<0.8	0.8~1.2	>1.2
ELTS	0.0025×(年龄/10)3+0.0615×脾脏大小+0.1052×外周血原始细胞+0.4104×(血小板数/1000)-0.5	<1.5680	1.5680~2.2185	>2.2185

表 1-1-3　风险层次比例与结局

N=5154	低危		中危		高危	
	Sokal	ELTS	Sokal	ELTS	Sokal	ELTS
%	38	55	38	28	23	13
10-year OS	89%	88%	81%	79%	75%	68%
6-year LRD	3%	2%	4%	5%	8%	12%

注：LRD(leukemia-related death)：白血病相关死亡；OS(overall survival)：总生存。

五、治疗

(一)传统治疗

1. 药物治疗

治疗方面应该根据 CML 患者的疾病分期和年龄来制订不同的方案。诱导 CML 获血液学缓解可有多种药物，经典的为白消安和羟基脲。而在临床应用已达半个世纪之久的白消安，由于其中位生存期较短、骨髓抑制严重以及持久的副作用和有可能诱发急变期等弊端，目前已经很少使用，仅应用于经济困难并对羟基脲治疗无效或不耐受的患者。羟基脲在控制初诊 CML 的白细胞数方面有显著的优点，可以使 50%～80% 的 CML 患者达到血液学缓解，并且此后可以方便地向其他治疗过渡。羟基脲用药期间，应要求患者定期复查血常规，根据白细胞数及时调整剂量；同时，对于白细胞数显著增高的患者，有条件时可行白细胞清除术，以快速降低白细胞数，减轻白细胞淤滞症状。在给予羟基脲治疗的同时，还需注意水化和碱化措施的应用，可以口服或静脉输注碳酸氢钠溶液，每天摄入液体量保持在 3 000～4 000 ml，并加用别嘌醇预防肾功能受损。CML 患者可出现高尿酸血症。拉布立酶是一种能将尿酸转换为尿囊素的重组尿酸氧化酶，不同于别嘌呤醇，拉布立酶可迅速降低尿酸总量，不会导致黄嘌呤或次黄嘌呤的堆积，不会引发次黄嘌呤肾病。拉布立酶的静脉注射剂量为 0.2 mg/kg，一次给药可维持较长时间有效。

干扰素 α(IFN-α)治疗 CML 开始于 20 世纪 90 年代，是第一个能获得完全细胞遗传学缓解(CCyR)的药物。干扰素 α 可使 40%～80% 的 CML 患者获得完全血液学缓解(CHR)、15%～58% 的 CML 患者获得细胞遗传学反应、5%～15% 的 CML 患者获得 CCyR，其中位生存期为 60～90 个月；在获得 CCyR 的 CML 患者中，存活达到 10 年以上的患者可占 70%～80%。对初诊 CML 患者而言，IFN-α 应尽可能早期应用，剂量也应尽可能大，每天一次皮下注射 300 万单位，用药持续时间至少半年以上并定期评估血液学和细胞遗传学疗效，有效者应继续用药以使患者最大可能获益。法国报道 IFN-α 与小剂量阿糖胞苷联合用药可进一步提高 CML 患者的临床疗效。近来亦有报道，对临床应用伊马替尼治疗效果欠佳的 CML 患者，联合应用 IFN-α 可增强疗效。

2. 放疗

脾照射偶尔可用于进入加速期或慢性期晚期患者，有巨脾伴有脾痛、脾周围炎或者脾侵犯胃肠道时,脾区放疗可以缓解症状。放疗也可用于慢性期晚期或加速期偶尔出现的骨或软组织的髓外肿瘤。

3. 脾切除

脾切除不能延长 CML-CP、延迟进入 AP、增强标准化疗或强化化疗的敏感性,或者延长患者的生存期。脾切除对以下情况的患者可能有效:对治疗无效的症状性血小板减少、机械性压迫症状、高代谢症状、门脉高压等。术后感染、血栓、出血的发生率高,有报道其死亡率高达10%。异体移植前行脾脏切除未发现会影响干细胞移植后的移植物抗宿主病的严重性或生存率。脾切除可逆转异体移植后的移植物功能不良,但是脾功能减退可能激发或促使慢性全身性移植物抗宿主病(graft versus host disease,GVHD)进一步恶化,从而导致发病率和死亡率的增加。

4. 异基因造血干细胞移植(allo-HSCT)

造血干细胞移植治疗 CML 临床已开展多年,迄今为止,该方法仍被大多数人认为是有望达到治愈目的的唯一手段。移植方式可选用 HLA 匹配的异基因造血干细胞移植或无关供体移植。相比较而言,同胞间 HLA 相合的异基因造血干细胞移植疗效较好,近期文献报道的 5年生存率>50%,复发率约 20%,复发常发生于移植后的 5~7 年;造血干细胞移植后的慢性GVHD 发生率约 75%,相关死亡率 10%。有报道 50 岁以下的 CML-CP 患者确诊,一年内进行同胞全相合的骨髓移植预后更好,5 年无病生存率可达 80%。除年龄以外,疾病所处分期也是影响移植疗效的重要因素,如在第一次或第二次慢性期内进行移植的长期生存率为 75%,加速期内移植的长期生存率则下降至 30%~40%,而急变期内移植的长期生存率仅为 5%~15%。

对于没有匹配同胞供体的 CML 患者,可采取无关供体移植,CML 相对惰性的病程允许他们有足够时间去寻找捐献者。CML 慢性期 HLA 相合的无关供体移植的生存率为 35%~40%,进展期的生存率则更差。而随着配型技术的进步、支持治疗以及 GVHD 预防和机会性感染预防水平的提高,匹配无关供体移植患者的长期生存得到了显著提高。50 岁以下的慢性期CML 患者,诊断一年内进行无关供体骨髓移植的病例,5 年预计生存率达到了 74%,几乎接近于同胞间进行移植的数据。

对缺少同胞供体的 CML 患者,是进行无关供体移植还是进行其他药物治疗,这是个较难回答的问题。一般认为,年轻的初诊 CML 患者,在分析了各种危险性之后,移植相关并发症能够控制在比较低的水平,在第一年可以行无关供体骨髓移植。目前,随着亲子间 HLA 微嵌合研究的深入,临床上开展亲缘性半相合移植,采用强化移植前免疫抑制以及加强 GVHD 预防措施,在母子、母女等半相合移植中取得了较好的疗效。但由于 HLA 不匹配导致可能的免疫重建延长等不利因素的存在,患者移植后的长期生存尚待进一步观察。

近年的实践表明,移植后移植物抗白血病(graft versus leukemia)效应在清除 CML 病灶中发挥了重要作用,由此人们已开始逐步倾向于移植前采取减弱的预处理方案。此观点采取强化免疫抑制来代替部分放、化疗,同时,输入的造血干/祖细胞和淋巴细胞足以移植成功并产生很好的 GVL 效应。此种移植被称为"非清髓性移植"或"小移植",接受此种移植的部分患者可以产生持久的细胞遗传学和分子生物学水平的缓解。

为了减轻 GVHD 风险进行的比如 T 细胞去除,却增加了复发的风险。移植后复发的患者可以采用来源于同一供者的供体淋巴细胞输注,CML 患者进行供体淋巴细胞输注产生的 GVL 效果可达 70%,明显优于于 AML 患者的 50% 的效果和 ALL 患者的 20%～30% 的效果。关于移植前应用 IFN-α 治疗是否会影响植入尚有争议,一般建议 IFN-α 使用不要超过半年,但目前都认可伊马替尼是移植前用药的首选。

(二)精准治疗新进展

在过去的 20 年里,TKIs 的出现改变了 CML 的治疗策略,CML 患者 CP 阶段首选 TKIs 治疗,对一代 TKIs 耐药的患者,结合 ABL 激酶区具体突变,可考虑选择二代或者三代 TKIs。因此,CML 患者接受 allo-HSCT 治疗应该进行全面的评估,包括疾病本身进展的风险、移植的获益和经济负担等。但是,初诊 CP 患者如果对两种或两种以上 TKIs 治疗耐药,那么患者对其他二线 TKIs 治疗即使有效,时间也难以持久,这些患者在考虑接受三代 TKIs 治疗的同时,应当准备行 allo-HSCT。如果一代 TKIs 治疗过程出现疾病进展至 AP,就需要为 allo-HSCT 积极准备,如果进展至 BP,需要尽早行 allo-HSCT,移植前疾病需要治疗恢复至慢性期,在 BP 阶段移植效果很差。除此之外,对二代 TKIs 不敏感或者存在 *T315I* 突变的患者,也应尽早行 allo-HSCT。allo-HSCT 能改善耐药和急变患者的生存,在 TKIs 时代,仍然是治疗 CML 的重要方法。

1. 分子靶向治疗

(1)甲磺酸伊马替尼(Imatinib):2001 年,甲磺酸伊马替尼正式上市[又称为格列卫(Glevic、Gleevec)],作用机制主要是通过和 ATP 竞争性结合 *BCR∷ABL1* 融合蛋白的酪氨酸激酶,而抑制其激酶磷酸化,从而终止原有的下游进程,如阻断信号传导通路、下调与细胞增殖相关的基因表达、诱导细胞凋亡等。

在伊马替尼 Ⅰ 期研究证实了该药物的安全性后,532 例 IFN-α 治疗无效的 CML 患者进入伊马替尼的 Ⅱ 期临床试验,试验结果显示伊马替尼不仅具有良好的临床耐受性,而且在当时具有令人惊喜的临床疗效,其 CHR、主要细胞遗传学缓解率(MCyR)和 CCyR 分别达 96%、67% 和 57%,疗效大大优于 IFN-α。伊马替尼 Ⅲ 期临床试验研究再次证明了伊马替尼的临床疗效,结果显示:对 IFN-α 治疗无效的 CML 患者,接受伊马替尼治疗后同样疗效显著。伊马替尼的标准剂量是 400 mg/天。在慢性期中,非骨髓抑制的不能耐受 400 mg/天,可使用较低剂量 300 mg/天。加速期患者,可予以每日两次 400 mg 的剂量(每天总剂量 800 mg),但对于病情进展到加速期或急变期的患者,还是建议改用第二代 TKIs。甲磺酸伊马替尼治疗 3～6 个月,60%～80% 患者可获得早期分子反应(*BCR∷ABL1*＜10%)。在治疗第 1 年和第 5 年,MMR 发生率分别在 20%～59% 和 60%～80% 之间。5 年内实现 DMR(MR4 或更深层次的分子反应)的概率在 35%～68% 之间,10 年的 MR4 可达到 26.5%。CML 治疗过程中 *BCR∷ABL1* 表达反应国际量表见表 1-1-4。伊马替尼治疗慢性期 CML 患者治疗反应评价标准见表 1-1-5。

表 1-1-4　CML 治疗中 *BCR∷ABL1* 表达反应的国际量表

	MMR	MR4	MR4.5	MR5
参考基因转录本的最小总数	10 000 *ABL1*[a] 24 000 GUSB[b]	10 000 *ABL1* 24 000 GUSB	32 000 *ABL1* 77 000 GUSB	100 000 *ABL1* 240 000 GUSB
BCR∷ABL1 转录水平	≤0.1%	≤0.01%	≤0.0032%	≤0.001%

注:a:精确量化的最低灵敏度;b:国际比例 IS;GUSB:β-葡萄糖醛酸酶。

表 1-1-5　一线酪氨酸激酶抑制剂(TKIs)治疗慢性髓性白血病慢性期患者治疗反应评价标准

时间	最佳反应	警告	失败
3 个月	达到 CHR 基础上 • 至少达到 PCyR 　(Ph⁺细胞≤35%) • *BCR∷ABL1*[IS]≤10%	达到 CHR 基础上 • 未达到 PCyR 　(Ph⁺细胞 36%~95%) • *BCR∷ABL1*[IS]>10%	• 未达到 CHR • 无任何 CyR(Ph⁺细胞>95%)
6 个月	• 至少达到 CCyR 　(Ph⁺细胞=0) • *BCR∷ABL1*[IS]≤1%	• 达到 PCyR 但未达到 CCyR 　(Ph⁺细胞 1%~35%) • *BCR∷ABL1*[IS]>1%~10%	• 未达到 PCyR(Ph⁺细胞>35%) • *BCR∷ABL1*[IS]>10%
12 个月	*BCR∷ABL1*[IS]≤0.1%	*BCR∷ABL1*[IS]>0.1%~1%	• 未达到 PCyR(Ph⁺细胞>35%) • *BCR∷ABL1*[IS]>10%
任何时间	稳定或达到 MMR	Ph⁺细胞=0, 出现-7 或 7q⁻(CCA/Ph⁻)	丧失 CHR 或 CCyR 或 MMRa,出现伊马替尼或其他 TKIs 耐药性突变,出现 Ph 染色体基础上其他克隆性染色体异常

注:CHR:完全血液学缓解;CyR:细胞遗传学反应;PCyR:部分细胞遗传学反应;
CCyR:完全细胞遗传学反应;MMR:主要分子学反应;IS:国际标准化;
CCA/Ph⁻:Ph⁻染色体的克隆性染色体异常;
[a]连续 2 次检测明确丧失 MMR 并且其中 1 次 *BCR∷ABL1*[IS]≥1%。

伊马替尼耐受性良好,主要副作用包括疲劳、恶心、腹泻、水肿、肌肉痉挛、皮疹、肝转氨酶升高。轻度转氨酶升高往往对使用糖皮质激素有反应。肝毒性不常见,只在大约 3% 的患者发生,通常是在伊马替尼开始治疗的 6 个月内发生。对育龄期女性存在胎儿致畸的风险。骨髓抑制是 CML 常见的副作用,尤其是在治疗早期阶段,可能是因为大部分的血细胞为 CML 克隆。3~4 级不良反应事件:中性粒细胞减少(14%)、血小板减少(8%)、贫血(3%)。骨髓抑制时不建议将剂量减低至小于 300 mg/天。如白细胞低于 $0.5×10^9/L$ 和/或血小板低于 $20.0×10^9/L$,应停止用药直至血细胞数恢复。G-CSF 和 GM-CSF 可治疗中性粒细胞减少症。对严重的血小板减少症,可予血小板输注。偶有服用伊马替尼后发生不可逆的骨髓衰竭的病例报道。与 400 mg/天剂量相比,800 mg/天的剂量组的 CCyR、MMR 和完全分子生物学缓解(CMR)均高于标准剂量组,但是也伴有更高的不良反应发生率,尤其是 3~4 级的贫血、中性粒细胞减少、血小板减少。与伊马替尼单药治疗相比,伊马替尼联合干扰素 α-2a 或低剂量阿糖胞苷治疗 12 个月时 CCyR 和 MMR 分别达 71% 和 61%,优于伊马替尼单用组,但这并没有改善总生存期(overall survival,OS)。

伊马替尼的耐药和停药问题:伊马替尼的耐药分为原发耐药和继发耐药。原发耐药与药物

不能有效抑制 $BCR::ABL1$ 激酶的活性有关,其中涉及多种因素,与伊马替尼接受的药物剂量,药物的吸收、代谢以及胞浆内药物浓度有关。伊马替尼继发耐药的一个最重要的原因是 $BCR::ABL1$ 激酶区的点突变。引起耐药的点突变通常使 $BCR::ABL1$ 蛋白获得一个功能性的 ABL 酪氨酸激酶区并能阻止药物的结合。目前已发现与耐药有关的 $BCR::ABL1$ 激酶区的点突变定位于整个激酶区,包括 ATP 结合环(P 环)、伊马替尼结合位点、A 环及催化区突变等 90 多种突变。最常见突变约 15 种,包括:$T315I$、$Y253F/H$、$E255D/K/R/V$、$M351T$、$G250A/E$ 以及 $F359C/L/V$ 和 $H396P/R$,占所有突变的 90% 以上,也是选择二代 TKIs 的依据。继发性伊马替尼耐药还包括其他机制,如 $BCR::ABL1$ 基因的过表达及扩增、依赖 $BCR::ABL1$ 途径的激活(如 Src 激酶家族的成员)及多药耐药蛋白介导的药物外流增加等。虽然会有耐药的发生,但在初次治疗时激酶区突变的检测并非必须,因为随着治疗的进行,非优势突变会转变为优势突变,在治疗前不一定能检测到这些非优势突变。伊马替尼治疗后已经获 $BCR::ABL1$ 基因转阴并持续 2 年以上的 CML 患者,中断伊马替尼治疗半年后,约一半患者又可检测到 $BCR::ABL1$ 融合基因转录本,提示分子水平的复发;但对大多数因停用伊马替尼而复发的 CML 患者,再次用药仍有望重获分子学缓解。新的研究观点认为,二代 TKIs 抑制剂治疗后最短时间内获得深度分子反应(达到 MR 4.5),且最少治疗 6 年的患者,停药后能获得长期的 MR。

(2)达沙替尼:是一种活性极强的口服第二代 TKIs。达沙替尼能抑制 $BCR::ABL1$、Src 家族、$c-Kit$、PDGFR 及 $ephrine$ 受体酪氨酸激酶,体外研究发现,达沙替尼抑制细胞增殖的能力及抑制除 $T315I$ 突变克隆以外的伊马替尼耐药的白血病细胞活性是伊马替尼的 300 多倍。在 CML 一线治疗中,一项Ⅲ期随机对照 DASISION 研究比较了达沙替尼和伊马替尼疗效,研究结果显示 12 个月 CCyR 分别为:达沙替尼为 77%,伊马替尼为 66%。一项为期 5 年的随访表明,与伊马替尼相比,达沙替尼在早期时间点诱导了更快更深的细胞遗传学及分子学反应(12 个月 CCyR,MMR,MR4.5)。在另一项多中心试验中,达沙替尼 100 mg/天,或伊马替尼 400 mg/天,得到了与 DASISION 研究类似的结果,但是在至少 5 年的随访过程中,伊马替尼和达沙替尼的 5 年估计生存率相似,约为 90%。虽然达沙替尼在治疗早期能获得更好的 CCyR,但是达沙替尼治疗组骨髓抑制达到 20%,3 级或 4 级不良事件发生率为 58%,明显高于伊马替尼治疗组的 35%,除此之外达沙替尼组的胸腔积液发生发生率达到近 20%。达沙替尼二线治疗 CML-CP 患者治疗反应评价标准见表 1-1-6。

表 1-1-6 尼洛替尼或达沙替尼二线治疗慢性髓性白血病慢性期患者治疗反应评价标准

时间	最佳反应	警告	失败
3 个月	• 至少达到 mCyR(Ph⁺ 细胞≤65%) • $BCR::ABL1^{IS}$≤10%	• 未达到 mCyR(Ph⁺ 细胞 66%~95%) • $BCR::ABL1^{IS}$>10%	• 无 CHR • 无任何 CyR(Ph⁺ 细胞>95%) • 新发突变
6 个月	• 至少达到 PCyR,(Ph⁺ 细胞≤35%) • $BCR::ABL1^{IS}$≤10%	达到 mCyR 但未达到 PCyR(Ph⁺ 细胞 36%~65%)	• 未达到 mCyR(Ph⁺ 细胞>65%) • $BCR::ABL1^{IS}$>10% • 新发突变

时间	最佳反应	警告	失败
12 个月	· 达到 CCyR · $BCR::ABL1^{IS}$<1%	· $BCR::ABL1^{IS}$1%～10% · 达到 PCyR （Ph⁺细胞 1%～35%）	· 未达到 PCyR(Ph⁺细胞>35%) · $BCR::ABL1^{IS}$>10% · 新发突变
任何 时间	稳定或达到 MMR	· Ph⁺细胞=0,出现-7 或 7q- （CCA/Ph⁻） · $BCR::ABL1^{IS}$>0.1%	丧失 CHR 或 CyR 或 PCyR 或 MMR[a],新发耐药性突变,出现 Ph 染色体基础上其他克隆性染色体异常

注:CHR:完全血液学缓解;CyR:细胞遗传学反应;mCyR:次要细胞遗传学反应;
　　PCyR:部分细胞遗传学反应;CCyR:完全细胞遗传学反应;MMR 主要分子学反应;IS:国际标准化;
　　CCA/Ph⁻:Ph⁻染色体的克隆性染色体异常。

(3) 尼洛替尼:又称达希纳,是伊马替尼苯胺嘧啶衍生物,是一种口服第二代 TKIs,它对 ABL 激酶区上 ATP 结合位点的亲和力是伊马替尼的 30 多倍。尼洛替尼的作用机制与伊马替尼类似,也是通过与 ABL 的非活性区结合而发挥作用,但不同的是,尼洛替尼不需要改变激酶区的结构以达到更好的结合。尼洛替尼目前已在我国上市。尼洛替尼最初用于伊马替尼治疗失败的患者。目前是初诊 CML 一线治疗选择。在一项大型随机临床研究中,比较了 CML-CP 一线尼洛替尼与伊马替尼的疗效,结果显示尼洛替尼在治疗 12 个月的 MMR 率明显优于伊马替尼,尼洛替尼在 24 个月时 CCyR 的累积发生率也明显优于伊马替尼。尼洛替尼 5 年和 10 年的累计 MMR,MR4 和 MR4.5 都优于伊马替尼,但是两者 5 年和 10 年的 OS 无差异。

虽然尼洛替尼治疗总体耐受性良好,尼洛替尼在治疗过程中心血管事件的积累发生率为 20%,其他明显的副作用有头痛和皮疹,但程度较轻,症状随着剂量的减少而减轻;还有少部分患者出现间接胆红素升高,在治疗过程中有并发胰腺炎的报道。因此,冠心病、脑血管意外、外周动脉闭塞病史或胰腺炎病史者,是尼洛替尼作为一线给药的禁忌。有高血压、高胆固醇血症和糖尿病的 CML 患者,在接受尼洛替尼治疗过程中,患心血管事件的风险也可能增加。尼洛替尼二线治疗 CML-CP 患者治疗反应评价标准见表 1-1-6。

(4) Bosutinib:是一种有效的双重 SRC/ABL 激酶抑制剂,该药物最初被美国 FDA 批准用于对既往 TKIs 耐药和/或不耐受的患者。最近 Bosutinib 被批准用于 CML 的一线治疗。一项评估了 536 例初诊的慢性期 CML Bosutinib 400 mg/天和伊马替尼 400 mg/天的疗效比较的临床研究结果显示:治疗 12 个月时 Bosutinib 的 MMR 和 CCyR 均优于伊马替尼。Bosutinib 的副作用主要表现为腹泻和肝转氨酶的升高,心血管毒副作性罕见。

(5) Ponatinib:是口服第三代 TKIs,已被美国 FDA 批准用于 $BCR::ABL1$ $T315I$ 突变和对两种或两种以上 TKIs 耐药的 CML 患者,获批的剂量为 45 mg/天。由于 30% 的患者可能发生与剂量相关的心血管事件,专家小组建议不耐受 Ponatinib 治疗的患者,尤其存在心血管高危因素的患者,接受小剂量 Ponatinib 治疗(30 mg/天或 15 mg/天)。只有在必要时才增加剂量。对于存在 $T315I$ 突变、复合突变或进展到晚期的患者,建议 45 mg/天。为了预防心血管事件发生应戒烟,控制高血压、高血脂和高血糖。

(6)奥雷巴替尼:口服第三代 TKIs,是中国首个上市的第三代 $BCR::ABL1$ 抑制剂,对 $BCR::ABL1$ 以及包括 $T315I$ 突变在内的多种 $BCR::ABL1$ 突变体有突出效果。2019 年 7 月,该药获美国 FDA 临床试验许可,直接进入Ⅰb 期临床研究。2020 年 5 月,奥瑞巴替尼接连获得美国 FDA 授予的孤儿药资格和审评快速通道资格。奥雷巴替尼凭借国内两项关键性Ⅱ期临床研究结果,在国内获批用于治疗 TKIs 耐药并伴有 $T315I$ 突变的 CML-CP 或 AP 的成年患者。

2. TKIs 停药

伊马替尼为代表的 TKIs 治疗显著改善了 CML 的预后,是药物靶向治疗人类恶性肿瘤的成功典范。随着患者生存的显著延长,越来越多的研究者开始关注长期 TKIs 治疗不良反应对患者生活的影响。无治疗缓解(TFR)逐步成为 CML 治疗的长期目标。最早的停药研究是法国的 pilot 试验。12 例长期接受伊马替尼治疗至少 2 年的 CMR 患者尝试停药,中位随访 7.5 年,50%的患者维持持续的分子学反应。法国 STIM 试验入组 100 例伊马替尼治疗获得 DMR 持续 2 年以上的患者,停止伊马替尼治疗 12 个月无复发生存率达到 41%,累计 60 个月无复发生存率高达 39%。澳大利亚白血病与淋巴瘤协作组的 TWISTER 试验 24 个月 TFR 率为 47.1%。目前全球范围进行的前瞻性或回顾性停药数据显示,伊马替尼或二代 TKIs 治疗获得 DMR 2 年以上患者停止 TKIs 治疗维持分子学反应的比例为 40%~60%。TFR 停药标准:目前停药试验数据显示获得持续 MR4/MR4.5 以上分子学反应,并且持续超过 2 年是目前停药试验的前提条件,仅获得 CCyR 或 MMR 的患者停药后迅速分子学复发。更多研究结果显示,TKIs 服药时间与成功停药呈正相关。

NCCN 2022、ELN 2020 CML 指南对于停止 TKIs 治疗提出明确建议。建议临床试验外,满足以下条件尝试停药:年龄 18 岁以上、慢性期患者 TKIs 治疗 3 年以上;可进行国际标准化定量的 $BCR::ABL(P210)$ 转录本检测;稳定 DMR 2 年以上;既往无 TKIs 耐药;有条件上严格规范的国际标准化的分子学检测,分子学结果解读正确迅速;在有经验的临床医师指导下行 TFR 尝试;能够获得及时再治疗以及正确的再治疗后分子学监测。停药后长期随访显示,尽管复发患者大多数于停药后 6 个月内复发,但仍有部分患者晚期复发。从目前停药的临床试验和实践数据看,长期 TKIs 治疗获得稳定 DMR 是停药基础,及时准确的分子学检测是及早发现分子学复发患者的保证。因此,停药操作中分子学监测需要及时、准确、稳定。建议有条件的中心开展停药研究。

3. CML-AP/BP 治疗

(1)AP:CML-AP 不予治疗会进展至 BP,尽管予伊马替尼治疗的缓解率较传统治疗(如干扰素 α、羟基脲等)高,但仍有 50%的 CML-AP 患者疾病进展,4 年死亡率达 38%。因此,密切监测这些患者和早期发现治疗反应差异尤其是对于具备移植条件的患者非常关键。给予每天 600 mg 伊马替尼治疗 CML-AP 患者 3 个月时能获得 MCyR 者,3 年生存率达 85%,而 3 个月时未获得 MCyR 者 3 年生存率仅 52%,二者差异显著($P<0.001$)。国内报道一组 132 例 CML-AP 患者,其中 87 例入组伊马替尼 400~600 mg 治疗组(GIPAP),45 例入组 allo-HSCT

组,结果,两组中的低危组患者 6 年无事件存活率(EFS)、OS 和无进展存活率(PFS)均超过
80%;两组中的中危组患者 EFS 和 OS 相同,但 allo-HSCT 组的 PFS 达 92.9%,高于伊马替尼
组的 55.7%;两组中的高危组患者中,allo-HSCT 组的 5 年 EFS、OS 和 PFS 分别达 66.7%、
100% 和 100%,明显高于伊马替尼组的 9.3%、17.7% 和 18.8%。

应用二代酪氨酸激酶抑制剂治疗 CML-AP 有较好的疗效。有报道应用尼洛替尼治疗伊马
替尼耐药的加速期 CML 患者,其 CHR、MCyR 和 CCyR 率分别为 46%、27% 和 14%;另一研究
应用尼洛替尼治疗加速期 CML 患者 136 例,其中伊马替尼耐药者占 81%、不耐受者占 19%,结
果发现其 CHR、MCyR 和 CCyR 率分别为 26%、29% 和 16%,缓解率的中位持续时间为 15 个
月,12 个月的 OS 为 79%,同时发现疗效与伴或不伴有基础突变无关,而且尼洛替尼的耐受性
较好,3～4 级的中性粒细胞减少和血小板减少发生率分别仅 21% 和 35%。

研究表明,达沙替尼对伊马替尼耐药或不耐受的 CML-AP 患者也有效。在达沙替尼的 Ⅰ
期研究中,分别有 45%、27% 和 18% 的伊马替尼耐药/不耐受的患者获得 CHR、MCyR 和
CCyR,此结果在病例数扩大至 161 例的 Ⅱ 期研究中被进一步证实,分别有 39%、33% 和 24% 的
患者获得 CHR、MCyR 和 CCyR,12 个月的无进展存活率和总存活率分别为 66% 和 82%,除伴
T315I 突变以外的所有患者均获得缓解,3～4 级的中性粒细胞减少和血小板减少发生率分别
为 76% 和 82%。

尽管 30%～40% 的加速期 CML 患者能通过 allo-HSCT 获益,但目前大多数学者的观点
是:对未接受过伊马替尼治疗的所有加速期患者,将每天 600 mg 伊马替尼作为一线治疗是合
适的;对伊马替尼治疗过程中病情进展至加速期的患者,若已找到合适供体,可选达沙替尼或尼
洛替尼作为 allo-HSCT 的治疗过渡。

(2) **BP**:在酪氨酸激酶抑制剂临床应用之前,CML-BP 患者通常给予强烈化疗联合 allo-
HSCT 以达到缓解。AML 的诱导治疗方案(如阿糖胞苷联合蒽环类药物)通常用于髓系、未分
化及混合急变患者的治疗,这些化疗方案的缓解率为 20%～30%,但大多数患者疗效不佳,即
使缓解,其持续缓解时间也较短暂,中位生存时间仅为 4～10 个月。国外报道去甲基化药物地
西他滨对急性髓细胞变的 CML 患者有效:在一个对急髓变患者的单研究所研究中,地西他滨
与强烈化疗比较,两者的缓解率分别为 26% 和 28%,生存时间分别为 7 个月和 5 个月;另一个
Ⅱ 期研究中,低剂量地西他滨诱导伊马替尼耐药的 CML-CP、AP 和 BP 患者获得的血液学缓解
率分别为 84%、41% 和 34%,尽管中位缓解持续时间只有 3.5 个月。

另一项 Ⅱ 期研究结果显示,伊马替尼治疗 260 例 CML-BP 患者,获得 CHR、MCyR 和
CCyR 率分别为 8%、16% 及 7%,中位生存时间为 7 个月,18 个月的预期总存活率为 20%。获
得 MCyR 的患者中位总生存时间(12 个月)较未获得 MCyR 的患者(6 个月)长。推荐剂量
600 mg/d 的伊马替尼治疗下,7% 的患者疾病无进展,约有 14% 的患者在开始伊马替尼治疗后
的 36 个月仍存活。急粒变 CML 患者给予伊马替尼联合阿糖胞苷及去甲氧柔红霉素治疗的
CHR 率为 47%,中位生存期为 5 个月。地西他滨联合伊马替尼的 Ⅱ 期研究中,不伴有激酶区
突变的急粒变患者获得血液学缓解的比例达 53%,高于伴有激酶区突变患者的 14%,但血液学

缓解的中位持续时间仅 18 周,骨髓抑制是主要的不良反应。伊马替尼联合 hyper-CVAD 方案用于治疗 CML 急淋变及 Ph$^+$-ALL 患者,5/7 的急淋变患者获得完全缓解,加用伊马替尼并不会导致明显的骨髓抑制及非血液学毒性的增加,这些数据表明伊马替尼作为单药和联合用药并不足以治疗 BP 患者。

尼洛替尼治疗伊马替尼耐药的 CML-BP 患者 I 期研究中,获得 CHR 和 MCyR 分别为 42% 和 21%;II 期研究中,87 例 CML 急粒变患者和 27 例急淋变患者中,分别有 13% 和 26% 获得 CHR,然而,88% 的患者主要因疾病进展(占 53%)而终止治疗。

达沙替尼的 I 期研究中,急粒变患者中有 29% 的患者获得 CCyR,II 期研究中,共 109 例急粒变患者中分别有 34%、33% 及 26% 获得 MHR、MCyR 和 CCyR,共 48 例急淋变患者中分别有 31%、52% 和 46% 的病例获得 MHR、MCyR 和 CCyR,这些结果与 I 期研究类似。进一步分析急粒变组中 BCR∷ABL1 基因突变类型与 CCyR 关系显示,获得 CCyR 的病例在伴有 P 环突变中占 21%、其他突变中占 25%、无突变患者中占 22%,提示急粒变患者 BCR∷ABL1 基因突变类型与 CCyR 无关;然而,在急淋变患者中,伴有 P 环突变者获得的 CCyR 为 27%、伴有其他突变者获得的 CCyR 为 43%、无突变者获得的 CCyR 为 50%。尽管获得较好的细胞遗传学缓解率,但缓解持续时间较短。急粒变和急淋变患者的中位无进展生存时间分别为 6.7 个月、11.8 个月,二者的总生存时间分别为 3 个月和 5.3 个月。随后进行的研究中,59% 的 CML 急粒变患者和 77% 的 CML 急淋变患者疾病进展,有超过一半的患者死亡。

针对 CML-BP 患者,人们正在寻找更为有效的新的治疗方法。白血病发病机制中对过量的促血管形成因子,包括血管内皮生长因子(VEGF)、血小板源性生长因子及成纤维母细胞生长因子的关注越来越多。抗血管内皮生长因子的单克隆抗体(bevacizumab)及针对 VEGF 受体家族的酪氨酸激酶抑制剂受体的临床试验正在进行中。其他处于早期临床阶段的药物有 mTOR 抑制剂、farnesyl 转移酶抑制剂、组蛋白去乙酰化酶抑制剂、高三尖杉酯碱、三氧化二砷及硼替佐米等。

毫无疑问,前面提及的 allo-HSCT 仍是唯一可望治愈 CML-BP 患者的治疗措施。Gratwohl 等人提出了移植结果的风险评估积分系统,包括五个预后指标——患者年龄、移植时疾病的分期、供体类型、供/患者性别及从诊断到移植的间隔时间。移植时疾病的分期仍是决定移植结果的主要因素,处于第一次 CML-BP 患者的移植后 5 年生存率为 10%～20%。

近来有人对 CML-BP 患者移植前用或不用伊马替尼治疗之间的生存率和移植后并发症进行了比较,发现移植前给予伊马替尼治疗并不增加移植后死亡率、移植相关死亡率或非复发的死亡率,且肝毒性未增加,植入也没有延迟。伊马替尼对急、慢 GVHD 的影响尚有争议,但绝大多数研究表明,allo-HSCT 前先给予伊马替尼治疗并不会增加移植后并发症,可以在寻找合适供体时使用。

(3) 对发病即为 CML-AP/BP 患者的治疗建议

发病时即为 CML-AP 的患者,应予伊马替尼每天 600 mg/d 治疗,并每 3 个月监测 RT-PCR 及突变分析。疾病确诊时就应该寻找合适的供体,有合适供者应考虑 allo-HSCT。对伊马替尼治疗耐药的 CML 患者,可予尼洛替尼或达沙替尼治疗以作为移植前的过渡。目前,尼洛替尼已在我国上市,起病即为 CML-AP 已列入临床治疗适应证。

发病时为 CML-BP 的患者,应予伊马替尼每天 600 mg 治疗,若有合适供体应行 allo-HSCT;无相合供体的患者,可用 AML 的化疗方案联合伊马替尼治疗,并通过 RT-PCR、突变分析及骨髓检查密切监视病情变化;伊马替尼治疗过程中发生耐药的 CML-BP,应根据其突变情况及毒性反应选择尼洛替尼或达沙替尼治疗。

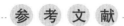

参 考 文 献

[1] Jabbour E,Kantarjian H. Chronic myeloid leukemia:2022 update on diagnosis,therapy,and monitoring[J]. American Journal of Hematology,2022,97(9):1236 - 1256.

[2] Arber D A,Orazi A,Hasserjian R,et al. The 2016 revision to the World Health Organization classification of myeloid neoplasms and acute leukemia[J]. Blood,2016,127(20):2391 - 2405.

[3] Khoury J D,Solary E,Abla O,et al. The 5th edition of the World Health Organization classification of haematolymphoid tumours:Myeloid and histiocytic/dendritic neoplasms[J]. Leukemia,2022,36(7):1703 - 1719.

[4] Arber D A,Orazi A,Hasserjian R P,et al. International Consensus Classification of Myeloid Neoplasms and Acute Leukemias:Integrating morphologic,clinical,and genomic data[J]. Blood,2022,140(11):1200 - 1228.

[5] Hochhaus A,Baccarani M,Silver R T,et al. European LeukemiaNet 2020 recommendations for treating chronic myeloid leukemia[J]. Leukemia,2020,34(4):966 - 984.

[6] 中华医学会血液学分会. 慢性髓性白血病中国诊断与治疗指南(2020 年版)[J]. 中华血液学杂志,2020,41(5):353 - 364.

（陈苏宁 孙莺心）

第二节 原发性骨髓纤维化

原发性骨髓纤维化(primary myelofibrosis,PMF)是一种来源于单个多能造血干细胞克隆性的骨髓增殖性肿瘤。其特征是骨髓中成纤维细胞增殖,胶原纤维沉积,可见弥漫性纤维组织和骨质增生。从最初的纤维前期/早期,以骨髓细胞大量增殖为特征,无或轻度网织蛋白纤维化;到明显的纤维化阶段,骨髓中有明显的网织蛋白或胶原纤维,并经常出现骨硬化;纤维化与疾病进展相关,且降细胞治疗不改变病程,干扰素和 JAK1/JAK2 抑制剂治疗可以延缓甚至逆转骨髓纤维化进程。

常见于 60～70 岁年龄段,中位发病年龄大约是 65 岁,发病具有家族易感性。年发病率在(0.5～1.5)/100 000,男、女发病率相等。

一、发病机制

（一）传统发病机制

与真性红细胞增多症及原发性血小板增多症的患者类似，原发性骨髓纤维化患者体内含有两种类型的 G6PD 同工酶，即 A 型和 B 型，非造血细胞同时表达两种类型的 G6PD，而造血细胞仅表达一种 G6PD，证实原发性骨髓纤维化也是来源于单个造血干细胞。细胞遗传学检查发现 N-RAS 基因密码子 12 突变，在成熟红细胞、中性粒细胞、巨噬细胞和巨核细胞中能检查到。3/4 的伴 13q 或 20q 原发性骨髓纤维化患者的 T、B 淋巴细胞来源于多能造血干细胞克隆性扩增。研究发现 35％～50％的患者有 $JAK2$($V617F$)突变，突变后持续激活酪氨酸激酶，使细胞异常增殖；部分患者存在视网膜母细胞瘤 RB 基因突变或扩增、RAS 基因突变、c-KIT、c-FMS、$FLT3$ 基因突变；另外原发性骨髓纤维化患者可检测到 12 号染色体上的 $HMGA2$（正常人不表达）。骨髓增生以粒系和巨核系增生为主，但源于前体细胞的过度凋亡造成无效造血，使粒细胞减少和/或血小板减少、红细胞生成减少及寿命缩短、脾肿大导致贫血和溶血。畸形巨核细胞增生是骨髓纤维化的一个特征，即使伴严重的骨髓纤维化，也可在胶原束见到散在的成簇状巨核细胞。成纤维细胞增生不是造血细胞异常克隆性增殖的结果，而是源自原始造血干细胞的分化增殖，胶原合成的增加继发于异常血细胞生成。

髓外造血发生在肝和脾脏，从而导致肝脾肿大。祖细胞从骨髓中逃逸并在肝脾等器官增殖，形成髓外造血，不会产生有功能的血细胞。

（二）发病机制新进展

近年来一些报道认为慢性炎症参与了 PMF 的发病机制。2012 年，Hasselbach 报道称，骨髓增殖性肿瘤（MPN）的特征是慢性炎症状态，这种状态既启动了克隆演化，又加速了从早期疾病阶段到骨髓纤维衰竭阶段的转化。持续的炎症可能通过诱导造血细胞 DNA 的氧化损伤而导致干细胞的关键突变。活性氧（ROS）通过激活 NF-κB 等一些促炎途径，产生更多的 ROS 和遗传损伤。这些途径会增加一些对 PMF 重要的细胞因子，包括 IL-1β、IL-2、IL-6、IL-8、肿瘤坏死因子-α、血管内皮生长因子、血小板衍生生长因子、碱性成纤维细胞生长因子和 γ-干扰素。此外，伴有骨硬化症的晚期 PMF 患者的护骨素基因水平比 PMF 纤维化前期的对照组高 71 倍，这意味着护骨素是骨髓纤维化中另一种重要的趋化因子。而且 PMF 患者 IL-8、IL-2 受体（IL-2R）、IL-12、IL-15 和 CXCL10 等细胞因子水平升高，这些具有独立预测 PMF 患者存活率较低的指标凸显了炎症的重要性。具体地说，IL-8 和 IL-2R 水平升高与向急性髓系白血病（AML）的转化有关。

最近一项对 526 名 PMF 患者的研究发现，38％的患者超敏 C 反应蛋白（hs-CRP）升高。Hs-CRP 升高与生存不良、贫血、白细胞增多、血小板减少、脾肿大和原始细胞转化风险增加相关。值得注意的是，有研究发现 $JAK2$ 基因 V617F 突变等位基因负荷≥50％的患者 hs-CRP 升高的发生率更高。此前，PMF 中 $JAK2$ 基因 V617F 突变的存在已经与 IL-1 受体拮抗剂（IL-1ra）、CRC 趋化因子配体 10（IP-10）和 IL-2R 增加相关。

新的数据表明,Hedgehog 转录激活因子 Gli1r⁺ 和瘦素受体(Lepr⁺)表达的间充质干细胞在骨髓中诱导致纤维化肌成纤维细胞的产生。Gli1r⁺ 肌成纤维细胞位于骨内壁龛,并驱动纤维化。事实上,去除 Gli1⁺ 细胞可以消除骨髓纤维化。此外,在骨髓纤维化期间,Lepr⁺ 基质细胞扩张并形成产生胶原纤维的肌成纤维细胞。在这些细胞中,通过 PDGFRα/β 的信号传递增加了网状纤维,而 PDGFFRα 的缺失抑制了细胞的增殖并改善了骨髓纤维化。虽然这两个间质群体似乎都很重要,但数据表明,其他肌成纤维细胞也有助于纤维化,需要进一步研究才能更好地了解间质细胞的作用。

某些病例曾经有过苯或电离辐射暴露史。也有过罕见的幼儿骨髓纤维化家族病例的报道,其中有多少能确诊 MPN 尚不清楚,但至少有些病例似乎构成常染色体隐性遗传病。在其他家族遗传的一些患者中,发病年龄稍大、临床特征与 MPN 一致,表明部分家族易患 PMF。

二、临床表现

约 30% 的患者确诊时没有症状,大多在体检或其他原因就诊时发现脾肿大或血象异常。或仅表现为乏力、虚弱、气促、心悸、出血、体重减轻及脾肿大引起上腹闷胀感、食欲减退和盗汗。伴脾梗死或脾周围炎时出现左上腹或左肩部疼痛。偶有骨痛尤其是下肢疼痛,大多数患者在诊断时或诊断后不久有骨硬化,可因骨膜炎致骨痛,骨溶解性损伤少见。触诊或超声检查结果显示 2/3 的患者有肝、脾肿大。有的患者可见脓皮病,皮肤病理检查提示嗜中性多形核细胞浸润,没有感染或血管炎表现。骨髓无纤维化初期表现血红蛋白正常、白细胞轻度升高,且可见泪滴状红细胞、中幼粒细胞、有核细胞,触诊脾脏不肿大,可能有明显的血小板增多症,类似于原发性血小板增多症(见表 1-2-1)。

表 1-2-1　原发性骨髓纤维化纤维前期与纤维化期的鉴别

分期	临床表现
纤维化前期	无贫血或轻度贫血
	白细胞不增多或轻度上升
	血小板增多
	BCR∷ABL 融合基因缺乏
	骨髓中见粒细胞轻度升高、簇状巨核细胞、巨核细胞裸核、银染色未见网状结构
	罕见可触及的脾肿大
	无或少见异形红细胞如泪滴状细胞
纤维化期	弥漫性骨髓纤维化或胶原纤维减少
	BCR∷ABL 融合基因缺乏
	脾肿大
	光镜下见异形红细胞
	外周血中见幼稚骨髓细胞
	外周血中见幼红细胞
	骨髓检查见簇状的异形巨核细胞和巨核细胞裸核

因肝静脉或门静脉内血栓形成导致门静脉高压或 Budd-Chiari 综合征,出现腹水、食管胃底静脉曲张和出血、肝性脑病等症状。50%患者体液免疫异常,抗血小板抗体、抗红细胞抗体、可溶解的 IL-2R 受体等免疫产物升高。超过 50%的患者出现体质症状,包括疲劳、呼吸困难、体重减轻、盗汗、低热和恶病质。

大多数 PMF 前期患者最终转变为明显的纤维化或硬化性骨髓纤维化,并伴有髓外造血。纤维化期骨髓穿刺呈现"干抽"现象。骨髓涂片有核细胞常增生低下,也可为增生象。苏木精伊红染色见胶原纤维,有时为极度的骨髓纤维化状态。严重纤维化时,骨髓中有核细胞数降低,造血组织与疏松结缔组织或脂肪细胞的低细胞区域交替。但不典型巨核细胞仍明显可见,且巨核细胞形态各异,通常位于扩张的血管窦内。骨髓活检见大量网状纤维组织(纤维化 2 级或 3 级)是诊断重要依据。PMF 中单核细胞增多的发展可能预示着疾病的进展。骨髓纤维化分级的可重复性和连续性非常重要,Thiele J 团队提出了一个简化的半定量评分系统如表 1-2-2。

表 1-2-2 WHO(2016)骨髓纤维化分级标准

分级	定义
MF-0	网状蛋白呈散在的线状,无交叉,与正常骨髓相当
MF-1	网状蛋白呈松散的网络,特别是在血管周围区域有较多交叉点
MF-2	网状蛋白弥漫性和致密性增加,广泛交叉,偶见局灶性粗纤维束,大多与胶原蛋白一致,伴局灶性骨硬化
MF-3	网状蛋白弥漫性和致密性增加,广泛交叉点,较多的粗大纤维束,与胶原蛋白一致,通常与骨硬化有关

三、诊断

中年以上患者,如有巨脾,外周血表现幼稚、异形细胞,出现泪滴状红细胞,骨髓穿刺有干抽现象时,应考虑本病的可能并进行骨髓活检,进一步证实。手术脾切除病理检查有髓外造血灶,亦考虑本病。

(一)传统诊断

目前,尚无国内外规范登记的数据反映 PMF 前驱期的患病率或发病率,但部分中心的资料显示,30%~50%的 PMF 患者在纤维化前/早期被诊断,此时尚未出现网状蛋白和/或胶原纤维的明显增生(即纤维化 0 级和 1 级)。

(二)精准诊断新进展

PMF 的特征是骨髓中异常的巨核细胞和粒细胞的增殖,在纤维化阶段与成纤维细胞的多克隆增加有关,这些成纤维细胞驱动继发性网织蛋白和/或胶原骨髓纤维化、骨硬化和髓外造血。

按 2008 标准诊断的特发性血小板增多症患者,有一部分患者应改诊为纤维化前(prefibric)或早(early)期骨髓纤维化(Pre-MF),因为"真正的(true)"ET 与 Pre-MF 患者的血栓事件、进展为明显的(overt)纤维化(overt MF)的比例和总体生存期均具有显著性差异,因而应采取不同的治疗策略。

表 1-2-3　原发性骨髓纤维化诊断标准（WHO 2008）

主要 标准	① 有巨核细胞增生和异型巨核细胞,常常伴有网状纤维或胶原纤维,或无显著的网状纤维增多（≤MF-1）,巨核细胞改变必须伴有以粒细胞增生且常有红系造血减低为特征的骨髓增生程度增高; ② 不能满足真性红细胞增多症、慢性髓细胞性白血病（*BCR∷ABL* 融合基因阴性）、骨髓增生异常综合征（无粒系和红系病态造血）或其他髓系肿瘤的 WHO 诊断标准; ③ 有 *JAK2 V617F*、*CALR*、*MPL* 基因突变
次要 标准	① 有一个克隆性标志（如克隆性染色体核型异常）或无继发性骨髓纤维化证据; ② 贫血或可触及的脾脏肿大; ③ 幼粒幼红血象或血清乳酸脱氢酶水平增高

注:诊断需符合 3 条主要标准,或第 1 和第 2 条主要标准和所有 3 条次要标准。

WHO 2016 分型将 PMF 分为纤维化前期（pre-PMF）和纤维化期（overt-PMF）,对应诊断标准如下。纤维化前/早期 PMF（Pre-PMF）的诊断标准汇总于表 1-2-4;纤维化期 PMF 的诊断标准汇总于表 1-2-5。

表 1-2-4　原发性骨髓纤维化的诊断标准（纤维化前/早期,Pre-PMF）

主要 标准	① 存在巨核细胞增生和异型性,网织纤维≤1 级,伴有年龄调整的骨髓过度增生, 　　粒系增生活跃和红系生成减少; ② 不符合真性红细胞增多症、慢性髓性白血病、骨髓增生异常综合征或 　　其他髓细胞肿瘤的 WHO 标准; ③ 存在 *JAK2 V617F*、*CALR* 或 *MPL* 突变或其他克隆性标记,如果没有上述 　　克隆性标记,需缺乏继发性骨髓纤维化的证据
次要 标准	① 与其他原因无关的贫血; ② 白细胞数≥11×10⁹/L; ③ 可触及的脾大; ④ 血清乳酸脱氢酶水平增高; ⑤ 幼粒/幼红细胞血象

注:需满足所有 3 条主要标准以及其中至少 1 条次要标准。

表 1-2-5　原发性骨髓纤维化的诊断标准（纤维化期）

主要 标准	① 巨核细胞增生和异型巨核细胞,网织纤维和/或胶原纤维≥2 级; ② 不符合真性红细胞增多症、慢性髓细胞性白血病（Ph⁺）、骨髓增生异常综合征或 　　其他髓细胞肿瘤的 WHO 标准; ③ 存在 *JAK2*、*CALR* 或 *MPL* 突变或其他克隆性标记,或者缺乏继发性骨髓纤维化的证据
次要 标准	① 与其他原因无关的贫血; ② 白细胞数≥11×10⁹/L; ③ 可触及的脾大; ④ 血清乳酸脱氢酶水平增高; ⑤ 幼粒/幼红细胞血象

注:需满足所有 3 条主要标准以及其中至少 1 条次要标准。

第 5 版 WHO 分类标准认为识别 PMF 纤维化前期仍然是必要的,不仅要将其与 ET 和 PV 区分开来,还要将其与 PMF 纤维化期区分开来。使用可重复的和标准化的方法对骨髓纤维化和脾脏大小进行连续监测仍然是非常重要的,特别是对于接受 JAK1/2 抑制剂治疗的患者。在少数病例中,PV 和 ET 可进展至加速期(10%~19%原始细胞)和急变期(≥20%原始细胞),但白血病转化在 PMF 中更常见,PMF 纤维化期患者的无白血病生存期明显短于 PMF 纤维化前期。

四、预后分层

(一)传统预后分层

PMF 的中位生存时间从诊断开始大约 5 年,近 20 %的病人最后演变为急性白血病。死因多为严重贫血、心力衰竭、出血或反复感染。高危因素有很多,包括高龄、男性、严重贫血、严重血小板减少、白细胞增多或减少、外周血中见原始细胞和 CD34[+] 细胞、原位末端标记法检测到增殖细胞核抗原指数和细胞凋亡指数降低、肝肿大程度、骨髓纤维化程度、克隆性细胞遗传学异常、脾切除后组织学表现,及其他一系列症状如发热、出汗和消瘦等。

PMF 患者确诊后应根据国际预后积分系统(IPSS)、动态国际预后积分系统(DIPSS)或 DIPSS-Plus 预后积分系统(表 1-2-6)对患者进行预后分组。IPSS 适合初诊患者,而 DIPSS 和 DIPSS-Plus 则适合患者病程中任一时间的预后判定。IPSS 和 DIPSS 均不适合 Post-PV MF 和 Post-ET MF 患者的预后判定。MIPSS70 和 MIPSS70+V.2 是意大利多个中心和梅奥诊所联合开发了整合临床、细胞遗传学和突变数据,提供了两种互补的风险分层系统,用于评估适合移植的 PMF 患者的预后。

表 1-2-6　原发性骨髓纤维化的危险分层

	危险因素	分值	危险度	中位生存(年)
IPSS	年龄>65 岁	1	低危:0 分	11.3
	体质性症状	1	中危 1:1 分	7.9
	HGB<100 g/L	1	中危 2:2 分	4.0
	白细胞数>25×10^9/L	1	高危:≥3 分	2.3
	外周血原始细胞≥1%	1		
DIPSS	年龄>65 岁	1	低危:0 分	未达到
	体质性症状	1	中危 1:1~2 分	14.2
	HGB<100 g/L	2	中危 2:3~4 分	4
	白细胞计数>25×10^9/L	1	高危:5~6 分	1.5
	外周血原始细胞≥1%	1		

	危险因素	分值	危险度	中位生存(年)
DIPSS-Plus	PLT<100×10⁹/L	1	低危:0 分	15.4
	需要红细胞输注	1	中危1:1~2 分	6.5
	染色体预后不良	1		
	DIPSS 中危—1	1	中危2:2~4 分	2.9
	DIPSS 中危—2	2	高危:4~6 分	1.3
	DIPSS 高危	3		
MIPSS70	体质性症状	1		
	HGB<100 g/L	1		
	白细胞数>25×10⁹/L	2		
	PLT<100×10⁹/L	2	低危:0~1 分	未达到
	骨髓 MF≥2 级	1	中危:2~4 分	6.3
	外周血原始细胞>2%	1	高危:≥5 分	3.1
	CALRA 非 1 型突变	1		
	HMR 突变	1		
	≥2 个 HMR 突变	2		
MIPSS70＋V.2	体质性症状	2		
	外周血原始细胞>2%	1	极低危:0 分	未达到
	中/重度贫血	1/2	低危:1~2 分	16.4
	染色体预后不良/非常高危(AHR)	3/4	中危1:3~4 分	7.7
	CALRA 非 1 型突变	2	中危2:5~8 分	4.1
	HMR 突变	2	高危:≥9 分	1.8
	≥2 个 HMR 突变	3		

注:严重贫血:HGB 在女性<80 g/L,在男性<90 g/L;中度贫血:HGB 在女性<80~99 g/L,在男性<90~109 g/L。

（二）精准预后分层新进展

PMF 预后生存差异很大,但急性转变很常见,急变后的 PMF 预后通常很差。显著的脾脏肿大、血液或骨髓中的原始细胞增多、细胞遗传学异常和其他髓系细胞的发育不良特征,已被报道为不良的预后结果。

染色体核型不良预后包括:复杂核型、＋8、－7/7q-、i(17q)、－5/5q-、12p-、inv(3)或 11q23 重排的单个或两个异常。高分子风险突变:*ASXL1*、*SRSF2*、*EZH2*、*IDH1*、*IDH2*,MIPSS70＋v2 中额外增加了 *U2AF1Q157*。染色体核型非常高危(AHR)因素:含单一/多发－7、i(17q)、inv(3)/3q21、12p-/12p11.2、11q-/11q23 的异常,或者其他常染色体三体(例如＋21、＋19),但不包含＋8。

五、治疗

(一) 传统治疗

约 30% 的无症状患者病情平稳,不需要特殊治疗,出现贫血、血小板减少以及脾肿大时才需要治疗,目前的治疗主要是对症性处理。

骨髓纤维化患者治疗方案的确定要依据疾病的诊断和预后评估。为了确定治疗方案,骨髓纤维化研究和治疗国际工作组(IWG-MRT)最近出版了骨髓纤维化国际预后评分系统(IPSS-MF),根据这个系统可以对骨髓纤维化患者的不同预后进行评估,以中位生存时间 27~135 个月将预后分为四个等级。目前,除了异基因造血干细胞移植以外,还没有明确的方法可以治愈本病或改变自然病程。因此,骨髓纤维化诊断后的一个关键问题是决定患者是否适合行造血干细胞移植。由于供体选择、年龄、经济等原因限制,适合异基因造血干细胞移植的患者较少,所以大多数仍采用姑息性的对症治疗。

目前骨髓纤维化的治疗考虑针对两个层面的处理:其一是有适度毒性的口服药物(见表 1-2-7),如杀伤细胞后细胞减少可导致红细胞生成素、雄激素及皮质类固醇等激素水平升高,从而刺激红细胞生成;特异性骨髓抑制剂可减轻脾肿大引起的疼痛,JAK2 抑制剂可改善脾肿大。其二,还有一些更加积极的治疗手段适用于重度脾肿大或有其他髓外造血器官受累的患者。

表 1-2-7 原发性骨髓纤维化的药物治疗

药名	服药途径	剂量	有效率	不良反应	毒性
羟基脲	口服	500~3 000 mg/d	40%~50%	无	骨髓抑制,皮肤溃疡
白消安	口服	2~4 mg/d	不定	无	骨髓抑制,白血病
马法兰	口服	2.5 mg	67%	无	骨髓抑制,白血病
干扰素 α	皮下注射	$(0.5~1.0)\times10^6$ 单位	75%,伴脾肿大稍低	无	骨髓抑制
沙利度胺	口服	50 mg/d	19%	贫血,血小板减少	骨髓抑制,精神萎靡
来那度胺 +/- 泼尼松	口服	5~10 mg/d	33%	贫血,血小板减少	骨髓抑制,皮疹,腹泻
克拉屈滨 +/- 泼尼松	静脉内	$5~mg/(m^2 \cdot d)$ (每月 5 天)	56%	无	骨髓抑制
柔红霉素	静脉内	$60~mg/m^2$ (1~3 天)	N/A	无	骨髓抑制,心肌毒性
阿扎胞苷	皮下注射	$75~mg/m^2$ (每月 1~7 天)	21%	贫血	骨髓抑制,胃肠反应
地西他滨	皮下注射	$20~mg/m^2$ (每月 1~5 天)	N/A	无	骨髓抑制

1. 纠正贫血

雄激素可以用于治疗贫血,常用药物有睾酮、羟甲烯龙、氟甲睾酮,有致男性化、肝损伤等不良反应。达那唑,600～800 mg/d,口服 6 个月,逐渐减量直到停药。使用雄激素期间要定期检查肝功能。糖皮质激素适用于治疗溶血性贫血,泼尼松起始剂量 25 mg/(m² · d)口服,如果可以耐受,连用 1～2 个月后逐渐减量。儿童大剂量使用糖皮质激素可以改善骨髓纤维化和促进造血。重组人红细胞生成素可以用于治疗严重的骨髓纤维化。

2. 药物治疗

多种药物用于治疗因骨髓纤维化引起的巨脾、血小板增多及一系列相关症状。

(1)羟基脲:可以使骨髓纤维化患者的脾肿大缩小,它是骨髓纤维化患者初治的常选药物。能缩小肝肿大,缓解盗汗、消瘦,提高血红蛋白浓度,降低血小板数,缓解骨髓纤维化。推荐剂量 0.5～1.0 g/d 或 1.0～2.0 g/d,口服,每周 2～3 次。但是骨髓纤维化患者使用这种药物有几个局限性:① 羟基脲几乎不能使脾肿大完全消退,甚至不能使脾肿大获得骨髓纤维化研究和治疗国际工作组(IWG-MRT)制订的临床改善(大于 50％的患者持续至少 2 个月的改善);② 脾肿大患者对于羟基脲的反应低于血小板增多症患者,所以需要大剂量使用(2～3 g/d);③ 大剂量羟基脲会加速血细胞减少。

(2)细胞毒类药物:如美法仑、白消安可以减轻骨髓纤维化患者脾肿大。有研究显示,马法兰(口服马法兰 2.5 mg 每周 3 次)能使 66％患者脾脏缩小,然而 26％的研究对象会发展成急性白血病。

(3)免疫调节抑制药物:IMIDs 是一组免疫调节的细胞因子抑制剂和抗血管生成药,它不仅能缓解骨髓纤维化患者的原发性细胞减少(贫血、血小板减少症),而且还可以缩小脾脏。并发血细胞减少和脾肿大的患者应该考虑使用本药。其中沙利度胺(50 mg/d)联合泼尼松,对骨髓纤维化患者发生的贫血、血小板减少、脾肿大有较好的疗效。沙利度胺首剂量 800 mg/d,不良反应较大,600 mg/d 可以缓解脾大,改善血红蛋白和血细胞计数。来那度胺(第二代 IMID)治疗 68 例有症状的骨髓纤维化患者的研究结果显示:治疗贫血有效率 22％、脾脏缩小达 33％、缓解血小板减少的有效率高达 50％。伴 5 号染色体异常的骨髓纤维化患者对此药的疗效更好。

(4)其他细胞毒类药物:包括环孢菌素、依那西普、甲磺酸伊马替尼等。双磷酸盐类药可以缓解骨硬化和骨膜炎患者的骨痛,依替膦酸 6 mg/(kg · d)或氯膦酸 30 mg/(kg · d)可以使骨痛缓解、造血功能显著改善。

3. 干扰素 α

干扰素能够减少细胞数目、改善脾脏肿大与减轻骨痛。剂量为 300 万～500 万 U,皮下注射,每周 3 次。宜长期使用。

4. 克拉屈滨

有报道显示,骨髓纤维化患者使用嘌呤核苷类物 2‐氯脱氧腺苷(2‐CdA)症状明显缓解,2‐CdA 的使用以 4～6 个月为一个疗程,用量是 0.1 mg/(kg · d)静脉内连续注射 7 天,或者是

5 mg/m² 静脉内使用超过 2 h,连续使用 5 天。通过临床试验发现,对于伴有器官肿大、血小板增多、白细胞增多及贫血的骨髓纤维化患者使用克拉屈滨的有效率分别是 55%、50%、55% 与 40%,停药治疗后疗效的中位维持时间是 6 个月。

5. 去甲基化药物

两类去甲基化药物阿扎胞苷(AZA)和地西他滨用于治疗骨髓纤维化的患者,可以改善血细胞减少、脾肿大和延迟原始细胞转换。近来使用 AZA 75 mg/(m²·d),5 天或 7 天实验性治疗,伴脾肿大的骨髓纤维化患者有效率达 21%,尤其是使用 7 天疗法效果更佳。但是这两类抗肿瘤药物因为具有骨髓抑制的不良反应,使其应用受到限制。

6. 脾切除

脾切除是骨髓纤维化重要的治疗方法,适用于以下情况:疼痛性脾肿大、需要大量输血或顽固性溶血性贫血,严重血小板减少,门静脉高压并发食管静脉曲张破裂出血。由于脾脏与周围结构、浆膜粘连,动、静脉血管扩张,使得 PMF 患者脾切除较困难。以前认为晚期骨髓纤维化合并活动性肝病者,因手术后死亡率较高,不考虑脾切除术,现有文献报道,91 例脾全切除术,有 5 例是原发性骨髓纤维化,没有 1 例死亡。

7. 放射治疗

在脾区疼痛(脾梗死)或者巨脾,而脾切除禁忌时,可以使用重复 0.5~2 Gy 照射脾区治疗,能改善脾痛与缩小脾脏。低剂量照射肝区,缓解肝大,短期内缓解腹水症状。低剂量照射肺部,减轻肺性高压。低剂量照射的不良反应是呼吸功能不全,尤其是低氧血症。

8. 门脉分流手术

肝血栓形成、门脉高压的患者可做门脉分流手术。曲张静脉硬化疗法或结扎用于治疗门脉高压引起的出血。

(二) 精准治疗新进展

JAK2 抑制剂:随着骨髓增殖性肿瘤相关的关键性突变基因的发现,骨髓纤维化的治疗手段得到了拓展。紧接 JAK2 基因的第 14 个外显子中 *JAK2* V617F 突变被发现之后,在 *JAK2* 基因的第 12 个外显子中又发现 10 个突变位点。另外,迄今为止,在血小板生成素受体 *MPL* 中发现 5 个连续性的突变激活位点,这些激活的位点通过 *JAK2* 基因发出信号。所有这些突变位点发生作用都是通过共同的细胞激活途径来实现的,这些途径包括 PI3 激酶途径、STAT 途径和 MAP 激酶途径。

JAK2 抑制剂临床试验较成熟的是 INCB018424(IncytoCo,Wilmington,DE),它选择性作用于 JAK1 和 JAK2,可以使脾脏缩小,最大限度改善持续性的血小板减少和贫血。另外,测试的药物包括选择性的 JAK2 抑制剂 TG101348、XL019、CEP-701 及 ITF2357。使用其中任一种药物,尽管可见各种不同不良反应(胃肠道、精神系统),但是骨髓纤维化患者的症状和脾肿大在用药的早期都得到了改善,这些药物的潜在不良反应可以致贫血和/或血小板减少。没有一种JAK2 抑制剂可以改善骨髓纤维化患者的血细胞减少、纤维化,或者是获得组织学改变。

1. 芦可替尼

治疗耐药患者预后不良,需要注意复查非驱动基因,并选择合适患者进行异基因造血干细胞移植。非移植候选者,可以考虑低强度治疗,一旦无法获得完全缓解,患者预后极差。芦可替尼耐药并停用的患者,可以酌情中断一段时间后再次恢复芦可替尼治疗,依然有可能获得缩小脾脏和改善症状的疗效。

2. 干细胞移植

干细胞移植多适用于有供体、年轻的预后不良患者。同基因或异基因干细胞移植均可以改变骨髓纤维化的程度,而且存在移植物抗纤维化作用。脾切除能加速中性粒细胞恢复速度,但操作危险度高,而且脾切除后的患者移植结果并不比脾未切除的患者好。因移植相关并发症及患者自身基础情况的限制,影响移植的广泛开展。非清髓性干细胞移植应用氟达拉滨与马法兰进行预处理,效果良好。老年患者采用白消安预处理进行自体造血干细胞移植,也使临床症状得到明显改善。

表 1-2-8　原发性骨髓纤维化基于 MIPSS70+V.2 的一线分层治疗

		Ⅰ级推荐	Ⅱ级推荐	Ⅲ级推荐
极低/低/中危	无症状者	观察		
低危/中危	有明显症状	芦可替尼	羟基脲、干扰素、白消安、克拉屈滨、马法兰	脾脏切除脾区照射
	显著脾大	芦可替尼	芦可替尼	
	髓外造血	局部小剂量放疗,100～100 cGy,分 5～10 次		
	肺动脉高压	全肺放疗 100 cGy		
	MF 相关肢痛	单次小剂量放疗,100～400 cGy		
	门静脉高压	芦可替尼	芦可替尼	经颈内静脉肝内门体分流术(TIPS)
高危/极高危	造血干细胞移植候选者	异基因造血干细胞移植	芦可替尼可以作为移植前桥接治疗对症治疗同低中危组	移植前可以酌情切脾
	非造血干细胞移植候选者	临床试验芦可替尼	对症治疗同低中危组	
支持治疗	MF 相关贫血或血小板减少	沙利度胺/来那度胺达那唑/司坦唑醇小剂量泼尼松促红细胞生成素	临床试验	去甲基化药物

		Ⅰ级推荐	Ⅱ级推荐	Ⅲ级推荐
支持治疗	感染	病毒预防疫苗,尤其是切脾术后	中性粒细胞缺乏患者可以试用 G-CSF 或 GM-CSF,但需注意脾破裂等风险	
	高尿酸血症	水化和别嘌呤醇		
	合并症	控制吸烟、心血管病危险因素等		
	铁过载		地拉罗司	
加速期或急变期	造血干细胞移植候选者	异基因造血干细胞移植前可以用强烈化疗、去甲基化药物±强烈化疗或者维奈克拉	芦可替尼	
	非造血干细胞移植候选者	临床试验	去甲基化药物±维奈克拉或低强度化疗芦可替尼对症治疗	

表 1-2-9 原发性骨髓纤维化的疗效评价标准

完全缓解(CR)	以下条件需全部符合: ① 骨髓:符合年龄校准的正常增生等级,原始细胞<5%,骨髓纤维化分级≤1级(欧洲分级标准) ② 外周血:HGB≥100 g/L,PLT≥100×10⁹/L,ANC≥1×10⁹/L,且上述指标均不高于正常值上限;幼稚髓系细胞<2% ③ 临床症状、体征(包括肝、脾大)完全消失,无髓外造血的证据
部分缓解(PR)	符合以下条件之一: ① 外周血:HGB≥100 g/L,PLT≥100×10⁹/L,ANC≥1×10⁹/L,且上述指标均不高于正常值上限;幼稚髓系细胞<2%;临床症状、体征(包括肝、脾大)完全消失,无髓外造血的证据 ② 骨髓:符合年龄校准的正常增生等级,原始细胞<5%,骨髓纤维化分级≤1级 外周血:HGB 85~100 g/L,PLT(50~100)×10⁹/L,ANC≥1×10⁹/L,但低于正常值上限,幼稚髓系细胞<2%;临床症状、体征(包括肝、脾大)完全消失,无髓外造血的证据
临床改善(CI)	贫血、脾大或症状改善,无疾病进展或贫血、血小板减少、中性粒细胞减少加重 贫血疗效:非输血依赖患者 HGB 升高≥20 g/L;输血依赖患者脱离输血(在治疗期间连续12周以上未输注红细胞且 HGB≥85 g/L) 脾脏疗效: ① 基线时脾肋缘下 5~10 cm 者变为肋缘下不可触及 ② 基线脾肋缘下>10 cm 者,减少≥50% ③ 基线脾肋缘下<5 cm 者,不进行脾疗效评估 ④ 脾疗效需要通过 MRI 或 CT 证实脾容积减少≥35% 症状疗效:MPN10 评分减少≥50%

表 1-2-9

疾病进展 (PD)	符合以下条件之一： ① 基线脾肋缘下＜5 cm 者出现新的进行性脾大 ② 基线脾肋缘下 5～10 cm 者，可触及的脾长度增加≥100％ ③ 基线脾肋缘下＞10 cm 者，可触及的脾长度增加＞50％ ④ 骨髓原始细胞＞20％，证实为向白血病转化 ⑤ 外周血原始细胞≥20％且原始细胞绝对值≥$1×10^9$/L，并持续≥2 周
疾病稳定 (SD)	不符合上述任何一项
复发	符合以下条件之一： ① 取得完全缓解、部分缓解或临床改善后，不再能达到至少临床改善的标准 ② 失去贫血疗效持续至少 1 个月 ③ 失去脾疗效持续至少 1 个月
细胞遗传学 缓解	在评价细胞遗传学疗效时，至少要分析 10 个分裂中期细胞，并且要求在 6 个月内重复检测证实 ① CR：治疗前存在细胞遗传学异常，治疗后消失 ② PR：治疗前异常的中期分裂细胞减少≥50％（PR 限用于基线至少有 10 个异常中期分裂细胞的患者）
分子生物学 缓解	分子生物学疗效评价必须分析外周血粒细胞，并且要求在 6 个月内重复检测证实 ① CR：治疗前存在的分子生物学异常在治疗后消失 ② PR：等位基因负荷减少≥50％（部分缓解仅用于基线等位基因负荷至少有 20％突变的患者）
细胞遗传学/ 分子生物学复发	重复检测证实既往存在的细胞遗传学/分子生物学异常再次出现

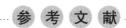

参 考 文 献

［1］ Mesa RA，Green A，Barosi G，et al. MPN-associated myelofibrosis（MPN-MF）［J］. Leuk Res，2011，35（1）：12 - 13.

［2］ Hasselbalch H C. Perspectives on chronic inflammation in essential thrombocythemia，polycythemia vera，and myelofibrosis：Is chronic inflammation a trigger and driver of clonal evolution and development of accelerated atherosclerosis and second cancer？［J］. Blood，2012，119（14）：3219 - 3225.

［3］ Bjørn M E，Hasselbalch H C. The role of reactive oxygen species in myelofibrosis and related neoplasms［J］. Mediators of Inflammation，2015，2015：648090.

［4］ Tefferi A，Vaidya R，Caramazza D，et al. Circulating interleukin（IL）-8，IL-2R，IL-12，and IL-15 levels are independently prognostic in primary myelofibrosis：A comprehensive cytokine profiling study［J］. Journal of Clinical Oncology：Official Journal of the American Society of Clinical Oncology，2011，29（10）：1356 - 1363.

［5］ Barosi G，Massa M，Campanelli R，et al. Primary myelofibrosis：Older age and high JAK2V617F allele burden are associated with elevated plasma high-sensitivity C-reactive protein levels and a phenotype of progressive disease［J］. Leukemia Research，2017，60：18 - 23.

［6］ Kramann R,Schneider R K. The identification of fibrosis-driving myofibroblast precursors reveals new therapeutic avenues in myelofibrosis［J］. Blood,2018,131(19):2111 - 2119.

［7］ Schneider R K,Mullally A,Dugourd A,et al. Gli1＋ mesenchymal stromal cells are a key driver of bone marrow fibrosis and an important cellular therapeutic target［J］. Cell Stem Cell,2017,20(6):785 - 800. e8.

［8］ Decker M,Martinez-Morentin L,Wang G N,et al. Leptin-receptor-expressing bone marrow stromal cells are myofibroblasts in primary myelofibrosis［J］. Nature Cell Biology,2017,19(6):677 - 688.

［9］ Dingli D,Mesa R A,Tefferi A. Myelofibrosis with myeloid metaplasia:New developments in pathogenesis and treatment［J］. Internal Medicine,2004,43(7):540 - 547.

［10］ Rumi E. Familial chronic myeloproliferative disorders:The state of the art［J］. Hematological Oncology,2008,26(3):131 - 138.

［11］ Rossbach H C. Familial infantile myelofibrosis as an autosomal recessive disorder:Preponderance among children from Saudi Arabia［J］. Pediatric Hematology and Oncology,2006,23(5):453 - 454.

［12］ Boiocchi L,Espinal-Witter R,Geyer J T,et al. Development of monocytosis in patients with primary myelofibrosis indicates an accelerated phase of the disease［J］. Modern Pathology,2013,26(2):204 - 212.

［13］ Arber D A,Orazi A,Hasserjian R,et al. The 2016 revision to the World Health Organization classification of myeloid neoplasms and acute leukemia［J］. Blood,2016,127(20):2391 - 2405.

［14］ Guglielmelli P,Pacilli A,Rotunno G,et al. Presentation and outcome of patients with 2016 WHO diagnosis of prefibrotic and overt primary myelofibrosis［J］. Blood,2017,129(24):3227 - 3236.

［15］ Rumi E,Boveri E,Bellini M,et al. Clinical course and outcome of essential thrombocythemia and prefibrotic myelofibrosis according to the revised WHO 2016 diagnostic criteria［J］. Oncotarget,2017,8(60):101735 - 101744.

［16］ Cervantes F,Dupriez B,Pereira A,et al. New prognostic scoring system for primary myelofibrosis based on a study of the International Working Group for Myelofibrosis Research and Treatment［J］. Blood,2009,113(13):2895 - 2901.

［17］ Guglielmelli P,Lasho T L,Rotunno G,et al. MIPSS70:Mutation-enhanced international prognostic score system for transplantation-age patients with primary myelofibrosis［J］. Journal of Clinical Oncology:Official Journal of the American Society of Clinical Oncology,2018,36(4):310 - 318.

［18］ Tefferi A,Guglielmelli P,Lasho T L,et al. MIPSS70＋ version 2. 0:Mutation and karyotype-enhanced international prognostic scoring system for primary myelofibrosis［J］. Journal of Clinical Oncology:Official Journal of the American Society of Clinical Oncology,2018,36(17):1769 - 1770.

［19］ Grinfeld J,Nangalia J,Baxter E J,et al. Classification and personalized prognosis in myeloproliferative neoplasms［J］. The New England Journal of Medicine,2018,379(15):1416 - 1430.

［20］ Guglielmelli P,Lasho T L,Rotunno G,et al. MIPSS70:Mutation-enhanced international prognostic score system for transplantation-age patients with primary myelofibrosis［J］. Journal of Clinical Oncology:Official Journal of the American Society of Clinical Oncology,2018,36(4):310 - 318.

［21］ NCCN Clinical Practice Guidelines in Oncology. Myeloproliferative Neoplasms,version 2. 2019.

［22］ Passamonti F,Cervantes F,Vannucchi A M,et al. A dynamic prognostic model to predict survival in primary myelofibrosis:A study by the IWG-MRT (International Working Group for Myeloproliferative Neoplasms Research and Treatment)[J]. Blood,2010,115(9):1703-1708.

[23] Verstovsek S,Mesa R A,Gotlib J,et al. Efficacy,safety,and survival with ruxolitinib in patients with my-elofibrosis:Results of a Median 3-year follow-up of COMFORT-I[J]. Haematologica,2015,100(4):479-488.

[24] Cervantes F,Vannucchi A M,Kiladjian J J,et al. Three-year efficacy,safety,and survival findings from COMFORT-Ⅱ,a phase 3 study comparing ruxolitinib with best available therapy for myelofibrosis[J]. Blood,2013,122(25):4047-4053.

[25] Marchetti M,Barosi G,Cervantes F,et al. Which patients with myelofibrosis should receive ruxolitinib therapy? ELN-SIE evidence-based recommendations[J]. Leukemia,2017,31(4):882-888.

[26] Tefferi A. Primary myelofibrosis:2021 update on diagnosis,risk-stratification and management[J]. American Journal of Hematology,2021,96(1):145-162

[27] Groepper S,Schlue J,Haferlach C,et al. Transfusion independency and histological remission in a patient with advanced primary myelofibrosis receiving iron-chelation therapy with deferasirox[J]. Oncology Research and Treatment,2016,39(6):384-387.

[28] 中华医学会血液学分会白血病淋巴瘤学组. 原发性骨髓纤维化诊断与治疗中国指南(2019年版)[J]. 中华血液学杂志,2019,40(1):1-7.

（陈苏宁　尹佳）

第三节　原发性血小板增多症

原发性血小板增多症(Essential Throbocythemia,ET)是一组以血小板及骨髓巨核细胞增多为特征的骨髓干细胞恶性克隆性增殖性疾病。血栓和血管并发症是导致患者死亡的主要原因,少数患者可转化为白血病或骨髓纤维化。2008年世界卫生组织(WHO)把ET和原发性红细胞增多症(PV)、原发性骨髓纤维化(PMF)同时划为 $BCR::ABL$ 融合基因阴性的骨髓增殖性肿瘤(MPN)。

一、发病机制

本病是起源于多能干细胞的克隆性疾病,巨核细胞-血小板系列占优势增殖,其病因尚有待进一步研究。目前研究证实,ET患者中存在 $JAK2$ 基因突变、促血小板生成受体(MPL)功能获得性突变及钙网蛋白基因突变($CALR$)等等。基因突变在ET发病上发挥着重要作用,同时ET还可能与骨髓造血微环境、某些细胞因子对巨核细胞祖细胞的调节、血小板生成素(TPO)及其受体水平有关。

(一) 传统发病机制

1. 基因突变

JAK2 酪氨酸激酶基因突变($JAK2$ V617F):2005 年发现 $JAK2$ V617F 突变为 PV、ET 及 PMF 的共遗传学基础,且在 PV、PMF 及 ET 患者中的发生率为 95%、65% 及 55%。该突变的发现对 ET 的诊断和治疗产生了巨大影响。JAK2 为非受体型酪氨酸蛋白激酶的一种,通过激活红细胞生成素、TPO 等参与造血细胞的增殖。突变导致 JAK2 的激酶活性增强,在没有细胞因子时仍处于活化状态,通过 JAK-STAT 信号途径与其他途径引起骨髓增殖性改变。

MPL 功能获得性突变:MPL 基因突变的发现为 ET 的又一重大发现,MPL 基因突变见于 3%～5% 的 ET 患者。MPL 编码蛋白最常见的突变位于 10 号外显子,MPL W515L 和 MPL W515K 及 MPL S505N 的突变,导致细胞在没有 TPO 的情况下,仍然能够增殖。

$CALR$ 基因突变:通过对 MPN 患者进行全外显子测序发现,$JAK2$ 和 MPL 基因突变阴性的 ET 患者中,70% 存在 $CALR$ 外显子 9 的突变。研究显示,$CALR$ 基因突变可以激活 JAK-STAT 信号通路。越来越多的数据显示,伴有 $CALR$ 突变的患者可能对特定的治疗有效,尤其是接受干扰素 α 治疗的 ET 患者。

有研究表明,PDGF-BB 表达水平的异常增高可能是 ET 发生的潜在机制,其可能通过结合血小板衍生生长因子受体(PDGFR),进而激活 JAK2-STAT3、PI3K-AKT 信号通路,刺激巨核细胞的增殖并抑制其凋亡,为探索治疗 ET 提供了新靶点。

2. 骨髓造血干细胞克隆性增殖

ET 患者血小板寿命正常或接近正常,他们发生血小板增多的原因是巨核细胞产生血小板增加,巨核细胞数量、体积、核分叶数及染色体倍数的增加导致有效的血小板增加 10 倍以上。

应用葡萄糖-6-磷酸脱氢酶(G-6-PD)同工酶及 X 染色体基因的限制性酶切片段多态性的方法均发现 ET 患者外周血中的血小板、红细胞及中性粒细胞均来源于同一克隆,提示 ET 是典型的克隆性造血干细胞疾病,起源于多能造血干细胞。克隆研究显示,在 ET 患者的白细胞中,除了克隆来源之外还存在相当比例的非克隆性来源的白细胞,表明发生 ET 的克隆性转化可以发生在造血的各个时期,转化之前的正常的造血干细胞造血导致混合的多克隆异常发生。研究发现存在多克隆血细胞的 ET 患者血栓并发症的发生率较低。

许多研究表明,ET 患者的 T 淋巴细胞为多克隆来源。某些患者的单克隆造血生成仅限于血小板,而其他系列细胞属于多克隆来源。也有研究显示 ET 患者中性粒细胞、血小板及 B 淋巴细胞有着共同来源。这些研究表明,引起原发性血小板增多的恶性转化,可能发生在造血细胞生存的不同阶段,不同患者异常克隆发生在不同干祖细胞水平。以上结果表明,原发性血小板增多症中同时存在正常和异常的造血干祖细胞,在疾病活动期异常克隆增生超过了正常克隆。

3. 细胞因子

ET 患者中骨髓或外周血的巨核细胞祖细胞的生物学行为已有广泛研究。使用含血清培养基测得患者祖细胞数量增加,认为祖细胞池的扩张是原发性血小板增多症的最主要异常。此外,白介素-3(IL-3)、IL-6 和 IL-11 等细胞因子能显著刺激 ET 患者的巨核细胞祖细胞增生,粒细胞-巨噬细胞集落刺激因子(GM-CSF)则无此作用。研究者进一步发现,巨核细胞造血抑制因子转移生长因子 β(TGF-β)不能抑制 ET 异常克隆增生。因此,在巨核细胞祖细胞水平上,对几种促进血小板生成的生长因子的高反应性和对血小板生成的负性调节因子的耐受,可能是造成患者血小板增多的重要环节。

4. TPO 及其受体水平

TPO 是巨核细胞和血小板生成的主要生理性调节因子。TPO 与细胞表面受体 C-MPL 结合而产生效应。C-MPL 在 CD34$^+$ 造血祖细胞、巨核细胞和血小板上表达。最近研究证实,TPO 及其受体途径与原发性血小板增多没有直接联系。在 ET 患者中,TPO 水平正常或仅轻度升高,TPO 受体表达及其 mRNA 水平明显降低。另外,在 ET 患者中 TPO 受体介导的信号传导并没有明显激活。

(二)发病机制新进展

有研究表明,PDGF-BB 表达水平的异常增高可能是 ET 发生的潜在机制,其作用机制可能通过结合 PDGFR,进而激活 JAK2-STAT3、PI3K-AKT 信号通路,刺激巨核细胞的增殖并抑制其凋亡,为探索治疗 ET 提供了新的靶点。此外,还陆续发现了一些新基因,包括 *IZF*、*TP53*、*TET2*、*ASXL1*、*IDH1/2* 及 *EZH2*。这些基因有些直接参与 ET 的发病,有些直接参与表观调节,可以诱导 *JAK2* 突变,并常常早于 *JAK2* 的突变,提示 ET 的发病是多个基因失调的结果,而非单基因突变所致。

二、临床表现

ET 病程缓慢,许多患者长期无症状,自动血细胞检查仪器的应用使得诊断无症状病例的机会增多。本病的主要临床表现为出血和血栓形成。与其他骨髓增殖性疾病不同,发热、多汗、体重减轻等非常少见。常规体格检查发现约 40% 的患者仅发现脾大,一般为轻度或中等度肿大;可发生脾萎缩和脾梗死;淋巴结肿大罕见。

(一)血栓形成并发症

与真性红细胞增多症一样,血栓形成是 ET 患者致死及致残的主要原因,大约 15%~20% 的患者表现为血栓症。血栓可发生于动脉、静脉或微血管,动脉血栓形成更多见,但内脏血栓的发生率较低。

1. 微血管缺血

微血管缺血主要影响指(趾)端和脑部的循环。累及手指或足趾时可表现为局部疼痛、四肢发绀、雷诺现象、指端梗死及典型红斑性肢痛病,严重者可发展成局部溃疡甚至坏疽。ET 患者发生微循环障碍的发病机制认为与血管痉挛和小动脉炎症有关,活化的血小板和白细胞可释放作用于血管的和/或炎症介质,从而引起血管缺血的症状。此外有研究认为,这些症状也与小血管的异常血小板-内皮相互作用有关。

对脑部微循环的影响包括短暂的非局灶性的视觉异常或神经系统症状。神经系统合并症也比较常见,多表现为暂时性脑缺血、视觉障碍、感觉障碍、搏动性头痛、头晕、失眠等等。症状常常相继出现,很少同时出现,且症状出现前后可伴有红斑性肢体疼痛。其他短暂的神经系统症状还包括摇摆不定、构音困难、烦躁不安、偏瘫、晕厥及抽搐等。这些症状是由血小板介导的局部缺血及末梢微血栓形成引起,其中部分最终发展成脑梗死。习惯性流产和阴茎异常勃起也有报道。皮肤瘙痒症状较真性红细胞增多症少见。

2. 大血管血栓形成

除了有微血管血栓形成外,ET患者大血管并发症也比较常见,包括动脉和静脉血栓形成。动脉血栓的受累部位与一般人群一致,常见部位包括下肢动脉(30%)、冠状动脉(18%)及肾动脉(10%);颈动脉、肠系膜动脉及锁骨下动脉则较少受累。静脉血栓形成的部位常见于脾静脉、肝静脉、下肢或盆腔静脉。

肾静脉血栓形成可导致肾病综合征;肝静脉血栓形成可导致Budd-Chiari综合征;腹部静脉血栓形成多发生于年轻女性ET患者,腹部静脉血栓形成的ET患者预后较差,发生肝功能衰竭、转化为骨髓纤维化或急性白血病的几率较高。冠状动脉造影正常的心绞痛或心梗也较多发生于ET患者,且此类患者发生主动脉瓣及二尖瓣损伤的比例也较高,其瓣膜损伤类似于无菌性血栓性心内膜炎,可作为此类患者外周动脉栓子的来源。此外,ET患者还可发生肾动脉和静脉血栓,形成导致急性肾功能衰竭;血小板和巨核细胞堵塞肺泡毛细血管继发肺动脉高压,也可见于ET患者。

(二)出血性并发症

ET患者出血并发症的发生率低于血栓并发症,且研究较少,但一旦发生较为引人关注,多数出血不严重,偶尔需要输注红细胞支持。出血可为自发性,也可因外伤或手术引起。自发性出血以鼻、口腔和胃肠道黏膜多见;泌尿道、呼吸道等部位也可有出血;脑出血偶有发生,可引起死亡。出血症状一般不严重,但严重外伤或手术后的出血可能危及生命。出现深部出血常提示其发病机制与血管性血友病因子(vWF)功能不全相关,血小板明显升高的患者可能通过血小板表面的vW受体的吸附作用,使得血浆中的vW被大量消耗。手术创伤后出血发生率高,需要尤其注意其原因可能是术后血小板增多发生获得性的von Willebrand综合征。ET患者出血主要危险因素是血小板明显升高,多数出血发生时血小板数超过 $1\,500\times10^9/L$,分析其原因可能是由于发生了获得性von Willebrand综合征,高分子量的vW多聚体减少所致。未经治疗的ET患者血小板功能常常受损,但研究未发现血小板功能异常对出血性并发症有提示作用。

(三)脾大

大约有40%的ET患者诊断时有脾大,多为轻到中度脾大,如果ET患者病程中出现进行性脾肿大,因警惕是否向骨髓纤维化进展。有观点认为,随着时间的推移,部分ET患者可因脾脏微循环的微梗死继发脾脏萎缩或脾梗死,但脾功能减退及并发症少见。

三、诊断

（一）传统诊断

随着人们对 *JAK2* 基因的认知及研究的逐渐增加，Campbell 等根据是否有 *JAK2* 突变，于 2006 年提出了 ET 的诊断标准。

1. *JAK2* V617F 突变阳性

需符合以下 3 个条件：

① 血小板计数（PLT）≥ $450×10^9$/L；

② *JAK2* V617F 突变阳性；

③ 无其他骨髓恶性疾病（如 *JAK2* 阳性的 PV，特发性骨髓纤维化或骨髓增殖异常等）

2. *JAK2* V617F 突变阴性

需符合以下 5 个条件：

① 在间隔 1 个月的时间，2 次 PLT ＞$600×10^9$/L；

② *JAK2* V617F 突变阴性；

③ 无反应性血小板增多的病因；

④ 血清铁蛋白正常（＞20 μg/L）；

⑤ 无其他骨髓恶性疾病（如慢性髓性白血病、PV、特发性骨髓纤维化或骨髓增殖异常等）。

（二）精准诊断新进展

1. ET 诊断标准

符合 4 条主要标准或前 3 条主要标准和次要标准即可诊断（WHO 2016 标准）。

表 1-3-1　ET 诊断标准

主要标准	① PLT≥$450×10^9$/L ② 骨髓活检示巨核细胞高度增生，胞体大、核过分叶的成熟巨核细胞数量增多，粒系、红系无显著增生或左移，且网状纤维极少轻度（1 级）增多 ③ 不能满足 *BCR∷ABL* 阳性慢性髓性白血病、真性红细胞增多症、原发性骨髓纤维化、骨髓增生异常综合征和其他髓系肿瘤的 WHO 诊断标准 ④ 有 *JAK2*、*CALR* 或 *MPL* 基因突变
次要标准	有克隆性标志或无反应性血小板增多的证据

2. ET 后骨髓纤维化（post-ET MF）诊断标准

符合 2 条主要标准和至少 2 条次要标准即可诊断（IWG-MRT 标准）。

表 1-3-2　ET 后骨髓纤维化诊断标准

主要标准	① 此前按 WHO 诊断标准确诊为 ET ② 骨髓活检示纤维组织分级为 2/3 级（按 0～3 级标准）或 3/4 级（按 0～4 级标准）
次要标准	① 贫血或血红蛋白含量较基线水平下降 20 g/L ② 外周血出现幼粒幼红细胞

次要标准	③ 进行性脾脏肿大(超过左肋缘下 5 cm 或新出现可触及的脾脏肿大) ④ 乳酸脱氢酶(LDH)较基线水平升高 ⑤ 以下 3 项体质性症状中至少出现 1 项:过去 6 个月内体重下降>10%,盗汗,不能解释的发热(>37.5 ℃)

四、预后分层

(一) 传统预后分层

1. ET 血栓国际预后积分(IPSET-thrombosis)系统(ELN 指南)

血栓是影响 ET 患者生活质量和降低患者寿命的主要原因。患者确诊 ET 后首先应按 IP-SET 系统对患者发生血栓的风险作出评估:年龄>60 岁(1 分),有心血管危险因素(CVR)(1 分),此前有血栓病史(2 分),$JAK2$ V617F 突变阳性(2 分)。

表 1-3-3　ET 血栓国际预后积分系统

累积积分	危险分层	血栓年发生率
0~1 分	低危组	1.03%
2 分	中危组	2.35%
≥3 分	高危组	3.56%

2. ET 血栓国际预后积分(IPSET-R-thrombosis)系统(NCCN 指南)

表 1-3-4　ET 血栓国际预后积分系统

危险分层	极低危组	低危组	中危组	高危组
病人特点	年龄 60 岁及以下	年龄 60 岁及以下	年龄 60 岁以上	年龄 60 岁以上
	此前无血栓病史	此前无血栓病史	此前无血栓病史	此前无血栓病史
	无 $JAK2$ V617F 突变	有 $JAK2$ V617F 突变	无 $JAK2$ V617F 突变	有 $JAK2$ V617F 突变
血栓年发生率(无 CVR)	0.44%	1.59%	1.44%	2.36%
血栓年发生率(有 CVR)	1.05%	2.75%	1.64%	4.17%

3. ET 国际预后积分(IPSET)系统

建议采用 IWG-MRT 提出的 IPSET 对患者总体生存预后作出评估:年龄(<60 岁,0 分;≥60 岁,2 分);白细胞数(<11×10⁹/L,0 分;≥11×10⁹/L,1 分);血栓病史(无:0 分;有:1 分)。

表 1 - 3 - 5　ET 国际预后积分系统

累积积分	危险分层	中位生存期
0 分	低危组	未达到
1～2 分	中危组	24.5 年
≥3 分	高危组	13.8 年

（二）精准预后分层新进展

ET 突变强化的国际预后积分（MIPSS-ET）系统

建立纳入突变分析的 MIPSS 对 ET 患者总体生存预后作出评估：不良突变（SRSF2 和/或 SF3B1 和/或 U2AF1 和/或 TP53，2 分）；年龄（>60 岁，3 分）；性别（男性，1 分）。

表 1 - 3 - 6　ET 突变强化的国际预后积分系统

累积积分	危险分层	中位生存期
0～1 分	低危组	34.4 年
2～3 分	中危组	14.1 年
≥4 分	高危组	8.3 年

五、治疗

（一）传统治疗

ET 患者总体预后良好，美国梅奥中心一项大型研究表明，ET 患者中位生存时间超过 20 年，60 岁以下患者中位生存时间能达到 30 年。由于 ET 不可治愈且进展缓慢，因此目前的治疗目标主要是预防和治疗血栓合并症。当前的治疗选择主要是依据患者血栓风险分组来加以制定。血小板数应控制在 $600 \times 10^9/L$ 以下，理想目标值为 $400 \times 10^9/L$。

有多种可有效治疗 ET 的药物，包括羟基脲、白消安、Anagrelide、双溴丙哌嗪及干扰素等等。下面介绍几种常用的治疗 ET 的药物。

1. 药物治疗

（1）羟基脲：放射性 ^{32}P 及烷化剂如白消安均有致急性白血病作用，羟基脲因其有效性高、花费少及很少出现急性毒性反应，并且致白血病作用弱，从 20 世纪 70 年代即普遍应用，随后羟基脲逐渐成为治疗 ET 的首选药物。

羟基脲的起始剂量为 15～20 mg/(kg·d)，根据血象调整剂量，使白细胞缓慢下降，8 周内 80% 患者的血小板数可降至 $500 \times 10^9/L$ 以下，然后给予适当的维持剂量治疗，同时维持中性粒细胞无明显减少。

羟基脲的毒副作用包括剂量相关的中性粒细胞减少、恶心、脱发、口炎、指甲变色、下肢溃疡及咽部溃疡，停药或减低剂量后上述症状可缓解。羟基脲并不是总能成功控制血小板，有 11%～17% 的病例对羟基脲耐药。出现上述情况可考虑换用或联合应用其他降血小板的药物，如干扰素或 Anagrelide 等二线药物。

（2）干扰素：自 20 世纪 90 年代干扰素越来越多地用于治疗 ET，干扰素可以减少 $JAK2$ $V617F$ 负荷，直接抑制巨核细胞克隆形成；通过刺激负性调节巨核细胞生成的细胞因子如 IL-1 受体激动剂及 MIP-1a 的产生，抑制促血小板生成的细胞因子如 GM-CSF、G-CSF、IL-3 及 IL-11 的表达；干扰素通过抑制血小板生成素介导的 JAK2 底物、MPL 及 STAT5 的磷酸化来抑制血小板的生成；此外干扰素还可以介导抑制性细胞因子信号-1（SOCS-1）的产生，抑制血小板生成素介导的细胞增殖。

干扰素为年龄 40 岁以下患者的首选治疗药物。起始剂量为 300 万 U/d 皮下注射，起效后调整剂量，最低维持剂量为 300 万 U，每周 1 次。醇化干扰素的起始剂量为 0.5 $\mu g/kg$ 每周 1 次，12 周后如无疗效可增量至 1.0 $\mu g/kg$，每周 1 次。部分患者在使用干扰素后可出现甲状腺功能减退、抑郁等精神症状，因此在使用干扰素前应进行甲状腺功能检查，仔细询问患者是否有精神病史。应用干扰素治疗 ET 的有效率接近 90%，部分患者可达到 $JAK2$ $V617F$ 转阴。干扰素无致畸和致白血病作用，不能透过胎盘，因此常常作为妊娠 ET 的治疗药物。

干扰素初期最常见的毒副作用包括流感样表现，如发热、畏寒及骨骼肌肉疼痛等。症状较轻时可不予治疗，症状重者则须服用些解热镇痛药，如阿司匹林、消炎痛等。用药中期（1 个月左右），病人会出现消化道症状或皮肤过敏样症状或精神症状，如食欲不振、嗳气、恶心呕吐、注意力不集中、眩晕、嗜睡或失眠，甚至产生悲观厌世等精神症状。一般消化道反应较轻者，2～4 周可自行缓解，重者则宜服用促消化药；皮肤过敏反应一般 1 周左右可自行消退；失眠者可服用镇静剂，精神症状较重时则应减药，或停用 IFN-α。长期应用干扰素可导致体重下降、脱发及迟发性自身免疫性疾病包括甲状腺炎，可导致甲状腺功能减退及自身免疫性溶血性贫血；长期应用可产生干扰素的中和抗体导致血小板升高。

（3）Anagrelide：Anagrelide 为环磷腺苷磷酸二酯酶Ⅲ抑制剂。高浓度时可抑制血小板的生成和聚集。本药原本用作抑制血小板聚集，有抗血栓效果，但近年应用低剂量时发现其有降低血小板作用。作用机制可能是影响巨核细胞的细胞周期后期（有丝分裂后）分化成熟，使血小板生成减少，其对巨核细胞生长的影响呈现剂量依赖性。其不影响 DNA、RNA 的合成及巨核细胞增殖分裂，因而无潜在致癌性。

Anagrelide 的起始剂量为 0.5 mg 每日 2 次，口服，至少 1 周后开始调整剂量，维持血小板 $<600\times10^9/L$。剂量增加每周不超过 0.5 mg/d，最大单次剂量为 2.5 mg，药物过量可致血小板减少，每日最大剂量为 10 mg，以血小板维持在 $(150\sim400)\times10^9/L$ 为最佳。Anagrelide 对 90% 以上的患者治疗有效，对其他治疗耐药者应用 Anagrelide 仍有效，起效时间约 2～4 周。

Anagrelide 常见的副作用与血管扩张作用及正性肌力作用相关。Anagrelide 治疗中约有 25% 的患者产生不同程度的副作用，主要包括头痛、低血压、腹泻、体液潴留、心悸、心律失常、咳嗽、恶心及呕吐等，但反应轻微，大多发生在早期且能自行缓解。约有 10% 的患者因 Anagrelide 严重副作用而停止治疗。Anagrelide 长期治疗有轻微短暂的贫血出现，偶有发生严重过敏性肺炎和充血性心力衰竭的报道。此外，大量临床观察显示，Anagrelide 可以增加 $JAK2$ $V617F$ 阳性 ET 向骨髓纤维化转化率。Anagrelide 无引起遗传突变的活性,但因为它是小分子物质,认为可以通过胎盘导致胎儿血小板减少,因而目前不推荐用于妊娠妇女。

(4) 阿司匹林:是水杨酸的衍生物,经近百年的临床应用,证明其对缓解轻度或中度疼痛,如牙痛、头痛、神经痛、肌肉酸痛及痛经效果较好,亦用于感冒、流感等发热疾病的退热,治疗风湿痛等。近年来人们发现阿司匹林对血小板聚集有抑制作用,能阻止血栓形成,临床上用于预防短暂脑缺血发作、心肌梗死、人工心脏瓣膜和静脉瘘或其他手术后血栓的形成。最近研究发现,低剂量阿司匹林治疗可有效缓解与 ET 相关的血管舒缩(微血管)相关的症状,如头痛、头晕、短暂的神经系统或眼部障碍、耳鸣、非典型胸部不适、感觉异常和红斑性肢痛(脚或手的疼痛和烧灼感,伴有红斑和发热)。

ET 相关的短暂性脑缺血发作和红斑性肢痛单用阿司匹林可迅速起效,红斑性肢痛病患者服用单剂量的阿司匹林,2～4 天症状消失。最近研究发现,阿司匹林可能有助于预防怀孕期间的并发症,尤其是 JAK2 V617F 阳性患者。尽管这些药物在治疗特定的并发症时有效,但由于增加了出血风险,故使用时应慎重。临床上应当根据患者自身情况、是否发生过动静脉血栓史以及血小板水平,综合评估是否用药。血小板>1 000×10^9/L 的患者服用阿司匹林可增加出血风险,应慎用。血小板>1 500×10^9/L 的患者不推荐服用阿司匹林。获得性 von Willebrand 综合征是应用阿司匹林的禁忌证,使用阿司匹林前需要注意排除。

(5) 白消安和双溴丙酰哌嗪:双溴丙酰哌嗪为哌嗪衍生物,是治疗 ET 的另一种药物,结构类似于烷化剂,为嘧啶的竞争性抑制剂。既往认为,双溴丙酰哌嗪诱发急性白血病与骨髓增生异常综合征的危险性和羟基脲相当。但一项前瞻性研究发现,双溴丙酰哌嗪与羟基脲在 12 年中引起急性白血病与骨髓增生异常综合征发生率高达 40%,应引起重视。白消安属双甲基磺酸酯类双功能烷化剂,为细胞周期非特异性药物,进入人体后磺酸酯基团的环状结构打开,通过与细胞 DNA 内的鸟嘌呤起烷化作用而破坏 DNA 的结构与功能。由于这些药物的最严重不良反应是远期发生治疗相关性白血病或骨髓增生异常综合征及肿瘤,现仅作为老年患者的二线药物选择。

2. 血小板分离术

血细胞分离单采是用流动的离心装置持续或间断地快速分离血小板,可以有效降低血小板计数。急性有危险的出血或血栓患者可用血细胞分离仪单采血小板。但此法降低血小板是短时的,其后会出现反弹,需与骨髓抑制剂协同使用。长期行血小板分离对控制血栓形成无效。

(二) 精准治疗新进展

1. JAK2 抑制剂

芦可替尼(Ruxolitinib)目前已在欧美等国家获批上市治疗 PMF。有两项 COMFORT 研究均证实芦可替尼可减轻 PMF 患者症状,缩小脾脏,并使患者寿命延长。在治疗 ET 方面,有些临床研究(NCT02577926 和 NCT02962388)数据支持 JAK2 抑制剂能够控制 ET 患者骨髓增生,但其并没有获批用于治疗 ET。英国一项芦可替尼对比其他最优治疗方案治疗羟基脲耐药/不耐受 ET 患者的 RCT 研究表明,两组患者 1 年的完全血液学缓解率(CHR)无明显差异

$(46.6\% \text{ vs } 44.2\%, P=0.4)$；2年内出血、血栓形成及疾病转化率也无明显差异。另一项芦可替尼单药治疗羟基脲耐药/不耐受ET患者的单臂、开放标签的临床研究显示,在最初用药的4周内,患者白细胞和血小板快速下降,随后趋于稳定;用药12周后大部分患者ET相关症状得到改善,如骨痛、皮肤瘙痒、夜间盗汗及肢体麻木/刺痛等。芦可替尼在缓解临床症状方面具有肯定疗效,但其疗效仍有待进一步研究和观察。

2. 去乙酰化酶抑制剂(HDACis)

HDACis有干扰组蛋白去乙酰化酶的功能。组蛋白去乙酰化酶抑制剂通常可分为两大类:NAD^+-依赖性酶和Zn^{2+}-依赖性酶。组蛋白去乙酰化酶抑制剂通过增加细胞内组蛋白的乙酰化程度,提高p21等基因的表达水平等途径,抑制肿瘤细胞的增殖,诱导细胞分化和/或凋亡。HDACis治疗PV的疗效在小鼠模型及临床个案中已被报道,但由于其长期慢性的低毒作用,导致其很难在患者中长期使用。ET作为骨髓增殖性疾病的一种类型,HDACis在ET患者中的使用仍需大量的基础及临床探索。

3. 端粒酶抑制剂

端粒酶抑制剂Imetelstat是一种13-碱基脂质结合性寡合氨酸,靶向人类端粒酶反转录的RNA模板。体外研究显示,Imetelstat可以抑制肿瘤细胞端粒酶活性,并且抑制肿瘤细胞增殖。一项Imetelstat治疗18例复发难治ET患者的Ⅱ期临床研究显示,患者CHR高达89%,同时取得了较好的分子学反应,但同时也存在不可忽视的毒副作用。这说明Imetelstat可能会改变MPN的自然病程,但其毒副作用可能会妨碍其临床应用。

4. JAK1/2抑制剂

Momelotinib是一种口服的ATP竞争性JAK1/2小分子激酶抑制剂,其可与JAK1/2竞争ATP结合,从而抑制JAK1/2的激活,抑制JAK-STAT信号通路,从而诱导表达JAK1/2的肿瘤细胞凋亡,降低肿瘤细胞增殖。Momelotinib已被用于研究治疗PV、ET及MF等。研究结果显示,Momelotinib能改善MF患者贫血等症状,但在PV或ET患者中的疗效有限。

5. 其他潜在药物

目前针对难治性ET患者,一些新的针对性的治疗方法正在研究评估中,如热休克蛋白-90(HSP-90)抑制剂和HDM2泛素连接酶抑制剂等等。希望研究能证实它们有治疗此类疾病的疗效及安全性。

(三)治疗选择的原则

1. 根据NCCN指南ET危险分层进行治疗

① 极低危ET患者:没有心血管疾病风险,观察即可;存在心血管疾病风险,给予低剂量阿司匹林治疗。② 低危ET患者:可采用低剂量阿司匹林,1次/天或者2次/天;如果存在心血管疾病风险,则阿司匹林,2次/天。③ 中危ET患者:可以单用阿司匹林,同时建议联合羟基脲治疗;如果存在心血管疾病风险,则阿司匹林剂量联合羟基脲治疗。④ 高危ET患者:既往有动脉血栓病史的,2次/天的阿司匹林联合羟基脲治疗;既往有静脉血栓病史的,羟基脲联合系

抗凝治疗;既往有静脉血栓病史且有心血管疾病风险的患者,羟基脲联合系统抗凝治疗,同时可考虑每天加用 1 次阿司匹林。

2. 降细胞药物使用原则

① 年龄在 40 岁以下,只有 15% 左右患者既往有血栓或血小板 $\geqslant 1\,500 \times 10^9/L$,这部分患者需要接受减细胞治疗;一线选用有靶向克隆作用且没有生殖毒性和致畸突变作用的干扰素,二线选用羟基脲(或 Anagrelide)。② 年龄在 40~60 岁之间,只有 20% 左右患者既往有血栓或血小板 $\geqslant 1\,500 \times 10^9/L$,这部分患者也需要接受减细胞治疗;一线选用干扰素或羟基脲,同时应当结合患者生活方式、疾病预期和职业等因素,二线选用羟基脲或干扰素(或阿那格雷)。③ 年龄在 60 岁以上,所有患者均需要接受减细胞治疗;一线选用羟基脲,副作用较小、不明显增加白血病转化风险且耐药少见;二线选用白消安(或干扰素)。

3. 治疗选择的动态调整

在病程中应对患者进行动态评估并根据评估结果调整治疗选择。血小板 $> 1\,000 \times 10^9/L$ 的患者,服用阿司匹林可增加出血风险,应慎用。血小板 $> 1\,500 \times 10^9/L$ 的患者,不推荐服用阿司匹林。对阿司匹林不耐受的患者可换用氯吡格雷。

4. 相关处理

有 CVR 的患者,应积极进行相关处理(戒烟,高血压患者控制血压,糖尿病患者控制血糖等)。

(四)妊娠期 ET 患者的治疗

妊娠并非 ET 患者治疗的禁忌,妊娠期 ET 最常见的并发症是早期流产。一项有关妊娠期 ET 患者的研究表明,ET 患者的自然流产率是正常人群的 2 倍,高达 44%,且后期流产率明显高于正常人群;其他产前及产后并发症,如胎儿宫内生长迟缓、胎盘早剥、胎盘梗死及产后血栓形成等也明显高于正常妊娠人群。此外,妊娠会增加 ET 患者出血和血栓的风险,因此,应给予特殊处理。

服用羟基脲治疗的患者(无论男或女)在受孕前至少应有 3 个月的洗脱期。女性患者受孕前应仔细评估是否有以下妊娠合并症高危因素:① 此前有动、静脉血栓病史(无论是否妊娠);② 此前有 ET 导致的出血病史(无论是否妊娠);③ 此前发生过以下可能由 ET 引起的妊娠合并症:反复发生的非孕妇和胎盘因素所致妊娠 10 周内流产,不能解释的宫内胎儿发育迟缓,妊娠 $\geqslant 10$ 周胎儿发育正常的宫内死胎,因严重先兆子痫或胎盘功能不全导致妊娠不足 34 周且胎儿发育正常的早产、胎盘剥离、严重的产前和产后出血(需要红细胞输注)等;④ 血小板计数显著增高(PLT$>1\,500 \times 10^9/L$)。

治疗推荐:① 所有妊娠的 ET 患者均推荐使用阿司匹林,除非有禁忌证。② 如果血小板 $>1\,000 \times 10^9/L$,应当除外获得性 vW 综合征。③ 以前发生过血栓并发症或严重孕期并发症的患者,应当在低剂量阿司匹林的基础上加用低分子肝素。④ 如果血小板 $\geqslant 1\,500 \times 10^9/L$ 或有大出血病史者考虑加用干扰素(建议首选醇化干扰素)。

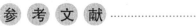

参 考 文 献

[1] James C,Ugo V,LeCouedic JP,et al. A unique clonal JAK2 mutation leading to constitutive signalling causes polycythaemiavera[J]. Nature,2005,434(7037):1144 - 1148.

[2] Pardanani AD,Levine RL,Lasho T,et al. MPL515 mutations inmyeloproliferative and other myeloid disorders:a study of 1182patients[J]. Blood,2006,108(10):3472 - 3476.

[3] Tefferi A,Pardanani A. CALR mutations and a new diagostic algorithm for MPN[J]. Clin Oncol,2014,11(3):125 - 126.

[4] 周丽霞,梁恩瑜,叶洁瑜,等. PDGF/PDGFR 在原发性血小板增多症中的作用及机制[J].中国实验血液学杂志,2016,24(2):526 - 530.

[5] Lundberg P,Karow A,Nienhold R,et al. Clonal evolution and clinical correlates of somatic mutations in myeloproliferative neoplasms[J]. Blood,2014,123(14):2220 - 2228.

[6]. 陈文明,黄晓军.血液病学(第 1 版).北京:科学出版社,2012.

[7] 中华医学会血液学分会白血病淋巴瘤学组. 原发性血小板增多症诊断与治疗中国专家共识(2016 年版)[J]. 中华血液学杂志,2016;37:833 - 836.

[8] Scott LM,Scott MA,Campbell PJ,Green AR. Progenitors homozygous for the V617F mutation occur in most patients with polycythemia vera,but not essential thrombocythemia[J]. Blood,2006,108(7):2435 - 2437.

[9] Vannucchi AM,Barbui T,Cervantes F,et al. Philadelphia chromosome-negative chronic myeloproliferative neoplasms:ESMO Clinical Practice Guidelines for diagnosis,treatment and follow-up[J]. Ann Oncol,2015,26Suppl 5:v85 - 99.

[10] Barosi G,Mesa RA,Thiele J,et al. Proposed criteria for the diagnosis of post-polycythemia vera and post-essential thrombocythemia myelofibrosis:a consensus statement from the International Working Group for Myelofibrosis Research and Treatment[J]. Leukemia,2008,22:437 - 438.

[11] Barbui T,Finazzi G,Carobbio A,et al. Development and validation of an International Prognostic Score of thrombosis in World Health Organization-essential thrombocythemia(IPSET-thrombosis)[J]. Blood,2012,120:5128 - 5252.

[12] Mesa RA,Jamieson C,Bhatia R,et al. NCCN lguidelines insights:myeloproliferative neoplasms,Version 2. 2018[J]. J Natl Compr Canc Netw,2017,15(10):1193 - 1207.

[13] Passamonti F,Thiele J,Girodon F,et al. A prognostic model to predict survival in 867 World Health Organization-defined essential thrombocythemia at diagnosis:a study by the International Working Group on Myelofibrosis Research and Treatment[J]. Blood,2012,120:1197 - 1201.

[14] Tefferi A,Guglielmelli P,Lasho TL,et al. Mutation-enhanced international prognostic systems for essential thrombocythaemia and polycythaemia vera[J]. Br J Haematol,2020,189:291 - 302.

[15] Harrison CN,Campbell PJ,Buck G,et al. Hydroxyurea compared with anagrelide in high-risk essential thrombocythemia[J]. N Engl J Med,2005,353(1):33 - 45.

[16] Quintas-Cardama A,Kantarjian H,Manshouri T,et al:Pegylated interferon alfa-2a yields high rates of hematologic and molecular response in patients with advanced essential thrombocythemia and polycythemia

vera[J]. J Clin Oncol,2009,27:5418 - 5424.

[17] Gisslinger H,Gotic M,Holowiecki J,et al. Anagrelide compared with hydroxyurea in WHO-classified es-
sential thrombocythemia:the ANAHYDRET Study,a randomized controlled trial[J]. Blood,2013,121:
1720 - 1728.

[18] Alvarez-Larran A,Cervantes F,Pereira A,et al:Observation versus antiplatelet therapy as primary prophy-
laxis for thrombosis in low-risk essential thrombocythemia[J]. Blood,2010,116:1205 - 1210.

[19] Messinezy M,Pearson TC,Prochazka A,et al:Treatment of primary proliferative polycythaemia by vene-
section and low dose busulphan:retrospective study from one centre[J]. Br J Haematol,1985,61:657 -
666.

[20] De Sanctis V,Mazzucconi MG,Spadea A,et al:Long-term evaluation of 164 patientswith essential throm-
bocythaemia treated with pipobroman:occurrence of leukaemic evolution[J]. Br JHaematol,2003,123:
517 - 521.

[21] Passamonti F,Rumi E,Malabarba L,et al:Long-term follow-up of young patients withessential thrombo-
cythemia treated with pipobroman[J]. Ann Hematol,2004,83:495 - 497.

[22] Harrison CN,Mead AJ,Panchal A,et al. Ruxolitinib versus best available therapy for ET intolerant or re-
sistant to hydroxycarbamide in a randomized trial[J]. Blood,2017,130:1889 - 1897.

[23] Verstovsek S,Passamonti F,Rambaldi A,et al. Ruxolitinib for essential thrombocythemia refractory to or
intolerant of hydroxyurea:longterm phase 2 study results[J]. Blood,2017,130:1768 - 1771.

[24] Bose P and Verstovsek S. Investigational histone deacetylase inhibitors(HDACi) inmyeloproliferative neo-
plasms[J]. Expert Opin Investig Drugs,2016,25:1393 - 1403.

[25] Baerlocher GM,Oppliger Leibundgut E,Ottmann OG,et al. Telomerase inhibitor imetelstat in patients
with essential thrombocythemia[J]. N Engl J Med,2015,373:920 - 928.

[26] Mascarenhas J,Komrokji RS,Cavo M,et al. Imetelstat is effective treatment for patients with intermedi-
ate-2 or high-risk myelofibrosis who have relapsed on or are refractory to Janus kinase inhibitor therapy:
results of a phase 2 randomized study of two dose levels[J]. Blood,2018,132:685.

[27] Mesa RA,Kiladjian JJ,Catalano JV,et al. SIMPLIFY-1:a phase Ⅲ randomized trial of momelotinib versus
ruxolitinib in Janus kinase inhibitor-naïve patients with myelofibrosis[J]. J Clin Oncol,2017,35:3844 -
3850.

[28] Harrison CN,Vannucchi AM,Platzbecker U,et al. Momelotinib versus best available therapy in patients
with myelofibrosis previously treated with ruxolitinib(SIMPLIFY 2):a randomised,open-label,phase 3 tri-
al[J]. Lancet Haematol,2018,5:e73 - e81.

（陈苏宁）

第四节　真性红细胞增多症

真性红细胞增多症(polycythemia vera,PV)最早是在1892年由Vaquez首次提出。世界范围内其年发病率分别为0.84/10万,确诊时患者的中位年龄为60岁;大部分真性红细胞增多症没有家族史,但常表现为家族性发病,遗传倾向常由于遗传性或获得性的体细胞突变引起。在某些情况下,电离辐射和职业接触毒素被认为是可能的原因。

真性红细胞增多症是一种慢性骨髓增殖性肿瘤,其特征是红细胞生成增加,独立于正常的红细胞生成调节机制。几乎所有患者都携带体细胞的JAK2 V617F功能获得突变或其他功能相似的JAK2突变,这些突变不仅会导致红系的增殖,还会导致粒细胞和巨核细胞的增殖。

本病通常分为两个阶段:增殖期/红细胞增多期和衰竭期/PV后骨髓纤维化期。增殖期表现为血红蛋白、红细胞压积升高和红细胞质量增加,血黏度增高,常伴粒细胞和血小板数量增多,脾肿大或和出现出血、血栓等并发症;衰竭期可进展为急性白血病或骨髓纤维化,表现为血细胞减少,包括贫血,与无效造血、骨髓纤维化、髓外造血和脾功能亢进有关。

一、发病机制

(一)传统发病机制

PV起源于选择性的单克隆造血干细胞异常增生。红系增生非缺氧所致,红细胞生成素并不增加,红细胞寿命也属正常。患者含有多形态的X染色体标志物6-磷酸葡萄糖脱氢酶(G-6-PD)的杂合子。正常人红细胞含有两种(A型和B型)G-6-PD的同工酶,但真性红细胞增多症患者的红、粒细胞和血小板仅有A型一种,说明受累及细胞起源于同一异常的多能干细胞。对正常的红细胞生成素敏感的克隆性髓系爆式红系集落形成单位(BFU-E),在缺乏红细胞生成素的条件下,也可克隆性增殖,同时对红细胞生成素还有抑制作用。克隆性增生出现下列异常:血小板生成素受体降低,Bcl-x抗凋亡蛋白上调,粒细胞中表达真性红细胞增多症1型基因的mRNA水平增高,获得性9p杂合子缺失,骨髓中成纤维细胞的累积是骨髓再生的结果,而不是克隆性增殖。

2005年,William Vainchenker等多个工作组报道了重要的发现:在大部分PV患者中发现了位于9p上的体细胞基因突变,这类基因编码酪氨酸激酶-JAK,JAK2基因的单一核苷酸改变将持续性激活酪氨酸激酶,此成为PV分子学基础的里程碑发现。近年来的研究发现,60%~80%的PV患者可以检测到JAK2基因的异常。ET和原因不明髓样化生患者的一些较小碎片中也检测出相同的突变,这些是否是PV的变体,或者是ET的早期或后期阶段,目前还不清楚。

低于25%的PV患者在诊断时有核型异常,发生髓系疾病的进展增加。大部分患者在诊断的时候核型是正常的,严重的遗传学重排不是病因,而是继发性的改变。

（二）发病机制新进展

遗传学研究发现,*JAK2* 基因的 46/1 单倍型（GGCC）携带者患 MPN 的易感性更高。具体来说,46/1 单倍型携带者获得 *JAK2* 基因 V617F 突变的风险增加 3.7 倍,获得 *JAK2* 基因 12 号外显子突变的易感性更高,发生 PV 和 ET 的倾向增加（优势比 2.3）。

然而,尽管 *JAK2* 基因 V617F 突变在 PV 患者中占主导地位,但早期的研究确定,这种"驱动"突变并不总是引发疾病,在一些 MPN 患者中可能作为后来的继发性遗传事件。在 MPN 的家族性病例中,不同的家庭成员具有不同的驱动程序突变或不同的 MPN,提示有一种未知的生殖系事件导致易患 MPN。

PV 和其他 MPN 的发病机制的主要模型是基于基因组的不稳定性;然而,越来越多的证据也支持如下的论述,即 MPN 和其他癌症的克隆性进化特征可能是由慢性炎症和逃避抗肿瘤免疫监视触发的。事实上,据报道,在所有 MPN 患者中有高达 10% 的人发生了第二肿瘤,从 ECLAP 研究分析的 1 042 名 PV 患者中,有 31 人（3.0%）发现了第二种实体瘤或淋巴样肿瘤。

此外,吸烟已被证明是 MPN 发生的重要危险因素,部分原因是髓系细胞的持续刺激,任何 MPN 的每日吸烟者的风险比为 2.5,而 MF、ET 和 PV 的风险比分别为 4.3、1.8 和 1.7。

免疫失调是否可以被认为是 MPN 的"驱动因素"未得到充分阐明,然而,慢性炎症和血管功能异常,特别与动脉粥样硬化之间存在着不容置疑的联系。关于炎症在 MPN 中的作用,已有大量证据支持。

二、临床表现

PV 的主要症状与高血压或血液黏度增加引起的血管异常有关。在近 20% 的病例中,动静脉血栓形成（如深静脉血栓形成、心肌缺血或中风）可能被记录是 PV 的首发表现。

同样可使用 MPN 症状评估表评分来评估症状负荷。

1. 血栓形成和出血

（1）血栓形成:PV 患者最常见的并发症,大约 1/3 的患者会发生,其中 3/4 是动脉血栓、1/4 是静脉血栓,大部分动脉性血栓并发症是缺血性发作和短暂性脑缺血发作。一些十年以上的研究显示,40%～60% 的患者至少发生过一次血栓性事件,年发病率均等;然而前瞻性研究发现,在疾病被确诊前后的几年内更容易发生血栓。其中,最常见且严重的并发症就是脑血管意外,占据血栓性事件的 1/3,其次是心肌梗死、深静脉血栓形成、肺栓塞。

出血是 PV 的常见并发症,大约 1/4 的患者会发生出血,常见牙龈出血或皮肤瘀斑,胃肠或其他致命性出血也偶有发生。

（2）肝静脉血栓形成（Budd-Chiari 综合征）:Budd-Chiari 综合征是 PV 非常严重的致命性并发症,有将近 10% 的发生率。由于肝静脉血栓形成,肝小动脉灌注的减少导致局部缺血、肝细胞坏死、腹水、右上腹疼痛、肝脾肿大及黄疸。Budd-Chiari 综合征可能是 PV 患者在血细胞升高之前的首发表现,PV 是形成 Budd-Chiari 综合征的常见疾病。

2. PV 消耗期

PV 消耗期就是红细胞增多后髓样化生,是 PV 的一种频发的晚期并发症,此期出现贫血、短期内脾脏进行性增大和骨髓纤维化,其他频发的相关症状有血小板增多、未成熟白细胞增多、白细胞减少,受累者表现为贫血、感染、出血和脾肿大,大部分患者最终依赖输血而生存。PV 消耗期多由于多因素引起,脾肿大会导致红细胞集中、血浆容量扩增和降低红细胞寿命。消耗期的形成加快向白血病转化,PVSG-01 的研究显示 PV 消耗期急性白血病发病率是 24%,而非骨髓纤维化患者的急性白血病发病率是 7%。

3. 白血病转化

PV 易向白血病转化,急性白血病尤其是髓系白血病是 PV 致命性的并发症。欧洲多中心观察研究 1638 例患者后得出在确诊 PV 后 10 年演变成白血病的相对危险度是 6.3。在 PVSG-01 随机实验中,随访 18 年急性白血病发病率如下:行手臂静脉切开术的占 1.5%、32P 放射治疗的占 10%,苯丁酸氮芥治疗的占 13%。

4. 其他各系统表现

大约 40% 的患者有瘙痒症状,常在洗浴的情况下加重,严重者影响生活质量。引起瘙痒的原因还不清楚,可能与皮肤中肥大细胞的数量增加及组胺水平的提高有关,但这样的解释尚有争议。有些患者因为皮肤用药最后发展成急性发热性嗜中性皮肤病。症状包括四肢疼痛、红斑、指头变红与烧灼感,这些与血小板增多及小剂量阿司匹林治疗时的特异性反应有关。严重的患者会导致指头的缺血性坏死终致截肢,会发生这一症状的患者不到 1/5。红斑性肢痛病不是 PV 或其他 MPN 的特有症状,红斑性肢痛的患者中 PV 比例不到 10%。它常与特发性血小板增多有关,也有人指出它与血小板聚集引起的暂时性的微血管阻塞有关。

胃肠道表现除上述的 Budd-Chiari 综合征,门静脉高压和血管曲张也常见,可以由未被识别的脾或肝静脉血栓形成引起。消化性溃疡发病率是正常人群的 4~5 倍。心血管系统表现包括心绞痛、心肌梗死和充血性心衰。PV 患者常伴有肺动脉高压,其病因尚不明确。可能的病因包括血小板源性生长因子释放诱导的平滑肌细胞增生,巨核细胞、髓外血细胞增生及未明确的复杂性血栓事件所致的肺循环阻塞。神经系统表现如眩晕很常见,另有继发于髓外血细胞生成的脊髓压迫症等。

三、诊断

(一) 传统诊断

PV 的诊断必须排除继发性红细胞增多症、遗传性红细胞增多症和其他 MPN 的所有原因。诊断需要结合临床、实验室和骨髓组织学特征。

对诊断有帮助的特殊实验室检测有维生素 B_{12} 水平提高、血清尿素水平增加、动脉氧饱和度正常或接近正常。血小板生产素受体(c-Mpl)和红系抗凋亡蛋白 Bcl-x 表达异常,但不具有特异性表现,并需要专门的实验室检查。JAK2 基因突变的检测有助于红细胞增多症的鉴别诊断。

在 2008 年 WHO 标准中,符合 2 条主要标准和 1 条次要标准或第 1 条主要标准和 2 条次要标准则可诊断 PV。

1. 主要标准

① 男性血红蛋白＞185 g/L，女性血红蛋白＞165 g/L，或其他红细胞容积增高的证据［血红蛋白 HCT 大于按年龄、性别和居住地海拔高度测定方法特异参考范围百分度的第 99 位，或如果血红蛋白比在无缺铁情况下的基础值肯定且持续增高至少 20 g/L 的前提下男性血红蛋白＞170 g/L，女性血红蛋白＞150 g/L］；

② 有 *JAK2* V617F 突变或其他功能相似的突变（如 *JAK2* 第 12 外显子突变）。

2. 次要标准

① 骨髓活检：按患者年龄来说为高度增生，以红系、粒系和巨核细胞增生为主；

② 血清 EPO 水平低于正常参考值水平；

③ 骨髓细胞体外培养有内源性红系集落形成。

（二）精准诊断新进展

在 2016 年 WHO 标准中，如果存在主要标准 3 和次要标准，则可能不需要主要标准 2（骨髓活检）。然而，最初的骨髓纤维化（出现在多达 20％ 的患者中）只能通过骨髓活检来检测，这一发现可能预示着更快地进展为临床骨髓纤维化（PV 后骨髓纤维化）。

PV 的诊断基于血红蛋白定量、HCT、骨髓活检、驱动基因检测以及促红细胞生成素等综合判断。考虑到非驱动基因和骨髓染色体均对预后、靶向治疗有显著影响，因此建议所有疑诊患者加做全套二代测序基因和骨髓染色体检查，含排除慢性粒细胞白血病的相关染色体和基因检测。对于骨髓抽取困难的患者，可以选择外周血进行基因检测，极少数 *JAK2* 突变阴性的 PV 患者存在 *CALR* 或 *LNK* 基因突变，故一次性完善全套基因检测是合理的。隐匿性 PV（masked-PV，mPV）指具有 PV 的典型 *JAK2* 突变，骨髓表现与 PV 一致，EPO 水平降低，但是血红蛋白和 HCT 水平达不到诊断标准的患者，最终预后甚至比确诊 PV 还差，其识别和治疗值得关注。

最新的第 5 版 WHO 分类标准依然沿用 2016 年 WHO 标准，由于用 51Cr 标记法测定红细胞寿命在常规临床实践中已不常用，已被取消作为诊断标准。

表 1-4-1　真性红细胞增多症诊断标准（WHO，2016）

主要标准	① 血红蛋白＞165 g/L（男性），＞160 g/L（女性）或者 HCT＞49％（男性），＞48％（女性）或者其他红细胞容积较平均正常预测值增加 25％ 以上的证据 ② 骨髓活检示与年龄不符的细胞过多伴三系增生（全骨髓增生），包括红系、粒系、巨核系显著增生并伴有多形性成熟巨核细胞（细胞大小不等） ③ *JAK2* V617F 或者 *JAK2* 外显子 12 突变
次要标准	血清 EPO 水平低于正常下限

注：诊断需满足 3 项主要标准或前 2 项主要标准加次要标准。

表 1-4-2 各种红细胞增多症的鉴别要点

	真性红细胞增多症	继发性红细胞增多症	相对性红细胞增多症
病因	不明	组织缺氧或异常红细胞生成素增加	血液黏度
皮肤与黏膜	砖红	发绀常见	不红
脾大	多	罕见	无
高血压	常见	无	无
红细胞容量	↑	↑	正常
全血容量	↑	↑	正常或↓
血浆容量	正常或↓	正常或↓	↓
动脉血氧饱和度	正常	正常或↓	正常
白细胞数	↑	正常	正常
血小板数	↑	正常	正常
粒细胞碱性磷酸酶积分	↑	正常	正常
骨髓涂片	粒、红、巨核系均增生	红系增生	正常
EPO	↓或正常	↑	正常
血清维生素 B_{12}	↑	正常	正常
不依赖 EPO 的 BFU-E	(+)	(-)	(-)
JAK2 基因突变	(+)	(-)	(-)

表 1-4-3 真性红细胞增多症后骨髓纤维化(PPV-MF)诊断标准

主要标准	① 此前按 WHO 诊断标准确诊为 PV ② 骨髓活检显示纤维组织分级为 MF 2/3 级
次要标准	① 贫血或不需持续静脉放血(在未进行降细胞治疗情况下)或降细胞治疗来控制红细胞增多 ② 外周血出现幼稚粒细胞、幼稚红细胞 ③ 进行性脾大(此前有脾大者超过左肋缘下 5cm 或新出现可触及的脾大) ④ 以下 3 项体质性症状中至少出现 1 项:过去 6 个月内体重下降>10%,盗汗,不能解释的发热(>37.5 ℃)。

注:诊断需满足 2 项主要标准和至少 2 项次要标准。

四、预后分层

(一)传统预后分层

在目前的治疗下,PV 的中位生存期往往在 10 年以上,年龄是影响生存很重要的因素。研究表明,白细胞增多和异常核型对患者生存有不利影响。大多数患者死于血栓并发症或继发性恶性肿瘤,但多达 20％ 的患者死于骨髓增生异常综合征或急性期/急性髓系白血病。

(二)精准预后分层新进展

PV 患者需要关注两方面临床危险:一方面是血栓风险,目前采用 ELN 评分进行评估;另一方面是寿命预测危险评分。为了更好地指导治疗选择,应对患者的预后分组作出判断。Tefferi 等提出 IPSS 预后分组积分系统。按照 IPSS 进行评估。由于 PV 自然病程无法改变,所以治疗策略通常按照血栓风险来分层安排。

表 1-4-4　真性红细胞增多症危险度分层

	危险因素	分值	危险度	中位生存(年)
ELN 推荐血栓评分	年龄≥60 岁	1	低危:0	
	血栓历史	1	高危:≥1	
IPSS (生存预测)	年龄≥67 岁	5	低危:0	28
	年龄 57～66 岁	2	中危:1～2	19
	白细胞数≥15×10^9/L	1	高危:≥3	11
	静脉血栓历史	1		
MIPSS (生存预测)	白细胞数≥15×10^9/L	1	低危:0～1	24
	血栓史	1	中危:2～3	13.1
	年龄>67 岁	2	高危:4～7	3.2
	SRSF2 突变	3		

MIPSS:Mutation-Enhanced International Prognostic Scoring System

五、治疗

(一)传统治疗

PV 的治疗目标是避免初发或复发的血栓形成,控制疾病相关症状,预防 PPV-MF 和/或急性白血病转化。多血症期的治疗目标为 HCT<45％,早期都可以通过放血达标,有研究认为应该在 45 天内达标,然后进入维持治疗。小剂量阿司匹林应该长期服用,除非有禁忌证,血小板数>1 500×10^9/L 时患者易有出血倾向,需慎用阿司匹林。所有患者需积极控制可逆的血栓形成危险因素,包括戒烟、控制血压、降血脂、减肥和运动等。

如果出现以下情况,应当考虑使用降细胞药物:① 年龄>60 岁;② 不能耐受放血治疗(例如有心功能不全等);③ 既往血栓病史;④ 血小板数>1 500×10^9/L;⑤ 白细胞数>15×10^9/L;⑥症状性或者进行性脾大;⑦ 不能或者拒绝放血治疗者;⑧ 严重的疾病相关症状。

首选降细胞药物包括 IFN-α(含聚乙二醇干扰素)和羟基脲,但年轻患者应慎用羟基脲,妊娠期禁用羟基脲,可以选择干扰素。羟基脲/干扰素耐药、无效和出现严重 PV 相关症状(如严重瘙痒)者可以考虑备选降细胞药物治疗,例如芦可替尼、马利兰等。芦可替尼注意事项参考"原发性骨髓纤维化"章节。如果单药效果不理想,上述降细胞药物可以酌情联合使用。

表1-4-5总结了各种治疗方式的优缺点。

表1-4-5 真性红细胞增多症治疗

治疗	优点	缺点
静脉放血	风险低,易操作	不能控制血小板和白细胞增高
羟基脲	能控制血小板和白细胞增高,白血病转化的风险低	需要持续治疗
白消安	容易服用,缓解期长	服药过量致长期骨髓抑制,有致白血病风险,对肺的长期影响及皮肤毒性
^{32}P	患者不必定期治疗,能长期控制血小板和白细胞的增高	昂贵和使用不方便,中度致白血病风险
苯丁酸氮芥	易服用,控制血小板和白细胞增高效果好	致白血病风险高
干扰素	低白血病风险,改善瘙痒	不便,昂贵,皮肤不良反应
阿那格雷	选择性作用于血小板	选择性作用于血小板

1. 静脉放血

很多初治患者首选静脉放血,因为PV患者血栓形成与血细胞比容相关。PV形成血栓的机制尚不清楚,而HCT虽然不是唯一但却是主要的危险因素。放血治疗的标准也是个问题,传统HCT的定义是在女性小于42%、在男性小于45%,然而,最近由ECLAP实验(欧洲协作低剂量阿司匹林实验)开展的针对患者血管性事件的回顾性研究表明,适度的高比容(HCT达55%)不会增加血栓出血事件的风险,患者的目标HCT是否应更改依据适当的实验设计。

总体原则建议每2~4天放血一次,每次450~500 mL。体重低于50 kg者可相应减少,血细胞比容大于64%可相应缩短间隔时间,心功能受损患者易宜少量多次放血。放血能迅速降低HCT,改善头痛,但不降低白细胞和血小板数量,也不会改善瘙痒和痛风症状。反复放血可导致铁缺乏,减少红细胞生产量。静脉放血疗效优于苯丁酸氮芥,与^{32}P疗效相似。在开始的三年内,放血比骨髓抑制治疗发生血栓的风险高,但是与血栓形成、与血小板数的多少没有关系。50岁以下、无血栓发作史的患者可以仅使用静脉放血治疗。

2. 造血抑制药

有效率为80%~85%,适用于血细胞反复增多、放血无效的患者。

(1)羟基脲:是PV最常使用的骨髓抑制药,能有效控制红细胞、白细胞和血小板升高。常用剂量15~20 mg/(kg·d),其抑制效应短暂,所以使用安全,但需要长期服药;由于它不是烷化剂,它导致白血病转化比其他骨髓抑制药低。静脉放血联合羟基脲降低血栓并发症发生率。有随访7年的研究显示,白血病发生率比单独使用放血治疗略高一点。

(2)白消安:是治疗PV方便而有效的药,此药引起的骨髓抑制持续时间长,所以应间歇给药。2~4 mg/天,连用几周,足可以使血细胞数恢复正常,停药几周后细胞数持续降低,细胞数维持正常可达数月甚至数年。长期研究表明,白消安的中位缓解时间是4年。骨髓长期抑制是白消安治疗PV的优势,但也带来危害。如果治疗时间过长或剂量过高,骨髓抑制持续几个月甚至1年,由于这个原因,可以延长治疗时间而不增加剂量是安全的,每日使用量不超过4 mg。

急性白血病转变率相对较低,随访 145 例患者 2～11 年,只有 3 人发展成急性白血病。

3. 放射性核素^{32}P

初始剂量 2～4 mC ^{32}P 静脉内给药持续 6～8 周,并根据对初始剂量的反应调整用量,能很好地控制病情。^{32}P 治疗致白血病发生率与白消安使用相似,但比羟基脲高,使用不便且费用昂贵,目前已经不常用。但研究者认为这是可以选择的治疗方法,尤其是对于老年患者以及其他方法治疗效果不佳的患者,可以考虑应用。

4. 干扰素

IFN-α 起始剂量 300 万 U,每周 3 次,对 50％或更多的 PV 患者有效,不仅可使红细胞、白细胞及血小板数量降低,还可以改善 PV 普遍的瘙痒症状。干扰素治疗的患者,白血病和骨髓纤维化发生率低。孕妇可选用此药。近来有欧洲和美国的研究显示,聚乙二醇干扰素 2-α 能够降低 30％～40％患者的 *JAK2* V617F 等位基因突变(包括完全的分子缓解)。

(二) 精准治疗新进展

1. Anagrelide

目前仍在临床试验中,0.5 mg 或 1.0 mg,每日 4 次,大部分患者一周内见效。有研究显示 113 例伴血小板增多的 PV 患者,使用 Anagrelide 后血小板降低达 75％。不良反应有:头痛、心悸、腹泻和液体潴留,严重者应停药。美国随机比对临床试验表明:在治疗 ET 中,羟基脲比 Anagrelide 能更好地控制血小板增多、骨髓纤维化合并出血并发症。

2. 甲磺酸伊马替尼

甲磺酸伊马替尼是一种酪氨酸激酶抑制剂,能有效地治疗 CML,也可以治疗多种疾病,如:慢性嗜酸粒细胞白血病、高嗜酸粒细胞综合征、肥大细胞增生病、郎格罕细胞增生症及胃肠道间质瘤。伊马替尼可以减少 PV 静脉放血治疗,但是它还不能作为初发 PV 的治疗方法。

3. JAK2 抑制剂

根据甲磺酸伊马替尼成功治疗 CML 的经验,研究者合成 JAK2 组成性激活的酪氨酸激酶抑制剂来治疗此病。对 PV 患者,使用针对 JAK2 抑制位点的靶向治疗。2014 年 12 月,美国 FDA 批准芦可替尼用于对羟基脲无应答或不耐受的病人。

4. 造血干细胞移植术

一部分年轻的患者可以成功行异基因造血干细胞移植,老年患者(60～70 岁)也可选择非清髓的干细胞移植。

5. 其他

瘙痒是很多患者的重要主诉,补骨脂素类和紫外线的光化学疗法可缓解瘙痒,抗组胺药效果不好,可以使用阿司匹林和赛庚啶与干扰素 α。每日服用小剂量阿司匹林,以减少动静脉血栓形成。在消耗期,骨髓纤维化更加显著,脾脏增大,不再是放血而是要输血。血小板数仍高或降低到血小板减少症水平,随着血液中出现未成熟粒细胞,白细胞数量显著升高。此期与特发性骨髓纤维化类似,此时的治疗完全是对症处理,脾照射无效,因血小板减少加剧,无法使用白消安或羟基脲等药。并发胃肠道病症的患者,应充分饮水。

表 1-4-6 真性红细胞增多症分层治疗

	Ⅰ级推荐	Ⅱ级推荐	Ⅲ级推荐
一线治疗（按照 ELN 血栓风险评分）			
所有患者	小剂量阿司匹林	氯吡格雷	
低危	放血治疗/红细胞单采	降细胞治疗	
高危	放血治疗/红细胞单采 降细胞治疗		
PV 后纤维化	参考 PMF		
急变	参考 PMF 急变期		
二线治疗			
难治复发	羟基脲和干扰素可以互换 芦可替尼	临床试验	^{32}P 静脉注射 白消安（马利兰）可以作为老年患者的选择

表 1-4-7 真性红细胞增多症的疗效标准

疗效标准	定义
完全缓解 （CR）	以下 4 条必须全部符合： 可触及的肝、脾大等疾病相关体征持续（≥12 周）消失，症状显著改善（MPN10 积分下降≥10 分）； 外周血细胞计数持续（≥12 周）缓解，未行静脉放血情况下 HCT<45%、血小板≤400×10^9/L、白细胞数<10×10^9/L； 无疾病进展，无任何出血或血栓事件； 骨髓组织学缓解，按年龄校正后的骨髓增生程度正常，三系高度增生消失，和无 1 级以上的网状纤维（欧洲分级标准）
部分缓解 （PR）	以下 4 条必须全部符合： 可触及的肝、脾大等疾病相关体征持续（≥12 周）消失，症状显著改善（MPN10 积分下降≥10 分）； 外周血细胞计数持续（≥12 周）缓解，未行静脉放血情况下 HCT<45%、血小板≤400×10^9/L、白细胞数<10×10^9/L； 无疾病进展和任何出血或血栓事件； 未达到骨髓组织学缓解，存在三系高度增生
无效（NR）	疗效未达到 PR
疾病进展 （PD）	演进为真性红细胞增多症后骨髓纤维化（PPV-MF）、骨髓增生异常综合征或急性白血病

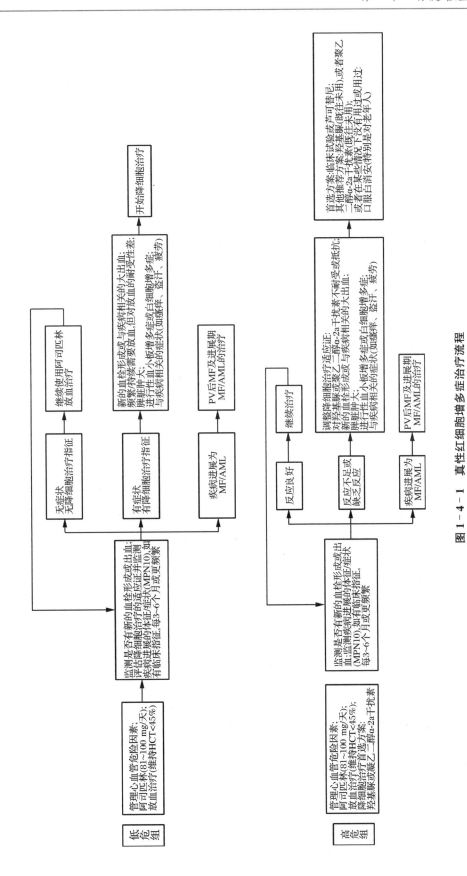

图 1-4-1 真性红细胞增多症治疗流程

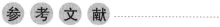

[1] Arber D A,Orazi A,Hasserjian R,et al. The 2016 revision to the World Health Organization classification of myeloid neoplasms and acute leukemia[J]. Blood,2016,127(20):2391 - 2405.

[2] Olcaydu D,Harutyunyan A,Jäger R,et al. A common JAK2 haplotype confers susceptibility to myeloproliferative neoplasms[J]. Nat. Genet,2009,41(4):450 - 454.

[3] Kilpivaara O,Mukherjee S,Schram A M,et al. A germline JAK2 SNP is associated with predisposition to the development of JAK2V617F-positive myeloproliferative neoplasms[J]. Nat. Genet, 2009, 41 (4): 455 - 459.

[4] Grinfeld J,Nangalia J,Baxter E J,et al. Classification and personalized prognosis in myeloproliferative neoplasms[J]. N. Engl. J. Med,2018,379(15):1416 - 1430.

[5] James C. The JAK2V617F mutation in polycythemia vera and other myeloproliferative disorders:One mutation for three diseases? [J]. Hematology Am. Soc. Hcmatol. Educ. Program,2008:69 75.

[6] Colotta F,Allavena P,Sica A,et al. Cancer-related inflammation,the seventh hallmark of cancer:Links to genetic instability[J]. Carcinogenesis,2009,30(7):1073 - 1081.

[7] Marchetti M,Ghirardi A,Masciulli A,et al. Second cancers in MPN:Survival analysis from an international study[J]. Am. J. Hematol,2020,95(3):295 - 301.

[8] Ghirardi A,Carobbio A,Masciulli A,et al. Incidence of solid tumors in polycythemia vera treated with phlebotomy with or without hydroxyurea:ECLAP follow-up data[J]. Blood Cancer J,2018,8:5.

[9] Pedersen K M,Bak M,Sørensen A L,et al. Smoking is associated with increased risk of myeloproliferative neoplasms:A general population-based cohort study[J]. Cancer Med,2018,7(11):5796 - 5802.

[10] Di Battista V,Bochicchio M T,Giordano G,et al. Genetics and pathogenetic role of inflammasomes in Philadelphia negative chronic myeloproliferative neoplasms:A narrative review[J]. Int. J. Mol. Sci,2021, 22(2):561.

[11] Grinfeld J,Nangalia J,Baxter E J,et al. Classification and personalized prognosis in myeloproliferative neoplasms[J]. N Engl J Med,2018,379(15):1416 - 1430.

[12] Girodon F,Broseus J,Park-Alexandre J H,et al. Presence of calreticulin mutations in JAK2-negative polycythemia vera[J]. Blood,2014,124(21):1819.

[13] Oh S T,Simonds E F,Jones C,et al. Novel mutations in the inhibitory adaptor protein LNK drive JAK-STAT signaling in patients with myeloproliferative neoplasms[J]. Blood,2010,116(6):988 - 992.

[14] Barbui T,Thiele J,Carobbio A,et al. Masked polycythemia vera diagnosed according to WHO and BCSH classification[J]. Am J Hematol,2014,89(2):199 - 202.

[15] Barosi G,Mesa R A,Thiele J,et al. Proposed criteria for the diagnosis of post-polycythemia vera and post-essential thrombocythemia myelofibrosis:A consensus statement from the international working group for myelofibrosis research and treatment[J]. Leukemia,2008,22(2):437 - 438.

[16] Barbui T,Barosi G,Birgegard G,et al. Philadelphia-negative classical myeloproliferative neoplasms:Critical concepts and management recommendations from European LeukemiaNet[J]. J Clin Oncol,2011,29(6): 761 - 770.

[17] Tefferi A,Rumi E,Finazzi G,et al. Survival and prognosis among 1545 patients with contemporary polycythemia vera:An international study[J]. Leukemia,2013,27(9):1874 - 1881

[18] Tefferi A, Guglielmelli P, Lasho T L, et al. Mutation-enhanced international prognostic systems for essential thrombocythaemia and polycythaemia vera[J]. Br J Haematol,2020,189(2):291-302.

[19] Kiladjian J J, Cassinat B, Chevret S, et al. Pegylated interferon-alfa-2a induces complete hematologic and molecular responses with low toxicity in polycythemia vera[J]. Blood,2008,112(8):3065-3072

[20] Silver R T, Kiladjian J J, Hasselbalch H C. Interferon and the treatment of polycythemia vera, essential thrombocythemia and myelofibrosis[J]. Expert Rev Hematol,2013,6(1):49-58.

[21] Verstovsek S, Vannucchi A M, Griesshammer M, et al. Ruxolitinib versus best available therapy in patients with polycythemia vera:80-week follow-up from the RESPONSE trial[J]. Haematologica,2016,101(7):821-829.

[22] Passamonti F, Griesshammer M, Palandri F, et al. Ruxolitinib for the treatment of inadequately controlled polycythaemia vera without splenomegaly (RESPONSE-2):A randomised, open-label, phase 3b study[J]. Lancet Oncol,2017,18(1):88-99.

[23] Tefferi A, Barbui T. Polycythemia vera and essential thrombocythemia:2019 update on diagnosis, risk-stratification and management[J]. Am J Hematol,2019,94(1):133-143.

（陈苏宁　尹佳）

第五节　慢性嗜酸粒细胞白血病

嗜酸性粒细胞增多症(hypereosinophilia,HE)及嗜酸性粒细胞增多综合征(hypereosino-philic syndrome,HES)是一种肿瘤或者非肿瘤性质的异质性疾病,可表现为外周血嗜酸性粒细胞增多及嗜酸性粒细胞介导的脏器功能受损。

HE 是指外周血或组织内嗜酸性粒细胞计数持续大于 $1.5×10^9/L$。根据 2011 嗜酸性粒细胞疾病工作组会议建议,将 HE 分为 4 种类型:克隆性或原发性 HE(clonal/neoplastic,HE_N)、反应性或继发性 HE(reactive,HE_R)、遗传性 HE(familial,HE_{FA})及意义未明 HE(undetermined significance,HE_{US})。

HE_N 包括世界卫生组织定义的髓/淋系肿瘤相关的肿瘤性嗜酸性粒细胞增多,如髓系/淋巴肿瘤伴嗜酸性粒细胞增多(MLN-Eo)及酪氨酸激酶重排,慢性嗜酸性粒细胞白血病非特指型(CEL-NOS)等(具体分类见表 1-5-1)。

CEL 是 HE_N 中的一部分,可分为两类:① 经典型 CEL:2016 WHO 定义的 MLN-Eo 伴酪氨酸激酶重排中的部分髓系肿瘤,如 *PDGFRA*、*PDGFRB* 重排等,其中 PDGFRA 重排是 CEL 中最常见的类型;② CEL-NOS:存在其他非特异性的细胞遗传学或分子学异常。CEL 与 2016 WHO 定义的髓系肿瘤相互关系见图 1-5-1。

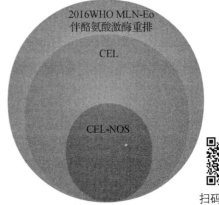

扫码看彩图

图 1-5-1　CEL 与 2016 WHO 定义的髓系肿瘤相互关系图

表1-5-1 嗜酸粒细胞增多症的定义及分类

疾病		定义
外周血嗜酸性粒细胞增多		嗜酸性粒细胞计数$>0.5\times10^9$/L
嗜酸性粒细胞增多症（HE）		外周血:两次血常规检查(间隔至少一个月)嗜酸性粒细胞计数$>1.5\times10^9$/L 或组织内:① 骨髓内嗜酸性粒细胞占有核细胞百分比$>20\%$； ② 组织内嗜酸性粒细胞广泛浸润； ③ 嗜酸性粒细胞颗粒蛋白显著沉积(伴或不伴主要组织嗜酸性粒细胞浸润)
不同亚型	克隆性嗜酸性粒细胞增多症（HE_N）	WHO 定义的干细胞、髓系或嗜酸性粒细胞肿瘤，即增多嗜酸性粒细胞是克隆性质
	反应性嗜酸性粒细胞增多症（HE_R）	通常由细胞因子驱动所驱动的非克隆性嗜酸性粒细胞增多
不同亚型	家族性嗜酸性粒细胞增多症（HE_FA）	发病机制不明确，具有家族聚集性，无遗传性免疫缺陷的体征或症状，无 HE_R 或 HE_N 证据
	意义未明嗜酸性粒细胞增多症（HE_US）	也称特发性 HE,嗜酸性粒细胞增多的潜在病因不明确，无家族史，无 HE_R 或 HE_N 证据，无 HE 导致的终末器官损伤
嗜酸性粒细胞增多综合征（HES）		满足外周血 HE 标准； 由于组织嗜酸性粒细胞增多导致的器官损伤或功能障碍； 排除其他原因导致的器官损伤

一、发病机制

（一）传统发病机制

　　嗜酸性粒细胞是不能进行再分化的终末期细胞，是主要定居于组织的细胞，与其他白细胞一样来源于骨髓造血干细胞。它与嗜碱性粒细胞具有共同的中期前体细胞。*GATA-1* 是嗜酸性粒细胞发育非常重要的转录因子,敲除 *GATA-1* 高亲和性绑定位点，将导致嗜酸性粒细胞特异性缺失。*FIP1L1∷PDGFRA* 重排会导致骨髓增殖性疾病如高嗜酸细胞综合征和 CEL,它主要通过 *CEBPA*、*GATA-2* 和 *GATA-1* 发挥作用,提示这些转录因子对于嗜酸性粒细胞发育同样重要。嗜酸性粒细胞迁移入血,在进入组织前它在循环中的半衰期大约是 18 小时。人们认识到嗜酸性粒细胞与 T 细胞的密切关系已经有多年,对 T 细胞来源上清液特异性的认识导致对 IL-5 特性的深入了解,并且意识到这种细胞因子及其在嗜酸性粒细胞发育过程中的关键作用。IL-3 和 GM-CSF 在嗜酸性粒细胞发育中也有重要作用。IL-5 似乎是嗜酸性粒细胞发育的限速步骤,外源性或者通过小鼠转基因操作给予 IL-5,均可导致显著的嗜酸性粒细胞增多,而抗 IL-5 抗体可以显著减少哮喘病人嗜酸性粒细胞数目。嗜酸性粒细胞增多作为 IL-5 合成增加的结果,是一些疾病的特点,包括寄生虫感染和过敏性疾病。但是 IL-5 基因敲除小鼠仍然具有基线水平的嗜酸性粒细胞,可以在副黏液病毒感染后出现肺嗜酸性粒细胞增多,显示 IL-5 之外的细胞因子可以导致嗜酸性粒细胞晚期分化。如在特异性哮喘和蠕虫感染的 IgE 介导的疾病中,外周血和组织嗜酸性粒细胞增多是由于抗原依赖性活化 T 辅助细胞 2(Th2)导致 IL-5 产生,然后增加嗜酸性粒细胞生成和组织嗜酸性粒细胞聚集的模式已被承认。许多嗜酸性粒细胞增多疾病包括肺嗜酸性粒细胞增多症与特异反应性和 IgE 产生无关,因此不能完全符合 Th2

驱动嗜酸性粒细胞的模式。

（二）发病机制新进展

通过 IL-5 单克隆抗体和酪氨酸激酶抑制剂伊马替尼治疗有效，提出了 HES 发病机制和治疗的新观点。*FIP1L1* ∷ *PDGFRA* 重排是由于染色体 4q12 缺失，导致 *FIP1L1* ∷ *PDGFRA* 融合蛋白形成，该融合产物能够激活组成性酪氨酸激酶。有研究显示，在 15 例特发性 HES 患者中有 8 例存在这种融合产物，而且均对 TKIs 伊马替尼治疗有效。在来源于 1 例 CEL 患者的 EOL-1 细胞系中也发现这一融合基因。该融合基因的存在及伊马替尼治疗获得的良好疗效已经被后续其他研究证实，现在已经被公认是 CEL 中最常见的克隆异常。有体外实验已经证实，在造血祖细胞中，*FIP1L1* ∷ *PDGFRA* 融合能够活化多种信号分子（如：ERK1/2，STAT5 等），从而诱导细胞因子非依赖的细胞增殖和分化。表达 *FIP1L1* ∷ *PDGFRA* 的造血祖细胞能够促进其增殖及分化，诱导造血祖细胞分化为嗜酸性粒细胞、中性粒细胞和红细胞，即 *FIP1L1* ∷ *PDGFRA* 融合能够诱导增殖表型。另外一项体外实验将 *FIP1L1* ∷ *PDGFRA* 融合基因转入 c-Kit^{high}Sca$^+$ 细胞中，发现该融合基因能够促进嗜酸性祖细胞的发育。从机制上来讲，*FIP1L1* ∷ *PDGFRA* 融合基因能够强烈活化 MEK1/2 和 p38 MAPK 并产生级联反应，然后通过调节嗜酸性粒细胞特异性的转录因子的表达促进嗜酸性粒细胞的发育，而 MEK1/2 和 p38 MAPK 的抑制剂能够抑制嗜酸性粒细胞的形成。Yamada 及其同事的研究证实：植入表达 *FIP1L1* ∷ *PDGFRA* 的 IL-5 转基因小鼠的干细胞，能够诱导小鼠出现嗜酸性粒细胞增多，包括嗜酸性粒细胞的器官浸润；而植入表达 *FIP1L1* ∷ *PDGFRA* 的正常小鼠的造血干细胞，则能够诱导小鼠出现骨髓增殖表型，可见 IL-5 在诱导 CEL 中具有重要作用，即 *FIP1L1* ∷ *PDGFRA* 融合基因合协同 IL-5 共同参与 CEL 的发病。

二、临床表现

CEL 男性患者多见，疾病性别分布差异的机制目前尚不明确。CEL 临床表现通常由异常的细胞遗传学及分子学所驱动，表现为外周血或组织内不同程度的嗜酸性粒细胞增多及脾脏肿大。这些增多的嗜酸性粒细胞能够产生并释放多种生物活性物质破坏组织的稳态及完整性，从而表现出相应的症状及体征。最常见症状包括乏力（26%）、咳嗽（24%）、呼吸困难（16%）、肌痛（14%）、皮疹或发热（10%）等，但部分患者可无任何症状。此外，增多嗜酸性粒细胞及其释放炎症介质可浸润任意组织器官，导致脏器功能障碍和/或不可逆性损伤，其中皮肤（66%）、肺（44%）、胃肠道（38%）、心脏（20%）、神经系统是最常见受累器官，表现为肺、心脏、胃肠道、皮肤等纤维化，血栓或血栓栓塞，皮肤黏膜红斑，肌痛，水肿，周围或中枢神经系统病变等。其中，心内膜血栓和心内膜纤维化是致命性的并发症，尤其伴 *PDGFRA* 重排的 CEL 中最常见。

外周血检查可出现血小板增多或减少、贫血、不成熟粒细胞增多、不同程度的嗜酸性粒细胞增多、原始细胞增多等。骨髓检查可见原始细胞、嗜酸性粒细胞、各阶段粒细胞、单核细胞、非典型肥大细胞比例增多及骨髓纤维化，通常不伴嗜酸性粒细胞的发育异常。急变期（外周血或骨髓内原始细胞≥20%）可出现急性白血病或髓外肉瘤的相关症状及体征。

三、诊断

（一）传统诊断

骨髓增殖性疾病伴显著嗜酸性粒细胞增多（嗜酸性粒细胞增多6个月以上，第5版WHO髓系肿瘤分类标准将嗜酸性粒细胞增多持续时间调整为4周以上）和克隆性细胞遗传学或分子学异常，如：*FIP1L1∶PDGFRA*融合基因阳性，或t(5;12)(q31-33;p12)或*ETV6∶PDGFRB*融合或*PDGFRB*重排阳性或其他非特异性克隆性异常。如无法进行*FIP1L1∶PDGFRA*融合基因检测，若为Ph染色体阴性的MPN具有CEL的血液学特征，并伴有脾脏肿大、血清维生素B_{12}水平显著增高、血清类胰蛋白酶升高以及骨髓肥大细胞增多，应高度怀疑为本病。由于t(5;12)(q31-33;p12)并非总会形成*ETV6∶PDGFRB*融合基因，后者亟需分子生物学方法的确定。若无法进行分子生物学检测，如Ph⁻ MPN伴有嗜酸性粒细胞增多和一种涉及5q31-33断裂点的易位时，应疑及本病。

（二）精准诊断新进展

2021 NCCN V4指南建议：HES患者应至具有诊疗嗜酸性粒细胞增多疾病经验的多学科诊疗团队就诊，尽早明确引起嗜酸性粒细胞增多的原因，尽快启动治疗程序，以最大程度保护脏器功能及降低脏器功能受损的风险。CEL的诊断首先要排除HE_R，HE_R的常见原因见表1-5-2。其次，筛选酪氨酸基因重排或其他细胞遗传学异常，具体诊断流程见图1-5-2。

表1-5-2　反应性嗜酸性粒细胞增多症常见原因

类别	具体实例
感染	寄生虫、病毒、霉菌、细菌、分枝杆菌等感染。对于特异性感染相关并发症的治疗建议咨询感染病专家
过敏/高敏性疾病	哮喘，鼻炎，过敏性鼻炎，肺曲霉菌病，过敏性胃肠炎
肺病	支气管扩张，囊性纤维化，慢性嗜酸性粒细胞性肺炎，洛夫勒综合征
心脏病	心内膜纤维化，嗜酸性粒细胞性心肌纤维化或心肌炎
皮肤病	特应性皮炎，荨麻疹，湿疹，大疱性类天疱疮，疱疹样皮炎，发作性血管性水肿伴嗜酸性粒细胞增多
结缔组织/自身免疫病	炎症性肠病，嗜酸性粒细胞性肉芽肿伴多血管炎，类风湿性关节炎，系统性红斑狼疮，结节性多动脉炎，结节病，系统性硬化，干燥综合征，大疱性类天疱疮，IgG4相关疾病，嗜酸性粒细胞性筋膜炎
药物	阿司匹林，非甾体抗炎药，抗生素，Dress综合征
肿瘤	实体肿瘤（如：肾、肺、乳腺、女性生殖系统肿瘤），霍奇金淋巴瘤，非霍奇金淋巴瘤，急性淋巴细胞白血病，朗格汉斯组织细胞增多症，血管淋巴样增生伴嗜酸性粒细胞增多
代谢因素	肾上腺功能不全
免疫系统疾病	高IgE综合征，联合免疫缺陷病，Wiskott-Aldrich综合征，IgA缺陷
其他	急/慢性移植物抗宿主病，实体器官移植后排异反应，胆固醇栓塞，左旋色氨酸摄入，IL-2疗法，油毒综合征

1. 排除 HE_R

(1) 非肿瘤因素：80％的 HE_R 是由于过敏性疾病所致，如过敏性哮喘、食物过敏、特应性皮炎、药物反应等。因此，过敏性疾病是非肿瘤因素导致的 HE_R 最常见原因。其次是寄生虫感染，其中类圆线虫与粪圆线虫是最常见的寄生虫感染。此外，免疫缺陷综合征、肺嗜酸性粒细胞增多症等疾病也可引起 HE_R。这类非肿瘤因素的 HE_R 通常伴有血清 IgE 水平的升高。

(2) 肿瘤因素：肿瘤相关 HE_R 在实体肿瘤与血液肿瘤中均可见，主要是由于肿瘤细胞产生过多的嗜酸性粒细胞生长因子（如：IL-5、GM-CSF、IL-3 等）而引起的非克隆性 HE。在实体肿瘤中，HE_R 多见于疾病晚期阶段。在血液肿瘤中，HE_R 多见于 T 系淋巴瘤，WHO 定义的髓系肿瘤伴 HE 多见于系统性肥大细胞增多症（systemic mastocytosis，SM），CML，核心结合因子易位的 AML 等，这些增多嗜酸性粒细胞也可以是恶性克隆的一部分。

(3) 淋巴细胞变异型嗜酸性粒细胞增多症（Lymphocyte-variant HES，L-HES）：L-HES 是由异常免疫表型的克隆性 T 淋巴细胞引起的 HE，是一种特殊类型的 HE_R。典型 L-HES 的免疫表型为：$CD3^-$、$CD4^+$、$CD7^-$、$CD5^{++}$。在诊疗过程中需要借助免疫分型、T 细胞受体（T-cell receptor、TCR）基因重排、STAT3 突变等检查明确诊断。值得注意的是 TCR 重排阳性是诊断 L-HES 的非特异性参数，因为在 HE_U 或 PDGFRA 重排的患者中也可见 TCR 重排阳性。

2. 筛选酪氨酸激酶重排或其他细胞遗传学异常

CEL 的诊断需要存在酪氨酸激酶重排或存在其他非特异性的细胞遗传学/分子学异常，且外周血或组织内两次检查结果（间隔至少 1 个月）嗜酸性粒细胞计数 $> 1.5 \times 10^9/L$，这是诊断的必要条件。PDGFRA 重排的 CEL 嗜酸性粒细胞增多最明显，其他相对少见的伴有酪氨酸激酶重排的 CEL 的嗜酸性粒细胞增多程度不一。

(1) PDGFRA 重排的 CEL 的诊断：在 CEL 中，PDGFRA 重排的发生率最高，诊断需要满足由于染色体 4q12 的 CHIC2 基因缺失导致 FIP1L1∷PDGFRA 融合，或 PDGFRA 与其他对手基因的融合，或 PDGFRA 激活性突变。一般推荐采用 FISH 检测缺失基因片段联合 RT-PCR 检测 FIP1L1∷PDGFRA 转录本明确是否存在 PDGFRA 重排。如果细胞遗传学及分子学检测方法受限，对于 Ph^- 的 MPN 患者表现为外周血嗜酸粒细胞增多，血清类胰蛋白酶以及维生素 B_{12} 水平升高，脾脏肿大，骨髓内嗜酸性粒细胞前体细胞增多（通常不伴发育异常），肥大细胞增多，骨髓纤维化，应高度怀疑 CEL 的诊断。需要特别注意的是：CEL 患者骨髓内增多的非典型肥大细胞呈松散分布，而 SM 患者骨髓内增多的肥大呈密集分布，且 KIT D816V 突变阳性。在 MPN 原始细胞期、AML、T-ALL、髓系肉瘤中也可见到 PDGFRA 重排，鉴别诊断的关键在于明确原发病的诊断。

(2) PDGFRB 重排的 CEL 的诊断：t(5;12)(q31-q33;p13)，或 ETV6∷PDFGRB 融合基因，或 PDGFR 与其他对手基因的融合阳性。PDGFRB 重排在 CMML、aCML、MPN、MDS/MPN、髓外病变中也可见，应根据患者的血常规、骨髓形态、髓系相关基因突变等综合判断。PDGFRB 突变在血液肿瘤中也可见，目前对于 PDGFRB 突变是否能够激活酪氨酸激酶有待进一步验证。

(3) FGFR1 重排的 CEL 的诊断：t(8;13)(p11;q12)，或 FGFR1 重排阳性。临床过程具有

高度的侵袭性,高风险向急性白血病转化。*FGFR1* 重排在 MPN 或 MDS/MPN 中最常见。在 T-ALL、AML、混合表型白血病、B-ALL、淋巴瘤、髓外病变中也可见 FGFR1 重排。

(4) *JAK2* 重排的 CEL 的诊断:t(8;9)(p22;p24.1),或 *JAK2* 重排阳性。该亚型与男性强相关,疾病侵袭性强,转白血病风险极高。*JAK2* 重排多见于 MPN,MDS/MPN,少数 *JAK2* 重排也可见于 AML、Ph 样 ALL。*JAK2* 或 *PDGFR* 重排的 CEL 发生急性白血病转化时,尤其是急性淋巴细胞转化,需要与 Ph 样 B-ALL 鉴别诊断,有无 MPN 病史是最主要的鉴别要点。

(5) CEL-NOS 的诊断:持续外周血或骨髓内嗜酸性粒细胞增多 $>1.5\times10^9/L$,*BCR* ∶ *ABL1* 融合阴性,*PDGFRA*、*PDGFRB*、*FGFR1*、*JAK2* 重排阴性,存在其他细胞遗传学或分子学异常,伴或不伴骨髓原始细胞升高。*FLT3* 与 *ABL1* 重排并没有纳入 2016 WHO 定义的 MLN-Eo 伴酪氨酸激酶重排中,因此 t(12;13)(p13;q12)引起的 *FLT3* 重排阳性,或 t(9;12)(q34;p13)引起的 *ABL1* 重排阳性,且满足持续嗜酸性粒细胞增多条件,暂诊断为 CEL-NOS。CEL-NOS 疾病恶性程度高,白血病转化及疾病复发风险极高。

CEL 的传统诊断诊疗方法包括染色体条带分析或 FISH 检测法,这些检测方法在分子靶向时代同样适用,但是远远不能满足对疾病的精准诊断及精准治疗的需求。RNA 测序不但能够识别出与酪氨酸激酶重排的新的对手基因,而且还能够发现隐匿型基因重排。NGS 或基因组测序技术能够识别出基因变异。这些新的精准诊断方法的应用直接与患者的诊断相关,能够很大程度上降低特发性嗜酸性细胞增多症的比例,直接关系到 CEL 的精准治疗。因此,在分子靶向时代,我们可以在分子水平对疾病进行重新定义,这不但可以加深我们对疾病致病机制理解,而且有助于疾病的精准诊疗以及促进新的靶向药物的研发。

3. 疾病分期

慢性期:外周血或骨髓内原始细胞 $<20\%$,骨髓内可见肥大细胞增生,通常呈松散分布。

原始细胞期:外周血或骨髓内原始细胞 20%;且出现髓外病变。

加速期:CEL 的疾病分期中没有"加速期"的定义,可参照 CML 加速期的定义:骨髓或外周血原始细胞 $10\%\sim19\%$。

4. 脏器受累的评估

根据患者症状评估有无终末脏器受累及受累程度,器官活检通常用来证实组织嗜酸性粒细胞增多。2021. V4 NCCN 指南建议行如下检测:

- 胸片;
- 心电图;
- 根据患者症状行相应部位的 CT/MRI 检查;
- 肌钙蛋白,脑利钠肽,如果患者存在心脏受损的临床表现,应行心脏超声或心脏 MRI;
- 肺受累:肺功能、支气管肺泡灌洗、肺活检;
- 肝脏受累:肝脏活检;
- 神经病变:肌电图、神经活检;
- 胃肠道受累:内窥镜黏膜活检免疫组化检查(免疫标记应包括 CD25,CD117,类胰蛋白酶);
- 耳鼻喉症状:鼻窦炎、鼻息肉、听觉障碍等的检测和评估;

- 皮肤累及:皮肤活检;
- 嗜酸性粒细胞性筋膜炎:筋膜活检、MRI 检查。

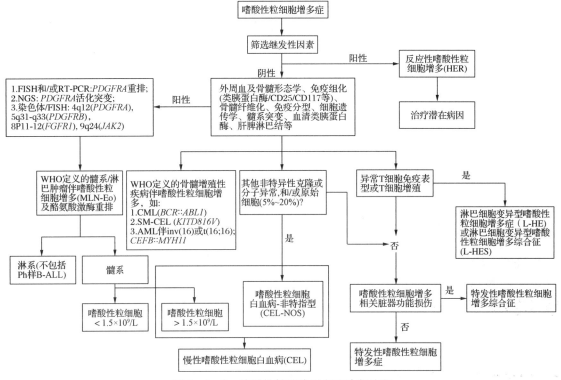

图 1-5-2 嗜酸性粒细胞增多症诊断流程

四、预后分层

PDGFR 重排的 CEL 预后良好,伊马替尼治疗能够获得长期生存;*FGFR1*、*JAK2*、*FLT3*、*ABL1* 重排的 CEL 具有高度侵袭性、转白风险高,TKIs 单药或 TKIs 联合强化疗均不能长期有效控制疾病。

五、治疗

(一)传统治疗

CEL 的低发病率意味着只有很少的临床试验,多数药物治疗 CEL 只基于既往或者其他相关疾病的治疗经验。糖皮质激素是治疗 HES 的主要治疗药物,对很多患者尤其是非髓性增殖性患者,不论是控制嗜酸性粒细胞计数还是靶器官损害均有疗效,但长期使用有副作用。在 CEL 中糖皮质激素一般不能完全控制嗜酸性粒细胞计数,但是可以改善器官损害。对于糖皮质激素治疗疗效不佳者,羟基脲是降低嗜酸性粒细胞计数的有效药物。其他细胞毒性药物如长春新碱和环磷酰胺一般很少用。IFN-α 治疗对部分患者有效,尤其老年患者,但副作用明显。伊马替尼治疗 CEL 的成功为患者提供了新的希望。

（二）精准治疗新进展

1. *PDGFR* 重排的 CEL 治疗

（1）*PDGFRA* 重排的 CEL：伊马替尼是治疗 *PDGFRA* 重排的 CEL 一线药物，诊断明确后应立即启动靶向治疗，从而预防或减轻终末器官损伤，目前最佳诱导治疗剂量尚不明确。早在 2003 年，Cools 等人在 16 例特发性 HES 患者中发现 9 例存在 *FIP1L1∷PDGFRA* 融合，其中 5 例患者对伊马替尼治疗有反应，该研究首次证实 *FIP1L1∷PDGFRA* 为伊马替尼的治疗靶点。Griffin 及其同事的研究同样发现，在 EOL-1 细胞系及特发性 HES 患者中存在 *FIP1L1∷PDGFRA* 融合，并且 TKIs 能够降低表达该融合基因的细胞系的增殖活性。这两项研究为靶向 PDGFRA 重排的治疗及基础研究奠定了基础。之后大量文献报道了在接受伊马替尼 100～400 mg/天治疗的患者中，大部分患者在接受伊马替尼治疗 1 个月后能够获得完全血液学反应（CHR），CHR≥90%；大部分患者接受伊马替尼治疗 3 个月后能够获得完全细胞遗传学反应（CCyR），CMR≥88%。根据 2021 NCCN V4 指南建议，疾病慢性期诱导治疗的推荐剂量为伊马替尼 100 mg/天，原始细胞期诱导治疗的推荐剂为 100～400 mg/天，开始治疗时同时予糖皮质激素治疗 7～10 天。对于有心脏受累的症状及体征时建议患者咨询心脏病专家。开始治疗后每 3 个月行疗效评估直至获得 CHR、CCyR、CMR，之后每 6 个月行细胞遗传学及分子学反应评估，对于失去血液学或细胞遗传学或分子学反应的患者尽早行 allo-HSCT 或进入临床试验。有文献报道，患者获得 CMR 后伊马替尼剂量调整为 100～400 mg/周，即使伊马替尼药物浓度很低仍然能够维持 CMR，这为伊马替尼停药提供了依据。有关伊马替尼停药的研究结果显示出很大的差异性，Klion 等人报道了 4 例 *FIP1L1∷PDGFRA*[+] CEL 患者接受伊马替尼治疗中位时间 25.5（19～31）个月后停止治疗，4 例患者在 6 个月内全部分子学复发。与以上研究结果相反，Helbig 及其同事报道了 2 例 *FIP1L1∷PDGFRA*[+] HES 患者接受伊马替尼治疗获得 CMR 4 年以上后停药，随访 2 年无分子学复发。Metzgeroth 等人报道了 12 例 MLN-Eo 伴 *FIP1L1∷PDGFRA* 融合患者接受伊马替尼治疗获得 CMR 后停止治疗，停药前 CMR 持续中位时间 25.5（19～31）个月，12 个月和 24 个月的无治疗缓解率分别为 91% 和 65%。4 例中断治疗后出现分子学复发，3 例再次接受伊马替尼 100 mg/天治疗后，分别在治疗 3 个月、4 个月和 21 个月再次获得 CMR。Legrand 等报道了 11 例 CEL 患者伊马替尼中断治疗后 1 年和 2 年的无血液学复发分别为 61% 和 42%。综上，大部分 CEL 患者接受伊马替尼治疗后均能够快速获得 CHR 及 CMR，获得 CMR 后，周剂量伊马替尼维持治疗以及达到一定程度的分子学缓解深度后停药，能够继续维持 CMR。即使出现分子学复发，大部分患者重启伊马替尼治疗后仍然能够再次获得 CMR。目前有关伊马替尼停药的数据仅来源于少数回顾性研究，中断治疗的指征仍需要临床试验进一步探索。

FIP1L1∷PDGFRA 融合对伊马替尼原发或继发耐药罕见，耐药事件大多在疾病原始细胞期，*PDGFRA* 获得 *T674I* 或 *D842V* 突变是耐药的根本原因。Metzgeroth 等人对 7 例 *FIP1L1∷PDGFRA*[+] CEL 伊马替尼治疗耐药的研究显示：发生伊马替尼耐药的中位时间为治疗后 5（范围 2～9）个月，7 例患者均存在 *T674I* 和或 *D842V* 突变。5 例患者表现为骨髓原始细胞增多，提示疾病处于非慢性期，其中 4 例患者在诊断伊马替尼耐药后的 5 个月内死亡。体内

外研究已经证实，*PDGFRA T674I* 对尼洛替尼、索拉菲尼、Ponatinib、Midostaurin 敏感，*PDGFRA D842V* 类似于 *KIT D816V* 突变，对尼罗替尼和达沙替尼耐药，对米哚托林和阿伐替尼敏感，但是这些药物的临床抗 *T674I* 及 *D816V* 活性有待进一步证实。

（2）*PDGFRB* 重排的 CEL：伊马替尼同样是该亚型的一线治疗选择。2021 NCCN V4 指南推荐：在疾病慢性期，伊马替尼单药诱导治疗推荐剂量 100～400 mg/天；在原始细胞期，伊马替尼单药诱导治疗推荐剂量 400 mg/天。Apperley 等人报道 4 例 *PDGFRB*⁺CEL 患者接受伊马替尼 400 mg/天治疗，所有患者均在 4 周内获得 CHR；在治疗 12 周时，3 例患者达到 CCyR，第 4 例患者在接受伊马替尼治疗 36 周达到 CCyR。David 报道了 12 例 *PDGFRB* 重排的慢性 MPN 患者接受伊马替尼 200～400 mg/d 治疗后均能够快速获得 CHR 和 CCyR，8 例 *ETV6∶PDGFRB*⁺患者中 4 例获得 CMR。Cheah 等报道了 26 例接受伊马替尼 100～400 mg/天治疗的 *PDGFRB*⁺ MPN 患者，10 年 OS 为 90％，6 年无进展生存率（PFS）88％，未出现伊马替尼耐药事件，1 例 CMML 伴 *RAB5EP∶PDGFRB* 同胞移植后 15 个月出现分子学复发，予伊马替尼 400 mg/天治疗 6 周后获得 CMR，持续治疗 29 个月后停药，停药后 6.2 年无复发。由于 *PDGFRB* 重排的 CEL 较 *PDGFRA* 重排罕见，目前有关伊马替尼停药的数据少见。与经典型 CML 和 CEL 伴 *PDGFRA* 重排相似，CEL 伴 *PDGFRB* 重排接受伊马替尼治疗获得一定深度的分子学缓解后中止治疗可能是可行的。

2. *FGFR1*、*JAK2*、*FLT3*、*ABL1* 重排的 CEL 及 CEL，NOS 的治疗

这些罕见的酪氨酸激酶重排的 CEL 具有高度侵袭性、转白及疾病复发风险高，TKIs 单药或 TKIs 联合强化疗均不能长期有效维持疾病的 CR 状态，单一 TKIs 或 TKIs 辅助化疗后桥接 allo-HSCT 是目前合理的治疗选择。2021 NCCN V4 指南推荐：在疾病慢性期，患者优先考虑入组临床试验，如果无适合的临床试验入组，在接受 TKIs 单药治疗的同时尽早行 allo-HSCT；在原始细胞期，患者入组临床试验及早期 allo-HSCT 是最佳治疗选择，如果患者无适合的临床试验入组，应予单一 TKIs 或 TKIs 辅助化疗后行 allo-HSCT。化疗方案应因基于具体细胞谱系特征选择 AML，ALL 或者两者兼顾的诱导方案。造血干细胞移植后 TKIs 维持治疗的生存获益还缺乏系统性评估的数据，然而 allo-HSCT 后高复发风险的患者可能会从 TKIs 维持治疗中获益（TKIs 的选择见表 1-5-3）。

表 1-5-3　CEL 酪氨酸激酶抑制的选择

FGFR1 重排	*JAK2* 重排	*FLT3* 重排	*ABL1* 重排
Midostaurin	芦可替尼	Midostaurin	达沙替尼
Ponatinib	Fedratinib	索拉菲尼	尼洛替尼
Pemigatinib		吉列替尼	伊马替尼
		舒尼替尼	Bosutinib
			Pemigatinib

FGFR1 重排的 CEL 与 *PDGFRA*、*PDGFRB* 重排的 CEL 不同，其对 TKIs 相对耐药。目前 TKIs 治疗 *FGFR1* 重排的 CEL 数据仅来源于少数基础研究及个案报道。体内外实验已经证实 Ponatinib 具有对抗 *FGFR1* 重排的作用。Khodadoust 等人报道了 1 例伴 *BCR∶FGFR1*

重排的混合表型急性白血病患者接受诱导化疗后未缓解,予 Ponatinib 45 mg/天单药治疗获得部分缓解,后 hyper-CVAD B 方案联合 Ponatinib 再诱导获得骨髓形态上 CR。与上述研究稍有差异,Barnes 及同事报道了 2 例 *BCR∷FGFR1*[+] 急性白血病患者(1 例为 AML,另 1 例为 B-ALL)的体外研究结果——AML 患者原代细胞对 Ponatinib 敏感,而 B-ALL 患者原代细胞对 Ponatinib 不敏感。此外,Chen 等人通过小鼠的骨髓增殖性疾病模型证实,Midostaurin 能够有效抑制 *ZNF198∷FGFR1* 及其下游效应通路的活性,还能够抑制转染了 *ZNF198∷FGFR1* 的 Ba/F3 细胞的增殖,用 Midostaurin 处理后的 *ZNF198∷FGFR1* 融合的小鼠生存时间明显延长,这些提示 Midostaurin 在 *FGFR1* 重排的 CEL 治疗中可能有效。Dovitinib 是一种多靶点的受体 TKIs,体外实验已经证实其具有抗 *FGFR1* 重排的作用,其临床抗肿瘤活跃有待验证。Pemigatinib 是一种选择性口服 *FGFR1*、*FGFR2*、*FGFR3* 抑制剂,2020 年 4 月经美国食品药品监督管理局(FDA)批准用于不可切除的局部晚期或转移性胆管癌的治疗。目前 Pemigatinib 单药治疗 MPN 伴 *FGFR1* 重排的 2 期临床试验正在进行中(NCT03011372)。

芦可替尼是选择性 JAK 通路抑制剂,2012 年经 FDA 获批用于治疗中高危骨髓纤维化,有大量研究已经显示芦可替尼在治疗 MLN-Eo 伴 *PCM1∷JAK2* 融合是有效,但是疗效不一。2012 年,Lierman 报道了首例 72 岁男性 CEL 伴 *PCM1∷JAK2* 融合患者接受芦可替尼治疗后获得 CCyR。其后,Rumi 等人报道了 2 例 CEL 伴 *PCM1∷JAK2* 融合患者接受芦可替尼治疗的数据,1 例患者在治疗后 15 个月获得 CCyR,随访至 36 个月无复发,另 1 例患者在治疗 1 年后获得完全临床缓解,在治疗 46 个月达到 CCyR。Schwaab 及同事的研究也证实芦可替尼在治疗骨髓增生性肿瘤伴 *PCM1∷JAK2* 融合的有效性,该患者接受芦可替尼治疗后 1 年获得 CCyR,但是在治疗 24 个月时复发。Schwaab 的研究数据证实,芦可替尼治疗髓系肿瘤伴 *PCM1∷JAK2* 融合疗效短暂,对于合适人群应尽早行 allo-HSCT。最近有研究报道了 1 例 B-ALL 伴 *PCM1∷JAK2* 融合老年女性患者接受传统化疗与免疫治疗后未获得 CCyR 和 CMR,予芦可替尼单药 10mg,每日 2 次,治疗 1 年内异常的染色体分裂象和 *PCM1∷JAK2* 拷贝数明显下降,提示单纯化疗或靶向治疗不足以诱导疾病获得 CMR。Fedratinib 是一种口服选择性 JAK2 抑制剂,2019 年已经在美国获批用于治疗中危 2 以及高危骨髓纤维化。有数据已经显示对芦可替尼耐药或不耐受的 MF 患者接受 fedratinib 治疗后脾脏肿大及体质性症状均改善,因此从肿瘤致病机制角度出发,fedratinib 在 MLN-Eo 伴 *JAK2* 融合的治疗中可能是有作用的,而且对通路抑制的选择性更高。目前 Fedratinib 在 CEL 伴 *PCM1∷JAK2* 融合的治疗中尚缺乏有效性的证据。

在 CEL 的治疗中,诱导化疗或 allo-HSCT 仅能使极少数 *PDGFR* 重排的 CEL 患者获得持续完全缓解状态,可见精准靶向 *PDGFR* 治疗在改善患者预后中意义重大。在其他罕见类型的 TK 重排的 CEL 中,TKIs 仍然是治疗方案中的重要组成部分。对于 allo-HSCT 后具有高复发风险的患者来讲,TKIs 维持治疗可能会有生存获益。因此精准分子靶向治疗不但能够优化传统 CEL 的治疗方案,更重要的是能改善患者的不良预后结局。

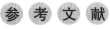

［1］Jabbour E,Kantarjian H. Chronic myeloid leukemia:2022 update on diagnosis,therapy,and monitoring［J］. Am. J. Hematol,2022,97(9):1236－1256.

［2］Arber D A,Orazi A,Hasserjian R,et al. The 2016 revision to the World Health Organization classification of myeloid neoplasms and acute leukemia［J］. Blood,2016,127(20):2391－2405.

［3］Khoury J D,Solary E,Abla O,et al. The 5th edition of the World Health Organization classification of haematolymphoid tumours:Myeloid and histiocytic/dendritic neoplasms［J］. Leukemia,2022,36(7):1703－1719.

［4］Hochhaus A,Baccarani M,Silver R T,et al. European LeukemiaNet 2020 recommendations for treating chronic myeloid leukemia［J］. Leukemia,2020,34(4):966－984.

［5］Valent P,Klion A D,Horny H P,et al. Contemporary consensus proposal on criteria and classification of eosinophilic disorders and related syndromes［J］. J Allergy Clin Immunol,2012,130(3):607－612. e9.

［6］Buitenhuis M,Verhagen L P,Cools J,etal. Molecular mechanisms underlying FIP1L1-PDGFRA-mediated myeloproliferation［J］. Cancer Res,2007,67(8):3759－3766.

［7］Fukushima K,Matsumura I,Ezoe S,et al. FIP1L1-PDGFRα imposes eosinophil lineage commitment on hematopoietic stem/progenitor cells［J］. J Biol Chem,2009,284(12):7719－7732.

［8］Yamada Y,Rothenberg M E,Lee A W,et al. The FIP1L1-PDGFRA fusion gene cooperates with IL-5 to induce murine hypereosinophilic syndrome (HES)/chronic eosinophilic leukemia (CEL)-like disease［J］. Blood,2006,107(10):4071－4079

［9］Gleich G J. Mechanisms of eosinophil-associated inflammation［J］. J Allergy Clin Immunol,2000,105(4):651－663.

［10］Ackerman S J,Bochner B S. Mechanisms of eosinophilia in the pathogenesis of hypereosinophilic disorders ［J］. Immunol Allergy Clin North Am,2007,27(3):357－375.

［11］Hogan S P,Rosenberg H F,Moqbel R,et al. Eosinophils:Biological properties and role in health and disease［J］. Clin Exp Allergy,2008,38(5):709－750.

［12］Shomali W,Gotlib J. World Health Organization-defined eosinophilic disorders:2019 update on diagnosis, risk stratification,and management［J］. Am. J. Hematol,2019,94(10):1149－1167.

［13］Reiter A,Gotlib J. Myeloid neoplasms with eosinophilia［J］. Blood,2017,129(6):704－714.

［14］Vega F,Medeiros L J,Bueso-Ramos CE,etal. Hematolymphoid neoplasms associated with rearrangements of PDGFRA,PDGFRB,and FGFR1［J］. Am J Clin Pathol,2015,144(3):377－392.

［15］Montgomery N D,Dunphy C H,Mooberry M,et al. Diagnostic complexities of eosinophilia［J］. Arch Pathol Lab Med,2013,137(2):259－269.

［16］Valent P,Gleich G J,Reiter A,et al. Pathogenesis and classification of eosinophil disorders:A review of recent developments in the field［J］. Expert Rev Hematol,2012,5(2):157－176.

［17］Valent P. Pathogenesis,classification,and therapy of eosinophilia and eosinophil disorders［J］. Blood Rev, 2009,23(4):157－165.

［18］Garcia-Montero A C,Jara-Acevedo M,Teodosio C,et al. KIT mutation in mast cells and other bone marrow hematopoietic cell lineages in systemic mast cell disorders: A prospective study of the Spanish Network on Mastocytosis (REMA) in a series of 113 patients[J]. Blood,2006,108(7):2366 - 2372.

[19] Pardanani A,Reeder T,Li C Y,etal. Eosinophils are derived from the neoplastic clone in patients with systemic mastocytosis and eosinophilia[J]. Leuk Res,2003,27(10):883 - 885.

[20] Gerds A T,Gotlib J,Bose P,et al. Myeloid/lymphoid neoplasms with eosinophilia and TK fusion genes, version 3. 2021,NCCN clinical practice guidelines in oncology[J]. J Natl Compr Canc Netw,2020,18(9): 1248 - 1269.

[21] Roufosse F,Cogan E,Goldman M. Lymphocytic variant hypereosinophilic syndromes[J]. Immunol Allergy Clin North Am,2007,27(3):389 - 413

[22] Boyer D F. Blood and bone marrow evaluation for eosinophilia[J]. Arch Pathol Lab Med,2016,140(10): 1060 - 1067.

[23] Walker S,Wang C,Walradt T,et al. Identification of a gain-of-function STAT3 mutation (p. Y640F) in lymphocytic variant hypereosinophilic syndrome[J]. Blood,2016,127(7):948 - 951.

[24] Cools J,DeAngelo D J,Gotlib J,et al. A tyrosine kinase created by fusion of the PDGFRA and FIP1L1genes as a therapeutic target of imatinib in idiopathic hypereosinophilic syndrome[J]. N Engl J Med,2003,348 (13):1201 - 1214.

[25] Pardanani A,Brockman S R,Paternoster S F,et al. FIP1L1-PDGFRA fusion:Prevalence and clinicopathologic correlates in 89 consecutive patients with moderate to severe eosinophilia[J]. Blood,2004,104(10): 3038 - 3045

[26] Klion A D,Noel P,Akin C,et al. Elevated serum tryptase levels identify a subset of patients with a myeloproliferative variant of idiopathic hypereosinophilic syndrome associated with tissue fibrosis,poor prognosis,and imatinib responsiveness[J]. Blood,2003,101(12):4660 - 4666.

[27] Griffin J H,Leung J,Bruner RJ,etal. Discovery of a fusion kinase in EOL-1 cells and idiopathic hypereosinophilic syndrome[J]. Proc Natl Acad Sci U S A,2003,100(13):7830 - 7835

[28] Ogbogu P U,Bochner B S,Butterfield J H,et al. Hypereosinophilic syndrome:A multicenter,retrospective analysis of clinical characteristics and response to therapy[J]. J Allergy Clin Immunol,2009,124(6):1319 - 1325. e3.

[29] Baccarani M,Cilloni D,Rondoni M,et al. The efficacy of imatinib mesylate in patients with FIP1L1-PDG-FRalpha-positive hypereosinophilic syndrome. Results of a multicenter prospective study[J]. Haematologica,2007,92(9):1173 - 1179.

[30] Pardanani A,D'Souza A,Knudson R A,et al. Long-term follow-up of FIP1L1-PDGFRA-mutated patients with eosinophilia:Survival and clinical outcome[J]. Leukemia,2012,26(11):2439 - 2441.

[31] Jovanovic J V,Score J,Waghorn K,et al. Low-dose imatinib mesylate leads to rapid induction of major molecular responses and achievement of complete molecular remission in FIP1L1-PDGFRA-positive chronic eosinophilic leukemia[J]. Blood,2007,109(11):4635 - 4640.

[32] Klion A D,Robyn J,Akin C,et al. Molecular remission and reversal of myelofibrosis in response to imatinib mesylate treatment in patients with the myeloproliferative variant of hypereosinophilic syndrome[J]. Blood,2004,103(2):473 - 478

［33］Helbig G,Moskwa A,Hus M,et al. Durable remission after treatment with very low doses of imatinib for FIP1L1-PDGFRα-positive chronic eosinophilic leukaemia［J］. Cancer Chemother Pharmacol,2011,67(4): 967－969.

［34］Helbig G,Stella-Hołowiecka B,Majewski M,et al. A single weekly dose of imatinib is sufficient to induce and maintain remission of chronic eosinophilic leukaemia in FIP1L1-PDGFRA-expressing patients［J］. Br J Haematol,2008,141(2):200－204.

［35］Klion A D,Robyn J,Maric I, et al. Relapse following discontinuation of imatinib mesylate therapy for FIP1L1/PDGFRA-positive chronic eosinophilic leukemia:Implications for optimal dosing［J］. Blood,2007, 110(10):3552－3556.

［36］Helbig G,Kyrcz-Krzemień S. Cessation of imatinib mesylate may lead to sustained hematologic and molecular remission in FIP1L1-PDGFRA-mutated hypereosinophilic syndrome［J］. Am. J. Hematol,2014,89 (1):115.

［37］Metzgeroth G,Schwaab J,Naumann N,et al. Treatment-free remission in FIP1L1-PDGFRA-positive myeloid/lymphoid neoplasms with eosinophilia after imatinib discontinuation［J］. Blood Adv,2020,4(3):440 －443.

［38］Legrand F,Renneville A,MacIntyre E,et al. The spectrum of FIP1L1-PDGFRA-associated chronic eosinophilic leukemia:New insights based on a survey of 44 cases［J］. Medicine,2013,92(5):e1－e9.

［39］von Bubnoff N,Sandherr M,Schlimok G,et al. Myeloid blast crisis evolving during imatinib treatment of an FIP1L1-PDGFR alpha-positive chronic myeloproliferative disease with prominent eosinophilia［J］. Leukemia,2005,19(2):286－287.

［40］Metzgeroth G,Erben P,Martin H,et al. Limited clinical activity of nilotinib and sorafenib in FIP1L1-PDGFRA positive chronic eosinophilic leukemia with imatinib-resistant T674I mutation［J］. Leukemia,2012,26 (1):162－164.

［41］Jin Y L,Ding K,Li H L,et al. Ponatinib efficiently kills imatinib-resistant chronic eosinophilic leukemia cells harboring gatekeeper mutant T674I FIP1L1-PDGFRα:Roles of Mcl-1 and β-catenin［J］. Mol Cancer, 2014,13:17.

［42］Lierman E,Folens C,Stover E H,et al. Sorafenib is a potent inhibitor of FIP1L1-PDGFRα and the imatinib-resistant FIP1L1-PDGFRα T674I mutant［J］. Blood,2006,108(4):1374－1376.

［43］von Bubnoff N,Gorantla S P,Thöne S,etal. The FIP1L1-PDGFRA T674I mutation can be inhibited by the tyrosine kinase inhibitor AMN107 (nilotinib)［J］. Blood,2006,107(12):4970－4971;authorreply4972.

［44］Weisberg E,Wright R D,Jiang J R,et al. Effects of PKC412,nilotinib,and imatinib against GIST-associated PDGFRA mutants with differential imatinib sensitivity［J］. Gastroenterology,2006,131(6):1734－1742.

［45］Heinrich M C,Jones R L,von Mehren M,et al. Avapritinib in advanced PDGFRA D842V-mutant gastrointestinal stromal tumour (NAVIGATOR):A multicentre,open-label,phase 1 trial［J］. Lancet Oncol,2020, 21(7):935－946.

［46］Apperley J F,Gardembas M,Melo J V,et al. Response to imatinib mesylate in patients with chronic myeloproliferative diseases with rearrangements of the platelet-derived growth factor receptor beta［J］. N Engl J Med,2002,347(7):481－487.

[47] David M,Cross N C P,Burgstaller S,et al. Durable responses to imatinib in patients with PDGFRB fusion gene-positive and BCR-ABL-negative chronic myeloproliferative disorders[J]. Blood,2007,109(1):61 - 64.

[48] Cheah C Y,Burbury K,Apperley J F,et al. Patients with myeloid malignancies bearing PDGFRB fusion genes achieve durable long-term remissions with imatinib[J]. Blood,2014,123(23):3574 - 3577.

[49] Ren M,Qin H,Ren R,etal. Ponatinib suppresses the development of myeloid and lymphoid malignancies associated with FGFR1 abnormalities[J]. Leukemia,2013,27(1):32 - 40.

[50] Chase A,Bryant C,Score J,etal. Ponatinib as targeted therapy for FGFR1 fusions associated with the 8p11 myeloproliferative syndrome[J]. Haematologica,2013,98(1):103 - 106.

[51] Khodadoust M S,Luo B,Medeiros B C,et al. Clinical activity of ponatinib in a patient with FGFR1-rearranged mixed-phenotype acute leukemia[J]. Leukemia,2016,30(4):947 - 950.

[52] Barnes E J,Leonard J,Medeiros BC,etal. Functional characterization of two rare BCR-FGFR1+ leukemias [J]. Cold Spring Harb Mol Case Stud,2020,6(2):a004838

[53] Chen J,Deangelo D J,Kutok J L,et al. PKC412 inhibits the zinc finger 198-fibroblast growth factor receptor 1 fusion tyrosine kinase and is active in treatment of stem cell myeloproliferative disorder[J]. Proc Natl Acad Sci U S A,2004,101(40):14479 - 14484

[54] Chase A,Grand F H,Cross N C P. Activity of TKI258 against primary cells and cell lines with FGFR1 fusion genes associated with the 8p11 myeloproliferative syndrome[J]. Blood,2007,110(10):3729 - 3734

[55] Hoy S M. Pemigatinib:First approval[J]. Drugs,2020,80(9):923 - 929.

[56] Abou-Alfa G K,Sahai V,Hollebecque A,et al. Pemigatinib for previously treated,locally advanced or metastatic cholangiocarcinoma:A multicentre, open-label, phase 2 study[J]. Lancet Oncol, 2020, 21(5):671 - 684.

[57] Lierman E,Selleslag D,Smits S,etal. Ruxolitinib inhibits transforming JAK2 fusion proteins in vitro and induces complete cytogenetic remission in t(8;9)(p22;p24)/PCM1-JAK2-positive chronic eosinophilic leukemia[J]. Blood,2012,120(7):1529 - 1531.

[58] Rumi E,Milosevic J D,Selleslag D,et al. Efficacy of ruxolitinib in myeloid neoplasms with PCM1-JAK2 fusion gene[J]. Ann Hematol,2015,94(11):1927 - 1928.

[59] Schwaab J,Knut M,Haferlach C,et al. Limited duration of complete remission on ruxolitinib in myeloid neoplasms with PCM1-JAK2 and BCR-JAK2 fusion genes[J]. Ann Hematol,2015,94(2):233 - 238.

[60] Schwaab J,Naumann N,Luebke J,et al. Response to tyrosine kinase inhibitors in myeloid neoplasms associated with PCM1-JAK2,BCR-JAK2 and ETV6-ABL1 fusion genes[J]. Am. J. Hematol,2020,95(7):824 - 833.

[61] Wouters Y,Nevejan L,Louwagie A,et al. Efficacy of ruxolitinib in B-lymphoblastic leukaemia with the PCM1-JAK2 fusion gene[J]. Br J Haematol,2021,192(4):e112 - e115.

[62] Talpaz M,Kiladjian J J. Fedratinib,a newly approved treatment for patients with myeloproliferative neoplasm-associated myelofibrosis[J]. Leukemia,2021,35(1):1 - 17.

[63] Harrison C N,Schaap N,Vannucchi A M,et al. Fedratinib in patients with myelofibrosis previously treated with ruxolitinib:An updated analysis of the JAKARTA2 study using stringent criteria for ruxolitinib failure[J]. Am. J. Hematol,2020,95(6):594 - 603.

[64] Harrison C N,Schaap N,Vannucchi A M,et al. Janus kinase-2 inhibitor fedratinib in patients with myelofi-brosis previously treated with ruxolitinib (JAKARTA-2):A single-arm,open-label,non-randomised,phase 2,multicentre study[J]. Lancet Haematol,2017,4(7):e317 - e324.

（陈苏宁　孙莺心）

第二章　急性白血病

第一节　急性髓系白血病

急性髓系白血病(acute myeloid leukemia,AML)是一种高度异质性血液系统恶性肿瘤,是成人最常见的急性白血病类型,约占成人白血病的 70%。其特征为外周血、骨髓(bone mar-row,BM)和/或其他组织中髓系原始细胞的克隆扩增和分化障碍。AML 可发生在任何年龄阶段,发病率随年龄增加而增加,据统计 AML 诊断时的中位年龄在 70 岁左右,约半数的患者诊断时年龄在 65 岁以上。AML 患者预后较差,5 年总生存(overall survival,OS)率小于 50%,其中老年 AML 患者 2 年 OS 率约为 20%。传统的治疗方法虽然能显著改善 AML 年轻患者预后,但老年患者预后仍很差,在传统治疗方案下,多达 70% 的 65 岁或以上患者在诊断后 1 年内死亡。

在过去三四十年间,AML 治疗进展相对缓慢,但近年分子生物学、高通量测序、生物芯片[如单核苷酸多态性微阵列芯片(single nucleotide polymorphism array,SNP 微阵列)]、荧光原位杂交(FISH)及聚合酶链反应(PCR)等技术的发展,为检测遗传物质的易位、丢失和发现基因突变提供了重要工具,为更全面了解 AML 基因改变全貌提供了参考。对重现性和新型基因突变的发现,例如 *FLT3*-ITD、*IDH1*/*IDH2*、关键信号通路和在白血病细胞表面表达的独特分子标志等,使得近年来 AML 的治疗迎来重大进展,FDA 连续批准了多种治疗 AML 的新药,并取得可喜的临床疗效,改善了 AML 患者预后。此外,近年来利用二代测序(NGS)、大样本临床数据分析及细胞一动物模型的建立等方法,系统解析了白血病基因组和表观组特征,解释了其在 AML 发生发展过程中和药物作用下的异质性及克隆演化规律,推动了新药物靶点研发及其在 AML 精准治疗中的应用。但是由于 AML 的高度异质性,制定个体化精准治疗方案显得尤为重要,未来的方向将侧重于联合应用创新、高效、低毒和有针对性的药物及其个性化精准策略。以下以传统诊疗模式为对照,对 AML 在发病机制、诊断、预后分层及治疗方面的精准诊疗新进展进行阐述。

一、发病机制

AML 的发病是一个复杂的生物学过程,其发病是多因素、多过程、多阶段共同作用的结果。在造血干细胞和祖细胞中积累的获得性体细胞突变是 AML 的主要发病机制,其过程涉及白血病干细胞(leukemia stem cells,LSCs)、细胞分子遗传学、表观遗传学、人类基因多态性等多方面的异常。AML 发病原因可能与病毒感染、化学因素(如常年接触苯以及含有苯的有机溶剂、乙双吗啉,某些抗肿瘤细胞毒药物,如氮芥、环磷酰胺和甲基苄肼、依托泊苷等)、放射因素(如 X 射线、γ 射线等电离辐射)、遗传因素(染色体畸变)、其他继发性疾病(如骨髓增生异常综合征、骨髓增殖性肿瘤、淋巴瘤、多发性骨髓瘤、阵发性睡眠性血红蛋白尿等)等有关。

(一)传统发病机制

造血前体细胞发生一系列遗传学变化是 AML 的重要发病机制。这些遗传学变化包括单个基因的点突变和/或短核苷酸序列的缺失/插入,以及易位(translocations)、倒位(inversions)和重复(duplication)等。染色体易位导致原癌基因的关键部位发生重排。

融合基因是指两个或多个基因的编码区首尾相连,置于同一套调控序列(包括启动子、增强子、核糖体结合序列、终止子等)控制之下,构成的嵌合基因。它可以通过染色体重排或由异常转录产生。在 AML 中常见的融合基因包括以下几种:

(1)*PML∷RARA* 融合基因:*PML∷RARA* 融合基因是由 t(15,17)(q22,q21)染色体易位所致,15q22 的早幼粒白血病基因(*PML*)和 17q21 的维甲酸受体基因(*RARA*),形成 *PML∷RARA* 融合基因。该融合基因是急性早幼粒细胞白血病(APL)的特异性分子标志。*PML∷RARA* 的表达可干扰 *RARA* 在核内的分布和对细胞分化的调控,使大量细胞阻滞在早幼细胞阶段。具有此融合基因的异常造血细胞在存活能力和增殖能力方面较正常造血细胞具有更大的优势,既往报道不同基因异构体分型[包括长型(也称 L 或 bcr1,PML 断裂位点在 3 号内含子)、变体(V 或 bcr2,PML 断裂位点在 6 号外显子)和短型(S 或 bcr3,PML 断裂位点在 6 号内含子)]的预后有明显不同,短型患者缓解前的病死率及缓解后的复发率均高于长型。

(2)*RUNX1∷RUNX1T1*(AML1-ETO)融合基因:*RUNX1∷RUNX1T1* 融合基因由 t(8;21)(q22;q22)染色体易位形成,见于大约 15% 的 AML 患者,多发生于 AML-M2 型。*RUNX1∷RUNX1T1* 融合基因是一种转录抑制因子,可抑制正常 AML1 蛋白质介导的功能,改变造血祖细胞自我更新及成熟过程,同时也产生启动异常造血细胞增殖的信号,引起白血病细胞过度生长。

(3)*CBFB∷MYH11* 融合基因:*CBFB∷MYH11* 融合基因是由于染色体倒位 inv 16(p13q22)或易位 t(16;16)(p13;q22),使得位于 16p13 的 *MYH11* 基因与位于 16q22 的 *CBFB* 基因发生融合而形成。小鼠模型表明,*CBFB∷MYH11* 融合基因可以破坏核心结合因子(CBF)的功能,引起髓系分化阻滞并最终导致白血病。

(4)*MLLT3∷KMT2A* 融合基因:*MLLT3∷KMT2A* 融合基因是 t(9;11)(p22;q23)染色体易位所致,其中赖氨酸甲基转移酶 2A(*KMT2A*,也称 *MLL*)位于 11q23。*KMT2A* 常见的伙伴基因为 *MLLT3*、*AFDN*、*ELL* 和 *MLLT10*,而 *MLLT3∷KMT2A* 最多见,占 AML 患者的 2%~5%。研究表明,因相较其他类型 *KMT2A* 重排,*MLLT3∷KMT2A* 融合基因阳性 AML 预后差异明显,因此将其单独列出。既往研究显示 *MLLT3∷KMT2A* 融合基因与单核细胞表型的 AML 有关,并具有病程进展快、复发率高以及生存期短的特点。有研究显示 *MLLT3∶KMT2A* 融合基因阳性 AML 的中位 OS(mOS)为 11.3 个月,无复发生存期(RFS)约为 9.5 个月。同时发现 36% 的病例合并 *KRAS* 或 *NRAS* 突变、8% 的病例合并 *FLT3* 突变,无论合并 *RAS* 还是 *FLT3* 突变,都会降低患者 OS。该研究还提示在 AML 发病机制中 RAS 通路的激活可能与 *MLLT3∶KMT2A* 起到互补作用,然而这一结论仍有待证实。

传统发病机制中,提出了两类基因突变:Ⅰ类基因突变,例如 *RUNX1*,可使克隆中的细胞具有增殖和生存优势;Ⅱ类基因突变,例如 *CBF*,可与Ⅰ类基因突变相互作用,干扰突变细胞的分化和成熟方式并且演化为典型的 AML 表型。

一条染色体的全部或部分缺失(如 5 号、7 号或 9 号染色体)或附加染色体(如 4 号、8 号或 13 号染色体三体)是常见的细胞遗传学异常。与原发性 AML 相比,在老年和接受细胞毒性药物治疗后发生 AML 的患者中,5 号和 7 号染色体缺失以及复杂染色体核型发生率较高。

(二)发病机制新进展

近年来 AML 发病机制方面有了较多进展,融合基因和基因突变进展较多,特别是与表观遗传相关的基因突变,以及信号通路、骨髓微环境、LSCs、白血病转化阶段与 AML 的异质性、代谢和细胞重编程与 AML 机制等方面的研究进展为 AML 发病机制提供了新的证据和理论。

1. 融合基因

近年来随着全转录组测序(RNA-seq)等高通量检测技术在临床上应用的发展,陆续发现了一些新的基因重排、融合基因,或者对一些已知融合基因的新机制进行了深入阐明。举例如下:

NUP98 重排的 AML 近年来受到关注,其特征是 *HOXA* 和 *MEIS1* 基因高表达,临床预后较差。一项研究发现 NUP98 融合蛋白可被 KMT2A(MLL)复合体招募到其靶基因上,涉及 MLL 和 Menin 之间的直接相互作用,靶向 KMT2A-Menin 相互作用可抑制 *NUP98* 重排 AML 在体内和体外的增殖。另一项研究发现,*NUP98∶NSD1* 与 *FLT3*-ITD 共表达能促进 AML 发生。还有报道认为,*NUP98∶HOXA9* 融合基因具有异常转录活性,能促进细胞恶性转化,干扰细胞正常分化过程。

KMT2A(MLL)重排的 AML 涉及不同伙伴基因,发生于约 10% 的急性白血病,预后差异与融合蛋白类型相关。近期一项研究发现,在 *KMT2A* 重排驱动的 AML 中,Menin 是一个关键的共同致癌因子。几乎所有 KMT2A 融合蛋白中都保留了 Menin 结合序列,Menin 是 *HOX* 基因启动子区域结合的重要共同因子。阻断 KMT2A-Menin 相互作用,会破坏 KMT2A 融合蛋白在染色质上的组装。临床前研究表明,在 *KMT2A* 重排的 AML 模型中,Menin 抑制可下调 *HOX* 和 *MEIS1* 的转录并逆转白血病发生,应用 KMT2A-Menin 相互作用抑制剂(Revumenib)治疗可以降低异常的 *HOX* 基因表达,发挥显著的抗白血病效应。另一项研究发现,*FBXO 22* 可通过靶向 *BACH1* 促进 *MLLT3∶KMT2A* 小鼠模型 AML 进展,靶向 *FBXO 22* 可以清除 LSCs 而不影响正常造血。

EVI1 是一种转录调节因子,参与造血干细胞的自我更新、增殖、细胞分化和长期维持。染色体 3q26 上涉及 *MDS1* 和 *EVI1* 复合物位点(MECOM)染色体重排的 AML 亚型,与化疗耐

药和预后不良相关。ERG 是 EVI1 的关键转录靶点,ERG 的异常转录活化是 EVI1 驱动 AML 的重要发病机制。研究还显示,AML 中染色体重排如 inv(3)(q21.3q26.2)或 t(3;3)(q21.3; q26.2)将远端 GATA2 增强子与 EVI1 启动子并列,通过募集造血转录因子如 MYB、CEBPA 和 RUNX1 驱动 EVI1 的异常表达。此外,t(3;21)(q26;q22)易位可导致 RUNX1∷EVI1 融合基因表达,而携带 t(3;8)(q26;q24)的 AML,MYC 超增强子易位可驱动 EVI1 异常表达。

此外,研究表明染色质重塑蛋白 DEK 可调控造血干细胞静止、造血祖细胞增殖和髓系造血,由 t(6;9)(p22.3;q34.1)引起的 DEK∷NUP214 融合基因,主要影响细胞增殖过程,通过上调雷帕霉素复合物 1(mTORC1)的活性来促进细胞增殖。使用雷帕霉素受体抑制剂治疗对抑制此类白血病细胞增殖有一定效果。

近期一项研究发现了一种与 APL 具有非常相似的临床特征、白血病细胞形态和流式免疫表型特征的 AML 新亚型,该亚型缺乏经典的 RARA 基因重排,而是携带了 RARG(维甲酸 γ 受体,retinoic acid receptor γ)基因重排,对全反式维甲酸(ATRA)和三氧化二砷(ATO)不敏感,临床预后较差。流式细胞术检测 CD38 表达可作为排除该亚型的快速简单诊断方法。

2. 基因突变

(1) FLT3 基因突变:FLT3(FMS 样酪氨酸激酶 3 基因)属于第Ⅲ类酪氨酸激酶受体家族成员,位于 13q12 染色体,编码膜结合蛋白。当配体与 FLT3 受体在胞外结构域结合后,FLT3 二聚体化,从而介导一系列细胞内信号传导,调节细胞分化、增殖和凋亡。目前,已知在 FLT3 中存在三种基因突变,包括:内部串联重复突变(ITD)、酪氨酸激酶结构域的 D835 点突变(TKD)以及近膜结构域和细胞外结构域的点突变,其中 FLT3-ITD 突变较常见,在 AML 患者中发生率约 30%。FLT3-ITD 可激活 PI3K/AKT、MAPK/ERK 和 JAK/STAT 等通路,促进白血病细胞的存活和增殖。此外,FLT3-ITD 可引起活性氧过量产生和 DNA 损伤修复缺陷,导致出现对治疗耐药的新突变和白血病克隆。一项研究从 FLT3-ITD 突变的 AML 患者样本中纯化出白血病前体细胞(LPC,其表型为 CD34/CD123/CD25/CD99 阳性)和 CD34$^+$ 祖细胞,发现 LPC 中的 FLT3-ITD 突变负荷显著高于 CD34$^+$ 祖细胞和单核细胞,提示 FLT3-ITD 突变发生在 LPC 早期。另一项研究显示,基于 NGS 的 FLT3-ITD 微小残留病检测可以在达到完全缓解(CR)患者中识别复发及死亡风险高的 AML 患者,认为 FLT3-ITD 可作为临床疾病动态风险评估的生物标志物。

(2) NPM1 基因突变:核磷蛋白(NPM1)基因编码一种普遍存在的多功能穿梭蛋白,在核糖体蛋白组装、DNA 修复、复制和转录中发挥着重要作用。NPM1 基因突变在成人 AML 中约占 30%,临床常伴高白细胞、高原始细胞和髓外浸润。有研究将 NPM1 突变称为"gate-keeper(守门人)",认为其在 AML 发病过程中起到"第一次打击"导致白血病发生的作用。其机制可能涉及:NPM1 突变通常与其他突变(如 FLT3、DNMT3A、TET2、SF3B1、NRAS、IDH)同时存在,促进 AML 发生。在 AML 的诊断、预后、治疗和治疗后监测中具有重要作用。此外,NPM1 可能通过 ARF-P53 相互作用,调控细胞周期进程和增殖发育。NPM1 基因突变,影响抑癌基因 ARF 和 P53 通路失活,从而获得通过 P53 依赖和非依赖途径促进细胞增殖的功能;另外,*NPM1* 的表达能增加 ARF 的核仁定位,以此阻碍 ARF 的激活,从而使得 *P53* 失去对细胞生长的抑制,促进肿瘤细胞增殖。最近一项研究显示,*NPM1* 突变的致病机制与 *HOX* 基因有关,携带 *NPM1* 突变的 AML 可异常表达白血病驱动基因 *HOXA/B*,其过表达可导致白血病转化。*NPM1* 除了直接结合活性染色质区域并影响 AML 驱动基因的转录外,还可与 KMT2A 复合物一起直接调节致癌基因的表达。近期研究发现,靶向降解 *NPM1* 导致基因表达的快速下降和 RNA 聚合酶 II 的丧失,以及在其靶点激活组蛋白修饰,*NPM1* 突变与 KMT2A 复合物共同直接调控致癌基因表达,是 KMT2A-Menin 小分子抑制剂在 *NPM1* 突变 AML 患者中有临床反应的潜在机制。

(3) *RAS* 基因突变:*RAS* 是细胞内重要的原癌基因,包括 *NRAS*、*KRAS* 和 *HRAS*,AML 患者中 *RAS* 基因突变约占 11%~33%。RAS 蛋白通过与 GTP 和 GDP 的结合形成激活型和失活型两种构象。激活型 RAS 蛋白可招募下游的靶蛋白,激活多条下游信号转导途径,在细胞增殖、分化和凋亡等多种生理过程中发挥重要作用。通常生理状态下,激活型和失活型 RAS 处于动态平衡,但是当 *RAS* 基因发生突变时,蛋白构象发生改变,持续处于 GTP 结合状态,这种激活型 RAS 蛋白不断地激活细胞内正性调控细胞生长和增殖的 ERK/MAPK 信号转导途径,促使细胞恶性增殖、凋亡受限、分化停滞,是致癌过程中的重要作用机制。近期一项研究还发现,激活 RAS 蛋白和敲低 *CUX1* 可导致 AML 的发生,提示原癌基因 *RAS* 可增加 *CUX1* 缺陷造血干细胞/祖细胞的自我更新和白血病转化,而 *CUX1* 敲低通过减少 RAS/PI3K 信号的负调节因子来放大 RAS 信号。

(4) *KIT* 基因突变:*KIT* 原癌基因位于染色体 4q11,属于Ⅲ型受体型酪氨酸激酶,包括胞外区(结合其配体干细胞因子)、跨膜区(转导信号)和含有酪氨酸激酶活性的胞浆区。*KIT* 在多种细胞中参与多种通路的信号转导,包括 P13K、JAK/STAT、MAPK 和 SRC 通路。*KIT* 在造血干祖细胞中高表达,在造血干细胞的自我更新和向髓系细胞分化中起重要作用。*KIT* 表达随着造血细胞的分化而降低,但在肥大细胞中高表达。*KIT* 突变发生于约 4%~6% 的成年 AML 和 20%~40% 的成年 CBF-AML 患者。*KIT* 突变的三个热点位点位于外显子 8、外显子 10~11 和外显子 17,其中外显子 17 被认为是与携带 *RUNX1∷RUNX1T1* 的成年 AML 中预后不良最密切相关的 *KIT* 突变位点。近期一项研究发现 *KIT* 突变与 DNA 修复通路的核心激酶 DNA-PK(DNA 依赖性蛋白激酶)具有协同作用。

(5) *IDH1/IDH2* 基因突变:异柠檬酸脱氢酶(*IDH*)是参与多种代谢和表观遗传过程的酶。*IDH* 突变导致肿瘤代谢产物 2-羟戊二酸(2-HG)水平升高,并通过抑制组蛋白去甲基化而导致造血分化停滞。近期研究表明,2-HG 抑制 KDM5 组蛋白赖氨酸去甲基化酶,在 *IDH* 突变型 AML 的细胞转化中起着重要作用。*IDH1* 突变发生于约 8% 的 AML 患者中,主要位于 R132 位点。*IDH2* 突变发生于近 12% 的 AML 患者中,涉及 R140 或 R172 位点。*IDH* 突变通常与中度风险或正常核型细胞遗传学相关。*IDH1* 抑制剂艾伏尼布和 *IDH2* 抑制剂恩西地平已被批准用于治疗 *IDH1* 或 *IDH2* 突变的 AML。

(6) *PTPN11* 基因突变:*PTPN11* 位于染色体 12q24,编码具有 Src 同源 2(SH2)结构域

的蛋白质和含有活性的酪氨酸磷酸酶结构域位点。一项研究显示,*PTPN11* 突变发生于约 7% 的新发 AML 患者和 12% 的治疗相关性 AML 患者。*PTPN11* 突变最常与 *NPM1*、*DNMT3A* 和 *TET2* 突变共同发生,在 inv(3)(q21q26)/t(3;3)(q21;q26) 和正常核型患者中相对常见,但在典型复杂核型和 CBF-AML 患者中很少见。*PTPN11* 突变位于 N 端 SH2 结构域的患者比突变位于磷酸酶结构域的患者有更高的骨髓白血病细胞比例和早期(少于 30 天)死亡率,*PTPN11* 突变在野生型 *NPM1* 的 AML 患者中提示预后不良。另一项研究报道 *PTPN11* 突变与急性粒单核细胞/单核细胞白血病亚型相关,更常与 *NPM1* 突变和 *FLT3*-ITD 突变共存,而较少见与 *IDH2* 突变和复杂的核型共存,在 CBF-AML 中没有检测到其与不良预后相关。

(7) 其他:RNA 结合蛋白 YBX1(Y box binding protein 1)在白血病发生发展中的作用也受到关注。研究发现,YBX1 缺失显著抑制细胞增殖和集落形成能力,促进白血病细胞分化和凋亡,但对正常造血和正常造血干细胞功能没有明显影响。YBX1 主要起稳定 mRNA 的作用,还能调控凋亡相关基因的表达,主要影响 *MYC* 和 *BCL2* 的 mRNA 稳定性,但不影响其转录与剪切。研究发现,*MYC* 和 *BCL2* 是 YBX1 的下游靶点,介导其在 AML 中的作用。

3. 信号通路异常

(1) Wnt/β-catenin 信号通路:在正常体细胞中,β-catenin(β-连环蛋白)作为一种细胞骨架蛋白,在胞膜处与上皮-钙黏蛋白(E-cadherin)形成复合体,对维持同型细胞的黏附和防止细胞的移动发挥作用。β-catenin 作为 Wnt 通路中重要的"调节子",在造血干细胞(Hematopoietic stem cells,HSCs)的自我更新过程中具有重要作用。Wnt/β-catenin 通路的的过度激活可能通过维持 LSCs 来促进 AML 的发生和疾病复发。近期研究发现,TIM-3/Gal-9 自分泌环可激活 AML 中 LSCs 的 β-catenin 信号传导,维持 LSCs 自我更新和增殖。

(2) Hedgehog 信号通路:Hedgehog 信号通路分子包括 Smoothened(SMO)、PTCH 受体(跨膜蛋白)、转录因子 GLI,以及配体 Indian Hedgehog(IHH)、Sonic Hedgehog(SHH)和 Desert Hedgehog(DHH)。Hedgehog 通路失调可促进 AML 发生发展。在新发和继发 AML 患者中,*PTCH1*、*SMO* 和 *GLI* 上调,并与无事件生存期(EFS)和 OS 缩短相关;在复发 AML 患者中,*GLI1* 的表达与细胞遗传学高风险和生存率降低相关。此外还发现,*SHH* 和 *GLI1* 在 AML 中表达增加,*IHH* 和 *SMO* 在 CD34$^+$ AML 来源的细胞中表达增加。而且,Hedgehog 信号通路异常激活可导致 LSCs 的维持,促进细胞增殖和肿瘤化疗耐药。因此,Hedgehog 信号通路中 SMO、SHH、GLI1 和 GLI2 成为研究热点,旨在寻找可能有前景的治疗靶点。

(3) JAK/STAT 信号通路:JAK/STAT(蛋白酪氨酸激酶,Janus protein tyrosine kinase,JAK/信号转导和转录活化,Signal transducer and activator of transcription,STAT)信号通路在细胞生长、分化、免疫功能和造血等多种生理过程中起重要作用。STAT 是 JAK 的下游信号,STAT 被 JAK 磷酸化后形成二聚体,进入核内调节相关基因的转录,维持细胞的生长分化与增殖。JAK/STAT 信号在 AML 干/祖细胞中表达增强,与 LSCs 中 *KIT* 和 *FLT3* 等生长因子受体表达上调和信号改变有关。此外,PI3K/AKT/mTOR(phosphatidylinositol-3-kinase/AKT/mammalian target of rapamycin)信号通路在多种细胞生命过程中起关键作用,其异常激活也与 AML 细胞的增殖、存活和抗凋亡有关。

（4）代谢通路：代谢和细胞重编程是 AML 发生发展的重要标志之一。白血病细胞的代谢改变可以是基因型特异性的，伴随表观遗传和功能因子的相关变化，促进下游致癌途径激活。代谢通路在 AML 发生发展和靶向治疗中的作用及其机制是近年来研究的热点，这些机制涉及代谢通路的必需氨基酸（甲硫氨酸、色氨酸等）、非必需氨基酸（谷氨酰胺、天冬酰胺、精氨酸、半胱氨酸、丝氨酸和甘氨酸等），脂质代谢（脂肪酸、固醇和类异戊二烯、鞘脂等），核苷酸代谢（嘌呤、嘧啶等），糖酵解代谢（葡萄糖转运蛋白、己糖激酶、磷酸果糖激酶 1、丙酮酸激酶等），线粒体代谢（丙酮酸脱氢酶，丙酮酸脱氢酶激酶，IDH，线粒体 OXPHOS，线粒体 DNA 等），以及维生素代谢（维生素 C 及其转运、维生素 B_6、视黄酸等）。代谢通路不仅在 AML 发病机制中发挥重要作用，在耐药机制中也受到关注。研究表明，AML-M5 亚型对 BCL2 抑制剂维奈克拉为基础的治疗更具耐药性，维奈克拉可以通过下调 BCL2，转而依赖 MCL-1 来调节 OXPHOS 和细胞存活。应用基于 CRISPR 的技术，有研究发现编码线粒体翻译调控因子的基因失活，可以克服白血病细胞对维奈克拉的耐药性。因此，使用抗生素（如 Tedizolid 或多西环素）抑制线粒体翻译可恢复耐药 AML 细胞对维奈克拉的敏感性，在 PDX 模型中，Tedizolid＋维奈克拉＋阿扎胞苷的三药联合比维奈克拉＋阿扎胞苷两药更有效。另一项研究表明，BTK 抑制剂伊布替尼或 MEK 抑制剂 Cobimitinib 可能增强 AML 中维奈克拉的活性，这些协同作用的确切机制需要进一步阐明。

4. AML 白血病干细胞

AML 是一种高度异质性疾病，在分支进化中与主要克隆一起出现不同亚克隆的复杂网络。每个基因相同的亚克隆中的细胞显示出它们自己的特异性分子特征。在 AML 中，LSCs 在致癌驱动因素和白血病癌前病变影响下可从多种细胞类型中产生，增加了 AML 遗传和细胞水平的异质性。此外，LSCs 可能对标准治疗药物和方案无效，并在患者体内持续存在，与克隆多样化有关并驱动复发。由于 LSCs 具有固有的耐药机制，包括表型可塑性、休眠和衰老，需要将靶向策略整合到一线方案中，以防止 LSCs 介导的 AML 复发。

AML 中 LSCs 与 HSCs 之间的表面标志存在区别（表 2-1-1）。AML 中 LSCs 细胞具有特征性的细胞标志物和独特的信号传导途径，这与 AML 的发病机制有关，也有利于新型靶向治疗的研发。例如，在 LSCs 标志物中，目前备受关注的是 CD33、CD123 以及 CD47。CD33 在 90％以上的 AML 患者中表达，而在多能造血干细胞不表达。因此，CD33 单抗的应用避免了造血系统的持续性抑制。CD123 的特异性抗体及结合嵌合抗原受体（chimeric antigen receptor, CAR）的 T 细胞技术也是目前研究的热点。现已研发出几种靶向 CD123 的单克隆抗体类药物，如 7G3、MGD006、SCL362 和 SL-401 等，并正在进行临床前试验及临床试验。CD47 在 AML 患者 LSCs 中高表达，并通过与巨噬细胞表面的信号调节蛋白 α（SIRPα）相互作用来抑制吞噬，从而促进免疫逃避。通过阻断 CD47 激活巨噬细胞虽已取得成功，但由于 CD47 在正常细胞上普遍表达，给治疗带来限制，而 SIRPα-αCD123 融合抗体可特异性靶向 LSCs，介导其有效清除并刺激 AML 的吞噬，同时限制 CD47 靶向非白血病细胞的毒性。

一些细胞信号通路在 AML 存活、增殖和自我更新中发挥重要作用，并且在 LSCs 中异常激活或抑制，包括 Wnt/β-catenin、Hedgehog、Notch、EGFR、JAK/STAT、PI3K/AKT/mTOR、NF-κB、TGF/SMAD 和 PPAR 通路等。例如，Hedgehog 信号通路的组分，参与了 AML 中 LSCs 的发育、维持、扩增，以及对化疗耐药，Hedgehog 通路抑制剂可减少 LSCs 休眠和促进 LSCs 分化，其与化疗或其他药物联合使用时可能产生协同效应。研究发现，$FLT3$-ITD 突变的 AML LSCs 高表达 CXCL12 受体 CXCR4，CXCL12 和 p38 信号在 AML 微环境中对 LSCs 起保护作用，而抑制 p38 MAPK 信号传导通路可降低 CXCL12 依赖性和非依赖性维持 $FLT3$-ITD 的 AML LSCs，并增强其对治疗的敏感性。

表 2-1-1　AML 中 LSCs 与 HSCs 之间表面标志的区别

细胞表面标志	别名	标志功能	HSC	LSC	在异种移植模型中验证*
CD9	TSPAN29	富含四萜苷的微结构域	−	−/+	否
CD25	IL2RA	高亲和 IL-2 受体的 α 链	−	−/+	是
CD27	T14	TNF 超家族受体，CD70 受体	−	+	是
CD32	FCGR(2A/2B/2C)	Fc-γ 受体Ⅱ	−	−/+	是
CD33	SIGLEC3	髓系表面抗原	+	+	是
CD44	P-糖蛋白 1	粘附分子，细胞内信号传导	+	++	是
CD45RA	PTPRC	CD45 异构体（通常在幼稚 T 细胞上表达）	−	−/+	是
CD47	MER6	SIRPα 配体/受体	+	++	是
CD52	HE5	Campath-1 抗原	−/+	−/+	否
CD70	LPFS3	CD27 配体（在免疫激活中起作用）	−	+	是
CD82	TSPAN27	四次跨膜蛋白-27	−/+	−/+	否
CD93	MXRA4	补体成分 1q 受体重组蛋白 1	−	−/+	是
CD96	TACTILE	T 细胞表面蛋白	+	++	是
CD97	ADGRE5	粘附 G 蛋白偶联受体 E5	−/+	+	否
CD99	MIC2	T 细胞表面糖蛋白 E2	+	+	是
CD123	IL3RA	白细胞介素 3 受体亚单位 α	−/+	+	是
CD200	OX-2	免疫球蛋白超家族成员	−/+	−/+	是
CD366(TIM3)	HAVCR2	辅助 T 细胞(Th1)-T 细胞免疫的负调节因子	−/+	+	是
CD371(CLL-1)	CLEC12A	跨膜糖蛋白	−	−/+	是
DRD2	N/A	多巴胺受体 D2	−	+**	是
GPR56	ADGRG1	粘附 G 蛋白偶联受体 56	+	+	是
IL1RAP	IL1R3	白细胞介素 1 受体辅助蛋白	−	−/+	是

注：* 异种移植模型：移植鼠模型必须在初次和二次移植显示造血能力（单独初次移植不能区分 MPP 和 LSCs）；** 在化疗后 LSCs 中表达。

5. 骨髓微环境

骨髓造血微环境(Niche)是正常造血细胞发育的场所,是 LSCs 赖以生存的基础,对 LSCs 的生存和化疗耐药具有重要影响。在骨髓 Niche 中,AML 细胞能够与其他类型细胞密切相互作用,如内皮细胞、基质细胞和间充质干细胞(MSCs),加上细胞外基质(ECM)蛋白,包括胶原蛋白、骨桥蛋白和纤维连接蛋白等与细胞间、或细胞与细胞间的这种交互作用可启动抗凋亡信号通路,使白血病细胞逃避化疗效应,产生耐药。例如,*KMT2A* 重排的 AML 细胞和骨髓组分之间的直接作用可介导化疗耐药,而通过表观遗传药物(如去甲基化药物阿扎胞苷联合组蛋白去乙酰化酶抑制剂 Panobinostat)的协同治疗,可以克服基质、内皮细胞、MSCs 和 ECM 介导的骨髓 Niche 相关化疗耐药机制。一项研究应用蛋白质组学技术分析 AML 患者的骨髓 Niche,发现了 91 个上调蛋白和 77 个下调蛋白,骨髓 Niche 的蛋白质组学特征分析显示,与趋化因子和细胞因子相关的信号网络受到干扰,如参与骨髓稳态的蛋白质 BMP10、CCL3、CX3CL1、OPN、内啡肽、甲状旁腺激素样激素、BMP 信号通路的分泌调节因子和基质金属蛋白酶 7 的水平发生了改变。

二、临床表现

AML 的临床表现与正常造血功能受抑和白血病细胞浸润组织器官相关:正常造血功能抑制相关临床表现主要包括贫血、白细胞减少导致的感染、血小板减少导致的出血等。白血病细胞组织浸润可出现肝脾肿大、牙龈增生等。具体表现如下:

(一)正常造血功能受抑制表现

1. 贫血

贫血常是发病时的首发表现,症状和体征表现为面色苍白、乏力、气促、耳鸣和食欲明显减退等,并呈进行性加重。严重贫血可导致贫血性心力衰竭。

2. 出血

约 60% 的初诊 AML 有不同程度的出血,皮肤黏膜(鼻、口腔及牙龈)出血最常见,眼底、球结膜出血较易见。血尿较少见,但有时镜下血尿不易被发现,严重的胃肠道、呼吸道和颅内出血虽不多见,但常是致死的原因。M3 型 AML 常合并严重出血和弥散性血管内凝血(disseminated intravascular coagulation,DIC)。

3. 发热和感染

许多 AML 患者诊断时就有发热,较长时间、持续 38 ℃以上的发热常提示有感染存在。皮肤和呼吸道感染较常见。严重感染,如肾盂肾炎、肺炎、脑膜炎等,起病时较少见。化疗后中性粒细胞减少和粒细胞缺乏期,感染的发生率和严重程度增加。

(二)白血病细胞浸润的表现

AML 髓外浸润可发生在各亚型,其中以急性粒细胞-单核细胞白血病(M4 型)和急性单核细胞白血病(M5 型)最常见。

1. 皮肤受累

可表现为非特异性皮肤病变、皮肤白血病、皮肤和皮下组织粒细胞肉瘤。外观呈斑丘疹、结节状或肿块，色泽紫红，可多发遍及全身或散在分布。皮肤受累可发生于骨髓累及或复发之前。

2. 牙龈增生

约25%~50%的M4和M5亚型患者可因白血病浸润出现牙龈增生，严重者牙龈肿胀如海绵状，表面破溃出血，但AML其他亚型患者牙龈增生少见。口鼻黏膜、扁桃体或舌体浸润较少见。

3. 肝、脾、淋巴结肿大

见于约40%的病例（M5型较多见），与急性淋巴细胞白血病（ALL）相比其发生率较低，淋巴结从黄豆、花生米大到鸽蛋大小不等，圆而饱满，质韧无触痛，常见于颈部、腋下及腹股沟部。肝、脾肿大也不如ALL明显，巨大肝、脾肿大多见于婴儿AML。

4. 骨关节痛

易发生在肋骨、脊椎骨，或肢体长骨及肘、踝等大关节，偶尔可出现骨坏死，但关节渗液少见。表现为持续性并阵发性加剧的骨、关节疼痛或肿痛，行动受碍。小儿以四肢长骨及其关节受累为主，常易误诊为风湿、类风湿性关节炎等。胸骨压痛是常见体征，有助于诊断。

5. 中枢神经系统受累

AML（包括复发）全病程的中枢神经系统受累总发生率，儿童为5%~20%，成人约为15%，明显低于ALL。以浸润软脑膜为主，临床出现颅内压增高、脑神经受损和脑脊液改变，重者可有意识改变或抽搐、瘫痪，甚至发生癫痫样发作、意识障碍等。有报道，7号染色体单体和13号染色体畸变的AML患者中，中枢神经系统受累与尿崩症有关。

6. 粒细胞肉瘤

也称绿色瘤、髓系肉瘤，以AML的M1、M2型多见，也可仅表现为髓外肿块而骨髓和/或外周血无白血病细胞。常累及骨、骨膜、软组织、淋巴结或皮肤，但以眼眶和副鼻窦最常见，可表现为眼球突出、复视或失明。AML视网膜、脉络膜浸润比ALL少见，可合并出血或导致失明，眼底浸润往往提示合并中枢神经系统受累。

AML还可以发生心脏、心包、肺、胸膜、肾及胃肠等各种器官、组织的浸润，但一般很少出现临床症状。睾丸、前列腺、卵巢、子宫浸润较少见。

三、诊断

（一）传统诊断

AML的精准诊断是以形态学、免疫学、细胞遗传学和分子生物学为基础的MICM分型诊断。

1. 形态学诊断

AML形态学诊断建议血涂片至少计数200个白细胞，骨髓涂片至少计数500个有核细胞，其中髓系来源的原始细胞≥20%,即可诊断 AML。髓系来源的原始细胞包括:原始粒细胞、原始单核细胞和/或幼稚单核细胞及原始巨核细胞,但不包括形态异常的成熟单核细胞。除了纯红细胞白血病外,原红细胞不被视为原始细胞。骨髓涂片的细胞组化染色包括苏丹黑 B、髓过氧化物酶和酯酶染色等。根据 2016 年世界卫生组织(WHO)的分类标准,当患者被证实有克隆性重现性细胞遗传学异常 t(8;21)(q22;q22)、inv(16)(p13q22)或 t(16;16)(p13;q22)以及 t(15;17)(q22;q12)时,即使原始细胞<20%,也应诊断为 AML。因此,对于 AML 的诊断不限于形态学原始细胞比例,还应结合其他检查进一步明确。此外,对于骨髓穿刺出现"干抽"的疑诊 AML 患者,骨髓活检是诊断必需的。

2. 免疫表型分析

所有急性白血病应进行免疫表型分析以确定原始细胞谱系。方法包括骨髓穿刺抽吸物的多参数(通常至少 3~4 色)流式细胞术(Flow CytoMetry,FCM)进行免疫表型分析,以及骨髓活检的免疫组化(Immunohistochemistry,IHC)。

表 2-1-2　用于诊断 AML 的抗原标记

细胞阶段	免疫表型
前体阶段	CD34、CD38、CD117、CD133、HLA-DR
粒系标志物	CD13、CD15、CD16、CD33、CD65、胞浆髓过氧化物酶(cMPO)
单核标志物	非特异性酯酶(NSE)、CD11c、CD14、CD64、溶菌酶、CD4、CD11b、CD36、NG2 同源物
巨核标志物	CD41(糖蛋白Ⅱb/Ⅲa)、CD61(糖蛋白Ⅲa)、CD42(糖蛋白Ⅰb)
红系标志物	CD235a(血型糖蛋白 A)

表 2-1-3　混合表型急性白血病(MPAL)的抗原标记

谱系来源	免疫表型
髓系	MPO(经流式细胞仪、免疫组织化学或细胞组化检测)或者单核分化标记(至少具备以下 2 种:NSE、CD11c、CD14、CD64 或溶菌酶)
B 淋系	CD19 强阳性且具有以下至少一项:CD79a、cCD22、CD10;或 CD19 弱阳性,具有以下至少 2 项:CD79a、cCD22、CD10
T 淋系	cCD3(胞浆 CD3)强阳性,或表面 CD3

此外,对于怀疑母细胞性浆细胞样树突状细胞瘤的患者,增加 CD4、CD56、CD123 和 TCL1 等。

3. 细胞遗传学

使用常规核型分析(G 和/或 R 显带)和荧光原位杂交技术(FISH)进行细胞遗传学分析。常规染色体检测应至少分析 20 个具备中期分裂相的骨髓细胞以确定正常或异常核型。如果常规细胞遗传学检测未能检测到异常,应借助 FISH 技术检测 *RUNX1∶RUNX1T1*、*CBFB∶MYH11*、*KMT2A*(*MLL*)和 *MECOM*(*EVI1*)等基因重排或 5q、7q 缺失等。

4. 分子生物学检测

应用反转录-聚合酶链反应(RT-PCR)、NGS、SNP、RNA-seq 技术等,检测融合基因、基因突变、基因拷贝数变化等。检测基因包括:*PML ∷ RARA*、*RUNX1 ∷ RUNX1T1*、*CBFB ∷ MYH11*、*BCR ∷ ABL1* 融合基因,*KMT2A* 基因重排,及 *c-KIT*、*FLT3*-ITD、*NPM1*、*CEBPA*、*TP53*、*RUNX1*、*ASXL1* 基因突变分子生物学检查,是 AML 分型和危险度分层的基础。*IDH1*、*IDH2*、*DNMT3A*、*TET2*、*GATA2* 以及 RNA 剪接、染色质调控基因(*SF3B1*、*U2AF1*、*SRSF2*、*ZRSR2*、*EZH2*、*BCOR*、*STAG2*)等,对于 AML 的预后判断及治疗药物选择也具有重要的指导意义。

5. AML 分型诊断

AML 分型系统最初由法国、美国、英国(FAB)系统定义(见表 2-1-4),该系统依靠细胞化学染色和形态学区分 AML 与 ALL,并根据骨髓和单核细胞分化程度对疾病进行分类。1999年,WHO 开发了一种更新的分类系统,该系统整合了细胞遗传学信息和骨髓增生异常的证据,以完善可能确定治疗策略的预后分组。在 FAB 向 WHO 分类过渡期间,将 FAB 分类 AML 原始细胞的百分比阈值定义的 30% 降低为 WHO 定义的 20% 或更多原始细胞。2003 年,国际诊断、疗效标准标准化工作组接受将细胞化学和免疫表型 WHO 标准作为 AML 的诊断标准,包括根据形态学报告骨髓增生异常。2008 年,WHO 对 AML 的诊断和疗效标准进行了修订,包括由相互易位/倒置产生的其他重现性遗传异常以及一些分子标志物的新临时类别,这些分子标志物对预后有影响。此外,除先前确认的 t(8;21)(q22;q22)、inv(16)(p13q22)或 t(16;16)(p13;q22)以及 t(15;17)(q22;q12)外,将具有重现性遗传异常的 AML 类别扩大到包括以下内容:t(9;11)(p22;q23)、t(6;9)(p23;q34.1)(临时类别)、inv(3)(q21.3q26.2)、t(3;3)(q21.3;q26.2)(临时类别)和 t(1;22)(p13;q13)(临时类别)。其他临时类别包括具有分子学异常的 AML,如 *NPM1* 突变或 *CEBPA* 突变。2016 年,WHO 将重现性遗传异常扩大至包括两个临时类别,AML 伴 *BCR ∷ ABL1* 重排、AML 伴 *RUNX1* 突变。其中,伴有 *RUNX1* 突变的 AML 预后较差。临床中应用的诊断分型见表 2-1-5。

表 2-1-4 AML 的 FAB 分型(1976 年)

分型	中文名	骨髓特点
M0	急性髓系白血病微分化型	骨髓原始细胞≥30%,无嗜天青颗粒及 Auer 小体,MPO 及苏丹黑 B 阳性细胞<3%
M1	急性粒细胞白血病未分化型	原粒细胞(Ⅰ型+Ⅱ型,原粒细胞质中无颗粒为Ⅰ型,出现少颗粒为Ⅱ型)占骨髓非红系有核细胞(NEC,指不包括浆细胞、淋巴细胞、组织嗜碱性细胞、巨噬细胞及所有红系有核细胞的骨髓有核细胞计数)的 90% 以上
M2	急性粒细胞白血病部分分化型	原粒细胞Ⅰ+Ⅱ型占骨髓 NEC 的 30%~89%,其他粒细胞>10%,单核细胞<20%
M3	急性早幼粒细胞白血病(APL)	骨髓中以颗粒增多的早幼粒细胞为主,此类细胞在 NEC 中≥30%

分型	中文名	骨髓特点
M4	急性粒-单核细胞白血病	骨髓中原始细胞占 NEC 的 30％以上,各阶段粒细胞占 30％～80％,各阶段单核细胞＞20％
M4Eo	AML-M4 伴嗜酸性粒细胞增多	除上述 M4 型的特点外,嗜酸性粒细胞在 NEC 中＞5％
M5	急性单核细胞白血病	骨髓 NEC 中原单核、幼单核及单核细胞≥80％。原单核细胞≥80％为 M5a,＜80％为 M5b
M6	红白血病	骨髓有核红细胞≥50％,NEC 中原始细胞（Ⅰ型＋Ⅱ型）≥30％
M7	急性巨核细胞白血病	骨髓中原始巨核细胞≥30％。血小板抗原阳性,血小板过氧化物酶阳性

表 2－1－5　AML 的 WHO 分型

2016 WHO AML 分型	2008 WHO AML 分型
AML 伴重现细胞遗传学异常	**伴重现性异常的 AML**
AML 伴 t(8;21)(q22;q22.1);*RUNX1∷RUNX1T1*	AML 伴 t(8;21)(q22;q22.1);*RUNX1∷RUNX1T1*
AML 伴 inv(16)(p13.1q22)或 t(16;16)(p13.1;q22);*CBFB∷MYH*11	AML 伴 inv(16)(p13.1q22)或 t(16;16)(p13.1;q22);*CBFB∷MYH*11
APL 伴 *PML∷RARA*	APL 伴 t(15;17)(q22;q12);*PML∷RARA*
AML 伴 t(9;11)(p21.3;q23.3);*MLLT3∷KMT2A*	AML 伴 t(9;11)(p22;q23);*MLL∷MLLT3*
AML 伴 t(6;9)(p23;q34.1);*DEK∷NUP214*	AML 伴 t(6;9)(p23;q34);*DEK∷NUP214*
AML 伴 inv(3)(q21.3q26.2)或 t(3;3)(q21.3;q26.2);*GATA 2、MECOM*	AML 伴 inv(3)(q21q26.2)或 t(3;3)(q21;q26.2);*RPN1∷EVI1*
AML 伴 t(1;22)(p13.3;q13.3);*RBM15∷MKL1*	AML 伴 t(1;22)(p13;q13);*RBM15∷MKL1*
AML 伴 *BCR∷ABL1*(暂命名)	
AML 伴 *NPM1* 突变	AML 伴 *NPM1* 突变
AML 伴 *CEBPA* 双等位基因突变	AML 伴 *CEBPA* 突变
AML 伴 *RUNX1* 突变(暂命名)	
AML 伴骨髓增生异常改变(AML-MRC)	**AML 伴骨髓增生异常改变(AML-MRC)**
治疗相关髓系肿瘤	**治疗相关髓系肿瘤**
AML,非特殊类型(AML,NOS)	**AML,非特殊类型(AML,NOS)**
AML 微分化型	AML 微分化型
AML 未分化型	AML 未分化型

2016 WHO AML 分型	2008 WHO AML 分型
AML 部分未分化型	AML 部分未分化型
急性粒-单核细胞白血病	急性粒-单核细胞白血病
急性单核细胞白血病	急性单核细胞白血病
纯红白血病	急性红白血病
急性巨核细胞白血病	
急性嗜碱性粒细胞白血病	急性巨核细胞白血病
急性全髓增殖伴骨髓纤维化	急性嗜碱性粒细胞白血病
	急性全髓增殖伴骨髓纤维化
髓系肉瘤	**髓系肉瘤**
唐氏综合征相关髓系增殖	**唐氏综合征相关髓系增殖**
短暂性异常髓系增生	短暂性异常髓系增生
唐氏综合征相关髓系白血病	唐氏综合征相关髓系白血病
母细胞性浆细胞样树突状细胞瘤	**母细胞性浆细胞样树突状细胞瘤**
系列不明急性白血病	**系列不明急性白血病**
急性未分化型白血病	急性未分化型白血病
MPAL 伴 t(9;22)(q34.1;q11.2);*BCR ∷ ABL1*	MPAL 伴 t(9;22)(q34;q11.2);*BCR ∷ ABL1*
MPAL 伴 t(v;11q23.3);*KMT2A* 重排	MPAL 伴 t(v;11q23);*KMT2A* 重排
MPAL,B/髓系,NOS	MPAL,B/髓系,NOS
MPAL,T/髓系,NOS	MPAL,T/髓系,NOS

（二）精准诊断新进展

近年来,WHO 对 AML 诊断分类的更新更多地关注细胞遗传学和分子生物学的异常,这些指南的更新进一步证实了 AML 的高度异质性和可变性。既往 AML 和骨髓增生异常综合征伴原始细胞增多(MDS-EB)的区分多依赖于原始细胞比例,部分重现性遗传学异常的 AML 依靠分子生物学标志。2022 年《WHO 造血和淋巴组织肿瘤分类》第 5 版提到,原始细胞比例不再是区分 AML 和 MDS-EB 的唯一标准,并且增加了新的由基因突变定义的类型。与 2016 年 WHO AML 分型和诊断相比,2022 年第 5 版有五大改变和两大新增。改变内容包括:① 对 AML 的分类进行重新规划,将 AML 分为两大类——具有明确遗传学异常的 AML 和由分化定义的 AML。"由分化定义的 AML"取代了之前的"AML NOS",以消除后者在命名上所带来的困惑。② 大多数具有明确遗传异常的 AML 可在原始细胞<20％时进行诊断(但 AML 伴 *BCR ∷ ABL1* 融合基因和 AML 伴 *CEBPA* 基因突变除外)。取消原始细胞的阈值,要求将形态学和分子遗传学结果相关联,以确保特定的遗传学异常是驱动疾病病理改变的因素,这种方法比降低骨髓原始细胞阈值更为适宜。③ 骨髓增生异常相关急性髓系白血病(AML-MR)替换

了原来的"AML 伴骨髓增生异常相关改变（AML-MRC）"，并更新了其诊断标准。鉴于更广泛的统一生物学特征，由 MDS 和 MDS/MPN 转化的 AML 继续归入 AML-MR。④ 伴罕见融合基因的 AML 被并入伴其他明确遗传改变的 AML 亚型中。⑤ 取消伴 *RUNX1* 体细胞突变的 AML。新增内容包括：① 伴 *ZNF384* 重排的混合表型 AML（MPAL）；② 伴 *BCL11B* 重排的 MPAL。

新的分类结构继续强调临床、分子/遗传和病理参数的整合，并强调临床病理判断。具体分类包括：

1. 具有明确遗传异常的 AML

第 5 版的分类中 AML 伴 *PML∷RARA*、AML 伴 *RUNX1∷RUNX1T1* 和 AML 伴 *CBFB∷MYH11* 诊断标准大部分延续了上一版。目前临床医生已认识到高灵敏度的 MRD 及分子遗传学改变在临床中的重要性，已成为当前临床实践中影响患者管理和治疗决策的重要因素。

AML 伴 *DEK∷NUP214* 和 AML 伴 *RBM15∷MRTFA*（旧称 *RBM15∷MKL1*）的诊断标准基本保持不变（但在第 5 版中原始细胞＜20%也可诊断）。

AML 伴 *BCR∷ABL1* 和 AML 伴 *CEBPA* 突变是仅有的同时需要具有明确遗传学异常和至少 20%的原始细胞才能诊断的疾病类型。前者需要原始细胞的临界值以避免与 CML 混淆，而将 AML 伴 *BCR∷ABL1* 与 CML 急变期区分开来仍具有挑战性，需要更多的证据定义这种 AML 类型。AML 伴 *CEBPA* 突变的原始细胞临界值标准之所以暂不改变，是因为没有足够的数据支持。

另外三种具有特征性基因重排的 AML 类型包括：*KMT2A*、*MECOM* 和 *NUP98*，原始细胞＜20%也可诊断。因为研究表明，这些患者无论原始细胞高于或低于 20%，均具有相似的临床特征。这三个基因的重排，特别是 *NUP98*，在常规核型分析中容易被漏检，因此在临床检验中需要特别注意。伴 *KMT2A* 重排的 AML 取代了"AML 伴 t(9;11)(p22;q23)；*MLLT3∷KMT2A*"，*MLL* 融合伙伴基因的确定可以提供预后信息并可用于疾病监测。成年患者常表现为高原始细胞数，通常为单核细胞分化。伴 *MLLT3∷KMT2A* 和 *MLLT10∷KMT2A* 的儿童 AML 患者的骨髓涂片中则表现为原始巨核细胞分化和/或低原始细胞数。

AML 伴 *NPM1* 突变的诊断可以不依据原始细胞比例。先前分类为伴 *NPM1* 突变的 MDS 或 MDS/MPN 患者，大多在短时间内进展为 AML。获得 *NPM1* 突变的克隆性造血（CH）患者也与之类似。

AML 伴 *CEBPA* 突变包括了双等位基因突变（*biCEBPA*）以及位于碱性亮氨酸拉链区的单突变（*smbZIP-CEBPA*）两种突变类型。与 *smbZIP-CEBPA* 相关的 AML 预后良好，已在儿童、70 岁以下的成人队列中得到证实。

AML 伴 *RUNX1* 突变的患者与其他具有明确遗传学异常的患者有较多的重叠，因缺乏足够的特异性所以不再定义为独立的 AML 亚型。

AML-MR：可为原发或来自 MDS、MDS/MPN 的转化，原始髓系细胞比例≥20%，并具有与 MDS 相关的特定细胞遗传学和分子学异常。主要变化包括：① 取消了单纯的形态学诊断；

② 更新了细胞遗传学诊断标准;③ 引入了一组特定的基因突变。这些突变基于 8 个基因——$SRSF2$、$SF3B1$、$U2AF1$、$ZRSR2$、$ASXL1$、$EZH2$、$BCOR$、$STAG2$,95% 以上的基因突变特异性存在于由 MDS 或 MDS/MPN 进展的 AML 患者中。诊断 AML-MR 需要存在表 2-1-6 中列出的一种或多种细胞遗传学或分子学异常和/或 MDS 或 MDS/MPN 病史。

具有其他明确遗传学改变的 AML 是一个新的疾病类型,包括了新发现的遗传学改变(通常是罕见的改变),这些亚型需要更多的证据来确定它们能否在未来版本中成为独特的类型。目前,该类型包括伴有罕见融合基因的 AML。

表 2-1-6　定义 AML-MR 相关的遗传学和分子学异常

特定的细胞遗传学异常
复杂核型(≥3 个异常)
5q 缺失或由于不平衡易位导致 5q 缺失
7 号染色体单体、7q 缺失或由于不平衡易位导致 7q 缺失
11q 缺失
12p 缺失或由于不平衡易位导致 12p 缺失
13 号染色体单体或 13q 缺失
17p 缺失或由于不平衡易位导致 17p 缺失
17q 等臂染色体
等臂双着丝粒染色体(X)(q13)[idic(X)(q13)]
特定的体细胞突变
$ASXL1$、$BCOR$、$EZH2$、$SF3B1$、$SRSF2$、$STAG2$、$U2AF1$、$ZRSR2$

2. 由分化定义的 AML

该类 AML 包括了那些缺乏明确遗传学异常的患者(具体分型见表 2-1-7),需要按分化来分类的 AML 患者数量将随着新的遗传学异常的发现而逐步减少。尽管如此,该分类仍具有实用性,对于预后和治疗也有着重要意义。

表 2-1-7　2022 年《WHO 造血和淋巴组织肿瘤分类》第 5 版 AML 分类

具有明确遗传学异常的 AML
APL 伴 $PML::RARA$ 融合基因
AML 伴 $RUNX1::RUNX1T1$ 融合基因
AML 伴 $CBFB::MYH11$ 融合基因
AML 伴 $DEK::NUP214$ 融合基因
AML 伴 $RBM15::MRTFA$ 融合基因
AML 伴 $BCR::ABL$ 融合基因
AML 伴 $KMT2A$ 基因重排

| AML 伴 *MECOM* 基因重排 |
| AML 伴 *NUP98* 基因重排 |
| AML 伴 *NPM1* 基因突变 |
| AML 伴 *CEBPA* 基因突变 |
| 骨髓增生异常相关的 AML |
| 伴有其他明确遗传改变的 AML |

分化定义的 AML

AML 微分化型:细胞化学染色提示原始细胞 MPO 阴性(<3%),苏丹黑 B(SBB)阴性;表达两种或多种髓系相关抗原,如 CD13、CD33 和 CD117;

AML 未分化型:原始细胞 MPO 阳性率≥3%(免疫分型或细胞化学),或细胞化学染色示 SBB 阳性,但非特异性酯酶(NSE)阴性;粒系成熟细胞占骨髓有核细胞的<10%;表达两种或多种髓系相关抗原,如 MPO、CD13、CD33 和 CD117;

AML 部分未分化型:原始细胞 MPO 阳性率≥3%(免疫分型或细胞化学),或细胞化学染色示 SBB 阳性,粒系成熟细胞占骨髓有核细胞的≥10%;单核系细胞占骨髓有核细胞的<20%;表达两种或多种髓系相关抗原,如 MPO、CD13、CD33 和 CD117;

急性嗜碱性粒细胞白血病:原始细胞和未成熟/成熟的嗜碱性粒细胞的甲苯胺蓝染色呈异染性;原始细胞的 MPO、SBB 和 NSE 细胞化学染色呈阴性;CD117 表达不强(排除肥大细胞白血病);

急性粒-单核细胞白血病:单核细胞及其前体≥20%;成熟粒细胞≥20%;原始细胞 MPO 阳性率≥3%(免疫分型或细胞化学);

急性单核细胞白血病:≥80%原始单核细胞和/或幼稚单核细胞;成熟粒细胞<20%;原始细胞和幼稚单核细胞至少表达两种单核细胞标志物,包括 CD11c、CD14、CD36 和 CD64,或细胞化学染色 NSE 阳性;

纯红白血病:不成熟红系细胞(原红细胞)≥30%;骨髓中以红系为主,通常≥80%;

急性巨核细胞白血病:原始细胞表达至少一种或多种血小板糖蛋白:CD41(糖蛋白Ⅱb)、CD61(糖蛋白Ⅲa)或 CD42b(糖蛋白Ⅰb)

注:由分化定义的急性髓系白血病(AML)共同的诊断标准包括:(1)骨髓和/或血液中原始细胞≥20%(纯红白血病除外)。(2)不符合具有明确遗传学异常 AML 的诊断标准。(3)不符合混合表型急性白血病的诊断标准(与 AML 微分化型相关)。(4)不符合细胞毒药物治疗后髓系肿瘤的诊断标准。(5)无骨髓增殖性肿瘤的病史。

由分化定义的 AML 纳入了更新的分化标志物和诊断标准,并与混合表型急性白血病(MPAL)和早期 T 前体淋巴细胞白血病/淋巴瘤(ETP-ALL)相关联。实际上,最近在 T 淋/髓系 MPAL、ETP-ALL、不明谱系急性白血病(ALAL)和分化程度较低的 AML 亚群中发现了 *BCL11B* 重排,这一发现表明这些类型白血病之间可能存在生物连续性,对未来的分类可能有影响。

急性红系白血病(AEL)(之前称为纯红细胞白血病)是一种独特的 AML 类型,其特征是红系的肿瘤性增殖、成熟停滞和 *TP53* 双等位基因改变。诊断标准是红系占骨髓细胞≥80%,其中≥30%为原红细胞。也存在有核红细胞占骨髓细胞<80%的 AEL 病例,它们与其他 AEL 具有相同的临床病理学特征。因此,需强调双等位基因 *TP53* 突变在这种侵袭性 AML 类型中的

核心作用。AEL 和 MDS/MPN 后的 AEL 患者具有独特的形态学特征,以原红细胞增殖为主。研究表明,原红细胞在 AML 患者的治疗耐药和不良预后中起着重要作用。

一些分子驱动因素可导致急性巨核细胞白血病(AMKL)的发生,临床上可发生于三组人群中:患有唐氏综合征的儿童、无唐氏综合征的儿童和成人。需要根据免疫表型和巨核细胞分化标志物的检测来诊断 AMKL,并检测新近提出的"RAM 免疫表型",它与 CBFA2T3 ∷ GLIS2 相关,是一种伴有其他遗传改变的 AML 亚型。

2022 年临床咨询委员会(CAC)制定了髓系肿瘤和急性白血病的国际共识分类(ICC),在该分类中,对 AML 的诊断和分类进行了细化,对定义 AML 原始细胞阈值部分做出了详细的描述:① AML 伴重现性遗传学异常(AML-RAG)需原始细胞≥10%(见表 2-1-8)。② 10%~19%原始细胞归类为"MDS/AML"(以前的类别 MDS-EB2 现已取消),原始细胞≥20%的病例为"AML"(术语"MDS/AML"反映了 AML 和 MDS 之间的诊断连续性以及具有较低原始细胞比例的个体患者之间的临床和遗传异质性)。对于定义 AML 和 MDS 的原始细胞阈值的变化主要是基于新的治疗方案对归类于原始细胞在 10%~30%的 MDS 或 AML 患者中的相似疗效制定的。研究表明,在考虑了欧洲白血病网 2017AML 遗传风险分层(ELN 2017)、年龄、体能状态、继发性 AML 和治疗相关因素(如接受异基因造血干细胞移植)后,AML 与 MDS-EB2 患者具有相似的总生存期、无病生存期、完全缓解(CR)/血液学不完全恢复的 CR(CRi)率。另外,某些具有特定突变的 AML 和 MDS-EB 患者的预后相似。以 TP53 突变为例,在所有接受标准诱导的伴有 TP53 突变的 AML 患者与 MDS-EB 患者的生存预后无显著差异。此外,对于界定阈值重新评估的必要性包括:① 以任何比例的原始细胞作为阈值都不能反映 AML 和 MDS 之间的诊断连续性;② 原始细胞计数受样本变化/误差和主观评估的影响;③ 对于原始细胞比例的界定不存在金标准,不同测试平台也会而且经常会产生误差。因此,2022 年新版 ICC 对于 AML 新的分类中不再将原始细胞比例作为区分 AML 和 MDS-EB 的唯一标准,而是采用一种平衡的方法,取消了大多数 AML 类型的原始细胞阈值为 20%的界定,对于 AML-RAG 的阈值定为 10%,同时保留了 20%这一阈值,用以从 AML 中识别 MDS,反映其诊断的连续性。

另外,AML 伴 TP53 突变(其中包括 MDS 和具有 TP53 突变的 MDS/AML)是需要关注的一个类型。该类型在 2022 版 ICC 中有所提及,但在 WHO 第 5 版分类中未重点描述。与 MDS 相同,具有 TP53 突变的 AML 通常与复杂的细胞遗传学异常相关,预后较差,即使接受了强化疗,伴有 TP53 突变的 AML 患者预后很差。此外,TP53 对患者预后的不良影响似乎超越了原始细胞计数和个体的疾病发展,无论患者表现为 MDS 还是 AML,以及无论该疾病是治疗相关或 MDS 进展或临床新发,预后都同样差。TP53 赋予了 AML 高度侵袭性的特点。虽然 MDS 伴 TP53 突变需要 TP53 突变的多次打击(multi-hit,由于拷贝数丢失或多重突变造成),但在 AML 和具有突变 TP53 的 MDS/AML 中,具备任何≥10%的致病性 TP53 变异率就足以诊断。多次打击的 TP53 可表现为两个或多个 TP53 等位基因突变(变异率 VAF≥10%)或与以下任意一项相关的单个 TP53 等位基因突变:涉及 17p13.1 TP53 基因位点的细胞遗传学缺失;VAF>50%;17p TP53 位点的拷贝数杂合性丢失(loss of heterozygosity,

LOH)。但是,如果不进行复杂的遗传学分析,例如 NGS、array-CGH 或 SNP,往往很难确定 *TP53* 突变的 VAF 及 LOH 的存在与否。有研究发现,通过骨髓活检进行免疫组化检测 P53 蛋白可以比 NGS 更快识别高危 AML 患者,因为 P53 蛋白存在抗降解性,在受累细胞中持续存在,与通过 NGS 进行 *TP53* 突变分析不同(耗时 1~2 周),免疫组化通常可以在 24 小时内完成,因此等待时间大大缩短。研究发现,P53 免疫组化阳性与多打击 *TP53* 突变有关,且其本身是 OS 和 RFS 的强预测因子。此外,在缺乏 LOH 信息的情况下,伴复杂核型的单一 *TP53* 突变,可以被认为等同于多次打击的 *TP53* 突变。

表 2 - 1 - 8　髓系肿瘤和急性白血病国际共识分类中的 AML 部分

2022 ICC 的 AML 分类及诊断所需的原始细胞比例
APL 伴 t(15;17)(q24.1;q21.2)/*PML ∷ RARA* ≥10%
APL 伴其他 *RARA* 重排* ≥10%
AML 伴 t(8;21)(q22;q22.1)/*RUNX1 ∷ RUNX1T1* ≥10%
AML 伴 inv(16)(p13.1q22)或 t(16;16)(p13.1;q22)/*CBFB ∷ MYH11* ≥10%
AML 伴 t(9;11)(p21.3;q23.3)/*MLLT3 ∷ KMT2A* ≥10%
AML 伴其他 *KMT2A* 重排** ≥10%
AML 伴 t(6;9)(p22.3;q34.1)/*DEK ∷ NUP214* ≥10%
AML 伴 inv(3)(q21.3q26.2)或 t(3;3)(q21.3;q26.2)/*GATA2*、*MECOM*(*EVI1*) ≥10%
AML 伴其他 *MECOM* 重排*** ≥10%
AML 伴其他罕见复发易位 ≥10%
AML 伴 t(9;22)(q34.1;q11.2)/*BCR ∷ ABL1* ≥20%
AML 伴 *NPM1* 突变 ≥10%
AML 伴 *CEBPA bZIP* 框内突变 ≥10%
AML 和 MDS/AML 伴 *TP53* 突变　10%~19%(MDS/AML),≥20%(AML)
AML 和 MDS/AML 伴骨髓增生异常相关基因突变　10%~19%(MDS/AML),≥20%(AML)
包括 *ASXL1*、*BCOR*、*EZH2*、*RUNX1*、*SF3B1*、*SRSF2*、*STAG2*、*U2AF1*、*ZRSR2* 等基因突变
AML 伴骨髓增生异常相关细胞遗传学异常　10%~19%(MDS/AML),≥20%(AML)
检测到复杂核型(在无其他定义分类的重现性遗传学异常情况下≥3 个不相关的克隆性染色体异常),del(5q)/t(5q)/add(5q),−7/del(7q),+8,del(12p)/t(12p)/add(12p),i(17q),−17/add(17p)或 del(17p),del(20q),和/或 idic(X)(q13)克隆异常
非特殊类型 AML(AML,NOS) 10%~19%(MDS/AML),≥20%(AML)
髓系肉瘤

注:* 包括 AML 伴 t(1;17)(q42.3;q21.2)/*IRF2BP2 ∷ RARA*;t(5;17)(q35.1;q21.2)/*NPM1 ∷ RARA*; t(11;17)(q23.2;q21.2)/*ZBTB16 ∷ RARA*;隐性 inv(17q) or del(17)(q21.2q21.2)/*STAT5B ∷ RARA*, *STAT3 ∷ RARA*;其他罕见的 *RARA* 重排基因:*TBL1XR1*(3q26.3),*FIP1L1*(4q12),*BCOR*(Xp11.4)。
** 包括 AML 伴 t(4;11)(q21.3;q23.3)/*AFF1 ∷ KMT2A*(主要发生在婴儿和儿童中);t(6;11)(q27;q23.3)/ *AFDN ∷ KMT2A*;t(10;11)(p12.3;q23.3)/*MLLT10 ∷ KMT2A*;t(10;11)(q21.3;q23.3)/*TET1 ∷ KMT2A*;t(11;

19)(q23.3;p13.1)/*KMT2A::ELL*;t(11;19)(q23.3;p13.3)/*KMT2A::MLLT1*(主要发生在婴儿和儿童中)。
***包括 AML 伴 t(2;3)(p11~23;q26.2)/*MECOM::?*;t(3;8)(q26.2;q24.2)/*MYC,MECOM*;t(3;12)(q26.2;p13.2)/*ETV6::MECOM*;t(3;21)(q26.2;q22.1)/*MECOM::RUNX1*。
‡MDS/AML 类别将不用于 *BCR::ABL1* 阳性的 AML,因为其与 *BCR::ABL1* 阳性的慢性髓性白血病的进展重叠。

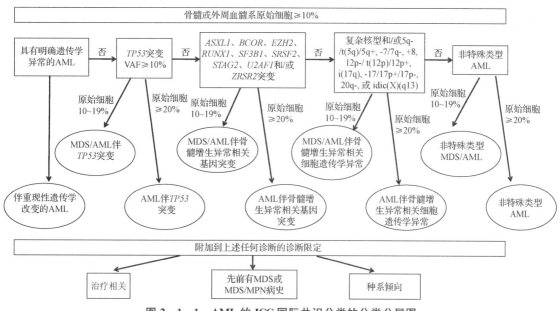

图 2-1-1　AML 的 ICC 国际共识分类的分类分层图

3. 髓系肉瘤

髓系肉瘤是 AML 或转化的 MDS、MDS/MPN 或 MPN 在组织中的独特表现。原发髓系肉瘤病例应进行全面检查,包括细胞遗传学和分子检查,以便进行合理的分类和治疗。在约70%的患者中,髓系肉瘤和骨髓病变的分子改变一致,这表明髓系肉瘤可能来源于共同的造血干细胞或前体细胞。在骨髓形态正常的一部分患者中检测到相关基因突变,提示骨髓中也存在低水平的克隆性髓系疾病或克隆造血。

4. 继发性髓系肿瘤

继发性髓系肿瘤是一组新的疾病亚型,包括了由一些已知易感因素导致的疾病。暴露于细胞毒性药物治疗后或胚系易感性相关的继发性髓系肿瘤归入此类。MPN 转化的 AML 仍归类为 MPN,而 MDS 和 MDS/MPN 转化的 AML 则归类于 AML-MR。在 2022 年第 5 版 WHO 分类中,继发性髓系肿瘤的主要更新要点包括:① 细胞毒性相关治疗后的髓系肿瘤(MN-pCT,包括 MDS、MDS/MPN 和 AML)需要全面的诊断检查;该命名取代了"治疗相关"。② 将 *PARP1* 抑制剂治疗作为 MN-pCT 的标准病史之一。③ 与胚系易感性相关的髓系肿瘤的新诊断标准使得分类框架具有可扩展性,以适应将来可能出现的新修正和新发现。

重新规划这一分类有两个重要因素——新分类的框架具有扩展性,可纳入新发现的胚系易感性相关的髓系肿瘤;将 MN-pCT 进行分类,对临床诊疗均有重要意义。随着癌症患者生存期的延长,以及继发性髓系肿瘤等治疗并发症的发生率增加,将"细胞毒性相关治疗后"和"与胚系基因变异相关"纳入到疾病分类中日趋重要,例如:细胞毒性相关治疗后的 AML 伴 KMT2A 基因重排,胚系 RUNX1 基因变异相关的 MDS 伴低原始细胞。

MN-pCT 的命名更加精确,且纳入了新的细胞毒性药物。该类别包括由细胞毒性药物(DNA 损伤相关药物)引起的 AML、MDS 和 MDS/MPN。MN-pCT 的诊断不仅需要满足髓系肿瘤的诊断标准,还需要有针对其他肿瘤的化疗或放疗的病史。如果患者符合上述诊断标准,即使出现"新的分子特征",例如 NPM1 基因突变等,仍应归入此类。需要注意的是,MN-pCT 的诊断对于细胞毒性药物也有一定要求,例如,使用 PARP1 抑制剂可以作为 MN-pCT 相关的治疗史,而使用甲氨蝶呤则被排除在 MN-pCT 相关的治疗史之外。在诊断这类髓系肿瘤时,建议尽可能详细说明髓系肿瘤的类型,并附加"细胞毒性药物治疗后"信息,例如细胞毒性药物治疗后慢性粒单核细胞白血病。

大多数 AML-pCT 和 MDS-pCT 与 TP53 突变有关。这类患者通常预后差,是由于存在 TP53 双等位基因(多次打击),表现为≥2 的 TP53 基因突变,或伴 17p/TP53 缺失、或拷贝数正常的杂合性缺失。其他不太常见的突变包括 PPM1D 基因和 DNA 损伤反应基因,尚需筛查胚系易感性。

与胚系易感性相关的髓系肿瘤包括:AML、MDS、MPN 和 MDS/MPN,发生在遗传性髓系恶性肿瘤风险较高的个体中。目前对于此类患者的分类采取髓系疾病表型与易感种系基因型相结合的模式,如胚系 RUNX1 突变的 AML。表 2-1-9 列举了与胚系易感性相关的髓系肿瘤亚型。因此,在此类别中,遗传咨询和家族史评估是患者诊断评估必不可少的部分。

表 2-1-9　与胚系易感性相关的髓系肿瘤亚型

胚系易感性髓系肿瘤
具有胚系易感性的髓系肿瘤,既往不存在血小板疾病或器官功能障碍
胚系 CEBPA P/LP 变异(CEBPA 相关的家族性 AML)
胚系 DDX41 P/LP 变异
胚系 TP53 P/LP 变异(李-弗劳美尼综合征)
具有胚系易感性的髓系肿瘤,既往存在血小板疾病
胚系 RUNX1 P/LP 变异(家族性血小板疾病伴相关髓系肿瘤,FPD-MM)
胚系 ANKRD26 P/LP 变异(血小板减少症 2)
胚系 ETV6 P/LP 变异(血小板减少症 5)
具有胚系易感性的髓系肿瘤,潜在器官功能障碍
胚系 GATA2 P/LP 变异(GATA2 缺陷)
骨髓衰竭综合征
严重的先天性中性粒细胞减少症(SCN)
Shwachman-Diamond 综合征(SDS)
范可尼贫血(FA)

端粒生物学疾病
RAS 通路病(1 型神经纤维瘤病、CBL 综合征、Noonan 综合征或 Noonan 综合征样疾病)
唐氏综合征
胚系 *SAMD9* P/LP 变异(MIRAGE 综合征)
胚系 *SAMD9L* P/LP 变异(SAMD9L 相关性共济失调全血细胞减少综合征)
双等位基因 *BLM* P/LP 变异(Bloom 综合征)

注:P:致病性变异;LP:可能致病性变异。

5. 混合表型或谱系不明的急性白血病

混合表型急性白血病(MPAL)和谱系不明急性白血病(ALAL)由于其重叠的临床特征和免疫表型,以及共同的分子致病机制,被归为统一类型。新分类将伴特定遗传学异常的 ALAL/MPAL 与仅基于免疫表型定义的 ALAL/MPAL 分开呈现(见表 2-1-10)。

表 2-1-10 谱系不明的急性白血病

具有明确遗传学异常的谱系不明的急性白血病
混合表型急性白血病伴 *BCR∷ABL1* 融合基因
混合表型急性白血病伴 *KMT2A* 重排
具有其他特定遗传学异常的谱系不明的急性白血病
混合表型急性白血病伴 *ZNF384* 重排
谱系不明的急性白血病伴 *BCL11B* 重排
谱系不明的急性白血病,免疫表型定义
混合表型急性白血病,B/髓系
混合表型急性白血病,T/髓系
混合表型急性白血病,罕见类型
谱系不明的急性白血病,非特指型
急性未分化白血病

WHO 2022 分类中新增了两种具有明确遗传学改变的 ALAL 亚型:

(1) 伴有 *ZNF384* 重排的 MPAL。通常为 B/髓系免疫表型,见于约 50% 的儿童 B/髓系 MPAL,其融合伙伴基因包括 *TCF3*、*EP300*、*TAF15* 和 *CREBBP*。*ZNF384* 重排的 B/髓系 MPAL 和 B-ALL 具有相似的基因表达谱,提示存在生物学连续性。

(2) 伴有 *BCL11B* 重排的 ALAL。具有更多的异质性免疫表型,见于急性未分化白血病 (AUL)和约 20%～30% 的 T/髓系 MPAL 以及伴微分化或伴未成熟 AML 和约 20%～30% 的 ETP-ALL。这些不同类型的伴 *BCL11B* 重排的急性白血病均具有干细胞、髓系和 T-ALL 特征,提示它们之间的生物学连续性。其他基因异常,如 *PHF6* 突变和 *PICALM/MLLT10* 融合也常见于 MPAL,但需要更多的研究。

通过免疫表型确定谱系,取决于每种抗原与谱系之间的关联强度。抗原表达越接近某一谱系正常细胞群的表达强度和/或模式,就越有可能倾向于该谱系。表 2-1-11 列举了混合表型急性白血病的谱系确定标准。

表 2-1-11 混合表型急性白血病的谱系确定标准

B 系	标准
CD19 强表达时[a]	≥1 个强表达:CD10、CD22 或 CD79a[c]
或	
CD19 弱表达时[b]	≥2 个强表达:CD10、CD22 或 CD79a[c]
T 系	
CD3(胞浆或胞膜)[d]	流式细胞检测:强度超过成熟 T 细胞的 50%,或免疫组化染色:非ζ链抗体阳性
髓系	
髓过氧化物酶(MPO)	强度超过成熟中性粒细胞的 50%
或	
单核分化	≥2 个标记表达:非特异性酯酶、CD11c、CD14、CD64 或溶菌酶

注:a:经流式细胞仪检测 CD19 强度超过正常 B 祖细胞的 50%;
b:经流式细胞仪检测 CD19 强度低于正常 B 祖细胞的 50%;
c:如果不考虑 T 系,则可不使用 CD79a;
d:使用抗 CD3ε 链抗体。

总之,相较于传统诊断而言,目前血液系统肿瘤更加重视分子亚型的检测,WHO 最新的分类方式将疾病基础和临床研究、分子检测、免疫表型检测、病理检查相结合,使得髓系肿瘤的分类能够与时俱进。

四、预后分层

(一) 传统预后分层

影响 AML 患者预后的因素大体可以分为两类,即患者相关的因素和 AML 细胞相关的因素。在患者相关的因素中,年龄是最重要的独立预后因素。即使将其他风险因素如细胞遗传学、分子遗传学、AML 类型(新发 AML;既往有 MDS 或 MDS/MPN 病史的 AML;治疗相关的 AML)和体能状态等因素考虑进去,老年患者仍然比年轻患者的预后更差。美国西南肿瘤协作组(SWOG)的一项临床研究显示,60 岁以上的 AML 患者的 CR 率仅有 24%。老年患者造血干细胞老化、DNA 损伤、端粒缩短与特殊的氧化应激状态均增加了预后不良的风险。另外,与年轻患者相比,老年患者预后不良核型(如-5/5q-、-7/7q-、复杂核型、单体核型)和预后不良突变(如 TP53)的发生率更高。影响预后的 AML 细胞相关因素包括患者的白细胞计数、既往 MDS 存在、先前是否接受过细胞毒性相关治疗及诊断时形态学、免疫学、细胞遗传学和分子遗传学异常等。其中,AML 的细胞遗传学和分子遗传学特征是最重要的预后因素。脾肿大、乳酸脱氢酶(LDH)升高等,也对预后有一定的影响,但相关研究结果之间存在差异,仍需要进一步解释与探索。

在基因检测尚未普及时,预后分层的依据主要为染色体核型分析,患者从中受益有限,导致治疗效果不佳。比如排除其他影响因素的干扰,一些染色体核型正常的患者,有的治疗效果好、有的则较差。造成治疗结果差异的根源何在?随着基因检测的普及,基因突变在预后分层中的价值日益凸显,例如之前划分为中危的患者中,不同的基因突变对病人的预后会有直接的影响。

急性早幼粒细胞白血病(APL)因其独特的 MICM 特征和临床表现,使其具有不同于其他 AML 的预后分层。传统的预后分层分为两种:一种是 ATRA 联合化疗作为一线治疗模式下的预后分层(见表 2-1-12)。另一种是以 ATRA 联合砷剂作为一线治疗模式下的预后分层,分为:① 低危:WBC$\leqslant$10$\times$10^9/L;② 高危:WBC$>$10$\times$10^9/L。

以下将 2010 年和 2017 年欧洲白血病网(ELN)对于 AML 的预后分层进行对比,见表 2-1-13。

表 2-1-12 ATRA 联合化疗作为一线治疗模式下的 APL 预后分层

危险分层	WBC($\times$10^9/L)	PLT($\times$10^9/L)
低危	$\leqslant$10	$>$40
中危	$\leqslant$10	$\leqslant$40
高危	$>$10	不定

表 2-1-13 基于 ELN 共识的 AML 预后分层

2017 年 ELN 共识		2010 年 ELN 共识	
风险类别	遗传学异学	风险类别	遗传学异学
预后良好	t(8;21)(q22;q22.1); *RUNX1∶RUNX1T1*	预后良好	t(8;21)(q22;q22); *RUNX1∶RUNX1T1*
	inv(16)(p13.1q22)或 t(16;16)(p13.1;q22); *CBFB∶MYH11*		inv(16)(p13.1q22)或 t(16;16)(p13.1;q22); *CBFB∶MYH11*
	NPM1 突变不伴 *FLT3∶ITD* 或伴 *FLT3*-ITD 突变[low(b)]		*NPM1* 突变不伴 *FLT3* 突变(正常核型)
	CEBPA 双等位基因突变		*CEBPA* 突变(正常核型)
预后中等	*NPM1* 突变伴 *FLT3*-ITD[high(b)]	中危-Ⅰ	*NPM1* 突变伴 *FLT3*-ITD(正常核型)
	野生型 *NPM1* 不伴 *FLT∶ITD* 突变或伴有 *FLT3*-ITD[low(b)](不伴不良细胞遗传学异常)		野生型 *NPM1* 伴 *FLT3*-ITD(正常核型)
	t(9;11)(p21.3;q23.3); *MLLT3∶KMT2A*[c]		野生型 *NPM1* 不伴 *FLT3*-ITD 突变(正常核型)
	细胞遗传学异常未分类为预后良好或预后不良	中危-Ⅱ	t(9;11)(p22;q23);*MLLT3∶MLL*
			细胞遗传学异常未分类为预后良好或预后不良

2017 年 ELN 共识		2010 年 ELN 共识	
风险类别	遗传学异学	风险类别	遗传学异学
预后不良	t(6;9)(p23;q34.1);DEK ∷ NUP214	预后不良	inv(3)(q21q26.2) or t(3;3)(q21;q26.2);RPN1 ∷ EVI1
	t(v;11q23.3);KMT2A 重排		t(6;9)(p23;q34);DEK ∷ NUP214
	t(9;22)(q34.1;q11.2);BCR ∷ ABL1		t(v;11)(v;q23);MLL 重排
	inv(3)(q21.3q26.2)或 t(3;3)(q21.3;q26.2);GATA2,MECOM(EVI1)		− 5 或 del(5q);− 7;abnl(17p);复杂核型
	− 5 或 del(5q);− 7;− 17/abn(17p)		
	复杂核型[d],单体核型		
	野生型 NPM1 伴 FLT3-ITD[high(b)]		
	RUNX1 突变[e]		
	ASXL1 突变[e]		
	TP53 突变[f]		

注:a. 表中的预后因素与治疗方法密切相关,随着治疗新方法的引入,预后因素也会随着变化,AML 为急性髓系白血病,ELN 为欧洲白血病网络;

b. low 代表低等位基因比例(<0.5);high 代表高等位基因比例(≥0.5);最近的研究提示具有 NPM1 突变的 AML 患者如果同时伴有 FLT3-ITD[low],则提示预后良好,无需选择异基因造血干细胞移植治疗;

c. 预后优于少见的、重现的不良基因突变;

d. "≥3 个不相关的染色体异常而无 WHO 定义亚型的重现性遗传学异常",包括 t(8;21),inv(16)或 t(16;16)、t(9;11)、t(v;11)(v;q23.3)、t(6;9)、inv(3)或 t(3;3);AML 伴 BCR ∷ ABL1;

e. 这些突变伴良好细胞遗传学异常时,不被认为是不良预后因素;

f. TP53 突变与复杂染色和染色单体密切相关。

1. 细胞遗传学与预后分层

染色体核型是诱导治疗反应和生存的强预后因素。约一半的 AML 患者经染色体显带分析可发现克隆性核型异常,不同的核型异常预示着不同的预后,如 t(15;17)、t(8;21)和 t(16;16)/inv(16)提示较好的预后,复杂核型、单体核型、t(6;9)、inv(3)(q21q26)提示不良预后。在 2017 年以前,由于样本量的限制和不同研究之间治疗方案的差异,对一些较罕见的细胞遗传学异常[如 7q−、+8、9q−、t(v;11)(v;q23)而非 t(9;11)和 20q−]如何划分风险分组仍然不确定。平衡易位或倒位对于继发性遗传病变的影响需要进一步研究,而其他细胞遗传学改变与 RFS 暂无具有统计学意义的关联。10%～12% 的 AML 患者具有复杂核型,与其较差的预后有关。复杂核型被定义为:存在≥3 个(某些研究中≥5 个)染色体异常,其中不包括 t(15;17)、t(8;21)和 t(16;16)/inv(16)。因为在大多数研究中,这些亚组中核型复杂性的增加不会对结果产生不利影响。复杂核型中的非随机异常模式包括缺乏平衡重排和染色体不平衡占优势;5q、17p 和 7q 最常见丢失异常,8q、11q 和 21q 最常见获得异常。约 2/3 的复杂核型病例存在 17p 的高频缺失和/或 TP53 基因突变。

不良细胞遗传学异常的发生率随着年龄的增长而升高,是老年 AML 预后较差的原因。因此,对于老年患者也提出了几种细胞遗传学风险分类,本书中不再进一步讨论。

2. 分子标志物与预后分层

中等风险细胞遗传学异常是 AML 中最具异质性的一类,因为它包括正常核型 AML(NK-AML)和有染色体结构改变的 AML。研究表明,40%~50% 的原发性 AML 核型正常,但它们的临床结果可不同。因此,应用分子诊断技术分析影响预后和治疗的基因突变在 AML 预后分层中不可缺少。传统的与预后相关的基因突变包括 NPM1、CEBPA、FLT3 和 KIT,各种基因突变的意义我们将在精准预后分层新进展部分详细介绍。

3. MRD

在 AML 中常用的 MRD 检测方法为通过基于 PCR 的技术检测白血病特异性靶标(例如,融合基因、突变基因、过度表达的基因)或通过多参数流式细胞术检测白血病相关的异常表型。MRD 监测用于对治疗反应的早期评估,可改善风险分层和指导缓解后治疗;对治疗后监测,可以预测复发并指导早期干预和抢先治疗。研究发现,融合基因 RUNX1∶∶RUNX1T1 和 CBFB ∶∶MYH11 定量的上升与复发相关,是独立的预后因素。另外,NPM1 突变的检测也是 MRD 监测的一个重要靶点。

用于 AML 危险分层的指标经历了不断更新和完善,最初主要是白细胞数目、年龄等。随着对 AML 疾病发生发展认识的深入,发现 AML 患者的预后与染色体和基因异常显著相关,AML 预后分层也逐渐完善和细化,从 2006 版 NCCN 指南中,FLT3-ITD 只是作为临床推荐使用用的检测指标,到 2010 版 NCCN 指南中明确指出,c-KIT、FLT3-ITD、NPM1 和 CEBPA,再到 2018 版 NCCN 指南中新增的 IDH1、IDH2、TP53 等,预后分层进入了精准时代。

(二)精准预后分层新进展

近年来,随着 NGS 的广泛应用,在 AML 中越来越多的基因突变被发现,对于 AML 分子遗传学异常也有了新的认知。与 AML 预后相关的基因突变包括 FLT3、NPM1、CEBPA、IDH1/2、DNMT3A、KIT、TP53、RUNX1 和 ASXL1 等。不同基因突变之间及基因突变与核型异常有着复杂的共存或互斥关系。如 NPM1 常与 DNMT3A、FLT3-ITD 共突变,CEB-PA 常与 GATA2 共突变。各种基因突变在预后分层中也存在相互联系。比如伴有 NPM1 突变的 AML 只有在缺乏 FLT3-ITD(或具有低等位基因比率的 FLT3-ITD)突变的条件下才被划分为预后良好组,而 NPM1 突变与 ASXL1 或 RUNX1 突变同时存在时,则被划分为预后较差组。此外,还有一些与预后密切相关的基因突变,如在高危 MDS、高危 MPN 和继发性 AML 中发现 RNA 剪接(SRSF2、SF3B1、U2AF1、ZRSR2)、染色质(ASXL1、STAG2、BCOR、KMT2A、PTD、EZH2)或转录(RUNX1)调节因子的突变。基因组学特征为髓系肿瘤及白血病的诊断、风险评估、治疗决策、残留病监测、疾病进展和治疗耐药性提供了关键信息。

如何将影响 AML 预后的因素结合起来,建立有效的综合分层体系是一个至关重要的问题。随着分子诊断水平的不断深入,欧洲白血病网 2022 年关于遗传风险分层的建议(ELN 2022)更新提供了全面的基因组分类和预测模式,更新了 2017 年的建议(ELN 2017)。除了基线遗传学特征外,还强调了初始治疗反应和个体风险分层中早期 MRD 评估的重要性。在临床实践中,根据 MRD 的阳性与否,具有良好预后的 AML 患者可能被重新归类为中等风险,反之亦然。尤其是对于 *NPM1* 突变的 AML 患者来说更是如此。ELN 2022 更新部分见表 2-1-14,具体为以下几点:① 在新的风险分类中不再考虑 *FLT3*-ITD 等位基因比率,因此,所有具有 *FLT3*-ITD 的 AML 现在被归类为中等风险组。这一变化与标准化测定 *FLT3*-ITD 等位基因比率的方法学问题、基于米哚妥林为基础的治疗对无 *NPM1* 突变的 *FLT3*-ITD 的作用以及 MRD 在治疗决策中的作用增加有关。② 伴有骨髓增生异常相关基因突变的 AML 现在被归类为不良风险组。这些突变通常与继发性 AML 相关,在新发 AML 中也普遍存在,即使在没有骨髓增生异常相关的细胞遗传学异常的情况下,也表明存在不良风险。除了之前的 *ASXL1* 和/或 *RUNX1* 基因外,这类骨髓增生异常相关基因突变目前包括 *ASXL1*、*BCOR*、*EZH2*、*RUNX1*、*SF3B1*、*SRSF2*、*STAG2*、*U2AF1* 或 *ZRSR2* 基因中至少一种。③ 在 *NPM1* 突变的 AML 中存在的不良风险细胞遗传学异常现在定义为不良预后组。其他遗传学异常(如骨髓增生异常相关基因突变)是否也会对 *NPM1* 突变的 AML 产生不利的影响,有待更多研究。④ 研究表明,影响 *CEBPA* 碱基亮氨酸拉链(b ZIP)区域的框内突变无论双等位基因或单等位基因突变,具有良好的预后,因此现在被归类为预后良好组。⑤ 其他重现性细胞遗传学异常归类至不良预后组中,包括涉及 *MECOM* 基因的 t(3q26.2;v)或与 *KAT6A* ∷ *CREBBP* 融合基因相关的 t(8;16)(p11;p13)。⑥ 具有多个三体(或多体)的超二倍体核型不再被视为复杂核型和不良风险。

表 2-1-14　2022 年 ELN 对初诊 AML 风险分层

预后等级	2022 年 ELN 共识
	细胞/分子遗传学
预后良好	t(8;21)(q22;q22.1);*RUNX1 ∷ RUNX1T1*[a,b]
	inv(16)(p13.1q22)或 t(16;16)(p13.1;q22);*CBFB ∷ MYH11*[a,b]
	NPM1 突变[c] 不伴 *FLT3*-ITD
	CEBPA bZIP 区框内突变[d]
预后中等	*NPM1* 突变和 *FLT3*-ITD
	野生型 *NPM1* 伴 *FLT3*-ITD
	t(9;11)(p21.3;q23.3);*MLLT3 ∷ KMT2A*[e]
	细胞遗传学未分类为预后良好或预后不良
预后不良	t(6;9)(p23;q34.1);*DEK ∷ NUP214*
	t(v;11q23.3);*KMT2A* 重排[f]
	t(9;22)(q34.1;q11.2);*BCR ∷ ABL1*
	t(8;16)(p11;p13);*KAT6A ∷ CREBBP*

预后等级	2022 年 ELN 共识
	细胞/分子遗传学
预后不良	inv(3)(q21.3q26.2)或 t(3;3)(q21.3;q26.2);GATA2,MECOM(EVI1)
	-5 或 del(5q);-7;-17/abn(17p)
	复杂核型g,单体核型h
	ASXL1,BCOR,EZH2,RUNX1,SF3B1,SRSF2,STAG2,U2AF1 或 ZRSR2 突变i
	TP53 突变j

注:a. 主要基于在强化治疗患者中观察到的结果。在治疗过程中,根据 MRD 结果,初始风险分层可能会发生变化;b. 同时发生 KIT 和/或 FLT3 基因突变不会改变风险分类;c. AML 伴 NPM1 突变合并不良风险细胞遗传学异常被归类为不良风险;d. CEBPA 的碱性亮氨酸拉链(bZIP)区域的框内突变,无论是以单等位基因突变还是双等位基因变异出现,都与良好结果相关;e. 预后优于少见的、重现的不良基因突变;f 不包括 KMT2A 部分串联重复(PTD);g. 复杂核型:≥3 个不相关的染色体异常,不伴 WHO 确定的易位或倒位其中之一,包括 t(8;21),inv(16)或 t(16;16),t(9;11),t(v;11)(v;q23.3),t(6;9),inv(3)或 t(3;3);AML 伴 BCR∷ABL1;排除具有三个或三个以上三体(或多体)且无结构异常的超二倍体核型;h. 单体核型:存在两个或多个不同的单体(不包括 X 或 Y 丢失),或一个单一常染色体单体与至少一个染色体结构异常(不包括核心结合因子 AML)组合;i. 目前,如果这些标志物与预后良好 AML 亚型同时发生,则不应将其作为不良预后标志物;j. TP53 突变,变异等位基因频率至少为 10%,与 TP53 等位基因状态无关(单或双等位基因突变);TP53 突变与复杂核型单体核型密切相关。

除了 ELN 2022 风险分层所涉及的分子遗传学异常外,近年来,尚有其他未写入 ELN 指南但可能对预后有影响的基因,并且部分预后基因已列在 NCCN 指南中,分别阐述如下:

(1) IDH1/2 突变:IDH1 突变的预后研究报道不一。有研究显示,IDH1 突变在所有 AML 队列中对 OS 没有预后影响,但在 NK-AML 亚组中与预后不良相关。一项回顾性单中心研究结果提示,IDH1 突变的 AML 患者与年龄偏大、继发性 AML、ELN 高危组、细胞遗传学高危组有关,而 IDH2 突变的 AML 患者死亡风险低于 IDH1 突变者。IDH 突变对 AML 患者的预后与共存的突变基因有关。研究表明,NPM1 突变是影响接受强化疗且伴 IDH1 或 IDH2-R140 突变的初诊 AML 患者 OS 的主要因素。有研究者依据 3 项来自法国急性白血病协会的临床试验数据,回顾性分析了接受强化疗的伴 IDH 突变初诊 AML 患者预后。结果发现,在 IDH1-R132 突变队列中 NPM1 突变和野生型患者 3 年 OS 率分别为 65% 和 28%(P<0.0001),在 IDH2-R140 突变队列 NPM1 突变和野生型患者 3 年 OS 率分别为 77% 和 40%(P=0.01)。IDH 亚型与预后相关分析结果显示,IDH1-R132 突变对 OS 有益,IDH2-R172 突变患者的 DFS 有改善趋势。另外,高危、伴 IDH 突变的初诊 AML 患者在 CR1 时进行 HSCT,具有更长的 OS 和 DFS。

(2) DNMT3A 突变:DNMT3A 突变预后意义尚有争议。早年的研究发现,DNMT3A 突变在 AML 缓解期持续存在,但 DNMT3A 突变的转录水平对缓解持续时间和 OS 没有影响。其他研究则发现 DNMT3A 突变患者的 OS 和 RFS 显著低于野生型患者,特别是在伴有 NPM1 或 FLT3-ITD 突变的 NK-AML 患者中,DNMT3A 突变患者的 OS 和 DFS 显著降低,

提示 *DNMT3A* 是预后较差的分子指标。另一项研究发现,在年龄<60 岁的 NK-AML 患者中,无 *DNMT3A*-R882 突变与 DFS 和 OS 降低相关;而在≥60 岁的老年 NK-AML 患者中,*DNMT3A*-R882 突变与 DFS 和 OS 降低有关(R882 与非 R882 突变:3 年 DFS 3% vs 21%,$P=0.006$;3 年 OS 4% vs 24%,$P=0.01$)。因此,*DNMT3A* 突变的预后取决于患者的年龄及共突变的情况。

(3)*KIT* 突变:目前 *KIT* 突变对 CBF-AML 预后的意义仍存在争议。既往研究显示,*KIT* 突变与 CBF-AML 患者缓解持续时间缩短和 OS 降低有关。一项前瞻性、多中心研究发现,*KIT* 外显子 17 突变是 *RUNX1∷RUNX1T1* AML 患者的不良预后因素。另一项研究发现,*KIT* 突变对 CBF-AML 预后的影响与共突变基因有关,伴 *FLT3* 突变的 *KIT* CBF-AML 患者 EFS 率和 OS 率均显著低于 *FLT3* 突变阴性组(EFS:40.0% vs 72.3%,$P<0.05$;OS:60.0% vs 87.2%,$P<0.05$);伴 *TET2* 突变的患者 OS 率低于 *TET2* 突变阴性组(50.0% vs 87.5%,$P<0.05$)。因此,伴随基因突变(尤其 *FLT3* 和 *TET2* 突变)可增加 *KIT* 阳性 CBF-AML 患者的预后不良因素。一项单中心回顾性研究发现,*KIT* 突变亚型(D816 或 D820)是影响 CBF-AML 患者 RFS 和 OS 的独立不良因素。但是,allo-HSCT 可改善 *KIT* 突变 AML 患者的预后。

(4)*TET2* 突变:*TET2* 在 AML 中的突变率为 6%～27%,在 NK-AML 中为 6%～36%。目前关于 *TET2* 突变对 AML 预后的意义尚有争议。早年有研究发现 *TET2* 基因突变在不同 ELN 分组中预后不同,与野生型 *TET2* 相比,*TET2* 突变患者在 ELN 预后良好风险组中具有较低的 EFS、DFS 及 OS 率,而在 ELN 预后中等风险组则无明显预后意义。一项 Meta 分析结果显示,*TET2* 突变的 AML 患者具有显著降低的 CR、EFS 和 OS 率,是疗效和生存的不利预后因素。一项对 AML 患者基因突变谱的研究发现,*TET2* 突变不影响 AML 患者的 OS,但与不良 RFS 相关(*TET2* 突变 vs *TET2* 野生型 2 年 RFS:25.5% vs 76.5%,$P<0.001$)。*TET2* 对细胞遗传学预后中等组的 AML(2 年 RFS:0% vs 75.2%,$P=0.004$)和 NK-AML(2 年 RFS:0% vs 83.9%,$P<0.001$)的 RFS 具有不利影响。

综上所述,基因突变与 AML 预后密切相关,划分危险度分层对于 AML 精准治疗起着重要作用。这里尚有几个需要注意的问题:(1)界定危险分层是有时代局限性的,随着对分子水平研究的深入,可能发现新的预后预测指标,原有预测指标的危险级别可能改变。所以,不论是 ELN 还是 NCCN 或者是中国临床指南中,AML 的危险分层在不断更新中。(2)治疗方法的改进会显著影响预后分层。例如,随着 TKI 的使用,被划分为预后不良组的 AML 伴 *BCR∷ABL1*,其预后有可能会出现改变。另外,*FLT3* 抑制剂、*IDH* 抑制剂等靶向药物的应用,可能会影响这些类型 AML 预后,进而改变其危险度分层。(3)预后分层起预测作用,由于临床疾病的复杂性及 AML 的高度异质性,低危患者也可能非常难治,高危患者也可能预后改进。所以,精准医学时代虽然重视危险分层的研究,但同时也关注患者治疗后的效果,尤其是体现"MRD"监测的价值。把预后分层和 MRD 结合起来,是较全面的预后判断方法。(4)预后分层体系通常是基于标准的"7+3"诱导方案建立的,随着靶向药物及新的治疗方案的不断涌现,传统预后体系可能在某些病例中不适用。（5）精准的预后分层离不开精准的检测技术，但由于检测成本、精准仪器或技术限制，目前不是所有 AML 患者都能进行全面且精准的预后分层，因此制定和优化能在临床开展及普及的预后分层也是非常必要的。所以，AML 患者的治疗，现在已经进入一个"个体化"的精准治疗时代，我们要充分应用先进检测方法，对病人进行更精细的划分，以达到个体化的精准治疗。如何更好认识、更充分利用基因检测解决目前 AML 面临的诸多临床前沿问题，仍需要我们进一步的研究探索。

五、治疗

AML 的治疗通常分为诱导缓解、巩固治疗及维持治疗三个阶段。获得缓解是控制疾病的第一步，缓解后巩固及维持治疗对于患者预后生存亦非常重要。不接受缓解后治疗的患者，通常在 6～9 个月内复发。年轻、高危患者应接受更积极的治疗。老年患者因体能状态、化疗耐受性差等原因，往往耐受不了强化疗方案，因此需要采用高效、低毒的方案。此外，重视不同时间点 MRD 的动态检测对决定后续治疗方案非常重要。

（一）传统治疗

【APL 的治疗】

2010 年 NCCN 指南首次提出根据初始 WBC 数进行分层治疗，并明确标识了每一种方案的用法用量。在 2010 年以前，NCCN 指南对于 APL 的治疗每年都有细微变化，但总体的治疗原则如下：

诱导治疗：ATRA＋蒽环类［包括柔红霉素（DNR）、去甲氧柔红霉素（IDA）］为主的化疗；不能耐受蒽环类的予 ATRA＋ATO。诱导治疗失败者：若 ATRA＋蒽环类诱导失败，可选择砷剂再诱导或行 allo-HSCT；若 ATRA＋砷剂诱导失败，可选择临床试验、allo-HSCT。

巩固治疗：化疗是 Ⅰ 类推荐，予以 ATRA（2 周/疗程）＋蒽环类为主的化疗 2 个疗程。

维持治疗：2009 年以前的维持治疗 NCCN 指南推荐 ATRA 维持治疗 1～2 年。而 2009 年 NCCN 指南指出，将 1～2 年的 ATRA 维持治疗由 1 类推荐更改为 2A 类推荐，可能原因是研究发现对于巩固治疗后 *PML∷RARA* 转阴的患者没有从 ATRA 维持治疗中获益。

【AML 的治疗（非 APL）】

年龄是影响化疗效果和耐受性的关键因素，由于≥60 岁患者不良遗传学和骨髓增生异常、多药耐药的发生率高、影响患者耐受强化疗的合并症增加，各指南将 60 岁作为分界点，制订针对不同年龄组的治疗方案。2017 年以前的治疗方案变化不大，总体的治疗原则如下：

1. 年龄＜60 岁

（1）诱导治疗：

① 临床试验（首选）；② 标准"7＋3"方案；③ DA（"7＋3"）＋克拉屈滨；④高剂量阿糖胞苷（Ara-C）＋蒽环类。

标准剂量 Ara-C 诱导后，存在明显的残留白血病细胞（≥10%）：① 高剂量 Ara-C（HiDAC）；② 标准剂量 Ara-C＋蒽环类。原始细胞少量残留者：标准剂量 Ara-C＋蒽环类。

高剂量 Ara-C 诱导后,存在明显的残留白血病细胞(≥10%):① 临床试验;② HSCT;③ 其他挽救方案;④ 支持治疗。诱导失败者:① 临床试验;② HSCT;③ HiDAC＋蒽环类;④ 其他挽救方案;⑤ 支持治疗。

(2) 巩固治疗:

低危:① 临床试验;② HiDAC 3～4 个疗程;③ HiDAC 为基础的方案 1～2 个疗程后行 auto-HSCT。

中危:① 临床试验;② allo-HSCT;③ HiDAC 3～4 个疗程;④ HiDAC 为基础的方案 1～2 个疗程后行 auto-HSCT。

高危:① 临床试验;② allo-HSCT。

(3) 监测(完成巩固后):

血常规 1～3 个月一次,共 2 年,以后每 3～6 个月一次,达 5 年。当外周血有异常时行骨髓穿刺监测。

2. 年龄≥60 岁

根据体能状态(PS)进行分类,

(1) 诱导治疗:

PS 0～2:① 临床试验;② 标准"7＋3"方案;③ 低强度治疗(皮下注射 Ara-C、去甲基化药物阿扎胞苷或地西他滨)。

PS＞2:① 临床试验;② 低强度治疗(皮下注射 Ara-C、去甲基化药物);③ 最好的支持治疗(羟基脲、输血支持等)。

诱导治疗后(结束后 7～10 天)有原始细胞残留:① 临床试验;② 标准"7＋3"方案;③ 符合移植标准者可行减低强度 HSCT;④ 等待恢复;⑤ 支持治疗。增生低下者等待恢复。

(2) 巩固治疗:血象恢复后(4～6 周):

CR 后:① 临床试验;② 减低强度 HSCT;③ 标准剂量 Ara-C±蒽环类;④ 中剂量 Ara-C 1～2 个疗程;⑤ 继续低强度方案直至进展。

诱导失败:① 临床试验;② 在临床试验中行减低强度的 HSCT;③ 最好的支持治疗。

(3) 监测:同年龄＜60 岁的情况。

3. 复发 AML

(1) 临床试验;(2) 挽救化疗继之 HSCT;(3) 重复以前有效的诱导方案。所有患者治疗期间行腰穿＋鞘注预防或治疗中枢神经系统白血病。

总而言之,AML 传统标准方案仍以"7＋3"进行诱导缓解,获得 CR 后予以中大剂量 Ara-C 进行缓解后治疗,或进行 allo-HSCT。由于 AML 是一类具有高度异质性的恶性肿瘤,经传统方案治疗仍有约 40% 的患者未达到 CR,且 OS 低。虽然 HSCT 可最大限度地治疗 AML,但限于 allo-HSCT 供体来源不足或匹配度较低以及经济条件等因素,使得适用人群有限,因此需要寻找和开发 AML 的新靶点及新药物。

（二）精准治疗新进展

AML 的精准诊断是以形态学、免疫学、细胞遗传学和分子生物学为基础的 MICM 分型诊断。随着对基因突变、染色体核型、融合基因、表观遗传学等研究的深入，AML 的预后分层体系和治疗模式都发生了极大变化。根据细胞遗传学和基因突变情况，既往已明确提出 AML 低危、中危、高危危险度分层体系。目前随着 NGS 高速发展，精准分子诊断在 AML 的分型诊断、预后、靶向治疗、疗效评价和复发预测等方面都发挥着重要作用，为患者带来更多临床获益。

【APL 的治疗新进展】

2023 年 NCCN 指南对 APL 的治疗推荐如下：

低危患者的治疗：

ATRA＋ATO 方案为低危患者的标准诱导治疗方案，之后进行巩固治疗（约半年）和维持治疗（两年），其简要流程如图 2-1-2。

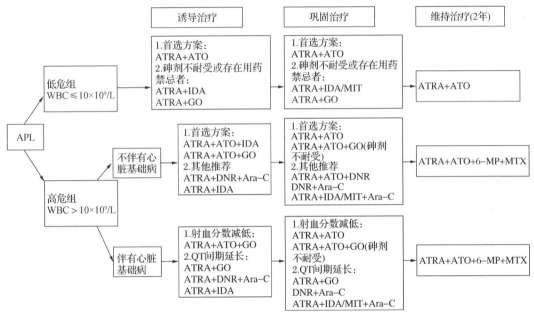

图 2-1-2　APL 患者治疗流程

高危患者的治疗：

对于伴有心脏基础病的患者，诱导方案多为 ATRA 联合吉妥珠单抗奥佐米星（Gemtuzumab ozogamicin，GO）或其他非蒽环类化疗药物。对于不伴有心脏基础疾病的高危患者，诱导方案多为 ATRA 联合蒽环类药物。在巩固治疗阶段给予腰穿鞘注预防中枢神经系统白血病，之后进行两年的维持治疗。其简要流程见图 2-1-2。

复发 APL：

ATRA＋ATO 治疗后早期复发（＜6 个月）一般采用蒽环类为基础的化疗或 GO 再诱导；既往未接触 ATO 或 ATRA＋蒽环类药物治疗后早期复发（＜6 个月）者选用 ATO＋ATRA±GO 再诱导；接受过包含 ATO 方案治疗的晚期复发（≥6 个月）选用 ATO±ATRA±蒽环类或

GO 再诱导。

诱导缓解后应进行鞘内注射预防中枢神经系统白血病。获得再次缓解（细胞形态学）者进行 *PML∶∶RARA* 融合基因检测，融合基因阴性者行 auto-HSCT 或砷剂巩固治疗（不适合移植者）6 个疗程；融合基因阳性者进入临床试验或行 allo-HSCT。再诱导未缓解者可加入临床试验或 allo-HSCT。

APL 的"chemo-free"无化疗治疗模式是目前关注点，一项研究纳入 20 例初诊的非高危 APL 患者，采用口服砷剂＋ATRA 治疗。结果显示所有患者均达到 CR，*PML∶∶RARA* 转阴，平均 OS 为 4 年，实现了全口服无化疗治疗模式。另一项研究纳入 109 例非高危 APL 患者，按 2∶1 的比例随机给予口服砷剂＋ATRA 或静脉注射砷剂＋ATRA 诱导治疗，直至达到 CR。缓解后患者接受为期 7 个月的巩固治疗，ATRA 用 2 周停 2 周（7 个周期），砷剂（口服或静脉给药）用 4 周停 4 周（4 个周期），结果显示口服给药组非劣效于静脉给药组。

对于高危 APL 患者，一项研究 ATRA＋砷剂的"全口服无化疗的缓解后治疗模式"治疗 20 例高危组 APL 患者，中位随访 33 个月，结果显示患者治疗后在 3 个月和 6 个月时的完全分子学缓解（CMR）率分别为 85％和 100％，患者在缓解后治疗期间恢复了正常生活方式。该治疗模式在高危组 APL 患者中安全有效，并且能有效降低医疗成本、提高患者生活质量。

【AML 的治疗新进展】

2017 年起，AML 的治疗迎来重大进展，FDA 连续批准了多种治疗 AML 的药物（表 2-1-15 列举了近年来 FDA 批准的治疗 AML 的新药及作用机制和适应证），并取得了可喜的临床疗效，改善了 AML 患者的预后。

表 2-1-15　近年来 FDA 新批准的 AML 治疗药物

药物	作用机制	适应证
米哚妥林	*FLT3* 抑制剂	新诊断 *FLT3* 突变 AML
吉瑞替尼	*FLT3* 抑制剂	复发/难治性 *FLT3* 突变 AML
艾伏尼布	*IDH1* 抑制剂	复发/难治性 *IDH1* 突变 AML
恩西地平	*IDH2* 抑制剂	新诊断或难治性 *IDH2* 突变 AML
维奈克拉＋HMA 或 LDAC	BCL2 抑制剂＋去甲基化药物或嘧啶类抗代谢药物	新诊断≥75 岁或不适合强诱导化疗的 AML
Glasdegib＋LDAC	刺猬信号通路抑制剂＋抗代谢药物	新诊断≥75 岁或不适合强诱导化疗的 AML
CPX-351	柔红霉素和阿糖胞苷脂质体组合	新诊断 AML-MRC 和治疗相关 AML
GO	CD33 单克隆抗体化疗药物耦合药物	新诊断和复发难治性 CD33 阳性 AML

注：HMA：去甲基化药物；LDAC：低剂量阿糖胞苷；AML-MRC：AML 伴骨髓增生异常相关改变；GO：吉妥珠单抗奥佐米星。

2023 年 NCCN 指南对 AML 治疗做出了以下更新：诱导治疗去除了年龄作为决定性因素；维持治疗新增 HMA（阿扎胞苷、地西他滨）、*FLT3* 抑制剂（米哚妥林、吉瑞替尼）等药物。2023

新版指南仍依据 2022 年 ELN 风险分层作为治疗选择的依据。

1. 诱导治疗

● 适合强化诱导者

（1）良好风险 AML（CBF-AML、*NPM1* 突变/*FLT3* 野生型 AML、*CEBPA-bZIP*）：优先推荐：标准"7＋3"（柔红霉素）＋GO（CD33 阳性）。其他推荐：标准"7＋3"（柔红霉素或去甲氧柔红霉素）；"7＋3"（米托蒽醌）（≥60 岁）；FLAG-IDA（氟达拉滨＋HiDAC＋G-CSF－去甲氧柔红霉素）＋GO（2B 类，>60 岁患者慎用）。

（2）伴 *FLT3*-ITD/TKD 突变的 AML：标准"7＋3"（柔红霉素）＋米哚妥林。

（3）中等风险 AML：优先推荐：标准"7＋3"（柔红霉素或去甲氧柔红霉素）（1 类）；"7＋3"（米托蒽醌）（≥60 岁）。其他推荐：标准"7＋3"（柔红霉素）＋GO（CD33 阳性）；FLAG-IDA＋GO（2B 类，>60 岁患者慎用）；FLAG-IDA＋维奈克拉（3 类）。

（4）伴/不伴 *TP53* 突变或 del17p 异常的不良风险 AML：标准"7＋3"（柔红霉素或去甲氧柔红霉素）（1 类）；"7＋3"（米托蒽醌）（≥60 岁）；HiDAC＋去甲氧柔红霉素或柔红霉素＋依托泊苷（≤45 岁患者 1 类，其他年龄患者 2B 类）；FLAG-IDA（2B 类）；FLAG-IDA＋维奈克拉（3 类）；地西他滨（1～5 天）＋维奈克拉；地西他滨（1～10 天）＋维奈克拉（3 类）；阿扎胞苷＋维奈克拉；LDAC＋维奈克拉；低强度治疗［阿扎胞苷（2B 类）或地西他滨］。

（5）除 CBF-AML 外的治疗相关 AML、MDS/CMML 转化的 AML、AML 伴骨髓增生异常相关改变（AML-MRC）：标准"7＋3"（柔红霉素或去甲氧柔红霉素）；CPX-351/柔红霉素和阿糖胞苷脂质体组合（≥60 岁，1 类；<60 岁，2B 类）；地西他滨（1～5 天）＋维奈克拉；阿扎胞苷＋维奈克拉；LDAC＋维奈克拉；低强度治疗（阿扎胞苷或地西他滨）。

标准剂量阿糖胞苷诱导后随访/再诱导（治疗开始 14～21 天进行骨髓穿刺检查随访）方案选择：

（1）骨髓增生不低且存在明显的残留白血病细胞者（≥10％）：HiDAC；标准"7＋3"；标准"7＋3"＋米哚妥林（第 21 天进行骨髓穿刺检查：*FLT3*-ITD/TKD 突变）；CPX-351/柔红霉素和阿糖胞苷脂质体组合（≥60 岁，1 类；<60 岁，2B 类）（除 CBF-AML/APL 外的治疗相关 AML、MDS/CMML 转化的 AML、AML-MRC）（仅在诱导治疗时给予；开始治疗后 14～21 天进行骨髓穿刺检查）；见诱导治疗无反应的治疗方法。

（2）残留白血病细胞 5％～10％（若不明确，考虑 7 天内重复骨髓穿刺检查）：标准"7＋3"；标准"7＋3"＋米哚妥林（第 21 天骨穿检测 *FLT3*-ITD/TKD 突变）；中剂量阿糖胞苷；HiDAC。

（3）骨髓增生低下，残留白血病细胞<5％：等待恢复。

在 ANC≥1.0×10⁹/L 和血小板计数≥100×10⁹/L 后进行骨髓穿刺检查评估缓解状态。如果治疗后第 35 天没有血液学恢复的证据，则进行骨髓穿刺检查。如果在第 35 天出现恢复，但尚未达到 ANC≥1.0×10⁹/L 和血小板计数≥100×10⁹/L 的水平，则再等待一周进行骨髓穿刺检查。无论血液学恢复程度如何，所有患者都应在治疗后第 42 天进行骨髓穿刺检查。骨穿时应包括细胞遗传学和分子学检查，以评估 MRD。达到 CR 的患者，进入巩固治疗。对于诱导缓解失败的患者：匹配的同胞或替代供者的 allo-HSCT；HiDAC±蒽环类药物（柔红霉素或去甲氧柔红霉素），用于在等待合适供者时无法进行临床试验的患者；参照复发/难治 AML 的治疗；最佳支持治疗。

不良风险 AML 大剂量阿糖胞苷诱导后随访：

（1）骨髓增生不低且存在明显的残留白血病细胞者（≥10%）：参照复发难治患者的治疗；最佳支持治疗。

（2）骨髓增生减低伴少量残留白血病细胞者（若不明确，考虑在继续治疗前 5～7 天内重复骨髓穿刺检查）：等待恢复。

（3）骨髓增生低下，残留白血病细胞<5%：等待恢复。

在 ANC≥1.0×10^9/L 和血小板计数≥100×10^9/L 后进行骨髓穿刺检查评估缓解状态。如果治疗后第 35 天没有血液学恢复的证据，则进行骨髓穿刺检查。如果在第 35 天出现恢复，但尚未达到 ANC≥1.0×10^9/L 和血小板计数≥100×10^9/L 的水平，则再等待一周进行骨髓穿刺检查。无论血液学恢复程度如何，所有患者都应在治疗后第 42 天进行骨髓穿刺检查。骨穿时应包括细胞遗传学和分子学检查，以评估 MRD。对于达到 CR 的患者，进入巩固治疗。对于诱导缓解失败的患者：参照复发/难治 AML 的治疗；匹配的同胞或替代供者的 allo-HSCT；最佳支持治疗。

• 不适合强化诱导者

对于不适合强化诱导治疗的 AML 患者，选择低强度诱导治疗：

（1）无特殊靶点的 AML：优先推荐：阿扎胞苷＋维奈克拉（1 类）；地西他滨（1～5 天）＋维奈克拉。其他推荐：LDAC＋维奈克拉；阿扎胞苷或地西他滨；Glasdegib＋LDAC；GO（CD33 阳性）（2B 类）；LDAC（2B 类）；最佳支持治疗（羟基脲、输血支持）。

（2）*IDH1/IDH2* 突变：优先推荐：阿扎胞苷＋维奈克拉（1 类）；艾伏尼布＋阿扎胞苷（1 类）（仅 *IDH1* 突变）；地西他滨（1～5 天）＋维奈克拉；艾伏尼布（仅 *IDH1* 突变），恩西地平（仅 *IDH2* 突变）。其他推荐：LDAC＋维奈克拉；阿扎胞苷，地西他滨。某些情况下可用：恩西地平＋阿扎胞苷（仅 *IDH2* 突变）（2B 类）。

（3）*FLT3* 突变：优先推荐：阿扎胞苷＋维奈克拉（1 类）；地西他滨（1～5 天）＋维奈克拉。其他推荐：LDAC＋维奈克拉；阿扎胞苷或地西他滨或索拉非尼；HMA（阿扎胞苷或地西他滨）＋索拉非尼。某些情况下可用：吉瑞替尼＋阿扎胞苷（2B 类）。

低强度诱导治疗后的随访（骨髓穿刺检查评估疾病缓解状态）：

（1）缓解者：allo-HSCT；继续采用之前诱导治疗的低强度方案；单药 GO 持续最多 8 个周期（CD33 阳性）（2B 类）。

（2）未缓解或进展：见复发/难治 AML 的治疗；最佳支持治疗（羟基脲、输血支持）。

2. 巩固治疗

巩固治疗依然依据年龄进行分类治疗。

（1）年龄＜60 岁：

① 良好风险 AML(*CBF-AML*、*NPM1* 突变/*FLT3* 野生型 AML、CEBPA-bZIP)：HiDAC ±GO(CD33 阳性，*NPM1* 突变、*FLT3* 野生型)；中剂量阿糖胞苷＋柔红霉素＋GO(CD33 阳性)。

② 伴 *FLT3*-ITD/TKD 突变的 AML 及中等风险 AML：匹配的同胞或替代供者的 allo-HSCT；HiDAC±米哚妥林(*FLT3* 突变)；HiDAC；中剂量阿糖胞苷＋柔红霉素＋GO(CD33 阳性)。

③ 伴 *TP53* 突变或 del17p 异常的不良风险 AML、除 CBF-AML 外的治疗相关 AML、MDS/CMML 转化的 AML、AML-MRC：匹配的同胞或替代供者的 allo-HSCT；HiDAC；CPX-351/柔红霉素和阿糖胞苷脂质体组合(仅在诱导期间给予)；继续使用低强度诱导方案(如 HMA[阿扎胞苷或地西他滨]＋维奈克拉)。

（2）年龄≥60 岁：

① 良好风险 AML(*CBF-AML*、*NPM1* 突变/*FLT3* 野生型 AML、*CEBPA-bZIP*)：标准剂量阿糖胞苷(5 天或 7 天)±(去甲氧柔红霉素或柔红霉素或米托蒽醌)；中剂量阿糖胞苷；中剂量阿糖胞苷＋柔红霉素＋GO(CD33 阳性)；allo-HSCT。

② 伴 *FLT3*-ITD/TKD 突变的 AML：中剂量阿糖胞苷＋米哚妥林；allo-HSCT。

③ 中等风险 AML：中剂量阿糖胞苷；allo-HSCT。

④ 高危 AML 伴 *TP53* 突变或 del17p 异常、除 CBF-AML 外的治疗相关性 AML、MDS/CMML 前驱史、AML-MRC 者：allo-HSCT；继续使用低强度诱导方案[如 HMA(阿扎胞苷或地西他滨)＋维奈克拉]；CPX-351/柔红霉素和阿糖胞苷脂质体组合(仅在诱导期间给予)；含中剂量阿糖胞苷的方案(仅在诱导期间给予)。

3. 维持治疗

（1）有中度或不良风险疾病的患者(曾接受过强化化疗，现处于缓解期；未巩固、完成部分巩固或推荐的巩固疗程并且无 allo-HSCT)：口服阿扎胞苷维持治疗，直至疾病进展或不能耐受(1 类，年龄≥55 岁首选)；HMA 维持治疗直至进展或不可耐受毒性：阿扎胞苷、地西他滨。

（2）allo-HSCT 后、缓解期 *FLT3* 突变患者：*FLT3* 抑制剂维持治疗：索拉非尼、米哚妥林(2B 类)、吉瑞替尼(2B 类)。

（3）以上两种情况均不适用：不推荐维持治疗。

4. 监测和复发后治疗

血常规 1~3 个月一次，共 2 年，以后每 3~6 个月一次，达 5 年。当外周血有异常时行骨髓穿刺检查。若无同胞供者，则患者应在首次复发时寻找合适供体，同时进行其他治疗。复发的患者进行全面的遗传学检查确定驱动基因突变，可选择的方案有：临床试验(推荐)、靶向治疗继之匹配的同胞或替代供者的 allo-HSCT、化疗继之匹配的同胞或替代供者的 allo-HSCT、重复以前有效的诱导方案(诱导方案后≥12 个月复发)；最佳支持治疗。

5. 复发/难治 AML(R/R AML)

(1) 临床试验。

(2) 靶向治疗:① *FLT3*-ITD 突变 AML:吉瑞替尼(1 类);HMA(阿扎胞苷或地西他滨)＋索拉非尼;② *FLT3*-TKD 突变 AML:吉瑞替尼(1 类);③ *IDH2* 突变 AML:恩西地平;④ *IDH1* 突变 AML:艾伏尼布、Olutasidenib;⑤ CD33 阳性 AML:GO。

(3) 对耐受患者给予积极治疗:克拉屈滨＋阿糖胞苷＋G-CSF±米托蒽醌或去甲氧柔红霉素;HiDAC(若在既往治疗中未使用)±(去甲氧柔红霉素或柔红霉素或米托蒽醌);氟达拉滨＋阿糖胞苷＋G-CSF±去甲氧柔红霉素;依托泊苷＋阿糖胞苷±米托蒽醌;氯法拉滨±阿糖胞苷±去甲氧柔红霉素。

(4) 非高强度治疗:HMA(阿扎胞苷或地西他滨);LDAC(2B 类);维奈克拉±HMA/LDAC。

新治疗方式出现和循证证据的积累也不断推动了 NCCN 指南更新,较 AML 的传统治疗相比,AML 的治疗在依据不同遗传学风险制定不同的治疗策略、依据 MRD 状态指导 CR 后治疗选择、新型靶向药物的应用等方面取得了重大进展。以下我们对 NCCN 指南的更新内容及其临床循证证据归纳如下:

(1) 既往对于 AML 的诱导治疗方案的选择,患者年龄因素(是否≥60 岁)往往是策略制定的决定因素之一,2023 版 NCCN 指南删除了此因素,根据患者是否适合接受强化治疗,后续根据风险分层及是否有可选择的治疗靶点而给予相应治疗方案。同时也为适合强化治疗的≥60 岁患者提供了更多选择。对于≥60 岁的 AML 患者,建议使用体能状态,预后不良特征(不伴有预后良好的细胞遗传学或分子标志的新诊断 AML、治疗相关 AML、前期血液疾病史)以及合并症来指导治疗选择,而不是仅仅依据患者的年龄。尽管 NCCN 指南强调依据老年综合评估指导治疗,但并未明确界定"fit"和"unfit"的标准。

(2) 对于不适合强化诱导治疗的患者,2023 指南新增了两项基于阿扎胞苷的双药联合的方案,分别是恩西地平＋阿扎胞苷方案(用于 *IDH2* 突变患者)、吉瑞替尼＋阿扎胞苷方案(用于 *FLT3* 突变患者)。

(3) 2023 版指南对接受强化诱导治疗的患者的风险分层进行了调整,调整后的风险分层同 ELN2022 更新的风险分层,见表 2 - 1 - 14。其更新要点主要是不再区分 *FLT3*-ITD 突变的频数高低,*FLT3*-IDT 突变伴或不伴 *NPM1* 突变患者,均属于中危组。在预后不良组中新增 t(8;16)(p11. 2;p13. 3)/*KAT6A ∷ CREBBP* 及 *BCOR*、*EZH2*、*SF3B1*、*SRSF2*、*STAG2*、*U2AF1* 和/或 *ZRSR2* 突变。

(4) 2023 指南对 AML 的巩固治疗策略进行了广泛修订,以提供基于年龄和不同风险人群的巩固治疗建议。

(5) 在维持治疗的推荐中,中度或不良风险疾病患者:2023 指南新增 HMA(阿扎胞苷、地西他滨)维持治疗直至进展或不可耐受毒性;allo-HSCT 后、缓解的 *FLT3*-ITD 突变患者:*FLT3* 抑制剂维持治疗方案新增米哚妥林、吉瑞替尼。

(6) 在适合强诱导化疗的 AML 患者的诱导治疗中,2023 版指南再次肯定了新型靶向治疗药物的地位。维奈克拉、GO、米哚妥林是指南中推荐药物,与传统化疗相比,这些药物给 AML 患者带来了明显的疗效和生存优势。

(7) 在不适合强诱导化疗患者的诱导治疗中,无论是否有基因突变,维奈克拉联合 HMA 均作为优选。在 2023 版 NCCN 指南中依然将维奈克拉＋HMA 放在优先选择的地位,并将维奈克拉联合阿扎胞苷方案作为 1 类推荐。对比 *FLT3* 抑制剂、*IDH1/2* 抑制剂,维奈克拉联合阿扎胞苷治疗≥60 岁 AML 患者的疗效相似或更优,具体见表 2-1-16。

表 2-1-16 维奈克拉联合阿扎胞苷对比 *FLT3* 抑制剂、*IDH1/2* 抑制剂的疗效及生存

治疗方案	入组患者	遗传突变类型	ORR(%)	总生存	
				OS(月)	中位随访时间(月)
维奈克拉联合阿扎胞苷	≥75 岁不适合强化诱导的新诊断 AML	*IDH1/IDH2* 突变	75.4	24.5	20.5
IDH1 抑制剂艾伏尼布	≥60 岁且不适合接受强化诱导的新诊断 AML	*IDH1* 突变	54.5	12.6	23.5
IDH2 抑制剂恩西地平	≥75 岁的新诊断 AML	*IDH2* 突变	30.8	11.3	12
维奈克拉联合阿扎胞苷	≥75 岁不适合强化诱导的新诊断 AML	*FLT3* 突变	72.4	13.3	20.5
FLT3 抑制剂索拉非尼＋阿扎胞苷	≥60 岁且不适合接受强化诱导的新诊断 AML	*FLT3* 突变	78	8.3	63

AML 的治疗正迎来精准治疗时代。*FLT3* 突变是 AML 最常见的基因突变类型之一,2023 版指南将 *FLT3* 抑制剂(米哚妥林、吉瑞替尼)用于伴 *FLT3* 突变 AML 患者的维持治疗,增加该类患者维持治疗的选择。

【靶向治疗】

近年来也在不断探索新的治疗方案和新的药物,其中以靶向治疗为目前的研究热点。这里对 AML 的靶向治疗进展总结如下。

1. 靶向基因突变的小分子抑制剂

(1) *FLT3* 抑制剂:第一代 *FLT3* 抑制剂,如米哚妥林(蛋白激酶 C 抑制剂)、舒尼替尼(VEGFR 抑制剂)、索拉非尼(RAF 抑制剂)、来他替尼和波纳替尼(*BCR∶∶ABL* 抑制剂)是多靶点激酶抑制剂,反应持续时间短。第二代 *FLT3* 抑制剂包括奎扎替尼(Quizartinib)、吉瑞替尼(Gilteritinib)和培西达替尼(Pexidartinib)等,被认为比第一代更具选择性和更少脱靶。目前米哚妥林和吉瑞替尼被 FDA 批准用于 *FLT3* 突变的 AML 患者。

米哚妥林:一项全球多中心前瞻性研究显示,米哚妥林与标准化疗联合可以提高 *FLT3* 突变 AML 患者的中位 OS(74.7 个月 vs 25.6 个月,$P=0.009$),且米哚妥林对 OS 的改善与

FLT3-ITD/TKD 等位基因突变比率无关。一项Ⅲ期临床研究发现,米哚妥林联合化疗在年轻和老年患者中均具有较高的缓解率,<60 岁患者中 CR/CRi 率为 83.5%,60～70 岁为 82.5%,>70 岁组为 64.1%。allo-HSCT 后增加米哚妥林维持治疗能够延长 FLT3 突变患者的 OS 和 EFS,但是米哚妥林的毒副作用也是需要关注的问题。近期一项研究回顾性分析了接受强化诱导和 allo-HSCT 的 AML 患者的资料,米哚妥林治疗虽然没有发现高的非复发死亡率,但米哚妥林治疗是心血管不良事件的独立危险因素,因此在治疗过程中需要密切监测心血管事件。

索拉非尼:是 RAF 激酶、VEGFR-2、KIT 和 FLT3 的多靶向小分子抑制剂,具有下调 MAPK 通路 Mcl-1(髓细胞白血病-1)和抑制生长的活性。来自德国的一项Ⅱ期临床试验证实,索拉非尼可以提高初治 AML 患者的 EFS 率,这项研究纳入了 276 名 18～60 岁的初诊 AML 患者,比较在标准化疗中加入索拉非尼和安慰剂对照的生存和不良反应,中位随访 36 个月,索拉非尼组的中位 EFS、3 年和 5 年 EFS 率均显著高于安慰剂组;安全性方面,索拉非尼组 3 级及以上的不良反应如发热、腹泻、出血、心脏事件、手足皮肤反应和皮疹的发生率高于安慰剂组。我国一项开放、随机、Ⅲ期多中心临床试验,在 FLT3-ITD 阳性 AML 患者移植后 30～60 天给予索拉非尼维持或无维持治疗,主要终点为 1 年累积复发率,结果显示移植后索拉非尼维持治疗可降低复发率。但是,我们需要注意索拉非尼在移植后维持治疗中的安全性问题,一项真实世界的研究表明,索拉非尼在 allo-HSCT 治疗 FLT3-ITD AML 后的维持治疗过程中,60% 的患者因相关毒性而中断治疗,但因该研究样本量较少,需要扩大样本量进一步证实索拉非尼在移植后维持治疗的安全性问题。

吉瑞替尼:是一种新型、高选择性、Ⅰ型口服 FLT3 抑制剂,具有抗 FLT3-ITD 和 TKD 突变的活性,是美国和欧洲批准用于治疗 R/R FLT3 突变 AML 的酪氨酸激酶抑制剂。一项Ⅲ期临床试验结果显示吉瑞替尼在 FLT3 突变的 R/R AML 患者中单药 CR/CRi 率为 34%,挽救性化疗组为 15.3%,吉瑞替尼组的中位 OS 显著高于化疗组(9.3 个月 vs 5.6 个月,P<0.001),此外,该研究发现吉瑞替尼可降低约 36% 的死亡风险,作为移植后病人的维持治疗方案,可改善远期生存。一项旨在评估吉瑞替尼＋阿扎胞苷与阿扎胞苷单药治疗新诊断、不适合强化疗、伴 FLT3 突变 AML 患者的疗效和安全性的国际、随机、开放、Ⅲ期研究中发现,吉瑞替尼＋阿扎胞苷对比阿扎胞苷单药的 CR/CRi 率更高(58.1% vs 26.5%,P<0.001),但两组 mOS 无统计学差异。

奎扎替尼:是一种口服、高效、选择性的Ⅱ型 FLT3 抑制剂。一项多中心Ⅲ期临床试验显示,奎扎替尼单药治疗 FLT3-ITD 突变 R/R AML 与挽救化疗相比能取得生存获益,mOS 分别为 6.2 个月和 4.7 个月(P=0.02)。欧洲一项随机、双盲、安慰剂对照的Ⅲ期临床试验,比较了奎扎替尼和安慰剂分别联合化疗对 18～75 岁 FLT3-ITD 阳性新诊断 AML 患者 OS 的影响,中位随访 39.2 个月,奎扎替尼组较安慰剂组延长了患者的 OS(mOS 31.9 vs 15.1 个月,P=0.032)。

培西达替尼:是一种选择性的 CSF1R、KIT 和 FLT3-ITD 小分子激酶抑制剂,FDA 批准用于治疗腱鞘巨细胞瘤。培西达替尼在 AML 中研究主要针对 R/R AML 患者,其单药治疗

R/R AML 的 Ⅰ/Ⅱ 期研究表明 CR/CRi 率为 11%。剂量扩大组和达 CR/CRi 患者的 mOS 分别为 3.7 和 8.8 个月。

（2）*IDH* 抑制剂

艾伏尼布（Ivosidenib，AG-120）：是一种口服小分子 *IDH1* 突变抑制剂。艾伏尼布目前被 FDA 批准用于 R/R *IDH1* 突变的 AML、与阿扎胞苷联合用于新诊断的 *IDH1* 突变的 AML。一项 Ⅰ 期临床试验结果显示，艾伏尼布治疗 *IDH1* 突变的 R/R AML 的 ORR 为 41.6%，CR/CRi 率为 30.4%，主要不良反应是 QT 间期延长（7.8%）、*IDH* 分化综合征（3.9%）、贫血（2.2%）、血小板减少（3.4%）和白细胞增多（1.7%）。在 *IDH1* 突变的初诊 AML 患者中，研究显示艾伏尼布单药治疗的 CR/CRi 率为 42.4%，中位随访 23.5 个月，mOS 为 12.6 个月，总体耐受性良好。一项全球、随机、双盲 Ⅲ 期试验结果显示，针对新诊断的不适合强化疗的 *IDH1* 突变的 AML 患者，艾伏尼布联合阿扎胞苷对照安慰剂联合阿扎胞苷组显著提高了 CR 率（47.2% vs 14.9%；$P<0.0001$），延长了 OS（24 个月 vs 7.9 个月，$P=0.001$）。

恩西地平（Enasidenib，AG221）：是一种口服小分子 *IDH2* 突变抑制剂，被 FDA 批准用于治疗 *IDH2* 突变的成人 R/R AML。一项开放标签、随机的 Ⅲ 期临床试验比较了恩西地平与常规方案（如阿扎胞苷、中剂量阿糖胞苷、LDAC 或支持治疗）在老年 R/R AML 患者中的疗效，结果显示，单药恩西地平比常规化疗组延长了 mEFS（4.9 个月 vs 2.6 个月，$P=0.008$）。一项评估恩西地平＋阿扎胞苷与阿扎胞苷单药治疗新诊断、不适合强化化疗、伴 *IDH2* 突变 AML 患者的疗效和安全性的开放、Ⅰb/Ⅱ 期临床研究，结果显示恩西地平＋阿扎胞苷对比阿扎胞苷单药有更高的 ORR 率（74% vs 36%，$P=0.0003$）和 CR 率（54% vs 12%，$P<0.0001$）。

临床研究结果显示，艾伏尼布或恩西地平联合标准"7＋3"方案治疗 *IDH1* 或 *IDH2* 突变的初诊 AML 也取得较好疗效。联合用药与单药的安全性基本一致，*IDH* 分化综合征的发生频率较低，接受艾伏尼布的患者 QT 间期延长的频率和程度与单药相似，接受恩西地平治疗患者中更多发生总胆红素升高。

（3）*TP53* 突变抑制剂：抑癌基因 *TP53* 编码肿瘤蛋白 p53，作为一个多功能转录因子，在调控细胞周期、凋亡、分化、DNA 修复和保持基因稳定性等方面发挥重要作用。*TP53* 突变在 AML 患者中发生率超过 10%，与不良预后的细胞遗传学异常相关，携带 *TP53* 突变的 AML 患者，对传统化疗的治疗反应及预后均差。

Eprenetapopt（APR-246）：APR-246 是一种新型、靶向 *TP53* 突变的甲基化 PRIMA-1 类似物，可选择性诱导 *TP53* 突变癌细胞凋亡，并且可以激活程序性细胞死亡过程杀死恶性细胞。体内模型显示，APR-246 在 *TP53* 突变的 MDS 和 AML 细胞中与阿扎胞苷结合时具有协同作用。2020 年 FDA 批准了 APR-246 联合阿扎胞苷治疗 *TP53* 突变的 MDS 患者。一项针对 *TP53* 突变的 MDS 或低原始细胞百分比 AML 患者的 Ⅰb/Ⅱ 期研究表明，该联合治疗的总体 ORR 为 71%，CR 率为 44%；MDS 队列 ORR 为 73%，CR 率为 50%，AML 队列 ORR 为 64%，CR 率为 36%；中位 OS 为 10.8 个月，安全且耐受性良好。另一项 APR-246 联合阿扎胞苷的 Ⅱ 期研究结果表明，MDS 和低原始细胞（原始细胞 20%～30%）AML 队列的反应率和 OS 与前一项研究相似;但是,对于原始细胞>30%的 AML 患者治疗反应较差(ORR 14%,CR 率 0%,OS 3 个月),这些研究结果提示,APR-246 联合阿扎胞苷对伴有 *TP53* 突变的 MDS 或低原始细胞 AML 患者具有一定疗效,但对于原始细胞计数较高的 AML 患者尚需探索。一项 APR-246 联合维奈克拉±阿扎胞苷的Ⅰ期临床试验结果显示,APR-246 联合维奈克拉和阿扎胞苷在 *TP53* 突变的 AML 患者中 ORR 为 64%,CR 率为 38%,主要不良反应为血液学毒性,3 级及以上的不良事件发生率为 20%。

2. 靶向信号通路

(1) 靶向凋亡途径 *BCL2* 抑制剂:BCL2 家族蛋白是线粒体外膜细胞凋亡调控的关键分子。抑制 BCL2 蛋白的表达可促进肿瘤凋亡、抑制血管生成及克服肿瘤耐药。其中维奈克拉(Venetoclax)是一种高选择性的口服小分子 *BCL2* 抑制剂,目前在临床上获得广泛关注。2018 年 FDA 批准维奈克拉联合地西他滨/阿扎胞苷或者联合 LDAC 用于治疗年龄≥75 岁或不能耐受标准诱导化疗的初诊 AML 患者。Viale-A 研究证实了维奈克拉联合阿扎胞苷的有效性。

(2) 靶向 Hedgehog 信号通路:Smoothened(SMO)抑制剂 Glasdegib 通过抑制 Hedgehog 信号通路,阻断肿瘤干细胞的发育和存活,进而发挥治疗 AML 的作用。Glasdegib 联合 LDAC 于 2018 年被 FDA 批准用于治疗不适合强化疗的成人新诊断 AML。一项Ⅱ期研究中,Glasdegib 联合 LDAC 对比 LDAC 的 CR 率分别是 17% 和 2.3%($P<0.05$)。此外,与 LDAC 相比,接受 Glasdegib 联合 LDAC 治疗的患者死亡风险降低了 49%(mOS 分别为 8.8 和 4.9 个月;$P=0.0004$)。最常见的不良事件是血细胞减少症和胃肠道事件(主要是 1~2 级)。一项研究报道了 6 名 R/R AML 或高危 MDS 患者接受 Glasdegib 联合 LDAC 治疗的结果,中位随访 7 个月,4 名患者在治疗 2 个月后病情稳定,4 名患者存活超过 6 个月。未来有待更大样本 R/R AML 或高危 MDS,探索 Glasdegib 与其他新药或标准疗法联合的疗效和安全性。

3. 靶向细胞表面分子的抗体或抗体偶联药物

(1) 抗体-药物偶联物(Antibody-drug conjugate,ADC):ADC 是一种结合具有靶向特异性的单克隆抗体和具有高毒性的小分子的新型疗法。CD33 抗原是 AML 的一个典型靶标。CD33 在 90% 以上白血病祖细胞中表达,而在多能造血干细胞上不表达,从而避免了造血系统的持久性抑制。GO 是靶向 CD33 的单克隆抗体与毒素 calicheamicin 共价连接形成的 ADC 药物。一项纳入 5 项Ⅲ期临床研究的荟萃分析显示,在标准化疗中加入 GO 可改善 AML 患者的 RFS 和 OS。在细胞遗传学良好和中等风险分组中,生存获益显著。法国一项纳入 58 例原发 R/R AML 患者的研究评价了 GO 联合阿糖胞苷和米托蒽醌的疗效和安全性,结果显示 ORR 为 67%,2 年 EFS 和 OS 率分别为 36% 和 54%,提示基于 GO 的强化治疗方案可作为 R/R AML 的选择之一。其他 CD33-ADC 如 Vadastuximab talirine(SGN-CD33A)、IMGN779 等药物在 R/R AML 患者中的耐受性和抗白血病活性也有报道,取得了一定疗效。

除了 CD33-ADC 之外,还有靶向 CD123 的新型药物,如 Pivekimab sunirine 是一种靶向 CD123 的新型 ADC,与阿扎胞苷和维奈克拉联合治疗 R/R AML,ORR 为 45%,在先前未使用过维奈克拉的患者中 ORR 为 53%。另一类 CD123-ADC 药物 IMGN632 在 AML 或母细胞浆细胞样树突状细胞肿瘤(BPDCN)中也有报道。但与 CD33 靶向治疗相比,CD123 靶向治疗的疗效仍然不理想,必须通过新的治疗策略和与其他抗白血病药物的联合治疗来提高疗效。

此外,靶向 *FLT3* 的 ADC 药物 20D9-ADC 在体内外实验中也显示出抗白血病效应,其与米哚妥林联用具有较强的协同抗白血病作用。

(2) 双功能抗体:除 ADC 外,目前双特异性抗体也显示出抗 AML 效应。一项Ⅰ期临床试验结果显示,CD123×CD3 双功能抗体(Flotetuzumab)在化疗后复发的 AML 患者中的 CR/CRi 率为 31%,但在难治性 AML 患者中未观察到治疗反应。多种 CD33×CD3 的双特异性抗体正在进行临床试验中,均用于 R/R AML。

4. 靶向表观遗传学修饰

表观遗传学是由非 DNA 序列改变所引起基因表达水平改变,其机制主要包括胞嘧啶的 DNA 甲基化、组蛋白的乙酰化或甲基化、染色质结构重塑和 RNA 相关基因沉默等。表观遗传调控广泛参与细胞周期调控、DNA 复制、损伤及修复、细胞增殖、分化及凋亡等极为重要的生命活动,在 AML 的发病机制中发挥重要作用。

(1) DNA 甲基化转移酶抑制剂:DNA 甲基化指在 DNA 甲基化转移酶(DNMT)的作用下将一个甲基添加到 DNA 分子的碱基上。DNMT 抑制剂目前更常称为 HMA,其磷酸化后能与 DNMT 形成共价复合物,抑制 DNMT 与 DNA 结合发挥转甲基活性,诱导 DNA 去甲基化。典型代表药物是地西他滨和阿扎胞苷。体外试验证实,HMA 与蒽环类药物、阿糖胞苷等抗肿瘤药物联合能明显改善 AML 对化疗药物的敏感性,增强药物的细胞毒性反应,从而更有效地抑制 AML 细胞增殖,促进细胞凋亡。目前,HMA 联合传统化疗药物、新型靶向药物是研究焦点,联合用药取得了良好的疗效,并改善了 AML 患者的预后。

地西他滨:一项比较单药地西他滨与地西他滨联合维奈克拉一线治疗≥65 岁的新诊断 AML 患者的研究结果显示,联合治疗组的 ORR 高于单药治疗(70.3% vs. 24.3%,$P<0.01$),地西他滨联合维奈克拉较单药地西他滨改善了老年 AML 患者的生存(mOS 13.4 个月 vs 8.3 个月,$P=0.01$;mEFS 8.6 个月 vs 5.8 个月,$P=0.02$),这项研究表明,地西他滨联合维奈克拉治疗优于地西他滨单药。一项地西他滨(1～10 天)联合维奈克拉治疗 *TP53* 突变 AML 患者的研究中发现,与野生型 *TP53* 相比,*TP53* 突变的 AML 患者预后较差。此外,地西他滨联合维奈克拉在继发于 MPN 的 AML 中也显示出一定的疗效。

阿扎胞苷:一项阿扎胞苷联合 HAG(高三尖杉酯碱,低剂量阿糖胞苷,G-CSF)的多中心临床研究显示,在老年或不能耐受化疗的 AML 患者中 CR/CRi 为 65.2%,在达到 CR/CRi 的患者中,一个疗程达到 CR 的患者占总 CR 患者的 90.4%。阿扎胞苷联合 *IDH1* 抑制剂 Olutasidenib 在 *IDH1* 突变的 R/R AML 中 CR/CRi 率为 46%,在初治的 *IDH1* 突变 AML 患者中达 77%。阿扎胞苷联合 CD47 单抗 Magrolimab 治疗 *TP53* 突变 AML 患者的Ⅰ期临床试验结果显示,联合用药的 CR/CRi 达 75%,中位随访 8.8 个月,未达到 mOS。此外,阿扎胞苷联合选择性核输出蛋白(XPO1)抑制剂塞利尼索在治疗 R/R AML 的疗效和安全性数据显示,联合用药的 ORR 为 66.7%,复合 CR[CRc,包括 CR、CRi、CR 伴部分血液学恢复(CRh)]为 50%,既往接受过 HMA 治疗的患者 CRc 是 42.9%，而未经 HMA 治疗的患者 CRc 为 100%。中位随访 8.2 个月，mOS 为 5 个月，mDFS 为 4.5 个月。最常见的不良反应为血液学毒性[≥3 级中性粒细胞减少症(83.3%)和血小板减少症(58%)]、感染(66.7%)和胃肠道反应(66.7%)。

另外，地西他滨和阿扎胞苷在临床上的选择问题也存在争议，一项 Meta 分析结果提示，在 AML 和高危 MDS 患者中，地西他滨具有相对较高的 CR 率，而阿扎胞苷的不良反应则较小。一项比较维奈克拉联合地西他滨或阿扎胞苷一线治疗 AML 的临床研究发现，两组之间的 CRc 率无显著差异，但维奈克拉＋地西他滨≥3 级血液学毒性更高。因此，HMA 治疗的选择需要更多的临床研究进一步探索。

(2) 组蛋白去乙酰化酶抑制剂：组蛋白去乙酰化酶(histone deacetylases，HDAC)可通过逆转组蛋白乙酰化状态，直接参与基因表达的表观遗传调控和细胞活性控制过程。HDAC 抑制剂(histone deacetylases inhibitor，HDACi)通过抑制 HDAC 活性改变组蛋白和非组蛋白的组成，导致乙酰化水平增加，进而促进多种细胞类型中不同沉默基因的重新表达。

西达本胺(Chidamide)：西达本胺是我国自主研发的 HADCi 口服制剂，属于苯酰胺类化合物，可选择性抑制 HDAC1、HDAC2、HDAC3 和 HDAC10。体外实验表明，西达本胺可通过阻滞细胞周期和调控凋亡蛋白来抑制细胞增殖和诱导细胞凋亡。一项研究发现，西达本胺联合克拉屈滨在体外 AML 细胞和患者原代细胞中具有协同抗白血病效应。体外研究发现，达沙替尼可增强西达本胺的 HDAC 抑制活性，促进 AML 细胞凋亡和细胞周期阻滞，增强对白血病干细胞增殖的抑制作用。一项多中心临床研究评估了西达本胺联合地西他滨、阿克拉霉素、阿糖胞苷、G-CSF(CDCAG)方案在 R/R AML 中疗效和安全性，研究结果显示，CR/CRi 率为 46.2%，在具有表观遗传和转录因子相关基因突变但无 $FLT3$-ITD 突变的 AML 患者的 CR/CRi 率为 55.6%，而其他基因突变的患者的 CR/CRi 率为 28.2%。因此，CDCAG 方案可能使无 $FLT3$-ITD 突变的患者更获益。西达本胺联合方案治疗 AML 的机制和临床应用前景具有广阔的探索空间。

Vorinostat：Vorinostat 能够非特异性地结合 HDACs 的活性位点，诱导 AML 细胞的 DNA 损伤，影响 $ASXL1$ 等基因的转录和表达，从而抑制细胞生长、诱导细胞凋亡。一项 I 期临床研究的结果表明，在 R/R AML 患者中，Vorinostat 联合地西他滨和阿糖胞苷的 CR 率为 35.2%，安全性和耐受性良好，但因样本量较少，仍需要更多的研究进一步探索其临床疗效。

Panobinostat：Panobinostat 在多发性骨髓瘤中取得了显著疗效，但在 AML 中疗效有限。研究发现，Panobinostat 与阿扎胞苷联合能够协同调节骨髓微环境，提高 $KMT2A$ 重排小鼠模型的生存率。Panobinostat 单药疗效有限，联合传统化疗疗效提升，CR/CRi 率分别为 10.5% 和 45.8%。因此，Panobinostat 的联合用药方案需要进一步探索。

(3) $DOT1L$ 抑制剂：DOT1 样组蛋白 H3 甲基转移酶(DOT1L)属于组蛋白赖氨酸甲基转移酶的一种，是一类表观遗传调节酶，通过使组蛋白 H3 单甲基 K79(H3K79)发生甲基化，在基因调控、DNA 复制和细胞分化等方面具有重要作用。

Pinometostat(EPZ-5676)：EPZ-5676 是 DOT1L 小分子靶向抑制剂，用于治疗携带

KMT2A 基因重排的 R/R AML。与阿扎胞苷联合应用在 *KMT2A* 重排白血病细胞中显示出协同效应。Pinometostat 联合阿扎胞苷治疗 *KMT2A* 重排 AML 患者的临床试验（NCT03701295）及 Pinometostat 联合标准化疗治疗新诊断的 *KMT2A* 重排 AML 患者的临床试验正在进行中（NCT03724084）。

此外，免疫检查点抑制剂，如 CD47 的巨噬细胞免疫检查点抑制剂 Magrolimab、CD70 单克隆抗体 Cusatuzumab、CD33 及 CLL1 双靶点抗体偶联 NK 细胞治疗，以及嵌合抗原受体 T 细胞（chimeric antigen receptor T cells，CAR-T）治疗在 AML 的研究也是近年来热点。除了上述提到的近几年出现的新药，尚有对各类药物剂量的探究、药物组合、同类别药物比较等各类研究，老药新用也是目前的创新思路。因此，对于能够接受强化治疗方案的 AML 患者，"7＋3"方案序贯 allo-HSCT 等巩固治疗虽然仍是治疗的主要选择，但随着各种新型靶向药物的问世，AML 的整体治疗策略发生了重大变化。目前 AML 的治疗方案不再局限于标准的"7＋3"和 allo-HSCT，新型小分子靶向药物、抗体类药物、免疫治疗药物、CAR-T 免疫疗法在 AML 治疗中均有着广阔的应用前景。

综上所述，对白血病的发病机制研究不仅有助于进一步了解白血病的致病机理，也促使更多的亚型诊断和治疗新靶点得以发现。此外，高通量测序技术的飞速发展也使得之前未被人们重视或发现的基因进一步被认知，以临床问题为切入点并结合高通量测序技术进行的精准医学研究为临床治疗提供了崭新的治疗思路，同时也促进了各大指南的更新。临床指南的更新和实施将带来临床治疗模式的改变。随着研究的不断深入以及各种分子学研究和测序技术的日益发展，研究者们已经意识到 AML 的高度异质性，各种类型肿瘤细胞的恶性程度、耐药性、侵袭和转移能力均不同，在疾病进展和药物治疗下不断演化，最终引起难治和复发。而肿瘤异质性的演化是白血病难治和复发的重要原因，也是实现白血病精准治疗所面临的巨大挑战。近年来针对 AML 治疗的各种新药取得了重大进展，未来将会有更多低毒、高效的新治疗方案，为 AML 患者带来更多临床获益，真正实现精准诊断基础上的个体化精准治疗。

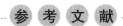

参 考 文 献

[1] Pollyea D A, Bixby D, Perl A, et al. NCCN Guidelines Insights: Acute Myeloid Leukemia, Version 2. 2021 [J]. J Natl Compr Canc Netw, 2021, 19(1): 16 - 27.

[2] 张阳, 郑智博, 贾学渊, 等. 白血病中融合基因的研究进展[J]. 国际遗传学杂志, 2015, 38(4): 214 - 218.

[3] 林凡琳, 潘慧, 刘胜先, 等. 急性髓系白血病发病机制的研究进展[J]. 中国细胞生物学学报, 2018, 40(5): 850 - 856.

[4] Liquori A, Ibanez M, Sargas C, et al. Acute promyelocytic leukemia: a constellation of molecular events around a single PML-RARA fusion gene[J]. Cancers (Basel), 2020, 12(3).

[5] Huang W, Sun G L, Li X S, et al. Acute promyelocytic leukemia: clinical relevance of two major PML-RAR alpha isoforms and detection of minimal residual disease by retrotranscriptase/polymerase chain reaction to predict relapse[J]. Blood, 1993, 82(4): 1264 - 1269.

[6] Hatlen M A, Wang L, Nimer S D. AML1-ETO driven acute leukemia: insights into pathogenesis and poten-

tial therapeutic approaches[J]. Front Med,2012,6(3):248 - 262.

[7] Fu L,Huang W,Jing Y,et al. AML1-ETO triggers epigenetic activation of early growth response gene l,inducing apoptosis in t(8;21) acute myeloid leukemia[J]. FEBS J,2014,281(4):1123 - 1131.

[8] Speck N A,Gilliland D G. Core-binding factors in haematopoiesis and leukaemia[J]. Nat Rev Cancer,2002,2(7):502 - 513.

[9] Arber D A,Orazi A,Hasserjian R,et al. The 2016 revision to the World Health Organization classification of myeloid neoplasms and acute leukemia[J]. Blood,2016,127(20):2391 - 2405.

[10] Marschalek R. MLL leukemia and future treatment strategies[J]. Arch Pharm (Weinheim),2015,348(4):221 - 228.

[11] Meyer C,Schneider B,Reichel M,et al. Diagnostic tool for the identification of MLL rearrangements including unknown partner genes[J]. Proc Natl Acad Sci U S A,2005,102(2):449 - 454.

[12] Meyer C,Kowarz E,Hofmann J,et al. New insights to the MLL recombinome of acute leukemias[J]. Leukemia,2009,23(8):1490 - 1499.

[13] De Braekeleer M,Morel F,Le Bris M J,et al. The MLL gene and translocations involving chromosomal band 11q23 in acute leukemia[J]. Anticancer Res,2005,25(3B):1931 - 1944.

[14] Schoch C,Schnittger S,Klaus M,et al. AML with 11q23/MLL abnormalities as defined by the WHO classification:incidence,partner chromosomes,FAB subtype,age distribution,and prognostic impact in an unselected series of 1897 cytogenetically analyzed AML cases[J]. Blood,2003,102(7):2395 - 2402.

[15] Chandra P,Luthra R,Zuo Z,et al. Acute myeloid leukemia with t(9;11)(p21 - 22;q23):common properties of dysregulated ras pathway signaling and genomic progression characterize de novo and therapy-related cases[J]. Am J Clin Pathol,2010,133(5):686 - 693.

[16] 陈竺,陈赛娟主译. 威廉姆斯血液病学(第8版)[M]. 北京:人民卫生出版社;2011.

[17] Rasouli M,Blair H,Troester S,et al. The MLL-menin interaction is a therapeutic vulnerability in NUP98-rearranged AML[J]. Hemasphere,2023,7(8):e935.

[18] Matsukawa T,Yin M,Nigam N,et al. NUP98≡Nsd1 and FLT3-ITD collaborate to generate acute myeloid leukemia[J]. Leukemia,2023,37(7):1545 - 1548.

[19] Chandra B,Michmerhuizen N L,Shirnekhi H K,et al. Phase separation mediates NUP98 fusion oncoprotein leukemic transformation[J]. Cancer Discov,2022,12(4):1152 - 1169.

[20] Issa G C,Aldoss I,Dipersio J,et al. The menin inhibitor revumenib in KMT2A-rearranged or NPM1-mutant leukaemia[J]. Nature,2023,615(7954):920 - 924.

[21] Zhu X N,Wei Y S,Yang Q,et al. FBXO22 promotes leukemogenesis by targeting BACH1 in MLL-rearranged acute myeloid leukemia[J]. J Hematol Oncol,2023,16(1):9.

[22] Schmoellerl J,Barbosa I,Minnich M,et al. EVI1 drives leukemogenesis through aberrant ERG activation[J]. Blood,2023,141(5):453 - 466.

[23] Smeenk L,Ottema S,Mulet-Lazaro R,et al. Selective requirement of MYB for oncogenic hyperactivation of a translocated enhancer in leukemia[J]. Cancer Discov,2021,11(11):2868 - 2883.

[24] Kiehlmeier S,Rafiee M R,Bakr A,et al. Identification of therapeutic targets of the hijacked super-enhancer complex in EVI1-rearranged leukemia[J]. Leukemia,2021,35(11):3127 - 3138.

［25］ Ottema S,Mulet-Lazaro R,Erpelinck-Verschueren C,et al. The leukemic oncogene EVI1 hijacks a MYC super-enhancer by CTCF-facilitated loops[J]. Nat Commun,2021,12(1):5679.

［26］ Wilcher K E,Page E,Privette V L. The impact of the chromatin binding DEK protein in hematopoiesis and acute myeloid leukemia[J]. Exp Hematol,2023,123:18 - 27.

［27］ Zhu H H,Qin Y Z,Zhang Z L,et al. A global study for acute myeloid leukemia with RARG rearrangement [J]. Blood Adv,2023,7(13):2972 - 2982.

［28］ Guo L,Xiong H X. Research progress of FLT3 mutation in acute myeloid leukemia—Review[J]. Zhongguo Shi Yan Xue Ye Xue Za Zhi,2023,31(3):922 - 926.

［29］ Daver N,Schlenk R F,Russell N H,et al. Targeting FLT3 mutations in AML:review of current knowledge and evidence[J]. Leukemia,2019,33(2):299 - 312.

［30］ Lagunas-Rangel F A. DNA damage accumulation and repair defects in FLT3-ITD acute myeloid leukemia: Implications for clonal evolution and disease progression[J]. Hematol Oncol,2023,41(1):26 - 38.

［31］ Travaglini S,Angelini D F,Alfonso V,et al. Characterization of FLT3-ITD(mut) acute myeloid leukemia: molecular profiling of leukemic precursor cells[J]. Blood Cancer J,2020,10(8):85.

［32］ Grob T,Sanders M A,Vonk C M,et al. Prognostic value of FLT3-internal tandem duplication residual disease in acute myeloid leukemia[J]. J Clin Oncol,2023,41(4):756 - 765.

［33］ Sharma N,LiesveldJ L. NPM1 mutations in AML—The landscape in 2023[J]. Cancers (Basel),2023,15 (4).

［34］ Falini B,Brunetti L,Sportoletti P,et al. NPM1-mutated acute myeloid leukemia:from bench to bedside[J]. Blood,2020,136(15):1707 - 1721.

［35］ Wang X,Fan D,Han Q,et al. Mutant NPM1 hijacks transcriptional hubs to maintain pathogenic gene programsin acute myeloid leukemia[J]. Cancer Discov,2023,13(3):724 - 745.

［36］ Uckelmann H J,Haarer E L,Takeda R,et al. Mutant NPM1 directly regulates oncogenic transcription in acute myeloid leukemia[J]. Cancer Discov,2023,13(3):746 - 765.

［37］ Singh G,Thakur N,Kumar U. RAS:Circuitry and therapeutic targeting[J]. Cell Signal,2023,101:110505.

［38］ An N,Khan S,Imgruet M K,et al. Oncogenic RAS promotes leukemic transformation of CUX1-deficient cells[J]. Oncogene,2023,42(12):881 - 893.

［39］ Katagiri S,Chi S,Minami Y,et al. Mutated KIT tyrosine kinase as a novel molecular target in acute myeloid leukemia[J]. Int J Mol Sci,2022,23(9).

［40］ Murray H C,Miller K,Brzozowski J S,et al. Synergistic targeting of DNA-PK and KIT signaling pathways in KIT mutant acute myeloid leukemia[J]. Mol Cell Proteomics,2023,22(3):100503.

［41］ Kayser S,Levis M J. The clinical impact of the molecular landscape of acute myeloid leukemia[J]. Haematologica,2023,108(2):308 - 320.

［42］ Gunn K,Myllykoski M,Cao J Z,et al. (R)-2-hydroxyglutarate inhibits KDM5 histone lysine demethylases to drive transformation in IDH-mutant cancers[J]. Cancer Discov,2023,13(6):1478 - 1497.

［43］ Fobare S,Kohlschmidt J,Ozer H G,et al. Molecular,clinical,and prognostic implications of PTPN11 mutations in acute myeloid leukemia[J]. Blood Adv,2022,6(5):1371 - 1380.

［44］ Alfayez M,Issa G C,Patel K P,et al. The clinical impact of PTPN11 mutations in adults with acute myeloid leukemia[J]. Leukemia,2021,35(3):691 - 700.

[45] Feng M,Xie X,Han G,et al. YBX1 is required for maintaining myeloid leukemia cell survival by regulating BCL2 stability in an m6A-dependent manner[J]. Blood,2021,138(1):71 - 85.

[46] Ma Q,Yu J,Zhang X,et al. Wnt/beta-catenin signaling pathway—a versatile player in apoptosis and autophagy[J]. Biochimie,2023,211:57 - 67.

[47] Lainez-Gonzalez D,Alonso-Aguado A B,Alonso-Dominguez J M. Understanding the Wnt signaling pathway in acute myeloid leukemia stem cells: a feasible key against relapses[J]. Biology (Basel),2023,12(5).

[48] Kantarjian H M,Kadia T M,Dinardo C D,et al. Acute myeloid leukemia:treatment and research outlook for 2021 and the MD Anderson approach[J]. Cancer,2021,127(8):1186 - 1207.

[49] Rodrigues A,Costa R,Silva S,et al. Cell signaling pathways as molecular targets to eliminate AML stem cells[J]. Crit Rev Oncol Hematol,2021,160:103277.

[50] Jamieson C,Martinelli G,Papayannidis C,et al. Hedgehog pathway inhibitors: a new therapeutic class for the treatment of acute myeloid leukemia[J]. Blood Cancer Discov,2020,1(2):134 - 145.

[51] Cook A M,Li L,Ho Y,et al. Role of altered growth factor receptor-mediated JAK2 signaling in growth and maintenance of human acute myeloid leukemia stem cells[J]. Blood,2014,123(18):2826 - 2837.

[52] Mishra S K,Millman S E,Zhang L. Metabolism in acute myeloid leukemia:mechanistic insights and therapeutic targets[J]. Blood,2023,141(10):1119 - 1135.

[53] Stelmach P,Trumpp A. Leukemic stem cells and therapy resistance in acute myeloid leukemia[J]. Haematologica,2023,108(2):353 - 366.

[54] Long N A,Golla U,Sharma A,et al. Acute myeloid leukemia stem cells: origin, characteristics, and clinical implications[J]. Stem Cell Rev Rep,2022,18(4):1211 - 1226.

[55] Tahk S,Vick B,Hiller B,et al. SIRPalpha-alphaCD123 fusion antibodies targeting CD123 in conjunction with CD47 blockade enhance the clearance of AML-initiating cells[J]. J Hematol Oncol,2021,14(1):155.

[56] Anderson N R,Sheth V,Li H,et al. Microenvironmental CXCL12 deletion enhances Flt3-ITD acute myeloid leukemia stem cell response to therapy by reducing p38 MAPK signaling[J]. Leukemia,2023,37(3): 560 - 570.

[57] Ediriwickrema A,Gentles A J,Majeti R. Single-cell genomics in AML:extending the frontiers of AML research[J]. Blood,2023,141(4):345 - 355.

[58] Lehner K M,Gopalakrishnapillai A,Kolb E A,et al. Bone marrow microenvironment-induced chemoprotection in KMT2A rearranged pediatric amlis overcome by azacitidine-anobinostat combination[J]. Cancers (Basel),2023,15(12).

[59] Le HH,Lengele J P,Henin M,et al. Diabetes insipidus and acute myeloid leukemia harboring monosomy 7:report of two cases and literature review[J]. Acta Clin Belg,2021,76(2):132 - 135.

[60] Narayanan D,Weinberg O K. How I investigate acute myeloid leukemia[J]. Int J Lab Hematol,2020,42 (1):3 - 15.

[61] Dohner H,Estey E,Grimwade D,et al. Diagnosis and management of AML in adults:2017 ELN recommendations from an international expert panel[J]. Blood,2017,129(4):424 - 447.

[62] Arber D A,Orazi A,Hasserjian R,et al. The 2016 revision to the World Health Organization classification

of myeloid neoplasms and acute leukemia[J]. Blood,2016,127(20):2391 – 2405.

[63] 中华医学会血液学分会白血病淋巴瘤学组. 中国成人急性髓系白血病(非急性早幼粒细胞白血病)诊疗指南(2021 年版)[J]. 中华血液学杂志,2021,42(8):617 – 623.

[64] Dohner H,Estey E H,Amadori S,et al. Diagnosis and management of acute myeloid leukemia in adults: recommendations from an international expert panel,on behalf of the European LeukemiaNet[J]. Blood, 2010,115(3):453 – 474.

[65] Cheung S W,Bi W. Novel applications of array comparative genomic hybridization in molecular diagnostics [J]. Expert review of molecular diagnostics,2018,18(6):531 – 542.

[66] Bullinger L,Döhner K,Döhner H. Genomics of acute myeloid leukemia diagnosis and pathways[J]. Journal of clinical oncology,2017,35(9):934 – 946.

[67] Harris N L,Jaffe E S,Diebold J,et al. World Health Organization classification of neoplastic diseases of the hematopoietic and lymphoid tissues:report of the Clinical Advisory Committee meeting-Airlie House,Virginia,November 1997[J]. J Clin Oncol,1999,17(12):3835 – 3849.

[68] Cheson B D,Bennett J M,Kopecky K J,et al. Revised recommendations of the international working group for diagnosis, standardization of response criteria, treatment outcomes, and reporting standards for therapeutic trials in acute myeloid leukemia[J]. Journal of Clinical Oncology,2003,21(24):4642 – 4649.

[69] Vardiman J W,Thiele J,Arber D A,et al. The 2008 revision of the World Health Organization (WHO) classification of myeloid neoplasms and acute leukemia:rationale and important changes[J]. Blood,2009, 114(5):937 – 951.

[70] 王辰,王建安主编. 内科学(第 3 版)[M]. 北京:人民卫生出版社,2015.

[71] Khoury J D,Solary E,Abla O,et al. The 5th edition of the World Health Organization Classification of haematolymphoid tumours: myeloid and histiocytic/dendritic neoplasms[J]. Leukemia,2022,36(7):1703 – 1719.

[72] Cree I A. WHO classification of haematolymphoid tumours[J]. Leukemia,2022,36(7):1701 – 1702.

[73] Gorecki M,Koziol I,Kopystecka A,et al. Updates in KMT2A gene rearrangement in pediatric acute lymphoblastic leukemia[J]. Biomedicines,2023,11(3).

[74] Gao Y,Jia M,Mao Y,et al. Distinct mutation landscapes between acute myeloid leukemia with myelodysplasia-related changes and de novo acute myeloid leukemia[J]. Am J Clin Pathol,2022,157(5):691 – 700.

[75] Wang W,Beird H,Kroll C J,et al. T(6;14)(q25;q32) involves BCL11B and is highly associated with mixed-phenotype acute leukemia,T/myeloid[J]. Leukemia,2020,34(9):2509 – 2512.

[76] Di Giacomo D,La Starza R,Gorello P,et al. 14q32 rearrangements deregulating BCL11B mark a distinct subgroup of T-lymphoid and myeloid immature acute leukemia[J]. Blood,2021,138(9):773 – 784.

[77] Montefiori L E,Bendig S,Gu Z,et al. Enhancer hijacking drives oncogenic BCL11B expressionin lineage-ambiguous stem cell leukemia[J]. Cancer Discov,2021,11(11):2846 – 2867.

[78] Reichard K K,Tefferi A,Abdelmagid M,et al. Pure (acute) erythroid leukemia:morphology,immunophenotype,cytogenetics,mutations,treatment details,and survival data among 41 Mayo Clinic cases[J]. Blood Cancer J,2022,12(11):147.

[79] Kuusanmaki H,Dufva O,Vaha-Koskela M,et al. Erythroid/megakaryocytic differentiation confers BCL-XL

dependency and venetoclax resistance in acute myeloid leukemia[J]. Blood,2023,141(13):1610 – 1625.

[80] Chisholm K M,Smith J,Heerema-Mckenney A E,et al. Pathologic,cytogenetic,and molecular features of acute myeloid leukemia with megakaryocytic differentiation:A report from the Children's Oncology Group [J]. Pediatr Blood Cancer,2023,70(5):e30251.

[81] Khanlari M,Wang L,Bolen C Y,et al. CBFA2T3 ≡ GLIS2-positive acute leukemia with RAM and mixed T/ megakaryocytic phenotype[J]. EJHaem,2023,4(3):765 – 769.

[82] Arber D A,Orazi A,Hasserjian R P,et al. International Consensus Classification of myeloid neoplasms and acute leukemias:integrating morphologic,clinical,and genomic data[J]. Blood,2022,140(11):1200 – 1228.

[83] Dinardo C D,Garcia-Manero G,Kantarjian H M. Time to blur the blast boundaries[J]. Cancer,2022,128 (8):1568 – 1570.

[84] Chen X,Fromm J R,Naresh K N. "Blasts" in myeloid neoplasms—how do we define blasts and how do we incorporate them into diagnostic schema moving forward? [J]. Leukemia,2022,36(2):327 – 332.

[85] Estey E,Hasserjian R P,Döhner H. Distinguishing AML from MDS:a fixed blast percentage may no longer be optimal[J]. Blood,2022,139(3):323 – 332.

[86] Grob T,Al Hinai A S A,Sanders M A,et al. Molecular characterization of mutant TP53 acute myeloid leukemia and high-risk myelodysplastic syndrome[J]. Blood,2022,139(15):2347 – 2354.

[87] Weinberg O K,Siddon A,Madanat Y F,et al. TP53 mutation defines a unique subgroup within complex karyotype de novo and therapy-related MDS/AML[J]. Blood Adv,2022,6(9):2847 – 2853.

[88] Bernard E,Nannya Y,Hasserjian R P,et al. Author Correction:Implications of TP53 allelic state for genome stability,clinical presentation and outcomes in myelodysplastic syndromes[J]. Nat Med,2021,27(3): 562.

[89] Hasserjian R P. Revealing the dark secrets of TP53-mutated AML[J]. Blood,2022,140(1):8 – 10.

[90] Döhner H,Wei A H,Appelbaum F R,et al. Diagnosis and management of AML in adults:2022 recommendations from an international expert panel on behalf of the ELN[J]. Blood,2022,140(12):1345 – 1377.

[91] Werstein B,Dunlap J,Cascio M J,et al. Molecular discordance between myeloid sarcomas and concurrent bone marrows occurs in actionable genes and is associated with worse overall survival[J]. The Journal of Molecular Diagnostics,2020,22(3):338 – 345.

[92] Greenland N Y,Van Ziffle J A,Liu Y,et al. Genomic analysis in myeloid sarcoma and comparison with paired acute myeloid leukemia[J]. Human pathology,2021,108:76 – 83.

[93] Engel N W,Reinert J,Borchert N M,et al. Newly diagnosed isolated myeloid sarcoma-paired NGS panel analysis of extramedullary tumor and bone marrow[J]. Annals of Hematology,2021,100(2):499 – 503.

[94] Kuendgen A,Nomdedeu M,Tuechler H,et al. Therapy-related myelodysplastic syndromes deserve specific diagnostic sub-classification and risk-stratification-an approach to classification of patients with t-MDS[J]. Leukemia,2021,35(3):835 – 849.

[95] Wang Q,Cai W Z,Wang Q R,et al. Integrative genomic and transcriptomic profiling reveals distinct molecular subsets in adult mixed phenotype acute leukemia[J]. Am J Hematol,2023,98(1):66 – 78.

[96] Juliusson G,Antunovic P,Derolf,et al. Age and acute myeloid leukemia:real world data on decision to treat and outcomes from the Swedish Acute Leukemia Registry[J]. Blood,2009,113(18):4179 – 4187.

[97] Medeiros B C,Othus M,Fang M,et al. Prognostic impact of monosomal karyotype in young adult and eld-erly acute myeloid leukemia:the Southwest Oncology Group (SWOG) experience[J]. Blood,2010,116 (13):2224 - 2228.

[98] Tsai C H,Hou H A,Tang J L,et al. Genetic alterations and their clinical implications in older patients with acute myeloid leukemia[J]. Leukemia,2016,30(7):1485 - 1492.

[99] Sanz M A,Montesinos P,Vellenga E,et al. Risk-adapted treatment of acute promyelocytic leukemia with all-trans retinoic acid and anthracycline monochemotherapy:long-term outcome of the LPA 99 multicenter study by the PETHEMA Group[J]. Blood,2008,112(8):3130 - 3134.

[100] Sanz M A,Lo C F,Martin G,et al. Definition of relapse risk and role of nonanthracycline drugs for consol-idation in patients with acute promyelocytic leukemia:a joint study of the PETHEMA and GIMEMA co-operative groups[J]. Blood,2000,96(4):1247 - 1253.

[101] Mrozek K,Heerema N A,Bloomfield C D. Cytogenetics in acute leukemia[J]. Blood Rev,2004,18(2): 115 - 136.

[102] Grimwade D,Hills R K,Moorman A V,et al. Refinement of cytogenetic classification in acute myeloid leukemia:determination of prognostic significance of rare recurring chromosomal abnormalities among 5876 younger adult patients treated in the United Kingdom Medical Research Council trials[J]. Blood, 2010,116(3):354 - 365.

[103] Marcucci G,Mrozek K,Ruppert A S,et al. Prognostic factors and outcome of core binding factor acute myeloid leukemia patients with t(8;21) differ from those of patients with inv(16):a Cancer and Leukemia Group B study[J]. J Clin Oncol,2005,23(24):5705 - 5717.

[104] Mrozek K. Cytogenetic,molecular genetic,and clinical characteristics of acute myeloid leukemia with a complex karyotype[J]. Semin Oncol,2008,35(4):365 - 377.

[105] Dohner H,Estey E H,Amadori S,et al. Diagnosis and management of acute myeloid leukemia in adults: recommendations from an international expert panel,on behalf of the European LeukemiaNet[J]. Blood, 2010,115(3):453 - 474.

[106] Grimwade D,Walker H,Harrison G,et al. The predictive value of hierarchical cytogenetic classification in older adults with acute myeloid leukemia (AML):analysis of 1065 patients entered into the United King-dom Medical Research Council AML11 trial[J]. Blood,2001,98(5):1312 - 1320.

[107] Farag S S,Archer K J,Mrozek K,et al. Pretreatment cytogenetics add to other prognostic factors predic-ting complete remission and long-term outcome in patients 60 years of age or older with acute myeloid leukemia:results from Cancer and Leukemia Group B 8461[J]. Blood,2006,108(1):63 - 73.

[108] Frohling S,Schlenk R F,Kayser S,et al. Cytogenetics and age are major determinants of outcome in inten-sively treated acute myeloid leukemia patients older than 60 years:results from AMLSG trial AML HD98-B[J]. Blood,2006,108(10):3280 - 3288.

[109] Byrd J C,Mrozek K,Dodge R K,et al. Pretreatment cytogenetic abnormalities are predictive of induction success,cumulative incidence of relapse,and overall survival in adult patients with de novo acute myeloid leukemia:results from Cancer and Leukemia Group B (CALGB 8461)[J]. Blood,2002,100(13):4325 - 4336.

[110] 陈苏宁,王淋淋.急性髓系白血病的危险度分层[J].白血病·淋巴瘤,2017,26(11):643-645.

[111] Perea G,Lasa A,Aventin A,et al. Prognostic value of minimal residual disease (MRD) in acute myeloid leukemia (AML) with favorable cytogenetics[t(8;21) and inv(16)][J]. Leukemia,2006,20(1):87-94.

[112] Martinelli G,Rondoni M,Buonamici S,et al. Molecular monitoring to identify a threshold of CBFbeta/MYH11 transcript below which continuous complete remission of acute myeloid leukemia inv16 is likely [J]. Haematologica,2004,89(4):495-497.

[113] Schnittger S,Kern W,Tschulik C,et al. Minimal residual disease levels assessed by NPM1 mutation-specific RQ-PCR provide important prognostic information in AML[J]. Blood,2009,114(11):2220-2231.

[114] Sargas C,Ayala R,Larrayoz M J,et al. Molecular landscape and validation of new genomic classification in 2668 adult AML patients:real life data from the PETHEMA registry[J]. Cancers (Basel),2023,15(2).

[115] Papaemmanuil E,Gerstung M,Bullinger L,et al. Genomic classification and prognosis in acute myeloid leukemia[J]. N Engl J Med,2016,374(23):2209-2221.

[116] Duncavage E J,Bagg A,Hasserjian R P,et al. Genomic profiling for clinical decision making in myeloid neoplasms and acute leukemia[J]. Blood,2022,140(21):2228-2247.

[117] Dohner K,Thiede C,Jahn N,et al. Impact of NPM1/FLT3-ITD genotypes defined by the 2017 European LeukemiaNet in patients with acute myeloid leukemia[J]. Blood,2020,135(5):371-380.

[118] Angenendt L,Rollig C,Montesinos P,et al. Chromosomal abnormalities and prognosis in NPM1-mutated acute myeloid leukemia:a pooled analysis of individual patient data from nine international cohorts[J]. J Clin Oncol,2019,37(29):2632-2642.

[119] Tarlock K,Lamble A J,Wang Y C,et al. CEBPA-bZip mutations are associated with favorable prognosis in de novo AML:a report from the Children's Oncology Group[J]. Blood,2021,138(13):1137-1147.

[120] Taube F,Georgi J A,Kramer M,et al. CEBPA mutations in 4708 patients with acute myeloid leukemia: differential impact of bZIP and TAD mutations on outcome[J]. Blood,2022,139(1):87-103.

[121] Wakita S,Sakaguchi M,Oh I,et al. Prognostic impact of CEBPA bZIP domain mutation in acute myeloid leukemia[J]. Blood Adv,2022,6(1):238-247.

[122] Ottema S,Mulet-Lazaro R,Beverloo H B,et al. Atypical 3q26/MECOM rearrangements genocopy inv (3)/t(3;3) in acute myeloid leukemia[J]. Blood,2020,136(2):224-234.

[123] Kayser S,Hills R K,Langova R,et al. Characteristics and outcome of patients with acute myeloid leukaemia and t(8;16)(p11;p13):results from an International Collaborative Study[J]. Br J Haematol,2021, 192(5):832-842.

[124] Margaret R. O Donnell J M F D. NCCN clinical practice guidelines in oncology:acute myeloid leukemia, Version4. 2023—July11,2023[J]. J Natl Compr Canc Netw,2023.

[125] Lachowiez C A,Reville P K,Kantarjian H,et al. Contemporary outcomes in IDH-mutated acute myeloid leukemia:the impact of co-occurring NPM1 mutations and venetoclax-based treatment[J]. Am J Hematol,2022,97(11):1443-1452.

[126] Duchmann M,Micol J,Duployez N,et al. Prognostic significance of concurrent gene mutations in intensively treated patients with IDH-mutated AML:an ALFA study[J]. Blood,2021,137(20):2827-2837.

[127] Gaidzik V I,Weber D,Paschka P,et al. DNMT3A mutant transcript levels persist in remission and do not

predict outcome in patients with acute myeloid leukemia[J]. Leukemia,2018,32(1):30 - 37.

[128] Lauber C,Correia N,Trumpp A,et al. Survival differences and associated molecular signatures of DN-MT3A-mutant acute myeloid leukemia patients[J]. Sci Rep,2020,10(1):12761.

[129] Schnittger S,Kohl T M,Haferlach T,et al. KIT-D816 mutations in AML1-ETO-positive AML are associated with impaired event-free and overall survival[J]. Blood,2006,107(5):1791 - 1799.

[130] Boissel N,Leroy H,Brethon B,et al. Incidence and prognostic impact of c-Kit,FLT3,and Ras gene mutations in core binding factor acute myeloid leukemia (CBF-AML)[J]. Leukemia,2006,20(6):965 - 970.

[131] Ishikawa Y,Kawashima N,Atsuta Y,et al. Prospective evaluation of prognostic impact of KIT mutations on acute myeloid leukemia with RUNX1-RUNX1T1 and CBFB-MYH11[J]. Blood Adv,2020,4(1):66 - 75.

[132] Wang F,Wang W,Liu M,et al. The impact of KIT and other concomitant gene mutations on the prognoses of patients with core-binding factor acute myeloid leukemia[J]. Zhonghua Yi Xue Za Zhi,2020,100(3):225 - 229.

[133] Duan W,Liu X,Zhao X,et al. Both the subtypes of KIT mutation and minimal residual disease are associated with prognosis in core binding factor acute myeloid leukemia:a retrospective clinical cohort study in single center[J]. Ann Hematol,2021,100(5):1203 - 1212.

[134] Wang R,Gao X,Yu L. The prognostic impact of tet oncogene family member 2 mutations in patients with acute myeloid leukemia:a systematic-review and meta-analysis[J]. BMC Cancer,2019,19(1):389.

[135] Metzeler K H,Maharry K,Radmacher M D,et al. TET2 mutations improve the new European Leukemia-Net risk classification of acute myeloid leukemia:a Cancer and Leukemia Group B study[J]. J Clin Oncol,2011,29(10):1373 - 1381.

[136] Wang R Q,Chen C J,Jing Y,et al. Characteristics and prognostic significance of genetic mutations in acute myeloid leukemia based on a targeted next-generation sequencing technique[J]. Cancer Med,2020,9(22):8457 - 8467.

[137] Murdock H M,Kim H T,Denlinger N,et al. Impact of diagnostic genetics on remission MRD and transplantation outcomes in older patients with AML[J]. Blood,2022,139(24):3546 - 3557.

[138] Lo-Coco F,Avvisati G,Vignetti M,et al. Front-line treatment of acute promyelocytic leukemia with AIDA induction followed by risk-adapted consolidation for adults younger than 61 years:results of the AIDA-2000 trial of the GIMEMA Group[J]. Blood,2010,116(17):3171 - 3179.

[139] Appelbaum F R,Gundacker H,Head D R,et al. Age and acute myeloid leukemia[J]. Blood,2006,107(9):3481 - 3485.

[140] Margaret R. O Donnell J M F D. NCCN clinical practice guidelines in oncology acute myeloid leukemia,Version1. 2015[J]. J Natl Compr Canc Netw,2014.

[141] Zhu H H,Huang X J. Oral arsenic and retinoic acid for non-high-risk acute promyelocytic leukemia[J]. N Engl J Med,2014,371(23):2239 - 2241.

[142] Zhu H,Wu D,Du X,et al. Oral arsenic plus retinoic acid versus intravenous arsenic plus retinoic acid for non-high-risk acute promyelocytic leukaemia:a non-inferiority,randomised phase 3 trial[J]. The Lancet Oncology,2018,19(7):871 - 879.

［143］ Zhu H,Liu Y,Jia J,et al. Oral arsenic and all-trans retinoic acid for high-risk acute promyelocytic leuke-mia[J]. Blood,2018,131(26):2987 – 2989.

［144］ Dinardo C D,Jonas B A,Pullarkat V,et al. Azacitidine and venetoclax in previously untreated acute mye-loid leukemia[J]. N Engl J Med,2020,383(7):617 – 629.

［145］ Roboz G J,Dinardo C D,Stein E M,et al. Ivosidenib induces deep durable remissions in patients with new-ly diagnosed IDH1-mutant acute myeloid leukemia[J]. Blood,2020,135(7):463 – 471.

［146］ Pollyea D A,Tallman M S,de Botton S,et al. Enasidenib,an inhibitor of mutant IDH2 proteins,induces durable remissions in older patients with newly diagnosed acute myeloid leukemia[J]. Leukemia,2019,33 (11):2575 – 2584.

［147］ Ohanian M,Garcia-Manero G,Levis M,et al. Sorafenib combined with 5-azacytidinein older patients with untreated FLT3-ITD mutated acute myeloid leukemia[J]. American Journal of Hematology,2018,93(9): 1136 – 1141.

［148］ Megias-Vericat J E,Ballesta-Lopez O,Barragan E,et al. Tyrosine kinase inhibitors for acute myeloid leu-kemia:A step toward disease control? [J]. Blood Rev,2020,44:100675.

［149］ Stone R M,Mandrekar S J,Sanford B L,et al. Midostaurin plus chemotherapy for acute myeloid leukemia with a FLT3 mutation[J]. N Engl J Med,2017,377(5):454 – 464.

［150］ Sierra J,Montesinos P,Thomas X,et al. Midostaurin plus daunorubicin or idarubicin for young and elderly adults with FLT3-mutated AML:a Phase 3b trial[J]. Blood Adv,2023.

［151］ Cremer A,Enssle J C,Pfaff S,et al. Treatment with midostaurin and other FLT3 targeting inhibitors is associated with an increased risk of cardiovascular adverse events in patients who underwent allogeneic hematopoietic stem cell transplantation with FLT3-mutated AML[J]. Ann Hematol,2023.

［152］ Rollig C,Serve H,Huttmann A,et al. Addition of sorafenib versus placebo to standard therapy in patients aged 60 years or younger with newly diagnosed acute myeloid leukaemia (SORAML):a multicentre, phase 2,randomised controlled trial[J]. Lancet Oncol,2015,16(16):1691 – 1699.

［153］ Xuan L,Wang Y,Huang F,et al. Sorafenib maintenance in patients with FLT3-ITD acute myeloid leukae-mia undergoing allogeneic haematopoietic stem-cell transplantation:an open-label,multicentre,randomised phase 3 trial[J]. Lancet Oncol,2020,21(9):1201 – 1212.

［154］ Morin S,Giannotti F,Mamez A C,et al. Real-world experience of sorafenib maintenance after allogeneic hematopoietic stem cell transplantation for FLT3-ITD AML reveals high rates of toxicity-related treat-ment interruption[J]. Front Oncol,2023,13:1095870.

［155］ Perl A E,Martinelli G,Cortes J E,et al. Gilteritinib or chemotherapyfor relapsed or refractory FLT3-mu-tated AML[J]. N Engl J Med,2019,381(18):1728 – 1740.

［156］ Wang E S,Montesinos P,Minden M D,et al. Phase 3 trial of gilteritinib plus azacitidine vs azacitidine for newly diagnosed FLT3mut＋ AML ineligible for intensive chemotherapy[J]. Blood,2022,140(17):1845 – 1857.

［157］ Cortes J E,Khaled S,Martinelli G,et al. Quizartinib versus salvage chemotherapy in relapsed or refractory FLT3-ITD acute myeloid leukaemia (QuANTUM-R):a multicentre, randomised, controlled, open-label, phase 3 trial[J]. Lancet Oncol,2019,20(7):984 – 997.

[158] Smith C C,Levis M J,Frankfurt O,et al. A phase 1/2 study of the oral FLT3 inhibitor pexidartinib in re-lapsed/refractory FLT3-ITD-mutant acute myeloid leukemia[J]. Blood Adv,2020,4(8):1711 - 1721.

[159] Choe S,Wang H,Dinardo C D,et al. Molecular mechanisms mediating relapse following ivosidenib mono-therapy in IDH1-mutant relapsed or refractory AML[J]. Blood Adv,2020,4(9):1894 - 1905.

[160] Dinardo C D,Stein E M,de Botton S,et al. Durable remissions with ivosidenib in IDH1-mutated relapsed or refractory AML[J]. N Engl J Med,2018,378(25):2386 - 2398.

[161] Montesinos P,Recher C,Vives S,et al. Ivosidenib and azacytidine in IDH1-mutated acute myeloid leuke-mia[J]. N Engl J Med,2022,386(16):1519 - 1531.

[162] de Botton S,Montesinos P,Schuh A C,et al. Enasidenib vs conventional care in older patients with late-stage mutant-IDH2 relapsed/refractory AML:a randomized phase 3 trial[J]. Blood,2023,141(2):156 - 167.

[163] Dinardo C D,Schuh A C,Stein E M,et al. Enasidenib plus azacitidine versus azacitidine alone in patients with newly diagnosed,mutant-IDH2 acute myeloid leukaemia (AG221-AML-005):a single-arm,phase 1b and randomised,phase 2 trial[J]. Lancet Oncol,2021,22(11):1597 - 1608.

[164] Stein E M,Dinardo C D,Fathi A T,et al. Ivosidenib or enasidenib combined with intensive chemotherapy in patients with newly diagnosed AML:a phase 1 study[J]. Blood,2021,137(13):1792 - 1803.

[165] Sallman D A,Dezern A E,Garcia-Manero G,et al. Eprenetapopt (APR-246) and azacitidinein TP53—mu-tant myelodysplastic syndromes[J]. J Clin Oncol,2021,39(14):1584 - 1594.

[166] Wang Z,Hu H,Heitink L,et al. The anti-cancer agent APR-246 can activate several programmed cell death processes to kill malignant cells[J]. Cell Death Differ,2023,30(4):1033 - 1046.

[167] Maslah N,Salomao N,Drevon L,et al. Synergistic effects of PRIMA-1(Met) (APR-246) and 5-azacitidine in TP53-mutated myelodysplastic syndromes and acute myeloid leukemia[J]. Haematologica,2020,105 (6):1539 - 1551.

[168] Cluzeau T,Sebert M,Rahme R,et al. Eprenetapopt plus azacitidin in TP53-mutated myelodysplastic syn-dromes and acute myeloid leukemia: a phase Ⅱ study by the Groupe Francophonedes Myelodysplasies (GFM)[J]. J Clin Oncol,2021,39(14):1575 - 1583.

[169] Garcia-Manero G,Goldberg A D,Winer E S,et al. Eprenetapopt combined with venetoclax and azacitidine in TP53-mutated acute myeloid leukaemia:a phase 1,dose-finding and expansion study[J]. Lancet Haematol,2023,10(4):e272 - e283.

[170] Siddiqui W A,Ahad A,Ahsan H. The mystery of BCL2 family:BCL2 proteins and apoptosis:an update [J]. Arch Toxicol,2015,89(3):289 - 317.

[171] Norsworthy K J,By K,Subramaniam S,et al. FDA approval summary: glasdegib for newly diagnosed a-cute myeloid leukemia[J]. Clin Cancer Res,2019,25(20):6021 - 6025.

[172] Cortes J E,Heidel F H,Hellmann A,et al. Randomized comparison of low dose cytarabine with or with-out glasdegib in patients with newly diagnosed acute myeloid leukemia or high-risk myelodysplastic syn-drome[J]. Leukemia,2019,33(2):379 - 389.

[173] Tavares M,Chacim S,Mariz J M. Compassionate use of glasdegib in combination with low-dose cytarabine for relapsed,refractory acute myeloid leukemia or high-risk myelodysplastic syndrome[J]. Ann Hematol,

2021,100(3):837 – 839.

[174] Swaminathan M,Cortes J E. Update on the role of gemtuzumab-ozogamicin in the treatment of acute myeloid leukemia[J]. Ther Adv Hematol,2023,14:1564072468.

[175] Debureaux P E,Labopin M,Mamez A C,et al. Fractionated gemtuzumab ozogamicin in association with high dose chemotherapy:a bridge to allogeneic stem cell transplantation in refractory and relapsed acute myeloid leukemia[J]. Bone Marrow Transplant,2020,55(2):452 – 460.

[176] Clark M C,Stein A. CD33 directed bispecific antibodies in acute myeloid leukemia[J]. Best Pract Res Clin Haematol,2020,33(4):101224.

[177] Dinardo K W,Leblanc T W,Chen H. Novel agents and regimens in acute myeloid leukemia:latest updates from 2022 ASH Annual Meeting[J]. J Hematol Oncol,2023,16(1):17.

[178] Pelosi E,Castelli G,Testa U. CD123 a therapeutic target for acute myeloid leukemia and blastic plasmocytoid dendritic neoplasm[J]. Int J Mol Sci,2023,24(3).

[179] Roas M,Vick B,Kasper M A,et al. Targeting FLT3 with a new-generation antibody-drug conjugate in combination with kinase inhibitors for treatment of AML[J]. Blood,2023,141(9):1023 – 1035.

[180] Thol F,Ganser A. Treatment of relapsed acute myeloid leukemia[J]. Curr Treat Options Oncol,2020,21 (8):66.

[181] Assi R,Kantarjian H,Ravandi F,et al. Immune therapies in acute myeloid leukemia:a focus on monoclonal antibodies and immune checkpoint inhibitors[J]. Curr Opin Hematol,2018,25(2):136 – 145.

[182] 郭丹. 表观遗传学调控及治疗在急性髓系白血病中的研究进展[J]. 临床与病理杂志,2021,41(6):1411 – 1419.

[183] Xu Q Y,Yu L. Epigenetic therapies in acute myeloid leukemia:the role of hypomethylating agents,histone deacetylase inhibitors and the combination of hypomethylating agents with histone deacetylase inhibitors [J]. Chin Med J (Engl),2020,133(6):699 – 715.

[184] Laranjeira A,Hollingshead M G,Nguyen D,et al. DNA damage,demethylation and anticancer activity of DNA methyltransferase (DNMT) inhibitors[J]. Sci Rep,2023,13(1):5964.

[185] Kwag D,Cho B S,Bang S Y,et al. Venetoclax with decitabine versus decitabine monotherapy in elderly acute myeloid leukemia:a propensity score-matched analysis[J]. Blood Cancer J,2022,12(12):169.

[186] Kim K,Maiti A,Loghavi S,et al. Outcomes of TP53-mutant acute myeloid leukemia with decitabine and venetoclax[J]. Cancer,2021,127(20):3772 – 3781.

[187] Mannelli F,Guglielmelli P,Fazi P,et al. ENABLE:treatment combination including decitabine and venetoclax in acute myeloid leukemia secondary to myeloproliferative neoplasms[J]. Future Oncol,2023,19(2): 103 – 111.

[188] Li J,Han Q,Huang Y,et al. High efficacy of Azacitidine plus HAG in acute myeloid leukemia:an open-label,single-arm,multi-center,phase 2 study[J]. Blood Cancer J,2022,12(10):145.

[189] Watts J M,Baer M R,Yang J,et al. Olutasidenib alone or with azacitidine in IDH1-mutated acute myeloid leukaemia and myelodysplastic syndrome:phase 1 results of a phase 1/2 trial[J]. Lancet Haematol,2023, 10(1):e46 – e58.

[190] Ma J,Ge Z. Comparison between decitabine and azacitidine for patients with acute myeloid leukemia and

higher-risk myelodysplastic syndrome: a systematic reviewand network meta-analysis[J]. Front Pharmacol,2021,12:701690.

[191] Bouligny I M,Murray G,Doyel M,et al. Venetoclax with decitabine or azacitidine in the first-line treatment of acute myeloid leukemia[J]. EJHaem,2023,4(2):381 - 392.

[192] Hull E E,Montgomery M R,Leyva K J. HDAC inhibitors as epigenetic regulators of the immune system: impacts on cancer therapy and inflammatory diseases[J]. Biomed Res Int,2016,2016:8797206.

[193] San J E,Gimenez-Camino N,Agirre X,et al. HDAC inhibitors in acute myeloid leukemia[J]. Cancers (Basel),2019,11(11).

[194] Cao H Y,Li L,Xue S L,et al. Chidamide:targeting epigenetic regulation in the treatment of hematological malignancy[J]. Hematol Oncol,2023,41(3):301 - 309.

[195] Gu S,Hou Y,Dovat K,et al. Synergistic effect of HDAC inhibitor Chidamide with Cladribine on cell cycle arrest and apoptosis by targeting HDAC2/c-Myc/RCC1 axis in acute myeloid leukemia[J]. Exp Hematol Oncol,2023,12(1):23.

[196] Deng M,Xiao H,Peng H,et al. Chidamide works synergistically with Dasatinib by inducing cell-cycle arrest and apoptosis in acute myeloid leukemia cells[J]. Mol Cell Biochem,2023,478(4):851 - 860.

[197] Wang L,Luo J,Chen G,et al. Chidamide,decitabine,cytarabine,aclarubicin,and granulocyte colony-stimulating factor (CDCAG) in patients with relapsed/refractory acute myeloid leukemia:a single-arm,phase 1/2 study[J]. Clin Epigenetics,2020,12(1):132.

[198] Pal D,Raj K,Nandi S S,et al. Potential of synthetic and natural compounds as novel histone deacetylase inhibitors for the treatment of hematological malignancies[J]. Cancers (Basel),2023,15(10).

[199] Mims A S,Mishra A,Orwick S,et al. A novel regimen for relapsed/refractory adult acute myeloid leukemia using a KMT2A partial tandem duplication targeted therapy:results of phase 1 study NCI 8485[J]. Haematologica,2018,103(6):982 - 987.

[200] Morabito F,Voso M T,Hohaus S,et al. Panobinostat for the treatment of acute myelogenous leukemia [J]. Expert Opin Investig Drugs,2016,25(9):1117 - 1131.

[201] Schlenk R F,Krauter J,Raffoux E,et al. Panobinostat monotherapy and combination therapy in patients with acute myeloid leukemia:results from two clinical trials[J]. Haematologica,2018,103(1):e25 - e28.

[202] Golos A,Gora-Tybor J,Robak T. Experimental drugs in clinical trials for acute myeloid leukemia:innovations,trends,and opportunities[J]. Expert Opin Investig Drugs,2023,32(1):53 - 67.

[203] Babar Q,Saeed A,Tabish T A,et al. Novel epigenetic therapeutic strategies and targets in cancer[J]. Biochim Biophys Acta Mol Basis Dis,2022,1868(12):166552.

[204] 马家乐,葛峥. 急性髓系白血病治疗药物临床研究新进展[J]. 药学进展,2022,46(06):455 - 470.

（葛峥 马家乐）

第二节　急性淋巴细胞白血病

急性淋巴细胞白血病/淋巴母细胞淋巴瘤（acute lymphoblastic leukemia/lymphoma，ALL/LBL）是起源于前体淋巴细胞的血液系统恶性肿瘤，临床表现以发热、贫血、出血和肝脾淋巴结肿大等受累部位症状体征常见。值得注意的是，鉴于 ALL 和 LBL 在肿瘤起源、病理形态、临床表现和治疗策略等方面的一致性，WHO 淋巴血液肿瘤分类将二者聚类为 ALL/LBL。近年来，ALL/LBL 在发病机制、预后分层和免疫靶向治疗的精准诊疗领域进展迅速，促进了 ALL 精准诊疗的发展。

一、发病机制

（一）传统发病机制

目前 ALL 的发病机制仍未完全阐明，可能与遗传、辐射、病毒、免疫等因素有关。

1. 遗传

相比成人，儿童 ALL 发病有更明显的遗传易感性。伴 *MLL* 基因重排 ALL 是最常见的婴儿白血病，提示遗传因素在该类型白血病中扮演重要角色；21 号染色体三体的唐氏综合征患儿发生白血病的危险是正常人的 10～30 倍，其中唐氏综合征相关 ALL 主要为 B-ALL/LBL，约有 18%～35% 的患者伴 JAK1/2 激活突变，主要与 21 号染色体的数量异常增加了白血病易感性；近年新发现的 iAMP21 异常 B-ALL，以 21 号染色体内部扩增为典型特征，支持 21 号染色体在 ALL 发病中的重要角色。近年，全基因组关联分析（GWAS）研究发现，某些基因位点的遗传变异，包括 *GATA3*、*CDKN2A/2B*、*CEBPE*、*ARID5B*、*IKZF1*、*IKZF3*、*TP63* 等，增加了 ALL 的遗传易感。

2. 环境

电离辐射是促进白血病发生的病因之一，可能通过影响基因组稳定性、诱发和累积突变等参与白血病和淋巴瘤发生发展；其他如环境污染、吸烟、化学物质、烷化剂等可能与白血病发病有一定关系。

3. 感染

人 T 细胞白血病病毒 Ⅰ 型（HTLV-1）、人类免疫缺陷病毒 HIV、EB 病毒、幽门螺杆菌 HP 等感染都与某些类型白血病/淋巴瘤发生有联系。

TEL∷AML1 和 *MLL* 重排 ALL 的发病机制研究较为深入。重现性染色体异常在 B-LBL/ALL 发病机制可能扮演始动角色。伴 t(12;21) B-ALL/LBL 是儿童最常见的 ALL 类型，t(12;21) 形成的 *TEL∷AML1* 融合基因在其发病机制中有扮演重要角色。*TEL* 基因定位

于 12p13,是 ETS 转录因子家族成员;AML1 基因定位于 21q22,编码核心结合因子(CBF)的 α 亚单位 CBFα。在正常造血调控下,CBFα 与 CBFβ 形成异二聚体,募集组蛋白乙酰化酶等形成复合体,激活下游靶基因如 HOX 等转录和表达,调节造血干细胞定向分化。TEL∷AML1 竞争性抑制了 CBFα 与转录激活序列的结合,导致造血干祖细胞增殖和分化失调和白血病转化。中国学者洪登礼首次观察到了带有 TEL∷AML1 融合基因的白血病前体干细胞,证实 TEL∷AML1 融合基因可能是 B-LBL/ALL 转化的第一重打击;Sabaawy 则以斑马鱼为模型首次证实了 TEL∷AML1 融合基因导致前体 B 淋巴细胞白血病的转化效应。

MLL 基因定位于 11q23,全长约 89kb,含有 37 个外显子,编码具有 3 969 个氨基酸、含有复杂结构域的 MLL 蛋白;正常表达的 MLL 蛋白具有甲基转移酶活性,调控 HOX 基因表达及组蛋白甲基化,在造血干祖细胞发育中具有重要作用;MLL 基因重排将失去甲基化功能而增强了转录活性,异常激活下游 HOX 基因介导的级联转录反应,干扰造血干细胞自我更新、增殖和分化,参与白血病干细胞转化。日本学者研究证实 MLL∷SEPT6 融合基因和 FLT3 突变的二重打击在 MLL 相关性白血病转化过程中扮演重要角色;加拿大学者 Barabé 等人在小鼠体内首次证实 MLL∷ENL 融合基因可直接导致白血病干细胞转化。

(二)发病机制新进展

1. 费城样 ALL 发病机制

近年研究发现,IKZF1 基因和 IL-7 信号通路在正常 B 细胞发育分化和 B-ALL 发病机制中扮演重要角色。转录因子 Ikaros 和 IL-7 分别是前体 B 淋巴细胞分化发育的关键转录因子和限速因子,转录因子 Ikaros 促进前体 B 淋巴细胞向下分化,IL-7 维持前体 B 淋巴细胞在未成熟状态。IKZF1 基因定位于 7p12,编码具有 6 个锌指结构、具有 DNA 结合和染色质重构的转录因子 Ikaros,后者在造血发育特别是淋巴细胞分化成熟中具有关键作用,通过与 SWI/SNF、NuRD 和 PRC2 等复合体相互作用,控制 B 淋巴细胞能量代谢、抑制 IL-7/STAT5 信号通路、促进前体 B 淋巴细胞向成熟 B 淋巴细胞发育。当 IKZF1 基因 DNA 结合域出现缺失/突变时,导致 IKAROS 活性丧失、B 淋巴细胞干性增加、高表达黏附分子和发育分化阻滞,参与 B-ALL 的发生发展和克隆演化。在费城样 ALL 中,IKZF1 基因缺失突变、CRLF2 高表达和/或 IL-7R 突变,可能协同参与和促进了费城样 ALL 的发生发展。近年进一步研究发现,IKZF1 基因的胚系突变增加了 B-ALL 发病的易感性。

2. 早期前体 T 细胞 ALL 发病机制

早期前体 T 细胞 ALL(ETP-ALL)是 WHO 2016 年分类新增一个高危亚型,相对于其他类型的 T-ALL,ETP-ALL 的发病机制包括细胞起源、转化机制等,目前尚不完全清楚。研究者以小鼠作为模式生物,在正常的早期前 T 细胞上,采用 CRISPR-CAS9 技术构建 EZH2 和 RUNX1 基因敲除(KO)小鼠,进一步引入 ETP-ALL 中高频热点突变 FLT3-ITD,实现了在 ETP 细胞的白血病转化,首次证实 ETP-ALL 起源于具有 T 系和髓系定向的早前 T 细胞。

3. 多重打击演化机制

近年来,随着高通量测序技术的不断发展,科学家开始逐渐解构了 ALL/LBL 发生发展不同阶段的分子遗传学改变:在小鼠和斑马鱼等模式生物中已经证实,*ETV6∷RUNX1*、*TCF3∷PBX1*、*MLL* 重排等可能是白血病前体干细胞获得自我更新能力的第一重打击;*IKZF1*、*CD-KN2A* 等遗传学改变可能进一步促进 ALL 的发生/发展;在前体 B 细胞阶段,重排激活基因 *RAG* 的异常活性和 B 细胞转录相关因子如 IKZF1、PAX5、EBF1 等异常导致成熟发育阻滞;细胞周期调节和肿瘤抑制基因异常(如 *INK4/ARF*、*TP53* 等)、细胞因子受体/激酶(如 CRLF2、JAK1/JAK2、*ABL1*、PDGFRB 等)、RAS 通路(如 NRAS、KRAS 等)、淋巴系信号通路、表观遗传学调节基因(如 *EZH2*、*CREBBP* 等)等协同参与 ALL/LBL 发生发展;最后,放/化疗等选择性压力导致白血病细胞获得其他基因突变而复发,*IKZF1*、*CREBBP*、*TP53*、*NT5C2* 等基因突变在疾病复发和克隆演化中扮演重要角色。

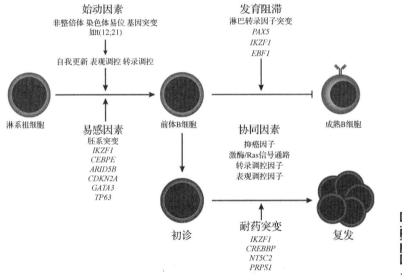

图 2-2-1　急性淋巴细胞白血病的发病机制与克隆演化

扫码看彩图

二、临床表现

ALL 临床表现多样,主要为正常骨髓造血功能受到抑制和白血病浸润相关。前者表现为贫血、血小板减少以及粒细胞减少等症状。贫血引起的主要症状包括:疲劳、乏力、面色苍白、呼吸困难、心动过速等。血小板减少引起的主要症状包括黏膜出血,紫癜,鼻、牙龈出血和月经大量出血等。患者也可出现自发性出血,包括颅内或腹腔内血肿。粒细胞减少可能导致感染风险增高,包括细菌、真菌或病毒的感染。

后者以肝脾淋巴结和受累部位症状体征为特征;骨髓和骨膜浸润可引起骨骼及关节疼痛,特别是在 ALL 的儿童患者中。中枢神经系统渗透和脑膜浸润是常见现象,可导致颅神经麻痹,头痛,视觉或听觉症状,精神状态改变和短暂性脑缺血发作/中风。其中,以淋巴母细胞淋巴瘤起病的患者,常出现纵隔和/或横膈以上淋巴结肿大、肝脾肿大、咳嗽、气促甚至呼吸窘迫或出现上腔静脉阻塞综合征等。

三、诊断

(一)诊断

ALL 诊断应结合细胞形态学、免疫学、遗传学和分子学,综合 MICM 信息,采用 WHO 2016 标准进行精准诊断。WHO 分型将 LBL 和 ALL 整合为 ALL/LBL,传统上,以结外侵犯首发、骨髓原始/幼稚淋巴细胞比例<25%者定义为 LBL,骨髓原始/幼稚细胞比例>25%者定义为 ALL。病理特征上,LBL 病理形态以胞体中到大细胞、典型曲折细胞核、核分裂象多见、TdT 强阳性的母细胞样异型细胞浸润、破坏正常淋巴结组织结构为特征。

鉴别诊断方面,对于系别特征不明确的急性白血病,需注意与混合表型白血病进行鉴别;值得注意的是,随着免疫学和血液病学发展,传统的欧洲白血病免疫分型协作组 EGIL 分类标准,在混合表型白血病分型标准上过于宽泛,容易将兼有 T 细胞(CD3$^+$)、髓系(CD13$^+$/CD33$^+$)和干细胞(CD34$^+$/CD117$^+$/HLA-DR$^+$)特征的早前 T 细胞 ALL,错误划分为 T-M 混合白血病。因此,包括 ALL、AML 和 MPAL 的分类标准,建议参考 WHO 2016 标准,进行免疫表型的精准分类。

(二)精准诊断新进展

根据 WHO 2016 标准,ALL 分为 B-ALL,T-ALL 和 NK-ALL/LBL 三大类,具体见表 2-2-1:

表 2-2-1 WHO 2016 ALL 的分类与预后分层

系别	亚型	预后
B-ALL/LBL,非特指		N/A
B-ALL/LBL,伴重现性遗传学异常		
	伴 t(9;22)(q34.1;q11.2)/*BCR∷ABL1* 融合基因	预后不良
	伴(v;11q23.3)/*KMT2A/MLL* 基因重排	预后不良
B-ALL/LBL,伴重现性遗传学异常		
	伴(12;21)(p13.2;q22.1)/*ETV6∷RUNX1* 融合基因	预后良好
	伴超二倍体	预后良好
	伴亚二倍体	预后不良
	伴 t(5;14)(q31.1;q32.3)/*IL3∷IGH* 融合基因	
	伴 t(1;19)(q23;p13.3)/*TCF3∷PBX1* 融合基因	
	BCR-ABL1 样	预后不良
	伴 iAMP21	预后不良
T-ALL/LBL		
	早期前体 T 细胞型,ETP-ALL	预后不良
NK-ALL/LBL		预后不良

费城样 ALL 是 WHO 2016 新增分类,是一类不表达 *BCR ∷ ABL1* 融合基因、但基因表达谱与费城阳性 ALL 高度相似、伴 *IKZF1* 基因高频缺失/突变、分子特征伴 CRLF2 高表达/IL-7R 突变/多种融合基因导致下游 *CRKL* 基因和/或 JAK-STAT 信号通路激活、临床治疗预后不良的 B-ALL。约 60% 的费城样 ALL 伴有 IKZF1 基因缺失/突变,融合基因常累及 *ABL1*/*ABL2*、*CRLF2*、*CSF1R*、*EPOR*、*JAK2* 等基因,*FLT3*、*IL7R*、*SH2B3*、*RAS* 基因热点突变导致下游 JAK-STAT 信号通路激活。根据分子遗传学特征,费城样 ALL 可聚类为 *ABL* 基因重排、*CRLF2* 重排、JAK2/STAT 通路激活和其他信号通路等 4 个亚组。队列研究显示,儿童、青少年和成人费城样 ALL 的 5 年无病生存分别为 58%、41% 和 24%,显著低于非费城样 ALL;美国 St Jude 儿童医院、ECOG 协作组、CALGB 协作组和 MD Anderson 癌症中心联合统计数据显示,费城样 ALL 约占儿童 ALL 的 15%,占大龄儿童(16~20 岁)和年轻成人 ALL(21~39 岁)的 20%~30%。

早期前体 T 细胞 ALL(ETP-ALL)是 WHO 2016 新增 ALL 亚型,具有特征性的早期 T 系/髓样/干细胞样的免疫表型,呈现早期前体 T 细胞来源(CD3$^+$CD4$^-$CD8$^-$)、伴髓系特征(CD13$^+$CD33$^+$)和干细胞标志(CD34$^+$CD117$^+$HLA-DR$^+$),按传统 EGIL 积分型标准易误诊为 T-M MPAL。约 10% 的 ETP-ALL 可检出 *FLT3*-ITD 突变,同时二代测序揭示 ETP-ALL 常伴随髓系转录因子和表观遗传相关突变如 *RUNX1*,*EZH2*,*EP300*,*ASXL1* 和 *DNMT3A* 等。对于 ETP-ALL 的临床预后,不同研究结果不完全一致:美国 St Jude 儿童医院研究发现,相比其他 T-ALL,ETP-ALL 的预后更差;欧洲 BFM2000 研究组研究结果显示,ETP-ALL 与其他 T-ALL 相比,生存无显著差异。

NK-ALL/LBL 是 WHO 2016 新分型,由于对 NK 细胞早期发育相关研究和 NK 细胞特异性抗体的缺乏,目前 CD56$^+$ 白血病系别鉴定和鉴别诊断存在困难。首先,NK-ALL/LBL 的诊断需与系别抗原阴性的母细胞性浆细胞样树突状细胞肿瘤 BPDCN 相鉴别;既往诊断为髓样/NK 急性白血病,目前认为应属于前体 NK 细胞来源的 NK-ALL/LBL。NK-ALL/LBL 免疫表型,以表达 NK 细胞标志 CD56、同时表达不成熟 T 系标志(CD7$^+$CD2$^+$)和部分表达胞浆内 CD3 为特征,同时不表达 B 系和髓系特异性抗原、TCR 和 IGH 重排阴性。由于 NK-ALL/LBL 诊断困难,报道极少。

近年来,转录组测序逐渐用于儿童 ALL 的精准诊断,一些既往未被认识的新 ALL 亚型,包括 *DUX4* 重排亚型、*ZNF384* 基因重排、*MEF2D* 基因重排、*PAX5P80R* 突变和 *IKZF1N159Y* 突变等亚型逐渐被识别,这些新亚型的发病机制、临床预后和靶向药物等临床生物学特征,以及在成人 ALL 中的比例和意义,仍有待基础和临床研究的进一步深入。

四、预后分层

(一)传统预后分层

ALL 的预后因素主要包括初诊时年龄、白细胞、免疫学表型和分子遗传学等生物学因素,治疗方案相关的治疗因素,及治疗中微小/可检测残留病 MRD 的动力学特征等三大类。

生物学因素方面,年龄是 ALL 重要的预后因素,儿童 ALL 整体预后明显优于成人,目前欧美发达国家和我国发达城市儿童 ALL 长期生存已达到 $80\%\sim90\%$。初诊白细胞数与 ALL 预后相关,传统上,以 B-ALL$>30\times10^9$/L、T-ALL$>100\times10^9$/L 作为高危预后因素,在儿童样方案中,白细胞数的预后意义并不显著。免疫表型的预后意义在不同临床研究中结论不完全一致,需要注意其与其他分子遗传学因素的重叠,既往研究发现 CD10$^-$ B-ALL 预后差,主要与 CD10$^-$ B-ALL 常伴 *MLL* 基因重排密切相关。此外,对于 ETP-ALL 是否预后不良,欧美不同研究结论不一,需进一步研究。分子遗传学是最重要的生物学因素,如表 2-2-1 所示,除高超二倍体、t(12;21)亚型为预后良好外,其他亚型包括低二倍体、*MLL* 基因重排 ALL、Ph$^+$ ALL、Ph 样 ALL、复杂染色体核型、iAMP21、*IKZF1* 缺失/突变等均为预后不良因素;儿童 ALL 整体预后良好的主要原因,是其以预后良好的分子遗传亚型为主,其中高超二倍体和 *TEL* ∷ *AML1* 阳性最为常见,而 Ph$^+$ 和 Ph 样高危亚型少见。

需要注意的是,ALL 的预后因素与整体治疗方案密切相关;儿童 ALL 整体预后良好的另外一个重要原因,是儿童整体治疗方案以强化门冬酰胺酶的抗代谢方案为主,对比强调骨髓抑制的成人方案,儿童样方案远期生存优于成人方案。研究发现,对于青少年和年轻成人 ALL 群体,采用儿童样方案和采用成人方案的长期生存差异显著。欧洲 GRAALL、NOPHO、美国 CALGB 和 DFCI 等研究证实,儿童样化疗方案显著改善青少年和年轻成人(AYA) ALL 的整体预后,目前 NCCN 指南和中国成人 ALL 指南均推荐对青少年和年轻成人患者采用儿童样化疗方案。

相对于分子遗传学预后因素的不断认识和变化,基于 MRD 的治疗反应评价是 ALL 预后评价的稳定可靠手段,其重要性可能超过分子遗传学的预后意义。治疗反应是分子遗传学等预后因素在治疗过程中的综合结果,通过 MRD 检测准确评价早期治疗反应,可指导 ALL 的预后分层,并对基于基线分子遗传学的预后分层进行动态校准,调整治疗方案选择,包括异基因造血干细胞移植的适应证。德国 BFM 协作组最先提出和完善了根据形态学评估的化疗前泼尼松预试验的早期治疗反应的重要预后意义;在此基础上,美国 St Jude 儿童医院进一步采用了分子生物学方法检测早期治疗反应的 MRD 水平指导预后分层;德国 BFM 和美国 St Jude 提出了完全基于治疗反应的临床预后分型体系,如 AIEOP-BFM-2000 方案和 Total Therapy 系列方案;相对于单一时间点的 MRD 评价,德国 GMALL 研究组进一步采用 TCR/IGH 的 PCR-MRD 检测技术,建立了综合诱导中期、诱导后期和巩固治疗后不同时间的多点多参数动态 MRD 评价体系。

(二)精准预后分层新进展

随着 *IKZF1* 基因缺失/突变在 B-ALL 中的预后意义研究深入,精准预后分层体系的逐渐完善。*IKZF1* 缺失/突变在儿童高危 B-ALL 中比例约为 30%,在成人 B-ALL 中比例可能更高;其中,Ph$^+$ ALL 中 *IKZF1* 缺失突变比例约为 80%,在 Ph 样 ALL 中比例约为 60%。研究显示,伴 *IKZF1* 缺失/突变的 B-ALL 诱导期 MRD 水平、累积复发率(CIR)均显著高于非缺失组,无事件生存率和总体生存率显著低于非缺失亚组。AIEOP-BFM 研究组将 *IKZF1* 缺失伴

CDKN2A、*CDKN2B*、*PAX5* 或 *PAR1*,且不伴有 *ERG* 缺失的亚型,定义为 *IKZF1^plus* 亚型;相比 *IKZF1* 单纯缺失组,*IKZF1^plus* 亚型预后更差。意大利 GIMEMA 研究组在 D-ALBA 临床研究中,采用达沙替尼联合贝林妥欧单抗治疗初诊 Ph^+ ALL,中位随访 18 个月,整体生存为 95%,但 *IKZF1^plus* 亚组生存显著更低,提示靶向联合免疫治疗策略目前无法完全克服 *IKZF1* 缺失的不良预后影响,凸显特异性针对 *IKZF1* 缺失/突变的靶向药物研发的重要性。

五、治疗

(一)传统治疗

1. 化学治疗

自 20 世纪 60~70 年代,德国 BFM、美国 COG 和 St Jude 儿童医院等开始对儿童 ALL 治疗的系统研究,通过不断优化方案,促进了儿童 ALL 疗效的不断进步,长期生存达到 80%~90%;① 设计并明确泼尼松试验对于预后、治疗的指导意义。激素敏感性是儿童 ALL 细胞遗传学、免疫学等预后因素的综合治疗反应,具有独立预后意义,成为儿童 ALL 治疗方案重要组成部分,在成人方案如意大利 GIMEMA-ALL-0288、法国 GRAALL-2003 等,也得到临床验证及应用。② 建立并完善了以治疗反应为主的临床分层体系。BFM 系列方案建立了基于治疗反应的临床分层体系,从 BFM-90 后逐渐加入细胞遗传学、免疫分型、MRD 水平等预后因素,逐渐完善了科学准确的临床分层体系,深刻影响了成人 ALL 的临床分层,如德国 GMALL 方案、英国 GRAALL-2005 方案均将激素敏感性、MRD 水平纳入危险分层。③ 确立了早期强化治疗的重要性。BFM 系列方案确立了诱导缓解后分层指导多药序贯的早期强化治疗原则,以大剂量甲氨蝶呤、阿糖胞苷和环磷酰胺为主的强化治疗模块,显著改善了高危组儿童 ALL 的长期生存率,成为儿童 ALL/LBL 治疗取得成功的关键因素之一。④ 优化方案提高疗效的同时降低治疗并发症。BFM 系列研究验证和优化了大剂量 L-asp 和 MTX 使用、强化治疗组合、再诱导治疗、维持治疗等重要问题,稳步提高了长期生存率。

儿童样方案目前已逐渐成为成人 ALL 治疗的主流方案,培门冬酶是儿童样化疗方案的重要组成部分,在诱导缓解和巩固强化治疗中,培门冬酶发挥抗代谢效应并与其他药物协同,维持 MRD 的治疗反应,提高 AYA 患者 ALL 的无事件生存率和总体生存率。研究发现,儿童样方案中门冬酰胺酶累积剂量与无事件生存率相关:相比低于累积剂量界值,接受超过 20 周或 25 周普通门冬酰胺酶的儿童 ALL 患者,无事件生存率显著提高了 9%~17%;美国 Dana-Farber 癌症中心针对儿童和 18~50 岁的年轻成人 ALL,采用含 30 周强化门冬酰胺酶的化疗方案,5 年无事件生存率分别达到 89% 和 78%;NOPHO2008 方案通过随机对照研究,对比长周期(15 剂/2 周间隔)和短周期(11 剂/6 周间隔)培门冬酶方案的区别,证实短周期方案可获得相似生存但安全性更好,进一步优化了培门冬酶的用法用量。对于接受异基因造血干细胞移植患者,成人 Ph^- ALL 采用儿童样化疗方案,移植前培门冬酶累积剂量达到 4 剂,显著降低移植后无复发生存。

(1)诱导缓解治疗:ALL 诱导治疗多采用含门冬酰胺酶为基础的多药诱导方案,完全缓解率可达 90％以上；德国 BFM 方案首创在 VLDP 诱导前加入了一周的泼尼松预治疗，以降低肿瘤负荷、减少肿瘤溶解综合征并评估治疗反应，同时在诱导缓解期即开始 MTX 单药鞘注防治中枢神经系统累及。美国 St Jude 儿童医院方案与 BFM 系列方案类似，诱导缓解期间即开始预防性鞘注化疗。相比普通门冬酰胺酶，长效门冬酰胺酶制剂培门冬酶不良反应更低，NCCN 成人指南和我国 CCCG-ALL-2015 儿童方案等临床研究均逐渐推荐培门冬酶替代普通门冬酰胺酶制剂。诱导中期过程中和结束后的治疗反应是评估疗效、判断预后和调整治疗的重要依据；德国 BFM-90 方案、GMALL 协作组、欧洲 GRAALL-2003/2005 等儿童方案均根据诱导中期、诱导结束进行 MRD 疗效评价，根据 MRD 结果调整进入高危组 ALL 治疗方案。美国 St Jude 儿童医院其在 TT ALL 系列方案中设计了基于分子生物学评价 MRD 的危险分层体系。

（2）强化/巩固治疗：强化/巩固治疗的原则，是在诱导缓解后需采用密度和强度依赖的化疗，以迅速进一步降低肿瘤负荷和提高缓解深度。目前强化/巩固治疗常采用的是大剂量 CTX、Ara-C 和 MTX 联合培门冬酶的交替组合。

（3）再诱导治疗：再诱导作为整个治疗方案中的组成部分，在 ALL/LBL 中占有重要地位，一般设计在巩固强化治疗的间歇期进行原诱导方案的再诱导。

（4）维持治疗：持治疗对于 ALL 是重要的治疗手段，基于 POMP 方案（泼尼松、长春新碱、氨甲喋呤和 6 巯基嘌呤）的维持治疗的时间一般为 2～3 年。

（5）中枢神经系统治疗：目前中枢神经系统白血病的传统防治策略主要是放疗、大剂量化疗和以 MTX＋Ara-C＋地塞米松三联或 MTX、Ara-C 交替鞘注。头颅放疗用于中枢神经系统白血病(CNS-L)防治并取得了显著疗效，脑白质病变是其主要远期并发症，近年儿童 ALL 的临床研究逐渐采用鞘注替代头颅放疗，改善患儿生活质量。我国学者总结了 CD19 CAR-T 治疗伴有中枢受累的 B-ALL 临床资料显示，48 例伴有 CNS-L 的 B-ALL 患者，接受 CAR-T 治疗后，41 例患者达到 CNS-L 缓解，中位随访 11.5 个月，1 年 CNS-L 累积复发率为 11.3％，远低于 31.1％的骨髓复发率，提示 CAR-T 是 CNS-L 治疗有效手段。

2. 靶向治疗

TKIs 显著改善了 Ph^+ ALL 的整体预后。在前 TKIs 时代，Ph^+ ALL 长期生存率为 20％～30％；随着 TKIs 迭代发展，Ph^+ ALL 整体预后不断改善。我国儿童 ALL 协作组 CCCG-2015 方案在国际上首次通过随机对照 RCT 临床研究证实，相比第一代 TKI 伊马替尼，第二代 TKI 达沙替尼能显著降低 Ph^+ ALL 的中枢复发和总体复发，总体生存显著优于伊马替尼组。美国 MD Anderson 癌症中心采用 HyperCVAD 联合 Ponatinib 治疗初诊成人 Ph^+ ALL，5 年 EFS 和 OS 分别达到 68％和 74％，显示三代 TKI 显著改善了 Ph^+ ALL 预后。我国自主研发的三代 TKI 奥雷巴替尼已批准用于难治复发的 CML，目前尚缺乏 Ph^+ ALL 的研究数据，有待进一步研究探索。

Ph 样 ALL 是一类整体预后不佳而分子遗传异质性较大的群体，精准诊断有助于分层靶向治疗。根据分子遗传特征，Ph 样 ALL 可分为 *ABL* 基因重排、*CRLF2* 重排、JAK2/STAT 通路激活和其他信号通路等 4 个亚组；体外实验提示，伴 ABL 激酶重排亚组对 TKIs 敏感，伴

CRLF2 重排和 JAK-STAT 通路激活的亚组可能对 *JAK* 抑制剂如芦可替尼敏感,*CRLF2* 重排亚型可能对 *FLT3* 抑制剂吉瑞替尼敏感。我国学者研究发现,表观调节药物组蛋白去乙酰化酶抑制剂 HDACi 西达本胺对 Ph 样 ALL 有一定疗效,目前正在进行临床研究探索。

3. 造血干细胞移植

在成人 ALL 治疗体系中,allo-HSCT 是降低复发、改善生存和提高疗效的重要治疗手段,目前 NCCN 指南和我国 ALL 指南推荐具有高危因素和 MRD 阳性患者进行 allo-HSCT。自体移植在成人 ALL 治疗中的地位存在一定争议。英国 MRC 和美国 ECOG 协作组合作的 UKALLXII/ECOG2993 临床研究共入组 1927 例成人 ALL 患者,是迄今为止最大样本的成人 ALL 临床研究;该研究通过对接受自体移植与传统成人方案化疗的两组患者进行分析,结果显示,对比传统化疗,自体移植不能改善成人 ALL 总体生存;随着传统成人方案向儿童样化疗方案演化,成人 ALL 化疗疗效进一步改善,自体移植的重要性进一步下降。目前儿童方案指南、NCCN 指南不推荐 ALL 患者进行自体移植巩固;我国成人 ALL 指南对无合适供者且 MRD 持续阴性、预后良好组 MRD 阴性可以考虑在充分强化巩固治疗后进行自体移植,移植后给予维持治疗。

(二)精准治疗新进展

近年来,双特异性抗体平台(BiTE)、抗体偶联药物(ADC)和嵌合抗原受体 T 细胞免疫疗法(CAR-T)是血液肿瘤领域免疫治疗迅速发展的里程碑。贝林妥欧单抗(Blinatumomab)是第一个获得批准治疗难治复发 B-ALL 的 CD3/CD19 双特异性偶联单链抗体,其作用机制是通过将 $CD3^+$ T 细胞与 $CD19^+$ B 白血病细胞偶联,激活和扩增效应 T 细胞,通过释放穿孔素和颗粒酶杀伤靶细胞;基于 TOWER 和 BLAST 研究结果,贝林妥欧单抗先后被美国 FDA 批准用于难治复发和 MRD 阳性 B-ALL;贝林妥欧单抗在我国已完成针对难治复发 B-ALL 的临床研究,获批用于难治/复发的 B-ALL。奥加伊妥珠单抗(Inotuzumab ozogamicin)是靶向 CD22 的单克隆抗体和细胞毒剂卡奇霉素两部分组成的 ADC 药物,通过与白血病细胞表面的 CD22 抗原结合,ADC 药物被内吞入白血病细胞,卡奇霉素释放并发挥细胞毒性作用,造成肿瘤细胞死亡;基于 INO-VATE 临床研究结果,奥加伊妥珠单抗 2017 年获得美国 FDA 批准用于复发/难治性 B-ALL 患者,2021 年在我国获批上市。

CAR-T 是免疫治疗时代的革命性技术进展,2017 年美国 FDA 批准了第一个 CAR-T 细胞疗法,批准 Tisagenlecleucel(Kymriah)治疗儿童难治/复发的 B-ALL,标志着免疫治疗元年的来临。目前在 Clinicaltrials. gov 网站登记的 CAR-T 临床研究已超过 1000 余项,其中以 CD19 为靶点的难治/复发 B-LBL/ALL 临床研究最多;以 CD19、CD22 为靶点的 CAR-T 治疗,在成人和儿童难治/复发 B-ALL 可获得 60%~93% 的完全缓解,改善了难治复发 B-ALL 的整体生存;以 CD4、CD5 和 CD7 为靶点的 CAR-T,开始用于难治/复发的 T-ALL 的治疗。目前 CAR-T 疗法还存在细胞因子风暴、中枢毒性、持续时间、脱靶复发、桥接造血干细胞移植等诸多问题,但 CAR-T 技术以其在靶点选择、克隆筛选、种属选择、载体来源、载体种类、共刺激分子、增强类型、输注方法、联合用药以及使用时机等完整体系的可变性和优越性,以及作为技术和药品的双重身份,未来在包括 ALL 在内的血液肿瘤中,其作用将越来越重要。

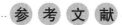

［1］Swerdlow S H,Campo E,Harris N L,et al. WHO classification of tumours of haematopoietic and lymphoid tissues［S］. 4th ed. IARC:Lyon,2017.

［2］沈志祥,朱雄增. 恶性淋巴瘤［M］. 2 版. 北京:人民卫生出版社,2011.

［3］Yang H B,Zhang H,Luan Y,et al. Noncoding genetic variation in GATA3 increases acute lymphoblastic leukemia risk through local and global changes in chromatin conformation［J］. Nature Genetics,2022,54(2): 170 - 179.

［4］Hong D L,Gupta R,Ancliff P,et al. Initiating and cancer-propagating cells in TEL-AML1-associated childhood leukemia［J］. Science,2008,319(5861):336 - 339.

［5］Roberts K G,Li Y J,Payne-Turner D,et al. Targetable kinase-activating lesions in ph-like acute lymphoblastic leukemia［J］. The New England Journal of Medicine,2014,371(11):1005 - 1015.

［6］Booth C A G,Barkas N,Neo W H,et al. Ezh2 and Runx1 mutations collaborate to initiate lympho-myeloid leukemia in early thymic progenitors［J］. Cancer Cell,2018,33(2):274 - 291. e8.

［7］Hunger S P,Mulligan C G. Acute lymphoblastic leukemia in children［J］. The New England Journal of Medicine,2015,373(16):1541 - 1552.

［8］Gu Z H,Churchman M L,Roberts K G,et al. PAX5-driven subtypes of B-progenitor acute lymphoblastic leukemia［J］. Nature Genetics,2019,51(2):296 - 307.

［9］Vrooman L M,Blonquist T M,Harris M H,et al. Refining risk classification in childhood B acute lymphoblastic leukemia:Results of DFCI ALL Consortium Protocol 05-001［J］. Blood Advances,2018,2(12):1449 - 1458.

［10］Siegel S E,Stock W,Johnson R H,et al. Pediatric-inspired treatment regimens for adolescents and young adults with Philadelphia chromosome-negative acute lymphoblastic leukemia:A review［J］. JAMA Oncology,2018,4(5):725 - 734.

［11］Albertsen B K,Grell K,Abrahamsson J,et al. Intermittent versus continuous PEG-asparaginase to reduce asparaginase-associated toxicities:A NOPHO ALL2008 randomized study［J］. Journal of Clinical Oncology,2019,37(19):1638 - 1646.

［12］王治香,王蕾,林韧,等. 强化培门冬酶化学药物治疗方案降低成人费城染色体阴性 ALL 移植后复发［J］. 中华器官移植杂志,2021,42(4):209 - 213.

［13］Brown P A,Shah B,Advani A,et al. Acute lymphoblastic leukemia,version 2. 2021,NCCN clinical practice guidelines in oncology［J］. Journal of the National Comprehensive Cancer Network:JNCCN,2021,19(9): 1079 - 1109.

［14］中国抗癌协会血液肿瘤专业委员会,中华医学会血液学分会白血病淋巴瘤学组,邱录贵,等. 中国成人急性淋巴细胞白血病诊断与治疗指南(2021 年版)［J］. 中华血液学杂志,2021,42(9):705 - 716.

［15］Mulligan C G,Su X P,Zhang J H,et al. Deletion of IKZF1 and prognosis in acute lymphoblastic leukemia ［J］. The New England Journal of Medicine,2009,360(5):470 - 480.

［16］Stanulla M,Dagdan E,Zaliova M,et al. IKZF1plusdefines a new minimal residual disease-dependent verypoor prognostic profile in pediatric B-cell precursor acute lymphoblastic leukemia[J]. Journal of Clinical Oncology,2018,36(12):1240 – 1249.

[17] Foà R,Bassan R,Vitale A,et al. Dasatinib-blinatumomab for ph-positive acute lymphoblastic leukemia in adults[J]. The New England Journal of Medicine,2020,383(17):1613 – 1623.

[18] Huang K Y,Tang B Q,Cai Z H,et al. HDACi targets IKZF1deletion high-risk acute lymphoblastic leukemia by inducing IKZF1expression and rescuing IKZF1function in vitro and in vivo[J]. Blood, 2021, 138:514.

[19] Sasaki K, Yamauchi T, Semba Y, et al. Genome-wide CRISPR-Cas9 screen identifies rationally designed combination therapies for CRLF2-rearranged Ph-like ALL[J]. Blood,2022,139(5):748 – 760.

[20] Qi Y K,Zhao M F,Hu Y X,et al. Efficacy and safety of CD19-specific CAR T cell-based therapy in B-cell acute lymphoblastic leukemia patients with CNSL[J]. Blood,2022,139(23):3376 – 3386.

[21] Shen S H,Chen X J,Cai J Y,et al. Effect of dasatinib vs imatinib in the treatment of pediatric Philadelphia chromosome-positive acute lymphoblastic leukemia:A randomized clinical trial[J]. JAMA Oncology,2020, 6(3):358 – 366.

[22] Jabbour E,Short N J,Ravandi F,et al. Combination of hyper-CVAD with ponatinib as first-line therapy for patients with Philadelphia chromosome-positive acute lymphoblastic leukaemia:Long-term follow-up of a single-centre,phase 2 study[J]. The Lancet Haematology,2018,5(12):e618 – e627.

[23] Kantarjian H,Stein A,Gökbuget N,et al. Blinatumomab versus chemotherapy for advanced acute lymphoblastic leukemia[J]. The New England Journal of Medicine,2017,376(9):836 – 847.

[24] Kantarjian H M,DeAngelo D J,Stelljes M,et al. Inotuzumab ozogamicin versus standard therapy for acute lymphoblastic leukemia[J]. The New England Journal of Medicine,2016,375(8):740 – 753.

[25] Maude S L,Laetsch T W,Buechner J,et al. Tisagenlecleucel in children and young adults with B-cell lymphoblastic leukemia[J]. The New England Journal of Medicine,2018,378(5):439 – 448.

[26] June C H,Sadelain M. Chimeric antigen receptor therapy[J]. The New England Journal of Medicine,2018, 379(1):64 – 73.

（周红升）

第三章 淋巴瘤

第一节 弥漫大 B 细胞淋巴瘤

弥漫大 B 细胞淋巴瘤(diffuse large B-cell lymphoma，DLBCL)是 B 细胞淋巴瘤中最常见的亚型，占成人非霍奇金淋巴瘤的 30%～40%。其发病率呈逐渐增长趋势，目前已成为世界各地血液内科临床诊疗中最为常见的疾病之一。其患者人群庞大，已经成为一种社会问题。随着我国国民经济水平的不断发展以及社会老龄化的到来，DLBCL 的临床诊疗在未来的数十年内将可能成为我国血液内科临床工作以及医疗卫生事业发展中的重要问题。

一、发病机制

(一)传统发病机制

DLBCL 的确切病因和发病机制不甚清楚。随着高通量测序平台的应用，研究发现多种分子信号通路参与 DLBCL 的发生和发展，主要包括：B 细胞受体信号通路、Toll 样受体信号通路、BCL2 家族功能异常、*TP53* 基因异常、*MYC* 基因异常、组蛋白修饰异常和 PD-1/PD-L1 信号通路等。

(二)发病机制新进展

根据基因表达谱(GFP)分析，DLBCL 可以分为生发中心 B 细胞样(GCB)和活化 B 细胞样(ABC)两个亚型。该细胞起源(COO)分型可定义 80%～85% 的 DLBCL 患者，但仍然有 15%～20% 的患者被定义为"unclassified"。COO 分型是基于基因表达谱对 DLBCL 的分型，而不是包含肿瘤发病机制驱动基因的遗传学分型。

2018 年，美国国家癌症研究中心(NCI)的 Staudt 等提出了以 DLBCL 重现性 DNA 突变、重排和拷贝数变化的新基因分型，主要为四种亚型，包括：MCD 型(同时出现 *MYD88L265P* 和 *CD79B* 突变)、BN2 型(同时具有 *BCL6* 易位和 *NOTCH2* 突变)、N1 型(*NOTCH1* 突变)和 EZB 型(具有 *EHZ2* 突变和 *BCL2* 易位)。该研究结果对于 DLBCL 的精准治疗具有里程碑的意义，加强了 DNA 突变及基因表达对 DLBCL 生物学和预后影响的认识，为根据具体遗传学改变选择靶向精准治疗提供了方向。但这四种基因分型仅有 46.6% 患者可以进行具体的分型，因此，2020 年 Staudt 等在 2018 年提出的"四种基因分型"的基础上进一步提出了可纳入更高比例的"七种 LymphGen 基因分型"。在原来的四种基因分型的基础上加入了 A53 型（非整倍体的 *TP53* 失活）和 ST2 型（*SGK1* 突变和 *TET2* 突变），并将 EZB 型进一步分为 *MYC* 异常（重排、扩增和突变）（*MYC*$^+$）和正常（*MYC*$^-$）两种亚型。该七种 LymphGen 基因分型将纳入分型患者的比例提高至 63.1%，是目前最全的 DLBCL 基因分型，各个基因分型具有独特的分子发病机制。

1. MCD 型

全基因组的 CRISPR-Cas9 筛选发现 *TLR9* 和它的伴侣分子 *UNC93B1* 和 *CNPY3* 是 MCD 型 DLBCL 细胞生存所必需的，但是在其他类型的 ABC 和 GCB 细胞中并非必须。生物素蛋白质谱分析发现 *TLR9* 组成了一个超蛋白复合体 My-T-BCR，该复合体包含了 *MYD88*、*TLR9* 和 *BCR*（*CD79A* 和 *CD79B*）。*TLR9* 通过其伴侣分子 *UNC93B1* 和 *CNPY3* 促进 IgM-BCR 内化到溶酶体中，促进 *TLR9* 与 *MYD88* 相互结合。My-T-BCR 模型包含两种不同的 BCR 模式：① 通过突变的 *CD79B* 诱导 CARD11/MALT1/BCL10（CMB）蛋白复合体的形成；② 正常的 *BCR* 内化到 Lamp1$^+$ 的溶酶体中，*BCR* 进一步与 *TLR9* 结合形成 My-T-BCR 复合体。MCD 基因型通过这两种不同的 *BCR* 模式的 My-T-BCR 超复合物和 CMB 蛋白复合体相互作用，激活下游 *NF-κB* 和 *PI3K* 信号通路。

2. BN2 型

主要通过慢性激活 *BCR* 信号来活化下游 *NF-κB* 和 *PI3K* 信号通路。BCR 结合抗原后，*ITAM* 被 *SRC* 家族激酶磷酸化并激活 *SYK*，*SYK* 活化下游的 *BTK* 并激活 *PLC-γ2*，*PLC-γ2* 可进一步活化 CARD11/MALT1/BCL10（CBM）所形成的蛋白复合物，进而进一步激活下游 *NF-κB* 和 *PI3K* 信号通路。

3. N1 型

N1 型的主要特征是 *NOTCH1* 突变伴有 B 细胞分化的转录调节因子如 *IRF4*、*ID3* 和 *BCOR* 异常。

4. A53 型

主要的特征是 *TP53* 信号通路的异常激活；A53 主要为自身抗原依赖的慢性 *BCR* 信号激活。

5. ST2 型

在该基因型中 *SGK1* 是 *AKT* 家族激酶，*SGK1* 突变可以活化 *PI3K* 信号通路。此外，该基因型中 *SOCS1* 和 *DUSP2* 的失活可导致 *JAK2* 信号通路的异常。

6. EZB 型

主要是 GCB 起源，主要依赖于致瘤性的增强信号通路（oncogenic BCR signaling）而不依赖抗原刺激激活 *BCR* 信号通路；通过 CD19 和 CD81 异常激活 PI3K/AKT 通路是该亚型 *BCR* 信号通路异常活化的主要致病机制。在 EZB-MYC$^+$ 基因型中，异常表达的基因要么直接调控 *MYC* 基因或者通过其他机制间接增强 *MYC* 的作用。

二、临床表现

1. 淋巴结肿大

大多以无痛性浅表淋巴结肿大为首发症状,颈部、锁骨上最常见,其次为腋下、腹股沟淋巴结肿大。肿大的淋巴结质硬,早期活动不粘连,以后可粘连、融合成块,触诊如具有弹性的橡皮感。深部淋巴结肿大主要引起压迫症状,其表现与被压迫的器官和程度有关。肿大的纵隔淋巴结压迫食管、气管、上腔静脉等,引起纵隔肿瘤综合征。肺浸润、肺不张、胸腔积液,导致吞咽困难、呼吸困难、声音嘶哑和上腔静脉综合征。腹腔淋巴结肿大,可引起腹痛、腹部包块、恶心、腹泻、肠梗阻等症状。后腹膜淋巴结肿大,如压迫输尿管可引起肾盂积水,如果淋巴结压迫脊髓或脊神经根,可引起下肢软弱乏力、大小便困难,甚至截瘫。

2. 肝脾肿大

肝脾肿大不能作为受累证据,需剖腹探查术或活检才能诊断。严重者可发生黄疸、腹水、肝衰竭。

3. 淋巴结外器官侵犯

DLBCL可侵犯全身各组织器官。胸腔积液提示胸部广泛病变、预后不良。胃肠道病变常继发于腹膜后淋巴结转移,病变好发顺序为:回肠、盲肠、直肠、空肠、十二指肠和结肠,表现为腹痛、腹部包块、恶心、呕吐、黑便等。皮肤病变有特异性和非特异性两种,特异性病变表现为皮内结节、剥脱性红皮病等,皮肤活检可以证实;非特异性病变表现为丘疹样病变。神经系统病变多发生在晚期,以脊髓压迫症状最常见。脑膜浸润少见,表现为头痛、颅内压增高、癫痫样发作、颅神经麻痹等,脑实质病变极少见。其他如扁桃体肿大、鼻咽部肿块等。

4. 全身症状

原因不明的持续或周期性发热为主要起病症状。部分患者还有盗汗、乏力、消瘦和全身皮肤瘙痒。晚期常有贫血和恶病质等,这类患者一般年龄稍大。

三、诊断

(一)传统诊断

对怀疑有病变的淋巴结或结外病灶,实施切除或切取(或内镜下活检)病理组织学检查是最重要的诊断依据。在特定情况下,无法对可疑病灶进行切除活检时,亦可行空芯针穿刺活检,联合其他辅助检查技术(免疫组化、流式细胞术、PCR扩增技术)检测有无克隆性免疫球蛋白基因(IG)基因重排、荧光原位杂交(FISH)和基因突变检测等对淋巴瘤进行诊断。肿瘤细胞全B细胞标记(CD19、CD20、CD22)阳性、CD79a$^+$、细胞膜和/或细胞质免疫球蛋白(IgM>IgG>IgA)阳性、免疫球蛋白轻链限制性表达(κ^-/λ^+或κ^+/λ^-)。此外,生发中心B细胞起源的DLBCL特征性免疫表型为CD10$^+$、BCL6$^+$,活化B细胞起源的DLBCL特征性表型为MUM1$^+$、CD138$^+$、VS38c$^+$。少数DLBCL表达CD5,但一般不表达CD23、Cyclin D1。间变大

B 细胞淋巴瘤亚型以表达 CD30 为特征。富于 T 细胞及组织细胞亚型以肿瘤中存在大量反应性增生的 T 细胞($CD3^+$、$CD45RO^+$)和组织细胞($CD68^+$)为特点。伴有 ALK 表达的 DLBCL 典型免疫表型为 $CD45^+$、EMA^+、$VS38c^+$、ALK^+、$CD20^-$、$PAX5^-$、$CD79a^\pm$、IgA $lambda^+$。对高级别 DLBCL 的患者推荐 FISH 技术检测 MYC、BCL2 和 BCL6 重排判断是否为双打击淋巴瘤(DHL)或三打击淋巴瘤(THL)。对部分患者建议原位杂交(ISH)检测 EBER。

(二)精准诊断新进展

在传统诊断的基础上,近年来提出了基于 DLBCL 重现性 DNA 突变、重排和拷贝数变化的新基因分型,主要分为"七种 LymphGen 基因分型",分别为 MCD 型、BN2 型、N1 型、EZB 型、A53 型、ST2 型和其他型。

1. MCD 型

主要特点是具有 MYD88 L265P 突变和 CD79B 突变。约占所有 DLBCL 的 8.7%。

2. BN2 型

主要特点是 NOTCH2 突变导致的 NOTCH2 的激活,其中 50% 的肿瘤中抑制 NOTCH 基因的 SPEN 出现失活;72% 的患者同时有 BCL6 易位,BCR 依赖的 NF-κB 信号通路中相关基因 PRKCB、BCL10、TNFFAIP3 和 TNIP1 存在重现性突变。约占所有 DLBCL 的 13.3%。

3. N1 型

主要特征是 NOTCH1 突变伴有 B 细胞分化的转录调节因子如 IRF4、ID3 和 BCOR 异常。约占所有 DLBCL 的 1.7%。

4. A53 型

主要特征为 TP53 的失活,在 DLBCL 中约有 5.9% 的患者存在 TP53 的纯合缺失,8.7% 的患者存在 TP53 杂合缺失和 TP53 的突变。因此,在新的基因分型中把 TP53 的异常作为一个新的类型单独列出,命名为非整倍体的 TP53 的失活(A53)。

5. ST2 型

研究发现,在 DLBCL 中 TET2、P2RY8 和 SGK1(54% 为截断突变)的突变分别为 10.1%、6.9% 和 6.9%。TET2 的突变与 SGK1 和 P2RY8 突变具有明显的相关性。因此,在新的基因分型中把 TET2 突变和 SGK1 突变作为一个新的类型单独列出,命名为 ST2 型。约占 DLBCL 的 6.4%。

6. EZB 型

主要特点是 EZH2 突变和 BCL2 易位,约占所有 DLBCL 的 23.5%;此外,EZH2 型可进一步分为 MYC^+ 和 MYC^- 两种亚型,具有不同的遗传学特征和临床预后特征。为了进一步区分双打击 DLBCL(DHL-DLBCL)与其他 GCB 型 DLBCL,Ennishi 等提出依据 104 个 DHL 相关基因的基因表型(DHIT)积分系统。EZH2-MYC^+ 型与 DHIT 密切相关,但并不是所有 EZB-MYC^+ 型均为 DHL-DLBCL,仅有 38% 具有 MYC 的异常,78% 具有 BCL2 的易位。EZH2-MYC^+ 基因型进一步拓宽了 DHL-DLBCL 的概念,区分出 GCB 型 DLBCL 中预后较差的一组患者。

四、预后分层

（一）传统预后分层

国际预后指数（IPI）是目前公认的 DLBCL 预后判断指标，年龄＞60 岁、病变为Ⅲ或Ⅳ期、LDH＞正常值上限、ECOG 体能状态评分≥2 及结外侵犯部位≥2 处。低危组（0～1 分）、低中危组（2 分）、高中危组（3 分）、高危组（4～5 分）患者 5 年总体生存率分别为 70%～80%、50%～60%、40%～50% 和 20%～30%。年龄调整的 IPI（aaIPI）以病变为Ⅲ或Ⅳ期、LDH＞正常值上限、体能状态 ECOG 评分≥2 作为评分标准，适用于年龄≤60 岁的患者（参见表 3-1-1）。

表 3-1-1　参照国际预后指数（IPI）

国际预后指数（IPI）	
年龄＞60 岁	低危：0～1 分
体能状态：2～4	低中危：2 分
Ann Arbor 分期：Ⅲ或Ⅳ期	高中危：3 分
血清 LDH 水平＞正常值上限	高危：4～5 分
结外病变受侵部位数＞1 个部位	
年龄调整的国际预后指数（aaIPI）（年龄≤60 岁）	
体能状态：2～4	低危：0 分
Ann Arbor 分期：Ⅲ或Ⅳ期	低中危：1 分
血清 LDH 水平＞正常值上限	高中危：2 分
	高危：3 分

（二）精准预后分层新进展

七种 LymphGen 基因分型（MCD 型、BN2 型、N1 型、EZB 型、A53 型、ST2 型和其他型）根据不同的遗传学特征具有不同的预后：① MCD 型在所有的 DLBCL 中 5 年的 OS 率为 40%，在 ABC 型中 5 年 OS 率为 37%；② BN2 型在所有的 DLBCL 中 5 年的 OS 率为 67%，在 ABC 型中 5 年 OS 率为 76%，在 GCB 型中 5 年 OS 率为 100%，而在未分类型中 5 年 OS 率仅 38%；③ N1 型在所有的 DLBCL 中 5 年的 OS 率为 63%，在 ABC 型中 5 年 OS 率仅为 33%，而在 GCB 型中 5 年 OS 率为 100%；④ ST2 型在所有的 DLBCL 中 5 年的 OS 率为 84%，在 GCB 型中 5 年 OS 率为 81%，预后较好；⑤ A53 型在所有的 DLBCL 中 5 年的 OS 率为 63%，在 ABC 型中 5 年 OS 率仅为 33%，在 GCB 型中 5 年 OS 率为 100%；⑥ EZB^+MYC^+ 和 EZB^+MYC^- 的 5 年 OS 率分别为 48% 和 82%。

五、治疗

（一）传统治疗

1. 初治患者　基于年龄和预后的分层治疗。

（1）年龄≤60 岁

　　① 低危（aaIPI＝0）且无大肿块：3×R-CHOP21＋受累部位/受累淋巴结放疗或 6×

R-CHOP21±受累部位/受累淋巴结放疗。

② 低危(aaIPI=0)伴有大肿块或低中危(aaIPI=1):6×R-CHOP21±受累部位/受累淋巴结放疗。

③ 高中危(aaIPI=2):8×R+6~8×CHOP21±受累部位/受累淋巴结放疗;6×R-CHOEP14;6×R-DA-EPOCH。

④ 高危(aaIPI=3):8×R+6~8×CHOP21±受累部位/受累淋巴结放疗;6×R-DA-EPOCH。

(2) 年龄在 60~80 岁

① 无心功能不全:8×R+6~8×CHOP21(IPI 低危:8×R+6×CHOP21)。

② 伴心功能不全:多柔比星替换为脂质体多柔比星、依托泊苷、吉西他滨。

(3) 年龄>80 岁

① 无心功能不全:剂量减量:6×R－miniCHOP21。

② 伴心功能不全:6×R－GemOx。

(4) 大剂量化疗联合自体造血干细胞移植(auto-HSCT)作为一线治疗可应用于高危患者。

(5) DHL 或 THL:通常采用强化治疗方案,如 R－DA－EPOCH、R－HyperCVAD 等。

(6) CNS-IPI 高危、HIV 相关、结外受累(如睾丸、乳腺、子宫、鼻旁窦、硬膜外、眶周、肾脏/肾上腺、骨和骨髓)、*MYC/BCL2* 双表达或 DHL/THL 患者推荐 CNS 预防,预防措施为鞘内预防性化疗:MTX 10~12 mg±Ara-C 50 mg,4~8 疗程或者高剂量甲氨蝶呤方案(3.5 g/m^2)。

(7) 原发纵隔大 B 细胞淋巴瘤:推荐 R－DA－EPOCH。

(8) 原发 CNS DLBCL:推荐 R-HD-MTX(≥3.5 g/m^2)为基础的化疗方案±全脑放疗。

(9) 伴有 CNS 受累:推荐将 R-HD-MTX(≥3.5 g/m^2)加入治疗方案。

(10) 原发睾丸 DLBCL:推荐化疗后行对侧睾丸预防性放疗。

(11) 高肿瘤负荷患者:应预防肿瘤溶解综合征。

(12) HBsAg 阳性、HBsAg 阴性/HBcAb 阳性/HBV-DNA 阳性患者:应预防性抗病毒治疗。

2. 复发/难治患者

(1) 初次复发/进展

① 符合移植条件:(R-DHAP、R-ICE、R-GDP 等)+大剂量化疗联合 auto-HSCT;异基因造血干细胞移植(allo-HSCT)。

② 不符合移植条件:二线化疗:R-DHAP、R-ICE、R-GDP、R-DA-EPOCH、R-GemOx、R-MINE、R-ESHAP、R^2 等;新药临床试验。

(2) ≥2 次复发/进展

① 符合移植条件:allo-HSCT;新药临床试验。

② 不符合移植条件:二线化疗:R-DHAP、R-ICE、R-GDP、R-DA-EPOCH、R-GemOx、R-MINE、R-ESHAP、R^2 等,CAR-T 治疗;新药临床试验。

（二）精准治疗新进展

不管对于初诊患者、还是复发/难治患者基于二代基因测序（NGS）进行的七种 LymphGen 基因分型（MCD 型、BN2 型、N1 型、EZB 型、A53 型、ST2 型和其他型）后可予以"**X＋联合传统治疗相对应的一线或二线方案**"进行治疗。

（1）MCD 型：BTK 抑制剂（BTKi）可以摧毁 My-T-BCR 超复合物，从机制上证明了 BTKi 可以在 MCD 型 DLBCL 中抑制 NF-κB 信号通路，发挥抗肿瘤作用。Wilson 等研究发现接受伊布替尼单药治疗的复发难治（R/R）ABC 亚型 DLBCL 的疗效明显优于 GCB 亚型 DLBCL（37％ vs 5％），其中合并 $MYD88L265P$ 和 $CD79B$ 突变的 ABC 亚型患者，有效率可以达到 80％。此外，MYD88-BioID2 提示 My-T-BCR 复合物与 mTORC1 复合物非常靠近，mTORC1 复合物在溶酶体的囊泡里面，转导 PI3 激酶以及下游的 $mTOR$ 信号通路。因此，BTKi 联合 $mTOR$ 抑制剂（mTORi）可以完全阻断 IKK 的磷酸化和 $mTOR$ 靶向的 S6 激酶和 4E-BP1 的磷酸化。Ⅲ期 PHOENIX 临床试验前瞻性探索了在 R-CHOP 的基础上联合伊布替尼是否可以提高初诊 non-GCB 亚型 DLBCL 患者的疗效。该研究共纳入 838 例 non-GCB 的 DLBCL 患者，以 1∶1 随机分到伊布替尼（560 mg）＋R-CHOP 组或安慰剂（pbo）＋R-CHOP 组。结果显示伊布替尼联合 R-CHOP 方案并未显著改善 non-GCB 患者的无事件生存率（EFS）。该临床试验未达到研究终点的主要原因可能有两个：①由于纳入的 non-GCB 型 DLBCL 患者具有较大的驱动基因的异质性，存在部分 BTKi 无效的基因型，如 N1 型和 ST2 型等；②部分 MCD 型 DLBCL 患者出现 BTKi 的耐药，可能由于相毗邻的 $mTOR$ 信号通路的过度激活。

（2）BN2 型：该型通过慢性激活 BCR 信号来活化下游 NF-κB 和 $PI3K$ 信号通路，因此，BTK 抑制剂、$PI3K$ 抑制剂、$mTOR$ 抑制剂和 $NOTCH2$ 信号通路抑制剂均为 BN2 型的分子治疗靶点。

（3）A53 型：该型的主要 IGVH 的片段是 VH4-34，为自身抗原依赖性的慢性 BCR 信号激活，因此 BTKi 也是该基因型的有效分子靶向药物。此外，干扰 $MDM2$-$TP53$ 信号通路相关药物可以修复 $MDM2$ 介导的 p53 降解，从而提高 p53 的稳定性和表达，也是该基因型的未来治疗方向之一。$XPO1$ 抑制剂可以通过抑制 p53 蛋白的核输出，从而恢复 p53 蛋白在核内的功能。

（4）ST2 型：$SGK1$ 是 AKT 家族激酶，$SGK1$ 突变可以活化 $PI3K$ 信号通路，因此 $PI3K$ 抑制剂是 ST2 基因型的有效分子靶向药物。此外，该基因型中 $SOCS1$ 和 $DUSP2$ 的失活可导致 $JAK2$ 信号通路的异常，因此 JAK 信号通路抑制剂是该基因型的有效分子靶向药物。

（5）EZB 型：该型主要依赖于致瘤性的增强信号通路而不依赖抗原刺激激活 BCR 信号通路，通过 CD19 和 CD81 异常激活 $PI3K/AKT$ 通路是该亚型 BCR 信号通路异常活化的主要致病机制。因此，$PI3K$ 为该基因型较好的分子治疗靶点。基于 EZB 型的主要特点是 $EZH2$ 突变和 BCL2 易位，BCL2 抑制剂和 $EZH2$ 抑制剂也为该基因型有效的分子靶向药物。

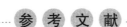

参 考 文 献

[1] Swerdlow SH，Campo E，Pileri SA，et al. The 2016 revision of the World Health Organization classification

of lymphoid neoplasms[J]. Blood,2016,127(20):2375 - 2390.

[2] Alaggio R,Amador C,Anagnostopoulos I,et al. The 5th edition of the World Health Organization classification of haematolymphoid tumours: lymphoid neoplasms[J]. Leukemia,2022,36(7):1720 - 1748.

[3] Alizadeh AA,Eisen MB,Davis RE,et al. Distinct types of diffuse large B-cell lymphoma identified by gene expression profiling[J]. Nature,2000,403(6769):503 - 511.

[4] Schmitz R,Wright GW,Huang DW,et al. Genetics and pathogenesis of diffuse large B-cell lymphoma[J]. N Engl J Med,2018,378(15):1396 - 1407.

[5] Wright GW,Huang DW,Phelan JD,et al. A probabilistic classification tool for genetic subtypes of diffuse large B cell lymphoma with therapeutic implications[J]. Cancer Cell,2020,37(4):551 - 568. e14.

[6] Ennishi D,Jiang A,Boyle M,et al. Double-Hit gene expression signature defines a distinct subgroup of germinal center B-cell-like diffuse large B-cell lymphoma[J]. J Clin Oncol,2019,37(3):190 - 201.

[7] International Non-Hodgkin's Lymphoma Prognostic Factors Project. A predictive model for aggressive non-Hodgkin's lymphoma[J]. N Engl J Med,1993,329(14):987 - 94.

[8] Wilson WH,Wright GW,Huang DW,et al. Effect of ibrutinib with R-CHOP chemotherapy in genetic subtypes of DLBCL[J]. Cancer Cell,2021,39(12):1643 - 1653. e3.

[9] Phelan JD,Young RM,Webster DE,et al. A multiprotein supercomplex controlling oncogenic signalling in lymphoma[J]. Nature,2018,560(7718):387 - 391.

[10] Younes A,Sehn LH,Johnson P,et al. Randomized phase Ⅲ trial of ibrutinib and rituximab plus cyclophosphamide, doxorubicin, vincristine, and prednisone in non-germinal center B-cell diffuse large B-cell lymphoma[J]. J Clin Oncol,2019,37(15):1285 - 1295.

（梁金花　徐卫）

第二节　慢性淋巴细胞白血病/小淋巴细胞淋巴瘤

　　慢性淋巴细胞白血病（chronic lymphocytic leukemia, CLL）/小淋巴细胞淋巴瘤（small lymphocytic leukemia, SLL）是一种成熟B淋巴细胞克隆增殖性肿瘤，临床表现外周血淋巴细胞增多、肝脾及淋巴结肿大，并累及淋巴系统以外其他器官，晚期可表现为骨髓衰竭。虽然 CLL与SLL具有同样的病理和免疫表型特点，但是CLL疾病主要集中在外周血中，而SLL疾病主要集中在淋巴结。

　　CLL/SLL是西方最多见的白血病类型，占到全部白血病的25%～35%，欧美人群中年发病率达到(4～5)/10万，男性多见，男女发病比例为(1.2～1.7):1。亚洲人群中CLL/SLL的发病率明显低于欧美，日本、韩国、中国台湾的人口登记资料显示的发病率大约是欧美的十分之一。

　　CLL/SLL多在老年发病，欧美报道的中位发病年龄在70～75岁，而我国的中位发病年龄为60～65岁。

一、发病机制

(一)传统发病机制

CLL的确切病因和发病机制不甚清楚。已报道与其他类型白血病发病密切相关的因素如电离辐射、化学致癌物、杀虫剂等,均与CLL发病无关。病毒如HCV(C型肝炎病毒)、EB病毒感染,亦与CLL发病无关。虽然CLL患者中男性明显多于女性,但未发现性激素与CLL发病相关。老年、男性、白种人、CLL和其他淋巴增殖性疾病(LPD)家族史和单克隆B淋巴细胞增多症(MBL)是CLL发病的危险因素。

(二)发病机制新进展

1. 细胞遗传学

近年来,新一代测序的应用为CLL分子遗传学的研究提供了极大的便利。通过CLL细胞全外显子测序,研究者们鉴定出了 *NOTCH1*、*XPO1*、*MYD88*、*KLH6*、*TP53*、*TGM*、*BIRC3*、*PLEKHG5*、*ATM*、*SF3B1*、*AMYM3*、*MAPK1*、*FBXW7*、*DDX3X* 等18个在CLL中出现的基因突变。由欧洲CLL协作组牵头的、一项对3185例CLL患者的细胞分子遗传学分析显示:*NOTCH1* 突变率8%(246/3038),*TP53* 突变率10.1%(217/2154),*SF3B1* 突变率11%(225/2028),而 *BIRC3* 和 *MYD88* 突变率较低,分别为2.7%(25/923)和2.2%(24/1085)。其中数个基因突变与FISH检测的遗传学异常有关,如 *SF3B1* 突变与del(11q)、*NOTCH1* 突变与+12、*MYD88* 突变与del(13q),且其中一些基因突变与细胞生物学功能的改变相关:*TP53* 和 ATM与细胞周期和DNA修复相关;*NOTCH1* 和 *FBXW7* 与炎症相关;*DDX3X* 与RNA加工相关。重要的是,这些突变很可能导致编码氨基酸和蛋白结构的改变,提示体内存在突变引起的克隆性选择。*SF3B1*、*NOTCH1*、*MYD88* 等新基因突变的发现,使得更精确地划分、阐明CLL的分子遗传学本质成为可能。

为进一步探究遗传学和表观遗传学之间的关系,研究者研究了14例存在典型遗传学亚克隆进化证据的CLL患者的表观遗传学特征。克隆进化的CLL细胞在干细胞富集的启动子区和 *MYC* 靶基因上表现出低甲基化,而在 *TP53* 靶基因上甲基化程度则增高。而且特定的启动子异常甲基化在所有标本中均出现(如 *TERT*、*WT1*),提示甲基化程度的变化和遗传学亚克隆的增长有关。

2. CLL细胞的B细胞受体(BCR)

B淋巴细胞恶性疾病的发生与BCR介导的抗原识别和/或抗原选择有关,而BCR识别不同的抗原主要依靠其抗原识别区膜表面免疫球蛋白(sIg)的差异。在正常B细胞发育成熟过程中,免疫球蛋白(Ig)重链(H)及轻链(L)发生V(D)J重排,并在抗原驱动下经历体细胞超突变(SHM)生成特异性抗体,介导免疫反应。组成BCR的sIg由重链和轻链组成,包含可变的V区和恒定的C区。重链V区包括众多的V基因片段、多个D基因片段和少数几个J基因片段。人类胚系免疫球蛋白重链可变区(*IGHV*)基因根据第一框架区(FR1)氨基酸序列的同源性分为 7 个家族(VH1~VH7 家族),包含 123 个 VH 基因片段,VDJ 的不同组合则进一步丰富了 Ig 的多样性。在与抗原结合的部位即互补决定区(CDR)中,重链 CDR1 和 CDR2 由相应 *IGHV* 基因编码,序列比较固定,而重链 CDR3(HCDR3)的形成主要是 D 和 J 的重排所致,并且由于 *HCDR3* 位于抗原结合比较中心的位置,其全部残基都有可能与抗原相接触,在免疫识别过程中较 CDR1 和 CDR2 显得更为关键。依据 VH、DH 和 JH 基因片段的使用、HCDR3 氨基酸序列的同源性以及 DH 基因阅读框特点对 IGHV 的序列进行研究,发现某些 CLL 患者 BCR 格局具有高度同源性,称为典型模式(stereotyped pattern),这种同源性表明肿瘤细胞曾面临同样的抗原选择过程,抗原选择与 CLL 的发生密切相关,与正常 B 淋巴细胞的广泛多样性有显著差异。

3. 微环境

肿瘤微环境是指肿瘤组织中肿瘤细胞外的一群辅助细胞,通过细胞间连接和分子间"cross talk"为肿瘤细胞生长、增殖提供功能性支架。血液肿瘤好发于骨髓和外周淋巴器官,其微环境由不同的辅助基质细胞和 T 细胞组成,与肿瘤细胞相互作用促进肿瘤生长和药物耐药。血液肿瘤细胞对微环境生长信号的依赖性差异较大。CLL 细胞在体内能存活很长时间,但是分离纯化的 CLL 细胞在体外培养时会迅速发生自发性凋亡,提示 CLL 细胞的生存优势与体内微环境相关,肿瘤微环境促进 CLL 细胞的存活,阻止其凋亡。与 CLL 细胞共培养,无论是无选择的骨髓基质细胞,还是纯化的基质细胞,如单核细胞来源的呵护样细胞(NLC)、间充质干细胞(MSC)、滤泡树突细胞(FDC),均能保护 CLL 细胞免于凋亡。

二、临床表现

1. 症状

早期可无症状,患者常因查体偶然发现血常规异常而被确诊。部分患者可以因为偶然发现淋巴结无痛性肿大就诊,颈部多见,有时候可以自行回退缩小,但很少完全消失。晚期可出现疲乏、盗汗、食欲减退、低热、体重减轻等症状。可以有获得性免疫缺陷,患者可以反复感染;或发生免疫性疾病,如自身免疫性溶血性贫血、免疫性血小板减少、纯红细胞再生障碍性贫血等。虫咬性皮炎多见。

2. 体征

(1)淋巴结肿大:可以有浅表淋巴结肿大,颈部、腋下多见、腹腔淋巴结肿大及纵隔淋巴结肿大。可以发生融合,成为大包块。

(2)脾肿大:常与淋巴结肿大同时存在。少数巨脾患者可以有因脾脏梗死造成的左上腹痛。

(3)肝脏肿大:部分患者存在。

(4)韦氏环肿胀:可以见到口咽环缩窄,可以因扁桃体肿大或者淋巴细胞浸润在黏膜下造成增厚所致,可以引发睡眠呼吸暂停、吞咽困难等。

(5)皮肤损害:可以有白血病细胞皮肤浸润,需要病理诊断。可以有天疱疮及血管性水肿等副肿瘤综合征表现。

（6）其他器官累及：小部分患者有肾病综合征。终末期可发生 Richter 转化，即转化成弥漫大 B 细胞淋巴瘤（DLBCL）或经典霍奇金淋巴瘤（cHL）。也可以发生急性髓系白血病、骨髓增生异常综合征、皮肤癌、肺癌、胃肠道肿瘤及黑色素瘤等第二肿瘤。

三、诊断

（一）传统诊断

1. 血常规

外周血单克隆 B 淋巴细胞的绝对值≥$5×10^9$/L，至少 3 个月。单克隆 B 淋巴细胞的绝对值<$5×10^9$/L，存在 CLL 细胞浸润骨髓所致的血细胞减少，也可诊断。

2. 外周血涂片

白血病细胞形态呈成熟小淋巴细胞，幼稚淋巴细胞计数占淋巴细胞比例<55％。

3. 外周血流式细胞术免疫表型

淋巴细胞源于 B 系，$CD20^{+(dim)}$、$CD5^+$、$CD19^+$、$CD23^+$。表面免疫球蛋白（sIg）、CD22、CD79b 弱表达。白血病细胞限制性表达 Kappa 或 Lamda 轻链（$\kappa:\lambda>3:1$ 或<0.3：1），或>25％的 B 细胞 sIg 不表达。

（二）精准诊断新进展

1. 2017 版 WHO 有关"造血与淋巴组织肿瘤分类"中提出外周血单克隆 B 淋巴细胞计数<$5×10^9$/L，如无髓外病变，即使出现血细胞少或疾病相关症状，也不能诊断 CLL。但 2018 年更新的国际 CLL 工作组标准仍将此种情况诊断为 CLL。国内绝大多数专家也认为这种情况在排除其他原因导致的血细胞减少后，其临床意义及治疗同 CLL，因此应诊断为 CLL。

2. 大多数 CLL 细胞表达 CD5（表达强度低于正常 T 细胞的表达，临床上需注意假阴性可能）和 B 细胞抗原 CD19、CD20 和 CD23。典型的 CLL 免疫表型为 $CD5^+$、$CD23^+$、$CD43^{+/-}$、$CD10^-$、$CD19^+$、$CD20^{dim}$（dim：弱表达）、sIg^{dim} 和 $CCND1^-$（此抗原需通过免疫组织化学检测）；部分患者可能表现为 sIg^{bright}（bright：强表达）、$CD23^{-/dim}$、FMC7 弱阳性，由于同样是 $CD5^+$ 的套细胞淋巴瘤（MCL）或 $FMC7^+$、$CD23^-$，sIg 及 CD20 表达强于 CLL 等与 CLL 有类似的免疫表型。因此，对于免疫表型不典型的 CLL（$CD23^{dim}$ 或阴性、$CD20^{bright}$、sIg^{bright} 或 $FMC-7^+$ 等），需要采用流式细胞术检测 CD200、免疫组织化学染色检测 CCND1、SOX11、LEF1 等（CLL 表达 CD200 及 LEF1，MCL 表达 CCND1 及 SOX11）以及荧光原位杂交（FISH）检测 t（11；14），以便与 MCL 鉴别。

3. 对于外周血存在克隆性 B 细胞，但 B 淋巴细胞绝对计数<$5×10^9$/L，同时不伴有淋巴结（所有淋巴结<1.5 cm）和器官肿大、血细胞减少和淋巴增殖性疾病相关症状的患者，应诊断为单克隆 B 淋巴细胞增多症（MBL）。2022 版 WHO 有关造血与淋巴组织肿瘤分类中将 MBL 分为 3 种类型：① 低计数 MBL 或克隆性 B 细胞增殖：克隆性 CLL/SLL 表型 B 细胞计数<0.5×

10^9/L 且没有 B 淋巴细胞增殖性疾病的其他诊断特征;② CLL/SLL 型 MBL:单克隆 CLL/SLL 表型 B 细胞计数≥0.5×10^9/L 而总 B 细胞计数<5×10^9/L,且不具有其他 CLL/SLL 的诊断特征;③ 非 CLL/SLL 型 MBL:任何单克隆非 CLL/SLL 表型 B 细胞增多,且无其他成熟 B 细胞肿瘤的症状或特征。大多数病例具有与边缘区起源一致的特征。

4. SLL 与 CLL 是同一种疾病的不同表现,约 20% 的 SLL 进展为 CLL。淋巴组织具有 CLL 的细胞形态与免疫表型特征。确诊必须依赖病理组织学及免疫组化检查。临床特征:① 淋巴结和/或脾、肝大;② 无血细胞减少;③ 外周血单克隆 B 淋巴细胞<5×10^9/L。CLL 与 SLL 的主要区别在于:前者主要累及外周血和骨髓,而后者则主要累及淋巴结和骨髓(此特征很重要,对骨髓受累的 SLL 患者可以利用骨髓标本进行流式细胞术免疫分型、染色体核型分析、基因突变等检测)。Lugano Ⅰ 期 SLL 可局部放疗,其他 SLL 的治疗指征和治疗选择同 CLL,以下均称为 CLL。

四、预后分层

(一)传统预后分层

性别、年龄、体能状态、伴随疾病、外周血淋巴细胞计数及淋巴细胞倍增时间(LDT),以及血清乳酸脱氢酶(LDH)、β_2-微球蛋白(β_2-MG)、胸苷激酶 1(TK1)等临床和实验指标是重要的传统预后因素。临床上评估预后最常使用 Rai 和 Binet 两种临床分期系统(表 3-2-1)。这两种分期均仅依赖体检和简单实验室检查,无需进行超声、CT 或 MRI 等影像学检查。

表 3-2-1 慢性淋巴细胞白血病的临床分期系统

分期	定义
Binet 分期	
Binet A	MBC≥5×10^9/L,HGB≥100 g/L,PLT≥100×10^9/L,<3 个淋巴区域[a]
Binet B	MBC≥5×10^9/L,HGB≥100 g/L,PLT≥100×10^9/L,≥3 个淋巴区域
Binet C	MBC≥5×10^9/L,HGB<100 g/L 和/或 PLT<100×10^9/L
Rai 分期	
Rai 0	仅 MBC≥5×10^9/L
Rai Ⅰ	MBC≥5×10^9/L+淋巴结肿大
Rai Ⅱ	MBC≥5×10^9/L+肝和/或脾肿大±淋巴结肿大
Rai Ⅲ	MBC≥5×10^9/L+HGB<110 g/L±淋巴结/肝/脾肿大
Rai Ⅳ	MBC≥5×10^9/L+PLT<100×10^9/L±淋巴结/肝/脾肿大

注:a:5 个淋巴区域包括颈、腋下、腹股沟(单侧或双侧均计为 1 个区域)、肝和脾。
MBC:单克隆 B 淋巴细胞计数。免疫性血细胞减少不作为分期的标准。

(二)精准预后分层新进展

1. 细胞遗传学

遗传学异常是 CLL 最重要的、最常使用的预后因素之一。根据 FISH 结果将 CLL 的预后分成5组(表3-2-2):del(17p)、del(11q)、+12、正常核型、单纯del(13q)的中位生存期(MS)分别为32、79、114、111及133个月。

表3-2-2 慢性淋巴细胞白血病常见的染色体异常及其临床特征

染色体异常	常规细胞遗传学	FISH	累及基因	临床特征
正常	50%	18%	—	—
del(13q)	10%	55%	Rb,miR-15a/16-1	预后好
del(11q)	8%	18%	ATM	年轻、巨大淋巴结、预后差
+12	13%	16%	mdm2	不典型形态学
del(17p)	4%	7%	TP53	CLL/PL、耐药、预后最差

2. *IGHV* 突变

根据 *IGHV* 突变情况,可将CLL分成两种亚型:突变型和非突变型。约50%的CLL患者的 *IGHV* 基因发生体细胞突变,*IGHV* 基因突变状态是CLL患者一个最可靠的预后因素。*IGHV* 突变状态不随病程改变。无 *IGHV* 基因突变的CLL患者易出现不典型的细胞形态,临床分期多为晚期,即使采取多种方法进行积极治疗,患者的病情进展快速且生存期短;而有 *IGHV* 基因突变的患者多为典型成熟 B 细胞形态,临床分期多在早期,病程进展缓慢,生存期长。*IGHV3-21* 患者预后差,且独立于 *IGHV* 突变状态。

3. 基因突变

通过CLL细胞全外显子测序,鉴定出了 *NOTCH1*、*XPO1*、*MYD88*、*KLH6*、*TP53*、*TGM*、*BIRC3*、*PLEKHG5*、*ATM*、*SF3B1*、*AMYM3*、*MAPK1*、*FBXW7*、*DDX3X* 等18个在CLL中出现的基因突变。生存分析显示,在这些遗传学标志物中,*NOTCH1*、*SF3B1* 和 *BIRC3* 突变具有独立的预后意义,而 *MYD88* 突变则没有。因此,Rossi 等提出了利用突变及细胞遗传学模型(MUCY)划分CLL预后的设想。他们将488例初诊CLL分为4个预后组:高危组为有 *TP53* 缺陷和/或 *BIRC3* 缺陷的患者(10 年 OS 29.1%),中危组为有 *NOTCH1* 突变和/或 *SF3B1* 突变和/或无 *TP53* 和 *BIRC3* 异常的del(11q22-q23)的患者(10 年 OS 37.1%),低危组包括+12 和无任何遗传学异常的野生型患者(10 年 OS 57.3%),极低危组为仅有 del(13q14)的患者(10 年 OS 69.3%)。多因素分析显示,MUCY 模型与 Rai 分期和 *IGHV* 无突变一样,是CLL独立预后因素之一。MUCY 模型可更精确地划分了CLL患者的预后,21.5%(105/488)仅靠 FISH 评判为低危患者[del(13q14)、正常核型和+12],在 MUCY 模型中因 *NOTCH1*(64/488,13.1%)、*SF3B1*(35/488,7.1%)、*TP53*(17/488,3.4%)突变或 *BIRC3*(14/488,2.8%)异常被划分至高危组。

4. 慢性淋巴细胞白血病国际预后指数(CLL-IPI)

通过纳入 *TP53* 缺失和/或突变、*IGHV* 突变状态、β_2-MG、临床分期、年龄,将CLL患者分为低危、中危、高危与极高危组(表3-2-3)。上述预后因素主要由接受化疗或化学免疫治疗患者获得,新药或新的治疗策略可能克服或部分克服上述不良预后。

表 3-2-3　慢性淋巴细胞白血病国际预后指数（CLL-IPI）

参数	不良预后因素	积分	CLL-IPI 积分	危险分层	5 年生存率（%）
TP53 异常	缺失或突变	4	0～1	低危	93.2
IGHV 突变状态	无突变	2	2～3	中危	79.4
β_2-MG	＞3.5 mg/L	2	4～6	高危	63.6
临床分期	Rai Ⅰ～Ⅳ或 Binet B～C	1	7～10	极高危	23.3
年龄	＞65 岁	1			

注：IGHV：免疫球蛋白重链基因可变区；β_2-MG：β_2-微球蛋白。

五、治疗

（一）传统治疗

治疗指征：

CLL 开始治疗的标准至少应该满足以下一个条件：

（1）进行性骨髓衰竭的证据，表现为贫血和/或血小板减少进展或恶化。

（2）巨脾（如左肋缘下＞6 cm）或进行性或有症状的脾肿大。

（3）巨块型淋巴结肿大（如最长直径＞10 cm）或进行性或有症状的淋巴结肿大。

（4）进行性淋巴细胞增多，如 2 个月内增多＞50%，或 LDT＜6 个月；当初始淋巴细胞＜$30×10^9$/L，不能单凭 LDT 作为治疗指征。

（5）外周血淋巴细胞数（ALC）＞（200～300）×10^9/L，或存在白细胞淤滞症状。

（6）AIHA 和/或 ITP 对皮质类固醇或其他标准治疗反应不佳。

（7）至少存在下列一种疾病相关症状：

    ① 在以前 6 月内无明显原因的体重下降≥10%。

    ② 严重疲乏[如 ECOG 体能状态（PS）≥2；不能工作或不能进行常规活动]。

    ③ 无其他感染证据，发热（＞38 ℃）≥2 周。

    ④ 无感染证据，夜间盗汗＞1 个月。

（8）患者意愿。

（9）临床试验。

满足治疗指征后，根据年龄和体状态选择不同的化疗（苯丁酸氮芥、氟达拉滨＋环磷酰胺、苯达莫司汀）±利妥昔单抗的治疗。

（二）精准治疗新进展

1. 一线治疗选择

根据 *TP53* 缺失和/或突变、年龄及身体状态进行分层治疗。患者的体能状态和实际年龄均为重要的参考因素；治疗前评估患者的 CIRS 评分和身体适应性极其重要。因 CLL 目前仍为不可治愈的疾病，鼓励所有患者参加临床试验。

（1）无 del(17p)/*TP53* 基因突变 CLL 患者的治疗方案推荐

① 身体状态良好的患者（包括体力活动尚可、肌酐清除率≥70 mL/min 及 CIRS≤6 分）：

优先推荐：伊布替尼、氟达拉滨＋环磷酰胺＋利妥昔单抗（用于 *IGHV* 有突变，且年龄小于 60 岁）、苯达莫司汀＋利妥昔单抗（用于 *IGHV* 突变，且 60 岁及以上）。

其他推荐：泽布替尼、维奈克拉＋利妥昔单抗/奥妥珠单抗、氟达拉滨＋利妥昔单抗、氟达拉滨＋环磷酰胺。

② 身体状态欠佳的患者：

优先推荐：伊布替尼、苯丁酸氮芥＋利妥昔单抗/奥妥珠单抗。

其他推荐：泽布替尼、维奈克拉＋利妥昔单抗/奥妥珠单抗、奥妥珠单抗、苯丁酸氮芥、利妥昔单抗。

（2）伴 del(17p)/*TP53* 基因突变 CLL 患者的治疗方案推荐

优先推荐：伊布替尼、泽布替尼、维奈克拉＋利妥昔单抗/奥妥珠单抗、参加临床试验。

其他推荐：大剂量甲泼泥龙＋利妥昔单抗、奥妥珠单抗。

2. 复发、难治患者的治疗选择

选择治疗方案时除考虑患者的年龄、体能状态及遗传学等预后因素外，应同时综合考虑患者既往治疗方案的疗效（包括持续缓解时间）及耐受性等因素。

（1）无 del(17p)/*TP53* 基因突变患者

① 身体状态良好的患者：

优先推荐：伊布替尼、泽布替尼、奥布替尼、参加临床试验。

其他推荐：氟达拉滨＋环磷酰胺＋利妥昔单抗±伊布替尼（用于 *IGHV* 有突变，且年龄小于 60 岁）、苯达莫司汀＋利妥昔单抗±伊布替尼（用于 *IGHV* 有突变，且 60 岁及以上）、维奈克拉＋利妥昔单抗/奥妥珠单抗、大剂量甲强龙甲泼泥龙＋利妥昔单抗、奥妥珠单抗、来那度胺±利妥昔单抗、参加临床试验。

② 身体状态欠佳的患者：

优先推荐：伊布替尼、泽布替尼、奥布替尼、参加临床试验。

其他推荐：苯丁酸氮芥＋利妥昔单抗/奥妥珠单抗、维奈克拉＋利妥昔单抗/奥妥珠单抗、大剂量甲泼尼龙＋利妥昔单抗、奥妥珠单抗、来那度胺±利妥昔单抗、参加临床试验。

（2）伴 del(17p)/*TP53* 基因突变 CLL 患者

优先推荐：伊布替尼、泽布替尼、奥布替尼、维奈克拉＋利妥昔单抗/奥妥珠单抗、参加临床试验。

其他推荐：大剂量甲泼泥龙＋利妥昔单抗、来那度胺±利妥昔单抗。

3. 维持治疗

（1）一线治疗（免疫化疗）后维持：结合微小残留病（MRD）评估和分子遗传学特征进行维持治疗，对于血液中 MRD≥10^{-2} 或 MRD<10^{-2} 伴 *IGHV* 无突变状态或 del(17p)/*TP53* 基因突变的患者，可考虑使用来那度胺进行维持治疗。原来使用伊布替尼、泽布替尼治疗者，可持续

伊布替尼、泽布替尼治疗。

（2）二线治疗后维持：免疫化疗取得 CR 或 PR 后，使用来那度胺进行维持治疗；原来使用伊布替尼、泽布替尼、奥布替尼治疗者，可持续伊布替尼、泽布替尼、奥布替尼治疗。

4. 造血干细胞移植

不推荐自体造血干细胞移植。异基因造血干细胞移植目前仍是 CLL 的唯一治愈手段，但由于 CLL 主要为老年患者，仅少数适合移植。近年来随着 BTK 抑制剂、BCL2 抑制剂等小分子靶向药物的使用，异基因造血干细胞移植的地位和使用时机有所变化。

适应证：难治患者和 CLL 克隆相关 Richter 转化患者。

5. 组织学转化

对于临床上疑有转化的患者，应尽可能进行淋巴结切除活检明确诊断，当无法切除活检时，可行粗针穿刺，结合免疫组化、流式细胞术等辅助检查明确诊断。PET-CT 检查可用于指导活检部位（摄取最高部位）。组织学转化在组织病理学上分为 DLBCL 与 cHL。对于前者，有条件的单位可进行 CLL 和转化后组织的 IGHV 测序以明确两者是否为同一克隆起源。

组织学进展包括：① 加速期 CLL：增殖中心扩张或融合（大于 20 倍高倍视野）且 Ki-67＞40% 或每个增殖中心＞2.4 个有丝分裂象；② CLL 伴幼淋细胞增多（CLL/PL）：外周血的幼稚淋巴细胞比例增加（10%～55% 以上）。

（1）Richter 综合征治疗：需根据转化的组织学类型以及是否为克隆相关决定治疗方案。克隆无关的 DLBCL 参照 DLBCL 进行治疗；克隆相关的 DLBCL 或不明克隆起源：可选用免疫化疗［R-DA-EPOCH、R-HyperCVAD（A 方案）、R-CHOP］±维奈克拉或 BTK 抑制剂、PD-1 单抗、参加临床试验等方案。如取得缓解，尽可能进行异基因造血干细胞移植，否则参照难治复发DLBCL 治疗方案。经典型 HL：参考 cHL 治疗方案。

（2）加速期 CLL 治疗：迄今为止最佳的治疗方案尚不明确。临床实践中，参照 CLL 治疗方案。

 参 考 文 献

[1] Yi S,Yan Y,Jin M,et al. High incidence of MYD88 and KMT2D mutations in Chinese with chronic lympho-cytic leukemia[J]. Leukemia,2021,35(8):2412-2415.

[2] Xia Y,Fan L,Wang L,et al. Frequencies of SF3B1,NOTCH1,MYD88,BIRC3 and IGHV mutations and TP53 disruptions in Chinese with chronic lymphocytic leukemia:disparities with Europeans[J]. Oncotarget,2015,6(7):5426-5434.

[3] Swerdlow SH,Campo E,Pileri SA,et al. The 2016 revision of the World Health Organization classification of lymphoid neoplasms[J]. Blood,2016,127(20):2375-2390.

[4] 中国抗癌协会血液肿瘤专业委员会,中华医学会血液学分会,中国慢性淋巴细胞白血病工作组. 中国慢性淋巴细胞白血病/小淋巴细胞淋巴瘤的诊断与治疗指南（2022 年版）[J]. 中华血液学杂志,2022,43(5):353-358.

[5] Hallek M,Cheson BD,Catovsky D,et al. Guidelines for the diagnosis and treatment of chronic lymphocytic leukemia:a report from the International Workshop on Chronic Lymphocytic Leukemia updating the Nation-

al Cancer Institute Working Group 1996 guidelines[J]. Blood,2008,111(12):5446-5456.

[6] 中华医学会血液学分会白血病淋巴瘤学组,中国抗癌协会血液肿瘤专业委员会,中国慢性淋巴细胞白血病工作组.B细胞慢性淋巴增殖性疾病诊断与鉴别诊断中国专家共识(2018年版)[J].中华血液学杂志,2018,39(5):359-365.

[7] Alaggio R,Amador C,Anagnostopoulos I,et al. The 5th edition of the world health organization classification of haematolymphoid tumours:lymphoid neoplasms[J]. Leukemia,2022,36(7):1720-1748.

[8] Swerdlow SH,Campo E,Harris NL,et al. WHO classification of tumours of haematopoietic and lymphoid tissues (IARC WHO Classification of Tumours)revised edition[DB/OL]. Lyon:IARC,2017.

[9] International CLL-IPI working group. An international prognostic index for patients with chronic lymphocytic leukaemia(CLL-IPI):a meta-analysis of individual patient data[J]. Lancet Oncol,2016,17(6):779-790.

[10] Hallek M,Cheson BD,Catovsky D,et al. iwCLL guidelines for diagnosis,indications for treatment,response assessment,and supportive management of CLL[J]. Blood,2018,131(25):2745-2760.

（梁金花　徐卫）

第三节　霍奇金淋巴瘤

霍奇金淋巴瘤(Hodgkin lymphoma,HL)是一种以 Reed-Sternberg(R-S)细胞为特征的恶性淋巴细胞疾病。19世纪,在伦敦 Guy's 医院医学院病理博物馆任教并担任馆长的托马斯·霍奇金(1798—1866)首先描述了霍奇金淋巴瘤疾病,他进行过数百例的尸体解剖,收集了数千例的病理标本。1832年,托马斯·霍奇金发表了一篇文章,文中描述了一类关于淋巴结和脾脏的非感染性疾病。文章发表后没有得到关注,直到30多年后,另外一位英国医生 Samuel Wilks 描述了特征类似的病例,当他查阅资料时,他发现霍奇金早于他发现了该疾病,于是他以霍奇金的名字命名了该疾病。

HL 是发达国家儿童和青年最常见的淋巴细胞恶性肿瘤,发病率约占所有淋巴瘤的10%,在我国癌症谱中 HL 发病率和死亡率在所有癌症中排名均为第31位,包括经典型霍奇金淋巴瘤(cHL)和结节性淋巴细胞为主型霍奇金淋巴瘤(NLPHL)。其中,cHL 约占所有 HL 的95%,根据组织学特征又可分为结节硬化型 cHL(NSHL)、混合细胞型 cHL(McHL)、富于淋巴细胞的 cHL(LRcHL)和淋巴细胞消减型 cHL(LDHL)。

尽管 HL 是一种可治愈的疾病,初始治疗治愈率较高,总体5年总生存(OS)率为87%,但是,传统诊疗方法的靶向性较差,不良反应多,治疗效果局限,加上 HL 诊疗过程中高度存在免疫逃逸机制使得传统治疗效益低下,这也成为临床治疗的难点及挑战。据统计,约10%的早期和约30%的进展期 HL 患者经过一线 ABVD 方案治疗后发展为难治或复发,需要进一步治疗。

近年来,随着分子生物学和免疫学等学科的发展,传统医学已经步入精准医学时代,PD-1

单抗、维布妥昔单抗(BV)等新型治疗已广泛应用于 HL 治疗中,复发和难治性 HL 的 5 年生存率也进一步大幅提高,HL 的诊治有了新的突破。本节将基于精准医学,对 HL 的新发病机制、新精准诊断标准、新预后分层指标、新靶点治疗作新的总结。

一、发病机制

(一)传统发病机制

HL 的病因至今不明,可能为:

1. 遗传因素

生发中心 B 细胞在免疫反应过程中若产生突变,发生异常的克隆性扩增,则可形成瘤巨细胞即 R-S 细胞。此外,HL 细胞核型常为结构异常的超二倍体,但无病原染色体异常,故超二倍体结构异常也可能是其发病机制之一。

2. 病毒感染

约 50% HL 患者的 R-S 细胞中可检出 EB 病毒基因组片段,EBV 被认为在 HL 发生中起重要作用。

3. 细胞因子分泌异常

HL 患者中 R-S 细胞可分泌大量细胞因子和化学因子,募集大量非恶性细胞形成肿块。此外,不同类型的 HL 相关的细胞因子分泌情况有所不同,这些细胞因子的作用效果也有所区别,从而导致 HL 组织病理特点的多样性。

4. 免疫因素

免疫功能缺陷已被证实与 HL 发生发展有密切的联系,所有 HL 患者都有多种细胞免疫异常,即使在成功治疗之后某些免疫缺陷仍然存在。

(二)发病机制新进展

随着研究的不断深入,霍奇金淋巴瘤的发病机制可以从免疫分子水平上去阐述。主要包括以下几方面:

1. EB 病毒感染异常免疫反应

有研究发现,EBV 阳性的 Hodgkin/Reed-Sternberg(R-S)细胞高度表达 EBNA1(EBVnuclearantigen 1,EBV 核心抗原 1)和 LMP1、LMP2A(潜伏膜蛋白 1 和 2A)。其中,EBNA1 可通过产生 CCL20(趋化因子配体 20)来吸引调节 T 细胞,从而抑制 EBV 特异性免疫反应,进而导致肿瘤的进展;LMP1 可模拟活化的 CD40 受体来激活 $NF\text{-}\kappa B$ 通路,LMP2A 通过模拟 B 细胞受体而抑制肿瘤细胞凋亡。

此外,在 EBV 感染患者体内常存在有相关蛋白表达的异常,经研究发现,这些蛋白会通过各种分子来影响微环境的构成,进而影响 T 细胞的浸润,对肿瘤的发生发展起到促进作用。

新的研究也显示,在 cHL 中存在有 $CD30$、EBV 和 $NF\text{-}\kappa B$ 等信号分子,这些分子能触发成纤维细胞的迁移能力,刺激机体产生炎性细胞因子,进而有助于创建支持肿瘤的微环境。

2. 信号通路的失调

近年来,不断有研究发现某一信号通路与淋巴瘤的发生发展有密切联系,这可能是精准医学时代对 HL 发病机制的突破性研究。

与 HL 相关的主要包括以下几种信号通路:经典 $Wint/\beta\text{-}catenin$ 信号通路、$NF\text{-}\kappa B$ 信号通路、$JAK\text{-}STAT$ 信号通路、$PI3K\text{-}AKT\text{-}mTOR$ 信号通路、$PD\text{-}1/PD\text{-}L$ 信号通路、cAMP 信号通路、$Notch$ 信号通路、$Hedgehog$ 信号通路和 $MAPK/Erk$ 信号通路。

其中最重要的异常信号通路是 $NF\text{-}\kappa B$ 通路、$JAK/STAT$ 通路和 $PI3K\text{-}AKT$ 通路的持续上调。

(1) $NF\text{-}\kappa B$ 通路

$NF\text{-}\kappa B$(活化 B 细胞核因子 K-轻链增强子)是一个转录因子蛋白家族,该通路的持续上调可促进 cFLIP(细胞 FLICE 样抑制蛋白)和 XIAP(X 染色体连锁的凋亡抑制蛋白)表达,这些蛋白的表达上调能进一步促进肿瘤细胞增殖,并减少其凋亡。

$NF\text{-}\kappa B$ 通路的异常激活是霍奇金淋巴瘤(HL)的分子标记之一,在 cHL 发病进展中起重要作用。大部分 HL 病例与 EB 病毒感染(EBV)相关,其基因组编码 LMP1(EBV 潜伏膜蛋白)可以激活 $NF\text{-}\kappa B$ 通路。

在 HL 中,经典和替代途径的 $NF\text{-}\kappa B$ 通路的异常激活都与其发病机制有关。因此,了解单个 $NF\text{-}\kappa B$ 亚基在 HL 细胞及其微环境中的作用,有可能为 HL 的治疗提供新方法。

(2) $JAK/STAT$ 通路

$JAK\text{-}STAT$ 通路是细胞因子信号的主要调节通路,$STAT$ 家族成员均是转录因子。相关研究指出,在 R-S 细胞中,$STAT$ 家族成员通过 JAK 激酶产生的细胞因子和受体酪氨酸激酶途径而被活化,其中 $STAT3$ 和 $STAT6$ 是最常被活化的成员,$STAT3$ 的下调能够诱导细胞凋亡,在 HL 致病机制中起了潜在作用;$STAT6$ 的激活可能与 IL-13R 和 IL-13 的自分泌活化相关。

(3) $PI3K\text{-}AKT$ 通路

$PI3K\text{-}AKT$ 通路被激活后可抑制凋亡且促进细胞周期进展,当细胞外的信号调节激酶通路被激活后,该通路能够调控细胞凋亡、增殖和分化。

$PI3K\text{-}AKT$ 通路的异常调节在 R-S 细胞中经常被观察到。Dutton 等人研究了 PI3K 促进 HL 细胞存活的作用,并证明其底物 AKT 可在 HL 来源的细胞系中被持续激活。Aravinth 等人在研究中也发现,LMP1 可通过 $PI3K\text{-}AKT\text{-}mTOR$ 通路在(HRS)细胞上诱导异位 CD137 表达,CD137 是活化 T 细胞的一种强效的共刺激分子,其配体(CD137L)在抗原提呈细胞(APC)上表达,故 $PI3K\text{-}AKT\text{-}mTOR$ 通路激活后导致的 CD137 异常活化会支持 R-S 细胞的生长并帮助 HL 中肿瘤细胞产生免疫逃逸。因此,$PI3K\text{-}AKT$ 通路在 HL 发生发展中起着重要作用,若将其抑制剂与靶向免疫疗法相结合,可对 HL 患者产生更好的治疗效果。

3. 肿瘤微环境的改变

在肿瘤发生发展过程中,肿瘤微环境的变化对其起着至关重要的调节作用。如异常的细胞因子-趋化因子和受体能够吸引各类具有特殊功能的免疫细胞,尽管这些因子对 R-S 产生的作用各不相同,但他们的高水平表达则有助于形成和维持了 R-S 细胞增殖的特定环境,利于 R-S 细胞的存活与扩增,从而产生促瘤作用。

具体来看,细胞因子可由肿瘤性的 R-S 细胞和背景炎性细胞产生,对肿瘤细胞起到促增殖和抗凋亡作用,并对其免疫功能产生抑制作用。如 R-S 细胞本身表达的 IL-7 与 IL-7R 共同构成了影响肿瘤细胞的增殖和存活的信号通路,IL-21 及相应受体能够保护 R-S 细胞免受 CD95 死亡受体诱导的凋亡。此外,R-S 细胞还表达 CD40 和 RANKL,他们被活化后继而诱导细胞因子 IL-6、IL8、CCL5、IFNγ 和 IL-13 的产生,帮助促进 HL 中免疫微环境的形成与维持。除 R-S 细胞外,背景炎性细胞也可产生很多细胞因子,如 R-S 细胞主要由 T 细胞围绕,这些 CD4$^+$T 细胞是调节 T 细胞或辅助 T 细胞,T 细胞活性较好则会使机体产生更多的细胞因子。这些分子之间的相互作用则更促使了肿瘤浸润相关性 T 细胞的聚集。这一系列的反应最终会导致 R-S 细胞的生长环境更利于其扩增。

趋化因子主要由炎性组织和淋巴瘤组织中表达,参与 HL 的浸润背景的形成和维持。如单核细胞的树突状细胞和巨噬细胞产生的 CCL22/MDC 能够吸引 IL-2 活化的 NK 细胞和 TH2 细胞,CCL5 能够募集 CD4$^+$T 淋巴细胞和嗜酸性粒细胞进入 HL 周围淋巴结组织,促进典型 HL 细胞微环境的形成。

通过这些发现得出结论:R-S 和它们的微环境产生了高水平的细胞因子和趋化因子,这些因子在持续治疗中会下降,减少肿瘤负荷,促进细胞的增殖且有助于建立 HL 合适的微环境。治疗过程中,也可被用作潜在预后因子之一。

此外,由于 R-S 细胞分散在肿瘤支持微环境中,主要被造血细胞浸润,还有一种间接作用于肿瘤微环境从而导致恶性肿瘤发生发展的因素,即造血干细胞携带的突变——克隆性造血(CH)突变,是年龄和外在环境共同作用的结果,常见于老年人,易导致血液系统恶性肿瘤。从 CH 在 cHL 组织微环境中广泛传播的病例中可检测出 T 细胞受体基因重排的多克隆状态,即 CH 相关突变在 T 细胞谱系形成之前就在骨髓干细胞/祖细胞中发生。而正是因为 CH 影响 R-S 细胞的生长微环境,CH 也可引发肿瘤克隆,CH 可能有助于这种 B 细胞淋巴瘤的发展并影响其预后。

二、临床表现

1. 淋巴结肿大

90% 患者以淋巴结肿大就诊,大多表现为颈部淋巴结肿大和纵隔淋巴结肿大。淋巴结肿大常呈无痛性、进行性肿大。饮酒后出现疼痛是淋巴瘤诊断相对特异的表现。

2. 结外病变

晚期 HL 能通过直接侵入或血行播散影响淋巴结外组织器官,最常受累的结外部位是脾、肺、肝和骨髓,造成这些器官的解剖和功能障碍,可有多种多样的临床表现。

3. 全身症状

20％～30％的患者表现为发热、盗汗、消瘦。发热可为低热,有时为间歇高热。此外,可有瘙痒、乏力等。

4. 不同组织学类型的临床表现

90％的 HL 以无痛性淋巴结肿大为首发症状,以颈部、锁骨上淋巴结受累常见,然后扩散至其他淋巴结,晚期可侵犯血管,累及脾、肝、骨髓和消化道等。但不同组织学亚型的 HL 的临床表现有些不同。多达 40％的患者出现发热、盗汗和体重显著减轻等症状,具体来说:

NLPHL:大多数 NLPHL 患者无全身症状及结外疾病,表现为局限性淋巴结肿大,通常累及颈部区域,纵隔罕见。与经典 HL 的不同之处在于其病程呈惰性,呈远期复发趋势。

cHL:大多数患者表现为 Ann Arbor Ⅱ 期疾病。大约 40％的病例会出现 B 症状,在晚期疾病中更为常见。

NSHL:是最常见的亚型,更常见于青少年和年轻人,通常表现为累及颈部、锁骨上和纵隔区域的局限性病变,纵隔受累在结节硬化亚型中最常见。

LRcHL:大多数患者表现为Ⅰ期或Ⅱ期疾病。B 症状很少见。临床特征与 NLPHL 相似,但多次复发者少见。患者的年龄也比 NLPHL 或结节性硬化亚型的患者大。

McHL:腹部受累和脾脏受累在混合细胞型病例中更常见,B 症状常见。

LDHL:广泛受累(包括诊断时的膈下区和骨髓),伴有 B 症状。此外,外周淋巴结也常受累。

三、诊断

(一)传统诊断

病理检查是 HL 确诊及分型的金标准,活检方式推荐病变淋巴结或结外病灶切除活检,尽量选择受炎症干扰较小部位的淋巴结,术中应避免挤压组织,尽量完整切除;切取的组织应尽快淋巴结切开固定。除活检外,对于纵隔或深部淋巴结可以考虑行粗针多条组织穿刺活检以明确病理诊断。不推荐细针穿刺细胞学检查。

1. 组织形态学

cHL 有独特的病理特征,在炎症细胞和反应性细胞所构成的微环境中散在分布少量 R-S 细胞及变异型 R-S 细胞。典型 R-S 细胞为体积大、胞浆丰富,双核或多核巨细胞,核仁大而明显且嗜酸性;若细胞表现为对称的双核时则称为镜影细胞。NLPHL 中典型 R-S 细胞少见,肿瘤细胞因细胞核大而折叠,似爆米花样,又称为爆米花细胞或淋巴细胞性和/或组织细胞性 R-S 细胞变型细胞。

2. 免疫组织化学

诊断 HL 应常规进行免疫组织化学评估,IHC 标志物包括 CD45(LCA)、CD15、CD20、CD30、PAX5、MUM1、CD3、Ki-67 和 EBV-EBER。

初步区分经典型和结节性淋巴细胞为主型,并注意和 T 细胞/组织细胞丰富型大 B 细胞淋巴瘤、间变性大细胞淋巴瘤、原发性纵隔 B 细胞淋巴瘤、外周 T 细胞淋巴瘤等类型鉴别。

(二)精准诊断新进展

随着现代分子生物学技术与临床治疗的融合,基于细胞分子水平上的诊断则更具诊断价值。研究发现 HL 特征性的 R-S 细胞主要起源于单克隆的凋亡前 B 细胞,且携带了免疫球蛋白重链的重排和体细胞的突变。在一定的微环境中,R-S 细胞可通过包括单一突变、异常信号途径在内的几种机制抵抗凋亡,而这些信号通路的失调通常伴有免疫分子水平的变化。

2022 年最新的《淋巴造血肿瘤 WHO 分类第 5 版》(WHO-HAEM5)也提出遗传和其他分子数据在淋巴肿瘤评估中的重要性日益增加,鼓励在需要时采用分子检测。最新的 WHO 分类中 R-S 细胞的定义免疫表型与 WHO-HAEM4 保持不变,NSCHL、McHL、LRcHL 和 LDHL 亚型的标准也是如此。尽管自 20 世纪以来,对于这些表型的基本描述没有实质性变化,描述这些亚型以支持流行病学和转化研究仍然有价值,因为特定的亚型与不同的临床特征和潜在的生物学相关。此外,WHO-HAEM5 还新增了关于 cHL 病因和发病机制的综合部分,纳入了关于微环境在调节疾病中的关键作用的新数据,这将为 HL 的精准诊断提供新的参照。

在精准医学时代下,对 HL 的诊断可以利用免疫组织化学染色法分析各类相关的免疫标志物,基于淋巴细胞、浆细胞、嗜酸粒细胞等多种反应性细胞成分背景的总体组织表现,结合 CD15、CD30 等免疫标志作出诊断。

1. 已广泛使用的免疫组织化学诊断

NCCN 指南建议,对于 cHL 典型免疫表型,一般可检测以下分子:CD15、CD30、CD20、CD79a、CD45、PAX5、CD3;针对 NLPHL 一般可检测以下分子:CD20、CD45、CD79a、BCL6、PAX5;CD3、CD15、CD30。EBER 推荐在初次诊断时检测,在进行鉴别诊断时,需要增加更多的标志物(比如 MUM-1,BOB-1,OCT-2)进行检测,对诊断不明的病例尤是如此。对于 NLPHL 免疫结构模式应当明确为典型型或变异型。

cHL 常表现为 $CD30^+$、$CD15^{+/-}$、$PAX5^{弱+}$、$MUM1^+$、$CD45^-$、$CD20^{-/弱+}$、$CD3^-$、$BOB.1^-$、$OCT2^{-/+}$、部分患者 $EBV\text{-}EBER^+$。NLPHL 常表现为 $CD20^+$、$CD79\alpha^+$、$BCL6^+$、$CD45^+$、$CD3^-$、$CD15^-$、$CD30^-$、$BOB1^+$、$OCT2^+$、$EBV\text{-}EBER^-$。

2. 其他正在研究中的分子诊断

除一些已经被广泛用于临床诊断的主流分子之外,新的研究中不断涌现出可能具特异性诊断效果的新型标志物。如有研究发现,在 cHL 病例中,$STAT6^{YE361}$ 和 $p\text{-}STAT6^{YE641}$ 表达会增强,这一现象也可能具有诊断特异性。OCT-2 和 BOB.1 传统上也被指出是区分 cHL 和其他 B 细胞淋巴瘤的有用标志物,癌相关成纤维细胞(CAFs)是一种具有不同功能的异质性细胞群,是肿瘤微环境(TME)的重要基质组成部分,与肿瘤细胞密切交互,调节免疫反应,促进肿瘤进展。在采用多重免疫组化(mIHC)结合数字图像对 cHL 样本中的 CAFs、肿瘤相关巨噬细胞、T 细胞和不同检查点分子进行表型分析时,研究者发现血小板衍生生长因子受体(PDGFR)α 和 β、成纤维细胞活化蛋白(FAP)和 α-平滑肌肌动蛋白(α-SMA)可作为 CAFs 的标志物,继而预测肿瘤的发生发展。

此外,由于 HL 的恶性肿瘤细胞改变了各种基因,相关蛋白如 PD-L1/2、B2M 和 MHC 一级和Ⅱ类的表达也会受到不同程度的影响,HL 由此来逃避机体的免疫系统,从而持续扩增。而肿瘤生长是通过永久激活 *JAK/STAT* 信号促进的,该通路中又涉及多个基因的普遍突变,通过 *NF-κB* 化合物和 *PI3K/AKT/mTOR* 轴的改变,能防止肿瘤细胞凋亡。当机体被 EBV 感染时则可以同时激活 *JAK/STAT* 和 *NF-κB* 两条通路,一方面激发免疫逃逸机制,另一方面又抑制肿瘤细胞凋亡。基于此,HL 的诊断也可通过检测与这些信号通路相关的分子去完成。

淋巴细胞活化基因 3(*LAG-3*),又称为 CD233,是肿瘤免疫治疗中的热门蛋白,主要表达在活化 T 细胞和 NK 细胞表面。在儿科 HL 的病例分析中,人们发现 LAG-3 可与各种配体相互作用,通过抑制 T 细胞增殖和激活来调节 T 细胞功能,这可能对 HL 患者的抗瘤活性有较密切的影响。另外,LAG-3 和 PD-L1 表达之间存在显著的统计学相关性,所以该分子的相关研究也会在 HL 基于免疫检查点的诊断与治疗上有所突破。

上述分子虽然暂时没用于临床诊断,但在基础研究水平上已显现出其特异性的诊断价值,也可能是未来精准医学诊断研究的新方向。

四、预后分层

(一)传统预后分层

按照 2014 版 Lugano 分期,可将 HL 分为早期(Ⅰ,Ⅱ期)和晚期(Ⅲ,Ⅳ期)两大类。研究显示,Ⅰ~Ⅱ期 HL 患者的不良预后因素主要包括年龄、组织学、ESR 及 B 症状、纵隔肿块、B 症状及巨块型。Ⅲ~Ⅳ期 HL 患者的不良预后因素则为血红蛋白<105 g/L、男性、年龄≥45 岁、Ⅳ期病变、白细胞增多等。

1. 早期 HL

表 3-3-1　Ⅰ~Ⅱ期经典霍奇金病预后不良风险因素

风险因素	GHSG	EORTC	NCCN
年龄		≥50	

续表 3-3-1

风险因素	GHSG	EORTC	NCCN
ESR 和 B 症状	>50 mm/h 且无 B 症状; >30 mm/h 且有 B 症状	>50 mm/h 且无 B 症状; >30 mm/h 且有 B 症状	≥50 mm/h 或有 B 症状
纵隔大肿块	MMR>0.33	MTR>0.35	MMR>.33
受累淋巴结区	>2	>3	>3
结外病灶	有		
巨块型			>10 cm

注:GHSG:德国霍奇金淋巴瘤研究组;EORTC:欧洲癌症研究与治疗组织;NCCN:美国国立综合癌症网络;
　　MMR:肿块最大径/胸腔最大径;MTR:肿块最大径/胸腔 T5/6 水平横径。

2. 晚期 HL

对于晚期霍奇金淋巴瘤患者,CSCO 指南推荐国际预后评分(IPS)见表 3-3-2。

表 3-3-2　HL 晚期预后评分(IPS)

国际预后评分(INTERNATIONAL PROGNOSTIC SCORE,IPS)

- 白蛋白<40 g/L
- 血红蛋白<105 g/L
- 男性
- 年龄≥45 岁
- Ⅳ期病变
- 白细胞增多(白细胞数至少 15×10^9/L)
- 淋巴细胞减少(淋巴细胞计数少于白细胞总数 8%,和/或淋巴细胞数少于 0.6×10^9/L)

(二)精准预后分层新进展

对于早期的患者,目标是降低毒性,保证病人具有更好的生活质量;而对于晚期患者,提高治愈率,复发病人能够再次获得长期缓解的机会。整体来看,减少 HL 治疗相关的合并症,延长更有质量的生存,特别是生殖能力的保护,以及对第二肿瘤的预防,心脏毒性的预防,肺毒性的预防都是 HL 治疗相关的关注点。因此在 HL 治疗前,应该进行评估,并严格分期并对患者进行危险分层。近年来,新型评估手段层出不穷,而如何利用新技术做到治疗的个体化和评估的准确性则显得尤为重要。

1. 基于 PET-CT 的预后分析

正电子发射断层扫描/计算机断层扫描(PET-CT)是指由 PET 提供病灶详尽的功能与代谢等分子信息,由 CT 提供病灶的精确解剖定位,一次显像可获得全身各方位的断层图像的影像学技术。该技术具有灵敏、准确、特异及定位精确等特点。正因为 PET-CT 所具有的这些特点,其在 HL 的分期和反应评估中至关重要。PET-CT 的作用不仅在治疗方案制定上,还反映在 HL 治疗失败的风险评估上。可以根据疾病严重程度,结合 PET-CT 结果,更准确地进行初始治疗强度的评估。这一新的指标可以用于识别出哪些在初始治疗中需要使用比 ABVD 化疗强度更强的方案的患者,同时避免那些单用 ABVD 治愈几率较高的患者病情进展。

如以 cHL 为例,2 个化疗周期后的中期 PET(PET-2)被证明是晚期 cHL 中 ABVD 治疗效果的最有力的预测因子,而基线 PET 评估的总代谢肿瘤体积(bTMTV)则被证明是早期 cHL 治疗结果的有力预测因子。

另外,Dmax 是指 PET 扫描测量的两个病灶间最大距离,是反映疾病扩散的 PET 特征,是一种很有前途的 cHL 预后因素。临床上结合 Dmax 和 PET 可进一步优化 HL 患者的风险分层,并能提供和改进量身定制的治疗策略。

不可忽视的是,在 cHL 中约 20% 的患者属于复发或一线治疗难治型,需要二线治疗后进行自体造血干细胞移植。这种情况下,没有一个标准的二线疗法,也不能保证所有患者都需要或适应这种方法来治疗。此时,基线[18]F-FDG-PET-CT 扫描的定量分析则尽显其价值所在,它可以提供较准确的风险评估,作为临床风险因素的补充,可指导 r/rcHL 的风险分层治疗。有研究者对早期 cHL 做早期 PET 检查,以减少早期 PET 阴性(PET⁻)疾病患者对放疗的需求,并逐步提高 PET 阳性(PET⁺)疾病患者的治疗强度。他们发现在所有使用适宜 PET 的方法的患者中都能观察到优良的无进展生存期(PFS)结果。

虽然早期肿瘤反应是通过中期 PET(iPET)Deauville5-pointscale(DS)的评估的,但这种方式缺乏特异性 DS 和预后之间相关性的科学证据,治疗结束时(EoT)若再利用 PET-CT 可预测评估患者是否存在有代谢缓解,以便更准确地进行预后分层。有研究表明,根据 DS 对 EoT PET 进行系统评估,可以更准确地识别代谢缓解不理想的患者,并提供更好的预后分层。

既往是采用 IPS 对 HL 进行风险分层指导初始治疗的,但与 PET 对治疗反应的动态评估相比,IPS 很难识别预后差的高危患者,基因表达谱也未发现可验证的生物标志物。而若对患者提早进行 PET-CT 分层,那么晚期接受放疗的患者比例会大幅降低,晚期患者接受化疗强度明显降低,具有高复发风险患者也能被及早发现。中期 PET-CT(PET2)有良好的预后价值,基于 PET2 扫描结果指导治疗的策略已被广泛应用。

对于继续 ABVD 的晚期组患者,特别是中期 PET 阳性的患者具有较高的难治性或早期复发率,中期 PET 阳性在晚期患者中的预后价值显得尤为重要,应积极应用新技术提前识别出并根据需要加强对这些患者的治疗,这对 HL 的精准治疗尤为重要。

因此,探索新的预后因素,尤其是获取方便且可动态监测的指标,以丰富优化现有预后模型,为患者提供精准化及个体化治疗非常重要。

Longley 等研究使用了基线 PET 的肿瘤代谢体积(MTV)和所有病变肿瘤糖酵解(TLG)能量化肿瘤负荷来评估已知不良因素,回顾性分析了 H10 研究中 258 例早期 cHL 标准联合治疗组的基线总 MTV(TMTV),发现 TMVT 和 2 周期 ABVD 后的中期 PET(iPET)可独立预测治疗反应,二者结合可用于确定高危患者(TMVT>148 cm³ 和 iPET 阳性 DS4-5),此类患者的 5 年 PFS 率仅为 25%。在 RATCHL 研究中,848 例进展期 HL(ⅡB—Ⅳ期)患者,采用 SUV≥2.5 基线总 MTV 和 TLG 指标,2 周期 ABVD 后 iPET 阳性患者与 iPET 阴性患者相比,总MTV 和 TLG 更高(P=0.000 2),但多变量分析只有总 TLG、B 症状和年龄与 PFS 显著相关。iPET 阴性时,基线 TLG 高患者(>3 318 g)的 5 年治疗失败率 31%,TLG 低患者 13.1%。ACHL 的回顾性分析"2011LYSA"研究了 392 例患者,确定了少数基线 PET 高 TMTV、2 周期escBEACOPP 后 iPET(DS 4~5)阳性患者,其 2 年 PFS 为 61%,而低 TMTV/iPET 阳性和低TMTV/iPET 阴性患者分别为 88% 和 96%。RATCHL 研究中,20% Ⅳ期 iPET 阴性患者疾病进展,LYSA 和 GHSG H18 研究中不足 10%,提示更强烈方案(如增强 BEACOPP 方案)治疗高危 HL 后,iPET 具有更可靠的阴性预测价值。因此,基线总 MTV 和 TLG 通过识别仍有治疗失败风险的阴性 iPET 患者,可能对指导初始治疗强度有帮助。

RATCHL 研究中,cHL 进展期患者 2 周期 ABVD 后 iPET 阳性患者接受增强 BEACOPP(4 周期 escBEACOPP 或 6 周期 BEACOPP-14 方案),5 年 PFS 为 65.7%,OS 为 85.1%,优于既往继续 ABVD 治疗时 PFS(<40%)的结果。20/37 例 iPET DS5 患者升为 BEACOPP 治疗

仍失败,这组患者可能需要不同的治疗以改善生存。对于初发难治 HL 患者,高剂量化疗(HDT)后 auto-HSCT 是一种选择。意大利 HD 0801 研究中,iPET 阳性定义为 DS 3~5,与 RATCHL 和 LYSA 研究相比,包含了部分预后相对较好患者,经过 2 周期 ABVD 后,81 例(19%)患者 iPET 阳性,接受 HDT ASCT,2 年 PFS 为 75%,表明早期强化可能改善这组患者预后。由于新药 BV 和 PD1 抗体对复发/难治性 cHL 具有很好的疗效,高危 iPET 阳性患者一线使用有可能替代 auto-HSCT,但相关支持数据不足。ECHELON-1 研究Ⅲ期采用 BV 联合 AVD 治疗(A+AVD)6 周期,3 年 PFS 为 83.1%,ABVD 方案 6 周期患者为 76.2%(差异 7.1%,$P=0.005$),<60 岁 iPET 阳性患者有获益趋势(3 年 PFS 分别为 69.2% 和 54.7%)。因此,对于希望降低 BEACOPP 治疗相关毒性或无法耐受升阶治疗的 iPET 阳性高风险患者,A+ AVD 方案可能是很好的选择。

2. 基于肿瘤细胞预后标志物

随着分子生物学的不断引入医学诊断与检验中,在针对 HL 预后相关工作中也能借助肿瘤细胞中相关分子在体内表达水平的变化而辅助判定其预后分层,以便更准确地去设定和调整符合特定患者的预后治疗方案。

目前临床使用价值较大的标志物主要有:肿瘤细胞相关基因检测、EB 病毒检测和细胞表面蛋白检测。

恶性肿瘤细胞相较于普通细胞,通常伴随有不同程度的基因突变,如若能检测出这些基因突变的点和程度,则能够帮助分析的评估 HL 的进展状况。常见的可检测的基因有:维持肿瘤生长增殖的如 Janus 激酶信号转导及转录激活因子(JAK-STAT)及核因子 κB(NF-κB)通路相关基因;引起多药耐药蛋白 ABCC1 表达增加的 ATP 结合转运蛋白 C1(ABCC1)基因;引起免疫逃逸的-MG 基因、人 MHCⅡ反式激活因子(CⅡTA)基因等。

上述基因改变和 HL 不良预后有关,但 HL 特殊的生物学特征使大规模基因测序有一定挑战。肿瘤细胞散在分布于大量炎症细胞中,需要借助激光显微切割或流式技术分选肿瘤细胞进行测序。这仍然是分子生物学检测的努力方向。

HL 的发生发展中,EBV 感染是一重要影响因素。Meta 分析结果显示,EBV 感染率为 47.9%,由于不同研究纳入患者及 EBV 检测手段不同,EBV 感染和预后关系结论不一。如若分析 EBV 相关 HL 病例,必然要对 EBV 进行检测和分析。

肿瘤细胞中含有大量与细胞增殖凋亡相关的蛋白,如若预测恶性肿瘤的发生发展状态,必然要对这些蛋白是否表达、表达多少进行分析。常见的如:可激活 NF-κB 通路的肿瘤坏死因子受体蛋白 CD30;可抵抗低氧诱导凋亡的碳酸酐酶(CAIX);影响其他炎症因子释放的环氧化酶 2(COX-2);影响肿瘤微环境浸润 T 细胞成分的免疫调节聚糖结合蛋白半乳糖凝集素-1(Gal-1)。

3. 基于肿瘤微环境中的预后标志物

肿瘤细胞的生存高度依赖其生长的微环境,并调控利用微环境实现免疫逃逸。随着新技术的进步及免疫治疗的应用,对 HL 微环境的认识也越来越清晰。而通过研究肿瘤微环境,也能找到一些相关的预后标志物。

在 HL 的微环境中,常见的预后标志物有巨噬细胞相关标志物、T 细胞相关标志物等。肿瘤相关巨噬细胞(TAM)主要分为表达 CD68 的 M1-TAM 和表达 CD163 的 M2-TAM,肿瘤微环境中 T 细胞成分复杂,富集了较多的 Treg 细胞。这些分子表达和细胞数目的变化情况可体现出不同的预后,如叉头状转录因子 3(FOXP3)的 Treg 细胞增多提示更好的预后。

4. 基于外周血中的预后因素

新的预后研究还包括外周血中的成分研究,可通过分析患者的血清,找到特定的标志物从而分析预后因素。在 HL 中,主要可分析:淋巴细胞与单核细胞比值(LMR)、中性粒细胞与淋巴细胞比值(NLR)、系统免疫炎症指数(SII)、血清胸腺活化调节趋化因子(TARC)水平、血清可溶性白细胞介素-2 受体(sIL-2R)水平、血清可溶性程序性死亡蛋白配体-1(sPD-L1)水平和循环肿瘤 DNA(ctDNA)等。使用外周血进行预后标志物分析,具有操作方便、创伤性小、费用低廉等特点。

五、治疗

(一)传统治疗

从 1832 年到现在,HL 的治疗方案一直在探索和开发,从经典"COPP","ABVD方案"到现在的"A+AVD"方案以及后续的免疫监测点抑制剂。现今治疗 HL 的重点是充分遏制淋巴瘤细胞的同时尽量减少患者的短期和长期的治疗相关毒性事件发生,主要治疗方法包括以下几种:

1. 单独放射治疗

目前认为,单独放射治疗仅适用于ⅠA 期 NLPHL 患者,对其他患者,放疗仅作为化疗的辅助治疗。大剂量大范围放疗带来多种远期并发症,所以不建议将其作为根治性手段。

2. 早期(Ⅰ、Ⅱ期)预后良好的 HL

ABVD 化疗 2~4 周期加上受累野 20 Gy 放疗或 ABVD 化疗 2 周期+增强剂量 BEACOPP×2 周期加上受累野 30 Gy 放疗。

3. 早期(Ⅰ、Ⅱ期)预后不良的 HL

ABVD 化疗 4 周期加上受累野 30Gy 放疗或 ABVD 化疗 2 周期+增强剂量 BEACOPP×2 周期加上受累野 30Gy 放疗。

4. 晚期 HL

ABVD 化疗 6 周期加或不加放疗,增强剂量 BEACOPP×(4~6)周期加或不加放疗。

5. 难治或者复发型

应该选用与原方案无交叉耐药的新方案,例如 ICE、DHAP、ESHAP、mini-BEAM、GDP、ABVD/MOPP(或 COPP)交替方案等进行治疗,在获得较好缓解后可选择高剂量化疗联合自体造血干细胞移植。

6. 并发症防治

特别是免疫抑制阶段机会性感染的防治,例如结核、真菌感染、肝炎与巨细胞病毒感染等。

(二) 精准治疗新进展

HL 患者疾病治愈的可能性很高,治疗的选择必须权衡取得高治愈率的期望与尽量减少远期并发症的需求。

① 对于Ⅰ、Ⅱ期的患者:Ⅰ~Ⅱ期 HL 采用以化疗联合放疗为主的综合治疗,如果预后良好,一级专家共识推荐 ABVD 2~4 个周期＋20 Gy 放疗或 2 个周期 ABVD＋强化的 BEACOPP 2 个周期＋放疗 30 Gy;对于预后不良组的一级推荐有 ABVD 4 个疗程＋放疗,或者是 ABVD 2 个周期＋强化的 BEACOPP 2 周期＋放疗。

② 对于Ⅲ、Ⅳ期的患者:CSCO 指南推荐的是 ABVD 6 个周期＋放疗,或是增强型的 BEACOPP 4~6 个周期±放疗。如果 ABVD 2 个周期之后,PET-CT 的中期评价为完全缓解,则推荐 AVD 方案 4 个周期±放疗。

③ 对于复发难治的患者:复发或难治性 cHL 的治疗原则是首选二线挽救方案化疗后进行大剂量化疗联合自体造血干细胞移植,二线化疗尽可能达到完全缓解。对于不符合移植的患者,可选择化疗,维布妥昔单抗±化疗,PD-1 抑制剂±化疗和/或放疗。新的靶向药物,特别是 CD30 单抗 BV,还有 PD-1 单抗如纳武利尤单抗、帕博利珠单抗和信迪利单抗也都是复发难治型患者的有效治疗药物中。

④ 针对 NLPHL 的治疗:无临床不良预后因素的ⅠA 期患者可采用单纯放疗(30 Gy);其余各期的治疗均参照 cHL 的治疗原则,由于该类型肿瘤细胞 CD20 表达阳性,因此可采用化疗±利妥昔单抗±放疗治疗,化疗方案可选择 ABVD 方案、CHOP 方案、CVP 方案。由于 NLPHL 通常不表达 CD30,因此不推荐应用维布妥昔单抗治疗。

近年来,随着免疫检查点的突破和新技术的发展,HL 的治疗也步入了精准医学时代,尤其是在复发/难治性霍奇金淋巴瘤(r/rHL)的治疗中。随着以 CD30 为靶点的抗体药物偶联物维布妥昔单抗(BV)和抗 PD1 检查点抑制剂(CPI)的引入,r/rHL 的治疗取得了重大进展。此外,基于免疫检查点的新疗法正在出现,如 CD25 定向 ADC 治疗和 CD30 定向抗原受体(CAR)T 细胞等。

此外,在精准医学治疗中,对 HL 的分型治疗更为精细,如 NLPHL 和 cHL 免疫表型不同,所以精准诊疗的分子靶点不同。如目前 cHL 的主要靶向治疗靶点是 CD30、PD-1/PD-$L1$ 通路、$PI3K$/Akt/$mTOR$ 通路、组蛋白去乙酰化酶(HDAC)等,而 NLPHL 的主要靶向治疗靶点是 CD20 及肿瘤细胞微环境。

1. CD20 单抗

CD20 是 B 细胞表面的分化抗原,B 细胞抗原受体(BCR)信号传导起始于持续的钙离子向细胞内流动,这种钙离子的内流对于 B 细胞的生长、分化、活化是必需的。CD20 是 B 细胞膜上特有的 4 次跨膜蛋白,参与了 BCR 活化的钙离子流入。HL 来源于 B 细胞,NLPHL 中的 R-S 细胞 CD20 阳性表达率 100%,所以 NLPHL 可尝试使用抗 CD20 的单抗治疗。

利妥昔单抗是一种靶向 CD20 的鼠/人嵌合型单克隆抗体,主要作用机制包括抗体依赖细胞介导的细胞毒作用(ADCC)、补体依赖的细胞毒作用(CDC)、诱导凋亡、增加肿瘤细胞的敏感性,对初治及复治的 NLPHL 均有一定的疗效。

NCCN 指南也推荐有不良预后因素的 NLPHL 的患者应用利妥昔单抗治疗。在相关临床试验中也发现,利妥昔单抗治疗用于新诊断或者复发难治性 NLPHL 的患者有较好的疗效。

2. CD30 单抗

CD30 是肿瘤坏死因子(TNF)受体超家族成员之一,是表达在 R-S 细胞上的完整的膜糖蛋白,CD30 信号通过调节 R-S 细胞赖以生存的关键信号通路核因子 κB(NF-κB)的活化来抑制细胞凋亡。CD30 在 cHL 细胞上高表达,在正常组织中表达受限,所以 CD30 成为治疗 cHL 的理想靶点,CD30 单抗药物应运而生。

随着单抗药物的不断发展和深入,近年来,有研究为提高抗 CD30 单抗疗效,设计了 CD30 单抗与化疗药物偶联剂。这类抗体偶联药物协同了抗体的"特异性"靶向作用和化疗药物"高效"杀伤作用,各取所长且发挥互补作用。如 Adcetris(brentuximab vedotin)就是由靶向 CD30 单克隆抗体和微管蛋白抑制剂 MMAE(monomethyl auristatin E)偶联而成的抗体偶联药物。Adcetris 的作用机理是通过其抗体部分特异性靶向 CD30 靶点,将化疗药物 MMAE 精准输送至淋巴瘤细胞内部,MMAE 再从淋巴瘤细胞内抑制微管蛋白的聚合从而阻碍癌细胞分裂增生。

3. 基于 PD-1/PD-L1 通路的抗体药物

cHL 中的 R-S 细胞被大量的炎症性/免疫细胞包围着,R-S 细胞数量少,但其周围的 T 细胞免疫功能缺陷,如果能激活 T 细胞,恢复 T 细胞的免疫功能,则很容易清除 R-S 细胞。遗传学分析显示 R-S 细胞的 9p24.1 扩增,导致 PD-L1 和 PD-L2 过表达。同时 9p24.1 扩增累及到 $JAK2$ 位点,激活 $JAK/STAT$ 通路,驱动了 PD-L1 的表达。另外,EBV 感染也可以导致 R-S 细胞过表达 PD-L1,PD-L1 与活化的 T 细胞表面的 PD-1 结合导致 T 细胞死亡,从而导致 T 细胞免疫功能衰竭。因为 cHL 肿瘤细胞过表达其赖以生存的 PD-L1 和 PD-L2,所以 PD-$1/PD$-$L1$ 通路是治疗 cHL 的理想靶点。

此外,PD-1 抗体在 r/r HL 中也显示了显著的疗效。有一项临床试验评估了 PD-1 抗体 camrelizumab 联合 GEMOX 化疗在 r/r HL 患者中的有效性和安全性,结果显示该疗法在复发难治性霍奇金淋巴瘤患者中有较可观的临床疗效和可耐受的毒性。

值得一提的是,在 PD-1 治疗 HL 中,人们还发现一个有趣的现象,复发/难治性 B 细胞霍奇金淋巴瘤患者的肠道微生物群(GM)是失调的,在抗 PD1 治疗期间显示出不同的轨迹,与治疗反应密切相关。

目前已经在临床上应用的药物有纳武利尤单抗、帕博利珠单抗、信迪利单抗、替雷利株单抗、卡瑞利株单抗、塞帕利单抗等。

4. 抑制 $PI3K/Akt/mTOR$ 通路的药物

在 HL 细胞株及原发组织中 $PI3K$ 处于持续活化状态,激活 $mTOR$ 及 Akt,利于 HL 细胞存活,激活 mTOR 蛋白加速 HL 细胞代谢、生长、增生及新生血管形成。依维莫司和替西罗莫司都是雷帕霉素的类似物,能抑制 $PI3K/Akt/mTOR$ 通路。

5. 组蛋白去乙酰化酶抑制剂(HDACi)

表观遗传是一种影响基因转录及翻译而 DNA 序列不发生改变的基因表达调控方式,是在 DNA 及染色质水平的结构修饰及在 RNA 稳定性及转录活性水平进行调控而影响基因表达。表观遗传主要内容有 DNA 甲基化、组蛋白修饰和染色质重塑以及 RNA 干扰。其中组蛋白修饰又包括乙酰化、甲基化、磷酸化、泛素化、糖基化等,组蛋白末端的乙酰化状态与染色质的转录活性密切相关,通常在组蛋白乙酰基转移酶(HAT)和组蛋白去乙酰基酶(HDAC)的相互作用下保持动态平衡,该平衡控制着染色质的结构和基因表达,在肿瘤的发生中起重要的作用。目前已证实,HAT 具有肿瘤抑制功能,HDAC 异常与肿瘤的发生也存在着明显的相关性。临床前研究也显示,HDACi 能够直接抑制 R-S 细胞增殖,而且能够通过改变细胞因子及化学趋化因子的分泌破坏肿瘤微环境。

HDACi 的作用是通过增加细胞内组蛋白的乙酰化程度、提高 *p21* 等基因的表达水平等途径,来抑制肿瘤细胞的增殖,诱导细胞分化和凋亡。HDACi 已成为肿瘤靶向治疗的研究新热点,其对肿瘤细胞迁移、侵袭、转移的抑制作用和抗肿瘤血管生成作用也被证实。Sureda 等人在一项 II 期临床试验中评估了 129 例接受 auto-HSCT 高度预处理后的复发性 HL 患者使用帕比司他(一种 HDAC 抑制剂)的治疗情况。这些患者中 41% 对之前的治疗无效,10% 接受过异基因 HSCT。此外,66% 的患者在第一次 auto-HSCT 后 12 个月内有复发。但在使用帕比司他后,通过计算机断层扫描或磁共振成像测量显示,35 例(27%)患者出现缓解,5 例(4%)患者达到 CR。此外,77% 的患者肿瘤缩小,总体缓解持续时间接近 7 个月,中位缓解时间为 7.4 周,中位无进展生存期为 5.7 个月,估计 1 年 OS 率为 78%,中位 OS 时间尚未达到。

6. 去甲基化药物

Ghoneim 等研究发现衰竭的 T 细胞会出现 DNA 甲基化,并且不会因阻断 PD-1 而重构,抑制 PD-1 单抗对 T 细胞的激活效应。低剂量地西他滨可去除甲基化,改变肿瘤和免疫细胞的表观遗传学状态。Liu 等的单中心、开放、双臂的 II 期临床研究评估了复发/难治性 cHL 患者使用 PD-1 抗体卡瑞利珠单抗单药对比卡瑞利珠单抗联合地西他滨的安全性和有效性,共入组 61 例二线或二线以上抗肿瘤疗法失败的组织学证实复发/难治性未经 PD-1 治疗的 cHL 患者,61 例患者按照 1∶2 随机分配,卡瑞利珠单抗单药组 19 例,地西他滨联合卡瑞利珠单抗组 42 例;随访了 34.5 个月,联合组 CR 率更优(单药组 vs 联合组:32% vs 79%);中位 PFS 单药组 vs 联合组:15.5 个月 vs 35 个月。

7. 作用于肿瘤微环境的药物

cHL 的特点是瘤组织中有大的多核 R-S 细胞和单核霍奇金细胞点缀着的反应性微环境(ME),其中单核霍奇金细胞可占整个肿瘤的 95% 以上,是由 T 淋巴细胞、B 淋巴细胞、中性粒细胞、嗜酸性粒细胞、巨噬细胞、浆细胞、肥大细胞、成纤维细胞和血管组成的。

目前针对 cHL 肿瘤微环境治疗的药物也是治疗 cHL 的热点研究之一,除上文所述以 T 淋巴细胞为靶点的药物(CD20、CD30 单抗药物)之外,还有很多作用于其他反应性细胞的药物,如可诱导内源性 B 细胞调节细胞因子(IL-6,IL-7,APRIL,BLyS)水平变化的来那度胺,有文献记载了几个正在进行的来那度胺治疗 cHL 的临床试验的初步结果:在所有的研究中,每日口服来那度胺引起了 17%~50% cHL 患者的临床反应,包括 CRs,在大多数其他患者中,病情稳定,PET 扫描中 FDG 摄入持续减少。不仅如此,在延长给药(即至少两个 21 天的疗程)后观察到:无论肿瘤缩小程度如何,大多数患者的 B 症状(发热、盗汗、体重减轻)均得到有效控制。

此外,意大利的一项名为 Leben 的 I/II 期临床试验研究中,采用了来那度胺+苯达莫司汀治疗化疗耐药的 HL。入组的患者接受过的化疗方案的中位数为 4,72% 对 ABVD 耐药,44% 的患者 auto-HSCT 或 allo-HSCT 后复发,42% 的患者接受过维布妥昔单抗(SGN-35)的治疗,64% 的患者对最近的一次化疗方案耐药。患者在经中位数为 4 个疗程的 Leben 方案治疗后,总有效率达到 75%,CR 率达到 44%,获得 CR 或 PR 的患者的 PFS 达到 11.4 个月,获得 CR 的患者(包括后来进行了 auto-HSCT 的患者)两年无病生存率为 41%。鉴于该方案的有效性,下一步可以考虑进行来那度胺维持治疗,免疫检查点抑制剂联合治疗等。

8. CAR-T 疗法

嵌合抗原受体 T(CAR-T)疗法,又被称为第三代细胞免疫疗法,是通过基因转导使患者 T 淋巴细胞表达肿瘤抗原受体,再经过纯化、扩增后回输到体内使其特异性识别及杀伤肿瘤细胞的一种免疫靶向治疗方法。自 2017 年第一次被批准用于复发或难治性侵袭性 B 细胞淋巴瘤以来,CAR-T 疗法的研究热度日益增长,近年发现其适用性有望扩大到其他淋巴瘤亚型,包括 HL。在美国两家医疗中心进行的前瞻性临床 I/II 期研究总共 41 例复发难治的 HL 患者接受抗 CD30 CAR-T 细胞治疗,中位年龄 35 岁,中位治疗方案数为 7(2~23),其中既往接受 BV 治疗的患者占 90%;32 例患者(氟达拉滨为基础的清淋方案)ORR 72%,CRR 59%;中位随访时间 533 天,1-y PFS 36%,1-y OS 率 94%。

9. 自体造血干细胞移植

cHL 中高达 30% 的患者有难治性或复发性疾病,抢救性化疗后进行自体造血干细胞移植(auto-HSCT)是这些患者的标准治疗方法,auto-HSCT 前达到完全缓解(CR)是 auto-HSCT 后良好预后的最有力预测因素之一。在如今的临床试验中,人们也发现 auto-HSCT 的适用范围较广,在 auto-HSCT 前使用 BV 对其安全性和有效性没有负面影响,这可能允许更多患者选择 auto-HSCT。

参 考 文 献

[1] 杨晓霖,王华峰. 霍奇金淋巴瘤与彩绘图的故事[J]. 中国卫生人才,2019(6):70-71.

[2] Stone M J. Thomas Hodgkin:Medical immortal and uncompromising idealist[J]. Proc (Bayl Univ Med Cent),2005,18(4):368-375.

[3] Rosenfeld L. Hodgkin's disease:Origin of an eponym:And one that got away[J]. Bull N Y Acad Med,1989,65(5):618-632.

[4] Global Burden of Disease Cancer Collaboration,Fitzmaurice C,Akinyemiju T F,et al. Global,regional,and national cancer incidence,mortality,years of life lost,years lived with disability,and disability-adjusted life-

years for 29 cancer groups,1990 to 2016:A systematic analysis for the global burden of disease study[J].
JAMA Oncol,2018,4(11):1553 - 1568.

[5] Connors J M,Cozen W,Steidl C,et al. Hodgkin lymphoma[J]. Nat Rev Dis Primers,2020,6(1):61.

[6] Lichtman M A,et al. 威廉姆斯血液病学手册[M]. 陈方平,等主译. 长沙:湖南科学技术出版社,2003:382 -
383.

[7] Jona A,Szodoray P,Illés A. Immunologic pathomechanism of Hodgkin's lymphoma[J]. Exp Hematol,2013,
41(12):995 - 1004.

[8] 刘晓健,杨文涛,周晓燕,等. 霍奇金淋巴瘤中 IκBα 基因突变的研究[J]. 临床与实验病理学杂志,2010,26
(2):168 - 172.

[9] Nagpal P,Descalzi-MontoyaDB,Lodhi N. The circuitry of the tumor microenvironment in adult and pediatric
Hodgkin lymphoma:Cellular composition,cytokine profile,EBV,and exosomes[J]. Cancer Rep (Hoboken),
2021,4(2):e1311.

[10] 董雷,孙淞,陈信义,等. 淋巴瘤发病机制与相关信号通路研究[J]. 现代生物医学进展,2015,15(14):2757 -
2761.

[11] Carbone A,Gloghini A,Castagna L,et al. Primary refractory and early-relapsed Hodgkin's lymphoma:
Strategies for therapeutic targeting based on the tumour microenvironment[J]. J Pathol,2015,237(1):4
- 13.

[12] Kennedy R,Klein U. Aberrant activation of NF-κB signalling in aggressive lymphoid malignancies[J].
Cells,2018,7(11):189.
Kennedy R,KleinU. Aberrant activation of NF-κB signalling in aggressive lymphoid malignancies[J].
Cells,2018,7(11):189.

[13] Scoles D R,Nguyen V D,Qin Y,et al. Neurofibromatosis 2 (NF2) tumor suppressor schwannomin and its
interacting protein HRS regulate STAT signaling[J]. Hum Mol Genet,2002,11(25):3179 - 3189.

[14] Dutton A,Reynolds G M,Dawson C W,et al. Constitutive activation of phosphatidyl-inositide 3 kinase con-
tributes to the survival of Hodgkin's lymphoma cells through a mechanism involving Akt kinase and
mTOR[J]. J Pathol,2005,205(4):498 - 506.

[15] Aravinth S P,Rajendran S,Li Y T,et al. Epstein-Barr virus-encoded LMP1 induces ectopic CD137 expres-
sion on Hodgkin and Reed-Sternberg cells via the PI3K-AKT-mTOR pathway[J]. Leuk Lymphoma,2019,
60(11):2697 - 2704.

[16] Scheeren F A,Diehl S A,Smit L A,et al. IL-21 is expressed in Hodgkin lymphoma and activates STAT5:
Evidence that activated STAT5 is required for Hodgkin lymphomagenesis[J]. Blood,2008,111(9):4706 -
4715.

[17] Aldinucci D,Rapana' B,Olivo K,et al. IRF4 is modulated by CD40L and by apoptotic and anti-proliferative
signals in Hodgkin lymphoma[J]. Br J Haematol,2010,148(1):115 - 118.

[18] Aldinucci D,Lorenzon D,Cattaruzza L,et al. Expression of CCR5 receptors on Reed-Sternberg cells and
Hodgkin lymphoma cell lines:Involvement of CCL5/Rantes in tumor cell growth and microenvironmental
interactions[J]. Int J Cancer,2008,122(4):769 - 776.

[19] 张玉,刘芳,唐冬生,等. 细胞因子/趋化因子与经典型霍奇金淋巴瘤微环境[J]. 佛山科学技术学院学报

（自然科学版）,2013,31(2):12-16.

[20] 陈馨宁,王蓓丽,郭玮.克隆性造血对肿瘤体细胞突变检测的影响[J].中国癌症杂志,2020,30(9):707-711.

[21] Marra A,Venanzi A,Schiavoni G,et al. Tracking clonal hematopoiesis in patients with classical Hodgkin's lymphoma[J]. Hematol Oncol,2021,39(S2).

[22] National Health Commission of the People's Republic of China. 淋巴瘤诊疗规范(2018 年版)[J].肿瘤综合治疗电子杂志,2019,5(4):50-71.

[23] Van Slambrouck C,Huh J,Suh C,et al. Diagnostic utility of STAT6YE361 expression in classical Hodgkin lymphoma and related entities[J]. Modern Pathol,2020,33(5):834-845.

[24] Moore EM,Swerdlow SH,Gibson SE. J chain and myocyte enhancer factor 2B are useful in differentiating classical Hodgkin lymphoma from nodular lymphocyte predominant Hodgkin lymphoma and primary mediastinal large B-cell lymphoma[J]. Hum Pathol,2017,68:47-53.

[25] Karihtala K,Leivonen S K,Karjalainen-Lindsberg M L,et al. Characterization of cancer associated fibroblasts in classical Hodgkin lymphoma[J]. Hematol Oncol,2021,39(S2).

[26] Brune M M,Juskevicius D,Haslbauer J,et al. Genomic landscape of Hodgkin lymphoma[J]. Cancers,2021,13(4):682.

[27] Moerdler S,Ewart M,Friedman D L,et al. LAG-3 is expressed on a majority of tumor infiltrating lymphocytes in pediatric Hodgkin lymphoma[J]. Leuk Lymphoma,2021,62(3):606-613.

[28] 金栋材,赵丽.复发/难治性霍奇金淋巴瘤治疗策略的研究进展[J].中国实验血液学杂志,2020,28(1):343-349.

[29] 吴莹.霍奇金淋巴瘤患者临床特征及预后相关因素分析[D].杭州:浙江大学,2017:39-40.

[30] Barrington S F,Kirkwood A A,Pike L C,et al. New prognostic score incorporating mtv predicts treatment failure in advanced Hodgkin lymphoma[J]. Hematol Oncol,2021,39(S2).

[31] Gallamini A,Rambaldi A,Patti C,et al. Baseline metabolic tumor volume and ips predict abvd failure in advanced-stage Hodgkin lymphoma with a negative interim pet scan after 2 chemotherapycycles. A retrospective analysis from the gitil/filhd0607 trial[J]. Hematol Oncol,2021,39(S2).

[32] Durmo R,Ségolèn Cottereau A,Rebaud L,et al. Prognostic role of lesion dissemination feature (dmax) calculated on baseline pet/ct in Hodgkin lymphoma[J]. Hematol Oncol,2021,39(S2).

[33] Driessen J,Zwezerijnen G J C,Schöder H,et al. Predictive value of quantitative18f-fdg-pet-ct radiomics analysisin 174 patients with relapsed/refractory classical Hodgkin lymphoma[J]. Hematol Oncol,2021,39(S2).

[34] LaCasce A S,Dockter T,Ruppert A,et al. Calgb 50801 (alliance):Pet adapted therapy in bulky stage Ⅰ/Ⅱ classic Hodgkin lymphoma (chl)[J]. Hematol Oncol,2021,39(S2).

[35] Assanto G M,Agrippino R,Lapietra G,et al. The role of end of treatment pet ct evaluated by Deauvillefivepoint scale as prognostic role in Hodgkin lymphoma[J]. Hematol Oncol,2021,39(S2).

[36] De Almeida J M,Alves A. Evaluation of response to the first-line therapy of patients with classical Hodgkin lymphoma based on interim pet-ct at a private Brazilian institution[J]. Hematol Oncol,2021,39(S2).

[37] Longley J,JohnsonP W M. Personalized medicine for Hodgkin lymphoma:Mitigating toxicity while preserving cure[J]. Hematol Oncol,2021,39(Suppl 1):39 - 45.

[38] 陶云霞,石远凯. 霍奇金淋巴瘤预后因素研究进展[J]. 白血病·淋巴瘤,2021,30(3):185 - 189.

[39] Borchmann S,Engert A. The genetics of Hodgkin lymphoma:An overview and clinical implications[J]. Curr Opin in Oncol,2017,29(5):307 - 314.

[40] Steidl C,Telenius A,Shah S P,etal. Genome-wide copy number analysis of Hodgkin Reed-Sternberg cells identifies recurrent imbalances with correlations to treatment outcome[J]. Blood,2010,116(3):418 - 427.

[41] Lee J H,Kim Y,Choi J W,et al. Prevalence and prognostic significance of Epstein-Barr virus infection in classical Hodgkin's lymphoma:A meta-analysis[J]. Arch Med Res,2014,45(5):417 - 431.

[42] Liu WR,Shipp MA. Signaling pathways and immune evasion mechanisms in classical Hodgkin lymphoma [J]. Blood,2017,130(21):2265 - 2270.

[43] Mestre F,Gutierrez A,Ramos R,et al. Expression of COX-2 on Reed-Sternberg cells is an independent unfavorable prognostic factor in Hodgkin lymphoma treated with ABVD[J]. Blood,2012,119(25):6072 - 6079.

[44] Juszczynski P,Ouyang J,Monti S,et al. The AP1-dependent secretion of galectin-1 by Reed Sternberg cells fosters immune privilege in classical Hodgkin lymphoma[J]. Proc Natl Acad Sci U S A,2007,104(32): 13134 - 13139.

[45] Greaves P,Clear A,Coutinho R,et al. Expression of FOXP3,CD68,and CD20 at diagnosis in the microenvironment of classical Hodgkin lymphoma is predictive of outcome[J]. J Clin Oncol,2013,31(2):256 - 262.

[46] 单晓宇,马维维,张清媛,等. 外周血生物标志物在霍奇金淋巴瘤预后中的研究进展[J]. 肿瘤学杂志,2021, 27(4):305 - 309.

[47] 牛挺,徐菁. CD30 阳性淋巴瘤的诊治进展[J]. 内科理论与实践,2020,15(5):295 - 301.

[48] 胡雷,张瑞,毛露,等. PD-1 抑制剂作为治疗非霍奇金淋巴瘤新靶点的疗效展望[J]. 医学理论与实践, 2020,33(2):209 - 211.

[49] Barbieux S,Boyle E M,Baillet C,et al. Acute polyradiculopathy secondary to idelalisib in relapsed classical Hodgkin's lymphoma[J]. Curr Res Transl Med,2018,66(3):87 - 89.

[50] Huang R H,Zhang X W,Min Z J,et al. MGCD0103 induces apoptosis and simultaneously increases the expression of NF-κB and PD-L1 in classical Hodgkin's lymphoma[J]. Exp Ther Med,2018,16(5):3827 - 3834.

[51] Menke J R,Spinner M A,Natkunam Y,et al. CD20-negative nodular lymphocyte-predominant Hodgkin lymphoma:A 20-year consecutive case series from a tertiary cancer center[J]. Arch Pathol Lab Med,2021, 145(6):753 - 758.

[52] 吴琳,王椿. 利妥昔单抗治疗淋巴瘤的耐药机制及治疗对策[J]. 世界临床药物,2016,37(9):577 - 582.

[53] 刘慧敏,李姮,熊文婕,等. 利妥昔单抗联合二线方案治疗七例复发难治性霍奇金淋巴瘤患者疗效观察 [J]. 中华血液学杂志,2015,36(7):578 - 582.

[54] Alvarez-Fernández C,Escribà-Garcia L,Caballero A C,et al. Memory stem T cells modified with a redesigned CD30-chimeric antigen receptor show an enhanced antitumor effect in Hodgkin lymphoma[J]. Clin

Transl Immunology,2021,10(4):e1268.

[55] 葛娟,汤红平,简文静,等. IMP3 和 CD30 蛋白在霍奇金淋巴瘤 H/RS 细胞中的表达及意义[J]. 诊断病理学杂志,2014,21(12):751 - 754.

[56] 朱贵东,傅阳心. 设计新一代抗体药物偶联物[J]. 药学学报,2013,48(7):1053 - 1070.

[57] Katz J,Janik J E,Younes A. Brentuximab vedotin (SGN-35)[J]. Clin Cancer Res,2011,17(20):6428 - 6436.

[58] 宋洪彬,刘冬连,李鹏飞,等. 抗体偶联药物发展与进展[J]. 药学学报,2019,54(10):1810 - 1817.

[59] Dilly-Feldis M,Aladjidi N,Refait J K,et al. Expression of PD-1/PD-L1 in children's classical Hodgkin lymphomas[J]. Pediatr Blood Cancer,2019,66(5):e27571.

[60] Stefoni V,Argnani L,Carella M,et al. BEGEV salvage regimen in relapsed/refractory classical Hodgkin lymphoma:A real-life experience[J]. J Cancer Res Clin Oncol,2022:1 - 5.

[61] Casadei B,Guadagnuolo S,Barone M,et al. Gut microbiota role in response to checkpoint inhibitor treatment in patients with relapsed/refractory b-cell Hodgkin lymphoma:An interim analysis from micro-linf study[J]. Hematol Oncol,2021,39(S2).

[62] Locatelli S L,Careddu G,Serio S,et al. Targeting cancer cells and tumor microenvironment in preclinical and clinical models of Hodgkin lymphoma using the dual PI3Kδ/γ inhibitor RP6530[J]. Clin Cancer Res, 2019,25(3):1098 - 1112.

[63] Passero FC,Dashnamoorthy R,Beheshti A,et al. Proteasome and HDAC inhibitor therapy in T-cell lymphoma (TCL) and Hodgkin lymphoma (HL):Nuclear factor erythroid 2 like 2 (NRF2)-dependent cell death and function[J]. Blood,2016,128(22):3020.

[64] Moskowitz A J. Novel agents in Hodgkin lymphoma[J]. Curr Oncol Rep,2012,14(5):419 - 423.

[65] Ramchandren R. Advances in the treatment of relapsed or refractory Hodgkin's lymphoma[J]. Oncologist, 2012,17(3):367 - 376.

[66] Sureda A,Younes A,Ben-Yehuda D,et al. Final analysis:Phase II study of oral panobinostat in relapsed/refractory Hodgkin lymphoma patients following autologous hematopoietic stem cell transplant[J]. Blood, 2010,116(21):419.

[67] Ramchandren R. Advances in the treatment of relapsed or refractory Hodgkin's lymphoma[J]. Oncologist, 2012,17(3):367 - 376.

[68] Ghoneim H E,Fan Y P,Moustaki A,et al. De novo epigenetic programs inhibit PD-1 blockade-mediated T cell rejuvenation[J]. Cell,2017,170(1):142 - 157. e19.

[69] Liu Y,Wang C M,Li X,et al. Improved clinical outcome in a randomized phase II study of anti-PD-1 camrelizumab plus decitabine in relapsed/refractory Hodgkin lymphoma[J]. Immunother Cancer,2021,9 (4):e002347.

[70] Bertuzzi C,Sabattini E,Agostinelli C. Immune microenvironment features and dynamics in Hodgkin lymphoma[J]. Cancers,2021,13(14):3634.

[71] Böll B,Borchmann P,Topp M S,et al. Lenalidomide in patients with refractory or multiple relapsed Hodgkin lymphoma[J]. Br J Haematol,2010,148(3):480 - 482.

[72] Corazzelli G,De Filippi R,Capobianco G,et al. Tumor flare reactions and response to lenalidomide in pa-

tients with refractory classic Hodgkin lymphoma[J]. Am. J. Hematol,2010,85(1):87 - 90.

[73] Kuruvilla J,Taylor D,Wang L,et al. Phase II trial of lenalidomide in patients with relapsed or refractory Hodgkin lymphoma[abstr]. Blood:ASH Annu Meet Abstr2008;112:3052.

[74] Fehniger T A,Larson S,Trinkaus K,et al. A phase 2 multicenter study of lenalidomide in relapsed or refractory classical Hodgkin lymphoma[J]. Blood,2011,118(19):5119 - 5125.

[75] Aldinucci D,Gloghini A,Pinto A,et al. The classical Hodgkin's lymphoma microenvironment and its role in promoting tumour growth and immune escape[J]. J Pathol,2010,221(3):248 - 263.

[76] Pinto A,Pavone V,Angrilli F,et al. Lenalidomide in combination with bendamustine for patients with chemorefractory Hodgkin lymphoma:Final results of the Lebenmulticenter phase 1/2 study[J]. Blood,2015,126(23):1541.

[77] 李孟捷,邹秋玲,党尉. CAR-T 免疫疗法:肿瘤靶向治疗的新策略[J]. 上海医药,2017,38(3):24 - 27+61.

[78] Ho C,Ruella M,Levine B L,et al. Adoptive T-cell therapy for Hodgkin lymphoma[J]. Blood Adv,2021,5(20):4291 - 4302.

[79] Ramos C A,Grover N S,Beaven A W,et al. Anti-CD30 CAR-T cell therapy in relapsed and refractory Hodgkin lymphoma[J]. J Clin Oncol,2020,38(32):3794 - 3804.

[80] Esquisabel B M,Segurola L O,Mongelos A A,et al. Brentuximab vedotin plus bendamustine as first salvage treatment in patients with relapsed or refractory Hodgkin lymphoma. experience at donostia university hospital,Spain[J]. Hematol Oncol,2021,39(S2).

[81] Massaro F,Pavone V,Stefani P M,et al. Brentuximab vedotin consolidation after autologous stem cell transplantation for Hodgkin lymphoma:A Fondazione Italiana Linfomi real-life experience[J]. Hematol Oncol,2022,40(1):31 - 39.

(钱一可　许景艳)

第四节　滤泡淋巴瘤

滤泡淋巴瘤(follicular lymphoma,FL)是非霍奇金淋巴瘤中常见的类型之一,在西方国家占 NHL 患者的 22%～35%,在国内所占比例略低于西方国家,占 NHL 患者的 8.1%～23.5%。中位诊断年龄大于 60 岁,无明显性别差异,男女比例为 1:1.18。我国发病率有逐年增加的趋势,发病年龄较国外低,地域分布上多见于沿海和经济发达地区。

FL 起源于生发中心(GC),以保存完好的滤泡为特征,恶性细胞通常共表达 CD10、CD20 和 B 细胞白血病/淋巴瘤 2 蛋白(BCL2)。FL 是一种惰性 B 细胞性淋巴瘤,中位总生存期大于 15 年,但无法治愈。约 20% 的患者在开始治疗后的两年内进展或复发,预后很差。此外,FL 经常转化为类似于 GC 来源的侵袭性的 DLBCL,导致不良的临床结果。

一、发病机制

（一）传统发病机制

FL 来源于 GC B 细胞。其发病机制与正常的 GC 反应密切相关，即来自骨髓的幼稚 B 细胞在产生免疫球蛋白多样性和选择产生高亲和力抗体的 B 细胞的过程中经历 B 细胞受体（BCR）的体细胞超突变（SHM）和类别转换。标志 t(14;18)(q32;q21)易位发生在 B 细胞发育的早期，源于 V(D)J 重组的错误。

VDJ 重组过程中，位于重排 V、D 和 J 基因末端的特定重组信号序列（RSS）处的 DNA 双链断裂，组装编码抗体分子可变区的免疫球蛋白重链（IgH）和轻链 V 区基因。在前 B 细胞中，*IGHD* 基因与 *IGHJ* 基因连接，下一步，*IGHV* 基因与 *DHJH* 连接。前 B 细胞表达重链基因作为前 B 细胞受体。在重组位点，通过核酸外切去除几个碱基和添加非胚系编码的碱基，即 N-核苷酸，产生进一步的多样性。功能重链被表达，轻链基因重排，产生成熟的 BCR。在极少数情况下，V(D)J 重组过程中会发生错误，当一个 Ig 位点上重排基因的末端错误地连接到另一个染色体上的 DNA 断裂时，就会发生染色体易位。＞85％的 FL 病例中显示出 t(14;18)(q32;q21)易位这一特征，易位后形成 *IgH-Bcl2* 基因，*Bcl2* 癌基因被置于 IgH 调节区的转录调控之下，导致 *Bcl2* 蛋白在 B 细胞分化的初始阶段异位过表达。

Bcl2 不是一个很强的原癌基因，由于幼稚 B 细胞在生理上表达 *BCL2*，似乎 t(14;18) *IgH-Bcl2* 易位的存在并不会对成熟幼稚 B 细胞的生理造成严重的干扰。当一个幼稚 B 细胞被驱动到 T 细胞依赖的免疫反应中并成为 GC B 细胞时，它就会发挥其致病功能。在 GC 的暗区，B 细胞以中心母细胞的形式增殖，并经历 SHM 和 BCR 的分类转换。然后，中心母细胞变成较小的中心细胞，并迁移到 GC 的明区，在那里它们与滤泡树突状细胞（FDC）相互作用，并根据其 BCR 的抗原亲和力被滤泡辅助 T 细胞（TFH）选择，影响其凋亡。只有在经过向记忆 B 细胞或浆细胞分化的正向选择的明区 GC B 细胞中，*Bcl2* 的表达才被重新诱导。如果一个具有 *IgH-Bcl2* 易位的 B 细胞被驱使进入 GC 反应，正常的凋亡和选择过程被扰乱，这样的 B 细胞具有生存优势。这就增加了获得进一步遗传损伤的风险，并最终可能导致部分这样的细胞发生 FL。*Bcl2* 的异位表达为突变的 B 细胞提供了 t(14;18)逃脱凋亡的途径，而不依赖于 BCR 亲和力。然后，这些类 FL 的 B 细胞离开 GC，进入循环，之后可能在滤泡和/或 BM 之间流动，并有机会获得转化为 FL 所需的额外遗传学改变。

（二）发病机制新进展

1. 遗传损伤

FL 表现出各种各样的遗传损伤，特别是在涉及表观遗传和转录调控、微环境相互作用和信号转导的因素上。随着新的测序技术的发展，大量反复出现的体细胞突变被鉴定出来，为 FL 的分子发病机制提供了新见解。

编码 H3K4 组蛋白甲基转移酶的 *KMT2D*（也称为 *ML12*）突变是最常见的异常，在 80％～90％的 FL 患者中发现。*EZH2* 是参与组蛋白甲基化的多梳蛋白抑制复合体 PRC2 的催化亚单位,可使 $H3K27$ 甲基化,在 25% 以上的 FL 病例中被发现突变。野生型和突变型 $EZH2$ 的共同作用导致 $H3K27$ 的双甲基化和三甲基化增加。$CREBBP$ 和 $EP300$ 是组蛋白乙酰转移酶的基因,分别在超过 65% 和 15% 的 FL 病例中被发现突变。通过改变激活和抑制组蛋白转录标记之间的平衡,$KMT2D$、$CREBBP$ 和 $EP300$ 的失活突变和 $EZH2$ 功能的增强导致基因转录从转录激活转变为异常转录抑制(分别失去 $H3K4me1$ 和 $H3K27ac$ 增强子激活标记和获得 $H3K27me3$ 启动子抑制标记),从而干扰控制正常 GC 选择、退出和分化的关键基因表达程序。因此,异常的 GC B 细胞会积累,并且不能对 GC 微环境中的退出信号做出正确的反应。

有研究发现在具有 $VavP::BCL2$ 遗传背景的嵌合小鼠模型中,疱疹病毒侵入介体(HVEM)的缺失表明 HVEM 的缺失触发了 TFH 细胞的扩增,导致高水平的肿瘤坏死因子(TNF)和淋巴毒素。这两个非冗余因子参与淋巴基质细胞的分化和维持,有利于淋巴基质细胞的活化,包括 FDC 和成纤维细胞网状细胞。类似地,FL 患者和小鼠模型中 $CREBBP$ 的丢失与 $BCL2$ 的过度表达相结合,已被证明通过下调抗原呈递和主要组织相容性复合体(MHC)Ⅱ 的表达,与 T 细胞浸润减少相关,从而促进免疫逃避。在人类淋巴瘤和携带突变 $EZH2Y641$ 的小鼠模型中也有类似的观察结果,MHC 表达降低,有利于与突变驱动的获得性免疫逃逸相关的肿瘤进展模式。与临床相关的是,组蛋白脱乙酰化酶 3(HDAC3)选择性抑制剂完全逆转突变的 $CREBBP$ 异常表观遗传程,导致由于诱导干扰素途径和抗原呈递基因而恢复免疫监视。相反,$EZH2$ 抑制剂恢复了 $EZH2$ 突变淋巴瘤细胞系 MHC 的表达。这些数据有力地证明了协同疗法的发展,协同疗法将免疫疗法与表观遗传重新编程相结合,以增强肿瘤的识别和消除。

2. 分子通路

(1) BCR 信号通路

BCR 信号通路是 FL 发病机制中的一个关键因素,尽管它很少被体细胞突变作为靶点。FL 整个疾病过程都在进行持续的 SHM,但 FL 细胞的存活需要来自细胞表面功能和结构完整的 BCR 信号。因此,FL BCR 正在进行的 SHM 有利于一种独立于同源抗原存在的支持机制。FL 中 80% 以上的 BCR 中 N-糖基化位点的获得可能通过与 BCR 表面的碳水化合物部分和 TME 中发现的凝集素相互作用来解释这种持续的抗原非依赖性 BCR 信号。有研究在 t-FL 细胞系模型中,使用全基因组 CRISPR 功能基因组筛选发现了在没有抗原的情况下解释持续 BCR 信号的另一种机制。该研究证明 BCR 及其近端激酶 SYK 和 LYN 对大多数 GC 相关淋巴瘤(包括 t-FL)的生存是必不可少的,表明 t-FL 细胞中的 BCR 信号为 BCR 与其辅助受体 CD19、SYK 和 LYN 一起触发磷酸肌醇 3-激酶($PI3K$)-AKT 信号通路的下游激活,而不涉及激酶 BTK 和 NF-κB。这些 t-FL 遗传缺陷具有重要的临床意义,因为它们为使用近端 BCR 抑制剂(SYK 或 LYN 抑制剂)或 PI3K 抑制剂而不是 BTK 抑制剂来干扰 t-FL 细胞中的 BCR 信号提供了合理的治疗策略。FL 的临床试验已经反映了这些结果,证明了 PI3K 抑制剂如 idelalisib 或 copanalisib 在难治性和复发性 FL 环境中的临床疗效并且已获得 FDA 的批准,而 BTK 抑制剂伊布替尼的临床效果不明显。

（2）*BCL6* 表达的作用

BCL6 是一种转录抑制因子，在 GC 的形成和维持中起关键作用，在 FL 中普遍表达（超过95％的病例）。*BCL6* 因染色体易位或体细胞突变反复改变，据报道易位会增加 FL 向更高级别转化的风险。Ying 等研究发现在 FL 中遭受反复遗传改变的 *MEF2B* 是正常 GC B 细胞中 *BCL6* 的转录激活因子，这是 DLBCL 增殖所必需的。该研究的结果表明，*MEF2B* 的突变导致了 *MEF2B* 转录活性的增强，这可能是通过破坏其与辅阻遏子 *CABIN1* 的相互作用，以及解除对 *BCL6* 的表达调控而实现的。由于 *BCL6* 在调节细胞周期、浆细胞分化、对 DNA 损伤的反应和抗凋亡分子等方面起着关键作用，*MEF2B* 的体细胞突变可能通过解除对 *BCL6* 表达的调控而促进淋巴肿大的发生。此外，Valls 等发现 *BCL6* 蛋白在 FL 中结合并抑制 *NOTCH2* 和 *Notch* 途径基因的表达，导致 *BCL6* 和 *NOTCH2* 途径基因的表达呈负相关。研究还表明，*NOTCH2* 的诱导表达抑制了小鼠 GC 的形成，导致 FL 细胞死亡增加，提示 *BCL6* 对 *NOTCH2* 的抑制是 FL 和 GCB 细胞的重要功能，而 FL 的发生可能依赖于 *BCL6* 对 *NOTCH2* 的抑制作用。

（3）激活 *mTOR* 信号

Okosun 等人研究发现 *RRAGC* 基因的反复的体细胞非沉默突变，该基因编码与 RAS 相关的 GTP 结合蛋白（RAGC）。这些突变在 FL 中特别丰富（18％），在其他 B 细胞恶性肿瘤中很少见；而且，半数以上的已鉴定突变优先与 *ATP6V1B2* 和 *ATP6AP1* 突变共存，这两个突变是 V 型 H＋-三磷酸腺苷 ATP 酶（v-ATPase）的组成部分，此前已知该酶是氨基酸诱导 mTORC1 激活的重要组成部分。在这个模型中，RAGC 突变体显示 Raptor（regulatory-associated protein of mTOR）结合增加，使 *mTORC1* 信号对氨基酸剥夺产生抵抗力。此外，Oricchio 等人最近对重点基因筛查的发现，确定 *SESTRIN1* 为 FL 中 6q 缺失的相关目标。*SESTRIN1* 是已知的 *mTORC1* 调节因子，在 DNA 损伤时介导 *TP53* 激活对细胞生长的抑制作用。这项研究的结果证实 SESTRIN1 在淋巴瘤中是一种肿瘤抑制因子，并证明除了染色体丢失外，*SESTRIN1* 还被淋巴瘤特异性突变体 *EZH2 Y641X* 表观遗传沉默，导致 *mTORC1* 激活。这项研究的结果还表明，*SESTRIN1* 缺失可能预示着 EZH2 抑制剂治疗（如 GSK126）在淋巴瘤中的疗效降低。值得注意的是，*EZH2* 和 *RRAGC* 的突变和 *SESTRIN1* 的丢失显示出一种相互排斥的关系，这表明它们提供了在通常会关闭细胞生长的条件下保持 mTORC1 活性的替代途径。

（4）*JAK-STAT* 信号的作用

影响 *TNFRSF14* 的体细胞变化的作用是影响 *JAK-STAT* 信号通路成员的已知遗传损伤之外的额外作用。Yildiz 等人进行的全外显子组测序，在 11％ 的 FL 中报道了 *STAT6* 的反复突变，并确认氨基酸残基 419 是一个新的 *STAT6* 突变热点。该研究结果也支持 FL 相关的 *STAT6* 突变正在激活的结论，并加强了对 *IL-4/JAK/STAT6* 轴作为 FL 发病驱动因素的认识。研究还表明，*JAK/STAT* 信号的抑制剂 *SOCS1* 中的失活突变存在于 10％～25％ 的 FLS 中，并且优先针对体细胞高突变热点基序。研究表明，*SOCS1* 突变促进了 *STAT* 活性的解除，进一步支持了 *JAK-STAT* 信号在 FL 发病机制中的重要性。

（5）不良生物学标志的增殖

细胞周期和细胞增殖的调节是多种人类恶性肿瘤的关键靶点，增殖增加与恶性程度较高的肿瘤相关，也可能与 FL 的不良结局相关。Pruneri 等评估了 FLS 中 *CCND3* 异常的患病率，发现从 Ⅰ 级到 Ⅲ 级 FL，*CCND3* 的免疫反应性增加。Oricchio 等在近 50％ 的 FL 病例中发现了一种损害视网膜母细胞瘤途径的基因组改变模式。在这些病变中，*p16/CDKN2A/b* 和 *RB1* 位点的纯合和杂合缺失分别出现在 7％ 和 12％ 的 FL 病例中，同时 12 号染色体的获得更频繁，其中包括 CDK4 在 29％ 的 FL 病例中出现。令人感兴趣的是，这些基因组改变与高危疾病相关，并在 FL 的发病机制中发挥作用，可能是由于细胞周期检查点的改变导致 GC B 细胞的生长。

3. FL 的微环境

FL 细胞可以逃避免疫监视，同时改变其 TME 以促进肿瘤生长。FL 的 TME，无论受累部位，都包括免疫活性淋巴细胞、基质细胞和细胞外基质成分。FL 肿瘤细胞在类 GC 的 TME 中增殖，与非肿瘤性淋巴细胞和非淋巴细胞密切相关。在正常免疫反应期间，TME 中的细胞相互作用类似于滤泡微环境中的正常 GC B 细胞。TME 的细胞组成因 FL 生长的位置而异。在 FL 的淋巴结定位中，滤泡树突状细胞（FDC）、成纤维细胞网状细胞和 TFH 细胞是 TME 的主要成分。在 FL 的骨髓定位中，间充质基质细胞是 TME 的主要基质成分，而骨髓微环境的主要成分是髓样细胞。间充质基质细胞与肿瘤 B 细胞通讯，并招募单核细胞，单核细胞反过来刺激 M2 极化，巨噬细胞通过这个过程激活不同的功能程序，以响应来自其微环境的信号。M2 是 CD163⁺ 巨噬细胞的一个子集，具有抗炎特性。高水平的 IL-4 可能使肿瘤相关巨噬细胞分化为 M2 型，并上调树突状细胞特异性 ICAM-3 的非整合素（DC-SIGN）表达，随后甘露糖基化表面免疫球蛋白与 FL 细胞结合。

FL 肿瘤细胞位于浸润的炎性细胞的微环境中，这些细胞表达与 FL 细胞膜上表达的受体结合的配体，激活 FL 细胞中支持生长和存活的通路。对生长和生存有利的信号包括细胞因子，如 IL-4 和 IL-21（由 TFH 分泌），或 CXC-趋化因子配体 12（CXCL12）和 CXCL13（由包括 FDC 在内的基质细胞亚群分泌），CD40 及其同源配体 CD40L，巨噬细胞移动抑制因子（MIF）及其同源配体 CD74。与其受体 BAFFR 结合的 B 细胞激活因子（BAFF）也由滤泡树突状细胞（FDC）产生，并被认为有助于基质细胞对正常和恶性生发中心 B 细胞生长的抗凋亡作用。先天免疫系统通过 N-糖链获得 BCR 可变区的 N-糖基化位点，从而刺激 BCR。肿瘤细胞克服了 CD4⁺ T 辅助细胞、CD8⁺ 细胞毒性 T 淋巴细胞（CTL）和巨噬细胞的抗肿瘤免疫应答。巨噬细胞表达程序性细胞死亡 1 配体 1（PD-L1），恶性 B 细胞表达 PD-L1 目前尚不清楚。天然免疫系统的细胞，包括中性粒细胞，也被认为是 FL 肿瘤微环境中的活性成分，通过激活支持性基质细胞。FL 细胞由于与 TFH 的串扰而产生趋化因子，招募 CD4⁺ CD25⁺ 调节性 T（Treg）细胞，进一步降低对肿瘤的免疫反应。

二、临床表现

FL 的主要体征是颈部或腹部淋巴结肿大，腹部淋巴结肿大通常在影像学检查偶然发现。

症状包括疲劳、发烧或盗汗、体重减轻或反复感染,但大多数 FL 患者在诊断时没有明显的疾病症状。极少在淋巴结外发现 FL。结外 FL 可因其位置引起各种症状,例如,骨髓疾病患者可能出现贫血、血小板减少和/或中性粒细胞减少。

FL 主要累及淋巴结,但也累及脾脏、骨髓、外周血和韦氏环。单纯的结外表现并不常见。最常受累的结外部位包括胃肠道(常伴有肠系膜淋巴结受累)、软组织、乳房和眼附属器。FL 几乎可以发生在任何结外部位。在某些情况下,形态、表型和遗传学与结节性 FL 相似。然而,结外部位的许多 FL 往往级别较高(3 级),可能缺乏 BCL2 蛋白和 BCL2 易位。

大多数患者在确诊时都有广泛的疾病,40%～70%的病例累及骨髓。在诊断时,只有 15%～25%的病例是 Ⅰ 期或 Ⅱ 期。尽管疾病分布广泛,但患者通常没有其他症状。B 症状如发烧和体重减轻等症状少见。在没有治疗的情况下,常见疾病的消长遵循慢性复发的临床病程。

三、诊断

(一)传统诊断

FL 来源于生发中心的 B 细胞,形态学表现为肿瘤部分保留了滤泡生长的模式,是一组包含滤泡中心细胞(小裂细胞)、滤泡中心母细胞(大无裂细胞)的恶性淋巴细胞增生性疾病。在镜下 FL 有时可合并弥漫性成分出现,根据滤泡成分和弥漫成分所占的比例不同可以将 FL 分为:① 滤泡为主型(滤泡比例＞75%);② 滤泡和弥漫混合型(滤泡比例在 25%～75%);③ 局灶滤泡型(滤泡比例＜25%)。根据 WHO 淋巴瘤分类方法,FL 进一步可以分为 1～3 级:1、2 级和大部分 3A 级 FL 患者临床表现为惰性,而 3B 级 FL 患者则按弥漫大 B 细胞淋巴瘤(DLBCL)的治疗策略进行治疗。CSCO 指南建议在病理报告中应注明滤泡区和弥漫区的相对比例。

表 3-4-1　FL 组织病理分级

分级	定义
1～2 级(低级别)	0～15 个中心母细胞/高倍镜视野*
1 级	0～5 个中心母细胞/高倍镜视野
2 级	6～15 个中心母细胞/高倍镜视野
3 级	＞15 个中心母细胞/高倍镜视野
3A	仍存在中心细胞
3B	中心母细胞成片浸润,无中心细胞
滤泡和弥漫的比例	滤泡的比例
滤泡为主型	＞75%
滤泡-弥漫型	25%～75%
局部滤泡型	＜25%
弥漫为主型	0

注:* 分级使用 18mm 目镜计数。

FL 的诊断主要基于包括形态学和免疫组化检查在内的组织病理学检查,必要时参考流式细胞术以及细胞遗传学检查结果。必要的诊断性检查包括：全身体格检查，尤其注意浅表淋巴结和肝、脾是否肿大，一般状态；实验室检查包括全血细胞检查、血生化（LDH 等）、β2 - GM 以及乙型肝炎、丙型肝炎、HIV 相关检测；影像学检查常规推荐颈、胸、腹、盆腔增强 CT 检查以及双侧或单侧骨髓活检＋细胞形态学检查，其中骨髓活检样本长度至少应该在 1.5 cm 以上。PET/CT 可能有助于检查出一些隐匿性病灶，但其临床价值不如在 DLBCL 和霍奇金淋巴瘤中重要，另外 PET/CT 能协助诊断 FL 是否转化为侵袭性淋巴瘤。

2016 年修订的世界卫生组织（WHO）淋巴瘤分类在原 FL 病理分型基础上，提出 2 个特殊亚类以及 2 个独立疾病分类。

（1）两个特殊亚类：① 原位滤泡肿瘤（ISFN）。ISFN 即原版"原位滤泡性淋巴瘤"，改为 IS-FN 是为强调其极少发展为真正的 FL。ISFN 主要是外周血中的 t(14;18)(q32;q21)异常的 B 淋巴细胞异常增生，停留在滤泡的生发中心，实际上不是淋巴瘤，而是一种原位滤泡疾病，在进展为 FL 前无需治疗。② 十二指肠型 FL，是指局限于十二指肠黏膜或黏膜下层的低级别 FL，是低级别的 FL，很多患者可自愈，绝大多数不需要治疗。

（2）两个独立分类：① 儿童型 FL。儿童型 FL 具有缺乏 *BCL2* 重排及细胞增殖指数高的特点，一般病变比较局限，预后良好。② 大 B 细胞淋巴瘤伴 *IRF4* 重排。伴 *IRF4* 重排的大 B 细胞淋巴瘤则在细胞起源上常为生发中心型，细胞强表达 *IRF4/MUM1*，常同时表达 *BCL6* 及伴高增殖指数，大部分病例有 *IGH/IRF4* 重排，有时同时有 *BCL6* 重排，但缺乏 *BCL2* 重排。这类淋巴瘤较儿童型 FL 侵袭性强，但对治疗反应良好。

（二）精准诊断新进展

FL 具有特征性的免疫表型，细胞表面表达泛 B 细胞的标志，免疫组化检查通常选用 CD20、CD3、CD5、CD10、BCL6、BCL2、CD21、CD23、Cyclin D1，此外建议检查 MUM-1（针对 FL 3 级患者）以及 Ki-67。MUM-1/IRF4 可见于 FL 3B 级或 FL 伴 DLBCL 转化患者，常累及韦氏环，临床表现为侵袭性但对化疗反应良好。Ki-67>30%常被认为具有更强侵袭性临床表现，但尚无指导治疗的意义。典型的免疫组化标志为 CD20$^+$、CD23$^{+/-}$、CD10$^+$、CD43$^-$、BCL2$^+$、BCL-6$^+$、CD5$^-$、Cyclin D1$^-$，部分患者可以出现 BCL2$^-$ 或 CD10$^-$。分子遗传学检测可有 *BCL2* 基因重排，细胞遗传学或荧光原位杂交（FISH）检测 t(14;18)或 t(8;14)可以协助诊断，发生率为 70%～95%。另外，还可以选择 1p36 及 *IRF4/MUM-1* 重排检测以协助诊断。伴有 *IRF4/MUM1* 重排的大 B 细胞淋巴瘤，好发于咽淋巴环和/或颈部淋巴结，临床多为早期，形态学类似于 FL3b 或 DLBCL，*BCL2* 重排阴性，局部侵袭但疗效好。如果年轻患者且为局灶性病变，并且无 *BCL2* 的表达或者无 t(14;18)，则有必要鉴别儿童型 FL（PTFL），通常有特征性形态，Ki-67 较高（>30%），几乎所有 PTFL 病例呈局限型，多为男性，除了手术切除外不需要治疗，如不能手术切除，则受累部位放疗（ISRT）或 R-CHOP 方案化疗。弥漫性 FL 特殊亚型伴 1p36 缺失，低级别，多发于腹股沟，大的局限性肿块，预后较好。

2022 年修订的 WHO 淋巴瘤分类中滤泡性淋巴瘤类别包括 FL、原位滤泡性 B 细胞肿瘤、儿童型 FL 和十二指肠型 FL。将上一版分类中的原位滤泡性肿瘤改为原位滤泡性 B 细胞肿瘤,对 FL 做了较大修订,将其细分为经典 FL(cFL)、滤泡性大 B 细胞淋巴瘤(FLBL)和伴罕见特征的 FL(uFL),从经典分级到更关注生物学分组。

绝大多数 FL(85%)至少部分具有滤泡生长模式,由中心细胞和中心母细胞组成,并具有与 *IGH∷BCL2* 融合相关的 t(14;18)(q32;q21)易位,这些 FL 现在被称为 cFL。出于组织病理学和临床原因,不再强制进行 cFL 的 FL 分级。由于取样(完全淋巴结切除与核心针活检)、中心母细胞的定义和识别以及计数方法等原因,分级的可重复性差,并且分级对现代治疗中个体患者的临床意义尚不确定,1、2 和 3A 级 FL 患者的临床结果似乎没有显著差异,在世界许多地区,患者在临床试验内外都采用类似的治疗方案,所以将 FL 分级作为 cFL 亚型的可选项。

罕见的 3A 级 cFL 病例可能显示出局灶性或广泛的弥漫性生长模式。在之前的分类中,此类病例的推荐诊断是"DLBCL 伴滤泡性淋巴瘤",尽管大细胞片通常不存在。目前,尚不确定此类病例是否应该更好地归类为 cFL 或 DLBCL。FLBL 亚型在很大程度上等于上一版分类中的 FL3B 级,出于整个分类的一致性原因进行了重命名。

新引入的 uFL 亚型分为两个与 cFL 显著不同的亚型:FL 伴"母细胞样"或"大中心细胞"变异细胞学特征和弥漫性生长模式为主型 FL。细胞学特征为"母细胞样"或"大中心细胞"的 FL 更频繁地表现出不同的免疫表型和基因特征,并且预后可能较差,这种 FL 需要与大 B 细胞淋巴瘤伴 IRF4 重排相鉴别。以弥漫性生长为主的 FL 常发生在腹股沟区域的大肿块,常伴有 CD23 表达、*IGH∷BCL2* 融合缺失、频繁的 *STAT6* 突变以及 1p36 缺失或 *TNFRSF14* 突变。

四、预后分层

(一)传统预后分层

FL 患者的预后各不相同,在诊断时,需要预后模型来区分进展风险高和低风险的患者。关于 FL 患者的最佳预后模型尚无明确的定论,目前 NCCN 指南及 CSCO 淋巴瘤指南均推荐 FL 国际预后指数(FLIPI)及 FLIPI-2 用于临床实践中 FL 患者的预后分层标准。

2004 年 Philippe 等收集 1985—1992 年的 4167 例 FL 患者的数据,经过单因素及多因素分析确立了 FLIPI 预后模型,随后在 919 例 FL 患者中进行了验证,FLIPI 能预测 FL 患者的总生存期(OS)。FLIPI(见表 3-4-2)包括:年龄≥60 岁、Ann Arbor 分期Ⅲ～Ⅳ期、HGB<120 g/L、血清 LDH>正常值范围上限、受累淋巴结区域≥5 个。每个指征得 1 分,根据得分,将 FL 患者分为低危、中危、高危 3 个危险组,0～1 分为低危组,2 分为中危组,3～5 分为高危组。

表 3-4-2 滤泡性淋巴瘤国际预后指数(FLIPI)

项目	0 分	1 分
年龄	<60 岁	≥60 岁
LDH	正常	高于正常
Ann Arbor 分期	Ⅰ～Ⅱ期	Ⅲ～Ⅳ期
血红蛋白水平	≥120 g/L	<120 g/L
淋巴结区	<5 处	≥5 处

FLIPI-2 是基于容易获取的临床数据的简单预后模型,可用于识别免疫化疗时代处于不同危险分层的 FL 患者。FLIPI-2 能很好地预测 FL 患者的无进展生存(PFS)。FLIPI-2(见表 3-4-3)包括以下因素:$\beta2-GM$>正常值范围上限、淋巴结最大径>6 cm、骨髓受侵犯、HGB<120 g/L、年龄>60 岁。FLIPI-2 对治疗结局具有高度预测作用,低危、中危、高危组患者的 5 年 PFS 率分别为 79%、51% 和 20%(P<0.001),5 年生存率分别为 98%、88% 和 77%(P<0.001)。

表 3-4-3　滤泡性淋巴瘤国际预后指数 2(FLIPI-2)

项目	0 分	1 分
年龄	<60 岁	≥60 岁
$\beta2-GM$	正常	高于正常
骨髓受侵犯	无	有
血红蛋白水平	≥120 g/L	<120 g/L
最大淋巴结的最大直径	<6 cm	>6 cm

FLIPI 是利妥昔单抗前时代的预后指数,是回顾性研究得出的结论。FLIPI-2 是利妥昔单抗时代的预后指数,系前瞻性研究获得,但是由于使用时间短、病例数少,还需要进一步临床验证。通常 FLIPI 用于判断 OS 更佳,而 FLIPI-2 更适用于 PFS 分析。

(二)精准预后分层新进展

1. m7-FLIPI

2015 年 Pastore 等首次引入基因水平预测指标评估 FL 预后,使用 DNA 深度测序,回顾性分析了(R-CHOP)免疫化疗前一年内获得的 151 例 FL 患者活检标本中 74 个基因的突变情况,这些患者均来自一项 3 期临床研究(GLSG2000)在 2000 年 5 月 4 日至 2010 年 10 月 20 日期间招募的有症状的晚期 FL 患者。中位随访 7.7 年,研究者们建立了一个临床遗传风险模型(m7-FLIPI),包括 7 个基因(EZH2、ARID1A、MEF2B、EP300、FOXO1、CREBBP 和 CARD11)的突变状态、FLIPI 积分和 ECOG 评分。在训练队列中,m7-FLIPI 定义的高风险组与低风险组的 5 年无失败生存(FFS)率分别为 38.29%、77.21%,且优于只有基因突变的预后模型;在验证队列中,m7-FLIPI 定义的高风险组与低风险组的 5 年 FFS 率分别为 25%、68.24%,在验证队列中,通过 m7-FLIPI 进行的风险分层优于单独使用 FLIPI 以及 FLIPI 与 ECOG 状态结合的预后模型。该研究结果提示,将 7 个基因的突变状态与临床危险因素整合在一起,可改善接受一线免疫化疗的 FL 患者的预后,可以用来识别治疗失败风险最高的 FL 患者。而 Lockmer 等研究发现,在一线仅接受免疫治疗的 FL 患者中 m7-FLIPI 并无预后价值,提示 m7-FLIPI 的预后预测能力可能受治疗方案影响。因此,目前亟需开展相关临床研究探索 m7-FLIPI 在不同治疗方案背景下的预后价值。

2. POD24-PI

尽管在免疫治疗时代 FL 的预后得到明显改善,但仍有约 20% 接受一线诱导治疗的患者在确诊或一线治疗开始后 24 个月内出现疾病进展或复发(POD24),显示 POD24 与接受 R-CHOP 治疗的 FL 患者预后不良有关。Vindi Jurinovic 等用了 2 个具有治疗指征的晚期 FL 接受免疫化疗的独立队列数据(GLSG 试验的 151 例患者和 BCCA 注册的 107 例患者),以验证 POD24 的预测效力,并进一步评估治疗前风险模型预测早期治疗失败的能力。其发现 m7-FLIPI 不仅可用于 POD24 的预测,也可用于预测无 POD24 患者的 FFS/OS。m7-FLIPI 能够预测一线免疫化疗后的早期进展,但其灵敏度较 FLIPI 低,不能有效鉴别大部分 POD24 患者,于是进一步筛选出 3 个基因(*EP300*、*FOXO1* 和 *EZH2*)突变与 FLIPI 组建了 POD24-PI,其灵敏度较 m7-FLIPI 有所提高,但特异性仍不理想。Sortais 教授等在一项回顾性单中心研究中,纳入了 2007—2016 年之间的 317 例 FL(1、2 和 3a 级)患者,分析了 POD24 对接受免疫化疗 FL 患者预后的预测价值。纳入研究的 FL 患者一线治疗后有 60 例患者在 2 年内复发(POD24-阳性队列),254 例患者在 2 年内未复发(PO24-阴性队列),33 例患者死亡,34 例患者发生了侵袭性转化;中位随访时间为 59.9(1.6~395.5)个月,中位 PFS 为 59.9 个月,所有患者 1 年、3 年和 5 年的 OS 率分别为 98.4%、95.1% 和 92.5%;POD24-阳性队列的患者的 5 年 OS 率显著低于 POD24-阴性队列的患者(82% vs 93.3%,$P = 10^{-5}$)。研究结果显示,POD24 在真实世界预测了晚期 FL 患者接受免疫化疗的 OS,但对于肿瘤负荷较低的患者,其价值值得商榷。POD24 可作为临床试验的替代终点,可能有助于指导二线治疗决策。

3. PRIMA-PI

Bachy 等在一项 1 135 例患者接受初始利妥昔单抗化疗+/-利妥昔单抗维持治疗的大型前瞻性 PRIMA 试验中证实了 FLIPI 和 FLIPI2 的有效性,并开发了一种只包含骨髓受累和 β2-MG 这两个简单参数的新预后工具来预测 FL 患者的 PFS。最终的简化预后评分模型称为 PRIMA-PI(PRIMA-PI 预后指数),包括 3 个危险级别:高(β2-MG>3 mg/L)、中(β2-MG≤3 mg/L 且骨髓受累)、低(β2-MG≤3 mg/L 且无骨髓受累),低危组、中危组和高危组的 5 年 PFS 率分别为 69%、55% 和 37%($P < 0.000\ 1$)。此外,FL 患者在 24 个月是否达到无事件生存(EFS24)是治疗后患者 OS 的有力预后参数,并且 PRIMA-PI 与 EFS24 相关。这一结果在 FL2000 LYSA 试验和爱荷华大学/梅奥诊所淋巴瘤 SPORE 分子流行病学资源库的 479 名患者的共同外部验证队列中得到了证实。在验证队列中,低危组、中危组和高危组的 5 年 EFS 分别为 77%、57% 和 44%($P < 0.000\ 1$)。研究结果提示 PRIMA-PI 是一种新的、易于计算的预后指标,适用于最初接受免疫化疗的 FL 患者,可以作为建立更复杂、更综合的生物分子预后模型的基础。

4. 23 基因预后模型

Huet 等研究开发使用基因表达谱数据来建立和验证利妥昔单抗时代治疗患者预后的预测模型。前瞻性地从第 3 期随机 PRIMA 试验中 160 例未经治疗的高肿瘤负荷 FL 患者获取新鲜冰冻肿瘤活检样本训练集,在利妥昔单抗加化疗诱导后评估利妥昔单抗的维持情况。160 例中有 149 例获得了足够质量的 RNA,并使用 Affymetrix U133 Plus 2.0 进行基因表达谱分析。发现在训练队列中,395 个基因的表达水平与进展风险相关。研究人员保留了 23 个反映 B 细胞生物学和 TME 的基因以建立一个预测模型,用于识别进展风险增加的人群,对另三组独立人群进行验证:① 在利妥昔单抗维持治疗和 FLIPI 评分调整后的 PFS 的多变量 Cox 模型中,该预测变量独立预测了 FL 进展风险,其中高危组患者的 5 年 PFS 率为 26%,低危组患者为73%;② 在联合验证队列中,高危组患者的中位 PFS 为 3.1 年,低危组患者为 10.8 年,2 年后高危组患者发生疾病进展的风险为 38%,低危组患者为 19%;③ 在多变量分析中,基于该基因表达谱数据中的 23 个基因建立的预后模型预测 FL 患者的 PFS 独立于利妥昔单抗维持治疗和FLIPI 预后模型。研究结果提示,应用该 23 个基因的预测模型可以根据患者的风险类别对其进行个性化治疗。不过还需要进一步的研究来确定该模型是否适用于肿瘤负荷较低的患者,以及接受可能干扰肿瘤 B 细胞及其微环境的新药治疗的患者。

5. PET-CT 代谢参数

(1) 治疗前最大标准摄取值(SUVmax):Strati 等对 346 例没有转化组织学证据的晚期 FL患者进行了回顾性分析,并分析了 SUVmax 对一线治疗后患者预后的影响。多因素分析显示,52 例患者 SUVmax>18 者,最大淋巴结>6 cm 是唯一与 SUVmax>18 相关的因素。当 SUV-max>18 时,接受非蒽环类药物治疗的患者的完全应答率显著降低(45% vs 92%,$P<0.001$),而接受 R-CHOP 治疗的患者则无明显差异。在接受非蒽环类药物治疗的患者中,SUVmax>18 与显著缩短 PFS 有关,但在接受 R-CHOP 治疗的患者中两者没有相关性。SUVmax>18 与接受 R-CHOP(8 年 OS 为 70% vs 90%,$P=0.02$)和非蒽环类一线方案(8 年 OS 为 50% vs85%,$P=0.001$)的患者的 OS 缩短有关。该研究结果提示,治疗前 PET 扫描对接受一线治疗的晚期 FL 患者有一定的预后和预测价值,有必要对此进行前瞻性随机试验进一步研究。

(2) 基线总代谢肿瘤体积(TMTV):Meignan 等对三项前瞻性试验中接受免疫化疗并进行了基线 PET-CT 检查的 185 例 FL 患者数据进行合并分析,使用 41% 最大标准化摄取值阈值法计算 TMTV,并确定预测 FL 患者生存的最佳 cut-off 值。中位随访 64 个月,所有患者的 5 年PFS 率为 55%,5 年 OS 率为 92%。TMTV 最佳 cut-off 值为 510 cm³,29% 的 TMTV>510 cm³ 的患者存活率明显降低,TMTV>510 cm³ 与 TMTV≤510 cm³ 患者的 5 年 PFS 率分别为 33%和 65%,5 年 OS 率分别为 85% 和 95%。多变量分析显示,TMTV 和 FLIPI-2 评分是 FL 患者PFS 的独立预测因素。结合两种因素把 FL 患者分为三个风险组:高 TMTV 和中高 FLIPI-2评分、高 TMTV 或中高 FLIPI2 以及低 TMTV 和低 FLIP-2 评分,三组患者的 5 年 PFS 率分别为 20%、46% 和 69%。该研究结果提示,PET-CT 测量的基线 TMTV 是 FL 预后的独立预测因素;结合 FLIPI-2 评分,可识别出早期进展风险高的患者。

(3) TMTV 和诱导结束后的 PET(EOI PET):根据基线 PET 计算的总代谢肿瘤体积(TMTV)和诱导结束后的 PET(EOI PET)都是高肿瘤负荷 FL 患者早期风险分层的影像生物标志物。Cottereau 等筛选出 159 例患者的(来自三个前瞻性试验)这两个因素的数据,建立了一个预后模型,中位随访 64 个月。高 TMTV(>510 cm³)和 EOI PET 阳性是独立的、重要的进展风险因素。结合两种因素将 159 例患者分成 3 个风险群:无危险因素($n=102$)、有 1 个危险因素($n=44$)和有 2 个危险因素($n=13$),三者的 5 年 PFS 率分别为 67% vs 33%(HR 2.9,

95％ CI 1.8～4.9)和 23％(HR 4.6,95％ CI 2.3～9.2);2 年 PFS 率分别为 90％ vs 61％(HR 4.8,95％ CI 2.2～10.4)和 46％(HR 8.1,95％ CI 3.1～21.3)。该研究结果提示,该模型增强了 PET 分期和反应评估的预后价值,可识别两年后进展风险高和早期治疗失败的患者亚群。

6. FL 评估指数(FLEX)

Mir 等研究开发一种新的预后模型,FL 评估指数(FLEX)评分,以识别高危患者,并将其与 FLIPI、FLIPI-2 和 PRIMA-PI 的预测价值进行比较。FLEX 模型包括 9 个临床变量:男性、病变直径乘积之和(SPD)位于最高四分位、组织学分级 3A、>2 个结外部位、ECOG PS>1、血红蛋白<120 g/L、β_2-MG>正常上限、外周血 NK 细胞绝对值<100/μL 和血清 LDH>ULN,是利用 3 期 GALLIUM 试验(NCT01332968)中一组未经治疗的晚期 FL 患者开发的,并使用 SABRINA 试验(NCT01200758)的数据验证了该模型的预测价值。结果显示:在训练队列 GALLIUM 中,FLEX 相较于 FLIPI、FLIPI-2 或 PRIMA-PI,2 年和 3 年 PFS 率的组间差异(低风险和高风险)在数值上更高,2 年和 3 年 OS 率的组间差异(低风险和高风险)也更好。FLEX 预测 POD24 的敏感性为 60％,FLIPI 和 FLIPI-2 为 53％,PRIMA-PI 为 69％;特异性为 68％,FLIPI 为 58％,FLIPI-2 为 59％,PRIMA-PI 为 48％。在验证队列 SABRINA 中,FLEX 的预后价值与 FLIPI 相似。研究结果提示,在以前未治疗的 FL 患者中,新的临床预后模型 FLEX 似乎比现有的预后模型表现得更好,在区分可能有不良 PFS 和 OS 的患者方面更准确。

五、治疗

(一)传统治疗

根据最新 2021 年(V5)版 NCCN 指南,一线 FL 治疗策略需依据 FL 的病理分型制定。伴 IRF4 重排的 FL 应依据 DLBCL 的治疗策略进行治疗。经典型滤泡性淋巴瘤、伴有 1p36 重排的 FL 以及儿童型 FL,应根据分期进行个体化治疗。

FL1-2 级为惰性淋巴瘤,病程进展缓慢,但是除极少数病灶非常局限的患者经放疗±化疗有望得到治愈外,绝大部分患者不能治愈,因此治疗原则因临床分期不同而定(分期参照 2014 年 Lugano 分期标准)。FL3b 级按照 DLBCL 进行治疗。而 FL3a 级是按照 FL 还是按照 DLBCL 进行治疗,目前还存在争议。CSCO 指南推荐 FL1-3a 级按照 FL 进行治疗。

1. 1 级和 2 级的Ⅰ～Ⅱ期 FL 患者

对于 1 级和 2 级的Ⅰ～Ⅱ期 FL 患者,以积极治疗为主,患者有望得到长期疾病控制。放疗是早期患者的标准治疗。目前国内外临床上已有足够的证据支持选择受累野放疗(involved site radiation therapy,ISRT)。单用放疗能取得较好的长期生存。Ⅰ期或者病灶局限的Ⅰ期患者,可选择单纯受累部位放射治疗,首程放疗疗效优于首程治疗为全身治疗。放疗基础上加入全身治疗,能够提高无失败和无进展生存,但不能提高总生存。当化疗或者受累部位局部放疗的毒性超过可能的临床获益时,观察也是合适的选择。早期年轻患者应考虑放疗±化疗,不适于观察。病灶较广泛的Ⅱ期,则利妥昔单抗或奥妥珠单抗±化疗＋ISRT 是常用的治疗模式。

2. Ⅲ～Ⅳ期 FL 患者

对于Ⅲ～Ⅳ期 FL 患者,仍普遍被认为是不可治愈性疾病,由于病变进展缓慢,因此无治疗指征者(无症状和低肿瘤负荷)可观察等待;有治疗指征者可选择治疗,如化疗、免疫治疗(单药或联合治疗)、参加临床试验、局部放疗(缓解局部症状)。总原则是根据患者年龄、体能状态、合并症和治疗目标,个体化地选择治疗方案。

免疫化疗是目前国内外最常选择的治疗模式,利妥昔单抗联合化疗已经成为国内外初治 FL 的首选标准方案。无论是 CHOP 还是 CVP 联合利妥昔单抗,均明显改善了患者的近期和远期疗效包括总生存期。研究发现苯达莫司汀联合利妥昔单抗(BR)较 RCHOP,延长了 PFS,而中性粒细胞减少及脱发等副作用更小。来那度胺＋利妥昔单抗联合方案高效低毒,疗效与免疫化疗类似,也是 FL 的治疗选择之一。由于 FL 难以治愈,因此初诊时表现为高肿瘤负荷或 FLIPI 中高危的患者,接受 R-CHOP 或 R-CVP 等免疫化疗后可选择利妥昔单抗维持治疗。

3. Ⅲ～Ⅳ期及复发 FL 患者进行维持治疗

对Ⅲ～Ⅳ期及复发 FL 患者进行维持治疗。FL 患者病史长,进展缓慢,对各种治疗较为敏感。大量前瞻性临床研究和结果已证明,对于一线治疗后或复发后再次诱导治疗获得缓解的 FL 患者,利妥昔单抗或奥妥珠单抗单药维持治疗可改善生存。

4. 转化性 FL 患者的治疗

据文献报道,8%～70%的 FL 患者在整个疾病发展过程中可以转化为其他更具侵袭性的淋巴瘤,其中以 DLBCL 最为常见,年发生率为 2%～3%,持续至少 15 年,之后转化风险逐渐下降。转化后的患者预后差,中位生存时间为 10～18 个月。PET/CT 扫描结果中摄取不均一、标准摄取值增高均可提示转化,但最终仍需病理活检加以证实。

目前对于转化性 FL 患者尚无标准的治疗措施,可采用转化后的侵袭性淋巴瘤的治疗方案。既往只接受过温和化疗或未接受过化疗的患者可选择以蒽环类为基础的联合化疗±放疗或化疗±利妥昔单抗,患者转归较好。最新研究表明,一线使用利妥昔单抗可以显著降低 FL 患者的转化风险。如果患者既往已接受多种化疗方案反复治疗,则考虑受累野放射治疗或选择其他化疗方案,这部分患者预后很差,亦建议参加新药临床试验;如果化疗敏感,再次缓解后应积极考虑给予造血干细胞移植,特别是 auto-HSCT,少数年轻、体能状态好、有合适供者等有利条件的患者可尝试 allo-HSCT。

(二)精准治疗新进展

1. 免疫疗法

(1) 新型抗 CD20 抗体

利妥昔单抗:在过去十余年中利妥昔单抗大大改善了初诊 FL 的治疗预后,通过标准一线治疗(利妥昔单抗联合化疗[R-chemo]＋R 维持[RM]),许多 FL 患者获得长期缓解,但是,仍有超过 50%的患者在 6 年内进展或死亡,治疗 2 年内疾病进展(PD)或应答不佳的患者生存益仍相对较少。

奥妥珠单抗：奥妥珠单抗（Obinutuzumab、GA101、G）是首个全人源化的Ⅱ型CD20 mAb，相比利妥昔单抗，其补体依赖性细胞毒性比利妥昔单抗低，但抗体依赖性细胞毒性和吞噬作用更强，直接B细胞杀伤作用更强。GALLIUM研究评估G-chemo与R-chemo在晚期初治FL患者中的诱导治疗及维持治疗。1202例FL患者被随机分配为两组（每组601例患者），患者接受CHOP、CVP或苯达莫司汀（B）与G/R的联合治疗，后接受G/R的维持治疗。结果显示，G-chemo与R-chemo治疗后患者的总体有效率及OS相似（88.5% vs 86.9%），G-chemo治疗导致的进展、复发或死亡风险明显低于R-chemo，3年FPS为80.0% vs. 73.3%（$P=0.001$），但3～5级不良事件发生率（74.6% vs 67.8%）及严重不良事件发生率（46.1% vs 39.9%）更高。结果表明，在免疫化疗和维持治疗中用奥妥珠单抗替代利妥昔单抗，可以显著延长未经治疗的FL患者的PFS。后续公布在2020 ASCO年会的随访数据显示，G-化疗组的5年PFS率为70.5%，而R-chemo组为63.2%，且G-chemo组的5年生存率超过90%（R-chemo组为89.4%）。GALLIUM试验的亚组分析显示，G-chemo组患者POD24比例为9%，而R-chemo组则为16%，奥妥珠单抗治疗也使POD24的发生风险相对下降了46%。CSCO指南将奥妥珠单抗＋化疗列入FL一线治疗推荐方案（Ⅰ级专家推荐，2A类证据），NCCN指南中将奥妥珠单抗＋化疗方案列为FL一线治疗首选方案。一项临床Ⅱ期研究显示，奥妥珠单抗＋来那度胺方案治疗高肿瘤负荷FL患者的ORR为98%，CR率为92%，2年PFS率96%，毒性可控，该方案有必要在未经治疗的FL中进一步研究。

（2）双特异性抗体（bispecific monoclonal antibody，BsAb）

Odronextamab（REGN1979）：一种抗CD20抗CD3双特异性IgG4抗体，可以在与$CD20^+$ B细胞接触时交联并激活表达CD3的T细胞，不依赖T细胞受体的识别，杀死$CD20^+$肿瘤细胞。2020年ASH年会上报告了正在进行的Ⅰ期研究（NCT02290951）剂量递增和早期剂量扩展阶段的最新安全性和有效性数据。研究主要目标是评估安全性和剂量限制毒性（DLT），并建立最大耐受剂量（MTD）和推荐的二期试验剂量方案（RP2DR），次要目标包括初步评估抗肿瘤活性。截至2020年6月25日，127例R/R B-NHL患者接受了0.03～320 mg的Odronextamab单药治疗，其中1～3a级FL患者37例。在R/R FL Gr 1-3a患者中，≥5 mg组28例，OR率为92.9%，CR率为75.0%，中位缓解持续时间（DOR）为7.7个月，21例CRS中有13例仍在进行肿瘤评估。中位完全缓解（DOCR）持续时间为8.1个月，随访仍在进行中。总体来说，Odronextamab在高度难治的B-NHL患者中显示出令人鼓舞的单药抗肿瘤活性，并具有可接受的安全性和耐受性。

Mosunetuzumab：一种靶向CD20×CD3的IgG1样全人源化双特异性抗体，能重定向T细胞，使其参与并消除恶性B细胞。GO29781（NCT02500407）是一项正在进行的开放式、多中心、I/Ib期、剂量递增和扩大研究，评估Mosunetuzumab在R/R B细胞淋巴瘤患者中的安全性、有效性和药代动力学。2020年ASH年会上公布了R/R FL患者在至少两次系统治疗后使用Mosunetuzumab治疗的最新临床数据。纳入62例FL患者，中位年龄为59岁（范围27～85岁），既往治疗的中位数为3次。33例（53%）对既往抗CD20抗体和烷化剂（双难治）均无效,30 例(48%)POD24,4 例(6%)接受嵌合抗原受体 T 细胞(CAR-T)治疗。ORR 为 68%(42/62),其中 31 例(50%)达到 CR。所有 42 名应答者的中位应答持续时间(DOR)为 20.4 个月(95% CI:11.7 个月,未达到上限)。中位 PFS 为 11.8 个月(95%CI:7.3~21.9 个月)。97% 的患者出现不良反应,35% 的患者发生严重不良反应,最常见 3 级及 3 级以上不良反应为低磷血症(23%)及粒细胞减少(21%)。Mosunetuzumab 单药治疗在接受大量预处理的 FL 患者(包括已知的高危亚组)中具有高应答率和持久的疾病控制,并具有可耐受的安全性。

(3) 抗体偶联药物(Antibody-drug Conjugate,ADC)

维泊妥珠单抗(Pola):为 CD79b 的抗体-药物结合物,由一种靶向 CD79b 的单克隆抗体链接一种小分子细胞毒性的微管抑制剂(MMAE)组成。在复发难治性 FL 的 Ⅱ 期研究中显示了有效性和耐受性,联合使用 R 或 G,其有效率分别为 70%、78%,CRS 分别为 45%、30%。Pinatuzumab vedotin(Pina) 由一种靶向 CD22 的单克隆抗体链接 MMAE 组成。Ⅱ 期 ROMULUS 研究比较了利妥昔单抗联合 Pola(R-Pola)或 PINA(R-PINA)治疗 R/R DLBCL 和 FL 的疗效,观察到较高的 OR 和 CR,安全性可控,总体风险收益比 R-pola 优于 R-pina。

2021 年 ICML 会议报道了一项 Ⅰb/Ⅱ 期研究分析 Pola-G-Venetoclax 联合方案对复发/难治性 FL 患者的安全性和疗效。结果显示三联方案的安全性与单药的已知安全性一致,独立审评委员会的 EOI ORR 为 71%,未达到中位 PFS。

loncastuximab tesirine(ADCT-402):是人源化 CD19 抗体与细胞毒药物 SG3199 的结合物,对 CD19 表达的 B 细胞恶性肿瘤具有强大和选择性的抗肿瘤活性。

2021 年 Mehdi 等在《Blood》杂志上发表了 loncastuximab tesirine 治疗 R/R B-NHL 患者的 Ⅰ 期剂量递增和剂量扩展研究的最终结果。该研究的目的是确定 loncastuximab tesirine 的最大耐受量和推荐量,并评价其安全性、临床活性、药代动力学和免疫原性。183 名 B-NHL 患者(180 例可评价)接受了 loncastuximab tesirine 治疗,ORR 为 45.6%。FL 患者 14 例,ORR 为 78.6%(11/14),其中 CR 为 64.3%(9/14),未达到中位 DOR,由于事件较少无法确定中位 PFS。最常见的 ≥3 级不良反应为中性粒细胞计数减少(39.7%)、贫血(26.7%)及 γ-谷氨酰转移酶(GGT)水平升高(21.3%)。研究显示,Loncastuximab tesirine 具有强大的单药抗肿瘤活性,是一种有前景的非常规治疗选择,可用于多种治疗失败的患者,包括不适合接受 HCT 或 CAR-T 细胞治疗的患者、此类治疗失败的患者或用于此类治疗的桥接治疗。对治疗 R/R FL 的应用还有待进一步研究。

(4) Cereblon 蛋白调节剂

Avadomide(CC-122):新一代口服小分子 Creblon 调节剂,对恶性 B 细胞具有直接的细胞自主活性和免疫调节作用。avadomide 与 cullin4E3 连接酶复合物中的底物受体 Cereblon 结合,促进造血转录因子 Ikaros(IKZF1)和 Aiolos(IKZF3)的招募、泛素化和随后的蛋白酶体降解。Ikaros 和 Aiolos 的降解导致恶性 B 细胞增殖减少、凋亡增加,并对 T 细胞和 NK 细胞产生共刺激作用,增强抗淋巴瘤活性。2020 年 ASH 会议上报道了 CC-122-NHL-001 研究应用 Avadomide 联合奥妥珠单抗治疗 R/R B-NHL 患者的长期结果。入组 R/R FL 患者 53 例,

ORR 为 67％,CR 率为 47％,mDOR 和 mPFS 分别为 25.8 个月和 22.5 个月。27 例患者 (77％)发生了 3/4 级治疗相关不良反应(TEAE),最常见(≥10％)的 3/4 级 TEAE 是中性粒细胞减少($n=19,54\%$)和血小板减少($n=7,20\%$)。长期随访结果表明,Avadomide 联合奥妥珠单抗方案在 R/R FL 患者中具有可控的安全性和持久的反应,Cereblon 调节剂联合新一代抗 CD20 抗体是有前景的无化疗治疗选择,值得进一步研究。

（5）CAR-T

2020 年 ASH 公布了多项 CAR-T 治疗 R/R 惰性 B 细胞淋巴瘤有效性及安全性的研究数据。总体来说,CAR-T 在 R/R FL 患者治疗中显示出较高的缓解率且安全性可控。CAR-T 治疗后复发的患者再次接受 CAR-T 治疗仍可获益,值得临床进一步研究。

Ⅱ期多中心临床研究 Elara 探讨了 tisagenlecleucel CAR-T(4-1BB 作为共刺激结构域)治疗 R/R FL 的有效性及安全性。入组 98 例 R/R FL 患者,52 例接受有效性评估。ORR 为 82.7％,CR 率 65.4％。在达到 CR 的患者中,89.7％有效持续时间≥6 个月。在接受安全性评估的 97 例患者中,无一例出现 3 级及 3 级以上细胞因子释放综合征(CRS),2％的患者出现 3 级及 3 级以上神经系统不良反应。该研究提示,Tisagenlecleucel 治疗 R/R FL 有较好的有效性和安全性。

ZUMA-5 研究Ⅱ期多中心临床研究探讨 Axi-cel CAR-T(CD28 作为共刺激结构域)治疗 R/R 惰性 B 细胞淋巴瘤的有效性及安全性。纳入 124 例 FL 患者,ORR 为 90％,CR 率 84％。中位随访 17.5 个月后,64％的 FL 患者维持最佳疗效。安全性方面,85％的患者出现 3 级及 3 级以上不良反应,最常见的是粒细胞缺乏(33％)。7％的患者出现 3 级及 3 级以上 CRS,15％的患者出现 3 级及 3 级以上神经症状。该研究显示,CAR-T 治疗复发难治 FL 具有较高的缓解率。

Chavez 等公布了 ZUMA-5 研究中,Axi-cel CAR-T 治疗后复发、再次接受 Axi-cel CAR-T 治疗的惰性淋巴瘤患者的有效性及安全性数据。研究显示,截至 2020 年 3 月,11 例患者(FL 9 例,边缘区淋巴瘤 2 例)接受 Axi-cel 再次治疗。11 例患者在接受 CAR-T 首次治疗时有 10 例达到 CR,1 例 PR,中位 DOR 为 8.3 个月。9 例 FL 患者首次 CAR-T 治疗后,体内中位 CAR-T 计数的峰值为 13.2/μL,低于其他 FL 患者的 41.9/μL($P=0.024$)。11 例患者接受再次 CAR-T 治疗后,均达到 PR 或以上疗效(CR 10 例,PR 1 例)。中位随访 2.3 个月时,中位 DOR 未达到。无一例患者出现≥3 级的 CRS 或神经系统不良反应。该研究提示,对于 CAR-T 治疗后复发的惰性 B 细胞淋巴瘤患者,再次 CAR-T 治疗可以获得高反应率,但仍需进一步随访。

2. 靶向药物

（1）PI3K 抑制剂

PI3K 是一种胞内磷脂酰肌醇激酶,由调节亚基 p85 和催化亚基 p110 构成。催化亚基 p110 有 4 种亚型(α、β、γ 及 δ)。γ、δ 主要表达于淋巴细胞中,而其他亚型则可见于多种细胞。PI3K 活性的增加会导致肿瘤细胞增殖。Copanlisib 是一种高选择性和强效的静脉注射 PAN 类 PI3K 抑制剂,对 PI3K-α 和 PI3K-δ 亚型具有显著的活性。2017 年 9 月,美国食品药品监督管理局(FDA)加速批准 Copanlisib 上市,用于 R/R FL 的三线治疗。Lakhotia 等发布了 Copanlisib 联合利妥昔单抗治疗初治 FL 的 II 期研究的初步结果。入组 10 例进展期需要接受治疗的 FL 患者,治疗 28 天为 1 个周期,第 1 个周期患者接受单药 Copanlisib 60 mg/d,第 1、8、15 天治疗,第 2 个至第 7 个周期联合利妥昔单抗。利妥昔单抗在第 2 个周期为 375 mg/m² 每周给药,第 3 个至第 7 个周期为 375 mg/m² 每月给药。治疗 7 个周期达到 CR 者停止治疗,PR 者再接受 6 个周期的联合治疗,其中 Copanlisib 减量为 60 mg/d 第 1、15 天,而未达到 PR 及以上疗效的患者则接受标准化疗。入组的 10 例患者中,4 例接受 7 个周期治疗,ORR100%,2 例达到 CR,2 例 PR 患者也取得良好疗效(1 例肿瘤负荷减少 90%,1 例仅骨髓微小残留病持续阳性)。最常见不良反应包括皮疹(50%)、腹泻(50%)及黏膜炎(40%)。该研究结果提示 Copanlisib 联合利妥昔单抗治疗初诊 FL 有效,值得进一步扩大样本的临床研究。

III 期随机、双盲、安慰剂对照研究 CHRONOS-3 以 Copanlisib 联合利妥昔单抗(C+R)对比利妥昔单抗单药治疗(P+R)评估 C+R 治疗 R/R iNHL 的疗效和安全性。入组 R/R FL 患者 275 例,其中 184 例患者接受联合治疗,91 例接受单药治疗。C+R 显著降低了疾病进展/死亡的风险(HR=0.52,P=0.000 002),并改善了 PFS(中位 PFS:21.5 个月 vs 13.8 个月)。进展/死亡风险在所有组织学亚型中均有降低,FL HR=0.580。C+R 处理的 iNHL 各亚型的 ORR 和 CRR 均较 P+R 组高。联合疗法的 AE 特征与先前发表的联合用药单个成分的数据基本一致,未发现新的安全信号。C+R 在复发性 iNHL 患者中表现出广泛且优于 P+R 的疗效,并且 C+R 的安全性可控。

Idelalisib 是首个批准用于治疗复发难治 FL 的 PI3K 抑制剂。2020 年 ASH 年会公布了真实世界中该药治疗复发难治 FL 的安全性研究结果。入组 10 个欧洲国家的 158 例 FL 患者,91% 出现治疗相关不良反应,57% 患者出现≥3 级的不良反应,最常见不良反应为腹泻(27.2%)、感染(11.4%)及发热(10.0%)。19 例(12%)在出现治疗相关不良反应后死亡。该真实世界研究与既往临床研究相比,不良反应发生率下降。

Parsaclisib 是高选择二代 PI3Kδ 抑制剂。CITADEL-203 研究评价了该药治疗复发难治 FL 的有效性及安全性。该研究分为两种给药方案:Parsaclisib 20 mg/d,连续 8 周给药后,分为 20 mg 每周 1 次给药(周剂量组)或 2.5 mg 每天给药(日剂量组)。研究入组 106 例患者(周剂量组 22 例,日剂量组 84 例),96 例(日剂量组 74 例)接受有效率评估。ORR 为 69.8%,CR 率为 13.5%,中位 PFS 时间 15.8 个月(日剂量组 15.8 个月)。最常见的治疗相关不良反应包括腹泻(27.4%)及恶心(22.6%)。该研究提示 Parsaclisib 治疗复发难治 FL 安全有效。

Umbralisib 是口服 PI3Kδ 联合酪蛋白激酶 1ε(CK1ε)抑制剂,该 CK1ε 靶点可以进一步提高 PI3Kδ 亚基的选择性。62 届 ASH 年会公布了 II 期临床研究结果,入组 117 例复发难治 FL 患者,给予 Umbralisib 单药治疗直到病情进展或不能耐受。中位随访 27.5 个月,ORR 为 45.3%,CR 率 5.1%,中位 PFS 时间 10.6 个月。最常见的 3 级及 3 级以上不良反应包括粒细胞减少(11.5%)、腹泻(10.1%)及氨基转移酶升高(7.2%)。该研究提示 Umbralisib 治疗复发难治 FL 安全有效。

Zandelisib 是一种口服选择性 PI3$\kappa\delta$ 抑制剂,间歇性疗程的 Zandelisib 方案治疗 FL 在剂量递增/扩展 Ib 期研究中展现出较高的 ORR,同时耐受性良好。2021 年 ICML 会议上报告了 Zandelisib 间歇性疗程方案治疗 POD24 的 FL 患者的有效性和安全性研究结果,纳入 37 例 FL 患者,分别接受了 Zandelisib 单药治疗($n=18$)或 Zandelisib 联合利妥昔单抗治疗($n=19$),总 ORR 为 86.5%,CR 率为 27%。其中单药治疗组的 ORR 为 77.8%,CR 率为 27.8%;利妥昔单抗联合治疗组的 ORR 为 94.7%,CR 率为 26.3%。中位随访 16.9 个月时,DOR 未达到。22 例(59%)患者为 POD24,其中 15 例(68%)患者既往接受过 2 线及 2 线治疗,虽然这部分患者疾病更为难治,但是仍有 81.8% 的 POD24 患者通过 Zandelisib 治疗获得了缓解。结果显示,Zandelisib 单药或联合利妥昔单抗在 POD24 和非 POD24 FL 患者中都有较高的持久缓解率;治疗耐受性良好,特别关注的 3 级 AE 和因 AE 停药的发生率低。

（2）EZH2 抑制剂 Tazemetostat

表观遗传调节因子 EZH2 的激活突变存在于大约 20% 的 FL 患者中。Tazemetostat 是根据 B-NHL 独特的遗传特征开发的第一种疗法,也是第一种获准临床使用的 EZH2 特异性抑制剂。2020 年获得 FDA 的加速批准,用于治疗经 FDA 批准的方法检测为 EZH2 突变阳性且此前至少接受过两次系统性治疗的 R/R FL 成人患者,或缺乏有效的替代治疗方案的 R/R FL 成人患者,以及用于识别 EZH2 突变肿瘤的配套诊断测试。

一项多中心开放标签单臂 II 期试验研究了口服 EZH2 抑制剂 Tazemetostat 在 FL 患者中的活性和安全性。研究对象为组织学确诊的成人 FL 患者,需符合复发或对两种或两种以上系统治疗无效,ECOG 评分为 0~2,并有足够的肿瘤组织用于检测 EZH2 型突变状态。将 99 名患者按 EZH2 状态分为突变型(EZH2mut, 45 例)和野生型(EZH2WT, 54 例),口服 Tazemetostat 800 mg,每日 2 次,直至疾病进展或出现不可接受的毒性。研究基于国际工作组的非霍奇金淋巴瘤疗效评价标准,由独立审查委员会评估患者的客观缓解率。EZH2mut 队列的中位随访时间为 22.0 个月,ORR 为 69%,其中 CR 为 13%,PR 为 56%。EZH2WT 队列的中位随访时间为 35.9 个月,ORR 为 35%,其中 CR 为 4% 和 PR 为 31%。中位 DOR 分别为 10.9 个月和 13.0 个月,中位 PFS 分别为 13.8 个月(10.7~22.0)和 11.1 个月(3.7~14.6)。在所有患者中,与治疗相关的 ≥3 级不良反应事件包括血小板减少(3%)、中性粒细胞减少(3%)和贫血(2%),有 4 名(4%)出现了与治疗相关的严重不良事件,没有与治疗相关的死亡。该研究发现 Tazemetostat 单药治疗在 EZH2WT 队列和 EZH2mut 队列中都显示出持久的反应,此外,其耐受性和潜在的免疫调节特性提示 Tazemetostat 可以用于联合用药。例如,Tazemetostat 联合来那度胺和利妥昔单抗可能会增强 FL 对来那度胺和利妥昔单抗的敏感性和免疫原性;PI3K 信号通路通过调节表观基因组促进肿瘤发生,Tazemetostat 可以与 PI3K 抑制剂联合使用,潜在地协同提高这两种截然不同的治疗方法的抗肿瘤效果。Tazemetostat、来那度胺和利妥昔单抗的联合治疗将在 R/R FL 患者的 3 期研究中进行评估(NCT04224493)。

（3）BCL2 抑制剂 Venetoclax

Venetoclax(VEN)是一种高度选择性的口服 BCL2 抑制剂,被批准用于慢性淋巴细胞白血病(CLL)、小淋巴细胞淋巴瘤和急性髓系白血病。CLL 和 NHL 的临床前数据表明,VEN＋R 或 VEN＋苯达莫司汀和 R(BR)与单独 R 或化疗相比疗效较好。早期临床数据也支持 VEN 单药治疗或与 BR 联合治疗 FL 的安全性和有效性。CONTRALTO 研究(NCT02187861)评估了的 VEN＋R、VEN＋BR 以及 BR 治疗 R/R FL 的安全性和有效性。共纳入了 163 位患者:9 位在安全性测试,VEN＋R 组(A 组)52 例、VEN＋BR 组(B 组)51 例、BR 组(C 组)51 例。A、B、C 组的完全代谢/缓解率分别为 17％、75％和 69％。在 B 治疗臂的患者中,只有 61％的患者接受了≥90％的计划苯达莫司汀剂量,在 C 治疗臂则有 96％的患者。与 C 组相比,B 组更频繁的血液毒性导致给药剂量减少或停药。A、B、C 组 3/4 级不良反应发生率分别为 51.9％、93.9％和 60.0％。与 BR 相比,VEN＋BR 的毒性增加,用药剂量减少,但疗效相似。研究结果提示,优化剂量和方案以维持 BR 的剂量强度可能会提高 VEN＋BR 的疗效和耐受性,而 VEN＋R 的数据值得进一步研究。

(4) BTK 抑制剂

BCR 信号调控正常 B 细胞的分化和功能,BCR 通路失调能促进恶性 B 细胞的生长和存活。Bruton 酪氨酸激酶(BTK)是 BCR 信号通路中的一个关键酶,它磷酸化磷脂酶 Cγ2,刺激对 B 细胞生存和增殖至关重要的下游通路。伊布替尼是一种不可逆的 BTK 小分子抑制剂,已被批准用于对 CLL、MZL 和 MCL 等 B 细胞恶性肿瘤。

在伊布替尼治疗复发性 B 细胞恶性肿瘤的 1 期研究中,11 例 FL 患者中有 6 例(54％)在接受≥2.5 mg/kg 治疗后得到了客观缓解,中位 DOR 和 PFS 分别为 12.3 个月和 13.4 个月。基于令人鼓舞的 1 期结果,研究人员进行了伊布替尼单药治疗 R/R FL 的 2 期联合试验,纳入 40 例复发 FL 患者,ORR 为 37.5％,CR 率为 12.5％,中位 PFS 14 个月。结果显示伊布替尼单药对复发 FL 效果有限。Ⅱ期临床研究 DAWN 评估了单药伊布替尼在 R/R FL 患者中的有效性和安全性。入组 110 名患者,中位随访 27.7 个月,结果显示 ORR 为 20.9％,CR 率为 11％,mPFS 为 4.6 个月。这项研究的结果不支持伊布替尼单药治疗 R/R FL 患者。

2020 年 ASH 发布了一项伊布替尼联合维奈托克治疗 R/R FL 的研究数据,研究入组 16 例 R/R FL 患者,ORR 为 69％,CR 率为 25％,中位 PFS 时间 8.3 个月。最常见 3 级及 3 级以上不良反应包括粒细胞减少(25％)、血小板减少(13％)和肺部感染(13％)。在这项首次联合使用 BTK 抑制剂和 *BCL2* 抑制剂治疗 R/R FL 的临床试验中,研究人员发现 Ⅰ～Ⅴ 联用表现出类似其治疗 MCL 和 CLL 患者的毒性特征。Ⅰ～Ⅴ 抗肿瘤活性的初步结果令人鼓舞,Ⅱ期试验正在进行。伊布替尼联合维奈托克可能为 FL 提供一种不同于其他新型药物的靶向治法新选择。

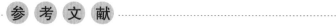

参 考 文 献

[1] 中国抗癌协会淋巴瘤专业委员会,中华医学会血液学分会. 中国滤泡性淋巴瘤诊断与治疗指南(2020 年版)[J]. 中华血液学杂志,2020,41(07):537－544.

[2] Swerdlow SH,Campo E,Harris NL,et al. WHO classification of tumours of haematopoietic and lymphoid tissues[S]. 4th ed. IARC:Lyon,2017:266.

［3］Teras LR,Desantis CE,Cerhan JR,et al. 2016 US lymphoid malignancy statistics by World Health Organi-zation subtypes［J］. CA Cancer J Clin,2016,66(6):443-459.

［4］Casulo C,Barr PM. How I treat early-relapsing follicular lymphoma［J］. Blood,2019,133(14):1540-1547.

［5］Casulo C,Byrtek M,Dawson KL,et al. Early relapse of follicular lymphoma after rituximab plus cyclophos-phamide, doxorubicin, vincristine, and prednisone defines patients at high risk for death: an analysis from the National LymphoCare Study［J］. J Clin Oncol,2015,33(23):2516-2522.

［6］Kahl B S,Yang D T. Follicular lymphoma:evolving therapeutic strategies［J］. Blood,2016,127(17):2055-2063.

［7］Küppers R,Stevenson FK. Critical influences on the pathogenesis of follicular lymphoma［J］. Blood,2018;131(21):2297-2306.

［8］Carbone A,Roulland S,Gloghini A,et al. Follicular lymphoma［J］. Nat Rev Dis Primers,2019,5(1):83.

［9］Lackraj T,Goswami R,Kridel R. Pathogenesis of follicular lymphoma［J］. Best Pract Res Clin Haematol,2018,31(1):2-14.

［10］中国临床肿瘤学会指南工作委员会. 中国临床肿瘤学会(CSCO)淋巴瘤诊疗指南 2021［M］. 北京:人民卫生出版社,2021:108-123

［11］Swerdlow SH,Campo E,Pileri SA,et al. The 2016 revision of the World Health Organization classification of lymphoid neoplasms［J］. Blood,2016,127(20):2375-2390.

［12］Alaggio R,Amador C,Anagnostopoulos I,et al. The 5th edition of the World Health Organization Classifi-cation of Haematolymphoid Tumours:Lymphoid Neoplasms［J］. Leukemia,2022,36(7):1720-1748.

［13］NCCN Guidelines Version 5. 2021. B-Cell Lymphomas.

［14］Solal-Céligny P,Roy P,Colombat P,et al. Follicular lymphoma international prognostic index［J］. Blood,2004,104(5):1258-1265.

［15］Federico M,Bellei M,Marcheselli L,et al. Follicular lymphoma international prognostic index 2:a new prognostic index for follicular lymphoma developed by the international follicular lymphoma prognostic fac-tor project［J］. J Clin Oncol,2009,27(27):4555-4562.

［16］Pastore A,Jurinovic V,Kridel R,et al. Integration of gene mutations in risk prognostication for patients receiving first-line immunochemotherapy for follicular lymphoma:a retrospective analysis of a prospective clinical trial and validation in a population-based registry［J］. Lancet Oncol,2015,16(9):1111-1122

［17］Lockmer S,Ren W,Brodtkorb M,et al. M7-FLIPI is not prognostic in follicular lymphoma patients with first-line rituximab chemo-free therapy［J］. Br J aematol,2020,188(2):259-267.

［18 ］Jurinovic V,Kridel R,Staiger AM,et al. Clinicogenetic risk models predict early progression of follicular lymphoma after first-line immunochemotherapy［J］. Blood,2016,128(8):1112.

［19］Sortais C,Lok A,Tessoulin B,et al. Progression of disease within 2 years(POD24) is a clinically relevant endpoint to identify high-risk follicular lymphoma patients in real life［J］. Ann Hematol,2020,99(7):1595-1604.

［20］Bachy E,Maurer MJ,Habermann TM,et al. A simplified scoring system in de novo follicular lymphoma treated initially with immunochemotherapy［J］. Blood,2018,132(1):49-58.

［21］Huet S,Tesson B,Jais JP,et al. A gene-expression profiling score for prediction of outcome in patients

with follicular lymphoma:a retrospective training and validation analysis in three international cohorts[J].
Lancet Oncol,2018,19(4):549 - 561.

[22] Strati P,Ahmed MA,Fowler NH,et al. Pre-treatment maximum standardized uptake value predicts out-come after frontline therapy in patients with advanced stage follicular lymphoma[J]. Haematologica,2020,
105(7):1907 - 1913.

[23] Meignan M,Cottereau AS,Versari A,et al. Baseline metabolic tumor volume predicts outcomein hightu-mor-burden follicular lymphoma:a pooled analysis of three multicenter studies[J]. J Clin Oncol,2016,34
(30):3618 - 3626.

[24] Cottereau AS,Versari A,Luminari S,et al. Prognostic model for high-tumor-burden follicular lymphoma
integrating baseline and end-induction PET:a LYSA/FIL study[J]. Blood,2018,131(22):2449 - 2453.

[25] Mir F,Mattiello F,Grigg A,et al. Follicular Lymphoma Evaluation Index(FLEX):A new clinical prognos-tic model that is superior to existing risk scores for predicting progression-free survival and early treatment
failure after frontline immunochemotherapy[J]. Am J Hematol,2020,95(12):1503 - 1510.

[26] Radford J,Davies A,Cartron G,et al. Obinutuzumab(GA101) plus CHOP or FC in relapsed/refractory
follicular lymphoma:results of the GAUDI study(BO21000)[J]. Blood,2013,122(7):1137 - 1143.

[27] Marcus R,Davies A,Ando K,et al. Obinutuzumab for the first-line treatment of follicular lymphoma[J].
N Engl J Med,2017,377(14):1331 - 1344.

[28] Townsend W,Buske C,Cartron G,et al. Comparison of efficacy and safety with obinutuzumab plus chemo-therapy versus rituximab plus chemotherapy in patients with previously untreated follicular lymphoma:
Updated results from the phase III Gallium Study[J]. J Clin Oncol,2020,38(15_suppl):8023.

[29] Seymour J F,Marcus R,Davies A,et al. Association of early disease progression and very poor survival in
the GALLIUM study in follicular lymphoma:benefit of obinutuzumab in reducing the rate of early progres-sion[J]. Haematologica,2019,104(6):1202 - 1208.

[30] Nastoupil LJ,Westin JR,Hagemeister FB,et al. Results of a phase II study of obinutuzumab in combina-tion with lenalidomide in previously untreated, high tumor burden follicular lymphoma (FL)[J]. Blood,
2019,134(Supplement_1):125.

[31] Bannerji R,Arnason JE,Allan JN,et al. Odronextamab (REGN1979), a human CD20 x CD3 bispecific an-tibody, induces durable, complete responses in patients with highly refractory B-Cell Non-Hodgkin Lym-phoma, including patients refractory to CAR T therapy[J]. Blood,2020,136(Supplement 1):42 - 43.

[32] Assouline SE,Kim WS,Sehn LH,et al. Mosunetuzumab shows promising efficacy in patients with multi-ply relapsed follicular lymphoma: updated clinical experience from a phase I dose-escalation trial[J].
Blood,2020,136(Supplement 1):42 - 44.

[33] Phillips T,Brunvand M,Chen A,et al. Polatuzumab vedotin combined with obinutuzumab for patients with
relapsed or refractory non-Hodgkin Lymphoma: preliminary safetyand clinical activity of a phase Ib/II
study[J]. Blood,2016,128(22):622 - 622.

[34] Morschhauser F,Flinn IW,Advani R,et al. Polatuzumab vedotin or pinatuzumab vedotin plus rituximab in
patients with relapsed or refractory non-Hodgkin lymphoma:final results from a phase 2 randomised study
(ROMULUS)[J]. Lancet Haematol,2019,6(5):e254 - e265.

［35］Bannerji R,Yuen S,Phillips T,et al. Polatuzumab vedotin＋obinutuzumab＋venetoclax in patients with re-lapsed/refractory(R/R) follicular lymphoma(FL):primary analysis of a phase 1b/2 trial[J]. Hematol On-col,2021,39(S2)

［36］Zammarchi F,Corbett S,Adams L,et al. ADCT-402,a PBD dimer-containing antibody drug conjugate tar-geting CD19-expressing malignancies[J]. Blood,2018,131(10):1094－1105.

［37］Hamadani M, Radford J, Carlo-Stella C,et al. Final results of a phase 1 study of loncastuximab tesirine in relapsed/refractory B-cell non-Hodgkin lymphoma[J]. Blood,2021,137(19):2634－2645.

［38］Michot JM,Bouabdallah R,Doorduijn JK,et al. Long-term results from a phase 1b study of avadomide in combination with obinutuzumab in patients with relapsed and/or refractory B-cell non-Hodgkin lymphoma [J]. Blood,2020,136(Supplement 1):41－42.

［39］Carpio C,Bouabdallah R,Ysebaert L,et al. Avadomide monotherapy in relapsed/refractory DLBCL:safe-ty,efficacy,and a predictive gene classifier[J]. Blood,2020,135(13):996－1007.

［40］林志娟,徐兵. 滤泡淋巴瘤治疗进展[J]. 白血病・淋巴瘤,2020,29(12):714－717.

［41］林志娟,李志峰,徐兵.复发难治滤泡淋巴瘤靶向免疫治疗进展[J]. 白血病・淋巴瘤,2019,28(2):72－74.

［42］Liu N,Rowley BR,Bull CO,et al. BAY 80-6946 is a highly selective intravenous PI3K inhibitor with potent p110α and p110δ activities in tumor cell lines and xenograft models. Mol Cancer Ther[J]. Mol Cancer T-her,2013,12(11):2319－2330.

［43］Zinzani PL,Capra M,Özcan M,et al. CHRONOS-3:randomized phase III study of copanlisib plus ritux-imab vs rituximab/placebo in relapsed indolent non-hodgkin lymphoma(INHL)[J]. Hematol Oncol,2021,39(S2).

［44］Pagel J,Reddy N,Jagadeesh D,et al. Zandelisib,a pi3kδ inhibitor on intermittent schedule(IS) in follicular lymphoma patients who progressed within 24 months of first-line chemoimunotherapy(POD24)[J]. He-matol Oncol,2021,39(S2)

［45］Morschhauser F,Tilly H,Chaidos A,et al. Tazemetostat for patients with relapsed or refractory follicular lymphoma:an open-label,single-arm,multicentre,phase 2 trial[J]. Lancet Oncol,2020,21(11):1433－1442.

［46］Morin RD,Arthur SE,Assouline S. Treating lymphoma is now a bit EZ-er[J]. Blood Adv,2021,5(8):2256－2263.

［47］Zinzani PL,Flinn IW,Yuen SLS,et al. Venetoclax-rituximab with or without bendamustine vs bendamus-tine-rituximab in relapsed/refractory follicular lymphoma[J]. Blood,2020,136(23):2628－2637.

［48］Bartlett NL,Costello BA,LaPlant BR,et al. Single-agent ibrutinib in relapsed or refractory follicular lym-phoma:a phase 2 consortium trial[J]. Blood,2018,131(2):182－190.

［49］Gopal AK,Schuster SJ,Fowler NH,et al. Ibrutinib as treatment for patients with relapsed/refractory follicular lymphoma:results from the open-label,multicenter,phase II DAWN study[J]. J Clin Oncol,2018,36(23):2405－2412.

［50］Chaitra SU,Catherine L,Lori AL,et al. Ibrutinib and venetoclax in relapsed and refractory follicular lym-phoma[J]. Blood,2020,136(Supplement 1):46－47.

（范思宇　许景艳）

第五节　套细胞淋巴瘤

套细胞淋巴瘤(mantle cell lymphoma,MCL)是一种起源于淋巴结套区的成熟 B 细胞淋巴瘤,对大多数患者而言,细胞遗传学 t(11;14)(q13;q32)异常导致 Cyclin D1 核内高表达是其特征性标志。MCL 约占 NHL 的 6%,而 NHL 占全部癌症的 2.7%,欧美发病率为(0.45～0.55)/10 万。以中老年居多,中位年龄 60 岁左右,男性稍多。有报道 MCL 或 MCL 伴其他 B 细胞肿瘤的家族聚集现象。最常见的病变部位是淋巴结,脾脏和骨髓次之。25%病例发生于结外,包括胃肠道(15%～30%)、咽环等部位;30%～50%病例可见两个以上的结外部位的累及;不到 5%的病例累及中枢神经系统。临床上,大多数患者表现为淋巴结肿大、肝脾大和骨髓累及(60%),25%患者可出现类似于慢性淋巴细胞白血病的外周血改变,70%以上的患者临床分期为 Ⅲ 期或 Ⅳ 期。MCL 是一种兼具侵袭性淋巴瘤的侵袭性和惰性淋巴瘤的不可治愈性特点的淋巴瘤。近年来,MCL 领域在病理学、预后因素及新型治疗方案等方面经历了较大的变化,以上进展使得治愈 MCL 成为可能,但即便如此,高危 MCL 的治疗仍然是一项重大的挑战。

一、发病机制

MCL 的危险因素以及易感因素尚不明确,目前已有报道称其可能与疏螺旋体感染、环境污染、IL-10 基因启动子-1082A>G 的多态性及家族性 MCL 相关。自身免疫疾病或对 MCL 患者的预后产生不良影响。抗原驱动也被发现对 MCL 的发展起重要作用。另外 MicroRNA 以及表观遗传学也在研究中。MCL 的发病机制主要有异常的细胞周期调节、DNA 损伤反应、分子和基因组改变、BCR 信号转导以及与淋巴细胞微环境的相互作用等。

（一）传统发病机制

1. Cyclin D1 过表达

MCL 经典遗传学标志为 t(11;14)(q13;q32)易位导致细胞周期蛋白(Cyclin)D1 过表达,这是一种与肿瘤有直接关系的 Cyclin。Cyclin D1 过表达将促进细胞由 G1 期进入 S 期,从而使 G1 期缩短,这将引起 B 淋巴细胞生长和分化失控,导致淋巴瘤形成。

2. SOX-11 过表达

SOX-11 是 MCL 发病机制中的关键转录因子,在常规 MCL 中高表达,包括 cyclinD1 阴性病例。但在惰性白血病非淋巴结 MCL 亚型、正常 B 细胞或其他成熟 B 细胞肿瘤中不表达。SOX-11 在体内促进 MCL 细胞的肿瘤生长,并调节广泛的转录程序,包括 B 细胞分化途径和肿瘤-微环境相互作用等。

3. TP53 的突变

TP53 基因是重要的抑癌基因之一,通过 TP53 缺陷扰乱 DNA 损伤应答路径在 MCL 发病中起重要作用。*TP53* 基因可编码肿瘤抑制因子 p53,p53 主要作为转录因子发挥重要作用,可调控细胞周期、细胞凋亡、衰老和 DNA 修复。*TP53* 功能的降低会诱导 DNA 损伤和细胞凋亡,从而获得肿瘤进展。*TP53* 突变导致更多的侵袭性 MCL 亚型,如转化为母细胞样或多形性MCL,与预后差有关。

(二)发病机制新进展

1. 其他分子改变

伊布替尼是布鲁顿酪氨酸激酶(BTK)的抑制剂,BTK 是早期 B 细胞受体(BCR)信号通路的关键成分。最新研究发现复杂核型、*NSD2*、*NOTCH2*、*UBR5*、*BIRC3*、*TRAF2*、*MAP2K14*、*KMT2D*、*CARD11*、*SMARCA4*、*BTK* 等分子的改变将导致伊布替尼耐药及克隆性进化。其中 PI3K/AKT 的激活和整合素 $\beta 1$ 信号通路已被证明是获得性伊布替尼耐药的另一种机制。

2. 微环境影响

组织微环境对于支持 MCL 细胞生长和存活以及促进耐药性至关重要。与外周血相比,MCL 患者的淋巴结微环境是独特的,与 BCR 信号和规范 *NF-κB* 通路相关的基因表达不同。组织微环境参与 BCR 信号转导和典型的 *NF-κB* 通路的基因表达。MCL 的这一特征为 MCL 细胞提供激活信号,并与耐药有关。

3. *MALT1* 抑制剂和伊布替尼耐药

有研究发现 *MALT1* 抑制剂可以诱导耐药的 MCL 细胞死亡,并抑制 *NF-κB* 和 *mTOR* 信号转导,这一结果在 MCL 异种移植模型中得到进一步证实(未发表的观察结果)。此外,研究还发现在 MCL 细胞中存在一种代谢程序失调,这与伊布替尼耐药有关。抑制 MCL 细胞的氧化磷酸化,可在患者衍生的小鼠模型中抑制对伊布替尼耐药的 MCL 细胞的生长(未发表的观察结果)。

二、临床表现

大多数患者通常表现为Ⅲ期或Ⅳ期疾病,伴有淋巴结肿大、肝脾肿大和骨髓受累。结外受累很常见,并且常存在广泛的淋巴结肿大。外周血受累也很常见,几乎所有患者都可以通过流式细胞术识别。一些患者有明显的淋巴细胞增多症,这与幼淋巴细胞白血病、急性白血病或慢性淋巴细胞白血病非常相似;一些患者表现为白血病非淋巴结病,有时伴有脾肿大。MCL 有明显的胃肠道侵犯的倾向,发生率达 15%～30%,多表现为胃肠道多发性淋巴瘤样息肉病,可出现腹痛和便血;中枢神经系统受侵少见,在整个疾病发生过程中占 4%～22%,几乎均表现为淋巴瘤脑膜炎,诊断后平均生存期为 2～3 个月。较少见的结外病变部位还包括皮肤、肺、乳腺、软组织、唾液腺和眼眶。50%病例可有贫血、LDH 升高和 β2 - MG 升高,25%～50%患者可出现B 症状。

三、诊断

（一）传统诊断

病理诊断

经典的 MCL 是一种单形性的淋巴增生性病变。按生长方式分为套区增生型、结节型和弥漫型三种类型：① 套区增生型，瘤细胞围绕正常生发中心形成宽厚的套区，在此三型中最为少见；② 结节型，瘤细胞由套区逐渐向生发中心侵袭，部分或完全取代生发中心，形成结节样结构，易误诊为滤泡性淋巴瘤（follicular lymphoma，FL）；③ 弥漫型，肿瘤细胞弥漫性浸润，常伴有多数不等的结节，部分病例会出现母细胞亚型或多形性间变型，核分裂象易见，类似淋巴母细胞淋巴瘤（LBL）或弥漫性大 B 细胞淋巴瘤（DLBCL），弥漫型和结节型混合最为常见。

（二）精准诊断新进展

1. MCL 分型

2022 版 WHO 分类 MCL 主要分为以下几型：（1）原位套细胞瘤（ISMCN），指携带 *IG∷CCND1* 融合蛋白的 B 细胞在淋巴滤泡的套区定植，导致 Cyclin D1 过表达。ISMCN 常常偶然被发现，有时与其他淋巴瘤共存，可呈播散性表现，但很少出现进展。（2）经典型套细胞淋巴瘤，与 t(11;14)(q13;q32) 相关的 *IGH∷CCND1* 融合是 MCL 的遗传标志，出现在 ≥95% 的病例中（即 Cyclin D1 阳性 MCL 亚型）。偶尔，*IGK* 或 *IGL* 作为 *CCND1* 的易位伙伴。在偶尔强表达 Cyclin D1 蛋白但 FISH 未显示 *CCND1* 重排的 MCL 病例中，基因组研究揭示了 *IGK* 或 *IGL* 增强子与 *CCND1* 的隐性重排。在 Cyclin D1 表达和 *CCND1* 重排阴性的一小部分 MCL（即 Cyclin D1 阴性 MCL 亚型）中，*CCND2*、*CCND3* 或 *CCNE* 重排已被确定为细胞周期失调的替代机制。近年来，由于治疗方法的改进，MCL 患者的中位总生存期显著增加。因此，识别预后亚组已变得非常重要。广泛可用的、最成熟的高危 MCL 生物标志物包括细胞形态学（多形性或类圆形外观）、高 Ki67 增殖指数、p53 表达和 *TP53* 突变。（3）白血病样非淋巴结性套细胞淋巴瘤（Non-nodal MCL，nnMCL），特点是累及血液、骨髓和脾脏，很少或没有淋巴结病变，多为无症状表现，与 MCL 相比有更好的临床结局。

在生物学上，nnMCL 与 MCL 的不同之处在于：① 缺乏 *SOX11* 表达，Ki67 指数低，经常缺乏 CD5 表达；② *IGHV* 基因段的使用不同，偏重使用 *IGHV1-8* 基因，同时体细胞超突变负荷更高；③ 遗传改变少，基因组复杂性不常见。

Vose 等根据细胞形态将 MCL 分为四型：内布拉斯加小细胞型（内布拉斯加大学医学中心血液/肿瘤学部命名）、套区型、弥漫型、母细胞型。免疫表型方面，套细胞标记物为 CD201、CD51，而 MCL 通常 CyclinD1 为阳性，CD10 和 BCL6 为阴性。生物学特征上，Ki-67 高表达、p53 突变、p16 缺失均与侵袭性 MCL 亚型紧密关联，例如母细胞型。最近有研究依据 DNA 甲基化将 MCL 分为 Cluster1（常见、侵袭性）和 Cluster2（不常见、惰性和 mIGHV）；在未来，可能会使用临床-病理-基因组联合方法来确定 MCL 的亚型。

2. 免疫表型

典型的免疫表型为：CD15$^+$,CD20$^+$,CD23$^{-/+}$,Cyclin D1$^+$,CD10$^{-/+}$。CD5 和 Cyclin D1 均阳性时,容易诊断为 MCL,但当其中一个为阴性时,如无基因检测,则诊断困难。MCL 中存在少数病例不表达 Cyclin D1,在这些 Cyclin D1 阴性 MCL 中存在 Cyclin D2 或 Cyclin D3 过表达。但检测 Cyclin D2 或 Cyclin D3 对诊断 Cyclin D1 阴性的 MCL 无帮助,因为这两个蛋白在其他 B 细胞恶性疾病中也表达。随着研究进展,发现 SOX11 是诊断 MCL 的又一特殊标记。文献报道,SOX11 主要强表达于 MCL、LBL 和 Burkitt 淋巴瘤,在毛细胞白血病中弱表达,而在其他类型的淋巴瘤中基本不表达。因此,当 CD5 或 Cyclin D1 其中一个阴性时,应加做 SOX11 或 Cyclin D2,尤其是 SOX11,若为阳性,同样支持 MCL 的诊断。

3. 分子遗传学

90% 的 MCL 患者中存在特征性的染色体易位 t(11;14)(q13;q32),由此产生免疫球蛋白重链-细胞周期蛋白 1(*IgH∷CCND1*)融合基因,从而导致 Cyclin D1 异常高表达。

4. MCL 具有多样性

可分为经典 MCL(cMCL)和白血病样非结节 MCL(nnMCL)。在过去十多年中,已经确定了 nnMCL 具有更惰性的临床病程,后期继发 *TP53* 等突变后具有侵袭性。目前 nnMCL 和 cMCL 之间鉴别诊断的策略包括 *SOX11* 表达和基因表达特征(L-MCL16),但这两种方法都存在局限性,给临床实践带来了困难。Bühler 等人的研究找到了一种简单的检测方法,可以在临床实践中轻松实施并普遍应用。他们对 71 个样品的探索性研究显示,除 1 例多形性 MCL 外,cMCL 免疫组化呈 *SOX11* 阳性。所有表达 *SOX11* 的 MCL 在 *SOX11* 调控区域都显示出一致的去甲基化,而大多数 *SOX11* 阴性病例具有高甲基化水平,两组明显分离。

四、预后分层

(一)传统预后分层

1. 淋巴瘤国际预后指数(IPI)

IPI 广泛用于弥漫大 B 细胞淋巴瘤的预后分层(评分标准见表 3-5-1),但对 MCL 的预后分层结果并不理想,其划分的 4 个 MCL 预后分组有时可以合并为 3 个,甚至 2 个,不同的预后分组具有极其相似的结局,与 MCL 的总生存(OS)没有相关性。最新一项 455 例患者的大样本临床研究表明,IPI 并不能区分出占 2/3 以上的低中危组和中高危组 MCL,其风险因子中的结外受侵部位数目对 MCL 没有预后价值。

表 3-5-1 国际预后指数(IPI)评分标准

危险因素		分数
年龄	≤60 岁	0
	>60 岁	1

危险因素		分数
ECOG 评分	0~1 分	0
	2~4 分	1
临床分期	Ⅰ 或 Ⅱ 期	0
	Ⅲ 或 Ⅳ 期	1
乳酸脱氢酶	正 常	0
	异 常	1
结外受侵部位	<2 处	0
	≥2 处	1

注:ECOG 为体能状态评分;各项之和在 0~1 分为低危,2 分为中低危,3 分为中高危,4~5 分为高危。

2. MCL 国际预后指数(MIPI)

MIPI 是近年来针对 MCL 预后提出的评估工具。MIPI 分数 $=0.035\ 35\times$年龄(岁)$+0.697\ 8\times$ECOG$(>1)+1.367\times$log(LDH/正常值上限)$+0.939\ 3\times$log[白细胞数]。由于计算 MIPI 程序繁琐,为了提高 MIPI 的临床实用性,把 MIPI 的各风险因子分级,形成简化 MIPI (s-MIPI,见表 3 - 5 - 2)。年龄、ECOG 评分及 LDH 与 MCL 的预后相关性早已形成共识,而WBC 对 MCL 的预后价值早在 3 项小样本研究已经发现,之后在 Hoster 等的大样本研究中得到证实。该研究根据 MIPI 评分将 455 例 Ann Arbor 分期Ⅲ~Ⅳ期(晚期)MCL 患者划分为3 组(低危组、中危组、高危组),其中低危组 5 年生存率 60%,中危组、高危组的中位生存期分别为 51 个月、29 个月。之后的临床研究有力地证实了 MIPI 对 MCL 的预后价值,并推荐其在临床实践中常规使用。MIPI 适用于晚期 MCL 的预后分层,且不受年龄、治疗方案的影响,也适用于Ⅱ期 MCL 的预后分层。由于Ⅰ期 MCL 发病率低,治疗方案不同于其他临床分期的 MCL患者,因此 MIPI 是否适用于Ⅰ期 MCL 还有待进一步研究。

表 3 - 5 - 2 简化套细胞淋巴瘤国际预后指数(s-MPI)评分标准

危险因素		分数
年龄	<50 岁	0
	50~60 岁(不包括 60 岁)	1
	60~70 岁(不包括 70 岁)	2
	≥70 岁	3
体能状态评分 (ECOG)	0~1	1
	2~4	3

危险因素		分数
乳酸脱氢酶 （LDH）/正常值	＜0.67	0
	0.67～1.00（不包括 0.00）	1
	1.00～1.50（不包括 1.50）	2
	≥1.50	3
白细胞数 （×10⁹/L）	＜6.70	0
	6.70～10.00（不包括 10.00）	1
	10.00～15.00（不包括 15.00）	2
	≥15.00	3

注：各项之和 0～3 分为低危，4～5 为中低危，6～11 分为高危。

3. 结合 Ki-67 指数的联合 MIPI 预后评分系统（MIPI-c）

代表细胞增殖指数的 Ki-67 阳性率被认为是 MCL 的最主要生物学预后指标，并独立于 MIPI 之外。其他的生物学指标包括细胞遗传学异常如 *del* 17*p* 或 *TP53* 突变、*MYC* 基因获得扩增等，但这些指标均与 Ki-67 相关以及母细胞变异型细胞形态等相关。故 Ki-67 是 MCL 最重要的生物学预后指标，Ki-67 目前较为公认的有预后意义的阳性标准为＞30%。结合 Ki-67 指数和 MIPI 评分系统预测患者预后，能将 MCL 患者进一步分为不同预后的四组，这种联合评分系统（MIPI-c）在年龄≥65 岁、＜65 岁以及是否接受大剂量阿糖胞苷治疗患者中均具有良好的区分度（见表 3-5-3）。

表 3-5-3　结合 Ki-67 指数的联合 MIPI 预后评分系统（MIPI-c）

MIPI-c	MIPI	Ki-67 指数
低危	0～3 分	＜30%
低中危	0～3 分	≥30%
	4～5 分	＜30%
高中危	4～5 分	≥30%
	6～11 分	＜30%
高危	6～11 分	≥30%

4. 预后相关分子标志物

除 Ki-67 外，*TP53*、*SOX11*、microRNA 也是与 MCL 预后相关的研究热点的分子标志物。*TP53* 是一种重要的肿瘤抑制蛋白，能调节细胞周期和避免细胞癌变发生。研究发现，TP53 突变的 MCL 患者预后不良，*TP53* 表达水平与 MCL 预后相关，*TP53* 联合 MIPI 对 MCL 的预后分层结果更理想。*SOX11* 是一种转录因子，已被确定为 MCL 的诊断性抗原，并与 MCL 的预后有关。有研究发现，*SOX11* 基因缺失的 MCL 患者 OS 期缩短，另一项 186 例 MCL 患者的研究也证实了这一结论。microRNA 可调控基因表达，不同的 microRNA 对 MCL 具有不同的预后意义。miR-20b 低表达者预后好；miR-29 低表达者预后不良；miR-127-3p、miR-615-3p 联合 MIPI，可使 MCL 预后分层更加精确，且优于 Ki-67 与 MIPI 的组合。此外，代表 B 细胞肿瘤良好预后的突变型 IGHV，对 MCL 也有预后提示作用，细胞因子信号转导抑制分子（SOCS）表达阴性的 MCL 患者 OS 期有缩短的趋势。另外，一些有关 MCL 信号通路、基因学、表观遗传学等的分子标志物与 MCL 的预后相关性正在研究中。

（二）精准预后分层新进展

1. MIPI-g

MCL 国际预后指数（MIPI）和 Ki-67 增殖指数的结合即 MIPI-c 分数。尽管该工具很有价值，但是最终得出的分数缺乏必要的精确度，无法为高危患者量身定做治疗方案。为了确定预测 MCL 强化化疗失败的生物标志物，Ferrero 等人对从参加前瞻性 FIL-MCL0208 三期试验（高剂量化学免疫治疗，然后是自体移植和随机来那度胺维持）的患者中收集的纯化肿瘤样本进行了靶向重测序和 DNA 分析。KMT2D 的突变和 TP53 的破坏在单变量和多变量分析中，通过与进展和死亡风险增加相关的缺失或突变。向 MIPI-c 骨架添加 KMT2D 突变和 TP53 破坏，得出了一个新的预后指数，即"MIPI-遗传"（"MIPI-g"，见表 3-5-4）。"MIPI-g"与单独的 MIPI-c 相比提高了模型辨别能力，定义了三个风险组：① 低风险患者（4 年无进展生存率和总生存率分别为 72.0% 和 94.5%）；② 中危患者（4 年无进展生存率和总生存率分别为 42.2% 和 65.8%）和③ 高危患者（4 年无进展生存率和总生存率分别为 11.5% 和 44.9%）。研究表明：① 确认 TP53 中断确定了一个高风险人群，其特征是对常规或强化化疗的敏感性较差；② 提供关键证据表明，携带 KMT2D 突变的患者与携带 TP53 中断的患者预后相同；③ 允许开发一种工具来识别需要研究新治疗策略的高风险 MCL 患者。

表 3-5-4　MIPI-g 评分标准

变量		赋值
KMT2D 突变		2
TP53 异常		2
MIPI-c	低危	0
	低中危	0
	中高危	0
	高危	1

注：MIPI-g 分组：低危组：0 分；中危组：1~2 分；高危组：3~5 分。

2. MIPI-go 预后模型

MCL 的特点是许多基因拷贝数变异（CNV），其临床影响尚不清楚。Ferrero 等人研究通过合并 CNV 来完善 MIPI-g 模型。入组 300 例来源于 MCL0208 研究中的 MCL 患者，送检肿瘤组织，行全基因组分析，分析发生率超过 15% 患者中存在的 CNV，确定了 351 个 CNV，在多变量分析中，共有 10 个 CNV 在校正后保持独立关联有较短的 PFS，10 个 CNV 中 4 个与预后相关,4 个 CNVs 与较短的 PFS 和 OS 独立相关,并未被之前的 MIPI-g 模型发现,将 4 个 CNVs 纳入 MIPI-g 构成 MIPI-go 预后模型可以改善 MCL 分层,识别那些原发难治、高剂量化疗及 auto-HSCT 后可能早期复发的高危患者群体。

3. 代谢性肿瘤体积(MTV)

为改善初治 MCL 患者的结局预测,Vibeke 等人进行了一项回顾性研究,旨在评估初治 MCL 中基线[18F]FDG-PET/CT 代谢参数的预后价值。该研究纳入了 83 名在 2004.1.1－2020.12.31 期间于比利时勒芬大学医院新诊断的 MCL 患者。单变量分析结果显示,MTV 较高、诊断时年龄较大、MIPI 评分和 ECOG PS 较高是 OS、PFS 和疾病特定生存期(DSS)不良因素,而病灶间最大距离(Dmax)、标准化病灶间最大距离(SDmax)与以上临床结局之间无显著相关性。多变量分析结果显示,MTV 与 DSS 显著相关,但与 OS 和 PFS 无关;MTV_{spleen} 是 OS 和 PFS 的不良因素;MTV 值的高低与患者的临床结局相关。研究结论表明 MTV 是一种重要的预后工具,可以进一步改善初治 MCL 分期时的患者风险分层;[18]F-FDG PET/CT 上的 Dmax、SDmax 与结果之间没有相关性。

4. POD12 和 POD24

虽然 MCL 治疗模式发生了转变,但仍有一部分患者预后较差。新的替代标记物已经在其他疾病中出现,如 FL 的 POD24(疾病在 24 个月内进展),但在 MCL 中尚未被研究。José 等人回顾性研究评价了 118 名 MCL 患者一线治疗后 12 个月(POD12)和 24 个月(POD24)内 POD 的预后因素。单变量分析显示 ECOG≥2、白血病期、LDH 升高、MIPI 评分、POD12 和 POD24 与 OS 不佳相关。多变量分析中,预测 OS 不佳的临床因素为 POD12、POD24、高风险 MIPI、LDH 升高和 ECOG≥2。研究结果显示 POD12 和 POD24 与不良结局和较差 OS 相关,这些结果支持可能使用这些标准作为主要替代终点。然而生存分析无法使我们得出哪些终点对 OS 有最大的辨别力,因此有必要进行更大样本量的前瞻性研究。

5. 免疫球蛋白重链(IGH)

MCL 以高度限制性 *IGH* 基因为特征,但 MCL 中已发表的相关数据一致性较低。最近,在欧洲 MCL 网络试验中,13% 的患者检测到了 LRPAP1 自身抗体,且与较好的预后相关,而 IGHV4-34 抗体的自身反应性已为人熟知。Beatrice 等人报道了 FIL MCL0208 试验中 *IGH VDJ* 库及其假定的临床意义。对微小残留病灶采集的骨髓或外周血样本进行 IGH 克隆重排检测。然后根据 ERIC 指南,使用 IMGT/V-QUEST 工具注释 *IGHV-D-J* 和突变状态(阈值98%)。最后,将这些生物学数据与试验中已发表的临床、病理学和突变数据整合。研究发现与其他患者相比,携带 *IGH3-21* 或 *IGH4-34* 重排的患者具有良好的临床和生物学已知的预测指标,且与 PFS 和 OS 改善相关。但目前仍需要更深入的研究来阐明这一观察结果的生物学基础。

6. MCL35

2017 年 JCO 发表的文章显示,依据包含 17 个基因增殖标志的 MCL35,将 108 例 MCL 分为高风险(26%)、标准风险(29%)和低风险(45%)组,中位 OS 分别为 1.1 年、2.6 年和 8.6 年。在多变量分析中,这些风险组和 MCL 国际预后指数与 OS 独立相关。在≤65 岁接受 R-CHOP+auto-HSCT 的患者亚组中,高风险、标准风险、低风险的中位 OS 分别为 1.4 年、5.9 年、未达到。Allison 等人进一步评估 MCL35 在一线接受 BR 治疗的≥65 岁 MCL 患者(119 例)中的预后作用,他们收集了 119 例≥65 岁且接受 BR 治疗的存档组织标本,中位随访 33.4 个月,82 例存活,35 例死亡。与低风险患者相比,MCL35 高风险患者的 OS 较差(HR 2.27,95% CI:1.03～5.00;$P=0.042$);标准风险患者与低风险患者之间的差异无统计学意义(HR 0.87,95%CI:0.37～2.0;$P=0.740$)。

7. 年龄、合并症和白蛋白(ACA)指数

目前,大多数预后评分没有考虑到并发症、功能受损和营养状况等因素。ACA 指数是 Othman 等人研究的一种简单的评分,可实时或回顾性地从电子病历中收集,并已在弥漫性大 B 细胞淋巴瘤患者中得到验证。年龄、合并症和白蛋白(ACA)指数包括低血清白蛋白(SA)水平、年龄≥75 岁和 Charlson 合并症指数(CCI)评分≥3(代表中度至重度合并症负担),每个变量评分为 1 分。0 分被定义为"优秀",1 分被定义为"良好",2 分被定义为"中等",3 分被定义为"较差"。本研究纳入了 245 名中位年龄为 64 岁(IQR,56～73 岁)的患者,中位随访时间为 90.2 (95% CI,75.1～107)个月。研究显示 ACA 评分较高的患者的 OS 显著较差(HR 2.117,$P<0.0001$),无论疾病分期、MIPIb 风险评分和已知的分子风险因素如何,基于 ACA 的简单评分系统均可有力预测 MCL 患者的生存期。

五、治疗

(一)传统治疗

1. Ann Arbor Ⅰ～Ⅱ期

对于少部分非肿块型且不伴不良预后因素的早期患者,可采取类似于滤泡淋巴瘤的治疗策略,先行免疫化疗后进行受累野放疗(30～36 Gy),患者有望长期生存。

对于伴有巨大肿块(≥10 cm)/高肿瘤负荷或伴不良预后因素(如 Ki-67 阳性率>30%)的患者,建议按照晚期(Ⅲ～Ⅳ期)进行治疗。

2. Ann Arbor Ⅲ～Ⅳ期

晚期患者的治疗需要依据患者的年龄、一般状况或并发症情况进行分层治疗。

对于年龄≤65 岁或一般状况较好、适合 auto-HSCT 的患者,应选择含中大剂量阿糖胞苷的方案诱导治疗,缓解后进行 auto-HSCT 巩固。联合利妥昔单抗(R)治疗可进一步获益。R-CHOP/R-DHAP 序贯 auto-HSCT 的治疗方案是近年来临床研究采用较多的方案。Roumelioti 等在研究中发现以利妥昔单抗(R)为基础的治疗方案的应用以及大剂量阿糖胞苷和 auto-HSCT 一线治疗的加强,使其疗效显著改善,提高了第一次完全缓解率和患者的生存率。

而对于年龄>65 岁或一般状况较差、不适合 auto-HSCT 的患者,则应选择不良反应较小、

耐受性较好的方案进行联合化疗,联合利妥昔单抗化疗可提高患者长期生存率。其中 VR-CAP、B-R 和 CHOP-R 是较常用的方案,有临床研究表明 B-R 方案优于 R-CHOP 方案,且不良反应较小。

3. 维持治疗

对于年龄>65 岁的患者,R-CHOP 治疗缓解后予以 R 维持治疗(375 mg/m², 每 2~3 个月 1 次,维持 2 年或至疾病进展)可进一步改善总生存,但来自 StiLNHL 7-2008 研究的初步结果提示,对于接受 B-R 方案诱导化疗的老年初治患者,R 维持治疗并不能进一步获益。而对于年轻患者移植后予以 R 维持(375 mg/m², 每 2 个月 1 次,共 3 年)可显著延长无进展生存(PFS)期,因此 MCL 患者治疗缓解后建议予以利妥昔单抗维持治疗。

4. 挽救治疗

复发患者尚无统一的治疗推荐,需要结合患者之前的化疗方案、治疗反应、反应持续时间以及患者的一般状况等综合考虑。一般选择与之前治疗方案非交叉耐药的方案,条件允许的情况下可考虑新药联合化疗。年轻患者在治疗缓解后视具体情况考虑是否选择减低剂量预处理的异基因造血干细胞移植。auto-HSCT 在复发/难治 MCL 中疗效欠佳,初诊治疗未应用 auto-HSCT,且二线治疗获得完全缓解(CR)的患者可考虑。硼替佐米是最早被批准应用于复发/难治 MCL 的新药,可以单药或联合利妥昔单抗或化疗应用。单药治疗有效率达 33%,CR/CRu 为 8%,中位缓解持续时间(DOR)9.2 个月,中位 PFS 期 6.5 月。硼替佐米治疗失败的患者可选择来那度胺或伊布替尼治疗。新药的联合治疗处于探索阶段,来那度胺联合利妥昔单抗治疗复发/难治 MCL 的总反应率(ORR)达 57%,CR 率达 36%,中位 DOR 达 18.9 个月,而 PFS 期为 11.1 个月。B-R 方案治疗复发 MCL 患者的 ORR 达到 92%,CR/CRu 率达 59%,中位 DOR 达 19 个月。R-BAC 方案(利妥昔单抗+苯达莫司汀+阿糖胞苷)治疗复发难治 MCL 患者的 ORR 达 80%,CR 率达 70%,2 年的 PFS 率达 70%。另外,部分老年体弱及较惰性的患者,沙利度胺单药或联合利妥昔单抗治疗,有不错的疗效与性价比。

(二)精准治疗新进展

惰性 MCL 在未出现治疗指征的情况下无需治疗,患者出现治疗指征后再进行治疗。2021 年 ICML 大会上公布的一项研究对早期、无治疗指征的惰性 MCL 进行了探索。该研究提出一种针对惰性临床形式的一线定制治疗方案,即伊布替尼联合利妥昔单抗(IR)。50 名患者的疗效数据包括因不良事件(AE)而提前停药的 4 例:ORR 84% 和 CR 80%。对于 MRD 可评估病例(n=45),86% 在 PB 中实现了检测不到的 MRD,在 BM 中也达到了 64%。在 CR 病例中,72% 的患者在 PB 和 BM 中均检测不到 MRD。研究表明在 MCL 的惰性临床形式中,伊布替尼联合利妥昔单抗具有很好的疗效,包括在大多数情况下检测不到 MRD,具有可预测的毒性特征。

MCL 是所有非霍奇金淋巴瘤(NHL)中预后最差的亚型之一。虽然 MCL 一线治疗缓解率较高(60%~97%),但大部分患者会随着时间的推移复发。复发难治 MCL 的治疗仍是临床上的难题。MCL 的二线治疗选择目前包括:与前续治疗非交叉耐药的方案、新药/化疗、细胞治疗,近年来,随着分子生物学和免疫学等学科的发展,传统医学已经步入精准医学时代,治疗 MCL 的新药新疗法不断涌现。

1. BTK 抑制剂

伊布替尼:在复发难治性套细胞淋巴瘤(RR-MCL)患者中显示出显著活性。一项研究报告了用伊布替尼联合利妥昔单抗(IR)治疗的 RR-MCL 的单中心、单臂、开放标签、2 期研究的长期结果和安全性。总体而言,中位随访时间为 47 个月(范围 1～52 个月),中位治疗持续时间为 16 个月(范围 1～53 个月),中位治疗周期数为 17(范围 1～56)。29 名患者(58%)达到完全缓解,其中 12 名患者继续接受研究。38 名患者停止治疗,其中 14 名因疾病进展(2 名转化)。具有母细胞形态、高风险 MCL 国际预后指数评分和高 Ki67 的患者生存率较低。最常见的 1～2 级毒性是疲劳、腹泻、恶心、关节痛和肌痛。没有一个患者出现长期毒性。中位无进展生存期为 43 个月。18 名患者(36%)死亡(14 名死亡与 MCL 相关)。尚未达到中位总生存期。IR 治疗可以为一部分 RR-MCL 患者提供持久的缓解,尤其是那些 Ki67 低的患者。目前正在探索在 RR-MCL 中添加其他疗法与 IR 组合的可能益处。

泽布替尼:为新一代 BTK 抑制剂,是迄今为止第一款完全由我国企业自主研发、在美国获准上市的抗癌新药。相比伊布替尼,泽布替尼脱靶效应较低,从而可能会降低由于脱靶效应造成的不良事件发生风险。同时可提高 CD20 单抗诱导的 ADCC 效应,增强联合应用的效果。来自 2 项研究 BGB-3111-AU-003 和 BGB-3111-206 的汇总数据,以探讨泽布替尼单药治疗对复发/难治性(R/R)MCL 的疗效。共纳入 112 名患者。BGB-3111-AU-003 和 BGB-3111-206 的中位随访时间分别为 24.7 和 24.9 个月。总缓解率(ORR)和完全缓解(CR)率分别为 84.8% 和 62.5%,中位缓解持续时间、无进展生存期(PFS)和总生存期(OS)分别为 24.9、25.8 和 38.2 个月。泽布替尼耐受性良好,分别有 12.5% 和 2.7% 的患者因不良事件停止治疗和减少剂量,高血压、大出血和房颤/房扑发生率分别为 11.6%、5.4% 和 1.8%。因此,泽布替尼对 R/R MCL 有效,具有良好的安全性。

奥布替尼:是在第一代 BTK 抑制剂基础上进行了结构优化,从而降低了脱靶效应,拥有更好的疗效和安全性。我国研究者开展了奥布替尼治疗 R/R MCL 患者的疗效和安全性的开放性、多中心 Ⅱ 期关键性临床研究。共纳入 106 例患者,中位年龄为 62 岁(范围:37～73 岁),基线 ECOG 评分主要为 0 分或 1～2 分(分别占 46.2% 和 53.8%),Ⅲ～Ⅳ 期患者占 94.4%;淋巴结长径≥10 cm 的患者占 10.4%,40.6% 的患者骨髓受侵。54.7% 的患者接受过二线及以上治疗,88.7% 的患者既往接受过抗 CD20 单抗治疗。其中 20 例患者接受奥布替尼治疗,100 mg/次,2 次/d;86 例患者接受奥布替尼治疗,150 mg/次,1 次/d。截至 2020 年 12 月 31 日,研究者对 99 例患者进行了疗效评估,中位随访 23.2 个月时,CT 评估的 ORR 为 87.9%,CR/CRu 率为 37.3%,中位缓解持续时间(DOR)和 PFS 时间均为 25.7 个月。因此,奥布替尼治疗 R/R MCL 的缓解效果较佳。

阿卡替尼:是第二代 BTK 抑制剂,已获批用于治疗复发/难治(R/R)套细胞淋巴瘤。Wang

等人在一项单臂 2 期研究中,初步结果证明了阿卡替尼在 R/R MCL 中的有效性和安全性。在 3 年随访的长期分析中,阿卡替尼的安全性和有效性是一致的,但中位 OS 尚未达到。该研究的长期 3.5 年中位随访证实,阿卡替尼在治疗的中位时间为 17.5 个月时具有高度活性。该研究报告称,接受阿卡布替尼治疗的 R/R MCL 患者在 59 个月时达到中位 OS。

虽然大多数患者对 BTK 抑制剂有反应,但复发是不可避免的。因此了解患者对二线 BTK 抑制剂反应的预后因素很重要,这可能有助于规划后续治疗,如嵌合抗原受体 T 细胞(CAR-T)治疗。Villa 等研究发现二线 BTK 抑制剂治疗的时间和开始时的年龄与第一次复发的套细胞淋巴瘤患者的总体生存率密切相关。结合这两个变量的简单模型在临床上可用于预测二线 BTK 抑制剂治疗的结果并计划后续治疗,例如 CAR-T。

BRUIN 是一项多中心 1/2 期研究(NCT03740529),评估口服、高选择性、非共价(可逆性)BTK 抑制剂 Pirtobrutinib 单药在治疗既往接受过≥2 种治疗的晚期 B 细胞恶性肿瘤的有效性和安全性。应答患者中位随访 8.2(12~7.9)个月,60%(36/60)的患者持续应答。96% 的患者接受至少 1 次>200 mg/d(RP2D)的治疗,1%(n=6)的患者因治疗相关 AEs 而永久停药。研究结果显示,Pirtobrutinib 在经过既往多线治疗(包括共价 BTKi)预后不良的 MCL 中表现出良好的疗效,耐受性良好。

Pirtobrutinib 暴露与 3 级治疗相关不良事件的发生频率之间没有相关性。未观察到 3 级心房颤动或扑动,1 例在机械创伤环境下观察到 3 级出血。5 例(1%)因与治疗相关的不良事件而停止治疗。在 56 例可评价疗效的 MCL 患者中,ORR 为 52%,其中完全缓解 14 例,部分缓解 15 例,稳定 10 例,进展 12 例,不可评价 5 例。

2. 苯达莫司汀

苯达莫司汀是新型的烷基化剂,与利妥昔单抗具有协同作用。约 40% 的 cMCL 患者为老年患者,不适合接受大剂量的化疗或 auto-HSCT。BRIGHT 研究的 5 年随访结果显示:在研究完成之前,BR 或 R-CHOP/RCVP 研究治疗组的任何事件结束时间点均未达到中位数。5 年 PFS 率 BR 治疗组为 65.5%,R-CHOP/R-CVP 组为 55.8%。PFS 的差异被认为是显著的,危险比为 0.61(95%CI,0.45~0.85;P=0.002 5)。相比于 R-CHOP/R-CVP 方案,BR 方案(苯达莫司汀、利妥昔单抗)显著延长了老年 MCL 患者的 PFS,但是 OS 的延长并不显著。总体而言,BR 显示出比 R-CHOP/R-CVP 更好的长期疾病控制效果,应作为惰性淋巴瘤和 MCL 患者的一线治疗选择。

在利妥昔单抗/苯达莫司汀(RB)诱导中加入大剂量阿糖胞苷可以改善符合移植条件的 MCL 患者的预后。Merryman 等对两个 2 期试验和一个非试验队列进行了汇总分析,每个试验在未经治疗的、符合移植条件的患者中分别测试 3 个周期的 RB 和 3 个周期的利妥昔单抗/高剂量阿糖胞苷(RC),然后进行 auto-HSCT。研究结果显示,RB/RC 诱导治疗继以 auto-HSCT 具有良好的耐受性并实现了高持久缓解率。因此,RB/RC 是适合移植的 MCL 患者诱导治疗的有效选择。

3. 维奈克拉

Handunnetti 等人进行了一项单臂、2 期临床试验，伊布替尼 560 mg/d 给药 4 周后加入维奈克拉，剂量逐步增加至 400 mg/d。伊布替尼和维奈克拉持续服用直至 PD 或不可耐受性毒性，主要终点为第 16 周完全缓解率，中位随访 37.5 个月。16 个周期 PET 评估：CR 为 62%，ORR 为 71%；16 个周期骨髓流式评估的 MRD 为 67%(12/18)。持续缓解时间在 30 个月时为 74%，中位 PFS 为 29 个月，中位 OS 为 32 个月。*TP53* 与 *SMARC4* 异常同时存在时，对伊布替尼和维奈克拉应答率低于 *TP53* 单独异常 MCL 患者。研究表明伊布替尼＋维奈克拉治疗 R/R MCL，可以克服 *TP53* 突变的不良预后，但是 *TP53* 和 *SMARCA4* 双突变的患者仍需要新的治疗方案。2021 年 ICML 公布的一项研究对新诊断的 MCL 患者联合使用维奈克拉、来那度胺和利妥昔单抗，在最大耐受剂量(MTD)时，V 400 mg/d、L 20 mg 与 R 的组合是安全的，具有可控的毒性特征、高 ORR 和 MRD。

Kumar 等在 R/R MCL 患者中进行研究发现，BR-IBR-VEN(苯达莫司汀、利妥昔单抗、伊布替尼、维奈托克)具有可接受的安全性和耐受性以及初步疗效。

4. 硼替佐米

BTK 抑制剂伊布替尼(IBR)和蛋白酶体抑制剂硼替佐米(BOR)在 MCL 中具有单药活性且已被批准用于 MCL。IBR 和 BOR 通过不同的靶点导致 *NF-κB* 活性下调。IBR 抗性涉及 *NF-κB* 通路基因的突变。在体外，两种药物的组合在 MCL 中有协同作用。2021 年 ICML 公布的 SAKK36/13 研究：入组既往未接受 BOR 和 IBR 的 R/R MCL 患者的 Ⅰ/Ⅱ期试验，研究表明 BOR 和 IBR 在复发性 MCL 中显示出显著和持久的疗效，第二阶段联合治疗结束，45 例(81.8%)患者达到 ORR，中位随访时间 24.4 个月，中位 DOR：22.7 个月，中位 PFS 18.6 个月。

5. 来那度胺

2021 年 ICML 会议上报道了 MAGNIFY 研究对 R2 方案在复发难治 MCL 患者中的疗效进行了探索，研究结果显示：R2 方案在复发难治 MCL 中 ORR 达到 54%，CR 率达到 38%，中位 PFS 达到 10.6 个月。对于年龄较大，二线治疗无法耐受高强度化疗的 R/R MCL 患者，R2 方案是较好的治疗选择。

6. CAR-T 疗法

CAR-T 细胞疗法是近年来 B 细胞淋巴瘤的研究热点。Brexucabtagene autoleucel(KTE-X19)是一种自体抗 CD19CAR-T 细胞疗法，已经获批用于治疗 R/R MCL 患者。在 ZUMA-2 研究中，对 R/R MCL 患者采用 KTE-X19 治疗后，中位随访 12.3 个月，60 例可评估疗效的患者，ORR 93%，CR 67%。该研究是迄今为止 CAR-T 治疗 MCL 的最长随访结果，表明 KTE-X19 可诱导持久的长期缓解，具有可控的安全性和较低晚期复发的可能性。此外，该研究还探索性分析了在 CAR-T 细胞输注前 6 个月，是否接受苯达莫司汀治疗，对 CAR-T 细胞的影响。在 CAR-T 细胞输注前 6 个月接受苯达莫司汀治疗的患者，其 CAR-T 细胞的峰值和 AUC 要显著低于未接受苯达莫司汀治疗的患者；该探索性分析表明，苯达莫司汀的在 CAR-T 细胞输注前 6 个月慎重使用,因为它对患者 T 细胞适应性和 CAR-T 细胞扩增存在潜在影响。因此,KTE-X19 可诱导大多数 R/R MCL 患者持久缓解,但这种疗法导致了严重的、危及生命的毒性反应,这与其他 CAR-T 细胞疗法的报道一致。

7. 异基因造血干细胞移植

allo-HSCT 是特定患者的治疗选择,但具有显著的非复发死亡率(NRM)。Gutierrez 等分析了西班牙接受 allo-HSCT 的患者的长期结果。结果表明 allo-HSCT 可能是复发率低的 R/R MCL 的治疗选择,尽管 NRM 仍然很高,主要继发于 aGVHD。对于使用 HLA 相合供体(相关或不相关)且未进行过 auto-HSCT 的健康患者,结果更好。然而,在新的免疫疗法和靶向药物的时代,allo-HSCT 应仅适合免疫治疗和靶向药物失败的特定患者。

8. 新药研发

研究 ZILO-301 是一项在 R/R MCL 患者中开展的 ZILO＋伊布替尼与伊布替尼的 3 期、多国家、双盲、安慰剂对照研究,于 2022 年 6 月开放入组。Zilovertamab(ZILO)是一种人源化单克隆抗体,可抑制 ROR1 的促肿瘤活性。ROR1 是一种癌胚酪氨酸激酶样受体,在包括 MCL、CLL 和 MZL 在内的许多实体瘤和血液系统肿瘤中高水平再表达,但在正常成人组织中不表达。ROR1 与 Wnt5a 结合,导致肿瘤生长、存活、转移、癌细胞干性和上皮间质转化增加;并已证实与包括伊布替尼在内的抗癌药物联用具有叠加/协同活性。

BTK 抑制剂、抗 CD19 CAR-T 细胞疗法和靶向疗法的引入推动了 R/R MCL 患者的治疗。但并非所有患者都适合接受这些疗法,MCL 患者迫切需要具有新作用机制和更好疗效的替代疗法。LP-284 是靶向 DNA 损伤修复(DDR)缺陷细胞的一种新型小分子,正在开发用于治疗 MCL。Zhou 等人的研究表明,LP-284 在多种 MCL 细胞系中具有纳摩尔范围级别的抗肿瘤活性,包括对伊布替尼、硼替佐米和维奈克拉耐药的细胞。LP-284 的疗效显著高于伊布替尼、硼替佐米和载体治疗的 MCL 动物模型。此外,本研究还证明了 LP-284 降低了致癌融合基因 CCND1 和 MYC 通路的表达,这两种基因和通路都与 MCL 相关。LP-284 在体内 MCL 肿瘤模型中的强大效力、新的作用机制以及毒理学研究的进展都有利于进一步开发 LP-284 作为一种新型 MCL 疗法。

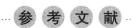
参 考 文 献

[1] Smedby KE, Hjalgrim H. Epidemiology and etiology of mantle cell lymphoma and other non-Hodgkin lymphoma subtypes[J]. Semin Cancer Biol, 2011, 21(5): 293 - 298.

[2] 姜文奇,王华庆,高子芬,等. 淋巴瘤诊疗学[M]. 北京:人民卫生出版社,2017:405.

[3] Shah B D, Martin P, Sotomayor E M. Mantle cell lymphoma: A clinically heterogeneous disease in need of tailored approaches[J]. Cancer Control, 2012, 19(3): 227 - 235.

[4] Jain P, Wang M. Mantle cell lymphoma: 2019 update on the diagnosis, pathogenesis, prognostication, and management[J]. Am J Hematol, 2019, 94(6): 710 - 725.

[5] 王妍宇,徐才刚. 套细胞淋巴瘤发病机制的研究进展[J]. 国际输血及血液学杂志,2016,39(5): 385 - 389.

[6] Beekman R,Amador V,Campo E. SOX11,a key oncogenic factor in mantle cell lymphoma[J]. Curr Opin Hematol,2018,25(4):299-306.

[7] Mareckova A,Malcikova J,Tom N,et al. ATM and TP53 mutations show mutual exclusivity but distinct clinical impact in mantle cell lymphoma patients[J]. Leuk Lymphoma,2019,60(6):1420-1428.

[8] Hershkovitz-Rokah O,Pulver D,Lenz G,et al. Ibrutinib resistance in mantle cell lymphoma:Clinical,molecular and treatment aspects[J]. Br J Haematol,2018,181(3):306-319.

[9] Zhao X H,Lwin T,Silva A,et al. Unification of de novo and acquired ibrutinib resistance in mantle cell lymphoma[J]. Nat Commun,2017,8:14920.

[10] Saba N S,Liu D L,Herman S E M,et al. Pathogenic role of B-cell receptor signaling and canonical NF-κB activation in mantle cell lymphoma[J]. Blood,2016,128(1):82-92.

[11] Swerdlow SH,Campo E,Harris NL,et al. WHO classification of tumours of haematopoietic and lymphoid tissues[M]. IARC:Lyon 2017:286.

[12] 柯晓康,敖启林. 套细胞淋巴瘤的诊断与治疗进展[J]. 临床与实验病理学杂志,2018,34(9):1008-1012.

[13] 中国临床肿瘤学会指南工作委员会组织. 中国临床肿瘤学会(CSCO)淋巴瘤诊疗指南—2021[M]. 北京:人民卫生出版社,2021:130.

[14] Vose J M. Mantle cell lymphoma:2017 update on diagnosis,risk-stratification,and clinical management[J]. Am J Hematol,2017,92(8):806-813.

[15] Dictor M,Ek S,Sundberg M,et al. Strong lymphoid nuclear expression of SOX11 transcription factor defines lymphoblastic neoplasms,mantle cell lymphoma and Burkitt's lymphoma[J]. Haematologica,2009,94(11):1563-1568.

[16] Jares P,Colomer D,Campo E. Genetic and molecular pathogenesis of mantle cell lymphoma:Perspectives for new targeted therapeutics[J]. Nat Rev Cancer,2007,7(10):750-762.

[17] Bühler M M,KulisM,Duran-FerrerM,et al. A simple epigenetic signature defines two biologic groups of mantle cell lymphoma[J]. Hematol Oncol,2021,39(S2).

[18] 曹利红,金洁. 套细胞淋巴瘤预后分层[J]. 中国实用内科杂志,2015,35(2):85-88.

[19] 中国抗癌协会血液肿瘤专业委员会,中华医学会血液学分会白血病淋巴瘤学组,中国抗淋巴瘤联盟. 套细胞淋巴瘤诊断与治疗中国专家共识(2016年版)[J]. 中华血液学杂志,2016,37(9):735-741.

[20] Ferrero S,Rossi D,Rinaldi A,et al. KMT2D mutations and TP53 disruptions are poor prognostic biomarkers in mantle cell lymphoma receiving high-dose therapy:A FIL study[J]. Haematologica,2020,105(6):1604-1612.

[21] Ferrero S,Moia R,Cascione L,et al. A completely genetic prognostic model over comes clinical prognosticators in mantle cell lymphoma:Results from the mcl0208 trial from the fondazione italiana linfomi (fil)[J]. Hematol Oncol,2021,39(S2).

[22] Roumelioti A,Giatra C,Dellatola M,et al. Mantle cel llymphoma,a single center experience[J]. Hematol Oncol,2021,39(S2).

[23] Giné E,De la Cruz F,Ubieto A J,et al. Efficacy and safety of ibrutinib in combination with rituximab as frontline treatment for indolent clinical forms of mantle cell lymphoma. results of the geltamo imcl-2015 study[J]. Hematol Oncol,2021,39(S2).

［24］Jain P,Romaguera J,Srour S A,et al. Four-year follow-up of a single arm,phase II clinical trial of ibrutinib with rituximab (IR) in patients with relapsed/refractory mantle cell lymphoma (MCL)［J］. Br J Haematol,2018,182(3):404-411.

［25］Zhou K S,Zou D H,Zhou J F,et al. Zanubrutinib monotherapy in relapsed/refractory mantle cell lymphoma:A pooled analysis of two clinical trials［J］. J Hematol Oncol,2021,14(1):167.

［26］宋玉琴,宋永平,刘丽红. 奥布替尼治疗复发难治套细胞淋巴瘤患者疗效和安全性结果［C］. 中华医学会第十二次全国造血干细胞移植学术会议,2021.

［27］Wang M,Rule S,Zinzani P L,et al. Acalabrutinib monotherapy in patients with relapsed/refractory mantle cell lymphoma:Final results from a phase 2 study［J］. Hematol Oncol,2021,39(S2).

［28］Villa D,Jiang A,Crosbie N,et al. Time to second line bruton tyrosine kinase therapy and age at its initiation are strongly associated with subsequent overall survival in patients with first relapse of mantle cell lymphoma［J］. Hematol Oncol,2021,39(S2).

［29］Mato AR,Shah NN,Jurczak W,et al. Pirtobrutinib in relapsed or refractory B-cell malignancies (BRUIN):A phase 1/2 study［J］. Lancet,2021,397(10277):892-901.

［30］Flinn I W,van der Jagt R,Kahl B,et al. First-line treatment of patients with indolent non-Hodgkin lymphoma or mantle-cell lymphoma with bendamustine plus rituximab versus R-CHOP or R-CVP:Results of the BRIGHT 5-year follow-up study［J］. J Clin Oncol,2019,37(12):984-991.

［31］Merryman RW,Edwin N,Redd R,et al. Rituximab/bendamustine and rituximab/cytarabine induction therapy for transplant-eligible mantle cell lymphoma［J］. Blood Adv,2020,4(5):858-867.

［32］Phillips T J,BondD,DevataS,et al. The combination of venetoclax,lenalidomide and rituximab in patients with newly diagnosed mantle cell lymphoma induces high response rates and mrd undetectability［J］. Hematol Oncol,2021,39(S2).

［33］KumarA,BatleviC,DrullinskyP,et al. Phaseistudyofbendamustine,rituximab,ibrutinib,andvenetoclaxinrelapsed,refractorymantlecelllymphoma［J］. Hematol Oncol,2021,39(S2).

［34］Novak U,Fehr M,Sch? r S,et al. Sakk 36/13—ibrutinib plus bortezomib and ibrutinib maintenance for relapsed and refractory mantle cell lymphoma:Final report of a phase Ⅰ/Ⅱ trial of the European mcl network［J］. Hematol Oncol,2021,39(S2).

［35］Wang M,Munoz J,Goy A,et al. KTE-X19 CAR T-cell therapy in relapsed or refractory mantle-cell lymphoma［J］. N Engl J Med,2020,382(14):1331-1342.

［36］Gutierrez A,BentoL,NovelliS,et al. Current role of allogeneic stem cell transplantation in mantle cell lymphoma in the era of new immunotherapeutic and targeted therapies. the geth/geltamo experience［J］. Hematol Oncol,2021,39(S2).

（赵金城　许景艳）

第六节　伯基特淋巴瘤

1957 年在非洲乌干达工作的医生 Denis Burkitt 无意中发现许多非洲儿童下颌角肿大,开始研究此类疾病,1958 年他首次发表论文时命名为"非洲儿童下颌骨肉瘤"。随后,病理学家在对该肿瘤继续研究后明确其是一种淋巴瘤,遂命名为"Burkitt 淋巴瘤"。伯基特淋巴瘤(Burkitt lymphoma,BL)是一种罕见的高度侵袭性但具有可治愈性的 B 细胞淋巴瘤,恶性程度高,通常发生在结外部位或表现为急性白血病,患者有中枢神经系统受累的风险。

BL 分为三种亚型:地方性 BL(eBL)、散发性 BL(sBL)和免疫缺陷相关性 BL。EB 病毒(EBV)的感染率与其流行病学亚型有关。

地方性 BL:是非洲赤道附近儿童最常见的恶性肿瘤,其分布与疟疾流行地区重叠,儿童发病高峰年龄在 4～7 岁,男女比例为 2:1。EBV 感染和恶性疟原虫被认为是造成地方性 BL 的主要致病因素,其他病原体也可能是虫媒病毒、血吸虫病和肿瘤促进剂等。

散发性 BL:可见于世界各地,发生率低,主要发生在儿童和年轻人(成人发病中位年龄是 30 岁)。散发性 BL 仅占美国和西欧成人淋巴瘤的 1%～2%,在这些国家中,BL 约占所有儿童淋巴瘤的 30%～50%。在散发性 BL 中,大约 20%～30% 的病例可以检测到 EBV,散发 BL 的 EBV 阳性率成人要远高于儿童。

免疫缺陷相关性 BL:大多数病例与 EBV 感染有关;主要发生于感染了人类免疫缺陷病毒(HIV)的患者,常发生于 HIV 感染的早期,BL 进展的风险随着感染时间延长而增加。与 *SH2D1A* 基因突变相关 X 连锁淋巴增生症(XLP)患者有罹患 BL 的高风险,EBV 病毒感染可加重该病的病程。

一、发病机制

(一)传统发病机制

BL 是一种由中等大小的生发中心细胞构成的侵袭性成熟 B 细胞肿瘤,其免疫表型特征是 CD10$^+$,BCL6$^+$,BCL2$^-$/弱,Ki67 指数高(>95%),并具有 *IG::MYC* 重排。

肿瘤细胞 *IG* 基因的克隆性重排和体细胞超突变,与生发中心的原始细胞分化状态相一致。*MYC* 基因可通过染色体易位而活化,最常见的是通过 8 号染色体与 14 号染色体间易位,使得 8 号染色体上的 *MYC* 基因或其相邻区域与 14 号染色体的免疫球蛋白重链融合而被活化。

MYC 基因定位于染色体 8q24,IgH、IgK、Igλ 链的基因位点分别在 14q32、2p13 和 22q11,在 BL 细胞中往往出现 *C-myc* 基因位点与 *IG* 基因位点之间的易位,即 *C-myc* 易位到 *IG* 位点的高活性转录区,从而组成一个高活性的重排基因,启动 *C-myc* 转录,使 *C-myc* 表达增强,促

进细胞恶变,最后导致肿瘤的发生。

大多数病例都存在 8q24 区带(*MYC*)易位,多数病例易位至 14q32 区带的 *IG* 重链区 t(8;14),少见易位至 2p12[t(2;8)]或 22q11[t(8;22)]。在散发型和免疫缺陷相关型 BL 中,大多数断裂点在 *MYC* 附近或内部,而在地方型 BL 病例中,大多数断裂点分散在基因上游的几百 KB 以上。*MYC* 易位非 BL 特异,也见于其他类型的淋巴瘤。在 BL 中也可发生额外的染色体异常,包括＋1q、＋7 和＋12 和 6q－、13q32－34 缺失和 17p－,这些可能在疾病进展中起作用。

尽管不同肿瘤中影响 *MYC* 基因的易位断裂点的具体位置可能有所不同,但染色体易位的共通之处是改变了 *MYC* 基因正常的表达调控机制。

（二）发病机制新进展

在 BL 发病中,仅 *MYC* 的移位不足以引起人 BL,基因组学的研究揭示了其他的致癌通路。*ID3-TCF3-CCND3* 通路基因在超过 88％ 的 MYC 重排小儿 B 细胞非霍奇金淋巴瘤中发生突变,该通路可能与 BL 发病机制高度相关,尤其是在儿童和青少年中。在约 70％ 的散发性和免疫缺陷相关 BL 和 40％ 地方性病例中,发现调控转录因子的基因 *TCF3* 或其负调节因子的基因 *ID3* 突变(见于 30％BL)。*TCF3* 通过激活 *BCR/PI3K* 信号途径并调节细胞周期蛋白 D3 表达促进淋巴细胞存活和增殖。

TCF3 表现为 BL 的"谱系生存致癌基因",所有 BL 细胞系的存活都依赖于 *TCF3*,包括 *TCF3/ID3* 的突变和无突变的细胞系,这种转录因子在正常生发中心反应中具有重要作用。在 BL 中 *TCF3* 转录程序包括许多区分正常生发中心 B 细胞和其他成熟 B 细胞亚群的基因,这部分解释了 BL 和弥漫大 B 细胞淋巴瘤(DLBCL)的不同基因表达谱。然而,大多数突变阻断了 *TCF3* 和 *ID3* 之间的相互作用,从而打破了由 *TCF3* 反式激活 *ID3* 所产生的负自我调节环。

磷脂酰肌醇-3-OH[phosphatidylinositol-3-OH,*PI*(3)]激酶信号通路是 BL 中一种普遍存在的促生存机制。所有 BL 细胞株均具有明显的 *PI*(3)激酶活性。*TCF3* 可能通过反式激活免疫球蛋白位点,促进 *PI*(3)激酶活性,从而提高表面 B 细胞表面抗原受体(BCR)的表达。

TCF3 的另一个关键的直接靶点是 *CCND3*,*CCND3* 基因编码一个 D 型细胞周期蛋白,其是调节生发中心 B 细胞的 G1-S 细胞周期转变的重要因子,是有效生发中心反应所必需的。所有突变异型表达的细胞周期蛋白 D3 都比野生型高 10 倍以上。脉冲追踪结果显示,突变的 *CCND3* 亚型比野生型 *CCND3* 的半衰期短,表明 *CCND3* 突变增加了蛋白质的稳定性。BL 细胞系还依赖于 CDK6,这是一种与 D 型细胞周期蛋白相结合的激酶。敲除 CDK6 后,不论 *CCND3* 突变状态如何,所有 BL 细胞株的细胞数量都随时间而减少。因此,BL 系依靠细胞周期蛋白 D3/CDK6 促进细胞周期进程,而细胞周期蛋白 D3 突变体增强了这种作用。

对于与 EBV 相关的 BL,疱疹病毒 EBV 可在机体内发生潜伏性或裂解性感染。潜伏感染发生在记忆 B 细胞中,使病毒能够逃避宿主免疫反应并在人类体内无限期地持续存在。无论细胞类型如何,所有 EBV 相关的恶性肿瘤主要由潜伏感染的细胞组成,表达 EBV 编码的转化蛋白和非编码 RNA。有限数量的裂解性感染细胞的存在可能通过释放生长因子和免疫抑制细胞因子来促进肿瘤生长。裂解性 EBV 感染可以产生感染性病毒颗粒,使病毒能够在细胞与细胞之间以及宿主与宿主之间传播。体外研究表明,BCR 在受刺激、缺氧和转化生长因子- β(TGF-β)在某些情况下也可以诱导裂解性感染。在潜伏感染的细胞中,EBV 的双链 DNA 作为附加体,它通常高度甲基化,整合在机体染色质内,每个细胞周期内由宿主 DNA 聚合酶复制一次。当被激活时,EBV 的裂解基因以时间调控的方式表达。病毒首先转录的是最早期(immediate-early,*IE*)裂解基因、*BZLF1* 和 *BRLF1* 基因,它们分别编码转录因子 Z(又名 Z、ZTA、ZEBRA)和 R(又名 R、RTA)。由于多个细胞转录抑制因子的沉默,*BZLF1* 和 *BRLF1* 在潜伏感染的细胞中均不表达。当细胞转录因子激活这些基因的启动子(分别为 Zp 和 Rp)后,Z 蛋白和 R 蛋白激活它们自己和彼此的启动子,以极大地放大它们的裂解诱导作用。协同激活负责编码病毒复制蛋白的早期(E)裂解基因的启动子,在病毒基因组复制完成后,再表达晚期(L)病毒基因,合成感染性病毒粒子所需的衣壳结构蛋白。

二、临床表现

BL 生长迅速,患者常可出现巨大包块。不同临床变异型的 BL 有不同的受累部位,临床表现也不尽相同,但都可有中枢神经系统的累及。

大约 50%～70% 的地方性 BL 表现为颌骨和其他面部骨骼(例如眼眶骨骼)累及。远端回肠、盲肠、大网膜、性腺、肾脏、长骨、甲状腺、唾液腺和乳房等也可能累及。骨髓可能受累,与白血病表达有关。

散发型 BL 极少出现面部肿瘤,大多数病例有腹腔肿块的出现,最常见的受累部位是回盲部,其他部位如卵巢、肾脏、乳房等也可能受累。

地方型 BL 大多分布在非洲,由于薄弱的卫生保健系统导致患者确诊时多处于癌症晚期以及无法通过高强度细胞毒性治疗和支持患者。因此,一些位于非洲南部的患者与发达国家相比,肿瘤更大、疾病分期更高、可达到的治疗强度更低、治疗相关死亡率更高,所有这些都会降低长期生存率。

免疫相关型 BL 最常见的受累部位是淋巴结与骨髓。

患者就诊时诊断为 Ⅰ/Ⅱ 期的仅占 30%,70% 的 BL 患者诊断时处于进展期(Ⅲ～Ⅳ 期)。

在治疗前后,由于 BL 肿瘤负荷很大,肿瘤细胞快速凋亡,均有可能出现肿瘤溶解综合征(TLS),从而出现 TLS 的相关临床表现。

三、诊断

(一) 传统诊断

2016 版 WHO 造血与淋巴组织肿瘤分类提出,形态学、遗传分析或免疫表型等单一参数均不能作为诊断 BL 的金标准,有必要将这几种诊断技术联合应用于诊断。

临床特征方面:可以观察到受累器官被肿块取代,瘤组织表现出类似鱼肉的外观,常伴有出血和坏死,相邻的器官或组织被挤压或浸润。在地方性和散发性 BL 中很少见淋巴结受累;但在免疫缺陷相关的 BL 中更常见,未受累的淋巴结也可能被肿瘤组织包围。

形态学方面:多数病例中,BL 的肿瘤细胞体积中等大小,呈弥漫性单一的生长方式。核圆形,染色质疏松呈块状,有数个嗜碱性的沿核周分布的核仁。细胞胞质呈嗜碱性,有多个脂质空泡(印迹制备或细针穿刺细胞学更易见)。由于细胞增殖迅速,有丝分裂相很多,并伴有大量自发凋亡,常可见"星空现象"。尽管典型 BL 具有临床特征、免疫表型和分子特征,但一些 BL 病例可能表现出更大的核多形性。在这种情况下,核仁可能更突出,数量更少。尤其是在有免疫缺陷的成年患者中,肿瘤细胞表现出浆细胞样分化,具有偏心嗜碱性细胞质,通常有单个中央核仁。这些形态特征与基因表达谱的研究一致,表明 BL 的形态谱比以前认为的更广。

免疫表型方面:肿瘤细胞表达 B 细胞相关抗原(如 CD19、CD20、CD22、CD79a 和 PAX5)、生发中心标志物(CD10、BCL6)、CD38、CD77、CD43 也经常呈阳性;肿瘤细胞中等至强度表达轻链限制区的膜 IgM。几乎所有的 BLs 在大多数细胞中强表达 MYC 蛋白,Ki67 近 100% 呈阳性。肿瘤细胞通常对 CD5、CD23、CD138、BCL2 和 TdT 呈阴性。TCL1 在大多数儿童 BLs 中强烈表达。散发性 BLs 的老年患者的免疫表型可能更为多变,一些病例描述了异常表型,如 CD5 表达、CD10 缺乏或 BCL2 弱表达。与 B 淋巴细胞白血病不同,Burkitt 白血病的母细胞具有与典型 BL 相似的表型。然而,约 2% 的其他经典儿科 Burkitt 白血病具有 t(8;14)(q24;q32) 或涉及 MYC 的变异易位,具有前体 B 细胞表型,表达 TdT,有时表达 CD34,缺乏 CD20 和表面免疫球蛋白表达。

细胞遗传学方面:异常 BL 的常见分子标志是 8q24 上的 MYC 易位到染色体 14q32,或不太常见的是 t(8;14)(q24;q32) 上的 IGH 区域易位到 2p12[t(2;8)] 上的 IGK 位点或 22q11 [t(8;22)] 上的 IGL 位点。MYC 易位对 BL 没有特异性,可能发生在其他类型的淋巴瘤中。在散发性和免疫缺陷相关的 BL 中,大多数断点位于 MYC 附近或 MYC 内,而在地方病 BL 中,大多数断点分布在基因上游数百碱基以外。BL 中也可能出现额外的染色体异常,包括 1q、7 和 12 的增加以及 6q、13q32 - 34 和 17p 的丢失。大约 10% 的典型 BL 病例缺乏可被识别的 MYC 重排。目前用于诊断基因变化的技术都不能明确和排除所有 MYC 易位,特别是由于在 IG 基因座中 MYC 基因的非常遥远的断点或插入点。

(二)精准诊断新进展

2016 版 WHO 造血与淋巴组织肿瘤分类中提出了一个新的临时亚型:伴 11q 异常的 Burkitt 样淋巴瘤。其具有 Burkitt 淋巴瘤的形态和免疫表型特征,但缺少 MYC 基因重排,具有特征性的染色体 11q 区域的异常,表现为同时出现部分区域扩增和部分区域缺失。具有比 BL 更复杂的核型,也有一定程度的细胞学多形性,偶尔有滤泡型,通常是一个结节。

2022 版 WHO 分类提出,不论流行病学或地理位置如何分布,EBV 阳性 BL 和阴性 BL 在生物学行为和分子特征方面均明显不同。EBV 感染早期在 B 细胞逃避凋亡的发病机制上起着重要作用。BL 发病有双重机制:病毒驱动和突变,取决于 EBV 状态。EBV 阳性和 EBV 阴性 BL 具有移码突变影响 BCR 和 PI3K 信号通路、凋亡、SWI/SNF 复合物和 GPCR 信号通路等通路的共同证据。与 EBV 阴性的 BL 相比,EBV 阳性的 BL 明显表现出更高水平的体细胞超突变,特别是在靠近转录起始位点的非编码序列,而驱动突变较少,尤其是在凋亡通路,编码转

录因子 *TCF3* 或其抑制因子 *ID3* 的基因突变频率较低。2022 版建议在地方性 BL、散发性 BL 和免疫缺陷相关性 BL 三个亚型分类的基础上，将 EBV 阳性 BL 和 EBV 阴性 BL 区分开来，在报告传统分型的同时注明 EBV 状态（如散发性 Burkitt 淋巴瘤，EBV 阳性）。

分子生物学方面：约 70% 的 BL 具有 *TCF3* 或 *ID3* 突变。约 18%～41% 的 BL 表达 *MUM1*。*MUM1*（multiplemyelomaoncogene1）多发性骨髓瘤癌基因 1 和 *IRF4*（interferonregulatory4）干扰素调节基因 4 已被确定为骨髓瘤相关癌基因。*MUM1*[+] 的 BL 患者发病年龄较小，女性比例较高，*MUM1*[+] 病例具有更高的染色体异常复杂性。*MUM1*[+] BL 病例的临床和病理特征与这些 *MUM1*[+] B 细胞淋巴瘤病例不同，未累及 Waldeyer 环，并伴有 *MYC* 异位，*MUM1*[+] BL 预后明显更差，治疗反应不佳。与 *MUM1*[-] 病例相比，1q 异常和核型的复杂性可能是 *MUM1*[+] BL 预后较差的原因。有研究者建议分类一个 *MUM1*[+] BL 亚型。

在非洲马拉维，血浆 EBVDNA 测量用于支持地方性 BL 诊断，它不作为一个独立的工具，而是作为与其他临床和病理特征的辅助。这些发现需要在更大的区域研究中进行验证，但表明血浆 EBVDNA 可能是一种可实施且有价值的生物标志物，可通过更好的诊断和更有效的风险分层和反应指导治疗来改善南非的儿童 BL 的治疗结果。

BL 在大多数病例中，年龄与较差的临床结果相关，但相关的遗传基础尚不清楚。小儿 BL（pBL）方面的大量研究显示了疾病进展的关键基因组畸变。然而，这些研究并未关注大量成人 BL（aBL）的基因组结构异常。Dreval 等研究两个队列，BL 中拷贝数变异（CNV）包括 124 名 pBL 和 89 名 aBL 患者，分别包含了 BL 基因组测序项目中的 EBV 阳性和 EBV 阴性病例。pBL 和 aBL 之间的年龄界限是 20 岁。与 pBL 相比，aBL 有其独特的 CNV 特征，aBL 中 7、10、11、15、16、19 和 20 号染色体长臂内的扩增或影响 9 号染色体短臂的缺失发生频率更高，表明该 aBL 中存在不同的突变过程或选择压力。仅根据 EBV 状态或性别对样本进行分层时，无法解释这些差异。aBL 中唯一改变的扩增区域包括参与 *MYC* 功能调节的基因，如 *KAT5*、*COPS6*、*TRRAP* 和 *PRMT1*，这些基因有助于 *MYC* 转录程序。该研究还发现影响 1q、6q 和 13q 的染色体异常主要发生在 EBV 阴性 BL 中。当根据 EBV 状态对患者进行分层时，发现了 EBV 阴性 BL 样本与 1 号和 13 号染色体长臂内的复发性扩增以及 6q15 和 11q25 缺失具有唯一相关性。EBV 阴性 BL 的复发性 CNV 导致 *PRDM1* 缺失和包含 *FCGR2B* 的基因组扩增。

Orem 等对 205 例 BL 患者 124（91 个 EBV＋）pBL 和 81（26 个 EBV＋）aBL 病例进行了全基因组测序和 RNA 测序，分析了突变模式以确定一些显著突变的基因（SMG），并比较它们在 EBV 阳性/阴性 BL 和 aBL/pBL 之间的频率，结果确定了 4 个以前与 BL 无关的 SMG，即：*TET2*、*HNRNPU*、*BRAF* 和 *EZH2*。此项研究表明了 *TET2*、*HNRNPU*、*BRAF* 和 *EZH2* 突变与 BL 相关，其中 *TET2* 突变与 aBL 相关，*TP53* 突变与 aBL 中较差的 PFS 相关；*HNRNPU* 突变以前与任何癌症无关，而 EBV 阳性突变病例的 *HNRNPU* 的 mRNA 表达显著降低。此项研究进一步阐明了成人和儿童 BL 之间的差异，并突出了利用这些差异进一步开发新疗法的模型系统。这项工作突出了 BL 发病机制的关键机制以及基于年龄和 EBV 状态的关键遗传差异。aBL 患者较低的存活率需要更好地了解 aBL 的遗传和分子特征，以便在该人群中实现更有效的治疗和预测。

四、预后分层

(一) 传统预后分层

BL 是一种具有高度侵袭性,但潜在可治愈性的肿瘤。在 70%～90% 的病例中,高强度的化疗可使患者获得长期总体生存率,儿童的治疗效果好于成人。但有几个不良的预后因素:晚期疾病、骨髓和中枢神经系统受累、未切除的肿瘤直径 10 cm 以上、高 LDH 水平。复发一般发生在初治后的第一年。

一项试验开发并评估了指导治疗强度的风险分层方案。风险分层利用 St. Jude 分期、肿块大小程度和涉及的部位。在 2006—2011 年期间,共招募了 69 名 B 细胞 NHL 患者。其中,72.5% 是男孩,平均年龄为 6.9 岁(范围 2.4～14.2 岁)。87% 患有伯基特淋巴瘤,82.6% 为晚期 25 人(36.2%)处于Ⅲ期;32 人处于(46.4%)Ⅳ期,24.6% 显示中枢神经系统阳性症状。69 名患者在分期后被分配到 5 个风险组(A—E;n＝6、15、16、15 和 17),并使用风险分层强度的方案进行治疗。乳酸脱氢酶水平在风险层中逐渐增加。其中,0/6、1/15、3/16、2/15 和 7/17 名患者在每个风险层中出现复发或进展。15 名患者死亡,3 名患者死亡原因是治疗相关毒性。中位随访 6.2 年,所有患者的总生存率和无事件生存率(EFS)分别为 78.1% 和 75.4%;EFS 与风险分配有关。感染性和非感染性毒性的频率随着风险分组的增加而增加,从而导致入院时间延长和潜在的治疗延迟。这组实验得出结论,降低已确定的 NHL 患者亚组的治疗强度是可行的,而高危人群需要高强度治疗。这种风险分层系统可能是改善某些患者治疗结局的第一步。

地方性 BL 肿瘤基本同质,未标记亚型。其次,与儿童散发性 BL 病例相比,大多数表达和通路差异与 PTEN/PI3K/mTOR 信号通路有关,与 EBV 状态而不是特定地理关联最为密切。与 EBV1 型相比,携带 EBV2 型地方性 BL 肿瘤的关键基因表达显著减少。在含有 EBV1 型的 eBL 肿瘤中,常见基因突变的频率明显较低;EBV 2 型肿瘤与 EBV 阴性的肿瘤之间的突变频率相似,与 EBV 阴性肿瘤相比,2 型肿瘤中唯一出现突变率明显降低的基因是 ID3 和 TCF3,突变率与 EBV 1 型肿瘤相当。EBV1 型的 BL 突变率总体较低,表明 1 型病毒可能在其他方面提供生存优势。这与已知的 1 型病毒能够更好地转化外周 B 细胞以产生淋巴母细胞系是一致的。总的来说,这些数据证实 EBV,特别是 EBV 1 型,支持 BL 的同质性,缓解了人类基因组中某些驱动突变的需要。Burkitt 淋巴瘤肿瘤的基因组和突变分析根据病毒含量和临床结果确定关键差异,为开发预后分子生物标志物和治疗干预措施开辟了新的途径。

(二) 精准分层新进展

2021 年,Olszewski 等新发表的成人伯基特淋巴瘤国际预后指数(BL-IPI)是由 Olszewski 等开发并验证了一种针对 BL 的新型预后指标,以帮助风险分层、临床试验解释和有针对性地开发新的治疗方法。研究人员收集了 2009—2018 年间在美国接受免疫化疗的 633 名成人 BL 患者的真实队列数据,分析得出 BL-IPI,确定了与 PFS 有最强预后相关性的候选变量,并在验证队列中(2004—2019 年期间在欧洲、英国、加拿大和澳大利亚接受治疗的患者)对 457 例患者进一步验证,单因素分析结果显示:年龄≥40 岁、ECOG 评分≥2 分、晚期、骨髓受累、CNS 受累、LDH 水平>3×ULN、HGB 水平<115 g/L 和 ALB 水平<35 g/L 是与成人 BL 患者 PFS 相关的不良预后因素。多因素分析结果显示:年龄≥40 岁,ECOGPS 评分≥2,LDH>3×ULN 和 CNS 受累是 BL 的独立不良预后因素,研究人员采用这 4 个危险因素开发了 BL-IPI 评分,将患者分成三个风险组:低风险组(零风险因素,18%的患者)、中风险组(一个因素,36%的患者)和高风险组(≥2 因素,46%的患者),3 年无进展生存期(PFS)估计分别为 92%,72%和 53%,3 年总生存期(OS)估计分别为 96%,76%和 59%。在所有亚组中,BL-IPI 都可预测 PFS 和 OS(P<0.05),并且对 PFS/OS 的预测不受一线治疗方案的影响,在Ⅲ/Ⅳ期患者中(传统上都被归类为高危),BL-IPI 能进一步区分其预后。结果显示 BL-IPI 对成人 BL 的生存有较强的判别力,适用于临床预测和分层。

北京友谊医院对 2016—2020 期间诊断的 19 例 MYC 基因断裂均阴性并伴有 11q 基因异常做了研究,其中 9 例做了 BCL2 和 BCL-6 基因断裂检测均为阴性。18 例患者行化疗伴或不伴利妥昔单抗治疗,1 例患者未行放化疗;除 1 例哺乳期患者外,所有患者均无病生存。此研究提出 BLL-11q 是一种罕见、预后较好的生发中心 B 细胞淋巴瘤,各年龄段均可发病,儿童和青少年更为多见,结外相对高发;形态学表现为 BL 样和 HGBL 样;BL 样形态的 BLL-11q 病例出现 CD38 阴性和 LMO2 阳性的概率高。另一项对 1 例伴 11q 异常的 Burkitt 样淋巴瘤患者的研究,FISH 检测 MYC 基因断裂阴性,但出现位于 11q 染色体的 ATM 基因扩增,患者未经过化疗和放疗,随访 10 个月未见复发,全身检查无新发病灶。研究者提出,具 11q 异常的 Burkitt 样淋巴瘤具有与 Burkitt 淋巴瘤几乎一样的临床、病理形态特征,但无 MYC 基因重排,而是具有特征性的第 11 号染色体长臂的异常,可能具有更好的预后。

南非研究报道了一组细胞遗传学证实的 HIV-BL 病例的临床病理特征,有机构 10 年间对 49 名新诊断的、经细胞遗传学证实的 HIV-BL 患者的临床病理特征进行了回顾性、描述性审查,仅对具有 MYC 易位细胞遗传学证据的 HIV-BL 患者进行分析,多变量 Cox 比例风险模型评估变量对 OS 的影响。患者中位年龄为 37 岁,57%为女性,CD4 细胞计数中位数为 240 个/μL。大多数[61%(n=30)]有白血病表现,20%(n=10)在常规核型分析中具有复杂的核型。77%(n=36)接受了各种联合强化化疗方案(不包括利妥昔单抗)。患者 OS 在 6 个月为 64%,5 年为 34%。白血病表现和复杂的核型分别使死亡风险增加 2.7 倍和 2.6 倍。研究表明很大比例的 HIV-BL 病例具有复杂的核型和白血病表现,二者是对患者生存产生不利影响的独立因素,并且可能是与 HIV-BL 病理生物学的差异有关。未来一个重要的研究方向是更详细的分子表征,包括 HIV-BL 的进一代测序,这可能会给患者的治疗方法带来改进。

MYC 突变是 BL 的遗传标志,但在其他侵袭性成熟 B 细胞淋巴瘤中也会遇到这种情况。MYC 失调需要其他相关因素来促进 BL 发展。一项研究旨在发现这些因素并评估成人和儿童 BL 之间的差异,用来解释这两个人群预后的不同结果。该研究分析了一系列 24 名(11 名成人和 13 名儿童)BL 的遗传变异模式。在 TP53、CDKN2A、ID3(外显子 1)、TCF3(外显子 17)和 CCND3(外显子 6)中寻找基因组失衡(拷贝数变异,CNV)、拷贝中性杂合性丢失(CN-LOH)和突变。年轻患者表现出更频繁的 13q31.3q32.1 扩增、7q32q36 增益和 5q23.3 拷贝中性杂合性丢失,而 17p13 和 18q21.3 拷贝中性杂合性丢失仅在成人 BL 中检测到。ID3 突变存在于所有成人样本中,但仅存在于 42% 的儿童病例中。CCND3 和 ID3 双重突变以及 18q21 拷贝中性杂合性丢失似乎与较差的预后结果相关。这项研究首次报道了成人和儿童 BL 之间的不同遗传异常,表明伯基特淋巴瘤发生中存在与年龄相关的异质性,这可以解释成人 BL 的预后较差,还需要额外的研究来在临床试验中确认这些结果。

复旦大学儿童医院收集 58 例儿童 BL 和 30 例反应性增生性淋巴结炎,Spearman 检验显示 p-mTOR 与 p-AKT 的表达呈正相关($r = 0.759, P < 0.001$)。在所有 BL 患者中,p-AKT 和 p-mTOR 阳性率分别为 62.1%(36/58)和 60.3%(35/58),均显著高于对照组($P = 0.011, P = 0.035$)。p-AKT 和 p-mTOR 的表达与性别、年龄、St. Jude 分期、肿瘤大小、B 症状出现与否、淋巴结外部位数或国际预后指数(IPI)无统计学关系($P > 0.05$)。多变量 COX 比例风险回归分析分析结果显示 p-AKT/p-mTOR 双阳性、较高的 LDH 和 IPI 评分 3～5 分是 OS 和 PFS 的独立预后因素,而肿瘤大于 10cm 则是儿科 BL 的 PFS 的独立预后因素。p-AKT 和 p-mTOR 的表达可能为儿童 BL 的诊断和独立预后指标提供参考。

五、治疗

(一)传统治疗

BL 虽然具有高侵袭性,但通过高强度联合化疗有治愈的可能性。目前临床没有标准的治疗方案,CHOP 方案疗效不佳,首选考虑参加临床试验。目前常使用短期、多药物、剂量强化的化疗联合方案联合中枢神经系统治疗(参考成人或儿童急性淋巴细胞白血病方案),获得了非常好的疗效,大部分患者可以长期生存,使得治愈成为可能。鉴于 BL 的高增殖性,化疗的同时给予积极的支持治疗(调整化疗剂量,充分的水化、碱化),以预防肿瘤溶解综合征。自体造血干细胞移植可延长患者的生存期。放疗在伯基特淋巴瘤中的疗效有限。

BL 的治疗原则:

初诊 BL 的治疗分层的依据主要是患者的危险分层(低风险或高风险患者)、依据患者年龄(>60 岁和≤60 岁)有所区别,诱导治疗达到 CR 后,定期监测;诱导治疗后疗效达不到 CR 的患者选择临床试验或姑息性放疗。

对于初诊 BL 患者,目前成人患者使用的大多数方案都是参照儿童方案即使用剂量密集型多药联合化疗方案(包括中枢神经系统预防)治疗。在强化化疗的基础上添加利妥昔单抗显著提高了 BL 的无事件生存和总生存。因此利妥昔单抗联合化疗是 BL 的推荐治疗方案。此外,中枢预防在 BL 的治疗中必不可少。BL 的化疗方案主要分为三类:① 强化的短程化疗方案(CODOX-M/IVAC);② 急淋样的化疗方案(Hyper CVAD);③ DA-EPOCH-R 方案。目前尚无前瞻性的随机对照研究对比不同化疗方案治疗 BL 之间的优劣。

根据 NCCN 指南推荐:

(1) 对于年龄<60 岁的患者,对于低危患者的推荐方案依次为 CODOX-M 方案(3 个疗程)、DA-EPOCH-R 方案、Hyper CVAD 方案;对于高危患者的推荐方案依次为 CODOX-M/IVAC 方案、DA-EPOCH-R 方案(适用于不能耐受高强度化疗的患者)、Hyper CVAD 方案,对于伴有中枢累及的患者,需要静脉化疗的方案中含有能够通过血脑屏障的药物。

(2) 对于年龄≥60 岁的患者,推荐使用 DA-EPOCH-R 方案,但伴有中枢累及的患者需要区别对待(需要针对中枢神经系统累及的治疗)。

一线治疗后复发 BL 的治疗:主要依据患者复发时间的早晚。对于复发时间<6 个月的患者,选择合适的临床试验或最佳支持治疗。对于复发时间>6~18 个月的患者,选择合适的临床试验或二线挽救治疗或最佳支持治疗。对于复发后治疗达到完全缓解(CR)的患者建议大剂量化疗联合 auto-HSCT＋/－受累野放疗(ISRT)巩固治疗,或对于严格选择的患者可进行 allo-HSCT＋/－ISRT 巩固治疗。对于复发后治疗达到部分缓解(PR)的患者建议进行额外的二线治疗或大剂量化疗联合 auto-HSCT＋/－ISRT 巩固治疗,或对于严格选择的患者可进行 allo-HSCT＋/－ISRT 巩固治疗;对于复发后治疗无效或进展的患者,建议临床试验或最佳支持治疗。

患者随访:BL 患者在取得完全缓解后的第一年每 2~3 个月随访一次,第二年则每 3 个月随访一次,之后进行每半年一次的随访。一般不推荐行 CT 检查进行随访,只有在出现临床指征时才需要进行 CT 检查。

(二)精准治疗新进展

1. 基于 EPOCH-R 的低强度方案

通过使用高强度的化疗方案在很大程度上可以治愈 BL,然而,与儿童相比,这种方案在成人和免疫缺陷患者中效果较差且副作用更严重。包括依托泊苷、泼尼松、环磷酰胺、阿霉素、长春新碱和利妥昔单抗(EPOCH-R)。对两种 EPOCH-R 方案进行了试验:HIV 阴性患者采用标准剂量与调整剂量联合(DA-EPOCH-R 组),以及 HIV 阳性患者采用短期低剂量联合双倍剂量利妥昔单抗(SC-EPOCH-RR 组)。30 名患者进组,DA-EPOCH-R 组 19 例,SC-EPOCH-RR(低剂量短程联合双倍剂量利妥昔单抗组)11 例。患者的总体中位年龄为 33 岁,40% 在 40 岁或以上;其中 73% 的患者中危,10% 的患者高危。在 DA-EPOCH-R 治疗周期的 22% 和 SC-EPOCH-RR 治疗周期的 10% 期间观察到出现毒性事件,如发热和中性粒细胞减少症。1 名患者出现肿瘤溶解综合征,但未发生与治疗相关的死亡事件。SC-EPOCH-RR 组中阿霉素-依托泊苷和环磷酰胺的中位累积剂量分别比 DA-EPOCH-R 组低 47% 和 57%。DA-EPOCH-R 组的中位随访时间为 86 个月,SC-EPOCH-RR 组为 73 个月;DA-EPOCH-R 组的无疾病进展率和总生存率分别为 95% 和 100%,SC-EPOCH-RR 组的无疾病进展率和总生存率分别为 100% 和 90%。在这项前瞻性研究中,表明基于 EPOCH-R 的低强度治疗对散发性或免疫缺陷相关 BL 的成人非常有效。

2. EBV 阳性相关的裂解诱导疗法

尽管感染 EBV 的人中很少有正常细胞含有 EBV,但基本上 EBV 阳性肿瘤中的所有细胞都含有 EBV。这一事实表明,在这些恶性肿瘤中,EBV 重新激活为增殖期基因表达可能提供一种促进 EBV 依赖性肿瘤细胞杀伤的方法,称为"裂解诱导疗法"。体外研究发现,一些药物可以在 EBV 阳性肿瘤细胞中诱导病毒再激活,而不会对正常细胞造成不可接受的毒性。目前的裂解诱导策略利用了两种 EBV 编码的激酶:由早期裂解 *BXLF1* 基因编码的胸苷激酶和由早期裂解 *BGLF4* 基因编码的蛋白激酶(PK)。这两种激酶可以将核苷类似物如阿糖尿苷/非阿尿苷(FIAU)和更昔洛韦(GCV)分别转化为细胞毒性药物,进而杀死 EBV 阳性肿瘤细胞并防止感染性病毒从中释放。由于 GCV 的磷酸化形式也可以通过间隙连接转移到附近的肿瘤细胞,即使在一小部分肿瘤细胞中,更昔洛韦磷酸化的激活也会导致杀死周围更大比例的肿瘤细胞。药物包括组蛋白去乙酰化酶(HDAC)抑制剂、硼替佐米和多种化疗药物可以在肿瘤异种移植模型和/或体外以相对无毒剂量诱导 EBV 再激活。HDAC 抑制剂是裂解诱导治疗的特别有吸引力的药物,然而,它们需要与其他裂解诱导剂联合使用才能在体外实现有效的再激活。迄今为止,很少有 EBV 阳性癌症患者接受过裂解诱导方案治疗。尽管如此,结果还是有希望的。已发表的最大一项研究招募了 15 名对常规治疗无效的 EBV 阳性淋巴瘤患者接受 HDAC 抑制剂-精氨酸丁酸盐和更昔洛韦的联合治疗,4 例达到 CR、6 例部分缓解。这一结果表明 HDAC 抑制剂可能比体外培养的细胞更有效地诱导人类 EBV 阳性细胞再激活。然而,观察到的治疗效果是否归因于裂解诱导尚不清楚,因为 HDAC 抑制剂也可以抑制 EBV 阴性淋巴瘤的生长,并且未测量 EBV 裂解基因表达。

3. HIV 阳性 BL 短期序贯治疗

以往一些针对 HIV 阳性 BL 或高级别 B 细胞淋巴瘤(HGBL)患者的前瞻性试验已有报道,研究的疗法已显示出良好的疗效,但存在中断率高、出现严重的黏膜炎、脓毒症并发症和真菌感染等安全问题。有研究者报告了一项"CARMEN"多中心 Ⅱ 期试验的结果,该试验是一种新的剂量密集的短期治疗方法,旨在维持疗效和提高耐受性。试验计划包括为期 36 天的综合化疗诱导,基于大剂量阿糖胞苷的巩固治疗和针对不良反应的 BEAM(卡莫司汀、依托泊苷、阿糖胞苷和马法兰)和 auto-HSCT 等方法。招募了未经治疗的 BL($n=16$)、HGBL($n=3$)或双重打击淋巴瘤($n=1$)的 HIV 阳性成人(中位年龄 42 岁,范围 26~58;16 名男性)患者。所有患者均高危,分别有 5 名和 9 名患者有脑膜和骨髓浸润。试验方案在多中心环境中安全且有效,仅发生了两次 4 级非血液学毒性(肝毒性和黏膜炎),两名患者死于细菌感染。13 名患者完全缓解,5 人部分缓解(总体缓解率达 90%)。所有受试者都接受了巩固治疗,其中 5 人需要接受 auto-HSCT。中位随访 55 个月,14 名患者无复发,15 名存活,5 年无进展生存率为 70%,总体生存率为 75%。与之前报道的方案相比,此试验提出的方案在更短的时间内到达治疗终点,并实现了维持疗效和提高患者耐受性的主要目标,单一的黏膜炎病例未出现真菌感染。这种治疗策略对少数脑膜炎患者也有效,脑脊液(CSF)/脑膜淋巴瘤患者未出现中枢神经系统复发。鉴于其出色的生存效果和良好的安全性,CARMEN 计划应在其他淋巴瘤实体中进行研究,考虑应用在 HIV/AIDS 相关的高危 BL 和 HGBL 患者的常规治疗实践中。

4. CAR-T 细胞疗法

患有复发/难治 BL 的儿童患者的预后平均总生存率 25% 或更低。一项研究并未采用 HSCT，而采用 CD19/CD20/CD22CAR-T 疗法对 5 名患有复发/难治性 BL 的儿科患者有效且毒性可耐受。另一项研究评估了 CAR19/22 T 细胞治疗 6 例预后不良的难治性伯基特淋巴瘤的疗效和安全性。CAR-T 细胞治疗后，5 例出现 1 级细胞因子释放综合征，1 例出现 3 级细胞因子释放综合征。3 例含大肿块患者比非肿块患者的血清 IL-2R 水平较高，CAR 慢病毒扩增较低，预后较差，生存时间较短。研究表明 CAR-T 对 BL 患者是安全的，一定情况下有效。但高肿瘤负荷、较多免疫抑制细胞和有限的 CAR-T 细胞扩增可能影响 CAR-T 细胞治疗的疗效。

5. 新的药物靶向

分子伴侣 HSP90 可通过参与信号传导和增强抗细胞凋亡的蛋白质的稳定性。运用蛋白质组学和代谢组学的方法研究发现 HSP90 不直接与 BL 的 *MYC* 基因相互作用，而是与作为 *MYC* 靶基因的酶（如 CTPS1 和 CAD）相互作用，HSP90 建立更高效的合成代谢网络以支持 *MYC* 在淋巴瘤中施加的代谢压力。协同使用 HSP90 抑制剂，比单独使用每种药物更能显著降低淋巴瘤体积（$P<0.001$）。

JAK2/STAT3 的组成性激活是参与 BL 发展的主要致癌信号。一项研究 TG101209（一种特异性 *JAK2* 抑制剂）对 EBV 阳性和 EBV 阴性 Burkitt 淋巴瘤细胞系和原代 BL 细胞的抗淋巴瘤活性的实验结果表明，TG101209 在体外通过抑制 BL 细胞生长并诱导细胞凋亡以及促进细胞向成熟 B 细胞分化，因而具有显著的抗淋巴瘤作用。还发现 TG101209 对阿霉素的抗 BL 活性显示出显著的协同作用和敏化作用。体内实验表明，TG101209 可以抑制肿瘤生长并延长负荷 BL 细胞小鼠的总体存活时间。机理研究表明，TG101209 通过抑制 *JAK2/STAT3/c-MYC* 信号轴和下游信号通路之间的串扰，发挥抗淋巴瘤作用。这些数据表明 TG101209 可能是治疗 BL 的有前途的药物或替代选择。

寡核苷酸 KIP-1（KIP-1S）和反义寡核苷酸 SKP-2（SKP-2AS）通过下调转移相关蛋白-1（MTA-1）、细胞周期蛋白依赖性激酶-2 环素 E（CDK2-cyclinE）复合物和核因子-κB（NF-κB）的表达，对口腔 BL 具有很强的抗肿瘤活性。然而，与靶向这些分子的 SKP-2AS 相比，KIP-1S 具有更强的抗肿瘤活性，这可能代表了针对此类肿瘤的一种有前途的新治疗方法。

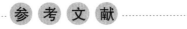

参 考 文 献

[1] Burkitt Denis. A sarcoma involving the jaws in african children[J]. Br J Surg,2005,46(197):218-223.

[2] Wright DH. Involvement of the jaws in Burkitt's tumor[J]. Lancet,1963,2(7299):151.

[3] Swerdlow SH,Campo E,Harris NL et al. WHO classification of tumours of haematopoietic and lymphoid tissues(Revised 4th edition)[M]. IARC:Lyon,2017:330-334.

[4] Noémi Nagy,Maeda A,Bandobashi K,et al. SH2D1A expression in Burkitt lymphoma cells is restricted to EBV positive group I lines and is downregulated in parallel with immunoblastic transformation[J]. Int J

Cancer,2002,100(4):433－440.

[5] Alaggio R,Amador C,Anagnostopoulos I,et al. The 5th edition of the World Health Organization classification of haematolymphoid tumours: lymphoid neoplasms[J]. Leukemia,2022,36(7):1720－1748.

[6] Edward P,Gelmann M,et al. Identification of reciprocal translocation sites within the c-myc oncogene and immunoglobulin mu locus in a Burkitt lymphoma[J]. Nature,1983,306(5945):799－803.

[7] Rohde M,Bonn BR,Zimmermann M,et al. Relevance of ID3-TCF3-CCND3 pathway mutations in pediatric aggressive B-cell lymphoma treated according to the non-Hodgkin Lymphoma Berlin-Frankfurt-Münster protocols[J]. Haematologica,2017,102(6):1091－1098.

[8] Roland,Schmitz,Ryan,et al. Roland et al. Burkitt lymphoma pathogenesis and therapeutic targets from structural and functional genomics[J]. Nature,2012,490(7418):116－120.

[9] Kenney SC,Mertz JE. Regulation of the latent-lytic switch in Epstein-Barr virus[J]. Semin Cancer Biol,2014,26:60－68.

[10] Gopal S,Gross TG. How I treat Burkitt lymphoma in children,adolescents,and young adults in sub-Saharan Africa[J]. Blood,2018,132(3):254－263.

[11] Satou A,Asano N,Kato S,et al. Prognostic Impact of MUM1/IRF4 Expression in Burkitt Lymphoma (BL):A Reappraisal of 88 BL Patients in Japan[J]. Am J Surg Pathol,2017,41(3):389－395.

[12] Westmoreland KD,Montgomery ND,Stanley CC,et al. Plasma Epstein-Barr virus DNA for pediatric Burkitt lymphoma diagnosis,prognosis and response assessment in Malawi[J]. Int J Cancer,2017,140(11):2509－2516.

[13] Dreval K,Thomas N,Gerhard DS, et al. Copy number variation analysis identifies distinct genomic features in adult burkitt lymphoma[J]. Hematol Oncol, 2021, 39(S2). [14] Orem J,M. &n. Martin, Mbulaiteye S M,et al. Key genetic and molecular aberrations identified in both adult and ebv cc ositive burkitt lymphoma patients[J]. Hematol Oncol,2021,39(S2). [15] Belgaumi AF,Anas M,Siddiqui KS,et al. Risk-adapted stratification for optimally intensive treatment assignment of pediatric patients with non-Hodgkin lymphoma is an effective strategy in developing countries[J]. Pediatr Blood Cancer, 2017;64(6).

[16] Kaymaz Y,Oduor CI,Yu H, et al. Comprehensive transcriptome and mutational profiling of endemic burkitt lymphoma reveals EBV type-specific differences[J]. Mol Cancer Res. 2017;15(5):563－576.

[17] Olszewski AJ,Jakobsen LH,Collins GP, et al. Burkitt lymphoma international prognostic index[J]. J Clin Oncol. 2021;39(10):1129－1138.

[18] 谢建兰,郑媛媛,张燕林,等.伴有 11q 异常 Burkitt 样淋巴瘤 19 例临床病理分析[J].诊断病理学杂志,2021,28(03):161－166＋171.

[19] 韦萍,张燕林,谢建兰,等.具第 11 号染色体长臂异常的 Burkitt 样淋巴瘤的临床病理特征[J].中华病理学杂志,2018,47(03):176－179.

[20] Opie J,Antel K,Koller A,Novitzky N. In the South African setting,HIV-associated Burkitt lymphoma is associated with frequent leukaemic presentation, complex cytogenetic karyotypes, and adverse clinical outcomes [published correction appears in Ann Hematol. 2020 Feb 19][J]. Ann Hematol. 2020(3):571－578.

[21] Havelange V,Pepermans X,Ameye G,et al. Genetic differences between paediatric and adult Burkitt

lymphomas[J]. Br J Haematol,2016,173(1):137 - 144.

[22] Man J, Chen L,Zhai X,et al. Expression of p-AKT and p-mTOR in pediatric Burkitt lymphoma and their correlation with prognosis[J]. Chin J Pathol,2020,49(2):156 - 161.

[23] Fujita N, Kobayashi R, Atsuta Y, et al. Hematopoietic stem cell transplantation in children and adolescents with relapsed or refractory B-cell non-Hodgkin lymphoma[J]. Int J Hematol,2019,109(4):483 - 490.

[24] Avigdor A, Shouval R, Jacoby E, et al. CAR T cells induce a complete response in refractory Burkitt Lymphoma[J]. Bone Marrow Transplant,2018,53(12):1583 - 1585.

[25] Wu D, Chen C, Zhang M, et al. The clinical features and prognosis of 100 AIDS—related lymphoma cases [J]. Sci Rep,2019,9(1):1 - 7.

[26] 中国临床肿瘤学会指南工作委员会. 中国临床肿瘤学会(CSCO)淋巴瘤诊疗指南 2021[M]. 北京:人民卫生出版社,2021:211 - 212.

[27] NCCN Clinical Practice Guidelines in B-cell lymphomas(version 5. 2021)[DB/OL]. https://www. nccn. org/professionals/physician_gls/pdf/b-cell. pdf. [28] Dunleavy K, Pittaluga S, Shovlin M, et al. Low-intensity therapy in adults with Burkitt's lymphoma[J]. N Engl J Med,2013,369(20):1915 - 1925.

[29] Ferreri AJM, Cattaneo C, Lleshi A, et al. A dose-dense short-term therapy for human immunodeficiency virus/acquired immunodeficiency syndrome patients with high-risk Burkitt lymphoma or high-grade B-cell lymphoma: safety and efficacy results of the "CARMEN" phase Ⅱ trial[J]. Br J Haematol,2020,192(1): 119 - 128.

[30] Zhang W, Yang J, Zhou C, et al. Early response observed in pediatric patients with relapsed/refractory Burkitt lymphoma treated with chimeric antigen receptor T cells[J]. Blood,2020,135(26):2425 - 2427.

[31] Zhou X, Ge T, Li T, et al. CAR19/22 T cell therapy in adult refractory Burkitt's lymphoma[J]. Cancer Immunol Immunother, 2021,70(8):2379 - 2384.

[32] Vidal M N C, Krumsiek J, Patel J,et al. HSP90 facilitates oncogene-induced metabolic reprogramming in B-cell lymphomas[J]. Blood,2017,130(Suppl_1):645 - 645.

[33] Zhang Y, Li J, Zhong H, et al. The JAK2 inhibitor TG101209 exhibits anti-tumor and chemotherapeutic sensitizing effects on Burkitt lymphoma cells by inhibiting the JAK2/STAT3/c-MYB signaling axis[J]. Cell Death Discov, 2021,7(1):268.

[34] Supriatno et al. Downregulation of MTA-1,complex of CDK2-cyclin E,and NF-κB expressions as a molecular target therapy of oral Burkitt's lymphoma cells mediated by sense KIP-1 and antisense SKP-2[J]. J Int Oral Health,2021,13(5):493 - 498.

（陈曼　许景艳）

第七节　淋巴母细胞淋巴瘤

淋巴母细胞淋巴瘤(lymphoblastic lymphoma,LBL)是一种罕见的具有高度侵袭性的非霍奇金淋巴瘤,发病率占所有非霍奇金淋巴瘤的 1%～2%。LBL 和急性淋巴细胞白血病(ALL)的临床表现与生物学特性有明显的相似性,在 WHO 血液系统恶性肿瘤分类中被划分为前体淋巴细胞肿瘤这一大类。一般没有或很少有外周血液和骨髓受累证据的肿块病变时为 LBL,有广泛的骨髓和外周血液受累为 ALL。

LBL 起源于前体 B 淋巴细胞或 T 淋巴细胞,很少观察到自然杀伤(NK)表型。多见于儿童和年轻人,男性多于女性,其诊断特征是 T/B 前体细胞免疫表型的表达。如果淋巴母细胞肿瘤以 ALL 的形式出现,来源于 B 淋巴细胞的可能性(80%～85%)明显高于 T 细胞(10%～15%),而在淋巴瘤表现的病例中则相反。B-LBL 约占 LBL 的 10%,T-LBL 约占所有 LBL 的85%～90%。LBL 可能累及任何淋巴结或结外部位,通常表现为纵隔(胸腺)受累,而 B-LBL 最常见的受累部位是皮肤、软组织、骨和淋巴结,纵隔肿块少见。很难从形态学上区分 B 淋巴母细胞和 T 淋巴母细胞,诊断时需要进行免疫表型分析。B-ALL/LBL 的分类在很大程度上依赖于遗传和分子异常,而 T-ALL/LBL 不基于这样的标准进行细分。

一、发病机制

(一)传统发病机制

B-ALL/LBL 的病因尚未明确。全基因组关联研究表明,B-ALL 的风险增加与 *GATA3*、*ARID58*、*IKZF1*、*CE8PE* 和 *CDKN2A/8* 等基因的某些单核苷酸多态性(SNP)有关。早在白血病发病前,就已经在新生儿样本中发现了一些与 ALL 相关的易位,而同患白血病的同卵双胞胎通常具有共同的基因异常。有研究报道了一组具有相同 TR 基因重排的同卵双胞胎 T-ALL病例,这表明最早的遗传损伤起源于子宫内。

(二)发病机制新进展

细胞遗传学异常见于大多数 B-ALL/LBL 病例,伴重现性遗传学异常的 B-ALL/LBL 包括多种不同的亚型(见下表),其临床表现、免疫表型及预后不同。大多数情况下,驱动 B-ALL 发病机制的基础有 *iAMP21*、*BCR ∷ ABL1* 融合、*KMT2A* 重排、*ETV6 ∷ RUNX1* 融合、*TCF3 ∷ PBX1* 融合或 *IGH ∷ IL3* 融合。与伴重现性遗传学异常的 B-ALL/LBL 无关的其他细胞遗传学损伤包括 del(6q)、del(9p)和 del(12p),但这些损伤对预后没有影响。在 B-ALL 中发生了大量反复的基因改变,可检测到拷贝数改变或特定的突变。其中许多基因改变,例如 *PAX5* 的改变,可见于大多数 B-ALL 亚型中,可能是发病的基础。其他基因的突变,如 *RAS* 癌基因家族和*IKZF1*,分布较为有限。

表 3-7-1　WHO 2022 版 B-ALL/LBL 分型

B-ALL/LBL 非特指型(NOS)
B-ALL/LBL 伴超二倍体
B-ALL/LBL 伴亚二倍体
B-ALL/LBL 伴 *iAMP21*
B-ALL/LBL 伴 *BCR∷ABL1* 融合
B-ALL/LBL 伴 *BCR∷ABL1* 样特征
B-ALL/LBL 伴 *KMT2A* 重排
B-ALL/LBL 伴 *ETV6∷RUNX1* 融合
B-ALL/LBL 伴 *ETV6∷RUNX1* 样特征
B-ALL/LBL 伴 *TCF3∷PBX1* 融合
B-ALL/LBL 伴 *IGH∷IL3* 融合
B-ALL/LBL 伴 *TCF3∷HLF* 融合
B-ALL/LBL 伴其他明确的遗传异常

95%以上 T-ALL/LBL 有 T 细胞受体(T cell receptor,TCR)基因克隆性重排,大多数 T-ALL 表现为分化成熟过程中首先重排的 $TCR\gamma\sigma$ 链基因,而 T-LBL 则多为 $\alpha\beta$ 链基因重排,也提示了 T-ALL 的分化阶段早于 T-LBL。大约 20% T-ALL/LBL 同时有 IgH 基因重排。绝大多数 B-LBL 有 $Ig\text{-}H$ 基因重排,也可有 $Ig\text{-}L$ 基因重排。

50%~70%的 T-ALL/LBL 有染色体核型异常。大多数核型异常与非随机性断点有关:常累及 $TCRa\sigma(14q11.2)$、$\beta(7q35)$、$\gamma(7q14-15)$,包括插入突变、缺失以及染色体易位。易位通常使原癌基因激活并异常表达,导致与细胞周期调控和细胞分化相关的靶基因激活而致肿瘤。

最常见的染色体异位涉及的基因包括 $HOX11$,可见于 7%的儿童 T-ALL 和 30%的成人 T-ALL,以及 $HOX11\text{-}L2$,可发生于 20%的儿童和 10%~15%的成人病例。其他可能参与易位的转录因子包括位于 Sq24.1 的 MYC、位于 1p32 的 $TAL1$、位于 11p15 的 $LM01$(也称为 $RBTN1$)、位于 11p13 的 $LM02$(也称为 $RBTN2$)和位于 19p13 的 $LYL1$。

T-ALL 中会发生染色体缺失,最重要的是 del(9p),导致肿瘤抑制基因 $CDKN2A$(一种细胞周期蛋白依赖性激酶 COK4 的抑制剂)丢失,细胞遗传学的频率约为 30%,分子检测的频率更高,这会导致 G1 期失去对细胞周期的控制。另外,有 50%的病例可有 $Notch1$ 基因的激活性突变,$Notch1$ 基因在 T 细胞早期的发育中具有重要的作用,其下游靶点可能是 MYC 基因。在大约 30%的病例中,$Notch1$ 的负调控因子 $FBXW7$ 存在突变,这些突变可以导致 $Notch1$ 蛋白的半衰期延长。

二、临床表现

T-LBL 的典型临床表现为颈部淋巴结肿大伴前纵隔巨大肿块所致的咳嗽、气短、上腔静脉阻塞,可伴有胸腔积液、心包积液等。淋巴结病变以颈部、腋下和锁骨上淋巴结多见,可伴有淋巴瘤的全身症状,病变发展迅速,多数患者就诊时处于 Ⅰ～Ⅳ 期,易于侵犯结外器官,特别是骨髓和中枢神经系统(CNS)。B-LBL 往往表现为淋巴结肿大,以皮肤、软组织、骨、骨髓和 CNS 受侵常见,分期多为Ⅰ～Ⅳ期,常伴 B 症状、LDH 升高。

三、诊断

(一)传统诊断

在细胞形态上,T-ALL/LBL 的瘤细胞与 B-ALL/LBL 的瘤细胞无法区分,肿瘤细胞体积中等大小,胞质少,核浆比高,细胞核为圆形、椭圆形或不规则形,核膜清楚而薄,染色质细而分散,核仁常不明显(大的母细胞核仁相对明显),核分裂象多见。淋巴结受累时,淋巴结结构通常完全破坏,伴有被膜累及,可见到"星空"现象。有时纤维组织增生分隔成多结节状。软组织中浸润的细胞通常呈单行排列。在 T-LBL 中发现有嗜酸性粒细胞在淋巴瘤细胞周围浸润,需排除嗜酸性粒细胞增多和髓系增生伴有 *FGFR1* 基因的 8p11.2 细胞遗传学异常。

(二)精准诊断新进展

LBL 免疫表型以 TdT(+)为特点,也可以增加 CD99、CD10 协助母细胞分化的判定。其中 B-LBL 的免疫表型为 sIg$^-$、cIg$^+$、CD10$^+$、CD19$^+$、CD20$^{-/+}$、PAX5$^+$;T-LBL 的免疫表型为 CD3ε$^{+/-}$、CD2$^+$、CD4$^+$、CD8$^+$、CD1α$^{+/-}$ 和 CD7$^+$。CD7、CD43 不能单独作为 T 淋巴细胞的标志物。细胞幼稚时,需要增加 CD34、CD117、MPO、Lys 等检测,以鉴别急性髓细胞白血病。由于 LBL 来源于不成熟阶段的淋巴细胞,可出现肿瘤细胞同时表达 B 或 T 淋巴细胞的标志,甚至表达 NK 或髓系细胞的分子标志,这种情况不少见,尤应注意。当病变发生在纵隔时,需要追加上皮相关标志物(如 AE1/AE3 和 CK19 等)和 T/B 细胞基因克隆性重排来与胸腺瘤鉴别诊断。B-LBL 常伴发一些特定基因异常,如 *BCR∷ABL1*、*ETV6∷RUNX1* 及 *KMT2A* 重排等,在条件允许情况下,建议进行相关遗传学检查。

NCCN 指南推荐的 B-LBL 细胞遗传学改变检测指标包括 Karyotype ± FISH;MYC;t(9;22);t(8;14);PCR 检测 *BCR∷ABL*。CSCO 儿童及青少年淋巴瘤诊疗指南推荐的 B-LBL 遗传及基因检测有 *TEL∷AML*;t(12;21)(q12;q22),*BCR∷ABL1*;t(9;22)(q34;q11.2),*MLL∷AF4*;t(4;11),*E2A∷PBX1*;t(1;19)(p23;q13.3),Ph-like 基因或突变;核型分析。

B-LBL 根据形态和免疫表型在类别水平上被诊断为 B-LBL,而不进一步分类。大多数亚型可以根据细胞遗传学检查进行分类,有些需要检查分子遗传学亚型。B-LBL NOS 用于全面检查后也无法归类的情况。2022 版 WHO 分类命名侧重于分子事件而不是细胞遗传学改变,以允许应用不同的技术进行检测(见表 3-7-1)。在基于共享基因表达特征的类型定义中纳入了更多的遗传发现和改进。增加了罕见的伴 *TCF3∷HLF* 融合的 B-LBL,与之前分类中的伴 *TCF3∷PBX1* 融合的 B-LBL 相比,具有特别的侵袭性行为。伴 *BCR∷ABL1* 样特征的 B-LBL 由之前分类中的暂定类型变为了一种类型,根据定义,它共享伴 *BCR∷ABL1* 融合的 B-LBL 的基因表达和表型特征,在所有年龄组中普遍存在,显示出从靶向治疗中显著受益。新类型伴 *ETV6∷RUNX1* 样特征的 B-LBL 描述遵循带有 B-LBL 具有 *ETV6∷RUNX1* 融合的部分。一些新的遗传驱动因素具有明显的临床、表型和/或预后特征,未来可以分离为潜在新类型,但目前证据有限,所以将其归为伴其他明确的遗传异常的 B-LBL。包括 B-LBL 伴 *DUX4*、

MEF2D、*ZNF384* 或 *NUTM1* 的重排、伴 *IG∷MYC* 融合和伴 *PAX5 alt* 或 *PAX5 p. P80R* (NP_057953. 1)异常。

T-ALL/LBL 是前体 T 细胞肿瘤,包括 T-ALL/LBL 非特指型(NOS)和早期 T 前体淋巴细胞白血病/淋巴瘤(early T-precursor lymphoblastic leukaemia/lymphoma,ETP-ALL/LBL)。与前者相比,后者表现出与正常前体 T 细胞早期相对应的基因表达特征,并显示出独特的免疫表型,包括干细胞和/或骨髓标志物的表达。ETP-ALL/LBL 起源于最初分化阶段的胸腺细胞,具有向 T 系、髓系、树突状细胞、NK 细胞分化的潜能,免疫分型特点:缺乏 CD1a、CD4、CD8 的表达;CD5 弱表达或者不表达;至少有一个髓系或干细胞相关的抗原表达(CD13、CD33、CD117、CD11b、CD34、HLA-DR 等);表达 CD7、CD2、CD3 等 T 细胞标志。约占 T-ALL/LBL 的 10%~15%,预后较差。

四、预后分层

(一)传统预后分层

LBL 具有高度侵袭性,生存期短,多发生于青少年,起病时多为晚期,易发生骨髓转移,尤其高危患者、疾病进展或复发患者,其治疗困难,预后差。

对疾病程度的评估与其他侵袭性淋巴瘤相同,包括对骨髓(细胞学和组织学)和脑脊液细胞学的评估,以检测骨髓(LBL 中<25%的原始细胞)和 CNS 受累。补充流式细胞术可以发现隐匿性骨髓受累,胸腹部 CT 和 PET 被用来确定最初的疾病部位,MRI 可用于检查可疑的脊柱、颅骨和脑结构或心脏的受累。通过血细胞计数和血清乳酸脱氢酶浓度的分析,以及肝肾功能的检测,完成对患者的初步评估。儿童 LBL 最常用的分期系统是 St Jude 分期系统(见表 3-7-2),旨在更准确地反映播散性疾病的程度、邻近淋巴结受累和无法切除的肿块,经典的 Ann Arbor 分期系统更多地用于成人患者。

表 3-7-2　St Jude 儿童非霍奇金淋巴瘤临床分期

分期	肿瘤侵犯范围
Ⅰ期	单个淋巴结区或结外肿瘤,但纵隔及腹部肿块除外
Ⅱ期	单个结外肿瘤伴局部淋巴结受累 膈肌同侧 2 个或 2 个以上淋巴结区受累 膈肌同侧 2 个单独的结外肿瘤,伴或不伴区域淋巴结受累 原发于胃肠道肿瘤,常在回盲部伴或不伴有肠系膜淋巴结受累,均被完全切除的
Ⅲ期	膈肌两侧有单独的结外肿瘤 膈肌两侧有 2 个或更多的淋巴结病变所有原发于胸腔的肿瘤(纵隔、胸膜、胸腺) 所有广泛原发于腹腔内的病变,未完全切除 所有脊柱旁或硬膜下的肿物,不论其他部位是否受累
Ⅳ期	以上任何病变加中枢神经系统或骨髓浸润

与 ALL 不同,LBL 没有建立强有力和统一的预后因素。在儿科病例中,有研究者报道了 10 岁以下患者的较好预后,而关于性别的数据不同。疾病晚期和中枢神经系统受累在一些病

例组中显示不良的预后作用。不过在有一项研究中，Ⅳ期患者的情况出人意料地好于Ⅲ期患者。然而，在大多数儿童病例组中，在采用高效的 ALL 型化疗后，没有识别出预后因素。在成人 LBL 中，有利的预后因素是＜40 岁、女性、低国际预后指数（IPI）评分、B 细胞表型以及缺乏骨髓或中枢神经系统受累。

B-ALL 在儿童中预后良好，但在成人中预后较差。儿童的总体完全缓解率＞95％，而成人的完全缓解率为 60％～85％。更密集的治疗可以提高治愈率，而且有一些证据表明，至少在年轻人中，使用更密集的儿科治疗方案与更好的预后相关。婴儿期、较大的患者年龄、较高的白细胞计数、通过血液和/或骨髓形态学检查评估的对初始治疗的缓慢反应以及治疗后存在微小残留病，都与不良预后相关。确诊时出现的中枢神经系统受累与不良预后相关。B-LBL 的预后也相对较好，与 B-ALL 一样，儿童的预后好于成人。

儿童 T-ALL 通常被认为比 B-ALL 风险更高，因为经常出现高风险的临床特征，即年龄大和白细胞计数高。然而，除非在给予强化治疗的情况下，缺乏高风险特征的 T-ALL 患者的情况并不比标准风险的 B-ALL 患者进展快。与 B-ALL 相比，T-ALL 与诱导失败、早期复发和孤立性中枢神经系统复发相关有更高的风险。与 B-ALL 不同，白细胞计数似乎不是预后因素，治疗后的微小残留病是一个强烈的不良预后因素。在成人方案中，T-ALL 的治疗与其他类型的 ALL 相似。成人 T-ALL 的预后可能好于 B-ALL，尽管这可能反映了不良细胞遗传学异常的发生率较低。与其他淋巴瘤一样，T-LBL 的预后取决于患者的年龄、疾病分期和乳酸脱氢酶水平。

（二）精准预后分层新进展

随着医学发展，儿童 NHL 新的病理亚型的增加，细胞遗传学、分子生物学和免疫表型方面的进步，新的诊断方法在检测微小扩散病灶或微小残留病灶的临床应用以及影像学方面的重要进展，在原有 St Jude 分期系统上进行了补充和改良，产生了新的分期系统：修订国际儿童 NHL 分期系统（IPNHLSS，见表 3 - 7 - 3），进一步明确和补充了每一期的定义，并将最新的医学进展信息加入了分期系统。

表 3 - 7 - 3　修订国际儿童 NHL 分期系统（IPNHLSS）

分期	肿瘤侵犯范围
Ⅰ期	单个肿瘤（淋巴结、结外骨或皮肤），除外纵隔或腹部病变
Ⅱ期	单个结外肿瘤伴区域淋巴结侵犯 膈肌同侧≥2 个淋巴结区域侵犯 原发于胃肠道肿瘤（常在回盲部）±相关肠系膜淋巴结受累，肿瘤完全切除 如果伴随恶性腹水或肿瘤扩散到邻近器官应定为Ⅲ期
Ⅲ期	膈肌上和/或膈肌下≥2 个结外肿瘤（包括结外骨或结外皮肤） 膈肌上下≥2 个淋巴结区域侵犯 任何胸腔内肿瘤（纵隔、肺门、肺、胸膜或胸腺） 腹腔内或腹膜后病变，包括肝、脾、肾和/或卵巢，不考虑是否切除 任何位于脊柱旁或硬脑膜外病变，不考虑其他部位是否有病变 单个骨病灶同时伴随结外侵犯和/或非区域淋巴结侵犯

分期	肿瘤侵犯范围
Ⅳ期	任何上述病变伴随中枢神经系统侵犯,骨髓侵犯或中枢和骨髓侵犯*

* 采用常规形态学方法检测。

目前已知具有激活突变累及编码前 T 细胞发育的关键蛋白的 *NOTCH1* 基因的病人预后良好,发生率约为 50％;而约 10％ 的病人具有染色体 6q 杂合性缺失(LOH6q),其复发风险增高,预后不良。有研究显示表观遗传修饰物 *KMT2D* 的突变与 T-LBL 预后不良相关。

肿瘤抑制基因 *PTEN* 的突变在不同类型的实体和血液系统恶性肿瘤中已有报道,并与患者的不良预后有关。NHL-BFM 研究小组的一份报道发现,PTEN 突变与分析的 T-LBL 患者的不良结局显著相关。GRAAL-LYSALL03 试验发现 *NOTCH1/FBXW7/RAS/PTEN* 癌基因状态是 T-LBL 预后的独立预后因素。

中山大学肿瘤防治中心构建了一个包含 LDH 水平、中枢神经系统受累程度、EOCG-PS、N/F 状态和 11 基因的诺模图预测模型来预测患者的生存。诺模图的有效性在一个独立的验证队列中得到了验证。此外,在添加了基于 mRNA 标签后,该诺模图的预测准确性得到了提高,为预测 T-LBL 患者的预后提供了一种简单而准确的方法。此外,预测模型评分≥154.2 分的 T-LBL 患者从 BFM 方案诱导治疗中获益更多,而对于评分≤154.2 分的 T-LBL 患者,Hyper-CVAD 方案的副反应较低。在临床实践中应用这一工具可以帮助 T-LBL 患者分层接受更多量身定制的化疗方案,避免无效方案的成本和毒副作用。

约 60％ 的 B-ALL/LBL 有特征性遗传学改变且具有重要的临床诊断和预后判断意义。遗传学上提示预后较好的有超二倍体(染色体数＞50)核型及 t(12;21)(p12;q22)易位形成 *TEL ∷ AML1* 融合基因;而亚二倍体(染色体数小于 45)、t(9;22)(q34;q11.2)形成 *BCR ∷ ABL1*、t(4;11) 或 *MLL ∷ AF4*、t(1;19)(q23;13.3)形成的(*E2A ∷ PBX1*;*TCF3/PBX1*)以及 Ph 样基因或突变等与临床疗效不佳、预后不良相关。

五、治疗

(一)传统治疗

1. 一线治疗

LBL 属于高度侵袭性淋巴瘤,无论是 Ⅰ 期还是 Ⅳ 期患者,均应按全身性疾病治疗。CHOP 方案治疗效果差,临床上 LBL 患者多按照 ALL 的治疗原则进行治疗,儿童 ALL 治疗效果优于成人。治疗过程包括诱导治疗、巩固强化、维持治疗等阶段。诱导治疗推荐采用 Berlin-Farnkfurt-Minster 方案(环磷酰胺＋长春新碱＋柔红霉素＋地塞米松＋阿糖胞苷＋甲氨蝶呤＋培门冬酶和强的松),也可以采用 HyperCVAD 方案。诱导治疗达到 CR 后应继续进行巩固强化治疗,巩固强化治疗方案通常采用高剂量阿糖胞苷＋高剂量甲氨蝶呤。

对无骨髓受侵的患者,可以考虑在巩固化疗后尽快行 auto-HSCT。auto-HSCT 后的患者应给予甲氨蝶呤＋6～疏基嘌呤(6-MP)或 6-硫代鸟嘌呤(6-TG)维持治疗,总的治疗周期至少 2 年。预防性鞘内注射有利于降低 CNS 复发风险,应尽早开始腰椎穿刺、鞘内注射进行 CNS 预防治疗,常用的鞘内注射药物有甲氨蝶呤、阿糖胞苷和皮质类固醇等。纵隔是 LBL 最主要的复发部位,放疗可降低纵隔复发率。由于纵隔放疗的诸多不良反应,不推荐用于儿童 LBL 的常规治疗,可作为成人 LBL 的巩固治疗手段。

2. 复发或难治性患者的治疗

初治高危和复发或难治性的患者,可以选择参加合适的临床试验等,有条件的患者可考虑 allo-HSCT。

(二)精准治疗新进展

1. 新型聚乙二醇化天冬酰胺酶制剂

一项中期、多中心、随机临床试验 DFCI11-001 评估了新型聚乙二醇化天冬酰胺酶制剂 Calaspargase pegol(Calaspargase)的疗效和毒性,并与标准制剂培门冬酶进行了比较。2012—2015 年共入组 239 例新诊断的 ALL/LBL 患者,ALL 230 例、LBL 9 例,中位年龄 1～21 岁。培门冬酶通过将聚乙二醇共价连接到天然大肠杆菌(E. coli)酶,Calaspargase 是一种新型聚乙二醇化 L-天冬酰胺酶制剂,含有相同的大肠杆菌 L-天冬酰胺酶和聚乙二醇部分,但连接子不同,形成一种水解稳定性更好、半衰期更长的制剂。99％的培门冬酶和 95％的 Calaspargase 患者达到完全缓解($P=0.12$),天冬酰胺酶过敏、胰腺炎、血栓形成或高胆红素血症的发生率没有差异。中位随访时间为 5.3 年,两组 5 年无事件生存率分别为 84.9％(SE,3.4％)和 88.1％ (SE,3.0％)($P=0.65$)。Calaspargase 比培门冬酶具有更持久的活性,且在诱导后治疗期间, Calaspargase 的给药频率低。

2. 靶向药物联合化疗药物

一项 II 期研究将聚乙二醇天冬酰胺酶、环磷酰胺、利妥昔单抗和达沙替尼加入 UCSF 8707 (linker 4-drug)方案与阿糖胞苷脂质体 CNS 预防治疗 LBL/ALL,取得较好的疗效。在 2014 年 4 月至 2017 年 2 月期间,31 名患者入组,29 例符合资格,中位年龄 28 岁(20～54 岁),男性占 62％。LBL 的 ORR 为 100％($n=4$)。全部病例 CR 率为 88％。对于 Ph⁻ B-ALL($n=16$),CR 率为 86％,MRD<0.1％和<0.01％分别为 90％和 80％。Ph⁺ B-ALL($n=7$)完全缓解率 88％ (1 例早期死亡)。

3. 造血干细胞移植

成人 T-LBL 的 ALL 类强化治疗已经提高了应答率,但由于经常复发(40％～60％),OS 仍然不能令人满意。NCCN 指南建议对高危 T-LBL 成人进行 allo-HSCT 或 auto-HSCT 以巩固首次完全缓解(CR1),识别这样的高危 T-LBL 成人患者面临挑战。MicroRNAs(MiRNAs)已越来越多地用于癌症的诊断和预后评估。某些 miRNAs 的失调促进 T-LBL 的侵袭性肿瘤表型,但 T-LBL 中 miRNAs 的临床意义尚未确定。中山大学肿瘤防治中心组建 miRNA 标签对第一次达到 CR 后获益于 HSCT 巩固治疗的高危 T-LBL 患者进行了鉴定,鉴定显示 HSCT 提高了高危 T-LBL 患者的 5 年 OS(45.6％ vs 29％)。表明 miRNAs 可以用来预测成人 T-LBL 患者生存不良的高风险,并识别更有可能从 CR1 中的 HSCT 受益的患者。

4. 奈拉滨

奈拉滨是脱氧鸟苷类似物 9-β-D-阿糖呋喃基鸟嘌呤(Ara-G)的前体药物,由腺苷脱氨酶脱甲基化形成活性化合物。细胞内脱氧鸟苷激酶和脱氧胞苷激酶依次磷酸化 Ara-G,形成 Ara-GTP。Ara-G 磷酸化为 Ara-GTP 的速度很快,细胞内暴露 Ara-GTP 远高于细胞内暴露 Ara-G 或奈拉滨。在磷酸化后,Ara-GTP 在许多生物学过程中替代 GTP,包括复制 DNA。这种替换会抑制 DNA 合成,导致细胞死亡,对恶性 T 细胞有毒性。2005 年 10 月 28 日,FDA 加速批准奈拉滨用于治疗至少 2 种化疗方案无效或复发的 T-LBL/ALL 患者。

一项 4 期观察性研究提供了有关奈拉滨治疗成人 R/R T-ALL/T-LBL 的有效性和安全性的数据,并评估在奈拉滨治疗挽救后进行 allo-HSCT 的可行性和结果。入组 118 例患者,中位年龄 37 岁(18～74 岁),其中 73％为男性,77 例为 T-ALL,41 例为 T-LBL。ORR 为 50％,CR 率为 36％。40％接受奈拉滨抢救治疗的患者接受 allo-HSCT,预计 2 年和 5 年的 OS 分别为 46％和 38％。奈拉滨的安全性可以接受,只有 8％的病例出现了Ⅲ～Ⅳ级的神经性 AE。奈拉滨对于成人 R/R T-ALL/T-LBL 患者是一个有效的选择。

一项单臂Ⅱ期试验研究奈拉滨联合 Hyper-CVAD 在新诊断 T-ALL/T-LBL 患者中的安全性和有效性。在诱导/巩固方面,患者接受了 8 个周期的 Hyper-CVAD,交替使用大剂量甲氨蝶呤和阿糖胞苷,外加两个周期的奈拉滨,剂量为 650 mg/m^2,每日静脉注射,共 5 天。随后进行了 30 个月的大规模维持化疗,并额外给予了两个周期的奈拉滨,而不是第 6 个周期和第 7 个周期的大规模维持。入组 67 例患者,其中 T-ALL 患者 40 例,T-LBL 患者 26 例。T-ALL 和 T-LBL 的完全应答率分别为 87％和 100％。5 例患者出现 3～4 级神经毒性不良反应。复发 21 例(31％),其中 2 例为 allo-HSCT 后复发。中位随访时间为 42.5 个月。3 年完全缓解期(CRD)为 66％,OS 为 65％。显示联合奈拉滨在一线治疗中是安全有效的,但与历史 Hyper-CVAD 数据相比,加入奈拉滨并没有观察到生存益处。

5. 作用于信号通路的药物

NOTCH1 基因是 T-ALL 的主要致癌驱动基因和治疗靶点。γ 分泌酶抑制剂(GSI)可以阻断 NOTCH1 信号激活所需的膜上 NOTCH1 受体的蛋白水解性切割,作为 T-ALL 潜在的靶向治疗。开发联合蛋白翻译抑制剂或可增强抗肿瘤作用。

PIM1 是一种高度保守的丝氨酸/苏氨酸激酶,通过磷酸化一系列已知的下游靶点参与细胞周期进程、转录、凋亡、耐药性和细胞代谢。转录水平上,PIM1 是 JAK-STAT 靶基因,可以在细胞因子信号的下游激活。研究发现,PIM1 在 T-LBL 中具有致癌活性,可能成为一个有吸引力的分子靶点。PIM1 在很大一部分人类 T-ALL 和 T-LBL 患者样本中被异常激活,这是由于罕见的 TCR 易位或 JAK-STAT 信号通路的异常激活。因此,PIM 抑制剂可以在 PIM1 表达 T-LBL 患者的临床试验中进行评估。

6. 双特异性 T 细胞激活抗体（bispecific T-cell engager，BiTE）

B 细胞表面抗原 CD-19 表达于 90％以上的 B 细胞前体 ALL 细胞表面。贝林妥欧单抗是一种双特异性 T 细胞激活抗体。贝林妥欧单抗同时与 CD3 阳性的细胞毒性 T 细胞和 CD19 阳性的 B 细胞结合，这使得患者的内源性 T 细胞能够识别和消除 CD19 阳性的 ALL 母细胞，已被批准用于复发或难治性 B 细胞前体 ALL 患者。贝林妥欧单抗比传统化疗更有效，耐受性更好，是第一种被批准用于治疗微小残留病的抗 ALL 药物。贝林妥欧单抗即使在一些罕见的化疗耐药的 ALL 亚型中也被证明是有效的，例如携带 t(17;19) 和相关 *TCF3∷HLF* 融合基因的亚型，尽管进行了强化治疗和 allo-HSCT，这种融合基因通常治疗失败率高。

7. 抗体药物偶联物（ADC）Inotuzumab ozogamicin

细胞表面糖蛋白 CD22 在大多数（＞90％）B-ALL 患者中表达，不进入细胞外基质，是 B 细胞恶性肿瘤的一个有吸引力的治疗靶点。Inotuzumab ozogamicin（CMC-544）是一种人源化的抗 CD22 的单克隆抗体，与细胞毒性抗生素 Calicheamin 偶联。与 CD22 结合后，CD22－偶联复合物被迅速内化，Calicheamin 被释放以结合到 DNA 上，并诱导双链切割和随后的凋亡。有单剂量 Inotuzumab ozogamicin 的 2 期研究，每周或每月给药，用于治疗 R/R B-ALL 患者，均显示出抗肿瘤活性。3 期 INO-VATE ALL 研究评估了单剂 Inotuzumab ozogamicin 与标准强化化疗相比作为挽救治疗在成人 R/R B-ALL 患者中的临床活性和安全性。纳入 218 例患者（Inotuzumab ozogamin 组，$n＝109$；标准组，$n＝109$）。结果显示，完全缓解率（80.7％ vs 29.4％；$P＜0.001$）和 MRD 转阴率（78.4％ vs 28.1％；$P＜0.001$），缓解期较长（中位数 4.6 月 vs 3.1 月；危险比＝0.55[0.31～0.96]，$P＝0.034$）。使用 Inotuzumab ozogamin 组的无进展生存期显著长于标准组（HR，0.45；$P＜0.001$；中位数 5.0 vs 1.8 个月）。静脉曲张闭塞性疾病是主要的非血液学毒性。与标准治疗相比，接受 Inotuzumab ozogamicin 治疗的患者获得了更高的应答率和 MRD 阴性率，延长了无进展生存期和 OS。Inotuzumab ozogamicin 治疗可以增加挽救治疗后能进行过渡到移植治疗的患者数量令人鼓舞。

Bhojwani 等报道了 51 例儿童 R/R ALL 患者使用 Inotuzumab ozogamicin 的情况。67％的显性骨髓疾病患者获得了 CR。大多数应答者（71％）的微量残留病呈阴性。观察到的应答与细胞遗传学亚型、先前治疗方案的数量或类型无关。患者对 Inotuzumab ozogamicin 的耐受性良好。在 INO 治疗过程中没有患者出现窦性梗阻综合征（SOS），但在 Inotuzumab ozogamicin 治疗后接受 HSCT 的 21 例患者中，有 11 例（52％）出现了 SOS。在 3 例接受 Inotuzumab ozogamicin 治疗后复发的患者中，检测到表面 CD22 的下调是一种可能的逃逸机制。结果显示，Inotuzumab ozogamicin 是一种耐受性良好的、有效的治疗儿童 R/R ALL 的方法，有必要进行前瞻性研究。

8. CAR-T 细胞疗法

针对 CD19 的 CAR-T 细胞在 R/R B-ALL 中显示出强大效应，但抗原丢失是导致 CD19 靶向免疫治疗耐药的常见原因。CD22 也在大多数 B-ALL 上表达，通常在 CD19 丢失后保留。Fry 等报告了在 21 名儿童和成人中测试一种新型 CD22-CAR 的Ⅰ期试验结果，其中包括 17 名先前接受 CD19 定向免疫疗法治疗的儿童和成人。在接受≥1×10⁶ CD22-CAR-T 细胞/kg 的患者中,73%(11/15)的患者包括 5/5 的 CD19dim/neg B-ALL 患者,观察到剂量依赖性的抗白血病活性,完全缓解率为 73%(11/15),中位缓解期为 6 个月。复发与 CD22 位点密度降低有关,CD22 位点密度可能允许逃避 CD22-CAR-T 细胞的杀伤。结果证实了 CD22-CAR 在 B-ALL 包括在抗 CD19 免疫治疗耐药的白血病中的临床活性,显示出与 CD19-CART 在生物活性剂量下在 B-ALL 中的同等效力。

一项单中心 I 期试验评估供者来源的抗 CD7-CAR-T 细胞在 R/R T-ALL 患者中的安全性和有效性。20 名患者接受了单次输注 5×10⁵ 或 1×10⁶(±30%)CD7-CAR-T 细胞/kg。不良反应包括细胞因子释放综合征 1~2 级占 90%(n=18),3~4 级占 10%(n=2),细胞减少 3~4 级占 100%(n=20),神经毒性 1~2 级占 15%(n=3),移植物抗宿主病 1~2 级占 60%(n=12),病毒激活 1~2 级占 20%(n=4)。所有不良事件都是可逆的,除了一名患者在输液后 5.5 个月死于真菌性肺炎相关的肺出血。90%(n=18)的患者获得完全缓解,其中 7 名患者进行了 HSCT。中位随访时间为 6.3 个月(范围 4.0~9.2),15 例仍处于缓解期。在输液后 6 个月评估的 5 名患者中,有 5 名患者仍可检测到 CAR-T 细胞。虽然患者 CD7 阳性的正常 T 细胞被耗尽,但 CD7 阴性的 T 细胞仍在扩张,并可能减轻与治疗相关的 T 细胞免疫缺陷。这项研究显示了可接受的安全性、较高的完全缓解率和供者来源的 CAR-T 细胞的显著扩增,供者来源的 CD7-CAR-T 细胞的多中心二期试验正在进行中(NCT04689659),以进一步调查供者来源的 CD7-CAR-T 细胞在 R/R T 细胞恶性肿瘤的患者中的情况。

 参 考 文 献

[1] Portell C A,Sweetenham J W. Adult lymphoblastic lymphoma[J]. Cancer J,2012,18(5):432-438.

[2] Bassan R,Maino E,Cortelazzo S. Lymphoblastic lymphoma:an updated review on biology,diagnosis,and treatment[J]. Eur J Haematol,2016,96(5):447-460.

[3] Swerdlow SH,Campo E,Harris NL,et al. WHO classification of tumours of haematopoietic and lymphoid tissues[M]. 4thed. Lyon:IARC Press, 2008:ednp194-195.

[4] Luca D C. Update on Lymphoblastic Leukemia/Lymphoma[J]. Clin Lab Med,2021,41(3):405-416.

[5] Alaggio R,Amador C,Anagnostopoulos I,et al. The 5th edition of the World Health Organization classification of haematolymphoid tumours: lymphoid neoplasms[J]. Leukemia, 2022, 36(7):1720-1748.

[6] http://www. nhc. gov. cn/yzygj/s3593/201909/5f1d3329606e4cd2aa6e501603703ee4/files/3f882f5e840e4c8a9d23ee6a397cff23. pdf 儿童淋巴母细胞淋巴瘤诊疗规范(2019 年版)

[7] 中国抗癌协会淋巴瘤专业委员会,中国医师协会肿瘤医师分会,中国医疗保健国际交流促进会肿瘤内科分会. 中国淋巴瘤治疗指南(2021 年版)[J]. 中华肿瘤杂志,2021,43(7):707-735.

[8] 中华人民共和国国家卫生健康委员会. 淋巴瘤诊疗规范(2018 年版)[J]. 肿瘤综合治疗电子杂志,2019,5(4):50-71.

[9] NCCN Clinical Practice Guidelines in B-cell lymphomas(version 2. 2022)[DB/OL]. https://www. nccn. org/professionals/physician_gls/pdf/b-cell. pdf.

［10］中国临床肿瘤学会指南工作委员会.中国临床肿瘤学会(CSCO)儿童及青少年淋巴瘤诊疗指南 2020［M］.北京:人民卫生出版社,2020:4－20

［11］袁英,臧立,岳智杰,张翼鷟,王晓芳.74 例淋巴母细胞淋巴瘤的临床特点及预后分析［J］.肿瘤防治研究,2018,45(03):154－159.

［12］Sandlund J T,Pui C H,Zhou Y,et al. Results of treatment of advanced-stage lymphoblastic lymphoma at St Jude Children's Research Hospital from 1962 to 2002［J］. Ann Oncol,2013,24(9):2425－2429.

［13］Rosolen A,Perkins S L,Pinkerton C R,et al. Revised International Pediatric Non-Hodgkin Lymphoma Staging System［J］. J Clin Oncol,2015,33(18):2112－2118.

［14］Khanam T,Sandmann S,Seggewiss J,et al. Integrative genomic analysis of pediatric T-cell lymphoblastic lymphoma reveals candidates of clinical significance［J］. Blood,2021,137(17):2347－2359.

［15］Burkhardt B,Hermiston M L. Lymphoblastic lymphoma in children and adolescents:review of current challenges and future opportunities［J］. Br J Haematol,2019,185(6):1158－1170.

［16］Lepretre S,Touzart A,Vermeulin T,et al. Pediatric-like acute lymphoblastic leukemia therapy in adults with lymphoblastic lymphoma:the GRAALL-LYSA LL03 study［J］. J Clin Oncol,2016,34(6):572－580.

［17］Tian X P,Xie D,Huang W J,et al. A gene-expression-based signature predicts survival in adults with T-cell lymphoblastic lymphoma:a multicenter study［J］. Leukemia,2020,34(9):2392－2404.

［18］Vrooman L M,Blonquist T M,Stevenson K E,et al. Efficacy and toxicity of pegaspargase and calaspargase pegol in childhood acute lymphoblastic leukemia/lymphoma:results of dfci 11-001［J］. J Clin Oncol,2021,39(31):3496－3505.

［19］Wieduwilt M J,Jonas B A,Schiller G J,et al. A phase Ⅱ study of pegylated asparaginase, cyclophosphamide, rituximab, and dasatinib added to the UCSF 8707 (Linker 4-drug) regimen with liposomal cytarabine CNS prophylaxis for adults with newly diagnosed acute lymphoblastic leukemia (ALL) or lymphoblastic lymphoma (LBL):University of California Hematologic Malignancies Consortium Study (UCHMC) 1401［J］. Blood,2018,132(Supplement 1):4018－4018.

［20］Tian X P,Huang W J,Huang H Q,et al. Prognostic and predictive value of a microRNA signature in adults with T-cell lymphoblastic lymphoma［J］. Leukemia,2019,33(10):2454－2465.

［21］Cohen M H,Johnson J R,Massie T,et al. Approval summary:nelarabine for the treatment of T-cell lymphoblastic leukemia/lymphoma［J］. Clin Cancer Res,2006,12(18):5329－35.

［22］Candoni A,Lazzarotto D,Ferrara F,et al. Nelarabine as salvage therapy and bridge to allogeneic stem cell transplant in 118 adult patients with relapsed/refractory T-cell acute lymphoblastic leukemia/lymphoma. A CAMPUS ALL study［J］. Am J Hematol,2020,95(12):1466－1472.

［23］Abaza Y,H M K,Faderl S,et al. Hyper-CVAD plus nelarabine in newly diagnosed adult T-cell acute lymphoblastic leukemia and T-lymphoblastic lymphoma［J］. Am J Hematol,2018,93(1):91－99.

［24］Hayashi R J,Winter S S,Dunsmore K P,et al. uccessful outcomes of newly diagnosed T lymphoblastic lymphoma:results from Children's Oncology Group AALL0434［J］. J Clin Oncol,2020,38(26):3062－3070.

［25］Sanchez-Martin M,Ambesi-Impiombato A,Qin Y,et al. Synergistic antileukemic therapies in NOTCH1-induced T-ALL［J］. Proc Natl Acad Sci U S A,2017,114(8):2006－2011.

[26] De Smedt R,Peirs S,Morscio J,et al. Pre-clinical evaluation of second generation PIM inhibitors for the treatment of T-cell acute lymphoblastic leukemia and lymphoma[J]. Haematologica,2019,104(1):e17 - e20.

[27] Kantarjian H,Stein A,Gokbuget N,et al. Blinatumomab versus chemotherapy for advanced acute lymphoblastic leukemia[J]. N Engl J Med,2017,376(9):836 - 847.

[28] Lussana F,Gritti G,Rambaldi A. Immunotherapy of acute lymphoblastic leukemia and lymphoma with T cell-redirected bispecific antibodies[J]. J Clin Oncol,2021,39(5):444 - 455.

[29] Kantarjian H M,Deangelo D J,Stelljes M,et al. Inotuzumab Ozogamicin versus Standard Therapy for Acute Lymphoblastic Leukemia[J]. N Engl J Med,2016,375(8):740 - 53.

[30] Bhojwani D,Sposto R,Shah N N,et al. Inotuzumab ozogamicin in pediatric patients with relapsed/refractory acute lymphoblastic leukemia[J]. Leukemia,2019,33(4):884 - 892.

[31] Fry T J,Shah N N,Orentas R J,et al. CD22-targeted CAR T cells induce remission in B-ALL that is naive or resistant to CD19-targeted CAR immunotherapy[J]. Nat Med,2018,24(1):20 - 28.

[32] Pan J,Tan Y,Wang G,et al. Donor-derived CD7 chimeric antigen receptor T cells for T-cell acute lymphoblastic leukemia:first-in-human, phase Ⅰ Trial[J]. J Clin Oncol,2021,39(30):3340 - 3351.

（范思宇　陈巧云　许景艳）

第八节　外周 T 细胞淋巴瘤

外周 T 细胞淋巴瘤(peripheral T cell lymphoma，PTCL)是一组起源于胸腺后(外周)T 细胞或成熟自然杀伤(NK)细胞的高度异质性恶性淋巴增生性疾病。2016 年 WHO 分类标准中共描述了 29 种不同类型的 PTCL。在欧美国家中,PTCL 约占非霍奇金淋巴瘤(NHL)的 10％～15％,包括外周 T 细胞淋巴瘤-非特指型(PTCL-NOS)、血管免疫母细胞性 T 细胞淋巴瘤(AITL)、结外 NK/T 细胞淋巴瘤,鼻型(ENKTL)、成人 T 细胞白血病/淋巴瘤(ATLL)、间变性淋巴瘤激酶(ALK)阳性和阴性间变性大细胞淋巴瘤(ALCL),其他类型相对少见。在我国,PTCL 占比高于欧美国家,在 NHL 中占比 21.4％,ENKTL 是最常见的亚型。

一、发病机制

(一) 传统发病机制

PTCL 的发生发展是一个复杂的病理过程,主要包括恶性 T 细胞固有的 T 细胞受体(TCR)信号通路的失调以及与肿瘤细胞微环境的相互作用。病毒和慢性炎症也会导致某些亚型的肿瘤转化。一些潜在的遗传机制包括染色体易位、拷贝数变异、基因插入和缺失以及关键癌基因和肿瘤抑制基因的突变。此外,在部分 T 细胞淋巴瘤亚型中还发现存在表观遗传失调,但具体发病机制有待进一步研究。

（二）发病机制新进展

基因表达谱（GEP）和二代测序研究（NGS）已经揭示了外周 T 细胞转化的关键机制，包括：① T 细胞内源性（即关键细胞内信号通路的反复紊乱）；② T 细胞外源性（即非肿瘤性微环境的促肿瘤作用）；③ 病毒介导[即 EB 病毒（EBV）和人类 T 细胞白血病/淋巴瘤病毒 1（HTLV1）诱导的 T 细胞肿瘤性转化]。

PTCL-NOS：通过 GEP 确定了 PTCL-NOS 两个主要分子亚型：PTCL-GATA3 和 PTCL-TBX21，这两组分子亚型在致病途径和预后方面具有明显的生物学差异。TBX21 是 Th1 和细胞毒性 T 细胞的调节因子，GATA3 是 Th2 细胞分化的转录调节因子，目前推测为这两种 PTCL 亚型的起源细胞。TBX21 高表达的 PTCL-NOS 患者具有肿瘤微环境基因特征，TBX21 和 EOMES 转录因子及其靶基因（CXCR3、IL2RB、CCL3、IFN）的高表达与更有利的结局相关。PTCL-TBX21 亚组中调控 NF-κB 信号转导的基因（ZC3H12DC/p34 和 TNFAIP3）和 TS 激酶（LATS1）丢失的频率较高，主要针对细胞毒效应基因，并且富含调控 DNA 甲基化的基因突变。GATA3 高表达的患者具有细胞毒性基因特征，GATA3 信号富含 myc 增殖信号，其靶基因包括 CCR4、IL18RA、CXCR7、IK，预后较差。PTCL-GATA3 表现出更高的基因组复杂性，其特征是针对 CDKN2A/B-TP53 轴和 PTEN-PI3K 通路的抑癌基因频繁丢失或突变，以及 STAT3 和 MYC 的遗传增益和扩增。PTCL-NOS 的基因测序研究还发现了其他突变包括 TCR 信号通路、NOTCH 信号通路以及 PI3K-AKT1 信号通路过度激活。

AITL 以及其他滤泡辅助 T 细胞（TFH）起源的 PTCL：AITL 主要由具有 TFH 表型的肿瘤细胞以及周围肿瘤微环境（TME）组成。TFH 是 CD4$^+$ T 细胞群体，高水平表达趋化因子受体 CXCR5，其功能失调可能导致生发中心紊乱以及随后 AITL 的发生和发展。肿瘤微环境富含促进血管生成的信号，肿瘤细胞和内皮细胞均呈血管内皮细胞生长因子（VEGF）阳性。NGS 的最新进展发现了 AITL 常见的体细胞突变，包括表观遗传修饰因子、ras 同源家族成员 A（RHOA）和 TCR 信号通路分子的改变。表观遗传修饰基因 TET2、DNMT3A、IDH2 共同参与了 DNA 甲基化/去甲基化调控。TET2 和 DNMT3A 突变与高甲基化和基因表达失调相关。IDH2 R172 突变具有酶活性，产生肿瘤型代谢物 D-2-羟基戊二酸（D-2-HG）。D-2-HG 的积累抑制了 Tet 家族中的组蛋白赖氨酸去甲基化酶和 DNA 羟化酶。RhoA 是一种 GTP 酶，参与调节细胞运动和极化、细胞骨架重构和信号转导。VAV1 是一种鸟嘌呤交换因子蛋白，其功能是作为接头促进和激活 TCR 近端信号复合体。G17V RHOA 与 VAV1 的结合增强了 VAV1 的接头功能，导致 TCR 信号转导加速。AITL 中与 TCR 相关的其他突变还包括 PLCG1、CD28、FYN、CARD11、PI3K、CTNNB1 和 GTF21。当前，普遍用"多步骤肿瘤发生模型"解释 AITL 发生发展。TET2 和 DNMT3A 突变不仅存在于肿瘤 T 细胞，也存在于 AITL 的 CD34$^+$ 细胞和 B 细胞中，并且 TET2 和 DNMT3A 的突变等位基因频率显著高于 RHOA 和 IDH2，提示这两种突变可能在造血祖细胞阶段已经发生。相反 RHOA 和 IDH2 突变仅限于 AITL 肿瘤细胞，它们可能是肿瘤发生发展中的第二次打击。AITL 与 EBV 存在关联，TME 中部分大 B 细胞经原位杂交后表现为 EBV 编码的 RNA（EBER）阳性，而恶性 TFH 则无 EBV 活性。

ALCL：ALCL 以 CD30 阳性间变性大细胞为特征。根据标本中 ALK 蛋白的存在与否可以区分为 ALK⁺ 和 ALK⁻ ALCL。ALK⁺ ALCL 中存在 ALK 基因重排，最常见的易位为 t(2；5)(p23;q35)，导致核磷蛋白(NPM1)和 ALK 融合。二聚化结构自动磷酸化 ALK 催化域，激活多条下游信号通路，包括 $PI3K/AKT$、RAS/ERK 和 $JAK/STAT$。$NPM-ALK$ 也可直接激活 $STAT3$，从而控制许多凋亡调节蛋白的转录，如 Cyclin D1、Bcl-X、Bcl-XL 和 cMyc。根据 DUSP22 和 TP63 两种染色体重排将 ALK⁻ ALCL 亚类分为 3 个组。DUSP22 重排与 DUSP22 的下调有关，其下调导致 TCR 信号的抑制并促进细胞凋亡。TP63 重排是 TBL1XR1/TP63 的融合转录本，与 p53 抑癌途径中致癌基因 $deltaNp63$ 具有相似的结构同源性，与低生存期相关。ALK⁻ ALCL 通过 TYK 或 $ROS1$ 介导的酪氨酸激酶活性或 $JAK1$ 和 $STAT3$ 自身突变来表达激活的 $STAT3$。GEP 研究证实了 ALK⁻ ALCL 中 $IRF4$ 和 MYC 信号的富集、$mTOR$ 基因信号的扩增、TCR 信号转导相关基因低表达和 CD30 及其相关基因($TNFRSF8$、$BATF3$、$TMOD1$)高表达。

ATLL：ATLL 是一种与 HTLV1 病毒相关并由其驱动的侵袭性淋巴瘤。来源于 CD4⁺ 辅助 T 细胞的 ATLL 与调节 T 细胞(Treg)具有相似的免疫表型，表达 CD4、CD25(IL-2R)和 FOXP3。HTLV1 是一种逆转录病毒，主要通过母婴传播、性传播以及血液和血制品传播。病毒 Tax 蛋白是 ATLL 发生的驱动因素，它具有高度的免疫原性，激活 NF-κB 途径，促进 T 细胞增殖，并逃脱免疫监视。ATLL 细胞中 TAX 的表达导致细胞表面 HLA-I 类和 β2-MG 的减少。这也与 PD-1 阳性细胞毒性 T 细胞(CTL)的增加有关，其机制不明，表达 TAX 蛋白的细胞减少了对周围 CTL 的逃逸。HBZ 是一种致癌因子，可以促进细胞增殖，抑制凋亡，导致基因组不稳定，从而导致多种细胞遗传学异常。HBZ 还抑制与组蛋白修饰有关的 CREBP 和 KAT7 的活性，并通过乙酰化激活 p53。与细胞周期调节相关的基因如 CDC2、Cyclin B 酪氨酸激酶信号通路(SYK-Lyn)和抗凋亡基因(BIRC5)的表达也增加。其他激酶信号通路包括 $JAK/STAT$、$RAS/MAPK$ 和 $PI3K/AKT/mTOR$。各种表观遗传和基因突变最终导致 TCR 激活和免疫逃逸机制增强。最常见的突变基因是激活 NF-κB 途径的 $PLCG1$，也有 $IRF4$ 的突变和扩增。表观遗传因子 $TET2$、$DNMT3$、$EP300$、$IDH2$、$PHF6$、$KDM6A$、EED、$SETD2$、$SUZ12$ 和 $EZH2$ 等也发生了突变。

其他：先天性免疫反应与黏膜炎症和肠道 T 细胞淋巴瘤的发病机制有关，$SETD2$、$JAK/STAT$ 和 RAS 突变都很常见。肝脾 T 细胞淋巴瘤(HSCTL)似乎与自身免疫性疾病和长期免疫抑制有关。既往使用英夫利昔单抗治疗超过 2 年，以及硫嘌呤都与 HSCTL 的发生有很强的相关性。HSTCL 的综合基因组研究已发现染色体修饰基因突变，包括 $SETD2$、$INO80$、$ARID1B$、$STAT5B$、$STAT3$ 和 $PI3KCD$。

二、临床表现及实验室检查

最常见的临床表现是无痛性浅表淋巴结肿大，纵隔或后腹膜等深部淋巴结肿大可引起压迫症状。常见的全身症状有发热、盗汗和不明原因的体重减轻，还可以表现出乏力、皮肤瘙痒等非特征性症状。部分患者原发于结外淋巴组织或器官。结外受累部位多见于肝脾、皮肤及皮下组织、骨髓和胃肠道等。临床表现视侵犯的不同部位而定,如肝脾浸润可表现为肝脾增大;皮肤受累可表现为肿块、皮下结节、浸润性斑块、溃疡或蕈样霉菌病等;骨髓受累可表现全血细胞减少,出现贫血、出血、感染;胃肠道受累可表现恶心、呕吐、腹痛、腹部肿块、腹泻或消化道出血等;鼻咽、口咽受累时,可表现为鼻塞、流涕、鼻出血或咽痛等;甲状腺、肾脏、神经系统或免疫系统也可受累及。实验室检查异常主要包括贫血、血小板减少、嗜酸性粒细胞升高、乳酸脱氢酶升高、血沉升高、β2-微球蛋白血症,也可表现为异常多克隆丙种球蛋白血症、Coombs 阳性、冷球蛋白血症或冷凝集素等。ENKTL、AITL 等亚型常会出现外周血 EBV 阳性,并且和病情具有一定的相关性。

三、诊断

(一)传统诊断

PTCL 的诊断依据主要是淋巴结或受累的组织器官活检标本的病理学检查。一般首选肿大明显的淋巴结部分或完整切除;病变部位较深时,可采取 B 超或 CT 引导下粗针穿刺活检,必要时应用内镜活检,但是肿块细针活检(FNA)不足以作出初始诊断。PTCL 受累的淋巴结切面外观呈鱼肉样,镜下正常的淋巴结结构被破坏,淋巴滤泡退化或消失。增生和浸润的肿瘤细胞排列紧密,无统一的形态学特征。确诊还必须依赖于充分的免疫表型分型,如 IHC 抗原谱:CD20、CD3、CD10、BCL6、Ki-67、CD5、CD30、CD2、CD4、CD8、CD7、CD56、CD57、CD21、CD23、EBER、ISH、ALK 等;或流式细胞术应做的细胞表面标志物:κ/λ、CD45、CD3、CD5、CD19、CD10、CD20、CD30、CD4、CD8、CD7、CD2;TCR α/β;TCR γ 等。某些情况有助于诊断的检查:分子学分析检测抗原受体基因重排、t(2;5)及变异型;进一步免疫组化检查(如 CD279/PD1、CXCL-13 等)以确定淋巴瘤亚型:细胞遗传检查进行克隆性分析;对危险人群进行 HTLV-1 血清学检查等。

(二)精准诊断新进展

目前淋巴瘤的诊断主要依靠临床表现、实验室检查、影像学检查、病理形态学、免疫表型、细胞遗传学和分子生物学检查。组织病理学和分子生物学是 PTCL 诊断、分型的金标准。

PTCL-NOS:PTCL-NOS 在形态学、免疫学、遗传学和临床表现上均无特异性,所以只有在排除其他独立分型的 T 细胞淋巴瘤后,方能作出诊断。组织病理学表现为淋巴结正常结构消失,代之以层状排列的异型淋巴细胞分布于副皮质区或弥漫分布。肿瘤细胞无典型的形态学特征,常伴有多形性炎性背景。PTCL-NOS 常见特征是 T 细胞表型异常,如 CD5 或 CD7 表达下降,大多数为 CD4$^+$CD8$^-$,不表达 B 细胞相关抗原。TCR 克隆性重排多为 α 或 β 型。细胞遗传学异常均为非特异性改变,包括 t(5;9)(q33;q22),ITK∷SYK 融合基因,CTLA4∷CD28 融合基因和 VAV1 融合基因等。编码原癌基因 MYC 和 STAT3 基因位点的频繁基因组扩增和肿瘤抑制基因 CDKN2A/B-TP53 的缺失或突变是 PTCL-GATA3 的基因组特征。其他相关基因突变包括 KDM6A、MLL2、TET2、DNMT3、KMT2C、KMT2D、ZAP70、CHD8、APC、

TRAF3、*TNFRSF14*、*PRDM1*、*VAV1*、*TNFAIP3*、*PLCG1* 等。虽然 PTCL-GATA3 具有统一的分子遗传特征,但 PTCL-TBX21 具有异质性,可能包括一个具有细胞毒性基因表达和侵袭性行为的亚组。

AITL:肿瘤细胞通常是中等大小胞质透明的淋巴细胞,存在于多形性炎症细胞背景中,包括嗜酸性粒细胞、巨噬细胞、血管内皮细胞、肥大细胞、反应性 T 淋巴细胞和 B 细胞等,丰富的微环境成分甚至可能掩盖相对少数的肿瘤细胞群体。淋巴结结构逐渐或完全消失,根据滤泡增生、退化及消失程度可将 AITL 分为三种亚型。高内皮小静脉(HEV)和滤泡树突状细胞(FDC)围绕血管分布是本病较为特征性的病理改变。肿瘤细胞表达泛 T 细胞抗原(CD2、CD3、CD5、CD7),主要的增殖细胞呈 CD4$^+$,有时也可呈 CD8$^+$。TFH 相关免疫表型为 PD-1、CD10、BCL6、CXCL13、ICOS、SAP、CXCR5,也有 CD30 表达。CD84、CD200 和 IL-21 等也与 TFH 细胞密切相关。典型染色体异常是 3、5、11q13、18、19、22q 和 X 染色体的增益和扩增以及 13q 的丢失。Ig 基因重排和 TCR 基因重排可阳性。*TET2*、*DNMT3A*、*IDH2 R172*、*RHOA G17V* 是本病最常见的突变。2022 年 WHO 分类标准中引入了结节型滤泡性 T 辅助细胞淋巴瘤(nTFHL),包括 nTFHL 血管免疫母细胞型(nTFHL-AI)、nTFHL 滤泡型(nTFHL-F)和没有其他类型的 nTFHL(nTFHL-NOS)。从遗传学上讲,nTFHL-AI 的特征是在造血干细胞早期通过 *TET2* 和 *DNMT3A* 突变逐步获得体细胞突变,而 *RHOA* 和 *IDH2* 突变也存在于肿瘤 TFH 细胞群中。nTFHL-F 和 nTFHL-NOS 研究相对较少,也表达 TFH 标记物,如 PD1、ICOS、CXCL13、CD10 和 BCL6,并显示与 nTFHL-AI 相似的突变蛋白。nTFHL-NOS 是具有 TFH 表型的 CD4$^+$ 淋巴瘤且不符合 nTFHL-AI 或 nTFHL-F 的标准。TFH 表型除了 CD4 外,还需存在至少两个 TFH 标记。从本质上说,确诊相关病例仍存在许多挑战和缺陷。建议采用一种综合的方法,对诊断困难的患者至少需要结合临床、形态学和免疫表型特征,并从基因组学中获得克隆性和突变蛋白的证据。

ALCL:ALCL 标志细胞特征是大细胞、胞质丰富,呈弱嗜碱性或双性染色。细胞核偏心,常呈马蹄形或肾形,核仁明显。肿瘤细胞常呈聚集性生长,具有向淋巴结窦和滤泡旁侵犯的倾向。肿瘤细胞常表达 CD30,存在 TCR 基因单克隆重排。ALK$^+$ALCL 表达 ALK 蛋白,可检测到 t(2;5)(p23;q35)重排,形成 *NPM∷ALK* 融合基因。部分肿瘤细胞可表达颗粒酶 B、TIA-1、穿孔素或 EMA。ALK$^-$ALCL 可出现 DUSP22 或 TP63 重排。ALK$^-$ALCL 一些特殊的分子遗传学改变已被证明与形态学特征相关。具有 DUSP22 重排的 ALCL 的特征是具有"甜甜圈细胞"样肿瘤细胞和多形性较少的片状生长细胞;LEF1 的表达可以作为这种分子改变的替代标记。一部分霍奇金样形态的病例中 ERBB4 蛋白表达异常,而 *JAK2* 重排的病例中有更多的间变性细胞。乳腺植入物相关 ALCL(BIA-ALCL)是一种不同于其他 ALCL 的亚型;它是一种非侵袭性肿瘤,与乳腺植入物相关,具有良好的预后,若侵犯邻近结构则预后不佳。最近的研究强调了 TH2 过敏性炎症反应的重要性,通过免疫逃避的作用在超过 50% 的病例中扩增 9p24.1 和过表达 PD-L1,并发生体细胞 *STAT3*、*STAT5B*、*JAK1*、*JAK2* 突变和 *SOCS1*、*SOCS3* 功能缺失性突变激活 JAK-STAT 通路。

ATLL：ATLL 是系统性疾病，大多数患者表现为广泛的淋巴结、结外器官和外周血累及。伴或不伴溶骨性病变的高钙血症也很常见。典型的肿瘤细胞呈中等以上大小，具有明显的多形性，核不规则、扭曲或折叠，染色质粗块状，核仁明显，可见特征性分叶状核的"花细胞"。夹杂不同比例转化的大细胞，散在伴扭曲或脑回样核的巨细胞。肿瘤细胞表达 T 细胞相关抗原 CD3、CD2、CD5，大多数病例为 CD4$^+$、CD8$^-$、CD25$^+$。转化的大细胞可表达 CD30，但不表达 ALK 和细胞毒性分子。瘤细胞常表达 *FOXP3*。HTLV-1 前病毒基因检测阳性。2022 年版 WHO 在遗传学方面强调了 ATLL 中免疫逃避的重要性，包括 *CTLA4 ∷ CD28* 和 *ICOS ∷ CD28* 融合、REL C 末端截断、HLA-A 和 HLA-B 的重现性改变和破坏 CD274(PD-L1)的 3′端非翻译区的结构变异。此外，体细胞突变的频率和模式似乎与临床行为相关。侵袭性亚型表现出更多的基因改变，而 *STAT3* 突变在惰性亚型中更为常见。

其他：值得注意的是，类似骨髓增生异常综合征的骨髓发育不良在 HSTCL 患者的骨髓涂片中并不罕见，尽管这对临床没有任何影响。HSTCL 大多数病例表达 TCRγδ(75%)，少部分表达 TCRαβ(25%)，有一小部分病例(约 5%)TCR 阴性。

四、预后分层

（一）传统预后分层

国际预后指数(IPI)和经年龄校正的国际预后指数(aaIPI)是传统预后评分系统。

IPI 包括所有患者年龄＞60 岁，血清 LDH 水平＞正常，ECOG 体能状态 2～4 分，Ⅲ 或 Ⅳ 期，结外受累处＞1 个。(0～1：低危；2：低/中危；3：中/高危；4～5：高危)

aaIPI 用于年龄≤60 岁的患者，包括血清 LDH 水平＞正常，Ⅲ 或 Ⅳ 期，ECOG 体能状态 2～4 分。(0：低危；1：低/中危；2：中/高危；3：高危)

（二）精准预后分层新进展

PTCL-U 预后指标(PIT)主要用于 PTCL-NOS 的预后判断。PIT 包括风险因素：年龄＞60 岁，血清 LDH 水平＞正常，ECOG 体能状态 2～4 分，骨髓受累。(预后风险 1 组 0；2 组 1；3 组 2；4 组 3 或 4)

改良 PIT 包括风险因素：年龄＞60 岁，血清 LDH 水平＞正常，ECOG 体能状态 2～4 分，Ki-67≥80%。(预后风险 1 组 0 或 1；2 组 2；3 组 3 或 4)

国际 T 细胞淋巴瘤项目包括风险因素：年龄＞60 岁，ECOG 体能状态 2～4 分，血小板数(＜150×10^9/L)。(预后风险 0 组 1；1 组 2；2 组 3；3 组 4)

AITL 预后指标(PIAI)包括风险因素：年龄＞60 岁，体能状态≥2 分，结外受累部位＞1 个，B 症状和血小板数＜150×10^9/L。(0～1：低危；2～5：高危)

五、治疗

（一）传统治疗

由于目前 PTCL 总体预后较差，因此治疗推荐首选参加临床试验。若没有合适临床试验用于治疗,对于 IPI 低危或低中危的Ⅰ、Ⅱ期患者给予 4～6 周期联合化疗＋局部区域放疗(30～40 Gy)。中期评估 CR 患者,完成既定疗程后可每 3～6 个月观察随访 1 次。未达 CR 患者,可考虑放疗或大剂量化疗联合自体移植或临床试验。对于 IPI 高危或中高危的Ⅰ、Ⅱ期或Ⅲ～Ⅳ期患者给予 6～8 周期联合化疗±放疗。评估 CR 的 ALK$^+$ ALCL 患者可随访观察;其余亚型 CR 患者可考虑大剂量化疗联合自体移植或观察。一线治疗未达 CR 或复发/难治性患者,换用二线治疗后达 PR 及以上,可进一步大剂量化疗联合自体或异基因移植巩固。无效者推荐临床试验或姑息性放疗。

传统联合化疗一线方案包括 CHOP(环磷酰胺、阿霉素、长春新碱、泼尼松)方案、HyperC-VAD(环磷酰胺、长春新碱、阿霉素、地塞米松)与大剂量甲氨蝶呤和阿糖胞苷交替等。二线联合化疗方案包括 DHAP(地塞米松、顺铂、阿糖胞苷)方案、ESHAP(依托泊苷、甲泼尼龙、阿糖胞苷、顺铂)方案、GDP(吉西他滨、地塞米松、顺铂)方案、GemOx(吉西他滨、奥沙利铂)方案、ICE(异环磷酰胺、卡铂、依托泊苷)方案、MINE(美司钠、异环磷酰胺、米托蒽醌、依托泊苷)方案等;二线治疗的单药方案包括阿仑单抗、硼替佐米、环孢素(AITL)、吉西他滨等。

(二)精准治疗新进展

PTCL 最佳治疗方案和治疗策略仍在探索中,目前除初诊 ALK$^+$ ALCL 外,余亚型推荐首选仍为合适的临床试验。

对于Ⅰ～Ⅱ期 ALK$^+$ ALCL 患者,推荐 6 疗程多药化疗±累计部位放疗。对于Ⅲ～Ⅳ期 ALK$^+$ ALCL 患者,推荐 6 疗程多药化疗。3～4 个疗程后,达 PR 以上患者,完成既定疗程后可观察随访。无效或疾病进展、复发患者,参照复发/难治患者的治疗原则。

对于Ⅰ～Ⅳ期 PTCL-NOS、AITL、ALK-ALCL 等亚型患者,首选临床试验或 6 疗程多药化疗±累计部位放疗。3～4 个疗程后,中期评估达 PR 以上,且完成既定疗程后评估 CR 患者,推荐临床试验或考虑大剂量化疗联合自体移植或观察;中期评估无效或疗程结束评估 PR 或疾病进展患者,参照复发/难治患者的治疗原则。

复发难治性疾病(拟行移植者),首选临床试验或二线治疗,达 PR 以上患者,可考虑临床试验、异基因造血干细胞移植或大剂量化疗联合自体移植巩固。复发难治性疾病(不拟行移植者),推荐临床试验、二线治疗、姑息放疗和/或最佳支持治疗。CP、PR 或临床获益患者,可继续治疗或观察。复发难治性疾病二线治疗无效、疾病进展以及再次复发患者推荐临床试验、替代二线治疗、姑息放疗和/或最佳支持治疗。

目前推荐一线治疗方案首选维布妥昔单抗＋CHP(环磷酰胺、多柔比星、泼尼松)方案(ALK$^+$ ALCL、其他组织学亚型 CD30 阳性患者),其他推荐方案包括传统 CHOEP(环磷酰胺、阿霉素、长春新碱、依托泊苷、泼尼松)方案、CHOP 方案和 DA-EPOCH 方案、CHOP 方案后使用 IVE(异环磷酰胺、依托泊苷、表柔比星)方案与中等剂量甲氨蝶呤交替(仅在 EATL 患者中研究)、HyperCVAD 与大剂量甲氨蝶呤和阿糖胞苷交替等。

二线治疗方案的选择要结合是否计划进行移植、患者的一般状况和药物不良反应等因素综合考虑。对于拟行移植患者二线治疗单药方案包括维布妥昔单抗(ALCL、其他组织学亚型

CD30 阳性患者)、克唑替尼(仅适用于 ALK⁺ALCL),组蛋白去乙酰化酶抑制剂西达本胺,抗叶酸制剂普拉曲沙、苯达莫司汀、吉西他滨、免疫调控剂来那度胺等。联合方案包括 DHAP 方案、DHAX(地塞米松、阿糖胞苷、奥沙利铂)方案、ESHAP 方案、GDP 方案、GemOx 方案、ICE 方案、GVD(吉西他滨、长春瑞滨、多柔比星脂质体)方案等。对于不拟行移植患者二线治疗方案在拟行移植患者单药方案基础上还可考虑 CD52 单抗阿仑单抗、硼替佐米、环孢素(AITL)、环磷酰胺和/或依托泊苷和放射疗法等。西达本胺作为我国食品药品监督管理局批准上市的新型 HDAC 抑制剂,可考虑单药治疗复发/难治患者,或联合 ICE 方案、GDP 方案、来那度胺/沙利度胺方案等治疗复发/难治 PTCL 患者。

当前基于发病机制的 PTCL 个体化治疗临床试验包括 PI3K δ/γ 抑制剂杜韦利西布,PI3K α/δ 抑制剂盐酸可泮利塞,PI3Kδ/γ 抑制剂泰那利塞,人源化靶向 CC 趋化因子受体 4(CCR4)的单克隆抗体莫格利珠单抗,去甲基化药物阿扎胞苷,JAK1/2 抑制剂芦可替尼,JAK 抑制剂 AZD4205,SYK/JAK 双重抑制剂 Cerdulatinib,选择性法尼基转移酶抑制剂 Tipifarnib,哺乳动物雷帕霉素(*mTOR*)靶点抑制剂依维莫司,*AAK* 抑制剂 Alisertib,*EZH1/2* 抑制剂 DS-3201b,*IDH2* 抑制剂 AG-221,*BCL2* 抑制剂维奈克拉等单药或联合方案或 CAR-T 细胞治疗。

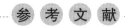

参　考　文　献

[1] 马军,沈志祥,朱军,等. 西达本胺治疗外周 T 细胞淋巴瘤中国专家共识(2018 年版)[J]. 中国肿瘤临床, 2018,45(15):763 - 768.

[2] 中国抗癌协会淋巴瘤专业委员会,中国医师协会肿瘤医师分会,中国医疗保健国际交流促进会肿瘤内科分会. 中国淋巴瘤治疗指南(2021 年版)[J]. 中华肿瘤杂志,2021,43(07):707 - 735.

[3] 李小秋,李甘地,高子芬,等. 中国淋巴瘤亚型分布:国内多中心性病例 10002 例分析[J]. 诊断学理论与实践,2012,11(02):111 - 115.

[4] Zain JM, Hanona P. Aggressive T-cell lymphomas:2021 Updates on diagnosis, risk stratification and management [published correction appears in Am J Hematol. 2021 Jul 22][J]. Am J Hematol, 2021, 96(8):1027 - 1046.

[5] Yabe M, Dogan A, Horwitz SM, et al. Angioimmunoblastic T-Cell Lymphoma[J]. Cancer Treat Res, 2019, 176:99 - 126.

[6] Timmins MA, Wagner SD, Ahearne MJ. The new biology of PTCL-NOS and AITL:current status and future clinical impact[J]. Br J Haematol, 2020, 189(1):54 - 66.

[7] Heavican TB, Bouska A, Yu J, et al. Genetic drivers of oncogenic pathways in molecular subgroups of peripheral T-cell lymphoma[J]. Blood, 2019, 133(15):1664 - 1676.

[8] Horwitz SM, Ansell S, Ai WZ, et al. NCCN guidelines insights:T-cell lymphomas, version 1. 2021[J]. J Natl Compr Canc Netw. J Natl Compr Canc Netw. 2020,18(11):1460 - 1467.

[9] 赵维莅,蔡铭慈. 我如何诊断和治疗外周 T 细胞淋巴瘤[J]. 中华血液学杂志,2019(05):363 - 367.

[10] Alaggio R, Amador C, Anagnostopoulos I, et al. The 5th edition of the World Health Organization classification of haematolymphoid tumours:lymphoid neoplasms[J]. Leukemia, 2022, 36(7):1720 - 1748.

[11] 陈燕坪,吴正军,刘伟,等.成人 T 细胞白血病/淋巴瘤临床病理学特征[J].中华病理学杂志,2019(01):11-16.

[12] Federico M, Rudiger T, Bellei M, et al. Clinicopathologic characteristics of angioimmunoblastic T-cell lymphoma: analysis of the international peripheral T-cell lymphoma project[J]. J Clin Oncol,2013,31(2):240-6.

[13] Mulvey E, Ruan J. Biomarker-driven management strategies for peripheral T cell lymphoma[J]. J Hematol Oncol,2020,13(1):59.

（石筱　范磊）

第九节　NK/T 细胞淋巴瘤

结外 NK/T 细胞淋巴瘤(extranodal NK/T-cell lymphoma,ENKTCL)是原发于鼻腔或其他结外器官的成熟 T 细胞和 NK 细胞肿瘤。其发病具有明显的地域和种族差异,亚洲、拉丁美洲和南美洲人群相对高发。ENKTCL 在我国好发于成年男性,主要病变类型为鼻型,具有独特的形态学改变、生物学行为和免疫表型,并与 Epstein-Barr 病毒(EBV)感染有密切的关系。本病具有侵袭性,进展迅速、预后较差且生存期短。

一、发病机制

(一)传统发病机制

ENKTCL 的病因和发病机制复杂,传统对其发病机制的研究,集中在 EBV 感染、遗传学和基因改变及细胞起源和分化等方面。ENKTCL 中 EBV 的潜伏模式为潜伏 Ⅱ 型,表达 EBNA-1,LMP-1、2A,但 EBV 感染的致瘤机制仍有待更深入的研究。最常见的细胞遗传学改变是 6q 的缺失。既往应用 PCR 技术发现 NKTCL 病变组织中存在 T 淋巴细胞的克隆性增生,为该肿瘤 T 细胞起源提供了分子生物学证据。肿瘤细胞中高表达 p53,大部分瘤细胞还表达 Fas 配体(FasL),穿孔素和 TIA-1,能导致靶细胞的凋亡。但过去的研究多为小样本且研究技术有限,ENKTCL 发病机制,有待进一步明确。

(二)发病机制新进展

EBV 是 NKTCL 的主要致病因素,但是 NKTCL 的具体发病机制仍不清楚,相关基因异常、信号通路的异常活化、肿瘤微环境的改变等都是导致该病发生的重要因素。

EBV 主要表达病毒潜伏期 Ⅱ 型蛋白 LMP1、LMP2、EBERs 和 EBNA1,也可能存在潜伏期蛋白 LMP1 的 miRNAs 表达。LMP1 能够诱导抗凋亡蛋白的表达及抗原的激活,参与细胞周期调控,阻止细胞凋亡,从而使 EBV 感染的细胞永生并增殖。EBV 可能通过 LMP1 上调 $MAPK-NF-\kappa B$ 途径,激活程序性死亡受体 1(PD-1)及其配体(PD-L1)信号通路,使肿瘤逃避免疫细胞的识别及杀伤。miRNA 可以激活 AKT 磷酸化进而下调抑癌基因的表达,最终导致 ENKTCL 的发生。同时,EBER 在肿瘤发生、病毒免疫逃逸和细胞凋亡等方面也发挥着重要作用。

JAK/STAT 通路通过其促增殖功能在 ENKTL 的发病机制中起着关键作用。*JAK3*、*STAT3* 和 *STAT5B* 突变导致 *JAK/STAT* 通路的结构性激活。*PTPRK* 基因位于染色体 6q 上,能使 STAT3 去磷酸化,导致其失活。因此,由于 *PTPRK* 基因缺失和启动子异常甲基化导致的 *PTPRK* 低表达被认为是导致 *STAT3* 结构性激活的原因,从而导致细胞增殖和 ENKTL 产生。*NF-κB* 是一种参与多种淋巴系统恶性肿瘤促增殖信号转导的转录因子,GEP 研究表明 *NF-κB* 相关基因在 ENKTL 中的表达增加,但其激活的机制有待于进一步研究。*C-myc*、*RUNX3*、*PDGF*、*NOTCH*、*AURKA* 等基因突变可促进肿瘤细胞持续增殖。*Survivin*、*p53*、*PRDM1*、*FOXO3*、*PTPRK*、*DDX3X* 等基因突变可抑制肿瘤细胞凋亡。PD-L1 过表达、HLA 失调可以使肿瘤细胞逃避免疫监视。DNA 损伤修复/基因组的不稳定性,血管生成相关基因(VEGFA 等)的过表达等都可导致 ENKTCL 的发生发展。

二、临床表现

ENKTCL 主要发生在结外器官,主要累及鼻和鼻腔,多累及单侧鼻腔,但也可能直接侵犯邻近结构或组织,以同侧上颌窦和筛窦最常见,其他依次为鼻咽、局部皮肤、硬腭、软腭、眼球和口咽等,亦会有远处淋巴结受侵或结外器官受侵。患者就诊时常表现为上呼吸消化道症状,如鼻塞、流涕、血涕或脓涕、鼻出血、耳鸣、咽痛、声嘶、黏膜溃疡或颜面部水肿等症状。中线破坏是其突出的面部特征,如鼻中隔穿孔、硬腭穿孔、鼻梁洞穿性损伤,甚至累及面部皮肤等。非 ENKTCL 常见的原发部位包括皮肤、胃肠道、肺和睾丸等。临床表现取决于疾病累及部位,表现形式多样,如皮肤结节、溃疡、红斑;腹痛、肠梗阻、肠穿孔;咳嗽、咯血和肺部肿块等。可伴有不明原因发热、盗汗、体重下降等全身症状。

三、诊断

(一)传统诊断

ENKTCL 的诊断依赖组织病理学。其形态学特点包括非均质性,肿瘤细胞呈小到中等淋巴样细胞,胞质浅染,见嗜苯胺蓝颗粒,伴多型小淋巴细胞、浆细胞、嗜酸性粒细胞和组织细胞,呈现"多型网状"结构。肿瘤细胞侵犯小血管或血管周围组织,导致血管闭塞、组织缺血和广泛坏死。对于临床上高度怀疑 ENKTCL 患者,免疫表型第一抗原谱应包括:CD2、胞浆 CD3ε、CD56、EBER-ISH、CD5、CD56、TIA1;流式细胞术抗原谱应包括:CD2、CD3、CD4、CD5、CD7、CD8、CD56、TCRαβ、TCRγδ。肿瘤细胞常表达 NK 或 T 细胞抗原,如 CD56、胞浆 CD3ε、CD43、CD45RO、CD2;CD20、表面 CD3 和 CD79α 阴性。细胞毒颗粒相关蛋白如 T 细胞内抗原-1(TIA-1)、颗粒酶 B 和穿孔素阳性。EBER 原位杂交常为阳性,60%～90% 的 ENKTCL 无 TCR 基因重排。

（二）精准诊断新进展

随着系统生物学技术的发展，细胞遗传学和分子生物学检测对于 ENKTCL 的诊断越来越重要，即基于 MICM 分型的 NKTCL 诊断。典型的 NK 细胞免疫表型：$CD20^-$、$CD2^+$、$cCD3\varepsilon^+$（表面 $CD3^-$）、$CD4^-$、$CD5^-$、$CD7^{-/+}$、$CD8^{-/+}$、$CD43^+$、$CD45RO^+$、$CD56^+$、$TCR\alpha\beta^-$、$TCR\gamma\delta^-$、EBV-EBER$^+$。TCR 和 Ig 基因通常是 NK 细胞谱系。通常表达细胞毒性颗粒蛋白（TIA1、穿孔素、颗粒酶 B）。典型 T 细胞免疫表型：$CD2^+$、$sCD3^+$、$cCD3e^+$、CD4、CD5、CD7、CD8 变异型、$CD56^{+/-}$、EBV-EBER$^+$、$TCR\alpha\beta^+$ 或 $TCR\gamma\delta^+$、细胞毒性颗粒蛋白$^+$。

NKTCL 最常见的细胞遗传学异常是 6 号染色体长臂（6q）缺失，导致位于 6q21 的 $PRDM1$、$ATG5$、$AIM1$、$FOXO3$、$HACE1$、$PTPRK$ 抑癌基因缺失。NKTCL 重现性体细胞突变主要包括 RNA 解螺旋基因（$DDX3X$ 等）、抑癌基因（$TP53$ 和 MGA 等）、$JAK\text{-}STAT$ 通路基因和表观遗传修饰基因（MLL、$ASXL1$、$ARID1A$ 和 $EP300$）等。

由于结外 NK/T 细胞淋巴瘤（ENKTL）可发生在不同的结外部位，2022 年版 WHO 分类标准删除了旧版诊断中的限定词"鼻型"。

四、预后分层

（一）传统预后分层

国际预后指数（IPI）和经年龄校正的国际预后指数（aaIPI）作为经典预后模型，对于低评分 ENKTCL 患者的预后分析可能不够准确。

IPI 包括所有患者年龄＞60 岁，血清 LDH 水平＞正常，ECOG 体能状态 2～4 分，Ⅲ 或 Ⅳ期，结外受累处＞1 个。（0～1：低危；2：低/中危；3：中/高危；4～5：高危）

aaIPI 用于年龄≤60 岁的患者，包括血清 LDH 水平＞正常，Ⅲ 或 Ⅳ 期，ECOG 体能状态 2～4 分。（0：低危；1：低/中危；2：中/高危；3：高危）

（二）精准预后分层新进展

基于非蒽环类药物方案时代提出的新型预后指数包括自然杀伤细胞淋巴瘤预后指数（PINK）和具有 EB 病毒 DNA 的自然杀伤细胞淋巴瘤预后指数（PINK-E）。

PINK 包括年龄＞60 岁、Ann Arbor 分期（Ⅲ 或 Ⅳ 期）、远处淋巴结受累、非鼻型病变。（0：低危；1：中危；≥2：高危）

PINK-E 包括年龄＞60 岁、Ann Arbor 分期（Ⅲ 或 Ⅳ 期）、远处淋巴结受累、非鼻型病变、EB 病毒 DNA。（0～1 低危；2 中危；≥3 高危）

Nomogram 风险指数（NRI）是基于总生存期（OS）提出的新型模型，包括年龄＞60 岁、Ann Arbor 分期（Ⅰ、Ⅱ期为 1 分，Ⅲ、Ⅳ 期为 2 分）、ECOG≥2、血清 LDH 水平＞正常、原发性肿瘤浸润。（0：低危；1：低中危；2：中高危；3：高危；≥4：很高危）

五、治疗

（一）传统治疗

既往对于 ENKTCL 最佳的一线治疗方案存在争议。对于病灶局限于鼻咽部的患者,采用短程 CHOP(样)方案、SMILE(甲氨蝶呤、亚叶酸钙、异环磷酰胺、美司钠、地塞米松、依托泊苷、左旋门冬酰胺酶)方案或 DA-EPOCH 方案,随后进行受累野放疗;对于晚期 ENKTCL,CHOP 方案为基础的化疗疗效差,可以采用以左旋门冬酰胺酶为基础的方案或 SMILE 方案,后续可进行造血干细胞移植巩固治疗。

（二）精准治疗新进展

由于 NKTCL 对以蒽环类药物为基础的方案耐药,目前基于天冬酰胺酶为基础的非蒽环类药物方案和最优放疗相结合的标准治疗显著改善了患者预后。

早期鼻型 ENKTCL(Ⅰ、Ⅱ期)不宜化疗患者诱导治疗可考虑仅放疗或临床试验,适合化疗患者可考虑临床试验或联合疗法。对于晚期鼻型 ENKTCL 和鼻外 ENKTCL 患者,诱导治疗可考虑临床试验、联合疗法或联合化疗(基于天冬门酰胺酶)±放疗。早期鼻型 ENKTCL(Ⅰ、Ⅱ期)诱导治疗 CR 或 PR 但重复活检阴性患者可考虑随访观察。晚期鼻型 ENKTCL 和鼻外 ENKTCL 诱导治疗 CR 患者或 PR 但重复活检阴性患者,可考虑造血干细胞移植治疗。所有 PR 但重复活检阳性以及未缓解患者可考虑临床试验、替代化疗方案(基于天冬门酰胺酶,既往未使用过)或最佳支持治疗。

基于天冬门酰胺酶的联合诱导治疗首选改良 SMILE 方案、P-GEMOX(吉西他滨、培门冬酶、奥沙利铂)方案或 DDGP(地塞米松、顺铂、吉西他滨、培门冬酶)方案,某些情况下也可考虑 AspaMetDex(培门冬酶、甲氨蝶呤和地塞米松)。非基于天冬门酰胺酶的综合诱导治疗包括：① 同步放化疗,首选 RT 及 3 个疗程的 DeVIC(地塞米松、依托泊苷、异环磷酰胺、卡铂);其他推荐 RT 及顺铂＋3 个疗程 VIPD(依托泊苷、异环磷酰胺、顺铂、地塞米松)。② 序贯放化疗,早期患者予以改良 2~4 个疗程 SMILE 方案继以 RT。③ 三明治放化疗,2 疗程 P-GEMOX 方案继以 RT,后续 2~4 个疗程 P-GEMOX 方案。

对于复发/难治性患者首选临床试验。若无临床试验可选择,首选 PD-1 抗体,其他可考虑维布妥昔单抗(CD30⁺)、普拉曲沙,一线未使用过基于天冬门酰胺酶的化疗方案可考虑类似方案,其他可选择 DHAP 方案、DHAX 方案、ESHAP 方案、GDP 方案、GemOx 方案、ICE 方案或组蛋白去乙酰化酶抑制剂贝利司他、罗米地辛,放疗和造血干细胞移植。西达本胺是国内首项获批治疗复发/难治性 PTCL 的新型药物,针对复发/难治性 ENKTCL 患者,可考虑西达本胺联合改良 Gemox 或 P-Gemox 方案。西达本胺与 PD-1 单抗等药物联合治疗也将成为研究热点。去甲基化药物、*JAK3* 抑制剂、*JAK1/2* 抑制剂、*STAT3* 抑制剂、CD38 单抗等也是 ENKTCL 具有前景的治疗方法。

参 考 文 献

[1] 赵维莅,蔡铭慈,钟慧娟. 我如何诊断和治疗 NK/T 细胞淋巴瘤[J]. 中华血液学杂志,2020,41(06):446 -

450.

[2] de Mel S, Hue SS, Jeyasekharan AD, et al. Molecular pathogenic pathways in extranodal NK/T cell lymphoma[J]. J Hematol Oncol, 2019, 12(1): 33.

[3] Zain JM, Hanona P. Aggressive T-cell lymphomas: 2021 Updates on diagnosis, risk stratification and management [published correction appears in Am J Hematol. 2021 Jul 22][J]. Am J Hematol, 2021, 96 (8): 1027 - 1046.

[4] 中国抗癌协会淋巴瘤专业委员会,中国医师协会肿瘤医师分会,中国医疗保健国际交流促进会肿瘤内科分会.中国淋巴瘤治疗指南(2021 年版)[J].中华肿瘤杂志,2021,43(07):707 - 735.

[5] Tse E, Kwong YL. NK/T-cell lymphomas[J]. Best Pract Res Clin Haematol, 2019, 32(3):253 - 261.

[6] Horwitz SM, Ansell S, Ai WZ, et al. NCCN guidelines insights: T-cell lymphomas, version 1. 2021[J]. J Natl Compr Canc Netw. 2020, 18(11):1460 - 1467.

[7] Alaggio R, Amador C, Anagnostopoulos I, et al. The 5th edition of the World Health Organization classification of haematolymphoid tumours: lymphoid neoplasms[J]. Leukemia, 2022, 36(7):1720 - 1748.

[8] 高天晓,李志铭.外周 T 细胞淋巴瘤和 NK/T 细胞淋巴瘤指南的更新解读[J].中国肿瘤临床,2020,47 (20):1039 - 1043.

[9] Allen PB, Lechowicz MJ. Management of NK/T-cell lymphoma, nasal type[J]. J Oncol Pract, 2019, 15 (10):513 - 520.

(石筱　范磊)

第十节　大颗粒淋巴细胞白血病

大颗粒淋巴细胞白血病(large granular lymphocytic leukemia, LGLL)是一种罕见的淋巴细胞增生性疾病,以大颗粒淋巴细胞(LGL)克隆性增生为特征,占 T 细胞或自然杀伤(NK)细胞系慢性成熟淋巴增生性疾病的 2%～5%。LGL 在正常人外周血中占单核细胞总数的 10%～15%,并可根据 T 细胞(CD3$^+$)和自然杀伤细胞(CD3$^-$)中的细胞谱系进行划分。LGLL 主要影响老年人,发病率约为 0.2/100 万。2016 年 WHO 根据细胞起源和临床特征将该病分为 T 细胞 LGLL(T-LGLL)、NK 细胞慢性淋巴增殖性疾病(CLPD-NK)和侵袭性 NK 细胞白血病(ANKL)三种亚型。常见 T-LGLL 亚型主要免疫表型为 CD3$^+$CD8$^+$CD57$^+$ T 细胞的增殖(85%),较少 CLPD-NK 亚型表现为 CD3$^-$CD16$^+$CD56$^+$ 的 NK 细胞增殖(10%)。T-LGLL 和 CLPD-NK 具有相似的临床过程、表现和治疗反应;ANKL 发病罕见,多发于亚洲人群,其发病与 EB 病毒感染相关,临床呈现高度侵袭性,预后较差。

一、发病机制

(一)传统发病机制

目前认为 T-LGLL 是由 TCRβ 链可变区(vβ)限制性 T 细胞的多克隆、寡克隆和单克隆增殖组成的连续疾病谱,其开始于抗原驱动的多克隆反应性 T 细胞增殖,随后演进为寡克隆和单克隆过程。HTLV-1 样逆转录病毒等感染可能是 T-LGLL 的致病抗原之一;而 EB 病毒感染可能与 ANKL 发病相关。由于各种抗原刺激,包括病毒感染或自身免疫性抗原,LGL 被活化,在 IL-12、IL-15 等淋巴因子作用下持续扩增,因 Fas 信号传导系统出现异常,对 FasL 诱导的细胞凋亡产生抵抗,引起 LGL 克隆性的扩增,最终导致 LGLL 的发生。

（二）发病机制新进展

LGLL 的发病机制尚未完全明确,普遍认为异体抗原或自身抗原的慢性刺激,加上无法清除扩增的细胞毒性 T 细胞,在本病的发病机制中起主要作用。多重信号通路参与调控其发生发展,主要分为促进细胞增殖和减少细胞凋亡两类细胞信号通路。

$JAK/STAT$ 通路在 LGLL 发病机制中起着关键作用,其参与多种分子功能,包括细胞因子受体（如生长激素、促红细胞生成素和 IL-6 受体）所传递的信号转导。$STAT3$ 基因（$Y640F$,$D661V$,$D661Y$,$N6471$）突变是最常见的遗传学异常,$STAT5b$ 突变（$Y665F$,$N642H$）在 $TCR\gamma\delta^+$ LGLL 和 $CD4^+$ LGLL 病例中较常见。STAT 突变后,通过激活 BCL2 或 MCL-1 来促进 LGLL 细胞的存活。$NF\text{-}\kappa\beta$ 信号通路涉及 $Cyclin\ D1$、$C\text{-}myc$、$BCL2$ 和 $MCL\text{-}1$ 基因的激活,从而促进 IL-2 产生,使 LGLL 细胞逃脱激活诱导细胞死亡（AICD）的生理机制。LGLL 中鞘氨醇激酶 1（SphK1）的上调,将鞘氨醇转化为鞘氨醇-1-磷酸（S1P）,N-酰基鞘氨醇氨基水解酶 1（ASAH1）的上调,将神经酰胺转化为鞘氨醇,也可能是提高 LGLL 细胞存活的机制之一。血小板衍生生长因子（PDGF）受体表达增加也可激活 LGLL 中涉及的多条重要信号通路（$JAK\text{-}STAT$、$Ras\text{-}RAF\text{-}MEK1\text{-}ERK$ 和 $PI3K\text{-}AKT$）。$Ras\text{-}RAF\text{-}MEK1\text{-}ERK$ 通路在 LGLL 中过度激活（特别是在 NK 亚型）会影响 Fas 的敏感性。$Fas/Fas\text{-}L$ 通路在 AICD 中起重要作用。正常情况下,病毒感染的靶细胞 Fas 表达增加,上调的 FasL 通过凋亡途径对其予以清除。但可溶性 Fas（sFas）在 LGLL 中过表达,sFas 制衡 FasL,从而导致正常 Fas/FasL 通路诱导凋亡作用失活。IL-15 是 IL-2 家族的成员,控制 T 细胞和 NK 细胞的激活和增殖。IL-15 与 IL-2Rβ 结合会导致 $JAK\text{-}STAT$、$RAS/MAPK$ 通路激活,以及抗凋亡信号（$Bcl2$ 和 $Bcl\text{-}XL$）和促凋亡信号的不平衡。$PI3K$ 是 T 淋巴细胞内重要的信号传导分子,参与细胞增殖、分化、凋亡等多种细胞功能的调节,$PI3K/AKT$ 通路异常会导致下游出现细胞周期加快或凋亡通路受阻等现象,从而促进正常细胞向肿瘤细胞转化。ANKL,全基因组测序研究为本病致病机理提供了新见解,认识到涉及 $JAK/STAT$ 和 $RAS/MAPK$ 通路、表观遗传修饰物（$TET2$、$CREBBP$、$KMT2D$）和免疫检查点分子 CD274（PD-L1）/PDCD1LG2（PD-L2）的基因突变在疾病发病机制中的作用。

二、临床表现

大多数 LGLL 患者临床过程呈惰性过程,确诊时中位年龄约 60 岁。大约 30％的患者无特殊临床症状,LGL 增多可能是唯一的异常,通常在 $(1.0\sim6.0)\times10^9/L$ 之间。单纯中性粒细胞减少[中性粒细胞绝对数（ANC）$<1.5\times10^9/L$]是本病的临床特征,影响约 39％～62％的患者,其中部分患者表现为严重的粒缺状态（ANC$<0.5\times10^9/L$）。中性粒细胞减少易导致口腔溃疡

和感染,通常为细菌性感染,累及皮肤、口咽、肺部和肛周,也可能导致血流感染。急性病毒和真菌感染不太常见。贫血,甚至需要输血的患者约占 25％～49％,包括自身免疫性溶血性贫血(AIHA)和纯红细胞再生障碍性贫血(PRCA)。约 20％患者会发生血小板减少。25％的患者出现疲劳和 B 症状(发热、盗汗、体重减轻)。约有 20％～50％的病例出现脾肿大,而淋巴结病变较少见。LGLL 的临床表现可与自身免疫性疾病有关,包括血液系统(如 AIHA、免疫性血小板减少症等),也有非血液系统(如类风湿性关节炎、系统性红斑狼疮、干燥综合征、多肌炎、血管炎等)。该病也可与其他血液系统肿瘤或实体肿瘤等相关。

三、诊断

(一)传统诊断

LGLL 的诊断基于 LGL 的持续增多(>6 个月),特征性的免疫表型及 TCRβ/γ 基因重排。大部分患者 LGL 绝对计数增多[(2～20)×10⁹/L],伴有中性粒细胞显著减少。T-LGLL 典型的免疫表型包括 CD3⁺、CD8⁺、CD57⁺、CD56⁻、CD28⁻、TCRαβ⁺。CLPD－NK 和 ANKL 的免疫表型呈 CD3⁻CD8⁺CD16⁺ 和/或 CD16⁺/CD56⁺。*TCR β/γ* 基因重排可作为 T 细胞克隆性标志。

(二)精准诊断新进展

LGLL 的精准诊断可以从临床表现、细胞形态学、免疫表型和克隆性重排、细胞遗传学和分子生物学几个方面来确立。

T-LGLL 和 CLPD-NK 临床表现相似,通常包括淋巴细胞增多、中性粒细胞减少、贫血、脾大和自身免疫性疾病,部分患者无症状。ANKL 临床表现侵袭性病程,进行性血细胞减少,B 症状明显并伴有肝、脾和骨髓浸润。

LGL 是一种细胞毒细胞,形态学上表现为中到大型细胞,胞核呈肾形或圆形,染色质成熟,胞质丰富,内含典型的嗜天青颗粒,其中含有穿孔素和颗粒酶 B。骨髓活组织检查不是常规检查,因为 LGL 细胞很容易在血涂片上辨认出来。病理出现 LGL 增多时需排除其他潜在情况或疾病(病毒感染、其他恶性肿瘤、风湿疾病等)。LGLL 典型的免疫表型包括 CD3⁺、CD8⁺、CD16⁺、CD57⁺、CD56⁺/⁻、CD28⁻、CD5 弱阳和/或 CD7 弱阳、CD45RA⁺、CD62L⁻、TCRαβ⁺、TIA1⁺、颗粒酶 B＋或颗粒酶 M⁺。CLPD-NK 与 ANKL 具有以下表型特征:CD2⁺、CD3⁻、CD4⁻、CD8⁺、CD16⁺、TCRαβ⁻,也可表达 KIR(CD158)。可用 PCR 或 Southern Blot 检测到 *TCR* 基因重排,或用流式细胞术检测到 TCR Vβ 区的限制性。但 CLPD-NK 中,NK 细胞不具有 TCR 链基因的重排。免疫表型分析测量 NK 细胞免疫球蛋白样受体(KIR)的表达模式可能对诊断有用。细胞遗传学不是在常规诊断中需要的,因为大多数患者具有正常的核型。小于 10％的患者表现出明显的染色体畸变,包括 12p 和 14q 倒位,5q 缺失,以及 3,8 和 14 号染色体的三体。*STAT3* 基因突变在 LGLL 中最常见,少数病人存在 *STAT5b* 突变。

2022 年 WHO 血液淋巴肿瘤分类中指出,成熟 T 细胞和 NK 细胞白血病的分子生物学进展已经成熟,可以将分子异常特征纳入这些疾病的诊断标准或预后标志物。*STAT3* 突变主要出现在 CD8$^+$T-LGLL 和 γ/δT-LGLL 中,而 *STAT5b* 突变在罕见的 CD4$^+$T-LGLL 中所占比例高(约 30％病例)。CLPD-NK 更名为"NK 大颗粒淋巴细胞白血病(NK-LGLL)",有证据表明这是 NK 细胞的单克隆或寡克隆扩增,与 T-LGLL 有许多相似之处。

四、预后分层

(一)传统预后分层

LGLL 发病率低,临床表现不一,既往对其认识不足,尚无标准的预后分层方案。T-LGLL 和 NK-LGLL 临床过程呈惰性,进展缓慢,预后相对较好;ANKL 临床过程呈侵袭性,进展迅速,预后差。

(二)精准预后分层新进展

目前临床上仍缺乏标准的预后分层方案。回顾性研究认为男性、乳酸脱氢酶(LDH)升高或未伴随自身免疫性疾病(如 RA 等)的患者总生存率下降。*STAT3* 突变与中性粒细胞减少和较差的总生存率相关。*STAT5b* 突变与 CD8$^+$ T-LGLL 的不良预后相关,但对 CD4$^+$ T-LGLL 和 γ/δT-LGLL 的预后没有影响。

五、治疗

(一)传统治疗

T-LGLL 和 NK-LGLL 属于惰性淋巴细胞增殖性肿瘤,临床多进展缓慢,对于无指征者可随访观察。治疗指征为:ANC<0.5×10^9/L;血红蛋白<100 g/L 或需要输注红细胞;血小板<50×10^9/L;需要治疗的自身免疫性疾病(通常是类风湿性关节炎);症状性脾肿大;严重的 B 症状;肺动脉高压等。一线治疗的方案可考虑低剂量甲氨蝶呤±皮质类固醇、环磷酰胺±皮质类固醇、环孢素±皮质类固醇(对于甲氨蝶呤或环磷酰胺的长期使用,建议监测累积毒性)。某些情况下,仅治疗伴发的白细胞减少是合理的。4 个月后评估 CR 或 PR 患者,可继续延长初始治疗至 12 个月。4 个月后评估无效患者可考虑使用替代的一线治疗。所有一线方案治疗后均未取得缓解或进展/难治患者,可考虑临床试验、嘌呤类似物(喷司他丁、克拉屈滨、氟达拉滨等)、CD52 单抗阿仑单抗或脾切除。ANKL 属侵袭性疾病,建议以急性淋巴细胞白血病样的方案诱导治疗,包括对中枢神经系统白血病的预防,初次缓解后及早行造血干细胞移植可能会改善预后。

CR 定义为:血细胞计数恢复至 HGB>120 g/L,ANC>1.5×10^9/L,血小板>150×10^9/L,淋巴细胞增多消退(<4×10^9/L),且循环 LGL 计数位于正常范围内(<0.5×10^9/L)。PR 定义为:血细胞计数恢复至 HGB>80 g/L,ANC>0.5×10^9/L,血小板>50×10^9/L,且不需要输血。

(二)精准治疗新进展

由于 LGLL 罕见性和缺乏随机前瞻性临床数据,目前 LGLL 的标准治疗方案较前相仿,大多依赖于回顾性试验和病例系列的荟萃分析。针对 LGLL 的发病机制,一些潜在的药物正在进行临床试验。如 *JAK3* 特异性抑制剂托法替尼、法尼基转移酶抑制剂 Tipifarnib、*PI3K* 抑制剂杜韦利西布、*S1P* 拮抗剂 FTY720、多细胞因子抑制剂 BNZ-1、抗 CD2 单抗 Siplizumab 等。

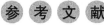

参 考 文 献

[1] 朱丹霞,徐卫,李建勇.大颗粒淋巴细胞白血病[J].中华血液学杂志,2011(01):64－67.

[2] Cheon H, Dziewulska KH, Moosic KB, et al. Advances in the diagnosis and treatment of large granular lymphocytic leukemia[J]. Curr Hematol Malig Rep, 2020, 15(2):103－112.

[3] 肖超,张曦,常春康.大颗粒淋巴细胞白血病[J].中国实验血液学杂志,2014,22(03):829－835.

[4] Zawit M, Bahaj W, Gurnari C, et al. Large granular lymphocytic leukemia: from immunopathogenesis to treatment of refractory disease[J].Cancers(Basel), 2021, 13(17):4418.

[5] Teramo A, Barilà G, Calabretto G, et al. Insights into genetic landscape of large granular lymphocyte leukemia[J]. Front Oncol, 2020, 10:152.

[6] Barilà G, Calabretto G, Teramo A, et al. T cell large granular lymphocyte leukemia and chronic NK lymphocytosis[J]. Best Pract Res Clin Haematol, 2019, 32(3):207－216.

[7] Lamy T, Moignet A, Loughran TP Jr. LGL leukemia: from pathogenesis to treatment[J]. Blood, 2017, 129(9):1082－1094.

[8] Alaggio R, Amador C, Anagnostopoulos I, et al. The 5th edition of the World Health Organization classification of haematolymphoid tumours: lymphoid neoplasms[J]. Leukemia, 2022, 36(7):1720－1748.

[9] Dong N, Castillo Tokumori F, Isenalumhe L, et al. Large granular lymphocytic leukemia—A retrospective study of 319 cases[J]. Am J Hematol, 2021,96(7):772－780.

[10] Horwitz SM, Ansell S, Ai W Z, et al. NCCN guidelines insights: T-cell lymphomas, version 1. 2021[J]. J Natl Compr Canc Netw. 2020, 18(11):1460－1467.

（刘海玲　范磊）

第四章　贫　血

第一节　再生障碍性贫血

再生障碍性贫血(aplastic anemia，AA)于 19 世纪首次报道,目前已经将再障由一个全血细胞减少的综合征界定为是 T 淋巴细胞介导的、以骨髓造血系统为靶器官的自身免疫性疾病。在全球范围内,再障的发病率为每百万人 0.7～4.1 例,男女患病率大致相等。亚洲的再障发病率是西方的 2～3 倍,年发病率约为 8.2/1 000 000。再障发病呈双峰分布,峰值在 10～25 岁和60 岁以上。尽管年龄不是老年再障(≥60 岁)采用强化免疫抑制治疗的限制因素,但年龄确实与临床疗效负相关。近年来关于再障的分型和治疗有较大进展。

一、发病机制

(一)传统发病机制

传统学说认为再障是一组异质性综合征,通过三种机制发病:造血干/祖细胞("种子")缺陷、造血微环境("土壤")及免疫("虫子")异常。

1. 造血干/祖细胞缺陷

包括造血干/祖细胞量和质的异常。再障患者骨髓 CD34$^+$ 细胞明显减少,自我更新及具有长期培养启动能力的造血干细胞明显减少。再障的造血干/祖细胞集落形成能力显著降低、体外对造血生长因子反应差、免疫抑制治疗(IST)后造血恢复不完全、部分再障存在克隆造血证据,且再障可向阵发性睡眠性血红蛋白尿(PNH)、骨髓增生异常综合征(MDS)及急性髓系白血病(AML)这类克隆性疾病转化。

2. 造血微环境异常

再障骨髓活检发现除造血细胞减少外,骨髓"脂肪化",静脉窦壁、内皮细胞死亡;再障造血基质细胞体外培养长势差,再障患者异基因造血干细胞移植易发生植入失败和植入不良。

3. 免疫异常

再障外周血循环、骨髓中淋巴细胞比例增高,T 淋巴细胞亚群失衡,T 辅助细胞Ⅰ型(Th1)、CD8$^+$T 抑制细胞、CD4CD25$^+$T 细胞比例增高,调节性 T 细胞显著下降,T 细胞分泌的造血负调控因子(IFN-γ、TNF-α 等)明显增多,多数再障对免疫抑制治疗有效。

(二) 发病机制新进展——再障的克隆造血

二代深度髓系肿瘤基因测序显示再障存在着克隆造血,但累及基因较少,频度和负荷量不高,与免疫抑制治疗疗效,疾病转归可能存在一定关联。

再障是伴有克隆性造血的,比如 PNH 克隆,这是一个后天获得性体细胞突变引发的疾病。PNH 患者可以逐渐发生再障,而再障也会逐渐出现 PNH 克隆,两个疾病存在密切的关联。随着高敏流式细胞技术应用,研究者发现许多再障存在 PNH 小克隆,并且与免疫抑制治疗反应有关。细胞遗传学和染色体 6p 单亲二倍体检测也显示存在克隆性造血,但是这些异常常常是变化的,且并不一定与 MDS 或者 AML 关联。确立再障的诊断是要排除克隆性疾病,而再障又会发生克隆性疾病,那么这些克隆是再障发病时即伴有,还是再障发生发展过程中获得的? 对于再障造血细胞进行深度的二代测序,并与体细胞对照,逐渐显现了此过程。

Kulasekararaj 等对 57 例再障进行 835 个与造血功能衰竭或髓系肿瘤相关的体细胞突变基因进行筛查(鉴于 PNH 与再障的密切关联性,作者排除了 PIGA 基因),随后在 93 例患者中验证。29 例(19%)发现有基因突变,累及 ASXL1(12 例)、DNMT3A(8 例)、BCOR(6 例),还有 TET2、MPL、SRSF2、U2AF、IKZF1 和 ERBB2 均 1 例。突变的中位等位基因负荷是 20%(1.5%~68%),11 例患者突变为小负荷(<10%),主要见于 DNMT3A(5 例)、ASXL1(3 例)、BCOR(2 例)和 TET2(1 例)。伴有突变的再障病程更长 (37 个月 vs 8 个月, $P<0.04$),而小负荷突变亦主要在病程较短(<6 个月)的再障患者中,提示再障病程长易发生突变,且负荷会增高。

Babusshok 等对 22 例获得性再障配对了骨髓和皮肤样本,比较全外显子组测序结果,发现 16 例(72.7%)存在有体细胞突变,12 例(66.7%)是小儿发病患者。51 基因中发现了 58 个突变,主要涉及的是免疫和转录途径的调控。最常见的是 PIGA 基因突变,而与 MDS 的相关突变仅见 2 个。作者认为再障的克隆性造血在发病时即存在了,可能需要对再障造血状态再认识。

Yoshizato 等对 439 例再障的 668 份标本行全外显子测序,其中 82 例进行了系列标本研究。在 156 例(36%)患者中发现了 249 个基因突变,其中 56 例(36%)有多个突变。最常见的突变基因是 BCOR 和 BCORL1(9.3%),PIGA(7.5%),DNMT3A(8.4%),和 ASXL1(6.2%)。BCOR/BCORL1 和 PIGA 的突变频度和突变数与年龄没有关系。但是全部的或者不包含 BCOR/BCORL1 和 PIGA 的基因,其突变频度和突变数均随着年龄而显著增高。这与人群中获得的测序结果相类似。

Logistic 回归分析显示,BCOR/BCORL1 突变是良好反应的独立预后指标($P=0.013$)。对突变基因分层发现,BCOR/BCORL1 和 PIGA 突变是良好反应组;不良突变组最差(包括 ASXL1、DNMT3A、TP53、RUNX1、JAK2、JAK3 和 CSMD1);无突变组居中。相应地,在总生存率和疾病进展率上,BCOR/BCORL1 和 PIGA 突变组和不良突变组(包括 ASXL1、DN-MT3A、TP53、RUNX1、JAK2、JAK3 和 CSMD1)分别较无突变组更佳或更差。鉴于年龄在预后上有重要影响,进一步采用 Cox 风险回归模型分析,显示良好体细胞突变与较佳生存率有关,而不好的体细胞突变,以及大龄、男性和较低初始网织红细胞数与较差生存率相关。

连续地系统测序进行克隆结构分析显示,BCOR/BCORL1 和 PIGA 突变克隆趋于稳定或者消失,对免疫抑制治疗有良好反应;相对应,伴 DNMT3A、ASXL1,和其他一些基因突变的克隆随着时间更易扩增,并衍生新的亚克隆,乃至亚亚克隆,对免疫抑制治疗反应差,生存率低易于转化为 MDS 或 AML。

张婷等收集 213 例再障初诊及 IST 后第 6、12、24 个月的外周血标本,使用二代基因测序法对 34 种常见髓系肿瘤基因进行检测,发现初诊时突变最多的前 3 位基因分别为 PIGA、TET2 和 ASXL1;儿童组(0～18 岁)、青中年组(18～59 岁)及老年组(≥60 岁)突变率分别为 12.50%、13.99% 和 21.05%;SAA 突变发生率显著高于非重型再障($P=0.0487$)。IST 后新出现预后不良基因突变 2 例,IST 均无效。再障患者的髓系肿瘤基因突变发生与疾病严重程度可能有关,新出现髓系肿瘤相关基因突变可能与疗效不良有关。

健康人群年龄配对研究显示,再障的基因突变也呈年龄相关。与健康人群一样,再障在 ^{m}CpG 岛甲基化胞嘧啶(^mC)特发转化为胸腺嘧啶核苷最为常见。突变多为低等位基因负荷,主要是发生髓系肿瘤突变,但再障突变中 BCOR/BCORL1 和 PIGA 更多,而 TET2 和 JAK2 较少,显示再障与健康人群在造血克隆选择上存在自身特点。当然,再障造血克隆衍生和转化,还会与其他途径相关,比如端粒。

二、临床表现

国际上,再生障碍性贫血分为严重、非严重两型,主要临床表现为贫血、出血及感染。

1. 严重型再生障碍性贫血(SAA)

多数起病急,进展快,病情重;少数可由非严重型进展为严重型。贫血多呈进行性加重,苍白、乏力、头昏、心悸和气短等症状明显。多数患者有发热,体温在 39 ℃ 以上,以呼吸系统感染最常见,还有消化道、泌尿生殖系统及皮肤黏膜感染等。存在程度不同的皮肤黏膜及内脏出血,深部脏器可见咯血、呕血、便血、尿血,女性有月经出血不止,一旦发生眼底出血和颅内出血,常危及生命。

2. 非严重型再生障碍性贫血(NSAA)

起病和进展较缓慢,病情较重型轻。

三、诊断及分型

(一)传统诊断

血常规检查至少符合以下三条中的两条:血红蛋白<100 g/L;血小板计数<$50×10^9$/L;中性粒细胞绝对值<$1.5×10^9$/L。骨髓涂片显示红细胞系、粒细胞系和巨核细胞减少,淋巴细胞百分率增高,浆细胞、肥大细胞和嗜碱性粒细胞等非造血细胞增多。必须进行骨髓活检,以避免

骨髓涂片穿刺时正好位于"局灶增生"而发生漏诊,也有助于发现异常细胞浸润,可资鉴别诊断。

依据外周血细胞减少的情况,再障分为三型:严重型再障(SAA)、极重型再障(vSAA)和非严重型再障(NSAA)。SAA 患者的血常规具备下列三项中的 2 项或 2 项以上:中性粒细胞绝对值(ANC)$<0.5\times10^9$/L;血小板(PLT)计数$<20\times10^9$/L;网织红细胞(Ret)计数$<20\times10^9$/L。骨髓:有核细胞百分率<0.25;或为 $0.25\sim0.5$,但残存的造血细胞$<30\%$。达到 SAA 标准,且 ANC$<0.2\times10^9$/L 则为 vSAA;达不到 SAA 标准的为 NSAA。

(二)精准诊断分型新进展

1. 暴发型再生障碍性贫血

SAA 和 vSAA 患者若无合适供体或不适合行异基因造血干细胞移植(allo-HSCT),一线治疗方案就是抗人胸腺细胞免疫球蛋白(ATG)和环孢菌素(CsA)组成的免疫抑制治疗(IST)。起初研究发现 ANC 对再障预后影响显著,NSAA 预后优于 SAA,SAA 优于 vSAA。但随着抗真菌和支持治疗进展,再障患者 IST 后预后显著改善,后续大宗临床数据登记分析显示 ANC 在成人 SAA 和儿童再障患者的 IST 中已不能指导预后,甚至有报道儿童 vSAA 的 IST 效果优于 SAA。

是不是 ANC 在 IST 中已无预后作用?日本儿童再障工作组数据显示,在 ATG 治疗前后 2 周的 ANC 为 0 患者,IST 的 6 个月有效率差于 vSAA 和 SAA(40.0% vs 63.6% vs 63.7%,$P=0.027$),但 5 年无事件生存率和总生存率差异不显著(EFS:48.2% vs 65.1% vs 68.1%,$P=0.206$;OS:88.5% vs 95.8% vs 96.8%,$P=0.281$)。据此,提出了 ANC 为 0 的暴发型再障(FAA)的概念。但 ATG 对中性粒细胞有消耗作用,分型是为了判断预后和指导治疗,ATG 之后根据 ANC 下降的再分型,在预后判断上指导作用不强。IST 疗效与年龄成负相关,在成人 SAA 中 ANC 为 0 患者是什么情况,FAA 的标准该如何界定?

中国东部贫血协作组对登记的成人 SAA 资料分析,并严格定义了 FAA:① 符合 SAA 诊断标准;② 在 IST 或 allo-HSCT 之前,外周血白细胞涂片分类连续 2 次 ANC 为 0;③ 对粒细胞集落刺激因子(G-CSF)连续应用 3 天,无反应。

2. 输血依赖型非严重型再生障碍性贫血

中国东部贫血协作组定义输血依赖型非严重型再生障碍性贫血(TD-NSAA)如下:① NSAA 患者在 3 个血细胞严重减少指标中 1 项达到 SAA 标准:ANC$<0.5\times10^9$/L,或 PLT$<20\times10^9$/L,或 Ret$<20\times10^9$/L;② HGB$\leqslant60$ g/L;③ 每月输注红细胞$\geqslant2$ U 的患者或有明显出血症状需输注血小板防止出血者。

Ret 计数既往是基于人工涂片计算的结果,目前均已采用仪器分析,精确且稳定,建议仪器分析 Ret 计数以$<60\times10^9$/L 为红系造血严重减少标准。

TD-NSAA 的 CsA 治疗有效率仅 19.3%,病程迁延,铁超负荷、肝肾功能损害、糖尿病或糖耐量异常及感染并发症常见,说明 CsA 治疗 TD-NSAA 疗效不佳,预后差。但 ATG 联合 CsA 有效率达 47.3%,多因素分析提示 ATG 较单用 CsA 治疗则更易见效。Marsh 等关于成人 NSAA 研究显示,CsA 有效率为 46%、进展率 29.5%,也表明 CsA 效果不够好;同期进行的

ATG 联合 CsA 研究有效率达 74%、进展率 14.8%，提示对于 NSAA，尤其是 TD-NSAA，一线采用 ATG 联合 CsA 是较佳选择。allo-HSCT 在治疗 TD-NSAA 中地位如何，值得积累数据分析。46.0% 的 TD-NSAA 在中位时间 24(3~216) 个月进展为 SAA，ANC$<0.5×10^9$/L、严重感染和铁超负荷是 SAA 进展的危险因素($P=0.022$、$P=0.025$、$P=0.001$)，对这类患者尤其应考虑一线选择 ATG 或 allo-HSCT，可能会改善预后。

四、治疗

(一) 传统治疗

1. 支持治疗

包括血制品输注、感染防治、去铁治疗、心理辅导和一般支持治疗。

2. 特殊治疗

SAA 患者的标准治疗为 allo-HSCT，或者联合使用 ATG 和 CsA 的强化免疫抑制治疗。

allo-HSCT：在同胞供者造血干细胞移植(MSD-HSCT)中，只有 1/4 的同胞兄弟姐妹具有 HLA 完全匹配的供者，大多数 SAA 患者只能选择 IST 治疗。在 IST 治疗过程中，一般要 3~4 个月的观察看是否有血液学反应；在这较长的治疗过程中，不可避免发生感染、出血等严重并发症。IST 后的复发和克隆转化也是一个挑战。替代供者的 allo-HSCT 成为 IST 治疗失败、SAA 复发或克隆转化等患者的理想二线治疗。近年来对 SAA 的替代供者 allo-HSCT 进行了持续改进。

对于 SAA 患者，无关供者造血干细胞移植(MUD-HSCT)通常在一线 IST 失败后考虑，该策略的主要顾虑是 MUD-HSCT 后治疗相关并发症风险较高，如植入失败、GVHD 和感染等。目前，MUD-HSCT 的适应证包括：一线 IST 无效且有 HLA 完全相合非血缘供者的 SAA；二线选择因患者年龄不同而异；40 岁以下的患者可选择 MUD-HSCT，40~60 岁患者选择 MUD-HSCT 还是第 2 个疗程 IST，可参考相关因素，如 ANC、体能状态、并发症和感染等。

(二) 精准治疗新进展

1. 促血小板生成素受体激动剂(TPO-RA)

艾曲泊帕是 TPO-RA 中的一种，能够避开 IFN-γ 干扰，有效结合造血干细胞和祖细胞的血小板生成素受体，维持巨核细胞的增殖和分化，改善骨髓造血，与 IST 联合使用能增加 SAA 有效率和起效速度。难治性 SAA 经艾曲泊帕治疗后，能够促进一系甚至多系血液学反应。队列试验表明，初发 SAA 患者经艾曲泊帕联合 IST 治疗疗效更佳。艾曲泊帕在各人种代谢不同，目前建议东亚人群使用剂量是 75 mg/d。

国外使用的 ATG 是马源的，国内只有兔或猪 ATG。研究者探索了兔 ATG 为基础的 IST 联合艾曲泊帕治疗 SAA 的疗效及影响因素，发现 IST 后 1 个月、3 个月、6 个月和 12 个月，联合艾曲泊帕组较单用 IST 组有效率较好。多因素分析显示，联合艾曲泊帕($P=0.011$, $OR=3.600$, 95%CI 1.345~9.638)是患者 IST 后 6 个月起效相关因素。中位随访 14 个月，艾曲泊帕组和单用 IST 组各有 1 例和 3 例复发,各有 1 例和 5 例发生克隆转化,两组 2 年生存率分别为 98% 和 88%($P=0.078$)。

那么兔 ATG 为主的 IST 联合艾曲泊帕疗效预测指标怎么样?有研究者对照艾曲泊帕治疗未起效患者的特征,将单因素分析中 $P<0.05$ 及可能对艾曲泊帕疗效有影响的其他因素列入 ROC 曲线,发现淋巴细胞计数(ALC)、Ret 百分比和红细胞分布宽度变异系数(RDW-CV)能预测艾曲泊帕疗效,预测值分别为:$1.06×10^9$/L、0.45%、11.75%(最大约登指数);相应的敏感性和特异性为:ALC 55.3% 和 88.9%,Ret 81.6% 和 66.7%,RDW-CV 94.7% 和 55.6%。

艾曲泊帕代谢需要有机阴离子转运多肽 1B1(OATP1B1)和尿苷二磷酸葡萄糖醛酸转移酶 1A1(UGT1A1)、UGT1A3 参与,UGT1A1、UGT1A3 可导致肝功能损害。一项评估艾曲泊帕治疗慢性免疫性血小板减少症安全性及疗效的扩展研究中,5 例患者出现丙氨酸氨基转移酶(ALT)及天门冬氨酸氨基转移酶(AST)三级升高。慢性肝病合并血小板减少的临床试验发现,艾曲泊帕组发生肝功能失代偿比例高于安慰剂组(10% vs 5%)。另一项使用艾曲泊帕治疗慢性肝病相关血小板减少的临床试验发现血栓事件显著增高:优势比为 3.04;95% CI:0.62～14.82,导致临床试验提前终止,并且由此不建议艾曲泊帕用于治疗慢性肝病患者的血小板减少。

阿伐曲泊帕是一种新型 TPO-RA,能够与 c-MPL 跨膜结构域相互作用,激活下游 Shc-Ras-Raf-ERK 和 JAK-STAT 信号通路,刺激人 c-Mpl-Ba/F3 细胞增殖,并以浓度依赖的方式促进 $CD34^+$ 细胞向巨核细胞分化。在健康成人中进行的 Ⅰ 期研究没有发现肝损伤。阿伐曲泊帕经 CYP450、CYP3A4 酶代谢,不需要 UGT1A1 和 UGT1A3 参与,无明显肝毒性,已获批准用于慢性肝病合并血小板减少。

刘晓庆等对因肝肾功能异常不耐受 IST 联合艾曲泊帕,改用阿伐曲泊帕治疗,中位阿伐曲泊帕治疗时间 4(1～6)个月,8 例患者中 1 例完全缓解,3 例部分缓解,2 例血红蛋白/血小板改善,1 例中性粒细胞/血小板改善。中位起效时间 68.5(28～107)天,ANC、HGB 及 PLT 均较治疗前显著升高。阿伐曲泊帕治疗期间,所有患者无血栓事件发生,肝肾功能指标均维持正常范围内。结果显示阿伐曲泊帕对 IST 联合艾曲泊帕不耐受的 SAA 患者有一定疗效,耐受性良好。

肝炎相关性再生障碍性贫血(HAAA)相对罕见,血清学检查常不能发现肝炎相关病毒,多发生在急性肝炎后 2～3 个月。HAAA 发病常常急而重,由于肝功能异常不能耐受 HSCT,或缺乏合适供体,需要选择 IST。对于严重型的 HAAA,合并肝功能损伤时,不能使用艾曲泊帕,联合阿伐曲波帕是值得尝试的方案。李瑞鑫等初步对 HAAA 联合使用 IST 及阿伐曲泊帕治疗,效果良好。

海曲泊帕是一类新型 TPO 非肽类小分子类似物,能够激活 c-MPL 信号转导,促进细胞增殖和分化,防止细胞凋亡。海曲泊帕表现出较艾曲泊帕高出 30 倍的效价,较小用量可以获得较高疗效,可极大降低药物相关不良反应。研究者使用海曲泊帕 15 mg/天治疗 IST 后 9 例难治性 SAA 患者,评估海曲泊帕的疗效及安全性,结果 9 例患者均耐受良好,未出现三级以上不良反应。在治疗 18 周后至少有一个谱系产生血液学反应,分别有 5 例、7 例脱离红细胞、血小板输注。

罗米司亭是一种大分子肽,通过与细胞膜表面的 TPO-R 结合而起作用。文献报道对于艾曲泊帕治疗失败的再障患者转换为罗米司亭 10 μg/kg/周或 20 μg/kg/周治疗,部分患者出现三系反应,脱离血小板或红细胞输注。

IST 联合 TPO-RA 治疗再障患者有一定疗效,且耐受性良好,但仍需扩大样本量及延长治疗时间探索 TPO-RA 对再障的应用,并评估远期疗效、安全性及克隆转化情况。

2. 老年严重型再生障碍性贫血的治疗

欧亚 955 例 AA 患者回顾性分析显示,老年 SAA 的 5 年长期生存率仅 38%,瑞典同期数据亦为 38.1%,提示老年 SAA 治疗确实是一个挑战。老年 SAA 的 ATG 治疗相关毒副作用更大、风险更高。起初老年 SAA 单用 CsA 或减量使用 ATG,发现效果不佳;在能耐受标准剂量 IST 6 个月有效率达 59%,与年轻患者类似;随后即开展了老年 SAA 中 IST 与艾曲泊帕联合使用。

研究发现,IST 单用或联合艾曲泊帕治疗 3 个月、6 个月、9 个月的有效率分别为(9% vs 47.8%,$P=0.03$),(27.3% vs 72.7%,$P=0.025$)和(30% vs 79.2%,$P=0.002$)。高龄($\geqslant 70$ 岁)和高查尔森合并症指数($\geqslant 5$ 分)患者的疗效不佳(60% vs 40%,$P=0.011$;73.3% vs 26.7%,$P=0.033$)。多因素分析发现:使用艾曲泊帕($P=0.012$)、中性粒细胞计数($P=0.035$)与 IST 疗效正相关,而年龄($P=0.004$)、查尔森合并症指数($P=0.022$)与疗效负相关;高查尔森合并症指数($P=0.041$)和低中性粒细胞计数($P=0.035$)对患者生存不利。

因此,对于老年 SAA,有必要根据患者年龄、合并症,乃至体能情况、认知功能状态等进行综合评估后分层,分别给予足量或减量 IST 联合艾曲泊帕治疗,或支持治疗等。

3. 单倍体造血干细胞移植(HID-HSCT)

随着 ATG 的应用(体内去 T 细胞),预处理方案完善,以及强有力支持治疗等措施,HID-HSCT 发展很快,对输血依赖型再障或 SAA 均有良好效果。HID-HSCT 具有供体易得(父母、同胞或子女)、造血重建快、减少感染和出血风险、克隆转化罕见等优点,目前推荐 HID-HSCT 作为 IST 治疗失败且无 MSD/MUD 患者的备选治疗方案。

一项研究纳入 158 例患者(HID-HSCT 89 例、MSD-HSCT 69 例),发现尽管 HID-HSCT 的急、慢性 GVHD 发生率较高,分别为(10.11% vs 1.45%)与(Ⅲ~Ⅳ 度 39.30% vs 8.35%),但两组三年总生存率无显著差异。

为探索 HID-HSCT 合适供者选择,对 392 例 allo-HSCT 的 SAA 病例分析,父供者 223 例,母供者 47 例,同胞供者 91 例,子代供者 29 例,2 例其他来源供者。HID-HSCT 移植后 2 年 FFS、2 年 OS 及Ⅲ~Ⅳ度 aGVHD、cGVHD 发生率均没有差别,对于 SAA 患者,父亲、母亲、同胞、子女均是合适的单倍体供者。

一项对未成年 SAA 患者回顾性研究纳入 49 例患者 SAA,29 例接受一线 IST 治疗,20 名接受一线 HID-HSCT,3 年 OS 没有差异;对于无 MRD 的未成年 SAA 患者,一线 HID-HSCT

治疗优于 IST。

中国东部贫血协作组登记的 130 例 SAA 患者的预后进行回顾性研究：51 例患者接受 IST/艾曲泊帕治疗；79 例患者接受了 HSCT，其中 58 例为 MSD-HSCT，21 例为 HID-HSCT。HSCT 的完全缓解率和总缓解率均显著高于 IST/艾曲泊帕组。但 HSCT 组和 IST/艾曲泊帕组总生存率均超过 90%，差异无显著性。亚组分析显示 vSAA 患者中 allo-HSCT 的总生存率明显高于 IST/EPAG($P=0.03$)。

研究发现 FAA 较 vSAA、SAA，不仅 IST 后 6 个月疗效最差(42.1%、60.9% 和 72.7%，$P=0.028$)，OS 也最差(63.2%、91.3% 和 95.5%，$P=0.001$)。既然 FAA 的 IST 预后差，是不是即使年龄较大的同胞供体，或者有合适替代供体的 allo-HSCT 可以选择一线治疗？比较一线使用 HID-HSCT 和 IST 治疗 FAA 疗效发现，HID-HSCT 较 IST 中位起效时间，6 个月总反应率(ORR)，完全缓解(CR)均显著占势：[12.0(9.0～120.0)天 vs 87.0(60.0～152.0)天，$P<0.001$]；[84.0% vs 40.0%，$P=0.002$]；[80.0% vs17.1%，$P=0.001$]；中位随访 18.5(2.0～60.0)个月，HID-HSCT 组无事件生存率(EFS)和总生存率(OS)均优于 IST 组：78.3% vs 20.0%，$P=0.000$；80.0% vs 7.1%，$P=0.049$。HID-HSCT 治疗 FAA 造血重建快，长期生存好。因此，对于 FAA 治疗建议：若可能，一线选择 allo-HSCT。

总之，对于不同类型和疾病状态的再障分型和治疗选择应更加精细化，在新的临床研究及循证医学证据基础上，FAA 一线推荐方案是 allo-HSCT，TD-NSAA 是 ATG 联合 CsA，老年 SAA 需要进一步综合分层，予以足量或减量 IST。艾曲泊帕等 TPO-RA 与不同 IST 方案组合将能极大改善再障治疗面貌。替代供者的 HSCT，特别是 HID-HSCT，将极大改善再障，尤其是 FAA 的预后。

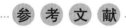

参 考 文 献

[1] Otha A，Nagai M，Nishina M，et al. Incidence of aplatic anemia in Japan：analysis of data from a nationwide registration system[J]. Int J Epidemiol，2015，44：i178.

[2] Vaht K，Göransson M，Carlson K，et al. Incidence and outcome of acquired aplastic anemia：real-world data from patients diagnosed in Sweden from 2000—2011[J]. Haematologica，2017，102(10)：1683 - 1690.

[3] 何广胜. 再生障碍性贫血分型及免疫抑制治疗选择[J]. 中国实用内科杂志，2021，41(10)：836 - 838.

[4] Killick SB，Brown N，Cavenagh J，et al. Guidelines for the diagnosis and management for adult aplastic anaemia[J]. Br J Haematol，2016，172(2)：187 - 207.

[5] Marsh JC，Hows JM，Bryett KA，et al. Survival after antilymphocyte globulin therapy for aplastic anemia depends on disease severity[J]. Blood，1987，70(6)：1046 - 1052.

[6] Bacigalupo A，Hows J，Gluckman E，et al. Bone marrow transplantation (BMT) versus immunosuppression for the treatment of severe aplastic anaemia (SAA)：a report of the EBMT SAA working party[J]. Br J Haematol，1988，70(1)：177 - 182.

[7] Kulasekararaj AG，Jiang J，Smith AE，et al. Somatic mutations identify a subgroup of aplastic anemia patients who progress to myelodysplastic syndrome[J]. Blood，2014，124：2698 - 2704.

[8] Babushok DV, Perdigones N, Perin JC, et al. Emergence of clonal hematopoiesis in the majority of patients with acquired aplastic anemia[J]. Cancer Genet, 2015, 208:115 – 128.

[9] Yoshizato T, Dumitriu B, Hosokawa K, et al. Somatic mutations and clonal hematopoiesis in aplastic anemia[J]. N Engl J Med, 2015,373:35 – 47.

[10] 张婷 陈洋 李瑞鑫,等. 再生障碍性贫血髓系肿瘤基因突变靶向测序临床研究[J]. 临床血液学杂志, 2021, 34: 168 – 171.

[11] Valdez, JM, Scheinberg, P, Nunez O, et al. Decreased infection-related mortality and improved survival in severeaplastic anemia in the past two decades[J]. Clin Infect Dis, 2011, 52(6):726 – 735.

[12] Scheinberg P, Wu CO, Nunez O, et al. Predicting response to immunosuppressive therapy and survival in severe aplastic anaemia[J]. Br J Haematol, 2009,144(2):206 – 216.

[13] Yoshida N, Yagasaki H, Hama A, et al. Predicting response to immunosuppressive therapy in childhood aplastic anemia[J]. Haematologica, 2011, 96(4): 771 – 774.

[14] Fuhrer M, Rampf U, Baumann I, et al. Immunosuppressive therapy for aplastic anemia in children: a more severe disease predicts better survival[J]. Blood, 2005,106(10): 2102 – 2104.

[15] Yagasaki H, Shichino H, Ohara A, et al. Immunosuppressive therapy with horse anti-thymocyte globulin and cyclosporine as treatment for fulminant aplastic anemia in children[J]. Ann Hematol, 2014, 93(3): 747 – 752.

[16] Liu J, Lu XY, Cheng L, et al. Clinical outcomes of immunosuppressive therapy for severe aplastic anemia patients with absolute neutrophil count of zero[J]. Hematology, 2019, 24(1): 492 – 497.

[17] 刘佳,刘正媛,杨岩,等. 中性粒细胞为 0 的成人重型再生障碍性贫血强化免疫抑制治疗研究[J]. 中国实用内科杂志, 2020, 40(4): 304 – 308.

[18] 王素丽,杨慧,李瑞鑫等. 输血依赖型非重型再生障碍性贫血临床特点及转归[J]. 中国实用内科杂志, 2021, 41(10): 877 – 881.

[19] Marsh J, Schrezenmeier H, Marin P, et al. Prospective randomized multicenter studycomparing cyclosporin alone versus the combination of antithymocyteglobulin and cyclosporin for treatment of patients with non-severeaplastic anemia: a report from the European Blood and Marrow Transplant (EBMT) Severe Aplastic Anaemia Working Party[J]. Blood, 1999,93(8): 2191 – 2195.

[20] Bacigalupo A, Oneto R, Schrezenmeier H, et al. First line treatment of aplastic anemia with thymoglobuline in Europe and Asia: outcome of 955 patients treated 2001—2012[J]. Am J Hematol,2018,93(5): 643 – 648.

[21] Jaiswal S, Fontanillas P, Flannick J, et al. Age-related clonal hematopoiesis associated with adverse outcomes[J]. N Engl J Med, 2014,371:2488 – 2498.

[22] Alexandrov L B, Nik-Zainal S, Wedge D C, et al. Signatures of mutational processes in human cancer[J]. Nature 2013, 500: 415 – 421.

[23] 何广胜. 二代测序时代看再生障碍性贫血的克隆性造血[J]. 中国实用内科杂志,2016,36(5):350 – 351.

[24] 王素丽,龙启强,何广胜. 促血小板生成素受体激动剂治疗再生障碍性贫血及骨髓增生异常综合征研究进展[J]. 中国实用内科杂志,2016,36(3): 249 – 251.

[25] Olnes MJ, Scheinberg P, Calvo KR, et al. Eltrombopag and improved hematopoiesis in refractory aplastic anemia [J]. N Engl J Med, 2012, 367: 11 – 19.

［26］Desmond R，Townsley DM，Dumitriu B，et al. Eltrombopag restores trilineage hematopoiesis in refracto-ry severe aplastic anemia that can be sustained on discontinuation of drug［J］. Blood，2014，123（12）：1818－1825.

［27］Townsley DM，Scheinberg P，Winkler T，et al. Eltrombopag added to standard immunosuppression for aplastic anemia［J］. N Engl J Med，2017，376：1540－1550.

［28］Wong RSM，Saleh MN，Khelif A，et al. Safety and efficacy of long-term treatment of chronic/persistent ITP with eltrombopag：final results of the EXTEND study［J］. Blood，2017，130（23）：2527－2536.

［29］Jin Y，Li R，Lin S，et al. A real-word experience of eltrombopag plus rabbit antithymocyte immunoglobu-lin-based IST in Chinese patients with severe aplastic anemia［J］. Ann Hematol. 2022；101（11）：2413－2419.

［30］Li R，Zhou J，Liu Z，et al. Predicting response of severe aplastic anemia to rabbit-antithymocyte immuno-globulin based immunosuppressive therapy combined with eltrombopag［J］. Front Immunol，2022，13：1－6.

［31］Bussel JB，Kuter DJ，Aledort LM，et al. A randomized trial of avatrombopag，an investigational thrombopoiet-inreceptor agonist，in persistent and chronic immune thrombocytopenia［J］. Blood，2014，123：3887－3894.

［32］刘晓庆，杨慧，李瑞鑫，等. 阿伐曲泊帕治疗肝肾功能异常的SAA：疗效及耐受性良好［J］. 中国实用内科杂志，2021，41：863－866.

［33］李瑞鑫，杨慧，宋玉华，等. 阿伐曲泊帕联合强化免疫抑制治疗重型肝炎相关性再生障碍性贫血2例报告［J］. 中国实用内科杂志，2021，41（12）：1086－1088.

［34］Xie C，Zhao H，Bao X，et al. Pharmacological characterization of hetrombopag，a novel orally active hu-man thrombopoietin receptor agonist［J］. J Cell Mol Med，2018，22（11）：5367－5377.

［35］Peng G，He G，Chang H，et al. A multicenter phase II study on the efficacy and safety of hetrombopag in patients with severe aplastic anemia refractory to immunosuppressive therapy［J］. Ther Adv Hematol，2022，13：1－13.

［36］柴星星，李瑞鑫，杜晓鹏. 艾曲泊帕联合强化免疫抑制治疗老年重型再生障碍性贫血［J］. 中国实用内科杂志，2021，41（4）：301－305.

［37］Tjon JML，Groot MR，Smit SMAS，et al. Short-term efficacy and safety of antithymocyte globulin treat-ment in elderly patients with acquired aplastic anaemia［J］. Br J Haematol，2018，180（3）：459－462.

［38］Bacigalupo A. Alternative donor transplants for severe aplastic anemia［J］. Hematology Am Soc Hematol Educ Program，2018，30，2018（1）：467－473.

［39］Gao L，Li Y，Zhang Y，et al. Long-term outcome of HLA-haploidentical hematopoietic SCT without in vitro T-cell depletion for adult severe aplastic anemia after modified conditioning and supportive therapy ［J］. Bone Marrow Transplant，2014，49（4）：519－524.

［40］Xu LP，Jin S，Wang SQ，et al. Upfront haploidentical transplant for acquired severe aplastic anemia：reg-istry-based comparison with matched related transplant［J］. Hematol Oncol，2017 21，10（1）：25.

［41］Xu LP，Wang SQ，Ma YR，et al. Who is the best haploidentical donor for acquired severe aplastic anemi-a？ Experience from a multicenter study［J］. J Hematol Oncol. 2019；12（1）：87.

［42］Yang S，Yuan X，Ma R，et al. Comparison of outcomes of frontline immunosuppressive therapy and frontline haploidentical hematopoietic stem cell transplantation for children with severe aplastic anemia who lack an HLA-matched sibling donor[J]. Biol Blood Marrow Transplant,2019,25(5)：975 - 980.

[43] Huang LF, Li L, Jia JS, et al. Frontline therapy options for adults with newly diagnosed severe aplastic a-nemia：intensive immunosuppressive therapy plus eltrombopag or matched sibling donor hematopoietic stem cell transplantation？ [J]. Transplant Cell Ther. 2022；28(9)：586. e1 - 586. e7.

[44] Wu LQ, Huang LF, Yang H, et al. Comparison of haploidentical-allogeneic hematopoietic stem cell transplantation and intensive immunosuppressive therapy for patients with severe aplastic anemia with an absolute neutrophil count of zero：a retrospective study[J]. Ann Hematol，2023，102(8)：2015 - 2023.

（李瑞鑫 何广胜）

第二节 自身免疫性溶血性贫血

自身免疫性溶血性贫血(autoimmune hemolytic anemia，AIHA)是一类少见的血液病,由于机体免疫功能调节紊乱,产生自身抗体,导致红细胞破坏加速(溶血)而超过了骨髓代偿时,发生溶血性贫血。AIHA 的年发病率为(0.8～3.0)/10 万,自身抗体的产生涉及免疫系统的多个环节,发病机制尚未完全阐明。

一、发病机制

(一)传统发病机制

约 50%的温抗体型 AIHA 没有发现潜在或相关的疾病,其余多继发于免疫性或淋巴细胞增殖性疾病。继发的淋巴组织增殖性疾病也可能在确诊 AIHA 之后发生。Evans 综合征,以自身免疫性溶血性贫血和免疫性血小板减少症的同时或顺序合并为特征,与原发性温抗体型 AIHA 相比,常伴有更严重的贫血和更差的预后。温抗体型 AIHA 的抗体在 37 ℃时对抗原的亲和力最高。抗体常为 IgG 类,但也可见 IgM 型温抗体,在少数病例中还可见 IgA 型温抗体。直接抗人球蛋白试验(DAT)假阴性结果可能是由于细胞表面免疫球蛋白、补体的密度较低所致,因为大多数 DAT 试剂不含抗 IgA,IgA 型 AIHA 也是一个 DAT 的假阴性罕见原因。

温抗体型 AIHA 的发病机制复杂,脾脏中单核吞噬系统在调理红细胞的吞噬(血管外溶血)中起主要作用。约一半温抗体型 AIHA 涉及经典途径激活的补体系统。大多数补体介导的红细胞破坏是通过吞噬补体片段 3b(C3b)包被红细胞(血管外溶血)发生的。少数情况下可能会发生 C5 裂解和末端补体级联激活,导致膜攻击复合物形成和血管内溶血。

冷反应性抗体在 0～4 ℃的温度下与抗原结合,但也可能在更高温度下与抗原发生反应。能凝集红细胞的冷性自身抗体被称为冷凝集素。热振幅是可以检测到凝集的最高温度,热振幅高于 28～30 ℃的冷凝集素具有致病性。在给定温度下,冷凝集素滴度与出现凝集反应时的最高血浆或血清稀释度相反。冷凝集素效价至少为 64[一个代表抗体活性的整数和稀释度的倒数(1∶64)],通常更高。

多数冷凝集素是单克隆的,通常为 IgM 类,由骨髓中克隆性淋巴细胞产生。循环肢端部分血液的冷却使得冷凝集素能够与红细胞表面的抗原相结合,造成红细胞凝集和毛细血管循环障碍。因此,约一半冷凝集素病患者有冷诱导的循环系统症状,如手足发绀或雷诺氏现象,但并发坏疽罕见。冷凝集素病的溶血依赖于补体激活,补体裂解产物 C3b 包裹红细胞,并调理细胞被单核巨噬细胞系统吞噬,这种血管外溶血主要在发生肝脏。C3b 还形成 C5 转化酶,启动末端补体级链反应,末端补体激活会导致膜攻击复合物的形成和血管内溶血。

(二)发病机制新进展

细胞毒性 T 淋巴细胞抗原 4(CTLA-4)和程序性细胞死亡 1(PD-1)是重要的 T 细胞活化中负性共刺激信号,该通路激活在免疫耐受影响到调节性 T 细胞的产生。CTLA-4 基因多态性,抗肿瘤生物药物免疫检查点抑制剂针对 CTLA-4、PD-1 通路,会增加患自身免疫性血细胞减少的风险,包括 AIHA。感染严重急性呼吸综合征冠状病毒 2 型(SARS-CoV-2)的患者中也可能发生 AIHA。

新近的研究表明,先前被诊断为原发性冷凝集素病患者可能存在难以识别的克隆性淋巴增殖性疾病。患者骨髓组织病理学图像显示为低度恶性非霍奇金淋巴瘤,如淋巴浆细胞或边缘区淋巴瘤。目前有人提出冷凝集素相关的淋巴增殖性疾病。MYD88 L265P 突变几乎存在于所有淋巴浆细胞性淋巴瘤(Waldenström 巨球蛋白血症)病例中,但在冷凝集素病中却并不常见。

继发性冷凝集素综合征是一种罕见的、异质性的冷凝集素-介导的 AIHA,继发于其他疾病——最常见的是特定感染(肺炎支原体、EB 病毒、巨细胞病毒、SARS-CoV-2 等)或肿瘤(最典型的是侵袭性 B 细胞淋巴瘤)。

二、临床表现

临床表现多样,取决于疾病类型、红细胞破坏速率和骨髓代偿功能,多呈反复急性发作的慢性难治性疾病,常有症状有:贫血、黄疸、脾肿大。

急性血管内溶血时病情较重,有寒战、高热、呕吐、腹泻,血管内溶血的贫血发展快,贫血伴有心肺功能不全表现,进一步严重者出现头痛、烦躁、昏迷等神经系统异常。也可以有少尿甚至无尿等急性肾功能不全表现。

Evans 综合征伴有特发性血小板减少性紫癜(ITP),则出现紫癜等出血症状。

三、诊断及分型

(一)传统诊断

AIHA 诊断标准:① 血红蛋白水平达贫血标准;② DAT 阳性;③ 符合以下溶血标准中至少一条:网织红细胞比例>4%或者网织红细胞计数>120×10⁹/L;结合珠蛋白<100 mg/L;总

胆红素≥17.1 μmol/L（10 mg/L）（以非结合网织红细胞胆红素升高为主）；④ 检测到红细胞自身抗体。常见类型及临床特点见表4-2-1。AIHA发生暴发型急性溶血时，形成溶血危象，表现为急性溶血和脾脏急剧增大，可于短期内死亡。AIHA在感染或叶酸相对缺乏时会出现再生障碍危象，骨髓造血功能急性停滞，血中红细胞及网织红细胞减少或全血细胞减少，骨髓检查呈纯红细胞再生障碍或者再生障碍性贫血样表现。

表 4-2-1 自身免疫性溶血性贫血

	温抗体型	冷凝集素病	继发性冷激素综合征	阵发性冷性血红蛋白尿	混合型
发病率和发病年龄	5～10例/100万人/年；任何年龄均可发病，但老年人多见	0.45～1.9例/100万人/年；主要发病群体是老年人	罕见；任何年龄段均可发病	儿童罕见，成人极为罕见	罕见，取决于定义
病因	<50%的病例病因未明；≥50%的病例继发于其他疾病*	低度恶性淋巴增生性骨髓疾病	继发于其他疾病*	病毒感染后（儿童）；三期梅毒、血液肿瘤（成人）	病因未明
发病机制					
自身抗体	温反应性，泛反应性，多克隆型	冷凝集素，抗I（在少数情况下，抗Pr或抗IH），单克隆型	冷凝集素，抗I或抗i，多克隆或单克隆型	非凝集、双相抗P，多克隆型	温反应性抗体和冷反应性抗体
免疫球蛋白类型	IgG（在少数情况下，IgM或IgA）	IgM（在少数情况下为IgG）	IgM或IgG	IgG（在少数情况下，IgM）	IgG加IgM
补体激活途径	通常没有；经典通路（＋＋），终末通路（＋）	经典通路（＋＋＋），终末通路（＋）	经典通路（＋＋＋），终末通路（＋）	经典通路（＋＋＋），终末通路（＋＋）	目前，细节尚未明确
主要溶血类型	血管外（主要在脾脏）	血管外（主要在肝脏）；血管内（急性加重期）	血管外（主要在肝脏）；血管内（急性加重期）	血管内	未明确
典型表现					
直接抗球蛋白试验	IgG阳性，C3d阴性或阳性；在少数病例中，IgA或IgM阳性	C3d阳性；在少数病例中，IgG或IgM阳性，IgA阴性	C3d阳性，IgG阳性或阴性；在少数病例中，IgM阳性，IgA阴性	C3d阳性；在少数病例中，IgG或IgM阳性，IgA阴性	IgG和C3d阳性；在少数病例中，IgM阳性和IgA阴性
冷凝集素	无	高滴度	高滴度	无	高滴度

* 温热抗体型继发于免疫或淋巴增殖性疾病（如慢性淋巴细胞白血病、系统性红斑狼疮或常见变异性免疫缺陷），继发性冷凝集素综合征是继发于感染（例如肺炎支原体或EB病毒感染）或癌症（例如侵袭性淋巴瘤）。

在诊断同时需要明确抗体类型——依抗体与红细胞结合所需的最适温度分为温抗体型、冷抗体型和混合型。根据病因不同又分为原发性或继发性。无基础疾病者诊断为原发性 AIHA。有基础疾病则为继发性 AIHA(AIHA 常见继发性病因见表 4 - 2 - 2)。迅速脱离接触病因(如药物),控制原发病(如感染、肿瘤),AIHA 治疗才有好的效果。

表 4 - 2 - 2　AIHA 常见继发性病因

淋巴细胞增殖性疾病
　慢性淋巴细胞白血病(CLL)
　其他非霍奇金淋巴瘤
　意义未明的单克隆 IgM 丙种球蛋白病
　霍奇金淋巴瘤
　自身免疫性淋巴细胞增殖性疾病
实体瘤/卵巢皮样囊肿
自身免疫性疾病
　红斑狼疮
　桥本氏甲状腺炎
　溃疡性结肠炎
感染
　支原体
　EB 病毒,巨细胞病毒
　微小病毒
　人类免疫缺陷病毒
　肝炎病毒
　肠道病毒和轮状病毒
　腺病毒
　呼吸道合胞病毒和流感病毒
免疫缺陷
　常见变异型免疫缺陷病(common variable immune deficiency,CVID)
　原发性联合免疫缺陷
药物
　嘌呤类似物:氟达拉滨、克拉屈滨
　头孢菌素:头孢双硫唑甲氧、头孢曲松
　哌拉西林
　β-内酰胺酶抑制剂:他唑巴坦(tazobactam)、舒巴坦(sulbactam)
血型不合
　血型不合的异基因造血干细胞移植/实体器官移植
同种免疫
　输血后慢性溶血

（1）DAT:主要检测被覆红细胞抗体。

① 温抗体型 AIHA(WAIHA)自身抗体与红细胞最佳反应温度 37 ℃,DAT 检测被覆红细胞抗体是 IgG 或 IgG＋C3。

② 冷抗体型 AIHA(CAIHA),自身抗体与红细胞最佳反应温度 0～5 ℃,DAT 检测被覆红细胞是 C3,自身抗体为冷凝集素(IgM 型冷抗体)或 Donath-Landsteiner 抗体(D-L 抗体,IgG 型冷热溶血素),分别诊断为冷凝集素综合征(CAS)和阵发性冷性血红蛋白尿症(PCH)。

③ 混合型 AIHA 是血清中的 IgM 自身抗体有很宽的反应温度,或者是冷抗体 IgM 和温抗体 IgG 同时存在。

（2）间接抗人球蛋白试验（IAT）：用于检测血清中的游离温抗体。

在体内自身抗体完全占用红细胞上抗原，或者自身抗体不被红细胞吸附，或者致敏红细胞大量崩解时，血清中出现游离抗体可以通过 IAT 检测出。胰蛋白酶或者木瓜蛋白酶等处理红细胞，使得红细胞膜电位降低，缩短红细胞间距能够增加 IAT 的阳性率。

（3）冷凝集素试验：用于检测冷凝集素。

正常人体内含冷凝集素，但滴度不高，一般在 $1:8 \sim 1:16$ 之间。冷凝集素阳性，结合临床表现和其他实验室检查，在效价 $1:32$ 时即可以诊断 CAS。CAS 的 DAT 试验为补体 C3 阳性。

（4）冷热溶血试验：检测冷热双相溶血素。

PCH 血清中含双相溶血素，是 IgG 型冷热溶血素，又称为 D-L 抗体。在 $0 \sim 4\ ℃$ 时，溶血素与红细胞结合，并吸附补体，但并不溶血；但升温至 $30 \sim 37\ ℃$ 发生溶血。PCH 的冷热溶血试验阳性，DAT 试验为补体 C3 阳性。

（二）精准诊断新进展

DAT 阴性时，诊断 AIHA 的难度很大。AIHA 的 DAT 阴性原因可能是：IgG 和补体结合的红细胞不够多，低于 DAT 检出的域值；IgA 型抗体；抗体结合力低。采用单克隆抗体 Coombs' 试验，或者流式细胞术的 DAT 能够增加阳性率和特异性。

药物性溶血性贫血通常是由免疫机制介导，已有 150 多种药物被认为会导致 AIHA 发生。药物依赖型 AIHA，自身抗体是针对药物与红细胞表面结构结合形成的抗原而产生。在药物非依赖型 AIHA 中，药物诱导自身免疫反应，且即使停用药物，由于自身免疫反应的持续发生，AIHA 也持续存在。既往甲基多巴和大剂量青霉素是药物性溶血性贫血最常见的原因。目前多是由头孢菌素（头孢曲松常见）、哌拉西林或非甾体类抗感染药物引起的。氟达拉滨、苯丁酸氮芥和苯达莫司汀在用于治疗慢性淋巴细胞白血病时，会增加 AIHA 发生的风险，但在与利妥昔单抗联合使用后，发生率显著下降。免疫检查点抑制剂，最常见的是 PD-1 抑制剂常诱导 AIHA 发生。

四、治疗

（一）传统治疗

继发性 AIHA 需要积极治疗原发疾病，其余治疗同原发性 AIHA。

1. 输血及支持治疗

AIHA 由于存在自身抗体，增加了交叉配血难度，增大了同种抗体致溶血性输血反应的危险。① 应尽量避免或减少输血。② 输血时机应根据贫血程度，有无明显症状，发生快慢而定。在急性溶血性贫血患者出现严重症状时，能排除同种抗体者须立刻输注红细胞。对慢性贫血患者，血红蛋白在 70 g/L 以上可不必输血；在 $50 \sim 70$ g/L 时，如有不能耐受的症状时可适当输血；在 50 g/L 以下时应予输血。③ 检测自身抗体抗 ABO、Rh 血型特异性，对供者进行选择及交叉配血试验；交叉配血不完全相合时，以多份标本交叉配血，选用反应最弱输注。缓慢滴注，密切观察有无反应。④ 抢救时不强调应用洗涤红细胞。⑤ 常规治疗效果欠佳可行血浆置换术或者免疫抑制剂。⑥ 输血前加用糖皮质激素可减少和减轻输血反应的发生。

AIHA 中红细胞破坏提供了大量磷脂,并且补体活化,损伤血管内皮细胞。冷抗体者还会存在循环障碍,因此,AIHA 血栓发生率明显升高,达 11%～20%,包括肺栓塞、深静脉血栓、脾栓塞、脑卒中和心肌梗死等。血栓的危险因素包括急性溶血发作、卧床、发热、高龄、既往血栓病史、易栓症、创伤或外科手术、呼吸衰竭、心力衰竭感染等。合并高危因素患者常规应用抗凝治疗预防血栓的发生,常用药物包括低分子量肝素或口服抗凝药。

另外,须注意碱化利尿、利胆去黄,并注意电解质平衡。静脉注射免疫球蛋白对部分 AIHA 有效,血浆置换对 IgM 型冷抗体效果较好(IgM 型抗体 37 ℃时 80% 呈游离状态),但对其他吸附在红细胞上温抗体效果不佳,且置换带入大量补体,临床结果欠佳。

2. 糖皮质激素

推荐在无禁忌情况下,使用糖皮质激素作为原发性温抗体型 AIHA 的初始一线治疗,剂量按泼尼松 0.5～1.0 mg/kg/天 计算,可以根据具体情况换算为地塞米松、甲基泼尼松龙等静脉应用。激素用至红细胞压积大于 30%,或者血红蛋白水平稳定于 100 g/L 以上才考虑减量。若使用推荐剂量激素 4 周仍未达到上述疗效,建议考虑二线用药。急重型 AIHA 可能需要使用甲基泼尼松龙 100～200 mg/天,10～14 天才能控制病情。

一般不推荐糖皮质激素用于治疗冷凝集素病,因为应答率低,且常需要高剂量糖皮质激素维持缓解。

有效者泼尼松随后在 4 周内逐渐减至 20～30 mg/天,以后每月递减剂量,剂量减少 2.5～10 mg,在此过程中严密检测血红蛋白水平和网织红细胞计数变化。泼尼松减至 5 mg/天,而仍处于缓解状态 2～3 月,则考虑停用糖皮质激素。目前糖皮质激素的减停依据血象和生化变化,不涉及 AIHA 发生机制环节,1 年后维持持续缓解只有 30% 到 40%,甚至不到。

重症患者:血红蛋白水平低于 80 g/L,非典型 AIHA(IgA 介导、混合或 DAT 阴性病例)、Evans 综合征的在糖皮质激素的初始治疗中即建议加用利妥昔单抗。

以下情况建议二线治疗:① 对激素耐药,或维持剂量超过泼尼松 15 mg/天;② 其他禁忌或不耐受糖皮质激素治疗;③ AIHA 复发;④ 难治性/重型 AIHA。二线治疗措施有脾切除、利妥昔单抗、环孢菌素和细胞毒性免疫抑制剂等。

3. 脾切除及免疫抑制剂

难治性温抗体型 AIHA,可考虑脾切除,尚无指标能预示切脾的疗效。切脾之后感染发生率增高,但不能排除与同时使用了免疫抑制剂有关,其他并发症有静脉血栓、肺栓塞、肺动脉高压等。

细胞毒性免疫抑制剂,最常用的有环磷酰胺(CTX)、硫唑嘌呤、长春碱属药物等,一般有效率 40%～60%,多数情况下仍与糖皮质激素联用,若单用可能有效率不及三分之一。

环孢菌素治疗 AIHA 已经较广泛应用,多 3 mg/kg/天起,维持药物浓度不低于 150～200 ng/mL,效果较好。环孢菌素副作用有齿龈毛发增生、高血压、胆红素增高、肾功能受损等。环孢菌素需要达到有效血药浓度后才起效,药效来得慢,建议初期与糖皮质激素、达那唑联用。

普乐可复（FK506）和霉酚酸酯对难治性 AIHA 有报道也能奏效。

（二）精准治疗新进展

1. 利妥昔单抗（Rituximab）

因 AIHA 由自身抗体介导，利妥昔单抗靶向 CD20$^+$B 细胞无疑是治疗此病的选择之一，利妥昔单抗作为 AIHA 治疗二线用药，须与患者沟通。可以用利妥昔单抗 375 mg/m^2/天，第 1、8、15、22 天，共 4 次；也可以利妥昔单抗 1 000 mg 固定剂量，第 1 和 15 天，共两次。但这些剂量是针对 B 细胞淋巴瘤，剂量大且不良反应多见。AIHA 是自身免疫性疾病，B 淋巴细胞功能异常活化是主要原因，B 淋巴细胞总体负荷量不会有淋巴系统肿瘤那么高。由此推论，所需利妥昔单抗剂量不需那么大。但是利妥昔单抗剂量减到多少，以什么为依据，目前尚不明了。我们对 31 例难治性 AIHA 使用小剂量利妥昔单抗，100 mg/周，每周 1 次，监测循环 B 淋巴细胞水平，在低于流式细胞仪检出下限 0.1% 时，停用利妥昔单抗；中位使用 2 次（1～4 次）利妥昔单抗，输注相关不良反应 1 例，1 周内感染 2 例，总体有效率达 87.1%，中位无复发生存时间 13 个月（2～26 个月）。这指导了利妥昔单抗用量，降低患者经济负担、减少毒副反应的同时，并不降低疗效。

利妥昔单抗的并发症包括感染、进行性多灶性白质脑病等。乙肝病毒感染患者应在抗病毒药有效控制并持续用药情况下使用利妥昔单抗。

利妥昔单抗联合氟达拉滨能提高有效率和完全缓解率，但急性和迟发性毒性也更多。

2. 其他新型治疗

一项前瞻性试验中研究利妥昔单抗联合苯达莫司汀治疗，总有效率和完全缓解率分别为 71% 和 40%，在长期随访后提高到 78% 和 53%。中位应答时间为 1.9 个月（上限为 12 个月），最佳应答时间为 30 个月。疗效随疗程而加深，以及极晚期反应的发生可能与浆细胞寿命长有关。估计中位反应持续时间超过 88 个月。但在 33% 患者中观察到暂时性 3 级或 4 级中性粒细胞减少症，11% 发生感染。

一项硼替佐米单周期单药治疗的小型前瞻性研究中，32% 的受试者出现了反应。理论上，通过延长治疗时间或使用以硼替佐米为基础的联合治疗，这一比例可能会增加。

布鲁顿酪氨酸激酶抑制剂伊布替尼等 B 淋巴细胞受体抑制剂也对 AIHA 患者有一定疗效，尚待更大的系列或前瞻性试验证实。

补体抑制剂对溶血急性发作改善明显，但疗效间隔时间短，不可能无限期地持续进行补体抑制。仅适用于对严重贫血患者和处于急性危象的患者。

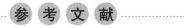

参 考 文 献

[1] Klein NP, Ray P, Carpenter D, et al. Rates of autoimmune diseases in Kaiser Permanente for use in vaccine adverse event safety studies[J]. Vaccine,2010,28：1062-1068.

[2] 王化泉，何广胜. 中华医学会血液学分会红细胞疾病（贫血）学组. 自身免疫性溶血性贫血诊断与治疗中国专家共识[J]. 中华血液学杂志,2017,38(4):265-267.

［3］Jäger U，Barcellini W，Broome CM，et al. Diagnosis and treatment of autoimmune hemolytic anemia in adults：recommendations from the First International Consensus Meeting［J］. Blood Rev,2020,41：100648.

［4］Hill QA，Hill A，Berentsen S. Defining autoimmune hemolytic anemia：a systematic review of the terminology used for diagnosis and treatment［J］. Blood Adv,2019,3:1897－906.

［5］Barcellini W，Fattizzo B. The changing landscape of autoimmune hemolytic anemia［J］. Front Immunol,2020,11:946.

［6］Aladjidi N，Leverger G，Leblanc T，et al. New insights into childhood autoimmune hemolytic anemia：a French national observational study of 265 children［J］. Haematologica,2011,96：655－663.

［7］Randen U，Trøen G，Tierens A，et al. Primary cold agglutinin-associated lymphoproliferative disease：a B-cell lymphoma of the bone marrow distinct from lymphoplasmacytic lymphoma［J］. Haematologica，2014，99:497－504.

［8］Barcellini W，Giannotta JA，Fattizzo B. Are patients with autoimmune cytopenias at higher risk of COVID-19 pneumonia？The experience of a reference center in Northern Italy and review of the literature［J］. Front Immunol，2021,11:609198.

［9］Hansen DL，Möller S，Andersen K，et al. Evans syndrome in adults—incidence，prevalence，and survival in a nationwide cohort［J］. Am J Hematol，2019,94:1081－90.

［10］Hill QA，Stamps R，Massey E，et al. Guidelines on the management of drug-induced immune and secondary autoimmune，haemolytic anaemia［J］. Br J Haematol，2017,177：208－220.

［11］Hill QA，Stamps R，Massey E，et al. The diagnosis and management of primary autoimmune haemolytic anaemia［J］. Br J Haematol，2017,176:395－411.

［12］Barcellini W，Fattizzo B. How I treat warm autoimmune hemolytic anemia［J］. Blood,2021,137:1283－1294.

［13］程朗,刘正媛,陈曦,等. 小剂量利妥昔单抗靶向控制循环 T 淋巴细胞治疗难治性自身免疫性溶血性贫血［J］. 临床血液学杂志,2020,33(05)：316－320.

［14］Berentsen S. New insights in the pathogenesis and therapy of cold agglutinin-mediated autoimmune hemolytic anemia［J］. Front Immunol，2020,11:590.

［15］Berentsen S. How I treat cold agglutinin disease［J］. Blood，2021,137:1295－1303.

［16］Yusuf HR，Hooper WC，Grosse SD，et al. Risk of venous thromboembolism occurrence among adults with selected autoimmune diseases：a study among a U. S. cohort of commercial insurance enrollees［J］. Thromb Res，2015,135:50－57.

（陈小玉　何广胜）

第三节 阵发性睡眠性血红蛋白尿症

阵发性睡眠性血红蛋白尿症(paroxysmal nocturnal hemoglobinuria，PNH)是一种后天获得的造血干细胞克隆性疾病,其 X 染色体上磷脂酰肌醇糖 A 类(phosphatidylinositol glycan class A，*PIG-A*)基因突变,引起糖基磷脂酰肌醇(glycosylphosphatidylinositol，GPI)合成异常,锚接于血细胞膜表面的锚连蛋白(CD55、CD59 等)缺失,临床表现为血管内溶血、血栓风险和骨髓衰竭倾向。PNH 血管内溶血发生与睡眠呈现一定的时间相关性,因此得名。据估计,全世界 PNH 发病率为每百万人中 1～1.5 例。自抗补体 C5 单克隆抗体——依库珠单抗(Eculizumab)问世,PNH 的治疗就进入了新时代。

一、发病机制

(一)传统发病机制

PNH 是一种由于一种或几种造血干细胞 X 染色体上 *PIG-A* 基因突变使 GPI 的合成受阻,导致由 GPI 锚链在细胞膜上的一组膜蛋白丢失造成的克隆性疾病。GPI 锚链接蛋白包括:① 补体调节蛋白,如衰变加速因子(CD55)、膜攻击复合物抑制因子(CD59)、补体 C8 结合蛋白及膜辅助蛋白(MCP);② 粘附分子,如 CD58、CD48、CD67、CD67;③ 酶类,如 CD73;④ 受体类,如 CD16、CD14;⑤ 血型抗原。

GPI 接连的抗原多种,也造成对 PNH 细胞生物学行为解释的复杂性,但两个 GPI 锚蛋白—CD55、CD59,由于其对补体调节中的重要作用,始终在 PNH 发病机制、临床表现、诊断和治疗中被紧密关注。CD55、CD59 在造血细胞膜表面普遍表达。CD55 是细胞膜上的 C3 转化酶衰变加速因子,通过调节 C3 和 C5 补体蛋白转化酶调控早期补体级联反应。CD59 可以阻止补体 C9 掺入 C5b-8 复合物中,而阻止膜攻击单位形成,达到抑制补体终末攻击反应的作用。CD55 和 CD59 在细胞膜上完全或者部分缺失,使得补体系统活化后不能有效被抑制,引发红细胞被补体损伤,血管内溶血,释放游离血红蛋白,消耗一氧化氮和损伤脏器功能。

PIG-A 基因突变发生在造血干细胞水平,故 PNH 克隆累及各系血细胞,包括淋巴细胞。PNH 克隆扩张多与免疫异常、造血功能衰竭有关。Dacie 提出的所谓 PNH 发病的双重发病学说(DPT)是被普遍认可和接受的假说:首先,造血干细胞在一定条件下发生突变,产生 GPI 缺陷的 PNH 克隆;其次,由于某种因素(现多认为是免疫因素),发生造血功能损伤或造血功能衰竭,PNH 克隆获得增殖优势。多数 PNH 合并造血功能受损,也可以由 AA 先起病,逐渐显现出 PNH 克隆。在较低危的骨髓增生异常综合征中也能见到小规模 PNH 克隆。在 PNH 患者中约有 30% 与再障相互转化,再障患者转化为 PNH、PNH 患者转化为再障,或无论先后同时具有两种疾病特点统称为 PNH-AA 综合征。除此以外,国内外尚有报道大约 1%～5% 的

PNH 可以转化为 MDS 或急性白血病。

睡眠后,体内酸性代谢产物积聚,导致体液环境偏酸,而偏酸性的 pH 6.8～7.0 环境下最适宜补体作用,利于补体破坏红细胞,以及尿液浓缩,故患者常发现睡眠后尿色呈浓茶色或酱油色,然后逐渐减轻。

（二）发病机制新进展

PNH 造成的器官损害和临床症状与血管内溶血、游离血红蛋白增高、补体系统持续活化、一氧化氮消耗、出凝血系统功能障碍等等有关,导致的乏力、气促、腹痛、血红蛋白尿等症状,高风险并发血栓、肾功能衰竭和肺动脉高压。

PNH 患者血栓形成是多因素共同作用的结果,PNH 患者补体活化及溶血过程中释放一些物质,如补体 C5a,可使机体处于一种潜在的炎症状态下,炎症可使单核细胞、血管内皮细胞过度表达及释放组织因子,而启动凝血过程。炎症介质可破坏内皮细胞,内皮细胞活化增加,大量组织因子释放入血启动外源性凝血途径。炎症因子加重凝血异常,凝血异常又可加剧炎症反应,形成恶性循环。CD59 缺乏的血小板更易被活化或 NO 消耗促使血小板活化增加、聚集粘附形成血栓。血管内溶血使游离血红蛋白累积,血液黏滞度增加,也可能由于血红蛋白沉积在血小板上影响血小板的功能,使血液始终处于一种高凝或血栓前状态。

血管内溶血释放游离血红蛋白入血,游离的血红蛋白与 NO 的结合能力要比氧气高百倍,使得血液中 NO 的含量下降;或者是溶血使得血管内皮功能紊乱,内皮合成的一类重要的舒血管物质就是 NO,内皮功能紊乱使 NO 的化学合成减少。这导致 PNH 发生小血管平滑肌的痉挛,引发肺动脉高压、腹痛、吞咽困难以及男性勃起功能障碍等。

慢性肾脏疾病也是多因素共同作用的结果,反复溶血,血红蛋白在近端肾小管重吸收,并在近端小管上皮细胞内分解为含铁血黄素后沉积在肾小管上皮细胞内损伤肾小管;NO 的消耗、生物利用度下降使肾脏血管收缩、阻力增大、肾血流量减少、肾脏缺血缺氧;肾脏内血栓形成等都会影响到肾脏功能造成急慢性肾损伤。

二、临床表现

1. 血红蛋白尿

阵发性血红蛋白尿是本病的典型症状,约 1/4 患者以血红蛋白尿首发,典型 PNH 患者由于血管内溶血,游离血红蛋白经尿液排出,呈酱油色或浓茶色。血红蛋白尿的发作常与睡眠有关。轻者一般持续 2～3 天,重者 1～2 周,甚至更长时间,伴有乏力、疲乏、胸闷、气促、吞咽困难、腹痛等,腹痛多呈痉挛性的,男性患者约 50% 有勃起功能障碍。轻度的慢性血管内溶血者,呈偶发型或不发作型,常常仅尿隐血和含铁血黄素试验阳性。疲劳、感冒、感染、月经、手术,服用铁剂、阿司匹林、氯化铵、鲁米那等激活补体系统、使机体环境偏酸的情况下可以诱发溶血。

2. 造血功能衰竭

PNH 细胞在异常免疫损伤正常克隆后扩张为优势克隆,正常克隆受抑使造血功能衰竭,表现为 PNH-再生障碍性贫血综合征,或者有些患者以再生障碍性贫血首发,再显现为 PNH。

溶血导致不同程度贫血。长期慢性血管内溶血,铁经尿液丢失,导致缺铁性贫血。中性粒细胞减少及功能障碍易感染,血小板减少致出血倾向。

3. 血栓形成

PNH 是血栓形成的高危人群,在西方曾是致死的首要因素。目前资料显示东西方的血栓发生率相近。血栓发生中位时间是 PNH 诊断后 2 年以上,若随访时间偏短,可能观察不到血栓形成。

PNH 血栓可以出现在任何部位,但多见于腹部和脑部。血栓以深静脉血栓最多见,20%左右的 PNH 患者发生多部位的血栓。在 PNH 中,不典型部位包括肝静脉(Budd-Chiari 综合征)、肠系膜静脉、脑静脉及静脉窦等的血栓形成,较普通人群发生率高。PNH 的血栓形成临床表现多样,如组织器官的淤血、缺氧、肺动脉高压、呼吸困难、Budd-Chiari 综合征等。动脉型血栓比例也不低,常发生在脑动脉、冠状动脉,以脑缺血及急性心肌梗死为主要临床表现。

约 40%的 PNH 发生血栓事件,其中 40%~67%的患者死于血栓。PNH 患者血栓形成往往预后不良,一次血栓事件的发生使 PNH 死亡风险增加 5~10 倍。

4. 脏器损害

补体系统持续活化、血管内溶血、凝血系统的长期相互作用下,PNH 有许多脏器发生功能损害。肝功能受损,可以见到谷丙转氨酶上升、间接胆红素为主胆红素增高,长期溶血导致肝胆系统结石形成,以及胆囊炎。慢性肾损害见到肾小管上皮细胞脱落随尿液排出,形成含铁血黄素尿。肾脏内血栓形成引发侧腰肋痛或腹痛、影像学上可表现为病肾增大,若双侧肾静脉主干血栓形成可致急性肾衰,表现为少尿、无尿、血肌酐、尿素氮进行性增高。肾小管功能异常还会出现肾性糖尿、蛋白尿,与溶血相关的严重高血压还可出现肾小球硬化等。溶血的一系列代谢产物不能及时排出体外,形成恶性循环最终进展为肾衰竭。呼吸困难、气促常常被认为是贫血所致,但是部分患者可能由于肺动脉高压引发。心脏彩色多普勒和脑钠肽前体,常常提示肺动脉高压和右心功能不全。

三、诊断

(一)传统诊断及分型

血清学检测方法,酸溶血试验(Ham 试验)曾是经典确诊试验,特异性较好但敏感性不足。糖水试验阳性高,但特异性差,常常作为筛选试验。还有蛇毒因子溶血试验和热溶血试验。

经典型 PNH,常有血管内溶血的临床及实验室改变,过去结合 Ham 试验、蛇毒因子溶血试验或尿含铁血黄素试验中任两项阳性,即可诊断。

(二)精准诊断新进展

PNH 诊断的金标准是以流式细胞仪测定细胞膜上缺失 GPI 锚蛋白,要求证实细胞膜上至少缺乏两种 GPI 锚蛋白,以排除由于遗传性缺陷造成的,非 PNH 的单一锚蛋白缺乏。与 GPI 锚蛋白缺乏的红细胞相比,GPI 锚蛋白缺乏的粒细胞生存时间大致正常。因此,PNH 粒细胞的比例可以更准确地反映 PNH 克隆的大小,且不受溶血和输血的影响。荧光标记的气单胞菌溶素前体变异体(FLAER)利用细菌蛋白 aerolysin 对 GPI 锚蛋白的选择性结合作用,在 aerolysin 连接荧光素,通过流式细胞技术测定正常或 PNH 白细胞比例,增加了检测敏感性。但红细胞与此种荧光素却不能很好地结合,故 FLAER 还只限于对白细胞的检测。FLAER 技术目前是诊断 PNH 的金标准。

以流式细胞术检测 CD59⁻ 红细胞,根据缺失 CD59 的程度区分出对补体敏感程度不同的红细胞群:Ⅰ型,正常;Ⅱ型,部分缺失;Ⅲ型,完全缺失。Ⅲ型红细胞完全缺乏 GPI 锚蛋白,对补体敏感度超过正常细胞达 15～25 倍,Ⅱ型红细胞部分缺乏 GPI 锚蛋白,对补体敏感度超过正常细胞 3～5 倍。发生溶血和血红蛋白尿的患者,Ⅲ型细胞 PNH 红细胞多在 10％ 以上,GPI 锚蛋白缺乏的粒细胞达 90％。

国际 PNH 工作组将 PNH 根据实验室检查结果分为三型:① 经典型:GPI⁻ 中性粒细胞克隆≥50％。表现为红系增生,骨髓细胞形态正常或接近正常,有血管内溶血证据(网织红细胞增多症、血清乳酸脱氢酶和间接胆红素异常高浓度、血清结合珠蛋白异常低),无其他明确的骨髓异常证据。② 特定骨髓疾病伴随 PNH:GPI⁻ 中性粒细胞克隆＜50％。患者有血管内溶血的临床和实验室证据,同时骨髓检查提示明确的骨髓异常,或有相关病史,如低危 MDS,再障。③ 亚临床型:高敏感度的流式细胞检测发现＜10％的 GPI⁻ 中性粒细胞克隆。患者无溶血的临床或实验室证据,但经流式细胞术发现少量的 GPI 缺陷的造血细胞,此型一般与骨髓衰竭综合征有关,尤其是再障和 MDS。

CD55、CD59 等一些补体调节蛋白的表达还会受到其他因素的影响,如细胞发育不全、炎症反应及血液中异常球蛋白等均有可能导致膜蛋白的缺失或者被遮蔽,导致检测阴性。

建议对 Coombs 试验阴性或伴铁缺乏的溶血性贫血、血红蛋白尿、再生障碍性贫血、难治性贫血、不明原因血栓形成或少见部位血栓形成、血栓与溶血共存、不明原因血细胞减少尤其是年轻患者,都要进行 PNH 筛查。

四、治疗

(一) 传统治疗

1. 贫血及输血

严重贫血时输注浓缩红细胞。既往认为 PNH 应该输注洗涤红细胞,以免带入血浆中的补体。但实际上浓缩红细胞中血浆比容在 30％ 左右,而正常成人的血容量约占全身体重的 7％～8％,因此输入的几十毫升血浆会迅速被机体稀释,不会引发 PNH 的溶血。另一方面,洗涤红细胞经生理盐水洗涤,虽然几乎去除了全部的血浆蛋白,但红细胞也有一定损失(约 20％)和损伤,而且由于在洗涤过程中破坏了原来密闭系统,故红细胞应在 4～6 ℃下保存,并且必须在 24 小时内输注。所以目前不再推荐 PNH 输注洗涤红细胞。

铁剂可使活性氧产生,释放一些氧自由基及中间产物,PNH 细胞对氧化损伤很敏感,易诱发血红蛋白尿。PNH 合并缺铁者,治疗应从小剂量开始治疗,为常规剂量的 1/3—1/10,有反应者应停用。输血除能提高血红蛋白,维持组织需氧,尚能抑制 PNH 红细胞生成,间接减少补体敏感的红细胞。所以 PNH 合并重度缺铁性贫血可以直接输注红细胞。

雄激素有刺激红系造血作用,对部分患者贫血有改善作用。合并免疫异常患者可以酌情使用免疫抑制剂,如环孢菌素。重型再生障碍性贫血合并小 PNH 克隆,亦可以使用抗人胸腺细胞免疫球蛋白治疗。

2. 溶血发作控制

首先避免诱发溶血的因素,最主要是诱发补体通路活化的炎症反应,如感冒、腹泻、某些药物等。

糖皮质激素以泼尼松 0.5～1 mg/kg/天计算,发作停止后减半,再逐渐继续减量直至最小量,或维持量。口服或静脉滴注碳酸氢钠碱化血液、尿液,能够协助控制溶血,减少对肝肾脏器的负担和损害。长期使用糖皮质激素维持并不能预防或者阻止溶血发作,可能对部分患者起到改善贫血的作用。

PNH 是克隆性疾病,有探索联合化疗治疗难治性 PNH,方案是柔红霉素或高三尖杉酯碱联合阿糖胞苷小剂量化疗。多数患者见到血红蛋白水平上升,输血减少和 PNH 克隆受抑。但是此法骨髓抑制重,恢复期长,需要良好的隔离保护和支持治疗。异基因造血干细胞移植能治愈 PNH。但 PNH 临床呈良性过程,需斟酌的移植风险。PNH 的异基因造血干细胞移植通常推迟到疾病进展,发生危及生命的并发症,如并发重度造血功能衰竭,严重血栓或者反复溶血无法控制时进行。

既往认为抗氧化药物对细胞膜有保护作用,如维生素 E、阿魏酸钠、亚硒酸钠,但疗效不确切。

3. 血栓形成

血栓形成者应进行溶栓和取栓治疗。考虑 PNH 常合并血小板减少,所以血栓形成后,在抗凝、溶栓与出血之间需要权衡利弊。血栓形成的急性期用药首先考虑肝素或低分子量肝素,随后使用维生素 K 依赖性凝血因子的拮抗剂。肝素治疗的早期因肝素浓度低会出现溶血加剧,这是因为低浓度肝素活化了补体替代途径,但是随着浓度上升,高浓度肝素抑制补体活化,可能抑制环节是 C5b-9。所以低分子量肝素更合适。

华法林可以降低 PNH 血栓形成风险,建议在中性粒细胞 PNH 克隆超过 50％,血小板大于 $10^5/dL$ 时,无华法林禁忌证的 PNH 考虑预防使用。但即使使用华法林预防,仍然会有血栓发生。阿司匹林、氯吡格雷等抗血小板药物不能有效减少血栓形成风险,且 PNH 伴血小板减少者易增加出血风险,不建议使用。

(二)精准治疗新进展

补体 C5 是补体级联反应中最后一个酶促反应底物,C5 在 C5 转化酶作用下裂解为 C5a 和 C5b,C5b 参与膜攻击复合物(MAC)C5b-9 的形成。依库珠单抗是抑制末端补体成分活化的重组人源型单克隆抗体,能特异性与人末端补体蛋白 C5 结合,通过抑制补体 C5 向 C5a 和 C5b 的裂解,阻断炎症因子 C5a 的释放及膜攻击复合物 C5b-9 的组成。依库珠单抗治疗后,可使血清乳酸脱氢酶回到正常值或接近正常值,有效控制溶血,减少输血需求。

依库珠单抗:能很好地抑制 PNH 中补体系统活化、控制溶血及血栓的发生,使血栓发生率下降,多数患者不再发生血栓。前述许多 PNH 中升高的诱发血栓的因子在依库珠单抗治疗均显著下降。依库珠单抗可以抑制溶血、减少 NO 消耗、减少血栓事件的发生、调节血压、改善肾脏、肺动脉血流,能够有效减少肾脏损害和肺动脉高压发生率和发生程度。肾功能不全者在接受依库珠单抗治疗的同时可辅以利尿剂、纠正电解质紊乱等,肾功能损伤严重可考虑血液透析。随访资料显示,规范使用依库珠单抗治疗的 PNH 生存时间与正常人群相当,能够改善 PNH 的自然病程。依库珠单抗治疗后有感染脑膜炎球菌风险,治疗前最好进行疫苗注射。紧急情况下未及使用疫苗者,应给予青霉素预防脑膜炎发生。

Ravulizumab:是另一个国外已经被批准临床使用的补体抑制剂,为第一种长效 C5 抑制剂,通过改变与 C5 的结合动力学以及增强抗体对 Naive Fc 受体的亲和力,使其半衰期较依库珠单抗增加了三至四倍,给药周期可以延长至 8 周,总体疗效和安全性与依库珠单抗类似。

Crovalimab:是一种利用了序贯单克隆抗体回收技术的新型抗体,抗体与 C5 结合后能在胞内内小体的酸性环境中解离,使得未结合的抗原在溶酶体内降解,而抗体则经 NaiveFc 受体回收入血。Crovalimab 在临床试验中的疗效与安全性不差于依库珠单抗,而且延长了给药间隔(4 周一次),能够皮下注射使用,同时对部分基因多态性耐药患者和出现血管外溶血的患者也显示出了效果。但是需要注意的是,依库珠单抗转用 Crovalimab 治疗期间会因靶向复合物形成导致补体抑制剂清除增加,该药物暂时失去补体抑制能力,需要使用专门方案。

Coversin:是一种来源于非洲软蜱唾液的小分子蛋白,能在抑制 C5 的同时抑制白三烯 B4,其与 C5 结合的位点与依库珠单抗不同。Ⅱ期临床试验验证了 Coversin 对 C5 基因变异者的疗效,患者症状明显改善并且耐受性良好。轻微的注射部位反应是唯一不良事件,并且患者无需住院治疗。对于因 C5 基因变异而对依库珠单抗治疗产生耐药性的 PNH 患者,Coversin 可能是一种有用的疗法。

ALN-CC5:是一种 C5 特异性的 siRNA 双链,利用 RNA 干扰影响内源性 C5 生成,其功能已经在动物模型中被验证有效。在其Ⅰ/Ⅱ期临床试验中,32 名健康受试者血清补体活性的深度抑制,C5 血浆水平降低＞99％;6 名 PNH 患者中 3 名同时接受依库珠单抗治疗,将 ALN-CC5 作为附加治疗,另 3 名则为初治 PNH 患者。ALN-CC5 单药治疗初治 PNH 患者显示血管内溶血的控制不理想,而联合治疗组加用 ALN-CC5 后 LDH 可降至正常而且在依库珠单抗减量或延长给药后也维持良好,提示 ALN-CC5 单一疗法控制 PNH 血管内溶血的疗效欠佳,但联合依库珠单抗治疗可以更有效地抑制 C5。

Biovitrum:是一种新型的 C5 靶向性附着体,融合了白蛋白结合结构域,它是一种小的非免疫球蛋白配体,具有与多种蛋白质靶点结合的高亲和力,能以纳米级的亲合度结合人 C5,有效地阻断其活化。白蛋白结合部分的添加导致其在啮齿动物和非人类灵长类(食蟹猴)血浆中的半衰期和稳定性增加,为持续抑制提供了良好的药代动力学特性。

除了 C5 补体以外,C3 也是补体激活通路的共同下游通路。考虑到 C3 介导的血管外溶血,靶向 C3 抑制除了可以防止血管内溶血外,还可以有效地阻断红细胞补体调理,减弱由 C3 与活化内皮细胞和纤溶途径成分直接相互作用,触发促凝血反应,提供更大的治疗益处,并同时能避开因 C5 多态性引起的耐药。C3 抑制剂包括小肽药物(如 Cp40 和基于 Cp40 的治疗性 AMY-101)和表面靶向融合蛋白,可以调节补体(如 TT30 和 mini-FH)经 AP 的激活,并显示出改善血管内和 C3 介导的血管外溶血的前景。但针对 C3 的抑制也可能引起对于补体上游调控的失衡,需要进一步临床试验验证其安全性。

APL-2:是一种 Compstatin 类似物,通过聚乙二醇化修饰以增加其体内半衰期。两项独立双盲安慰剂对照试验证明了其安全性以及健康人体内的动力学。在一项 APL-2 作为单一疗法的临床试验中(n=40),所有 PNH 患者乳酸脱氢酶均降低,95% 的患者在治疗第 29 天达到乳酸脱氢酶正常化。在随访截止时间点,乳酸脱氢酶均保持在正常范围内。治疗期间血红蛋白从基线检查时的中位数 80 g/L 增加到第 29 天时的中位数 108 g/L。17 例输血依赖患者在治疗结束时,13 例脱离输血,胆红素和网织红细胞百分比也得到改善,提示溶血得到了充分控制。此外还有一项正在进行的对依库珠单抗反应不充分的 PNH 患者加用 APL-2 的临床试验,虽然结果尚未完全出来,已有数据显示 APL-2 治疗使部分患者血红蛋白轻度增加、输血负担减轻、LDH 恢复正常。

AMY-101:是另一种 13 个残基的二硫键桥联肽 Compstatin 的类似物,Compstatin 能与人类和非人灵长类天然 C3 及其活性片段 C3b 结合,阻止 Compstatin 结合的 C3bBb 的转化酶活性,也阻止 Compstatin 结合的 C3 被预先形成的 C3 转化酶切割成 C3b。Compstatin 及其类似物是广泛的 C3 抑制剂,可完全阻断补体级联在所有激活途径上的激活,包括 C3 空转。AMY-101 是 Compstatin 的最新一代类似物,它具有更高的亲和力和效力以及更好的 PK 特性,其二期临床试验研究了 AMY-101 作为单一疗法在未治疗和依库珠单抗治疗(反应差)PNH 患者中的疗效,并且安全性良好。

TT30:是一种新型的治疗性融合蛋白,通过连接人类补体受体 2 型(CR2/CD21)的 C3 片段(C3frag=iC3b,C3dg,C3d)结合域与人补体因子 H(FH)的 CAP 抑制域制成。TT30 以 CR2 依赖的方式阻断 CAP 依赖性的补体激活和红细胞溶血,并且与 FH 相比具有约 150 倍的活性,同时不影响 CP 和 LP 的 C3 活化或 MAC 形成。在动物实验中表现出良好的抑制能力,皮下注射后具有生物利用度,临床试验中也展现出良好的耐受性。

ACH-4471:是一种口服蛋白酶因子 D(FD)抑制剂,在体外表现出对 PNH 溶血的抑制活性,FD 在 AP 的激活和放大中起重要作用,能影响 C3 转化酶 C3(H2O)Bb 和 C3bBb 的生成。这些转化酶是 AP 激活后的核心成分,它们也为 CP 和 LP 提供了一个强大的扩增环。由于 CP 或 LP 的激活不需要 CFD,选择性 CFD 抑制是调节补体活性的一种有利的治疗方法,使 CP 和 LP 激活后效应器功能保持完整,因此比其他补体导向的方法具有更低的细菌感染风险。已经有研究证实了该药物体内减轻补体介导的溶血以及补体 C3 片段沉积。该药物已经开展了单独使用以及作为依库珠单抗附加治疗的两项临床试验。

LNP023:是一种小的 FB 抑制剂,与 FD 抑制剂类似,在体外能防止 PNH 红细胞的溶解和

C3 调理,正在进行一项作为依库珠单抗疗效不佳患者的附加治疗的 Ⅱ 期试验。抗 FD 和抗 FB 药物具有口服给药的明显优势,不过如果补体通过 CP 或 LP 激活(可能是感染引起的溶血),针对 AP 的近端抑制剂(即抗 FD 和抗 FB)可能无法完全防止溶血,但也可以通过针对抑制 C3 转化酶的扩增环来减轻这一过程。

需要注意的是:抗补体治疗不能逆转骨髓衰竭,PNH-AA 综合征患者需要综合病情选择补体抑制剂的使用。

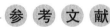

参 考 文 献

[1] Hillmen P, Lewis S M, Bessler M, et al. Natural history of paroxysmal nocturnal hemoglobinuria[J]. N Engl J Med, 1995, 333(19): 1253－1259.

[2] 何广胜. 阵发性睡眠性血红蛋白尿症的血栓形成研究进展[J]. 中国实用内科杂志 2014 34(08)774－776.

[3] Charles J. Parker. Update on the diagnosis and management of paroxysmal nocturnal hemoglobinuria[J]. Hematology Am Soc Hematol Educ Program, 2016: 208－216.

[4] 孙莺心,朱明清,何广胜. 七例以难治性缺铁性贫血为首发表现的阵发性睡眠性血红蛋白尿症患者临床特征分析[J]. 中华血液学杂志, 2013 (01): 69－70.

[5] 孙莺心, 朱明清, 何广胜,等. 再生障碍性贫血免疫抑制治疗后阵发性睡眠性血红蛋白尿症克隆的演变及临床意义[J]. 中华内科杂志, 2013, 52(7): 585－589.

[6] Jing Li, Haiying Hua, Weyi Shen, et al. Clinical features of Chinese patients with paroxysmal nocturnal hemoglobinuria diagnosed by FLAER[J]. Blood, 2015, 126 (23): 4544.

[7] Hillmen P, Young NS, Schubert J, et al. The complement inhibitor eculizumab in paroxysmal nocturnal hemoglobinuria[J]. N Engl J Med, 2006,355(12):1233－1243.

[8] Risitano AM, Marotta S, Ricci P, et al. Anti-complement treatment for paroxysmal nocturnal hemoglobinuria: time for proximal complement inhibition? a position paper from the SAAWP of the EBMT[J]. Front Immunol, 2019 14, 10: 1157.

[9] Brodsky RA. A complementary new drug for PNH[J]. Blood, 2020, 135(12): 884－885.

[10] Peffault de Latour R, Brodsky RA, Ortiz S, et al. Pharmacokinetic and pharmacodynamic effects of ravulizumab and eculizumab on complement component 5 in adults with paroxysmal nocturnal haemoglobinuria: results of two phase 3 randomised, multicentre studies[J]. Br J Haematol, 2020, 191(3): 476－485.

[11] Roth A, Nishimura JI, Nagy Z, et al. The complement c5 inhibitor crovalimab in paroxysmal nocturnal hemoglobinuria[J]. Blood. 2020;135(12):912－920.

（杨慧　何广胜）

第四节　纯红细胞再生障碍

纯红细胞再生障碍(pure red cell aplasia,PRCA)是以骨髓单纯红系造血障碍,外周血网织红细胞和成熟红细胞减少(白细胞和血小板基本正常)为特征的一组疾病。临床上分为先天性PRCA和获得性PRCA,先天性PRCA又称为Diamond-Blackfan贫血(DBA)。

一、发病机制

(一)传统发病机制

一般认为,本病是通过B淋巴细胞或/和T淋巴细胞异常免疫所致。获得性PRCA可以表现为原发性血液疾病,或继发于其他原因,包括大颗粒淋巴细胞白血病(LGLL)、胸腺瘤、微小病毒B19感染、胶原血管疾病、实体肿瘤、妊娠、药物及ABO血型不相合造血干细胞移植等。原发性获得性PRCA是最常见的原因,多数病例被认为是由自身反应性T淋巴细胞介导的。可能是通过选择性T或自然杀伤细胞介导的红系爆式集落形成单位(BFU-Es)与红系集落形成单位(CFU-Es)间分化障碍,从而抑制红细胞前体进展为成熟红细胞。

相比之下,由抗体介导的原发性PRCA较为少见,多数抗红细胞抗体主要引起自身免疫性溶血性贫血。B细胞通过产生自身抗体抗红细胞生成素(Epo)、Epo受体。已有研究证明,将PRCA患者血浆注入实验动物体内后,能抑制骨髓红系造血,此抑制作用来自其IgG组分,可抑制自身及正常红系祖细胞(BFU-Es、CFU-Es)生长,并呈剂量依赖性,但对自身及正常粒-单系祖细胞(CFU-GM)生长无明显影响。电镜发现此抑制因子直接附着于原始红细胞膜上。

PRCA与LGLL、胸腺瘤等淋巴细胞增殖性疾病关系密切。LGLL是一种异质性疾病,其特征是外周血中大颗粒淋巴细胞(LGLs)数量持续增加,多数患者存在T细胞受体(TCR)克隆性重排。克隆性LGLs通常源自T细胞或自然杀伤(NK)细胞,可表现为惰性或侵袭性病程。惰性LGLL占LGLL群体的95%以上,可分为两种亚型:T-LGLL或NK-LGLL。侵袭性NK-LGLL较为罕见,约占LGLL的5%,与EB病毒感染有关。约1/3 LGLL患者在确诊时无明显症状,多数患者表现为血细胞减少和自身免疫性疾病。欧美系列研究显示LGLL群体中自身免疫性疾病(15%～40%)及风湿性关节炎(11%～36%)合并率较高,仅5%的患者合并PRCA。LGLL在亚洲是继发性PRCA最常见的潜在疾病。一项亚洲LGLL人群研究中,41.5%患者合并PRCA,仅1例患者(1.9%)合并风湿性关节炎。

约20%～50%的PRCA患者合并胸腺瘤,约6%的患者并发慢性淋巴细胞白血病及自身免疫性疾病。临床使用胸腺瘤切除术、T淋巴细胞的免疫抑制剂或杀伤药物治疗PRCA有效,也有认为T淋巴细胞介导的红系造血免疫损伤在部分PRCA发病中也占重要地位。另外,还发现在PRCA患者胸腺内γδ T细胞呈克隆性增殖并引起Th2细胞比例升高,NK细胞可能与部分 PRCA 的发病有关。

感染因素最常见是微小病毒 B19，为一种 DNA 病毒，对 BFU-E、CFU-E 具有特异趋向性和高度亲和力，以红细胞糖苷脂（globoside）为受体，微小病毒 B19 侵入红系祖细胞后迅速增殖，诱导 BFU-E 及 CFU-E 呈"凋亡"样死亡。常见于免疫功能缺陷或受抑情况下，如 AIDS，或应用免疫抑制剂或放化疗后。也有报道 EB 病毒感染致 PRCA。

异烟肼、氯霉素及 α-甲基多巴等与 PRCA 发生相关的药物，能对 BFU-E、CFU-E 产生直接毒性作用，当然没有甲基多巴也可诱发产生的 IgG 和循环免疫复合物抑制红系造血。

部分 DBA 与核糖体蛋白（RP）基因突变有关。RP 是对细胞生长有调节作用，故 RP 缺陷导致许多组织，特别是高增生活性组织的蛋白质合成障碍。已经发现的有：RPS19、RPS24、RPS17、RPL5、RPL11、RPL35a。由于许多 DBA 患者只表现红系造血受累（仅部分表现为胚胎期发育器官受累），与 RP 基因突变会产生普遍效应的推测并不相符。随着研究深入，现在发现 RP 可能有第二个功能，或核糖体以外的功能。DBA 中出现 RPS19 突变，提示 RPS19 参与早期原始红细胞发育，向 RPS19 缺陷 DBA 患者造血祖细胞内导入 RPS19 基因后，BFU-E、CFU-E 数量成倍增加。

（二）发病机制新进展

miR-144/451 缺失可导致小鼠红细胞发育成熟障碍，miR-144 是斑马鱼胚胎 γ-球蛋白基因表达所必需，miR-451 是斑马鱼红细胞生成及生成过程中抗氧化应激所必需。我们研究发现，PRCA 患者 miR-451 表达降低，miR-144 的表达无明显差异；miR-144/451 水平与网织红细胞比例及血红蛋白水平均成正相关。miR-144/451 可能参与了成人获得性 PRCA 的病理发展过程，其在 PRCA 发生发展的具体作用及机制有待进一步探索。

二、临床表现

常见贫血症状，如面色苍白、乏力、心悸、活动后气短等。长期严重贫血者易并发贫血性心脏病。部分患者合并胸腺瘤，但仅物理体检不易发现，常由胸片或胸部 CT 发现。并发于其他疾病有原发病表现，如淋巴增殖性疾病有淋巴结、脾肿大等。

约 10%～25% 的 DBA 患者有家族史，其他多为散发性。1/3 的患者为常染色体显性遗传，其余为常染色体隐性遗传。多数在新生儿或婴儿期即出现贫血，基本在出生后 1 年之内出现显著贫血，而白细胞、血小板正常。DBA 常合并先天性体格发育畸形，拇指、上肢和颅面部畸形最常见，发育异常与 Fanconi 贫血类似，但略轻。病程后期可出现白细胞、血小板减少，甚至全血细胞减少。

三、诊断

（一）传统诊断

血象检查呈正细胞正色素性贫血，网织红细胞减少或缺如，白细胞和血小板正常，白细胞分类正常，无病态造血。骨髓增生良好，但红系明显减少或缺如，其他系统大致正常。BFU-E、

CFU-E 体外培养集落数减少。部分 PRCA 可有 γ 球蛋白增高,出现嗜异性抗体及自身抗体。血清铁、血清铁蛋白增多,铁饱和度增高,但铁利用率低下。细胞培养 BFU-E、CFU-E 集落减少有助于诊断本病。应注意查找有无胸腺瘤、CLL 等淋巴细胞增殖性疾病及自身免疫性疾病等原发病,注意可能诱发本病的感染史和用药史。

DBA 诊断主要依据以下标准:① 婴儿期(<2 岁)即出现正细胞性(或大细胞性)正色素性贫血;② 网织红细胞计数减低;③ 骨髓红系造血前体细胞明显减少或缺乏(不足有核细胞的 5%);④ 染色体脆性实验正常。DBA 可以检测到核糖体蛋白基因突变。RPS19 基因突变者常有红细胞腺苷脱氨酶水平增高,可以据此指标推断是否存在 RPS19 突变。DBA 要注意家族史和体格发育异常。

PRCA 应注意与由其他原因诱发的急性造血功能停滞,或者以溶血为基础疾病突然发作的"再障危象"相鉴别。DBA 要注意与小儿的一过性红细胞增生减低鉴别,这些患儿多有前驱病毒感染时,贫血不严重,血红蛋白 F 不高,感染控制后常能自发缓解。其他如 Fanconi 贫血、Pearson 综合征及软骨—毛发发育不良综合征等伴体格发育先天性疾病,也需与 DBA 相鉴别。

(2)精准诊断新进展

主要是在确定 PRCA 继发性病因——LGLL 上,目前对于 LGLL 的诊断标准变化很大。LGLL 是包括成熟 T 淋巴细胞和 NK 细胞的一组肿瘤,其中 85% 是 T 细胞性 LGLL,10% 是 NK 细胞的慢性淋巴细胞增殖性疾病(CLPD-NK),还有 5% 为侵袭性 NK 细胞白血病(ANKL)。ANKL 多与 EB 病毒感染相关,以亚洲年轻人为主。

LGLL 的诊断标准如下:(1)外周血涂片可见典型大颗粒淋巴细胞形态,且数量持续增加(>0.5×10⁹/L)超过 6 个月;(2)流式细胞学检测 T 细胞免疫表型,表达 CD3、CD8、CD56/57;(3)TCR 基因重排阳性或 TCRVβ 谱系存在单克隆表达;(4)外周血大颗粒淋巴细胞计数低于 $0.5 \times 10^9/L$ 时,可根据骨髓细胞学及骨髓活检免疫组化染色诊断。核心是强调发现克隆性 T 淋巴细胞,所以目前对大颗粒淋巴细胞的外周血计数要求下降,而着重于克隆性 T 淋巴细胞存在与否评估。STAT3 突变,STAT5b 突变也提示克隆性 T 淋巴细胞存在,并与 PRCA 的用药及疗效有关,也可以用于 LGLL 诊断。少数情况下,有 CD4⁺ 而 CD8⁻ 的 LGLL,伴发 STAT5b 突变,可能与 CMV 感染相关。也有 TCRγδ 阳性,免疫表型为 CD3⁺、CD4⁻、CD8⁺、CD16⁺/⁻ 和 CD57⁺。

目前可以进行 TCR 深度测序,测序显示出存在 TCR 库多样性限制,或者优势克隆存在,也能用于 LGLL 的诊断。

NK 细胞的克隆确定相对指标少,免疫表型为 CD3⁻、CD8⁺、CD16⁺、CD56⁺,并进行 KIR 分析显示存在克隆性 NK 细胞。

四、治疗

(一)传统治疗

1. 支持治疗

严重贫血者输注红细胞,评价体内铁负荷,注意除铁治疗。

2. 去除病因

停用可疑药物。胸腺瘤者应尽早切除胸腺,术后缓解率可达 25%～50%。但是无胸腺瘤的 PRCA 不建议行胸腺切除术。微小病毒 B19 感染者及时抗病毒或大剂量静脉注射免疫球蛋白治疗。

3. 免疫抑制治疗

(1) 糖皮质激素(CS)和环孢菌素(CsA)

CS 是最早用于治疗获得性 PRCA 的药物,常用剂量为泼尼松 0.5～1.0 mg/kg/d,中位起效时间为 2～5 周,有效率为 30%～62%,中位生存期为 14 年。约 80% 的患者减药后 24 个月内复发,CS 停药主要原因为副作用,如感染、高血糖、骨质疏松及肌病,但多数复发患者(77%)再次应用 CS 治疗仍然有效。细胞毒性药物联合糖皮质激素的有效率可达 56%,虽然较强的免疫抑制治疗可以诱导多数患者缓解并且长期维持,却带来更多的风险,如感染、恶性肿瘤以及不孕不育等。

CsA 起始剂量为 5 mg/(kg·d),谷浓度水平应当在 150～250 ng/mL,有效率为 65%～87%。血红蛋白水平正常后,CsA 应缓慢减量,维持治疗以减少复发。Means 综合 137 例原发性 PRCA、58 例继发性 PRCA 治疗发现,CS、细胞毒性药物、CsA 的疗效分别为 39.0%、41.0%、77.0%,CsA 疗效优于 CS。但日本 PRCA 协作组在 1990—2006 年进行的全国调查显示在成人原发性 PRCA 中 CsA、CS 的有效率为 74%,60%,无显著差异。

(2) LGLL 相关 PRCA

LGLL 和胸腺瘤为成人 PRCA 最常见继发性病因。有研究显示,与原发性 PRCA 相比,继发性 PRCA 的血红蛋白水平更低,而铁蛋白水平更高,治疗后血红蛋白及网织红细胞恢复所需的时间更长,说明继发性 PRCA 患者可能存在更为异常的免疫状态。胸腺瘤切除是胸腺瘤相关 PRCA 首选治疗,但近来发现仅切除胸腺瘤不足以恢复正常红系造血,需同时进行免疫抑制治疗,CsA 有效率可达 80%。

PRCA 复发的最主要原因是减药或者停药,比例高达 50%～80%。因此最有效预防复发的手段是采用维持治疗。日本研究显示,CsA 维持治疗的复发率为 11%,而 CS 维持治疗的复发率达 88%,说明 CsA 在维持治疗中居重要地位。但是维持多久减量,如何减量目前尚无明确方案,需要探索。国内初步数据显示 CsA 减量频度小于 1 个月,能够有效减少复发。复发患者主要治疗为原方案加量或者更换其他免疫抑制剂治疗。在原发性 PRCA 的治疗中,与糖皮质激素相比,CsA 方案可获得更长的无复发生存期,且可预防复发。

难治性 PRCA 有氟达拉滨联合环孢素治疗成功者,或者 CD52 单克隆抗体后缓解,提示难治性 PRCA 虽对常规治疗无反应,可考虑给予更强细胞免疫抑制剂或化疗。

（3）DBA 儿童治疗:泼尼松以 60 mg/m^2/天起,有效者 1～2 周后见到网织红细胞、血红蛋白升高。一般在血红蛋白水平到 100 g/L 时减量。若激素 3～4 周无反应,认为是无效病例,及时改变治疗药物或方案。约 60%～70%DBA 对糖皮质激素有效,但 RPS19 突变者有效率仅 40%多,更易发展为输血依赖,而需要异基因造血干细胞移植。异基因造血干细胞移植是唯一能治愈 DBA 的方法,输血依赖的 DBA 应及早进行移植,首选 HLA 匹配同胞供体。

（二）精准治疗新进展

精准疗效相关因素分析发现,老年 PRCA 中单药 CsA 较 CS 疗效优势显著:84.6% vs 33.3%,单药 CS 治疗老年 PRCA 的疗效不及非老年 PRCA(88.9% vs 33.3%);单因素和多因素分析均显示在老年获得性 PRCA 中采用 CsA 治疗是取得疗效相关因素。

原发性 PRCA 患者疗效优于继发性 PRCA,主要原因是 LGLL 相关 PRCA 的疗效不如原发 PRCA,是独立影响因素(OR＝4.506,95%CI 1.59～12.78,P＝0.005)。LGLL 相关 PRCA 中发现 T 细胞的 STAT3 突变率达 77%,对 CsA 有效率仅 46%,而无 STAT3 突变者对 CsA 反应率高达 100%,提示 STAT3 突变是 LGLL 相关 PRCA 选择药物的指标之一。

艾曲泊帕治疗 PRCA 也有效,并且未见到血栓形成和骨髓纤维化及克隆转变风险。

mTOR 信号转导途径在细胞增殖和 T 细胞免疫活化中占重要地位,西罗莫司是 mTOR 的抑制剂,且肾毒性小,在 PRCA 合并肾功能不全患者中是较好的选择。

环磷酰胺治疗 LGLL 相关 PRCA 能够克服 CsA,但鉴于环磷酰胺长期应用的相关毒性,如脱发、性腺毒性及第二肿瘤,在环磷酰胺诱导缓解后是否可用 CsA 维持以预防复发,减少毒性值得探索。

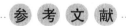

参 考 文 献

[1] Ball S. Diamond-Blackfan anemia[J]. Hematology Am Soc Hematol Educ Program, 2011, 487 - 491.

[2] Xu P, Palmer LE, Lechauve C, et al. Regulation of gene expression by miR-144/451 during mouse erythropoiesis[J]. Blood, 2019, 133 (23): 2518 - 2528.

[3] Fang X, Shen F, Lechauve C, et al. miR-144/451 represses the LKB1/AMPK/mTOR pathway to promote red cell precursor survival during recovery from acute anemia[J]. Haematologica, 2018, 103 (3): 406 - 416.

[4] Sawada K, Fujishima N, Hirokawa M. Acquired pure red cell aplasia: updated review of treatment[J]. Br J Haematol, 2008, 142: 505 - 514.

[5] Means RT Jr. Pure red cell aplasia [J]. Blood, 2016, 128: 2504 - 2509.

[6] Sawada K, Hirokawa M, Fujishima N, et al. PRCA Collaborative Study Group Long-term outcome of patients with acquired primary idiopathic pure red cell aplasia receiving cyclosporine A. A nationwide cohort study in Japan for the PRCA Collaborative Study Group[J]. Haematologica, 2007, 92: 1021 - 1028.

[7] 吴雪梅,陆星羽,何耀,等.环孢素 A 糖皮质激素治疗成人获得性纯红细胞再生障碍疗效对照研究 [J]. 中

国实用内科杂志，2018，38（8）：52－55.

[8] Wu X，Wang S，Lu XY，et al. Response to cyclosporine A and corticosteroids in adult patients with acquired pure red cell aplasia：serial experience at a single center[J]. Intl J Hematol，2018，108：123－129.

[9] Wu X，Yang Y，Lu X et al. Induced complete remission faster in adult patients with acquired pure red cell aplasia by combining cyclosporine A with corticosteroids[J]. Medicine，2019，98（41）：e17425.

[10] 尹华，刘晓庆，程朗，等. 成人获得性纯红细胞再生障碍100例临床分析[J]. 中国实用内科杂志，2019，39（10）：895－899.

[11] 何耀，刘晓庆，柴星星，等. 免疫抑制治疗老年获得性纯红细胞再生障碍环孢菌素可能疗效更佳 [J]. 临床血液学杂志，2019，32（9）：677－679.

[12] Liu X，Lu X，Chen L，et al. Immunosuppressive therapy for elderly-acquired pure red cell aplasia：cyclosporine A may be more effective[J]. Ann Hematol，2020，99（3）：443－449.

[13] Wu X，Cheng L，Liu X，et al. Clinical characteristics and outcomes of 100 adult patients with pure red cell aplasia [J]. Ann Hematol. 2022；101（7）：1493－1498.

[14] Fujishima N，Sawada K，Hirokawa M，et al. Long-term responses and outcomes following immunosuppressive therapy in large granular lymphocyte leukemia-associated pure red cell aplasia：a Nationwide Cohort Study in Japan for the PRCA Collaborative Study Group[J]. Haematologica，2008，93：1555－1559.

[15] Kawakami T，Sekiguchi N，Kobayashi J，et al. Frequent STAT3 mutations in CD8[+] T cells from patients with pure red cell aplasia [J]. Blood Adv，2018，2：2704－2712.

[16] Sandra S，Real E，Pastor E，et a1. Refractory pure red cell aplasia associated with B chronic lymphocytic leukemia successfully treated by fludarabine[J]. Haematologica，1999，84（12）：1154－1155.

[17] He GS，Zhang X，Wu DP，et al. Retreatment with Fludarabine and Cyclosporine for One Case of Refractory Pure Red Cell Aplasia [J]. Chin Med Sci J，2008，23：60－62.

[18] Ru X，Liebman HA. Successful treatment of refractory pure red cell aplasia associated with lymphoproliferative disorders with the anti-CD52 monoclonal antibody alemtuzumab （Campath-1H） [J]. Bri J Haematol，2003，123：278－281.

[19] 刘晓庆，程朗，何耀等. 艾曲波帕治疗难治性获得性纯红细胞再生障碍疗效研究 [J]. 中国实用内科杂志，2019，39（9）：59－63.

[20] Liu X，Cheng L，He Y，et al. Eltrombopag restores erythropoiesis in refractory adult acquired pure red cell aplasia[J]. Int J Hematol，2021，114：124－128.

[21] Jiang H，Zhang H，Wang Y，et al. Sirolimus for the treatment of multi-resistant pure red cell aplasia[J]. Bri J Haematol，2019，184（6）：1055－1058.

[22] 刘晓庆，何广胜. 成人获得性单纯性红细胞再生障碍治疗的挑战[J]. 中国实用内科杂志，2020，40（9）：705－708.

（刘晓庆　何广胜）

第五章 骨髓增生异常综合征

骨髓增生异常综合征(myelodysplastic syndrome,MDS)是一组起源于造血干/祖细胞的异质性髓系肿瘤,患者表现为外周一系或多系血细胞减少、骨髓血细胞发育异常,在疾病过程中可能会转化为急性髓系白血病(AML),其进展为 AML 的风险与具体亚型有关。我国学者对2004—2007 年上海 6 个区约 390 万人口的调查发现,按照 WHO 2001 版标准新诊断 236 例成人 MDS 患者,平均年发病率为 1.51/10 万人口,发病时中位年龄 62 岁。总体而言,MDS 发病随年龄增长而增加,多数患者为原发性。

MDS 与年龄增长的关联表明,由于危险暴露或遗传易感性引致遗传学损害。危险因素包括化疗、辐射、苯和其他溶剂、柴油、吸烟和免疫抑制等。接受过烷化剂、拓扑异构酶Ⅱ抑制剂和/或电离辐射的人患治疗相关 MDS(tMDS)的终生风险为 2%～10%。随着癌症和干细胞移植者的存活时间更长,tMDS 的发病率肯定会上升。受影响的个体可能更年轻,并且血细胞减少和发育异常的程度也更为明显。这些患者尽管在诊断时原始细胞计数可能较低,但发生白血病转化的时间较短。

在儿童中多种先天性综合征容易继发 MDS 或 AML,如唐氏综合征、先天性角化不良、Fanconi 贫血、严重先天性中性粒细胞减少症、Shwachman-Diamond 综合征、Diamond-Blackfan贫血等,患有这些遗传性疾病的人发生 MDS 或 AML 的终生风险为 2%～40%。近年来发现GATA2、RUNX1、ANKRD26、CEBPA 和 SRP72 等基因的胚系突变导致 MDS 易感性增加。WHO 2016 版正式提出了伴遗传易感性髓系肿瘤的概念和分型。

一、发病机制

(一)传统发病机制

对 MDS 的最初认识是在血细胞减少的患者中发现存在三系血细胞发育异常,病程中患者通常死于骨髓衰竭或急性白血病。鉴于血细胞减少和形态学上的发育异常对于 MDS 的诊断至关重要,基于血细胞改变探究 MDS 的发病机理成为最初的研究重点。这些发育异常的血液细胞是白血病克隆吗?它们是如何形成的?这些异常的细胞又是如何导致血细胞减少的?

国际上多个研究通过特定染色体异常的荧光原位杂交(FISH)结合骨髓涂片形态学观察,对 MDS 骨髓中的多系细胞进行了细胞遗传学克隆性分析,在粒系、单核系、红系和巨核系中均可发现多种异常克隆累及,其中一些研究还认为淋巴细胞也受累,但未能发现与异常克隆密切相关的特定形态学改变;并且异常克隆并非发育异常细胞所特有,形态正常的细胞中同样存在着异常克隆,尽管其比例较发育异常的细胞有所下降;此外,在大多数患者中异常克隆的比例随着红系和粒系的分化成熟逐渐下降。有研究证实在不明原因的血细胞减少患者中细胞遗传学异常克隆早于形态学改变。这些结果表明,异常的 MDS 克隆细胞保留了分化成熟的能力,由于骨髓中共存的形态异常 MDS 克隆、形态正常的 MDS 克隆和正常 HSC 克隆都可以增殖和分化,某一阶段异常克隆细胞在群体中的比例取决于三种细胞之间的相互作用和细胞动力学平衡。

更早期的基于葡萄糖-6-磷酸脱氢酶(G-6-PD)多态性、X 染色体连锁基因如次黄嘌呤磷酸核糖转移酶(HPRT)和磷酸甘油酸激酶(PGK)限制性片段长度多态性(RFLP)以及其后的人雄激素受体甲基化分析(HUMARA)等分子技术的研究对于 MDS 的异常克隆起源并未获得一致性结果。多数研究认为 MDS 应为多能造血干细胞起源,因为髓系细胞和淋巴细胞均为单克隆性;而有些研究则认为 MDS 应来源于髓系祖细胞,T 和 B 细胞均为多克隆性或者 T 细胞为多克隆性。

尽管多数 MDS 患者骨髓增生活跃但外周血却表现为细胞减少,这一对矛盾现象被归因于"无效造血"。早在 1990 年有学者在光学显微镜下即发现 MDS 患者骨髓活检标本中存在着红系和幼稚髓系前体细胞形态学上的凋亡证据如核膜染色质聚集,较正常骨髓标本明显增多,推测导致异常增殖克隆的多数子代细胞要么在外周生存时间缩短、要么不能成熟并离开骨髓,而骨髓中凋亡细胞数量增加是 MDS 中造血细胞髓内死亡的进一步证据。1993 年 Yoshida 提出了凋亡是 MDS 未成熟髓内细胞死亡的机制假说。1994 年 Mundle 等建立原位双标技术同时检测塑料包埋骨髓活检标本中增殖和凋亡时即发现 MDS 中存在过度凋亡,而 AML 中则无;1995 年该团队进一步研究发现 52%(26/50 例)MDS 患者三系造血细胞≥75%经历了凋亡并且基质细胞也常为原位末端标记(ISEL)阳性。其后陆续有研究通过不同技术揭示了髓内细胞过度凋亡是引起 MDS 骨髓虽然增生明显活跃但外周全血细胞减少这一矛盾的主要原因。进一步的研究揭示 MDS 早期阶段 $CD34^+$ 细胞凋亡增殖比明显增加、凋亡增殖比随着疾病进展而下降;相应地,MDS 早期阶段 $CD34^+$ 细胞促凋亡蛋白(Bax/Bad)与抗凋亡蛋白(Bcl2/Bcl-X)比值(Bax/Bad:BCL2/Bcl-X)明显增加,随着疾病进展该比值显著降低。

其后的研究证实 MDS 的造血干细胞存在着多方面异常:① 异常的造血干细胞自我更新能力增强,或者造血祖细胞获得自我更新能力;② 异常克隆增殖能力增强;③ 分化受损或受阻;④ 早期细胞凋亡障碍、晚期细胞凋亡增加,导致无效造血;⑤ 基因组不稳定;⑥ 基因组 DNA 甲基化异常,抑癌基因表达受抑。同时,提供造血干/祖细胞生存、发育和分化所需场所及细胞因子和黏附分子的微环境也发生"重塑",如基质中的内皮细胞、脂肪细胞和成纤维细胞也发生广泛凋亡、造血支持能力明显下降,微血管密度增加;微环境中的正性和负性生长因子、细胞因子和趋化因子以及不同的免疫细胞均发生改变,导致抑制性微环境、正常造血受抑。

(二)发病机制新进展

从 1987 年首次发现 MDS 患者中存在 *N-RAS* 基因突变后,随着分子生物学技术的不断进步和人类基因组的解码,对包括 MDS 在内的血液肿瘤发病机理的认识不断深入。2014 年两个研究组同时报告了在缺乏血液病表现或无血液病史且在评估时无血细胞减少的不同人群队列中应用基于二代测序(NGS)的全外显子组测序技术证实存在着年龄相关的克隆性造血(CH 或 ARCH),具有克隆性造血者发生血液肿瘤的风险显著增高、总体死亡率也明显增加。随后掀起了对潜能未定的克隆性造血(CHIP)及其在包括血液肿瘤以及非血液系统疾病中的研究热潮。

目前认为一系列获得性的基因突变等遗传学异常可导致造血干细胞克隆性扩增、异常克隆经历多次渐进的基因改变和表观遗传学改变并最终导致 MDS 发生和进展。已知在 MDS 中发现 60 多种基因突变,涉及多个生物学过程:① RNA 剪切:如 *SF3B1*、*SRSF2*、*U2AF1*、*ZRSR2*、*SF1*、*SF3A1* 等;② DNA 甲基化:如 *DNMT3A*、*TET2*、*IDH1/IHD2* 等;③ 组蛋白修饰:如 *ASXL1*、*EZH2*、*BCOR*、*EP300* 等;④ 黏连蛋白:如 *STAG2*、*RAD21*、*SMC1A*、*SMC3* 等;⑤ 转录因子:如 *RUNX1*、*ETV6*、*CUX1*、*GATA2* 等;⑥ 信号途径蛋白:如 *CBL*、*JAK2*、*NRAS*、*KRAS*、*MPL*、*NF1*、*PTPN11*、*KIT*、*FLT3* 等;⑦ p53 途径:如 *TP53*、*PPM1D* 等。在超过 80% 的 MDS 中检出至少 1 个基因突变,最常受累基因有 *TET2*、*SF3B1*、*ASXL1*、*SRSF2*、*DNMT3A*、*RUNX1* 和 *TP53*,这些基因突变频率大多在 10% 以上。这些基因突变为 MDS 的诊断分型、预后判断、疾病转归和治疗策略提供了重要的分子信息,也促使我们对正常造血→克隆性造血→MDS→AML 的演变过程有了更为清晰地理解。

在衰老的人类造血系统中几乎总是会产生小的体细胞突变的造血克隆。在 CH 患者中检测到的突变最常影响 *DNMT3A*、*ASXL1*、*TET2* 基因。*DNMT3A* 是 CH 患者中突变频率最高的基因,编码蛋白是催化原发性甲基化的关键酶。AML 患者中 *DNMT3A* 突变导致功能丧失和/或诱导显性负效应,导致体内 DNA 甲基化模式改变。小鼠模型中 DNMT3A 缺乏会诱导 HSC 扩增、自我更新增加和分化受损。然而,突变的 *DNMT3A* 作为唯一的遗传畸变并不足以在鼠模型中诱发白血病,而引入额外的突变如 *FLT3* 或 *NPM1* 突变,会导致白血病的表现;并且孤立的 *DNMT3A* 突变对 CH 患者的血细胞计数没有明显影响。虽然 *DNMT3A* 总体上是 CH 患者中最常见的突变基因,但 *TET2* 突变显示出更强的年龄依赖性,并且可能在非常年长的成年人中发生频率最高。*TET2* 通过催化甲基胞嘧啶转化为 5-羟甲基胞嘧啶(5-hmC)参与去甲基化过程。除了代表 DNA 胞嘧啶去甲基化过程中的一个中间步骤外,5-hmC 还可能构成具有调节功能的独特表观遗传标记。突变导致 *TET2* 功能丧失。与正常骨髓样本相比,带有 *TET2* 突变的 AML 表现出特定的 DNA 高甲基化表型,导致基因表达异常;*TET2* 表达下调导致 HSC 克隆性扩增,尤其是在发生炎症应激反应时。*ASXL1* 是 CH 中的第三个再现性突变基因,编码蛋白也与表观遗传修饰相关,但与 *DNMT3A* 和 *TET2* 直接修饰 DNA 不同,ASXL1 通过参与组成多梳蛋白复合物来对组蛋白进行修饰发挥调节转录作用。*ASXL1* 突变发生于各种类型髓系恶性肿瘤中,最常见的是移码或无义突变,并且与 AML、MDS 和 CMML 的不良预后相关。小鼠功能研究表明,ASXL1 单倍体不足会导致 MDS 样疾病的发生,截短型 ASXL1 蛋白表达会诱导 HSC 功能改变并增加对白血病转化的易感性。

近年的研究揭示额外的打击促进 MDS 和 AML 进展,化疗后缓解的 AML 病人中 *DNMT3A*、*TET2*、*ASXL1*、*IDH* 等突变仍然存在,提示了 CH→CCUS(意义未明的克隆性血细胞减少)→MDS→AML 演变过程中遗传学变异的复杂性,同一基因突变在不同患者白血病克隆演变的不同阶段可能发挥着不同作用,需要积累更多的数据来理解在造血细胞衰老、恶变过程中突变层次是如何建立并发挥效应的。

二、临床表现

患者可能无症状,亦可能因严重贫血、粒细胞减少和/或血小板减少出现相应的临床表现,如疲劳、虚弱、头晕、劳力性呼吸困难、感染、发热、瘀点瘀斑等。诊断时中性粒细胞和血小板计数严重下降的患者通常病情更严重。很少有患者出现与感染无关的发热。少数患者可能会伴发自身免疫性疾病,一些患者的最初症状表现为与风湿病相似的关节痛。Sweet 综合征(Sweet syndrome,SS)是一种发热性中性粒细胞性皮肤病,合并 SS 时会有发热、皮疹。

85%以上的患者存在贫血。在大约 4%的患者中,贫血是由红系再生障碍引致。平均红细胞体积常增加。红细胞形态异常包括椭圆形、泪滴状、球形和碎裂细胞。有些患者只有轻微的异型红细胞增多。椭圆形红细胞有时占优势。可出现嗜碱性点彩红细胞。在大约 10%的病例中,血涂片中可发现有核红细胞。网织红细胞计数与贫血程度相关。

约 50%的患者在诊断时出现中性粒细胞减少,伴有胞体过小或异常增大、获得性 Pelger-Hüet 异常、环状核、核分叶过多、胞浆颗粒减少等形态异常,血片中原始细胞增多,少数患者合并嗜酸性粒细胞增多。

约 25%~50%的患者在诊断时患有轻度至中度血小板减少,5%患者可能表现为单纯血小板减少。MDS 伴单纯 del(5q)、伴 inv(3)(q21.3q26.2)或 t(3;3)(q21.3;q26.2)患者也可能发生轻度或明显血小板增多。血小板可能异常大、颗粒减少或具有较大的融合中央颗粒。血小板功能异常可导致出血时间延长、胶原或肾上腺素引起的血小板聚集减少。

三、诊断

1976 年法-美-英(French-American-British,FAB)协作组在对急性白血病进行命名和分类时提出了 2 类骨髓造血异常综合征(DMPS):伴原始细胞过多的难治性贫血(RAEB)和慢性粒单核细胞白血病(CMML)。1982 年 FAB 协作组正式提出"骨髓发育异常综合征(MDS)"的概念,明确提出了确诊 MDS 的红系、粒系和巨核系形态学改变,对 MDS 中的 2 型原始细胞进行了定义,并基于外周血原始细胞比例、单核细胞绝对计数和骨髓铁粒幼红细胞比例提出了五种 MDS 亚型的诊断标准:难治性贫血(RA)、环形铁粒幼红细胞性难治性贫血(RARS)、RAEB、难治性贫血伴原始细胞增多转化型(RAEB-T)、CMML,结束了以前对本类疾病命名和诊断的混乱局面,为国际上对本类疾病展开更为深入的临床与基础研究以及合作与交流奠定了里程碑式的诊断基础、发挥了极大的推动作用。国内一直应用"骨髓增生异常综合征"这一术语来指代 MDS。随着对疾病认识的不断深入,国际上对 MDS 的诊断和分型也在不断变化和更新。

(一)传统诊断

自 1982 年 FAB 协作组提出了五种 MDS 亚型的诊断标准以来,血细胞减少、原始细胞和环形铁粒幼细胞比例及发育异常一直是 MDS 诊断的基石。FAB 协作组明确提出了确诊 MDS 的红系、粒系和巨核系形态学改变特征,对 MDS 中的 2 型原始细胞进行了定义,并基于外周血原始细胞比例、单核细胞绝对计数和骨髓铁粒幼红细胞比例提出了五种 MDS 亚型(见表 5-1)。

表 5-1　1982 年 FAB 协作组 MDS 分型

FAB 类型	骨髓原始细胞 (%)	外周血原始细胞 (%)	Auer 小体	单核细胞绝对值>$1×10^9$/L	骨髓环形铁粒幼细胞>15%
RA	<5	<1%	—	—	—
RARS	<5	<1%	—	—	+
RAEB	5~20	<5%	—	—	−/+
RAEB-T	21~30	或≥5%	或+	+	−/+
CMML	≤20	<5%	—	−/+	−/+

形态学上的发育异常改变是 MDS 诊断和分型的重要基础。1976 年,FAB 协作组提出 RAEB 和 CMML 诊断时将原始细胞和早幼粒细胞 10%~30% 作为诊断标准之一,对形态学改变并未描述。1982 年,FAB 协作组提出 MDS 诊断分型标准时仅仅提出了符合 MDS 诊断的细胞形态学改变的质的异常,在量上的异常仅包括了环形铁粒幼细胞≥15%、幼红细胞占有核细胞比例>60% 或<5%,以及原始细胞百分比,并且对 Ⅰ 型(无嗜天青颗粒)和 Ⅱ 型原始细胞(散在嗜天青颗粒)、早幼粒细胞(存在高尔基区)做了明确界定。其后又有学者提出了 Ⅲ 型原始细胞(细小嗜天青颗粒)。为了统一标准、便于更好地交流,2001 年 WHO 标准确定了八类红系发育异常(核出芽、核间桥、核碎裂、多核及巨幼样变五种核改变和环形铁粒幼细胞、空泡、PAS 阳性三种胞质改变)、五类粒系发育异常(胞体小、核分叶过少、核分叶过多、颗粒减少和假 Chedi-ak-Higashi 颗粒)和三类巨核细胞发育异常(分叶减少的微巨核细胞、不分叶的巨核细胞和多个完全分开核的巨核细胞),并且为了提高诊断的可靠性、提出发育异常的细胞比例为 10%,但对原始细胞和早幼粒细胞并未做明确界定。2008 年,MDS 国际形态学工作组(IWGM-MDS)将原始细胞分为无颗粒型和颗粒型,如出现清晰可见的高尔基区则划为早幼粒细胞。此外,2008 年 WHO 增加了 1 个红系异常(核分叶)和 1 个粒系异常(胞体异常大);而 2016 年 WHO 又将核分叶从红系异常中剔除、增加 1 个粒系异常(Döhle 小体)。WHO 标准确定的形态学改变仍然存在一些问题,如:中性粒细胞颗粒减少如何判断、不规则性中性粒细胞分叶过多又如何判定、核染色质异常凝集是否应该纳入发育异常? 2014 年,IWGM-MDS 对一些粒系发育异常进行了界定:① 将“胞质颗粒减少”定义为“胞质颗粒至少减少至正常细胞的 2/3”;② 将异常大的中性粒细胞定义为巨大分叶核中性粒细胞(macropolycyte),规定其超过至少达到正常分叶核中性粒细胞的 2 倍、具有与胞体大小相应的细胞核;③ 将中性粒细胞染色质异常凝集定义为染色质凝集为大块状、有清亮区分隔;④ 将中性粒细胞核突起定义为非性染色体相关的、水滴状突起(与细胞核连接处较宽)或线状突起,该类细胞>4 个。这些发育异常的界定是否可以增加形态学评价的一致性还有待于进一步验证,并且计数中性粒细胞颗粒数量在临床实践中缺乏可

行性。此外,尽管 WHO 标准以发育异常细胞≥10%为界可能增加 MDS 诊断的特异性,但必须注意的是,有研究者发现即使以≥10%为界正常人中 46%仍发现单系病态造血、26%存在两系病态造血、7%存在三系病态造血改变;并且形态学诊断具有极强的主观性、不同形态学家之间的诊断一致性仅为 88%、对于早期患者诊断的一致性更是仅为 74%。

欧洲血液病理协会与血液病理学会于 1995 年提出合作计划并组成一个指导委员会,以原先由国际淋巴瘤研究组(ILSG)1994 年公布的"修订的欧美淋巴瘤分类(REAL)"原则为基础,成立十个委员会负责对其司职的病种提出一个取得共识的髓系、淋系及组织细胞肿瘤名录,为确保该分类具有临床实用性,指导委员会邀请了血液学及肿瘤学专家组成立了一个临床顾问委员会(CAC)对该名录进行审议和修订,最终形成世界卫生组织(WHO)造血与淋巴组织肿瘤分类及诊断标准,并由设在法国里昂的国际癌症研究机构(IARC)于 2001 年正式发布。该分类标准结合了当时的形态学、免疫学、细胞与分子遗传学和分子生物学(MICM)特点对血液肿瘤进行了最新定义。WHO 将区分 AML 与 MDS 的原始细胞比例由 FAB 标准的 30%降至 20%,将 RA 和 RARS 定义为仅贫血合并单纯红系发育异常,新增了难治性血细胞减少伴多系发育异常(RCMD)亚型、而 RCMD 合并骨髓环形铁粒幼细胞增多则为 RCMD-RS,将 5q-综合征确认为一个独特亚型,把原来的 RAEB 细分为 RAEB-1 和 RAEB-2 两个亚型,并提出了无法分类的 MDS(MDS-U)这一新的亚型;由于 CMML 既具有骨髓增生异常又具有骨髓增殖性疾病的特点,WHO 将 CMML 从 MDS 中剔除出去、归入新病种"骨髓增生异常/骨髓增殖性疾病(MDS/MPD)"中。指导委员会于 2006 年开始根据基础和临床研究进展对 WHO 2001 版进行了修订和更新并于 2008 年正式发布,其中关于 MDS 部分变化不大,主要是增加了一个暂定亚型:儿童难治性血细胞减少(RCC),并提出了难治性中性粒细胞减少(RN)和难治性血小板减少(RT)的诊断并将它们与 RA 一起归入一个新的亚型即难治性血细胞减少伴单系发育异常(RCUD);此外为确定原始细胞比例,建议在骨髓涂片需分类所有有核细胞 500 个、外周血涂片需分类 200 个白细胞,而计算巨核系发育异常时则要求至少计数 30 个巨核细胞。2016 年 WHO 分型则对 MDS 的诊断和分型做了较大修订:血细胞减少是诊断 MDS 必要条件,既往 MDS 各亚型命名之前冠以各类"血细胞减少"(如难治性贫血)。但 WHO 分型主要参照发育异常程度和原始细胞比例进行诊断分型,而血细胞减少累及系列其实对分型影响不大;且有显著形态学异常的系列与外周血细胞减少的系列常不相符。因此,WHO 2016 版在成人 MDS 分型名称中取消了既往所谓的"难治性贫血""难治性血细胞减少",而代以 MDS 伴相应的修饰:单系或多系发育异常,环状铁粒幼红细胞,原始细胞增多,del(5q)细胞遗传学异常;儿童 MDS 则未改变,儿童难治性血细胞减少症(RCC)依然保留在分类中(表 5-2~5-4)。此外一个重要的修订是:所有髓系肿瘤在计算原始细胞百分比时的分母都是全部有核细胞(ANC)、取消了既往的非红系细胞(NEC),这将使大多数过去诊断为急性红白血病的病例都被归类为 MDS 伴原始细胞增多(MDS-EB)。

表 5 - 2 2016 版 WHO MDS 分型特点

亚型	病态造血累及系列	血细胞减少[a]	骨髓环形铁粒幼细胞占比例	骨髓及外周血原始细胞	细胞遗传学
MDS 伴单系发育异常（MDS-SLD）	1	1～2	<15％/<5％[b]	BM＜5％，PB＜1％，无 Auer 小体	任何，除外满足 MDS 伴有单纯 5q 标准
MDS 伴多系发育异常（MDS-MLD）	2～3	1～3	<15％/<5％[b]	BM＜5％，PB＜1％，无 Auer 小体	任何，除外满足 MDS 伴有单纯 5q 标准
MDS 伴环状铁粒幼红细胞（MDS-RS）					
MDS 环状铁粒幼红细胞伴单系发育异常（MDS-RS-SLD）	1	1～2	≥15％/≥5％[b]	BM＜5％，PB＜1％，无 Auer 小体	任何，除外满足 MDS 伴有单纯 5q 标准
MDS 环状铁粒幼红细胞伴多系发育异常（MDS-RS-MLD）	2～3	1～3	≥15％/≥5％[b]	BM＜5％，PB＜1％，无 Auer 小体	任何，除外满足 MDS 伴有单纯 5q 标准
MDS 伴有单纯 5q-	1～3	1～2	无或任何比例	BM＜5％，PB＜1％，无 Auer 小体	单纯 del(5q) 或伴另一细胞遗传学异常非- 7 或 del(7q)
MDS 伴原始细胞增多（MDS-EB）					
MDS 伴原始细胞增多- 1(MDS-EB-1)	0～3	1～3	无或任何比例	BM 5％～9％ 或 PB 2％～4％，无 Auer 小体	任何
MDS 伴原始细胞增多- 2(MDS-EB-2)	0～3	1～3	无或任何比例	BM 10％～19％ 或 PB 5％～19％，或 Auer 小体	任何
MDS，不能分类型（MDS-U）					
伴 1％血原始细胞	1～3	1～3	无或任何比例	BM＜5％，PB＝1％[c]，无 Auer 小体	任何
伴单系发育异常和全血细胞减少	1	3	无或任何比例	BM＜5％，PB＜1％，无 Auer 小体	任何
基于限定的细胞遗传学异常	0	1～3	<15％[d]	BM＜5％，PB＜1％，无 Auer 小体	MDS 限定的异常
儿童难治性血细胞减少症（RCC）	1～3	1～3	无	BM＜5％，PB＜2％	任何

注：[a]：血细胞减少定义为：血红蛋白<100 g/L；血小板计数<100×10⁹/L；中性粒细胞绝对值<1.8×10⁹/L。但有时 MDS 可能表现为高于这些界值的轻微的贫血和血小板减少。外周血单核细胞必须<1×10⁹/L。

[b]：存在 *SF3B1* 突变。

[c]：外周血 1％ 的原始细胞必须间隔两次发现。

[d]：≥15％ 环形环状铁粒幼红细胞并确定明显的红系病态发育，则被归类为 MDS-RS-SLD。

表 5-3　MDS 发育异常的形态学特征

红系	粒系	巨核系
核：核出芽，核间桥，核碎裂，多核，巨幼样变 胞质：环形铁幼细胞，空泡，PAS 染色阳性	胞体过小或异常增大，假性 Pelger-Hüet 样畸形，核分叶过多，胞质颗粒减少或无颗粒，假性 Chediak-Higashi 颗粒，杜勒小体，Auer 小体	微巨核细胞、巨核细胞核分叶减少、多核巨核细胞

表 5-4　MDS 相关的细胞遗传学异常

非平衡性异常	平衡性异常
del(5q)	t(1;3)(p36.3;q21.2)
− 7/del(7q)	inv(3)(q21.3q26.2)/t(3;3)(q21.3;q26.2)
+8*	t(3;21)(q26.2;q22.1)
del(9q)	t(6;9)(p23;q34.1)
del(11q)	t(2;11)(p21;q23.3)
del(12p)/t(12p)	t(11;16)(q23.3;p13.3)
− 13/del(13q)	
i(17q)/t(17p)	
del(20q)*	
idic(X)(q13)	
− Y*	

注：* 单纯+8、− Y、20q −在发育异常不符标准时不能诊断 MDS；在不明原因血细胞持续减少，即使缺乏发育异常，表中所列其他染色体异常可诊断 MDS。

　　在 WHO 组织对 MDS 分型的不断更新期间，为了进一步提高 MDS 诊断的精确性，2006 年 7 月国际 MDS 工作组在维也纳召开会议首先对 MDS 的定义进行了确定：MDS 是一组髓系肿瘤，其特征是骨髓衰竭、外周血细胞减少、一系或多系血细胞发育异常；并提出了 MDS 的最低诊断标准，患者必须满足两个必要条件：① 血细胞持续减少（血红蛋白<110 g/L，中性粒细胞<$1.5×10^9$/L，血小板<$100×10^9$/L）（≥6 个月，除非发现 MDS 相关的染色体异常）；② 除外作为主要原因引起血细胞减少和/或发育异常的其他血液系统或非血液系统疾患。在此基础上，如存在下列一项诊断标准即可诊断 MDS：① 至少一系发育异常细胞≥10%；② 典型的细胞遗传学异常（常规核型分析或 FISH 结果）；③ 骨髓原始细胞 5%～19%；④ 铁染色环形铁粒幼红细胞≥15%；对于符合必要条件而未达诊断标准（如非典型染色体异常、发育异常细胞<10%，骨髓细胞 4% 等）但存在其他典型临床特征（如输血依赖性的大细胞贫血）的患者，可进行辅助诊断检测如流式细胞术、HURARA 分析、基因芯片、集落形成试验、RAS 突变检测，存在异常的患者高度疑似为 MDS，应加强随访。2005 年，Bain 和 Mufti 在第八届 IWGM-MDS 会议上针对不符合 MDS 最低诊断的血细胞减少患者首次提出了意义未明的特发性血细胞减少症（ICUS）的概念，在 2006 年维也纳工作会议对 ICUS 进行了确认并提出了 ICUS 的诊断标准。

2009 年又有学者提出意义未明的特发性发育异常（IDUS）的概念和诊断标准。鉴于近年来对疾病认识的不断深入，国际工作组于 2016 年 7 月在维也纳再次召开会议，对 MDS 的最低诊断标准进行了修订（见表 5‑5）：① 将必要标准中血细胞减少持续时间由 6 个月减至 4 个月，如存在原始细胞增多和 MDS 相关染色体异常血细胞减少不需 4 个月即可诊断；② 诊断标准中关于环形铁粒幼细胞修订为≥15% 或者 SF3B1 突变阳性时≥5%；③ 诊断标准中关于原始细胞修订为骨髓 5%～19% 或者外周 2%～19%；④ 辅助诊断标准中提出必须满足 2 项才能假定 MDS 诊断：i 骨髓活检和免疫组化具有支持 MDS 诊断的异常发现如 ALIP、CD34$^+$ 细胞异常聚集、免疫组化发育异常的微巨核细胞等≥10%；ii 骨髓细胞流式细胞术发现异常表型；iii MDS 相关基因突变检测存在髓系克隆性细胞。由于血细胞减少的定义目前在国际上存在争议，新的标准提出血细胞减少取决于各地的正常参考值。此外，建议将 ICUS、IDUS、意义未明的克隆性血细胞减少（CCUS）和潜能未定的克隆性造血（CHIP）统归于前 MDS（pre‑MDS）状态（表 5‑6）。

表 5‑5　2016 年维也纳 MDS 工作会议建议的 MDS 最低诊断标准

A 必要标准：
　　持续性（至少 4 个月）血细胞减少，但如存在原始细胞增多和 MDS 相关染色体异常即可诊断
　　除外其他原因所致的血细胞减少/发育异常
B 确定标准：
　　骨髓涂片中红细胞系、粒细胞系、巨核细胞系任一系至少 10% 有发育异常
　　环状铁粒幼红细胞占有核红细胞比例≥15% 或者存在 SF3B1 突变时环铁细胞≥5%
　　原始细胞：外周血 2%～19% 或骨髓达 5%～19%
　　MDS 典型染色体异常
C 辅助标准：符合 2～3 条
　　骨髓活检和/或免疫组化支持 MDS，如 ALIP、CD34$^+$ 原始细胞簇、微巨核细胞等≥10%
　　流式（FCM）显示骨髓细胞表型异常，提示红细胞系和/或髓系存在单克隆细胞群
　　测序发现 MDS 相关基因突变（VAF 常>10%），提示克隆性髓系细胞群的证据，如 SF3B1 突变

注：诊断 MDS 必须满足 A 标准和至少 1 项 B 标准；如不符合 B 标准，但患者可能患有克隆性髓系疾病，则应采用 C 标准，可能有助于判断患者患有类似 MDS 的髓系肿瘤或将发展为 MDS。在这种诊断背景下，可能需要在随访期间重复进行骨髓检查，以最终诊断 MDS。ALIP，未成熟前体细胞异常定位；FCM 标准为髓系祖细胞、B 淋系祖细胞、粒系、单核系、红系五个细胞群体中至少 2 个存在至少三种表型异常。

表 5‑6　MDS 和 preMDS 状态的鉴别要点

	CHIP	IDUS	ICUS	CCUS	MDS
血细胞减少	无	无	一系或多系	一系或多系	一系或多系
发育异常	无	发育异常≥10% 有核细胞	无或轻微（未达 MDS 诊断要求）	无或轻微（未达 MDS 诊断要求）	至少一系>10%
体细胞突变	存在，VAF≥2%	无	无	存在，VAF≥2%	约 85%
克隆性核型异常	无	无	可有	可有	可有
进展风险	极低（每年 0.5%～1%），除外治疗相关	未知	5 年近 10%	5 年近 80%，但取决于突变模式	—

　　为了便于临床上精准诊断，我们建立了 MDS 诊断分型的精准流程（见图 5‑1）。

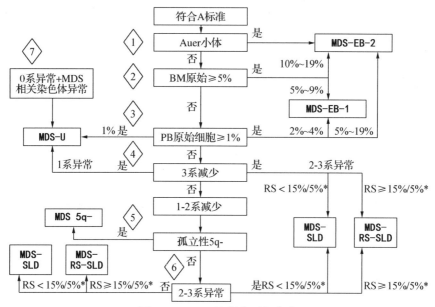

图5-1　MDS诊断分型七步法

注:RS:环形铁粒幼细胞;PB:外周血;BM:骨髓; *,如 *SF3B1* 突变阳性、RS≥5%,如 *SF3B1* 突变阴性、RS≥15%。

(二)精准诊断新进展

随着诊断技术的不断进步尤其是 NGS 技术的广为应用,对 MDS 的发病机理正在不断深入,同时对 MDS 的临床表现和诊断也带来了新的认识。最初的 FAB 诊断分型仅仅基于形态学标准,2001 年 WHO 诊断分型将孤立性 del(5q)纳入 MDS 的一个特定亚型,WHO 2016 版对孤立性 del(5q)进行了修订,将除 del(5q)合并-7/del(7q)之外的其他一个染色体异常均纳入 MDS-del(5q)这一亚型,并且将 *SF3B1* 突变纳入到诊断分型标准之中(见表 5-2)。MDS 预后国际工作组(IWG-PM)对包括来自 18 个中心或网络的 3 479 名已知 *SF3B1* 突变状态的 MDS 患者进行了重新分析,支持将 *SF3B1* 突变的 MDS 作为一个独特的疾病分类实体,并提出 *SF3B1* 突变 MDS 的诊断标准:① 由标准血液学值定义的血细胞减少;② *SF3B1* 体细胞突变;③ 单纯红系发育异常或多系发育异常(有或无 RS);④ 骨髓原始细胞<5%,且外周原始细胞<1%;⑤ 不符合 MDS-del(5q)、MDS/MPN-RS-T 或其他 MDS/MPN、PMF 或其他 MPN 的诊断标准;⑥ 正常核型或除外 del(5q)、-7、inv(3) 或 3q26 异常、复杂核型(≥3 个)的其他核型异常;⑦ 无 *RUNX1* 和/或 *EZH2* 突变。在 *SF3B1* 突变的 CCUS 患者中,后续几乎总是发展为明显的伴 RS 的 MDS,提示在不明原因的持续性血细胞减少的情况下 *SF3B1* 突变可能提供 MDS 的推定证据。*SF3B1* 突变型 MDS 的诊断在危险分层和治疗决策方面具有相当大的临床意义。该亚型患者的预后相对较好,并且可能对罗特西普(Luspatercept)产生反应、减少输血需求或不再需要输血。

此外,尽管以往的研究都认为 *TP53* 突变是 MDS 和 AML 的重要预后不良因素。但 IWG-

PM 最新的研究揭示在伴有 *TP53* 突变的 MDS 患者中 67％为 *TP53* "多打击(multi-hit)"异常,包括≥2 个 *TP53* 突变、1 个 *TP53* 突变伴-17/17p-(核型分析或 FISH)以及 1 个 *TP53* 突变伴 cnLOH 或局部 del(17p)(NGS 或 SNP 分析),多打击 *TP53* 异常导致基因组稳定性明显下降、对患者预后产生不良影响,而 *TP53* 单突变 MDS 患者的预后与野生型 *TP53* 患者相似;并且,与 *TP53* 单突变和野生型患者相比,去甲基化治疗、来那度胺和造血干细胞移植均不能有效改善多打击 *TP53* 异常患者的预后。

inv(3)(q21.3q26.2)或 t(3;3)(q21.3;q26.2)是 MDS 相关的染色体异常之一,但如诊断时原始细胞>20％,则成为 AML 伴再现性遗传学异常(AML-RGA)亚型之一。该分类自 2008 年发布以来一直存在争议,多个研究根据 MDS 患者的早期 AML 进展和相似的生存时间,建议将含有 inv(3)/t(3;3)的 AML 和 MDS 重新分类为伴 inv(3)/t(3;3)的 AML 亚型,而不管原始细胞计数如何。除了 MDS 之外,inv(3)/t(3;3)也可见于 MPN 如 CML 或 ET 急变时以及 MDS/MPN 如 CMML,伴 inv(3)/t(3;3)的 MDS/MPN 患者同样预后极差。

NPM1 突变是白血病发生发展过程中重要的驱动突变之一,伴 *NPM1* 突变的 AML 也是 AML-RGA 中的一个独特亚型、其发生率达到 20％～30％,约 25％患者伴有明显的多系发育异常,多数患者为正常核型、但少数患者可伴有+8、del(9q)等异常。*NPM1* 基因在 MDS 或 MDS/MPN 患者中突变频率较低、仅为 2％左右。近年来的研究揭示伴 *NPM1* 突变的 MDS 或 MDS/MPN 临床行为通常呈侵袭性病程,进展为 AML 相对较快、通常在诊断后 12 个月内。尽管 *NPM1*⁺ MDS 和 MDS/MPN 与 *NPM1*⁺ AML 存在一些差异,包括诊断时 *IDH1/2* 或 *FLT3* 突变率较少、白细胞和骨髓增生程度较低,但 *NPM1*⁺ MDS 和 MDS/MPN 与 *NPM1*⁺ AML 的 *DNTM3A*、*ASXL1*、*RUNX1*、*SRSF2* 等基因突变率相似。并且,去甲基化药物对 *NPM1*⁺ MDS 患者的疗效欠佳,而多数患者可从强化治疗和干细胞移植中获益。

因此,根据近年来的研究发现,2022 年 WHO 对髓系肿瘤进行了重大修订,第 5 版在 MDS 部分有几个重要改变:① 把疾病名称更改为"骨髓增生异常性肿瘤(myelodysplastic neoplasms)",仍简称 MDS;② 把判断血细胞减少的阈值由 IPSS 标准调整为 WHO 标准,即中性粒细胞< $1.8×10^9$/L、血红蛋白<130 g/L(男)和<120 g/L(女)、血小板计数<150×10^9/L,如此调整会导致更多的病例纳入 MDS 诊断和管理,但患者并不一定会需要治疗;③ 仍然强调了单系发育异常比例需≥10％,但弱化了发育异常在 MDS 分型中的作用,提出了 2 个新的遗传学亚型、并确认了几个新的形态学亚型(见表 5-7);④ 将一些特定的遗传学改变如 inv(3)、*NPM1* 突变、t(6;9)易位等直接归入 AML(详见 AML 章节);⑤ 尽管认为原始细胞 20％并非是一个无可争议的界值,但仍将其保留来区分非特定遗传学异常的 MDS 和 AML。WHO 第 5 版的修订必将会对未来 MDS 和 AML 患者的治疗产生重大影响,将来 MDS 分型可能会按图 5-2 流程进行。

表 5-7　2022 年第 5 版 WHO MDS 分型

WHO 第 5 版	原始细胞	细胞遗传学	突变
遗传学异常定义的 MDS			
MDS 伴低原始细胞和单纯 5q 缺失（MDS-5q）	<5% BM 且 <2% PB	仅 del（5q），或伴非-7/del（7q）的 1 个其他异常	
MDS 伴低原始细胞和 *SF3B1* 突变（MDS-*SF3B1*）		无 del（5q）、-7 或复杂核型	*SF3B1*
MDS 伴 *TP53* 双等位失活（MDS-bi*TP53*）	<20% BM 和 PB	常为复杂核型	≥2 个 *TP53* 突变，或 1 个突变并有 *TP53* 拷贝数丢失或 cnLOH 证据
形态学定义的 MDS			
MDS 伴低原始细胞（MDS-LB）	<5% BM 且 <2% PB		
MDS 低增生性（MDS-h）			
MDS 伴增加的原始细胞（MDS-IB）	5%～9% BM 或 2%～4% PB		
MDS-IB1	10%～19% BM 或 5%～19% PB 或 Auer 小体		
MDS-IB2	5%～19% BM；2%～19% PB		
MDS 伴纤维化（MDS-f）	5%～19% BM；2%～19% PB		

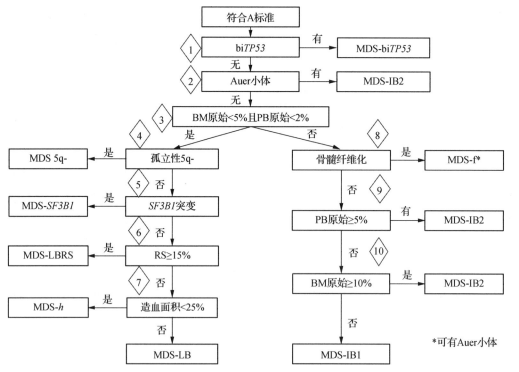

图 5-2　MDS 诊断分型十步法

四、预后分层

(一)传统预后分层

自1982年FAB协作组明确MDS诊断和分型后,国际上多家单位分别建立了不同的危险分层系统来评估患者的生存和AML转化风险,这些分层指标包括骨髓形态学分类、原始细胞比例、骨髓活检特点、年龄、血细胞减少类型、乳酸脱氢酶水平、染色体改变等。为了建立一个一致性的预后评估系统,1997年MDS预后分析工作组(IMRAW)从这些研究中汇总分析了816例确诊未治的原发性MDS患者的临床、形态学和细胞遗传学资料,对染色体异常危险度进行精细分型,提出了基于骨髓原始细胞比例、染色体异常类型和血细胞减少数量的国际预后积分系统(IPSS)(表5-8),该系统随后成为在国际上广为应用的预后评估"金标准"。

表5-8 MDS的国际预后积分系统(IPSS)

	积分				
	0	0.5	1	1.5	2
骨髓原始细胞(%)	<5	5~10		11~20	21~30
核型[a]	好	中等	差		
血细胞减少[b](影响的系列)	0 或 1	2 或 3			

[a] 好:正常、单纯-Y、单纯5q-、单纯20q-;差:复杂(≥3个异常)或7号染色体异常;中等:其余所有异常[需除外t(8;21),inv(16)/t(16;16)及t(15;17),此类患者为AML而非MDS]。

[b] 血细胞减少定义:中性粒细胞<$1.8×10^9$/L,血红蛋白<100 g/L,血小板<$100×10^9$/L。

分组	积分	中位OS(年,不治疗时)	25%AML转化(年,不治疗时)
Low (33%)	0	5.7	9.4
INT-1 (38%)	0.5~1.0	3.5	3.3
INT-2 (22%)	1.5~2.0	1.1	1.1
HIGH (7%)	≥2.5	0.4	0.2

2012年,IWG-PM进一步对7012例原发未治MDS患者进行了分析,将IPSS中的三个指标进行了重新界定,其中细胞遗传学改变分为5个危险组(极好、好、中等、不良和极差),骨髓原始细胞细分为4个危险组(≤2%、2%~5%、5%~10%和>10%),将IPSS分组中血细胞减少累及系别直接拆分为血红蛋白水平(≥100 g/L,50~100 g/L和<50 g/L)、血小板计数[≥$100×10^9$/L,$(50~100)×10^9$/L和$50×10^9$/L]及中性粒细胞计数(≥$0.8×10^9$/L和<$0.8×10^9$/L),并根据其对预后影响的权重赋予不同的分值,从而制定了修订版IPSS系统(IPSS-R),将患者分为5个预后危险组(极低危、低危、中危、高危和极高危)(见表5-9)。虽然IPSS-R在临床操作上较IPSS稍为繁琐,但由于其对患者预后判断更具有指导作用,目前已替代IPSS系统成为临床试验研究和国际交流的新标准。为了方便临床医生对IPSS-R进行计算,MDS基金会设计了在线积分评估APP(https://www.mds-foundation.org/ipss-r-calculator/)。

表 5-9 IPSS-R 评分

预后变量	积分						
	0	0.5	1	1.5	2	3	4
细胞遗传学	极好	—	好	—	中等	差	极差
骨髓原始细胞(%)	≤2	—	>2~<5	—	5~10	>10	—
血红蛋白(g/L)	≥100	—	80~<100	<80	—	—	—
血小板数(×10⁹/L)	≥100	50~100	<50	—	—	—	—
中性粒细胞绝对值(×10⁹/L)	≥0.8	<0.8	—	—	—	—	—

$$血小板数(\times 10^9/L)$$ $$中性粒细胞绝对值(\times 10^9/L)$$

IPSS-R 细胞遗传学分组

亚组	患者百分比(%)	核型异常	中位生存/年	25%AML 进展/年
极好	4%	-Y, del(11q)	5.4	未达到
好	72%	N, del(5q), del(12p), del(20q), 5q-附加另一异常	4.8	9.4
中等	13%	del(7q), +8, +19, i(17q), 其他 1 个或 2 个独立克隆的异常	2.7	2.5
差	4%	-7, inv(3)/t(3q)/del(3q), -7/del(7q)附加另一异常, 复杂核型(3 个异常)	1.5	1.7
极差	7%	复杂核型(>3 个异常)	0.7	0.7

IPSS-R 总积分

分组	总分	中位生存/年	25%AML 进展/年
极低危	≤1.5 分	8.8	未达到
低危	>1.5~≤3 分	5.3	10.8
中危	>3~≤4.5 分	3.0	3.2
高危	>4.5~≤6 分	1.6	1.4
极高危	>6 分	0.8	0.7

2007 年,意大利和德国的学者提出了基于 WHO 分型的预后积分系统(WPSS),根据三个参数(WHO 分型、核型和输血需求)将患者分为五个危险度:极低危、低危、中危、高危和极高危;与 IPSS 对初诊患者评估不同,WPSS 可在疾病的任何时间对患者生存时间和 AML 转化风险进行评估。由于 WPSS 中对输血需求的评价具有太强的主观性而受诟病,2011 年意大利和德国学者将 WPSS 中输血需求改为是否具有严重贫血(HGB 男性<90 g/L、女性<80 g/L)(见表 5-10)。2015 年,IWG-PM 在 5 326 例 MDS 未治患者中对 IPSS-R 和 WPSS 进行了比较,证实两者具有明显的相关性,目前国内外推荐 2 个预后积分系统均可用于 MDS 患者评估。

表 5-10　MDS 的 WHO 预后积分系统(WPSS)

	积分			
	0	1	2	3
WHO 分型	RCUD, RARS, MDS 伴有单纯 5q-	RCMD	RAEB-1	RAEB-2
核型[a]	好	中等	差	
严重贫血(男<90g/L,女<80g/L)	无	有		

[a] 好:正常、单纯-Y、单纯 5q-、单纯 20q-;差:复杂(≥3 个异常)或 7 号染色体异常;中等:其余所有异常[需除外 t(8;21), inv16 及 t(15;17),此类患者为 AML]。

WPSS 危险度分组

	积分
极低危	0
低危	1
中危	2
高危	3~4
极高危	5~6

注:IPSS 适用于作为治疗起始时的预后参考,而 WPSS 适用于作为 MDS 病程演变中动态的预后参考。

(二)精准预后分层新进展

IPSS 和 IPSS-R 根据骨髓原始细胞的百分比、外周血血细胞减少和特定克隆性细胞遗传学异常类型对预后进行评估。尽管 IPSS 和 IPSS-R 是用于临床决策的重要工具,但部分患者可能无法获得有效的细胞遗传学信息导致无法进行可靠的预后评分;此外,NGS 的广泛应用已经发现在高达 90% 的 MDS 患者中存在着涉及 RNA 剪接、表观遗传调控、基因转录和细胞信号传导途径基因的再现性体细胞突变。这些突变是 MDS 发病过程中的重要分子改变,虽然目前仅仅发现 SF3B1 突变和特定的 MDS 亚型相关。国际上一直在探索基因突变对患者预后的影响,但迄今为止的研究结果并不一致。总体而言,SF3B1 突变预示着良好的预后,而 SRSF2、RUNX1、U2AF1、ASXL1 和 TP53 突变预测高风险进展为 AML。几个研究尝试将基因突变整合到 IPSS-R 或其他预后系统中。德国和日本学者 2014 年曾基于性别、年龄、血红蛋白水平、血小板计数、原始细胞比例、细胞遗传学危险分层、14 个基因(ASXL1、CBL、ETV6、EZH2、KRAS、LAMB4、NCOR2、NF1、NPM1、NRAS、PRPF8、RUNX1、TET2 和 TP53)建立新的预后模型,但过于繁琐。Nazha 等筛选出 3 个基因 SF3B1、EZH2 和 TP53 年并与年龄一起整合到 IPSS-R 中,建立预后公式=年龄×0.04+IPSS-R 评分×0.3+EZH2×0.7+SF3B1×0.5+TP53×1,其中 EZH2、SF3B1 和 TP53 突变各为 1,无突变则为 0,根据积分≤3、3.1~3.6、3.7~4.6 和≥4.7,分别将患者归为低危、中危-1、中危-2 和高危组,其中位 OS 分别为 37.4、23.2、19.9 和 12.2 个月。该小组在随后的研究中对基因突变的权重进行了显著调整,认为其结果可以帮助临床医生更准确地预测生存率、并改变治疗建议,但增加分子数据并没有改善对 AML 进展的预测效能。但该小组的研究也存在的一个问题是,他们所纳入的病例包含了 CMML、并非纯粹的 MDS。

梅奥诊所则建立了梅奥联盟预后模型:遗传学危险因素包括单体核型(MK;4 分)、除外单/双 5q 的非 MK 异常(1 分)、$RUNX1$ 突变(1 分)、$ASXL1$ 突变(1 分)、缺乏 $SF3B1$ 突变(1 分);临床危险因素包括年龄≥70 岁(2 分)、严重贫血定义为女性血红蛋白水平＜80 g/L、男性血红蛋白水平＜90 g/L(2 分)、血小板计数＜75×10⁹/L(1 分)、骨髓原始细胞≥10%(1 分),根据积分 0～2、3～4、5～6 和＞6 分将患者分为低危、中危-1、中危-2 和高危组,中位 OS 分别为 85、42、22 和 9 月。但梅奥联盟预后模型也存在其局限性,纳入患者的治疗方案不太统一,包括输血或单用促红细胞生成素、HMA、免疫调节剂、化疗和移植。

台湾学者将 5 个基因突变 CBL、$IDH2$、$ASXL1$、$DNMT3A$ 和 $TP53$ 整合入 IPSS-R,积分计算公式为年龄×0.025－IPSS－R 较低危组×1.184＋CBL×0.829＋$IDH2$×0.829＋$DNMT3A$×0.452＋$ASXL1$×0.442＋$TP53$×2.254,根据积分＜－0.5、－0.5～0.5、0.51～1.5、＞1.5 将患者分为低危、中危、高危和极高危组,中危 OS 分别为 250.7、38.4、17 和 8.9 个月;该预后模型较 IPSS－R 可以更好地对患者进行预后分组,有助于识别高风险患者、以便在 IPSS-R 低风险组中进行更积极的治疗。

Gu 等建立突变危险分层:无突变或仅 $SF3B1$ 突变为低危组、$SF3B1$ 之外的 1 个突变为中危-1 组、2～4 个突变为中危-2 组、≥5 个突变为高危组,分别赋予 0、1、2 和 3 分,然后将突变危险分层与 IPSS-R 整合为 MIPSS-R,MIPSS-R 积分＝突变评分×1.047＋IPSS-R×0.641,根据分值 1.28～2.24、2.33～3.93、4.02～4.34、4.57～5.30 和 5.62～8.59 将患者分为极低危、低危、中危、高危、极高危五组。

为了更精准地识别较低危患者的预后、以确定需要早期治疗干预的患者,国内 Fang 等根据骨髓原始细胞百分比和 $JAK2$、$RUNX1$ 突变状态,将 LR-MDS 患者进一步分为三个亚组:低危组(骨髓原始细胞≤1.5%、无 $JAK2$ 和 $RUNX1$ 突变)、中危组(骨髓原始细胞≤1.5%有 $JAK2$ 或 $RUNX1$ 突变,骨髓原始细胞＞1.5%、无 $JAK2$ 和 $RUNX1$ 突变)和高危组(骨髓原始细胞＞1.5%、有 $JAK2$ 和/或 $RUNX1$ 突变),中位 OS 和 PFS 分别为 25.9 和 25.9 个月、24.0 和 24.0 个月、13.0 和 12.5 个月。但该模型中的 2 个基因 $JAK2$ 和 $RUNX1$ 突变率较低(均＜10%),且治疗方案包括输血、ESA、GM-CSF 和来那度胺。

Bersanelli 等结合基因突变和细胞遗传学改变将 MDS 分为 8 个基因组亚型:无特定基因组图谱的 MDS(组 0)、伴 $SF3B1$ 及共突变的 MDS(组 1)、伴 $TP53$ 突变和/或复杂核型的 MDS(组 2)、伴 $SRSF2$ 和 $TET2$ 共突变的 MDS(组 3)、伴与 del(20q)或单纯 del(7q)/- 7 相关 $U2AF1$ 突变的 MDS(组 4)、伴 $SRSF2$ 及共突变的 MDS(组 5)、伴单纯 $SF3B1$ 突变(或与克隆性造血相关突变和/或 JAK/STAT 途径基因突变)的 MDS(组 6)、伴 AML 样突变的 MDS(组 7)。组 1 和组 6 患者主要特征是 $SF3B1$ 突变、存在环铁粒细胞和输血依赖性贫血,组 6 包括环形铁粒幼细胞和孤立性 $SF3B1$ 突变(包括 $TET2$、$DNMT3A$ 和 JAK/STAT 通路基因在内的共突变模式除外)患者,其特征是单纯性贫血、血小板计数正常或增加、单系或多系发育异常、骨髓原始细胞百分比低(中位 2%)。组 1 包括 *SF3B1* 及其他基因(*ASXL1* 和 *RUNX1*)同时存在突变的患者,其特征是贫血与轻度中性粒细胞减少和血小板减少、多系发育异常,与第 6 组相比,骨髓原始细胞百分比更高(7% vs 2%,*P*<0.0001)。在组 3 和组 5 中,*SRSF2* 突变是明显的基因组特征,+8 是最见的染色体异常;第 3 组包括 *SRSF2* 和伴随 *TET2* 突变的患者,患者出现单系血细胞减少(大多为贫血)和较其他亚组增高的单核细胞绝对计数(*P*<0.0001),骨髓特征包括多系发育异常和原始细胞增多(中位 8%)。第 5 组的特征是 *SRSF2* 突变伴其他基因(*ASXL1*、*RUNX1*、*IDH2* 和 *EZH2*)的共存突变,患者出现两种或两种以上的血细胞减少、多系发育异常和原始细胞增多(中位 11%;与第 3 组相比显著增高;*P*=0.0031)。第 4 组的特征是包括与 del(20q)和 7 号染色体异常相关的 *U2AF1* 突变,与其他组相比,患者出现输血依赖性贫血的比率较高;多数病例中骨髓多系发育异常和原始细胞增多。第 2 组以 *TP53* 突变和/或复杂核型为特征,多数患者存在两种或两种以上的血细胞减少(输血依赖率高)和原始细胞过多。第 7 组包括具有 AML 样突变模式(*DNMT3A*、*NPM1*、*FLT3*、*IDH1* 和 *RUNX1* 基因)的患者,特征是两个或两个以上的血细胞减少(输血依赖率高)和原始细胞过多,多数病例(83%)原始细胞介于 15%~19%。第 0 组包括没有特定基因组图谱的 MDS,其特点是年龄较轻、单纯性贫血、骨髓细胞数量正常或减少(相对于年龄调整后的正常范围)、无环状铁粒细胞、骨髓原始细胞百分比低(中位%)。基于基因组的 MDS 亚组存在不同的生存概率,这表明基因组特征的整合可能提高获取预后信息的能力。以 *SF3B1* 突变为特征的第 1 组和第 6 组相对于第 2 组、第 3 组、第 4 组、第 5 组和第 7 组显示出更好的存活率,单纯 *SF3B1* 突变(第 6 组)相对于共突变模式的 *SF3B1* 突变具有更好的结果(第 1 组)。第 0 组(包括无特定基因组异常的患者)也与预后良好相关。*SF3B1* 以外的剪接基因突变定义的亚组生存率较差;其中,第 5 组(*SRSF2* 突变与其他基因共存突变)生存较差。第 2 组包括 *TP53* 突变和复杂核型的患者,结果最差。第 7 组(包括 AML 样突变患者)的白血病转化率较高,预后也较差。

　　总之,将基因异常与现有的临床参数和细胞遗传学异常进行整合、构建新的诊断和预后体系一定是今后的一个重要研究方向,必将会提高 MDS 患者诊断的精准性,提升在特定治疗决策下的预后判断的准确性。

　　在 IWG-PM 的支持下,最新的一项国际多中心研究在 IPSS-R 的基础上整合了基因突变结果建立了临床分子预后模型 IPSS-M,该预后模型包括三个临床变量(骨髓原始细胞比例、外周血小板计数和血红蛋白水平)、IPSS-R 细胞遗传学分组和 31 个基因突变,根据积分将患者分为 6 个亚组(见表 5-11),与 IPSS-R 相比,IPSS-M 改善了 MDS 患者的预后判断,使 46% 患者的预后分层被调整;其中 74% 预后层级上调、仅 26% 下调;并且,IPSS-M 对原发性和继发性/治疗相关的 MDS 均适用。由于该模型计算复杂,必须在开放访问的网络计算器上(https://mds-risk-model.com/)输入相关信息、获取最终 IPSS-M 分层结果。国内肖志坚教授团队的验证结果认为在 60 岁以上中国 MDS 患者中 IPSS-M 优于 IPSS-R,而对于 60 岁以下患者并未显示出其优势。但 IPSS-M 所包含的 31 个基因集在当前的日常 MDS 诊断体系中并未被常规覆盖,这是目前临床上验证 IPSS-M 结果所面临的一个重要问题。

表 5 - 11　IPSS-M 危险度分层

	极低危	低危	中低危	中高危	高危	极高危
比例	14%	33%	11%	11%	14%	17%
分值	≤−1.5	>−1.5～−0.5	>−0.5～0	>0～0.5	>0.5～1.5	>1.5
中位 LFS(年)	9.7	5.9	4.5	2.3	1.5	0.76
中位 OS(年)	10.6	6.0	4.6	2.8	1.7	1.0
AML 转化(%)						
1 年	0.0	1.7	4.9	9.5	14.3	28.2
2 年	1.2	3.4	8.8	14.0	21.2	38.6
4 年	2.8	5.1	11.4	18.9	29.2	42.8
非 AML 死亡(%)						
1 年	2.2	8.5	12.0	18.0	19.3	30.6
2 年	7.0	16.2	19.8	31.1	39.8	45.6
4 年	15.9	29.5	33.6	51.1	54.2	51.3

总之,将基因异常与现有的临床参数和细胞遗传学异常进行整合、构建新的诊断和预后体系一定是今后的一个重要研究方向,必将会提高 MDS 患者诊断的精准性,提升在特定治疗决策下的预后判断的准确性。

五、治疗

如前所述,MDS 是一组临床上异质性极大的疾病,其自然病程和预后差异很大。目前国际上对于 MDS 的总体治疗策略都是基于患者预后分层结合患者年龄、体能状况、合并症、治疗依从性等选择恰当的治疗方案。总体而言,MDS 患者可按预后分组系统分为两组:较低危组(LR-MDS),包括 IPSS 的低危组、中危-1 组,IPSS-R 的极低危组、低危组和中危组(≤3.5 分);较高危组(HR-MDS),包括 IPSS 的中危-2 组、高危组,IPSS-R 的中危组、高危组和极高危组(>3.5 分)。LR-MDS 患者的治疗目标是减少输血需求、改善生活质量,多采用支持治疗、免疫调节剂、免疫抑制剂、刺激造血等治疗,并非所有患者在诊断后均需要治疗、如无明显症状可加强随访;HR-MDS 的治疗目标是延缓疾病进展,进而延长生存和治愈,多应用强化化疗、去甲基化药物和异基因移植等策略。

(一) 传统治疗

在过去的十年中,我们见证了淋巴肿瘤治疗领域的革命性改变,新型靶向疗法,包括小分子抑制剂、通过免疫检查点抑制的免疫疗法、双特异性 T 细胞结合抗体和嵌合抗原受体(CAR) T 细胞等,已经改变了许多淋系肿瘤的治疗模式。但自 2006 年以来,美国联邦药物管理局(FDA)仅批准了阿扎胞苷、地西他滨、来那度胺和最新的罗特西普、地西他滨/cedazuridine 组合药物用于 MDS 的治疗,欧洲药品管理局(EMA)仅批准了阿扎胞苷、来那度胺、促红细胞生成素 α 和罗特西普,而中国国家药品监督管理局(NMPA)(原国家食品药品监督管理总局,SFDA)迄今仅批准了阿扎胞苷和地西他滨治疗 MDS。由于临床试验的循证依据以及真实世界中的患者治疗获益，一些药物如红细胞生成刺激剂（ESA）、免疫抑制剂等已被众多指南或专家推荐用于MDS 的常规治疗。

1. 红细胞生成刺激剂

贫血是 LR-MDS 患者的主要表现和治疗原因，使用 ESA 可增加 LR-MDS 患者的红细胞生成并改善贫血。这是大多数此类贫血患者的首选治疗选择。目前主要根据初始的血清内源性促红细胞生成素（sEPO）水平（>500 IU/L 或≤500 IU/L）决定是否应用重组 EPO（rEPO）。如果 rEPO 没有初始反应，可联合粒细胞集落刺激因子（G-CSF）继续治疗。rEPO 既适用于MDS-del(5) 患者、也适用于非 del(5q) 的 LR-MDS 患者。尽管 rEPO 已在临床上广泛应用，但直到 2017 年才有一项欧洲多中心前瞻性Ⅲ期试验证实了 darbepoetin α（500μg 皮下注射，每3 周一次）在低输血负荷（RBC 输注≤4U/8 周）LR-MDS 患者贫血中的疗效，红系反应率为14.7% 而安慰剂组为 0%（P=0.016），并且 darbepoetin α 显著降低输血率（分别为 36.1% 和59.2%）。次年欧洲的另一项多中心Ⅲ期试验揭示 Epoetin-α（每周皮下给药，初始剂量为450 IU/kg、总剂量达 40 000 IU，如 8 周后未获红系反应，可加量至 1 050 IU/kg、总剂量达80 000 IU）在无输血依赖或中度输血依赖（RBC≤4U/8 周）的 LR-MDS 患者红系反应率达45.9%、而对照组仅为 4.4%，Epoetin-α 显著降低了输血需求、并延长了至第一次输血的时间。这些研究导致欧洲药品管理局（EMA）批准了 ESA 在 MDS 中的应用。尽管我国 NMPA 并未批准 ESA 治疗 MDS，但我国的 MDS 指南也推荐 rEPO 在 MDS 中的应用。虽然国际上各指南推荐 ESA 用于 sEPO<500 IU/L 的 LR-MDS 患者，但除了 sEPO 水平之外如何更为精准地预测 ESA 的疗效？目前有几个研究建立了相应的 ESA 预测系统如 MDS-CAN ESA score、Nordic score、European ESA score（表 5 - 12 至表 5 - 14），可以帮助我们对 ESA 的疗效进行预判。在低/标准剂量 ESA 的基础上联合 G-CSF 可能进一步提升其疗效。

表 5 - 12　MDS-CAN ESA 积分系统

	0	1	2	
IPSS	其他	Low		
sEPO (IU/L)	≥100		<100	
积分	0	1	2	3
反应率（%）	17	30	55	81

表 5 - 13　Nordic 积分系统

	−3	−2	+1	+2
sEPO (IU/L)	>500		100~500	<100
RBC 输注（U/月）		≥2		<2
积分	<−1	−1~+1	>+1	
反应率（%）	7	23	74	

表 5‑14　European ESA 积分系统

	0	1	2	3	4
sEPO (IU/L)		>200			
SF (ng/ml)		>350			
IPSS-R	Very Low	Low	Intermediate	High	Very High
积分	0	1	2	3	4
反应率（%）	85	80	64	40	20

2. 来那度胺

虽然我国 NMPA 尚未批准来那度胺在 MDS 中的应用，但美国和欧洲已批准其治疗 MDS-del(5q)。Ⅱ期临床试验（MDS-003）和Ⅲ期试验（MDS-004）证实了来那度胺（10 mg/天共 21 天，每 28 天一周期）在输血依赖性、伴 del(5q) 的 LR-MDS 患者贫血中的疗效，MDS-004 结果来那度胺治疗后脱离输血依赖≥8 周（RBC-TI≥8 周）的 MDS 患者达 61%、≥26 周的患者也达到了 56%，中位血红蛋白增量达 63（18～100）g/L，获得细胞遗传学缓解（CyR）达 50%、其中 29% 获得完全 CyR（CCyR），但与安慰剂组比较、来那度胺并未改善患者的中位 OS。为了明确来那度胺在 LR-MDS-del(5q) 患者中早期使用的效果，欧洲开展了低剂量来那度胺（5 mg/天持续）治疗非输血依赖患者的Ⅲ期临床试验，结果早期使用来那度胺的红系反应率达到了 72.5%、中位血红蛋白增量为 28 g/L，80% 患者获 CyR、70% 获 CCyR，与安慰剂组相比、来那度胺明显延长了患者达输血依赖的时间的时间分别为 75.7 个月和 25.9 个（$P=0.021$）。值得注意的是，1/5～1/3 的 del(5q)-MDS 患者合并 TP53 突变，这些患者可能对来那度胺耐药；此外，少数患者会合并 5q32 位点上的 CSNK1A1 基因突变，一项回顾性分析发现 MDS-del(5q) 中 CSNK1A1 突变患者的生存与 TP53 突变相似、明显差于无 CSNK1A1 和 TP53 突变患者。

一项Ⅲ期试验（MDS-005）研究了来那度胺在 ESA 治疗失败或不适合、输血依赖的非 del(5q)-MDS 患者中的疗效，26.9% 患者获 RBC-TI≥8 周、显著高于安慰剂组（2.5%），17.5% 患者获 RBC-TI≥24 周，而安慰剂组为 0%，19.4% 患者在来那度胺治疗后血红蛋白增加≥15 g/L，31.9% 患者具有临床获益、同样显著高于安慰剂组（3.8%）。法国和美国的 2 项Ⅲ期试验证实在 ESA 难治/不适合的非 del(5q) LR-MDS 患者中联合使用 EPO 和来那度胺可以使患者进一步获益。

3. 免疫抑制剂

免疫抑制（IST）是再生障碍性贫血患者的标准治疗。1997 年美国 NIH 开展马 ATG 治疗输血依赖性成人 MDS 患者的Ⅱ期临床试验，25 例患者中 11 例（44%，包括 9 例 RA 和 2 例 RAEB）脱离输血依赖，3 例 CR、6 例 PR、2 例微小反应，中位疗效持续时间达 10（3～38）个月，38 个月时 OS 达 84%。其后对 61 例患者的进一步研究，发现 34% 患者不再依赖输血、维持 TI 的中位时间为 10 周，13 例在 3 个月内获得疗效，随访 5 年时 76% 患者仍保持 TI；血小板重度减低的 21 例患者中 10 例（47.5%）血小板获得改善、平均血小板计数从 $68×10^9$/L 升至 137×

10^9/L,中性粒细胞严重减少的 11 例患者中 6 例(55%)获得粒细胞计数上升、平均计数从 $0.91×10^9$/L 升至 $1.95×10^9$/L。老年、单纯贫血、异常核型、骨髓增生活跃、血小板计数高影响 ATG 疗效;21 例治疗有效者中仅 1 例(5%)进展为 AML,而 40 例无效者中 13 例(33%)发生 AML 进展。后续多个研究陆续报道了 ATG 在小样本 MDS 中的疗效。目前推荐 IST 主要适用于原始细胞<5%、增生低下、HLA-DR15$^+$、合并 PHN 克隆和 STAT5b 突变的 60 岁以下 LR-MDS 患者。但最近一项大型国际多中心回顾性研究分析了 207 例 MDS 采用 IST 治疗的结果,其中使用 ATG+泼尼松的比例最高、达 43%,ORR 达 48.8%,包括 11.2% CR、30% RBC TI,中位 OS 为 47.4 个月、获得治疗反应的患者生存时间更长(中位 OS 未达到);获得 TI 主要与骨髓增生低下(造血容量<20%)相关,马 ATG+CSA 效果优于兔 ATG,而年龄、输血依赖性、PNH 克隆、大颗粒淋巴细胞克隆或 HLA-DR15 并不能预测 IST 疗效。

4. 去甲基化药物

去甲基化药物阿扎胞苷(AZA)和地西他滨(DEC)是 HR-MDS 患者的标准治疗,我国也是批准 AZA 用于 IPSS 分型中危-2 和高危 MDS 治疗、DEC 适用于 IPSS 分型为中危-1、中危-2 和高危患者的治疗。2004 年和 2009 年美国 FDA 和欧洲 EMA 分别批准 AZA 治疗 HR-MDS,2006 年美国批准 DEC 治疗 HR-MDS、而欧洲尚未批准其治疗 MDS;中国则分别于 2009 年和 2018 年批准 DEC 和 AZA 治疗 MDS。

MD 安德森肿瘤中心于 2006 年发表了 DEC(15 mg/m^2 静脉输注>3 小时,每 8 小时 1 次×3 天,每 6 周 1 疗程;每疗程总剂量为 135 mg/m^2)治疗 HR-MDS 的 Ⅲ 期试验结果,ORR 为 30%(CR 9%、PR 8%、HI 13%),明显优于支持治疗组、ORR 仅为 7%;DEC 组 35% 患者获得 CyR,而支持治疗组仅为 10%;CR/PR 患者有临床获益:均脱离输血依赖,AML 进展或死亡的中位时间较 SD/PD 患者延长分别为 17.5 个月和 9.8 个月(P=0.01),但 DEC 并未能改善 HR-MDS 的 OS、中位 OS 分别为 14.0 和 14.9 个月。该试验结果奠定了 FDA 批准其治疗 HR-MDS 的基础。随后,为了方便治疗,梅奥诊所设计了门诊应用 DEC(20 mg/m^2 静脉输注>1 小时,每天 1 次×5 天,每 4 周 1 疗程;每疗程总剂量为 100 mg/m^2)治疗 HR-MDS 的 A-DOPT 方案,总体有效率(CR+mCR+PR+HI)达 50%,中位 OS 为 19.4 个月。但是,欧洲多中心的 EORTC Ⅲ 期试验结果未能证实 DEC 治疗可使 HR-MDS 的 OS 和 LFS 获益,因此,迄今欧洲均未批准其在 MDS 中的应用。中国的多中心 Ⅲ 期试验揭示 DEC 治疗 HR-MDS 的 ORR(CR+mCR+PR)为 26.5%;此外,我国在联合 DEC 与其他治疗如低剂量化疗或调整剂量方面也做出了有益的尝试。

国际多中心 Ⅲ 期试验揭示 AZA(75 mg/m^2 皮下注射,每天 1 次×7 天,每 4 周 1 疗程)治疗 HR-MDS 的 CR、PR 和 HI 率分别为 17%、12% 和 49%,而常规治疗(CCR)组仅为 8%、4% 和 29%;更为重要的是,与 CCR 组相比,AZA 能显著性延长患者的 OS(分别为 15.0 和 24.5 个月,P=0.000 1)。

除了在治疗 HR-MDS 外,国际上也在探索 HMA 在治疗 LR-MDS 中的疗效,但多为 Ⅱ 期试验或回顾性研究且 HMA 剂量多为标准剂量(AZA 75 mg/m^2×7 天、DEC 20 mg/m^2×

5 天)、部分研究为减低剂量(即 AZA 75 mg/m² × 5 天、DEC 20 mg/m² × 3 天)。2017 年 Sanchez-Garcia 等报道了前瞻性研究比较了 AZA 与最佳支持治疗(BSC)在输血依赖、非 del (5q)的 LR-MDS 中的疗效,AZA 为(75 mg/m² 皮下注射,每天 1 次×5 天,每 4 周 1 疗程,共 9 个疗程,有反应者再拓展 9 个疗程)。AZA 组 HI-E 率为 44.4%、而 BSC 组仅为 5.5%(P< 0.01);AZA 组有反应者均脱离输血依赖、中位 TI 持续时间为 50 周;两组的 PFS 和 OS 并无显著性差异。韩国的一项回顾性研究认为 BSC 组的 3 年 OS(69.1%)均优于 HMA 有反应组 (47.4%,P=0.065)和 HMA 无反应组(46.3%,P=0.005),即使是在病例匹配后 HMA 有反应组也仅与 BSC 组相当,而 HMA 无反应组更差。日本的一项回顾性研究也没有观察到 AZA 治疗[75 mg/m² ×(5~7)天]对 LR-MDS 患者的显著生存获益。一项对 1 076 个病例的荟萃分析结果表明尽管 AZA 和 DEC 能使 LR-MDS 患者获得反应和 TI 且副作用可接受,但并未延长患者的总生存期。

最近的一项Ⅲ期研究报道了口服 AZA(CC-486 300 mg/d×21 天,每 28 天为 1 个疗程)在 LR-MDS 中的结果,CC-486 组和安慰剂组的红细胞 TI 分别为 31% 和 11%(P=0.000 2)、中位持续时间分别为 10.0 个月和 2.3 个月,两组 HGB 增加(≥15 g/L)率和 HI-P 分别为 23.4% 与 4.6%、24.3% 与 6.5%,但 CC-486 组因感染所致的早期死亡率更高(分别为 16 例和 6 例)、且未能使 OS 获益(分别为 17.3 个月和 16.2 个月)。

虽然不太可能进行地西他滨与阿扎胞苷的临床试验,但一项对 1 392 例 MDS 患者(地西他滨 768 例、阿扎胞苷 624 例)的荟萃分析揭示在 ORR、PR、HI 方面更倾向于阿扎胞苷优于地西他滨。与 BSC 相比、阿扎胞苷改善了 OS 和 AML 进展时间,而地西他滨与 BSC 相比并未观察到。两组之间的毒性相似,75 岁及以上的患者和 IPSS 大于等于 3 分的患者似乎在生存率方面从阿扎胞苷中获益更多。然而,最近的一项对 2184 例、涉及 8 个随机对照试验(包括 AML 和 HR-MDS)的荟萃分析则认为与 CCR 相比,阿扎胞苷和地西他滨均可改善 AML 和 HR-MDS 患者的预后;DAC 显示出比 AZA 更高的反应,尤其是 CR 率,而 AZA 的 3/4 级血细胞减少频率低于接受 DAC 治疗的患者。

尽管 HMA 彻底改变了 MDS 的管理,但只有不到一半的患者对这些药物有反应。在确定 HMA 失败之前,患者应接受标准剂量的 HMA 治疗至少 6 个周期,同时避免治疗中断。中断治疗可导致反应丧失或疾病进展,而再次治疗可能无效。HMA 失败可以定义为原发耐药或继发耐药,前者是指在治疗过程中没有达到过 HI 但出现下列情况:① 进展到 AML 或更高危 MDS;② 4~6 个疗程后疾病稳定但没有获得 HI、CR、mCR 或 PR(IWG 2006 标准);③ 转变为骨髓增生低下和全血细胞减少,后者是指起始治疗有反应(CR、mCR、PR、HI),但在维持的任何疗程中且无治疗中断或疗程间超过 5 周的治疗延迟,患者出现了上述耐药情况。HMA 失败后的治疗选择有限,尽管在适当的情况下可以考虑化疗和造血干细胞移植,但建议对 HMA 无反应的患者进行临床试验。现有的研究显示了在实现 SD 或更佳反应后继续 HMA 的重要性或潜在益处,并且在反应消失之前不要停止治疗。

5. 铁过载治疗

许多 MDS 患者容易发生全身和组织铁过载,部分原因是疾病固有的无效红细胞生成。然而,慢性输血是 MDS 铁过载的主要来源。全身铁水平的增加最终导致生理系统铁载体转铁蛋白的饱和非转铁蛋白结合铁(NTBI)及其反应性部分不稳定血浆铁(LPI)的出现。NTBI/LPI 介导的毒性和组织铁过载可能会产生多种不良影响,导致 MDS 的发病、并发症和最终演变。预防铁过载的治疗方法如铁螯合治疗(ICT)是限制铁过载及其毒性的重要策略,然而 MDS 患者 ICT 的随机对照临床试验仍然缺乏。目前,主要有三种铁螯合剂可用于治疗铁过载:去铁胺、去铁酮和地拉罗司,这些药剂在给药途径和时间以及副作用方面不同。去铁胺是第一种铁螯合剂,可以通过静脉内、肌肉内和皮下注射给药;然而,其半衰期短和肠胃外给药特别不方便,导致患者依从性差,且可能会发生注射部位反应和眼/耳毒性。对于对去铁胺或地拉罗司不耐受的患者,去铁酮是一种有价值的替代口服螯合剂,但可能导致中性粒细胞减少,因此必须严格监测血细胞计数。去铁胺和去铁酮在 MDS 中的临床试验非常有限。地拉罗司是一个新型口服铁螯合剂,可通过肠道排出铁,地拉罗司具有更高的治疗依从性。与去铁酮相比,地拉罗司在铁过载的 LR-MDS 患者中表现出优越的疗效和更温和的副作用。典型的副作用可能包括胃肠道不良事件和肾功能不全,而肝毒性很少见。

在 MDS 中令人信服地显示铁螯合益处的前瞻性干预试验很少。因此,人们在 LR-MDS 患者中是否使用 ICT 并接受可能的副作用而没有实际明确的证据证明其益处仍然存在疑虑。然而,一些前瞻性和回顾性观察研究表明,接受铁螯合治疗的 MDS 患者的总体生存率有所提高。2006 年的一项回顾性研究显示,与未使用 ICT 的患者相比,使用 ICT 的患者的生存率显著提高(中位 OS 分别为 40 个月和 226 个月)。德国对 188 名患者的配对分析显示了类似的结果:所有患者均表现出铁过载的迹象(血清铁蛋白≥1 000 ng/ml,或有多次输血史且血清铁蛋白≥500 ng/ml),ICT 患者的中位 OS 为 75 个月,而支持治疗患者的中位 OS 为 49 个月。

欧洲白血病网络 MDS 登记处和加拿大 MDS 登记处的 2 项研究也揭示了 ICT 在 LR-MDS 生存的影响。由 16 个国家的 60 个中心共同参与的多中心、随机、双盲、安慰剂对照试验(TE-LESTO)比较了地拉罗司分散片(10~40 mg/kg/天)与安慰剂在铁过载 LR-MDS 中的疗效。地拉罗司组的中位治疗时间为 1.6 年、安慰剂组为 1.0 年;地拉罗司与安慰剂相比,中位 EFS 延长了约近 1 年(分别为 3.9 年和 3.0 年);地拉罗司组和安慰剂组的不良事件发生率分别为 97.3%和 90.8%,两组暴露调整的不良事件发生率(每 100 名患者治疗年≥15 个事件)中腹泻分别为 24.7%与 23.9%、发热 21.8%与 18.7%、上呼吸道感染 16.7%与 22.7%,以及血清肌酐浓度增加为 15.9%与 0.9%。这些研究结果支持 ICT 用于铁过载 LR-MDS 患者的治疗。地拉罗司应从小剂量 360 mg/天(薄膜包衣片)开始,每周增加 5 mg/kg,直至达到 15 mg/kg(红细胞输注<2 次/4 周的患者)或 20~30 mg/kg(在红细胞输注≥2 次/4 周的患者)。从何时输血和如何监测铁过载到何时开始铁螯合国际上目前存在着争议。NCCN 指南推荐在 LR-MDS 患者或计划移植的患者,输注红细胞超过或预期>20 U、血清铁蛋白>2 500 ng/ml 情况下,应用去铁胺皮下注射或地拉罗司口服进行铁螯合治疗,使血清铁蛋白<1 000 ng/ml。地拉罗司

禁止用于 HR-MDS 患者。

艾曲泊帕是一种口服小分子的血小板生成素受体(TPO-R)激动剂,用于治疗 MDS 中的血小板减少。尽管未被批准作为螯合剂,但其铁螯合的特性在过去几年中不断显现。最近,艾曲泊帕被证明可以清除细胞外铁并从肝细胞、心肌细胞和胰腺细胞中动员细胞铁,降低整体 ROS。当与铁螯合剂结合使用时,艾曲泊帕通过向其他螯合剂提供铁来协同增强细胞铁动员。艾曲泊帕以不依赖 TPO-R 的方式直接减少细胞内游离铁,从而对白血病细胞产生抗增殖作用。此外,艾曲泊帕通过对干细胞数量/功能的刺激作用来增进骨髓衰竭综合征患者的多系造血。由于其铁螯合作用,缺铁可能是艾曲泊帕治疗的并发症,尤其是在非铁过载的患者中,而在铁过载的患者中则依赖 TPO-R 和铁螯合活性可能会产生多种有益效果。

6. TPO-R 激动剂

严重的血小板减少可导致危及生命的出血。既往,血小板减少是通过血小板输注和 HMAs 来治疗。

TPO 模拟物罗米司亭和艾曲泊帕已被研究用于 MDS 患者。罗米司亭是一种 TPO 肽模拟物,而艾曲泊帕是一种非肽 TPO 受体激动剂。在随机、安慰剂对照、Ⅱ期试验中,初步研究显示罗米司亭单药或与 HMA 或来那度胺联合治疗对 LR-MDS 的疗效。罗米司亭与安慰剂比较的随机、Ⅱ期双盲试验尽管在 LR-MDS 中增加血小板计数、减少出血事件和血小板输注数量,但因担心增加 AML 转化风险,该试验在中期分析中被提前终止。然而,该研究的长期随访结果以及罗米司亭的另一项研究结果显示尽管进展为 AML 的风险没有变化,在 OS 方面也没有差异。

EQoL-MDS 是一项研究艾曲泊帕在伴严重血小板减少 LR-MDS 中疗效和安全性的大型Ⅱ期、单盲、随机对照研究,初步结果显示艾曲泊帕可有效增加血小板计数和减少严重出血,而不会增加 AML 进展的风险。最近的一项Ⅱ期剂量调整研究(起始 50 mg/天,如无效每两周增加 50 mg/天,最大 300 mg/天;东亚人种剂量减半)也证实了 25 例患者中有 11 例(44%)有反应;5 例和 6 例患者分别有单系或双系血液学反应,存在 PNH 克隆、骨髓增生低下、血小板减少以及研究开始时血浆 TPO 水平升高可预测疗效;3 例患者出现可逆的 3 级肝毒性,1 例患者出现网状纤维化增加;10 例患者在获得显著反应后停用艾曲泊帕(中位时间为 16 个月),由于计数下降,其中 4 例再次应用艾曲泊帕后均获得第二次显著反应。6 例患者的疾病进展与突变克隆扩增无关,并且在研究中没有患者进展为 AML。目前推荐在血小板计数$<25\times10^9$/L 或$<50\times10^9$/L 但伴出血时使用 TPO-RA。

为了评估艾曲泊帕在 4 级血小板减少 HR-MDS 和 AML 中的疗效和安全性,国际上开展了一项多中心随机、双盲Ⅱ期的 ASPIRE 研究(起始 100 mg/天,如无效每 2 周增加 100 mg/天,最大 300 mg/天;东亚人种剂量减半),与安慰剂组相比、艾曲泊帕显著降低临床相关血小板减少性事件(CRTE),5~12 周的平均每周 CRTE 发生率分别为 54% 和 69%,该研究没有发现艾曲泊帕新的安全问题,试验达到了降低 CRTE 的主要目标;提示对于不适合其他治疗的 AML 或 MDS 血小板减少患者,艾曲泊帕可能是一种治疗选择。但必须注意的是:一项 3 期、随机、双盲、安慰剂对照研究 SUPPORT 试验研究了艾曲泊帕与阿扎胞苷联用对血小板减少的疗效,中期分析提前终止了该研究,与单独使用阿扎胞苷相比,联合治疗延缓血小板恢复、反应率更低,并且有增加 AML 进展的趋势。

7. 异基因干细胞移植

尽管目前可用的靶向治疗药物可能会延长 MDS 患者总体生存期,但无法使其治愈。因此,异基因造血干细胞移植(allo-HSCT)仍然是一小部分适合的 MDS 患者可能治愈的唯一治疗方法。基于年龄、共病和 MDS 风险评分的个体分层对于选择 HCT 患者很重要,因为总体而言只有 10%～20% 的患者是潜在的移植候选者。一般而言,疾病过程中移植越早,长期治愈的机会就越大。然而,病情较轻且无高风险细胞遗传学和分子特征的患者尽量避免早期移植,因为在 HSCT 后的第一年内、治疗相关死亡率(TRM)的风险约为 20%。因此,选择合适的患者群体、适当的 HSCT 时机和最佳的预处理方案是必须解决的关键问题。减少强度调节(RIC)方案的引入,大大扩展了 HSCT 的适用范围,使其应用于健康状况稍差或存在共病的老年患者。目前总体上一般建议将移植作为身体状况良好的 HR-MDS 患者的一线治疗选择,而 LR-MDS 患者当前的观点是推迟移植直至疾病进展或没有可用的治疗选择。

(1) allo-HSCT 的适应证和时机:由于 MDS 的临床病程高度异质,因此在决定 HCT 之前,必须通过 IPSS/IPSS-R 对预后进行准确评估。早期的一项研究分析了不同患者的预期寿命,结果表明在符合移植条件的 LR-MDS 中、延迟 HSCT 与最大寿命相关,而 HR-MDS 中尽早 HSCT 则可获得最大预期寿命。欧洲血液和骨髓移植学会(EBMT)对 246 名 LR-MDS 患者进行的研究表明,三年生存率为 58%、总体非复发死亡(NRM)率为 30%。因此,临床上适合的 LR-MDS 患者如果一线标准治疗失败,且伴预后不良特征包括频繁输注红细胞(≥2U/月)、危及生命的细胞减少(中性粒细胞计数<$0.5×10^9$/L,或血小板计数<$30×10^9$/L)、预后极差的细胞遗传学或分子标志物(如 *RUNX1*、*EZH2*、*NRAS*、*TP53* 或 *ASXL1* 突变),则应考虑进行 HSCT。

对于符合移植条件的 HR-MDS 患者,在病程中应尽早进行 HSCT,因为延迟移植会导致生命年损失。但是,考虑到与 HSCT 相关的潜在治疗相关并发症如移植物抗宿主病(GVHD)和感染等,必须根据患者和疾病相关因素等来对患者进行严格选择并预测 HSCT 后果。对于年龄在 70～75 岁以下、无严重共病、临床状况良好的 HR-MDS 患者如有 HLA 匹配供体可用时,应考虑 HSCT。此外,对 HMA 无反应或失去反应的患者也是潜在的候选者。HMA 治疗失败的 HR-MDS 患者通常预后很差,在最佳支持治疗下的中位生存期仅为 5～6 个月。HMA 失败后的患者目前缺乏有效的其他治疗方案,如果没有临床试验的话应考虑进行 HSCT。

总的来说,在许多情况下,选择移植的最佳候选者和时机,并将 HSCT 整合到治疗算法中仍然是一个挑战,应与患者详细讨论移植的优缺点。

(2) 移植预后的影响因素:共病、虚弱、体能和年龄是决定 HCT 后结果的主要患者相关因素。除 IPSS 和 IPSS-R 等常规预后评分系统外,造血细胞移植特异性共病指数(HCT-CI)等工具对 HCT 后的预后也有显著影响。移植前原始细胞比例、细胞遗传学风险分类、血细胞减少程度、骨髓纤维化、输血负担、高危基因突变等是影响 HSCT 预后的疾病相关因素。既往有研究表明,骨髓原始细胞<5%的患者在 HCT 后存活时间更长。对于骨髓原始细胞介于 5%～10%的中危患者是否应在诊断后立即移植尚未达成共识。但是,骨髓原始细胞比例>10%的合适、高风险患者应考虑在接受 HMA 或强化化疗后进行早期 HCT。复杂核型异常和单体核型预测 HCT 后死亡率增加、复发率升高和生存率下降。在适合移植的患者中,*TP53*、*RUNX1* 和 *ASXL1* 等高危体细胞突变与 HSCT 后的不良结局和生存期较短独立相关。一项包括 87 名适合移植患者的小型研究发现 *TP53*、*TET2* 或 *DNMT3A* 突变患者 HSCT 后 OS 较短。但最近一项包括 1 514 例 MDS 的多中心研究揭示 *TP53*、*RAS* 途径、*JAK2*、*ZRSR2* 和 *CUX1* 突变影响患者生存时间。

此外,目前普遍认为铁过载直接影响 MDS 患者 HSCT 后的生存。现有数据表明,铁蛋白较高或移植前肝铁含量≥125 μmol/g 的患者在 HSCT 后 NRM 增加。ALLIVE 研究结果表明,HCT 前或 HSCT 期间不稳定血浆铁(LPI)水平升高可预测 AML 或 MDS 患者治疗相关NRM 增加(33% vs 7%)和总生存率降低。因此,符合条件的患者应在 HSCT 前接受适当的铁螯合治疗。

(3)移植前降细胞治疗:目前,对于骨髓原始细胞<10%的 HR-MDS 患者,建议直接进行HSCT。由于缺乏随机试验,在 HSCT 前通过化疗降低骨髓原始细胞比例的价值尚不明确。一些回顾性研究认为在 HSCT 前降细胞治疗的患者预后更好。在对包括细胞遗传学风险在内的多种预后因素调整后,HSCT 之前进行强化化疗或 HMA 治疗在 HSCT 后的复发率并无显著差异。但一项前瞻性Ⅱ期研究 BMT-AZA 证实移植前"桥接"阿扎胞苷可能是较强化化疗更优的一个举措。因此,目前许多中心的首选治疗方法是使用 HMA 治疗以降低毒性,便于"桥接"至寻找到相合的供体以进行 HSCT。尽管如此,仍有大量患者在移植前治疗的前 4 个月内出现疾病进展或严重感染并发症,无法进行后续移植。对于预期 HMA 治疗短期获益的患者(如存在复杂核型)应尽早计划 HSCT,因为 HMA 治疗失败且中位生存时间小于 6 个月的患者预后不佳。VidazaALLO 研究比较了 55～70 岁新诊断的 HR-MDS 患者中阿扎胞苷单药与阿扎胞苷联合 HSCT 治疗后的 3 年 EFS 和 OS 分别为 34%和 49%(P<0.000 1)、0%和 32%(P=0.12)。

(4)移植前预处理:由于移植预处理的强度与死亡率相关,因此减低剂量预处理(RIC)方案的发展使得 HSCT 能够成功应用于老年 MDS 患者。许多回顾性研究评估了 RIC 方案与传统清髓预处理(MAC)方案相比在 MDS 患者中的价值。Kröger 等人证明 RIC 导致 MDS 或继发性 AML 患者的 2 年 RFS 和 OS 与 MAC 相似。Scott 等的Ⅲ期研究结果显示与 RIC 相比、MAC 的 OS 并无显著性升高。然而,该研究的长期随访结果揭示 MAC 患者的 OS 优于 RIC、由于极高的复发率显著抵消了较低的 TRM 带来的生存获益。这些结果支持体能状态良好且无合并症的 HR-MDS 患者是 MAC 方案的候选者,其他患者应考虑 RIC。

(5)移植后治疗:复发仍然是 HSCT 尤其是 RIC 后失败的主要原因。复发后的治疗选择包括姑息治疗、低剂量治疗、HMA 或 ICT 治疗以及细胞免疫疗法包括供体淋巴细胞输注

(DLI)或二次 HSCT。一项研究显示,与仅使用降细胞治疗或支持治疗相比,采取细胞免疫的复发患者具有更高的生存率,二次移植时更换供体并未改善预后、特别是对于第一次移植后缓解时间长且疾病负担低的年轻患者。DLI 不必等至复发时应用,在 HSCT 后供体/受体混合(供体细胞<90%)或受体嵌合体增加(受体>10%)的 MDS 患者中,在没有 GVHD 的情况下,迅速减停免疫抑制、然后进行抢先性 DLI。目前其他的挽救治疗非常有限。注射或口服阿扎胞苷作为高危 MDS 或 AML 患者 HCT 后的维持治疗或根据 MRD 检测的抢先治疗正在临床试验中。

(二)精准治疗新进展

由于 MDS 的总体疗效不佳,过去十年中一直在评估不同的药物的疗效,其中有些药物已经在临床试验中获得了成功。

1. TGF-β 受体信号调节剂

TGF-β 受体通路的异常信号激活与 MDS 的发病机制有关。罗特西普和 Sotatercept 是激活素受体配体,可捕获 GDF11 以恢复红细胞生成。针对 ESA 失败或可能无反应的 LR-MDS 患者的 II 期 PACE-MDS 研究表明,接受较高剂量罗特西普治疗的 51 例患者中 32 例达到 HI-E,而接受较低剂量的 9 例患者中仅 2 例获得 HI-E;并且,环状铁粒幼细胞(RS)增多或 *SF3B1* 突变的患者受益最多。随后针对 ESA 难治/不耐受/无反应、伴 RS>15% 或 RS>5% 且有 *SF3B1* 突变的 229 例 LR-MDS 患者开展的 III 期 MEDALIST 研究揭示,罗特西普治疗组(1.0 mg/kg 皮下注射,每 21 天一次,如需要可使用滴定最高至 1.75 mg/kg),59% 的患者有红系反应、38% 患者脱离输血依赖。罗特西普已被 FDA 和 EMA 批准用于治疗输血依赖、RS 阳性的 LR-MDS 患者。目前正在进行 III 期 COMMANDS 试验,以评估罗特西普作为 LR-MDS 患者的一线治疗与 ESA 相比的优劣。

关于 Sotatercept 的一项 II 期试验在 74 例 LR-MDS 患者揭示了其有效性,但由于罗特西普和 Sotatercept 是同一家制药公司所开发,其后已不再继续在 LR-MDS 患者中进行临床试验。

2. 端粒酶抑制剂

MDS 细胞具有较高的端粒酶活性。端粒酶是一种核糖核蛋白逆转录酶、可催化将串联重复序列添加到染色体的 3'突出端,由人端粒酶逆转录酶(*hTERT*)基因编码的具有逆转录酶活性的催化亚基、人端粒酶 RNA 基因(*hTR*)编码的 RNA 模板和其他相关蛋白质如 dyskerin、NHP2、NOP10 和 GAR1 等组成。端粒酶因其在癌症中近乎普遍的过表达、赋予肿瘤细胞永生性而成为非常有吸引力的一个治疗靶点。Imetelstat 是最有前途的靶向端粒酶的药物之一,是一种合成的、脂质偶联的含有与 *hTR* 互补的序列(5'-棕榈酸酯-TAGGGTTAGACAA-NH$_2$-3')糖寡核苷酸,可阻断端粒酶的模板区域、抑制癌细胞中的端粒酶活性,导致端粒逐渐缩短,最终导致衰老或细胞凋亡。

II/III 期研究 IMerge(MDS3001)的 II 期部分在 38 例非 del(5q)患者中应用 Imetelstat 治疗(7.5 mg/kg,静脉注射,每 4 周一次),68% 患者有血液学改善。值得注意的是,第 8 周和第 24 周的 RBC-TI 分别为 42% 和 29%,中位持续时间达 86 周。根据细胞遗传学反应和/或

SF3B1 突变等位基因频率的降低推测 Imetelstat 能够抑制异常克隆。最常见的不良反应是血细胞减少，通常在 4 周内恢复。该研究的Ⅲ期部分正在进行中，如果Ⅲ期研究证实了其疗效和耐受性，可能会为具有不良预后的难治性 LR-MDS 患者提供一种有前途的新药。

3. *IDH1* 和 *IDH2* 突变抑制剂

IDH1 和 *IDH2* 通常在约 5%的 MDS 患者中发生突变。IDH 蛋白是同型二聚体酶，参与多种细胞过程，包括对缺氧的适应、组蛋白去甲基化和 DNA 修饰。IDH2 蛋白位于线粒体中，是三羧酸循环的关键组成部分。IDH2 和 IDH1（位于细胞质中）蛋白都催化异柠檬酸氧化脱羧为 α-酮戊二酸（α-KG）。突变的 IDH 酶催化 α-KG 还原为 2-羟基戊二酸(2-HG)，后者与 DNA 和组蛋白高甲基化相关、改变基因表达并阻断造血前体细胞的分化。

艾伏尼布(Ivosidenib)：是一种 m*IDH1* 抑制剂，于 2018 年 7 月首次在国际上被批准用于复发/难治性 AML，随后于 2019 年 5 月被批准为 AML 的一线治疗。目前正在对 R/R-MDS 患者进行艾伏尼布的Ⅰ期研究。初步数据显示 12 例患者中 ORR 为 91.7%（5 例 CR、5 例 mCR）、约 60%患者反应维持 12 个月。针对 HMA 失败后 MDS 患者的Ⅱ期研究也在进行中。Olutasidenib（FT-2102)是另一种 m*IDH1* 抑制剂，正在 HR-MDS 患者中进行的Ⅰ/Ⅱ期研究初步报道了 6 例单药治疗和 14 例联合阿扎胞苷治疗的中期结果(7 例为一线治疗、13 例为复发/难治性患者)，单药治疗的 ORR 为 33%、联合用药 ORR 为 73%，安全性良好。

Enasidenib：于 2017 年 8 月被批准用于 R/R-AML。多中心 AG221-C-001 试验的Ⅰ期亚组分析结果评估了 Enasidenib 在 17 例 R/R-MDS 患者中的使用情况，9 例患者（53%）获得反应，包括 6 例 HMA 失败患者，中位反应持续时间为 9.2 个月、中位 OS 为 16.9 个月。Ⅱ期研究正在进行之中，在未用过 HMA 的 6 例患者和 HMA 失败的 12 例患者中进行的一项试验初步结果比较了 Enasidenib 单药或联合阿扎胞苷的疗效，中位随访 6.4 个月，联合治疗组的 ORR 为 100%、接受 Enasidenib 单药治疗的患者 ORR 为 50%。

4. 免疫检查点抑制剂

免疫调节蛋白 PD-1/PD-L1 和 CTLA-4 下调 T 细胞反应并促进肿瘤发生。部分 MDS 中 CD34$^+$ 细胞 PD-1、PD-L1 和 CTLA-4 表达增加，而 HMA 治疗导致这些免疫检查点的表达进一步增加。针对这些免疫检查点的抑制剂与 HMA 联合用药的临床试验正在进行之中。

联合阿扎胞苷与 PD-1 抑制剂帕博利珠单抗(pembrolizumab)的Ⅱ研究结果已发表，之前未治疗的 17 例患者 ORR 为 76%（CR 18%）、中位随访 12.8 个月时中位 OS 尚未达到；HMA 失败的 20 例患者 ORR 为 25%（CR 5%)，中位随访 6.0 个月时中位 OS 为 5.8 个月。

另一个 PD-1 抑制剂纳武利尤单抗(Nivolumab)或 CTLA-4 抑制剂伊匹单抗(Ipilimumab)联合阿扎胞苷的Ⅱ期研究已报道，在一线应用纳武利尤单抗联合阿扎胞苷的 20 例患者 ORR 为 75%、一线应用伊匹单抗联合阿扎胞苷的 21 例患者 ORR 为 71%，而在 HMA 失败组中 和伊匹单抗单药治疗的 ORR 分别为 13%和 35%。

已知使用纳武利尤单抗治疗的患者 CTLA-4 上调，而使用伊匹单抗治疗的患者中 PD1 上调。因此，一项Ⅱ期研究开展了纳武利尤单抗联合伊匹单抗±阿扎胞苷的治疗。15 例患者中纳武利尤单抗联合伊匹单抗一线治疗的 ORR 为 67%(CR 33%、HI 33%),在 HMA 失败的 11 例患者中两药再联合阿扎胞苷的 ORR 为 36%(CR 9%、CRi 9%、HI 18%)。

TIM3 是在 CD8$^+$ T 细胞和白血病干细胞上表达的免疫检查点分子。Sabatolimab,即 MBG-453,是一靶向 TIM 的人源化的高亲和 IgG4 抗体,在 Ⅰb 期研究中与 HMA 联合用于 HR-MDS、AML 和 CMML 的治疗,更新的结果显示在与地西他滨联用的 19 例 HR-MDS 患者 ORR 为 61.1%(CR 33.3%)、与阿扎胞苷联用的 20 例 HR-MDS 患者 ORR 为 64.7%(CR 11.8%)。

5. BCL2 抑制剂

BCL2 是一种线粒体蛋白、可抑制促凋亡途径,在 HR-MDS 患者中 BCL2 过表达、导致细胞凋亡抵抗。维奈克拉(Venetoclax)是一种口服生物可利用的 BCL2 强效抑制剂,于 2018 年 11 月在国际上被批准与 HMAs 或低剂量阿糖胞苷联合用于 AML 治疗。

正在进行的一项国际多中心 Ib 期研究旨在评估维奈克拉单药或与阿扎胞苷联合治疗 HMA 失败的 MDS 患者的疗效,38 例患者 ORR 为 59%(CR 8%、mCR 32%、HI 25%),至 CR/mCR 的中位时间为 1.2(0.7~6.3)个月,中位 PFS 为 9.1 个月、12 个月 OS 为 65%;在 57 例初治 HR-MDS 患者中 ORR 达 77%(CR 42%、mCR 35%),中位反应持续时间为 14.8 个月、中位 OS 尚未达到。Ⅲ期 VERONA 研究正在进行之中。真实世界的几个回顾性研究也证实了维奈克拉联合阿扎胞苷治疗 HR-MDS 尤其是初治患者的疗效。

6. 突变 TP53 抑制剂

Eprenetapopt(APR-246)是一种新型小分子,在体内可自发转化为亚甲基奎宁环酮、与突变 TP53 蛋白的半胱氨酸残基共价结合,使其转变为野生型构象、保持热动力学的稳定性,恢复促凋亡和细胞周期阻滞功能。在 TP53 突变的 34 例未治高危和极高危 MDS 中进行的法国Ⅱ期研究揭示 APR-246(4500 mg 静脉滴注 6 h、第 1~4 天,每 28 天一周期)联合 AZA(75 mg/m^2 皮下注射、第 4~10 天,每 28 天一周期)ORR 为 62%(CR 47%)、中位反应持续时间为 10.4 个月、中位随访 9.7 个月时中位 OS 为 12.1 个月;在 18 例 AML 中 ORR33%(CR 27%);73%反应者 NGS 测序转为阴性(VAF<5%);主要的治疗相关不良事件是发热性中性粒细胞减少(36%)和神经系统不良事件(40%),后者与开始治疗时较低的肾小球滤过率和较高的年龄相关、可通过停药和减少剂量来逆转。同期进行的美国 Ib/Ⅱ期研究显示 40 例 HR-MDS 患者 ORR 为 73%(CR 50%)、细胞遗传学反应率 58%;反应者 TP53 突变 VAF 和免疫组化 TP53 表达均显著下降,中位 OS 10.4 个月。APR-246 联合阿扎胞苷的国际随机Ⅲ期临床试验正在招募中。

7. 其他药物

Neddylation 是一种将泛素样蛋白 NEDD8 与底物蛋白结合的翻译后修饰,是调节蛋白质功能的一个重要生化过程。Neddylation 的已知底物是 Cullin-RING 连接酶(CRL)的 cullin 亚基,作为最大的 E3 泛素连接酶家族,CRL 通过促进泛素化和随后的多种关键调控蛋白降解来控制许多重要的生物过程包括肿瘤发生。Pevonedistat 是一种 E1 NEDD8 激活酶的小分子抑制剂、使 neddylation 失活,可调节参与细胞周期和细胞应激调节蛋白质的降解,已被证明可诱导 AML 细胞死亡。随机化Ⅱ期研究(Pevonedistat-2001)证实 Pevonedistat 联合阿扎胞苷治疗的 59 例 HR-MDS 患者 ORR 达 79%(CR 52%)、明显优于阿扎胞苷单药组(ORR 57%、CR 27%)。然而,最新的Ⅲ期临床试验(Pevonedistat-3001)结果并未能达到预设的主要终点—无事件生存率(EFS)对比阿扎胞苷单药治疗无显著差异。

巨噬细胞是先天免疫反应中的关键细胞类型,CD47 被确定为主要的巨噬细胞检查点。CD47 是一种"不要吃我"的信号,在髓系恶性肿瘤中过度表达,导致肿瘤逃避巨噬细胞的吞噬作用。抗 CD47 抗体 Magrolimab 或 Hu5F9-G4 (5F9) 靶向 CD47 导致白血病细胞的吞噬和治疗性清除。Magrolimab 联合阿扎胞苷治疗 AML 和 MDS 患者的大型 Ib 期研究目前正在进行中。初步结果显示接受一线治疗的 35 例 HR-MDS 患者中前 24 例可评估患者 ORR 为 92%、CR 率为 50%,中位反应时间为 1.9 个月,联合治疗的耐受性良好。

上述这些潜在的新药一些已经展示其前景、被批准用于 MDS 患者的临床治疗,但多数新药或新的组合尚处于Ⅰ期或Ⅱ期试验阶段,尽管有些药物的初步数据极好,但仍需要在Ⅲ期研究中进一步检验其价值。

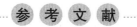

参 考 文 献

[1] Wang W, Wang H, Wang XQ, et al. First report of incidence of adult myelodysplastic syndrome in China [J]. Ann Hematol, 2012,91(8):1321-1322.

[2] Corey SJ, Minden MD, Barber DL,et al. Myelodysplastic syndromes: the complexity of stem-cell diseases [J]. Nat Rev Cancer, 2007,7(2):118-129.

[3] Peterson LC, Bloomfield CD, Niemyer CM, et al. Myeloid neoplasms with germline predisposition. In: Swerdlow SH, Campo E, Harris NL, eds. WHO Classification of Tumours of Haematopoietic and Lymphoid Tissues (revised 4th edition)[M]. Lyon, France: IARC; 2017:121-128.

[4] Bernell P, Jacobsson B, Nordgren A, et al. Clonal cell lineage involvement in myelodysplastic syndromes studied by fluorescence in situ hybridization and morphology[J]. Leukemia, 1996,10(4):662-668.

[5] Bigoni R, Cuneo A, Milani R, et al. Multilineage involvement in the 5q-syndrome: a fluorescent in situ hybridization study on bone marrow smears[J]. Haematologica, 2001,86(4):375-381.

[6] Fu CM, Chen ZX, Liu DD, et al. Clonal origin and evolution of myelodysplastic syndrome analyzed by dysplastic morphology and fluorescence in situ hybridization[J]. Int J Hematol, 2015,101(1):58-66.

[7] Han JY, Theil KS. Karyotypic identification of abnormal clones preceding morphological changes or occurring with no definite morphological features of myelodysplastic syndrome: a preliminary study[J]. Lab Hematol, 2007,13(1):17-21.

[8] Abrahamson G, Boultwood J, Madden J, et al. Clonality of cell populations in refractory anaemia using combined approach of gene loss and X-linked restriction fragment length polymorphism-methylation analyses[J]. Br J Haematol, 1991,79(4):550-555.

[9] van Kamp H, Fibbe WE, Jansen RP, et al. Clonal involvement of granulocytes and monocytes, but not of

T and B lymphocytes and natural killer cells in patients with myelodysplasia: analysis by X-linked restriction fragment length polymorphisms and polymerase chain reaction of the phosphoglycerate kinase gene[J]. Blood, 1992,;80(7):1774 - 1780.

[10] Tsukamoto N, Morita K, Maehara T, et al. Clonality in myelodysplastic syndromes: demonstration of pluripotent stem cell origin using X-linked restriction fragment length polymorphisms[J]. Br J Haematol, 1993,83(4):589 - 594.

[11] Weimar IS, Bourhis JH, De Gast GC, et al. Clonality in myelodysplastic syndromes[J]. Leuk Lymphoma, 1994,13(3 - 4):215 - 221.

[12] Anan K, Ito M, Misawa M, et al. Clonal analysis of peripheral blood and haemopoietic colonies in patients with aplastic anaemia and refractory anaemia using the polymorphic short tandem repeat on the human androgen-receptor (HUMARA) gene[J]. Br J Haematol, 1995,89(4):838 - 844.

[13] Clark DM, Lampert IA. Apoptosis is a Common Histopathological Finding in Myelodysplasia: the Correlate of Ineffective Haematopoiesis[J]. Leuk Lymphoma, 1990,2(6):415 - 418.

[14] Yoshida Y. Hypothesis: apoptosis may be the mechanism responsible for the premature intramedullary cell death in the myelodysplastic syndrome[J]. Leukemia, 1993,7(1):144 - 146.

[15] Mundle S, Iftikhar A, Shetty V, et al. Novel in situ double labeling for simultaneous detection of proliferation and apoptosis[J]. J Histochem Cytochem, 1994,42(12):1533 - 1537.

[16] Raza A, Gezer S, Mundle S, et al. Apoptosis in bone marrow biopsy samples involving stromal and hematopoietic cells in 50 patients with myelodysplastic syndromes[J]. Blood, 1995,86(1):268 - 276.

[17] Bogdanović AD, Janković GM, Colović MD, et al. Apoptosis in bone marrow of myelodysplastic syndrome patients[J]. Blood, 1996,87(7):3064.

[18] Rajapaksa R, Ginzton N, Rott LS, et al. Altered oncoprotein expression and apoptosis in myelodysplastic syndrome marrow cells[J]. Blood, 1996,88(11):4275 - 4287.

[19] Greenberg PL. Apoptosis and its role in the myelodysplastic syndromes: implications for disease natural history and treatment[J]. Leuk Res, 1998,22(12):1123 - 1136.

[20] Parcharidou A, Raza A, Economopoulos T, et al. Extensive apoptosis of bone marrow cells as evaluated by the in situ end-labelling (ISEL) technique may be the basis for ineffective haematopoiesis in patients with myelodysplastic syndromes[J]. Eur J Haematol, 1999,62(1):19 - 26.

[21] Tsoplou P, Kouraklis-Symeonidis A, Thanopoulou E, et al. Apoptosis in patients with myelodysplastic syndromes: differential involvement of marrow cells in 'good' versus 'poor' prognosis patients and correlation with apoptosis-related genes[J]. Leukemia, 1999,13(10):1554 - 1563.

[22] Rosenfeld C, List A. A hypothesis for the pathogenesis of myelodysplastic syndromes: implications for new therapies[J]. Leukemia, 2000,14(1):2 - 8.

[23] Shimazaki K, Ohshima K, Suzumiya J, et al. Evaluation of apoptosis as a prognostic factor in myelodysplastic syndromes[J]. Br J Haematol, 2000,110(3):584 - 590.

[24] Merchant SH, Gonchoroff NJ, Hutchison RE. Apoptotic index by Annexin V flow cytometry: adjunct to morphologic and cytogenetic diagnosis of myelodysplastic syndromes[J]. Cytometry, 2001,46(1):28 - 32.

[25] Parker JE, Fishlock KL, Mijovic A, et al. 'Low-risk' myelodysplastic syndrome is associated with exces-

sive apoptosis and an increased ratio of pro-versus anti-apoptotic bcl-2-related proteins[J]. Br J Haematol, 1998,103(4):1075 - 1082.

[26] Davis RE, Greenberg PL. BCL2 expression by myeloid precursors in myelodysplastic syndromes: relation to disease progression[J]. Leuk Res, 1998,22(9):767 - 777.

[27] Parker JE, Mufti GJ, Rasool F, et al. The role of apoptosis, proliferation, and the BCL2-related proteins in the myelodysplastic syndromes and acute myeloid leukemia secondary to MDS[J]. Blood, 2000,96 (12):3932 - 3938.

[28] 钱军,常春康,主编. 骨髓增生异常综合征鉴别诊断与治疗[M].北京:科学技术文献出版社,2020. 8.

[29] Hirai H, Kobayashi Y, Mano H, et al. A point mutation at codon 13 of the N-ras oncogene in myelodysplastic syndrome[J]. Nature, 1987,327(6121):430 - 432.

[30] Genovese G, Kähler AK, Handsaker RE, et al. Clonal hematopoiesis and blood-cancer risk inferred from blood DNA sequence[J]. N Engl J Med, 2014,371(26):2477 - 2487.

[31] Jaiswal S, Fontanillas P, Flannick J, et al. Age-related clonal hematopoiesis associated with adverse outcomes[J]. N Engl J Med, 2014,371(26):2488 - 2498.

[32] Xie M, Lu C, Wang J,et al. Age-related mutations associated with clonal hematopoietic expansion and malignancies[J]. Nat Med, 2014,20(12):1472 - 1478.

[33] McKerrell T, Park N, Moreno T, et al. Leukemia-associated somatic mutations drive distinct patterns of age-related clonal hemopoiesis[J]. Cell Rep, 2015,10(8):1239 - 1245.

[34] Kwok B, Hall JM, Witte JS,et al. MDS-associated somatic mutations and clonal hematopoiesis are common in idiopathic cytopenias of undetermined significance[J]. Blood, 2015126(21):2355 - 2361.

[35] Steensma DP, Bejar R, Jaiswal S, et al. Clonal hematopoiesis of indeterminate potential and its distinction from myelodysplastic syndromes[J]. Blood, 2015,126(1):9 - 16.

[36] van Zeventer IA, de Graaf AO, Wouters HJCM, et al. Mutational spectrum and dynamics of clonal hematopoiesis in anemia of older individuals[J]. Blood, 2020,135(14):1161 - 1170.

[37] Jaiswal S. Clonal hematopoiesis and nonhematologic disorders[J]. Blood,2020,136(14):1606 - 1614.

[38] Evans MA, Sano S, Walsh K. Cardiovascular disease, aging, and clonal hematopoiesis[J]. Annu Rev Pathol, 2020,15:419 - 438.

[39] Zhou JD, Zhang TJ, Xu ZJ,et al. Genome-wide methylation sequencing identifies progression-related epigenetic drivers in myelodysplastic syndromes[J]. Cell Death Dis, 2020,11(11):997.

[40] Mustjoki S, Young NS. Somatic Mutations in "Benign" Disease[J]. N Engl J Med, 2021,384(21):2039 - 2052.

[41] Hartmann L, Metzeler KH. Clonal hematopoiesis and preleukemia-Genetics, biology, and clinical implications[J]. Genes Chromosomes Cancer, 2019,58(12):828 - 838.

[42] Buscarlet M, Provost S, Zada YF, et al. DNMT3A and TET2 dominate clonal hematopoiesis and demonstrate benign phenotypes and different genetic predispositions[J]. Blood, 2017,130(6):753 - 762.

[43] Hasserjian RP, Steensma DP, Graubert TA, et al. Clonal hematopoiesis and measurable residual disease assessment in acute myeloid leukemia[J]. Blood, 2020,135(20):1729 - 1738.

[44] Cocciardi S, Dolnik A, Kapp-Schwoerer S, et al. Clonal evolution patterns in acute myeloid leukemia with

NPM1 mutation[J]. Nat Commun, 2019,10(1):2031.

[45] Husby S, Favero F, Nielsen C, et al. Clinical impact of clonal hematopoiesis in patients with lymphoma undergoing ASCT: a national population-based cohort study[J]. Leukemia, 2020,34(12):3256 - 3268.

[46] Kaushansky K, Lichtman MA, Prchal JT, et al, editors. Williams hematology (9th edition)[M]. New York, NY: McGraw-Hill; 2015.

[47] Swerdlow SH, Campo E, Harris NL, et al, eds. WHO classification of tumours of haematopoietic and lymphoid tissues (revised 4th edition)[M]. Lyon, France: IARC; 2017.

[48] Rogers HJ, Hsi ED. Myeloid Neoplasms with inv(3) (q21q26.2) or t(3;3)(q21;q26.2) [J]. Surg Pathol Clin, 2013,6(4):677 - 692.

[49] Bennett JM, Catovsky D, Daniel MT, et al. Proposals for the classification of the acute leukaemias. French-American-British (FAB) co-operative group[J]. Br J Haematol, 1976,33(4):451 - 458.

[50] Bennett JM, Catovsky D, Daniel MT, et al. Proposals for the classification of the myelodysplastic syndromes[J]. Br J Haematol, 1982,51(2):189 - 199.

[51] Valent P, Horny HP, Bennett JM, et al. Definitions and standards in the diagnosis and treatment of the myelodysplastic syndromes: Consensus statements and report from a working conference[J]. Leuk Res, 2007,31(6):727 - 736.

[52] Valent P, Horny HP. Minimal diagnostic criteria for myelodysplastic syndromes and separation from ICUS and IDUS: update and open questions[J]. Eur J Clin Invest, 2009,39(7):548 - 553.

[53] Valent P, Orazi A, Steensma DP, et al. Proposed minimal diagnostic criteria for myelodysplastic syndromes (MDS) and potential pre-MDS conditions[J]. Oncotarget, 2017,8(43):73483 - 73500.

[54] Malcovati L, Stevenson K, Papaemmanuil E, et al. SF3B1-mutant MDS as a distinct disease subtype: a proposal from the International Working Group for the Prognosis of MDS[J]. Blood, 2020,136(2):157 - 170.

[55] Bernard E, Nannya Y, Hasserjian RP, et al. Implications of TP53 allelic state for genome stability, clinical presentation and outcomes in myelodysplastic syndromes[J]. Nat Med, 2020,26(10):1549 - 1556.

[56] Swerdlow SH, Campo E, Harris NL, et al, eds. WHO classification of tumours of haematopoietic and lymphoid tissues (4th edition)[M]. Lyon, France: IARC; 2008.

[57] Haferlach C, Bacher U, Haferlach T, et al. The inv(3) (q21q26)/t(3;3)(q21;q26) is frequently accompanied by alterations of the RUNX1, KRAS and NRAS and NF1 genes and mediates adverse prognosis both in MDS and in AML: a study in 39 cases of MDS or AML[J]. Leukemia, 2011,25(5):874 - 877.

[58] Rogers HJ, Vardiman JW, Anastasi J, et al. Complex or monosomal karyotype and not blast percentage is associated with poor survival in acute myeloid leukemia and myelodysplastic syndrome patients with inv (3) (q21q26.2)/t(3;3)(q21;q26.2): a Bone Marrow Pathology Group study[J]. Haematologica, 2014, 99(5):821 - 829.

[59] Wang HY, Rashidi HH. The new clinicopathologic and molecular findings in myeloid neoplasms with inv (3) (q21q26)/t(3;3) (q21;q26.2)[J]. Arch Pathol Lab Med, 2016,140(12):1404 - 1410.

[60] Hu Z, Hu S, Ji C, et al. 3q26/EVI1 rearrangement in myelodysplastic/myeloproliferative neoplasms: An early event associated with a poor prognosis[J]. Leuk Res, 2018,65:25 - 28.

[61] Liu D, Zhang Y, Chen S, et al. Retrospective evaluation of the clinical and laboratory data from 300 pa-

tients of various hematological malignancies with chromosome 3 abnormalities[J]. Cancer Genet，2015，208(6)：333 - 340.

[62] Forghieri F，Paolini A，Morselli M，et al. NPM1 mutations may reveal acute myeloid leukemia in cases otherwise morphologically diagnosed as myelodysplastic syndromes or myelodysplastic/myeloproliferative neoplasms[J]. Leuk Lymphoma，2015，56(11)：3222 - 3226.

[63] Forghieri F，Nasillo V，Paolini A，et al. NPM1-mutated myeloid neoplasms with＜20％ blasts：a really distinct clinico-pathologic entity[J]. Int J Mol Sci，2020，21(23)：8975.

[64] Patel SS，Ho C，Ptashkin RN，et al. Clinicopathologic and genetic characterization of nonacute NPM1-mutated myeloid neoplasms[J]. Blood Adv，2019，3(9)：1540 - 1545.

[65] Montalban-Bravo G，Kanagal-Shamanna R，Sasaki K，et al. NPM1 mutations define a specific subgroup of MDS and MDS/MPN patients with favorable outcomes with intensive chemotherapy[J]. Blood Adv，2019，3(6)：922 - 933.

[66] Khoury JD，Solary E，Abla O，et al. The 5th edition of the World Health Organization Classification of haematolymphoid tumours：myeloid and histiocytic/dendritic neoplasms？[J]. Leukemia，2022，36(7)：1703 - 1719.

[67] Greenberg P，Cox C，LeBeau MM，et al. International scoring system for evaluating prognosis in myelodysplastic syndromes[J]. Blood，1997，89(6)：2079 - 2088.

[68] Greenberg PL，Tuechler H，Schanz J，et al. Revised international prognostic scoring system for myelodysplastic syndromes[J]. Blood，2012，120(12)：2454 - 2465.

[69] Malcovati L，Germing U，Kuendgen A，et al. Time-dependent prognostic scoring system for predicting survival and leukemic evolution in myelodysplastic syndromes[J]. J Clin Oncol，2007，25(23)：3503 - 3510.

[70] Malcovati L，Della Porta MG，Strupp C，et al. Impact of the degree of anemia on the outcome of patients with myelodysplastic syndrome and its integration into the WHO classification-based Prognostic Scoring System (WPSS) [J]. Haematologica，2011，96(10)：1433 - 1440.

[71] Haferlach T，Nagata Y，Grossmann V，et al. Landscape of genetic lesions in 944 patients with myelodysplastic syndromes[J]. Leukemia，2014，28(2)：241 - 247.

[72] Nazha A，Narkhede M，Radivoyevitch T，et al. Incorporation of molecular data into the Revised International Prognostic Scoring System in treated patients with myelodysplastic syndromes[J]. Leukemia，2016，30(11)：2214 - 2220.

[73] Nazha A，Al-Issa K，Hamilton BK，et al. Adding molecular data to prognostic models can improve predictive power in treated patients with myelodysplastic syndromes[J]. Leukemia，2017，31(12)：2848 - 2850.

[74] Tefferi A，Gangat N，Mudireddy M，et al. Mayo alliance prognostic model for myelodysplastic syndromes：Integration of genetic and clinical information[J]. Mayo Clin Proc，2018，93(10)：1363 - 1374.

[75] Hou HA，Tsai CH，Lin CC，et al. Incorporation of mutations in five genes in the revised International Prognostic Scoring System can improve risk stratification in the patients with myelodysplastic syndrome [J]. Blood Cancer J，2018，8(4)：39.

[76] Gu S，Xia J，Tian Y，et al. A novel scoring system integrating molecular abnormalities with IPSS-R can improve the risk stratification in patients with MDS[J]. BMC Cancer，2021，21(1)：134.

［77］ Fang Y，Guo J，Wu D，et al. ntegration analysis of JAK2 or RUNX1 mutation with bone marrow blast can improve risk stratification in the patients with lower risk myelodysplastic syndrome［J］. Front Oncol，2021，10：610525.

［78］ Bersanelli M，Travaglino E，Meggendorfer M，et al. Classification and personalized prognostic assessment on the basis of clinical and genomic features in myelodysplastic syndromes［J］. J Clin Oncol，2021，39 (11)：1223－1233.

［79］ Bernard E，Tuechler H，Greenberg P L，et al. Molecular international prognostic scoring system for myelodysplastic syndromes［J］. NEJM Evidence，2022，1(7)：EVIDoa2200008

［80］ Wu J，Zhang Y，Qin T，et al. IPSS-M has greater survival predictive accuracy compared with IPSS-R in persons⩾60 years with myelodysplastic syndromes［J］. Exp Hematol Oncol，2022，11(1)：73.

［81］ Kasprzak A，Kaivers J，Nachtkamp K，et al. Guidelines for myelodysplastic syndromes：converting evidence into action［J］. Int J Environ Res Public Health，2021，18(14)：7629.

［82］ Garcia-Manero G，Chien KS，Montalban-Bravo G. Myelodysplastic syndromes：2021 update on diagnosis，risk stratification and management［J］. Am J Hematol，2020，95(11)：1399－1420.

［83］ Killick SB，Ingram W，Culligan D，et al. British Society for Haematology guidelines for the management of adult myelodysplastic syndromes［J］. Br J Haematol，2021，194(2)：267－281.

［84］ 中华医学会血液学分会. 骨髓增生异常综合征中国诊断与治疗指南(2019 年版) ［J］. 中华血液学杂志，2019，40(2)：89－97.

［85］ Greenberg PL，Stone RM，Al-Kali A，et al. Myelodysplastic Syndromes，Version 2. 2017，NCCN Clinical Practice Guidelines in Oncology［J］. J Natl Compr Canc Netw，2017，15(1)：60－87.

［86］ Kubasch AS，Fenaux P，Platzbecker U. Development of luspatercept to treat ineffective erythropoiesis ［J］. Blood Adv，2021，5(5)：1565－1575.

［87］ Platzbecker U，Symeonidis A，Oliva EN，et al. A phase 3 randomized placebo-controlled trial of darbepoetin alfa in patients with anemia and lower-risk myelodysplastic syndromes［J］. Leukemia，2017，31(9)：1944－1950.

［88］ Fenaux P，Santini V，Spiriti MAA，et al. A phase 3 randomized，placebo-controlled study assessing the efficacy and safety of epoetin-α in anemic patients with low-risk MDS［J］. Leukemia，2018，32(12)：2648－2658.

［89］ Hellström-Lindberg E，Gulbrandsen N，Lindberg G，et al. A validated decision model for treating the anaemia of myelodysplastic syndromes with erythropoietin＋granulocyte colony-stimulating factor：significant effects on quality of life［J］. Br J Haematol，2003，120(6)：1037－1046.

［90］ Santini V，Schemenau J，Levis A，et al. Can the revised IPSS predict response to erythropoietic-stimulating agents in patients with classical IPSS low or intermediate-1 MDS［J］. Blood，2013，122(13)：2286－2288.

［91］ Houston BL，Jayakar J，Wells RA，et al. A predictive model of response to erythropoietin stimulating agents in myelodysplastic syndrome：from the Canadian MDS patient registry［J］. Ann Hematol，2017，96 (12)：2025－2029.

［92］ Affentranger L，Bohlius J，Hallal M，et al. Efficacy of granulocyte colony stimulating factor in combination with erythropoiesis stimulating agents for treatment of anemia in patients with lower risk myelodysplastic syndromes: A systematic review[J]. Crit Rev Oncol Hematol, 2019,136:37 - 47.

[93] List A, Dewald G, Bennett J, et al. Lenalidomide in the myelodysplastic syndrome with chromosome 5q deletion[J]. N Engl J Med, 2006,355(14):1456 - 1465.

[94] Fenaux P, Giagounidis A, Selleslag D, et al. A randomized phase 3 study of lenalidomide versus placebo in RBC transfusion-dependent patients with Low-/Intermediate-1-risk myelodysplastic syndromes with del5q[J]. Blood, 2011,118(14):3765 - 3776.

[95] Cadenas FL, Lumbreras E, Xicoy B, et al. Phase 3 study of lenalidomide (LEN) vs placeboin nontransfusion dependent (TD) low risk Del(5q) MDS patients-interim analysis of the European Sintra REV trial [J]. Blood, 2020,136(Supplement 1): 28 - 29.

[96] Mossner M, Jann JC, Nowak D, et al. Prevalence, clonal dynamics and clinical impact of TP53 mutations in patients with myelodysplastic syndrome with isolated deletion (5q) treated with lenalidomide: results from a prospective multicenter study of the german MDS study group (GMDS) [J]. Leukemia, 2016,30 (9):1956 - 1959.

[97] Smith AE, Kulasekararaj AG, Jiang J, et al. CSNK1A1 mutations and isolated del(5q) abnormality in myelodysplastic syndrome: a retrospective mutational analysis[J]. Lancet Haematol, 2015,2(5):e212 - e221.

[98] Santini V, Almeida A, Giagounidis A, et al. Randomized phase III study of lenalidomide versus placebo in RBC transfusion-dependent patients with lower-risk non-del(5q) myelodysplastic syndromes and ineligible for or refractory to erythropoiesis-stimulating agents[J]. J Clin Oncol, 2016,34(25):2988 - 2996.

[99] Garcia-Manero G, Almeida A, Fenaux P, et al. Clinical benefit-risk profile of lenalidomide in patients with lower-risk myelodysplastic syndromes without del(5q): results of a phase III trial[J]. Clin Lymphoma Myeloma Leuk, 2019,19(4):213 - 219. e4.

[100] Toma A, Kosmider O, Chevret S, et al. Lenalidomide with or without erythropoietin in transfusion-dependent erythropoiesis-stimulating agent-refractory lower-risk MDS without 5q deletion[J]. Leukemia, 2016,30(4):897 - 905.

[101] List AF, Sun Z, Verma A, et al. Lenalidomide-epoetin alfa versus lenalidomide monotherapy in myelodysplastic syndromes refractory to recombinant erythropoietin[J]. J Clin Oncol, 2021,39(9):1001 - 1009.

[102] Molldrem JJ, Caples M, Mavroudis D, et al. Antithymocyte globulin for patients with myelodysplastic syndrome[J]. Br J Haematol, 1997,99(3):699 - 705.

[103] Molldrem JJ, Leifer E, Bahceci E, et al. Antithymocyte globulin for treatment of the bone marrow failure associated with myelodysplastic syndromes[J]. Ann Intern Med. 2002,137(3):156 - 163.

[104] Stahl M, DeVeaux M, de Witte T, et al. The use of immunosuppressive therapy in MDS: clinical outcomes and their predictors in a large international patient cohort[J]. Blood Adv, 2018,2(14):1765 - 1772.

[105] Kantarjian H, Issa JP, Rosenfeld CS, et al. Decitabine improves patient outcomes in myelodysplastic syndromes: results of a phase III randomized study[J]. Cancer, 2006,106(8):1794 - 1803.

[106] Steensma DP, Baer MR, Slack JL, et al. Multicenter study of decitabine administered daily for 5 days every 4 weeks to adults with myelodysplastic syndromes: the alternative dosing for outpatient treatment (ADOPT) trial[J]. J Clin Oncol, 2009,27(23):3842 - 3848.

[107] Lübbert M, Suciu S, Baila L, et al. Low-dose decitabine versus best supportive care in elderly patients

with intermediate-or high-risk myelodysplastic syndrome (MDS) ineligible for intensive chemotherapy: final results of the randomized phase Ⅲ study of the European Organisation for Research and Treatment of Cancer Leukemia Group and the German MDS Study Group[J]. J Clin Oncol, 2011,29(15):1987 - 1996.

[108] Wu D, Du X, Jin J, et al. Decitabine for treatment of myelodysplastic syndromes in Chinese patients: an open-Label, phase-3b study[J]. Adv Ther, 2015,32(11):1140 - 1159.

[109] Zhu H, Yang B, Liu J, et al. A novel treatment regimen of granulocyte colony-stimulating factor combined with ultra-low-dose decitabine and low-dose cytarabine in older patients with acute myeloid leukemia and myelodysplastic syndromes[J]. Ther Adv Hematol, 2021,12:20406207211009334.

[110] Li M, Li C, Geng S, et al. Decitabine With or Without Micro-Transplantation for the Treatment of Intermediate or High-Risk Myelodysplastic Syndrome: A Chinese Single-Center Retrospective Study of 22 Patients[J]. Front Oncol, 2021,11:628127.

[111] Xu W, Ye L, Mei C, et al. Decitabine combined with low dose idarubicin and cytarabine (D-IA) followed by allo-HSCT improves acute myeloid leukemia and higher-risk myelodysplastic syndrome patient outcomes: results from a retrospective study[J]. Leuk Lymphoma, 2021,62(8):1920 - 1929.

[112] Zhou X, Mei C, Zhang J, et al. Epigenetic priming with decitabine followed by low dose idarubicin and cytarabine in acute myeloid leukemia evolving from myelodysplastic syndromes and higher-risk myelodysplastic syndromes: a prospective multicenter single-arm trial[J]. Hematol Oncol, 2020,38(4):531 - 540.

[113] Li H, Wang L, Wu Y, et al. Very-low-dose decitabineis effective in treating intermediate-or high-risk myelodysplastic syndrome[J]. Acta Haematol, 2017,138(3):168 - 174.

[114] Fenaux P, Mufti GJ, Hellstrom-Lindberg E, et al. Efficacy of azacitidine compared with that of conventional care regimens in the treatment of higher-risk myelodysplastic syndromes: a randomised, open-label, phase Ⅲ study[J]. Lancet Oncol, 2009,10(3):223 - 232.

[115] Sanchez-Garcia J, Falantes J, Medina Perez A, et al. Prospective randomized trial of 5 days azacitidine versus supportive care in patients with lower-risk myelodysplastic syndromes without 5q deletion and transfusion-dependent anemia[J]. Leuk Lymphoma, 2018,59(5):1095 - 1104.

[116] Baek DW, Lee YJ, Kim H, et al. Response to hypomethylating agents improves long-term outcomes for lower-risk patients with myelodysplastic syndrome in case-matched cohorts[J]. Ann Hematol, 2018,97 (12):2309 - 2317.

[117] Wan Z, Han B. High-dose regimens of hypomethylating agents promote transfusion independence in IP-SS lower-risk myelodysplastic syndromes: a meta-analysis of prospective studies[J]. Aging (Albany NY), 2021,13(8):11120 - 11134.

[118] Garcia-Manero G, Santini V, Almeida A, et al. hase Ⅲ, randomized, placebo-controlled trial of CC-486 (Oral Azacitidine) in patients with lower-risk myelodysplastic syndromes[J]. J Clin Oncol, 2021,39 (13):1426 - 1436.

[119] Xie M, Jiang Q, Xie Y. Comparison between decitabine and azacitidine for the treatment of myelodysplastic syndrome: a meta-analysis with 1,392 participants[J]. Clin Lymphoma Myeloma Leuk, 2015,15 (1):22 - 28.

[120] Ma J, Ge Z. Comparison between decitabine and azacitidine for patients with acute myeloid leukemia and

higher-risk myelodysplastic syndrome: a systematic review and network meta-analysis[J]. Front Pharmacol, 2021,12:701690.

[121] Uy N, Singh A, Gore SD, et al. Hypomethylating agents (HMA) treatment for myelodysplastic syndromes: alternatives in the frontline and relapse settings[J]. Expert Opin Pharmacother, 2017,18(12): 1213 - 1224.

[122] Gil-Perez A, Montalban-Bravo G. Management of myelodysplastic syndromes after failure of response to hypomethylating agents[J]. Ther Adv Hematol, 2019,10:2040620719847059.

[123] Santini V. How I treat MDS after hypomethylating agent failure[J]. Blood, 2019,133(6):521 - 529.

[124] Bewersdorf JP, Zeidan AM. Management of patients with higher-risk myelodysplastic syndromes after failure of hypomethylating agents: What is on the horizon[J]. Best Pract Res Clin Haematol, 2021,34 (1):101245.

[125] Vinchi F, Hell S, Platzbecker U. Controversies on the consequences of iron overload and chelation in MDS[J]. Hemasphere, 2020,4(3):e357.

[126] Cermak J, Jonasova A, Vondrakova J, et al. A comparative study of deferasirox and deferiprone in the treatment of iron overload in patients with myelodysplastic syndromes[J]. Leuk Res, 2013,37(12):1612 - 1615.

[127] Leitch HA, Goodman TA, Wong KK, et al. Improved survival in patients with myelodysplastic syndrome(MDS) receiving iron chelation therapy[J]. Blood, 2006, 108(11): 249.

[128] Metzgeroth G, Dinter D, Schultheis B, et al. Deferasirox in MDS patients with transfusion-caused iron overload-a phase-II study[J]. Ann Hematol, 2009,88(4):301 - 310.

[129] Hoeks M, Yu G, Langemeijer S, et al. Impact of treatment with iron chelation therapy in patients with lower-risk myelodysplastic syndromes participating in the European MDS registry[J]. Haematologica, 2020,105(3):640 - 651.

[130] Leitch HA, Parmar A, Wells RA, et al. Overall survival in lower IPSS risk MDS by receipt of iron chelation therapy, adjusting for patient-related factors and measuring from time of first red blood cell transfusion dependence: an MDS-CAN analysis[J]. Br J Haematol, 2017,179(1):83 - 97.

[131] Angelucci E, Li J, Greenberg P, et al. Iron chelation in transfusion-dependent patients with low-to-intermediate-1-risk myelodysplastic syndromes: a randomized trial[J]. Ann Intern Med, 2020,172(8):513 - 522.

[132] Weber S, Parmon A, Kurrle N, et al. The clinical significance of iron overload and iron metabolism in myelodysplastic syndrome and acute myeloid leukemia[J]. Front Immunol, 2021,11:627662.

[133] Feld J, Belasen A, Navada SC. Myelodysplastic syndromes: a review of therapeutic progress over the past 10 years[J]. Expert Rev Anticancer Ther, 2020,20(6):465 - 482.

[134] Kao YR, Chen J, Narayanagari SR, et al. Thrombopoietin receptor-independent stimulation of hematopoietic stem cells by eltrombopag[J]. Sci Transl Med, 2018 Sep 12,10(458):eaas9563.

[135] Giagounidis A, Mufti GJ, Fenaux P, et al. Results of a randomized, double-blind study of romiplostim versus placebo in patients with low/intermediate-1-risk myelodysplastic syndrome and thrombocytopenia [J]. Cancer, 2014,120(12):1838 - 1846.

[136] KantarjianHM, Fenaux P, Sekeres MA, et al. Long-term follow-up for up to 5 years on the risk of leu-

kaemic progression in thrombocytopenic patients with lower-risk myelodysplastic syndromes treated with romiplostim or placebo in a randomised double-blind trial[J]. Lancet Haematol, 2018,5(3):e117 - e126.

[137] Fenaux P, Muus P, Kantarjian H, et al. Romiplostim monotherapy in thrombocytopenic patients with myelodysplastic syndromes: long-term safety and efficacy[J]. Br J Haematol, 2017,178(6):906 - 913.

[138] Oliva EN, Alati C, Santini V, et al. Eltrombopag versus placebo for low-risk myelodysplastic syndromes with thrombocytopenia (EQoL-MDS): phase 1 results of a single-blind, randomised, controlled, phase 2 superiority trial[J]. Lancet Haematol, 2017,4(3):e127 - e136.

[139] Oliva EN, Alati C, Santini V, et al. Long term effects of eltrombopag treatment versus placebo for low-risk myelodysplastic syndromes with thrombocytopenia (EQoL-MDS): interim results of a single-blind, randomised, controlled, Phase 2 superiority trial[J]. Blood, 2019,134(Supplement_1):3000.

[140] Vicente A, Patel BA, Gutierrez-Rodrigues F, et al. Eltrombopag monotherapy can improve hematopoiesis in patients with low to intermediate risk-1 myelodysplastic syndrome[J]. Haematologica, 2020,105 (12):2785 - 2794.

[141] Sekeres MA, Patel BJ. Lowering the boom on lower-risk myelodysplastic syndromes[J]. Hematology Am Soc Hematol Educ Program, 2019,2019(1):367 - 372.

[142] Mittelman M, Platzbecker U, Afanasyev B, et al. Eltrombopag for advanced myelodysplastic syndromes or acute myeloid leukaemia and severe thrombocytopenia (ASPIRE): a randomised, placebo-controlled, phase 2 trial[J]. Lancet Haematol, 2018,5(1):e34 - e43.

[143] Dickinson M, Cherif H, Fenaux P, et al. Azacitidine with or without eltrombopag for first-line treatment of intermediate-or high-risk MDS with thrombocytopenia[J]. Blood, 2018,132(25):2629 - 2638.

[144] de Witte T, Bowen D, Robin M, et al. Allogeneic hematopoietic stem cell transplantation for MDS and CMML: recommendations from an international expert panel[J]. Blood, 2017,129(13):1753 - 1762.

[145] Deeg HJ, Bowen DT, Gore SD, et al. Myelodysplastic syndromes (second edition)[M]. Springer Heidelberg New York Dordrecht London: 2018.

[146] Cutler CS, Lee SJ, Greenberg P, et al. A decision analysis of allogeneic bone marrow transplantation for the myelodysplastic syndromes: delayed transplantation for low-risk myelodysplasia is associated with improved outcome[J]. Blood, 2004,104(2):579 - 585.

[147] Robin M, Porcher R, Zinke-Cerwenka W, et al. Allogeneic haematopoietic stem cell transplant in patients with lower risk myelodysplastic syndrome: a retrospective analysis on behalf of the Chronic Malignancy Working Party of the EBMT[J]. Bone Marrow Transplant, 2017,52(2):209 - 215.

[148] Platzbecker U. Treatment of MDS[J]. Blood. 2019,133(10):1096 - 1107.

[149] Sorror ML, Maris MB, Storb R, et al. Hematopoietic cell transplantation (HCT)-specific comorbidity index: a new tool for risk assessment before allogeneic HCT[J]. Blood, 2005,106(8):2912 - 2919.

[150] Sorror ML, Storb RF, Sandmaier BM, et al. Comorbidity-age index: a clinical measure of biologic age before allogeneic hematopoietic cell transplantation[J]. J Clin Oncol, 2014,32(29):3249 - 3256.

[151] Runde V, de Witte T, Arnold R, et al. Bone marrow transplantation from HLA-identical siblings as first-line treatment in patients with myelodysplastic syndromes: early transplantation is associated with improved outcome. Chronic Leukemia Working Party of the European Group for Blood and Marrow

Transplantation[J]. Bone Marrow Transplant，1998，21(3)：255 - 261.

[152] Van Gelder M，de Wreede LC，Schetelig J，et al. Monosomal karyotype predicts poor survival after allogeneic stem cell transplantation in chromosome 7 abnormal myelodysplastic syndrome and secondary acute myeloid leukemia[J]. Leukemia，2013，27(4)：879 - 888.

[153] Koenecke C，Göhring G，de Wreede LC，et al. Impact of the revised International Prognostic Scoring System，cytogenetics and monosomal karyotype on outcome after allogeneic stem cell transplantation for myelodysplastic syndromes and secondary acute myeloid leukemia evolving from myelodysplastic syndromes：a retrospective multicenter study of the European Society of Blood and Marrow Transplantation [J]. Haematologica，2015，100(3)：400 - 408.

[154] Della Porta MG，Gallì A，Bacigalupo A，et al. Clinical effects of driver somatic mutations on the outcomes of patients with myelodysplasticssyndromes treated with allogeneic hematopoietic stem-cell transplantation[J]. J Clin Oncol，2016，34(30)：3627 - 3637.

[155] Bejar R，Stevenson KE，Caughey B，et al. Somatic mutations predict poor outcome in patients with myelodysplastic syndrome after hematopoietic stem-cell transplantation[J]. J Clin Oncol，2014，32(25)：2691 - 2698.

[156] Lindsley RC，Saber W，Mar BG，et al. Prognostic mutations in myelodysplastic syndrome after stem-cell transplantation[J]. N Engl Med，2017，376(6)：536 - 547.

[157] Nazha A，Hu ZH，Wang T，et al. A personalized prediction model for outcomes after allogeneic hematopoietic cell transplant in patients with myelodysplastic syndromes[J]. Biol Blood Marrow Transplant，2020，26(11)：2139 - 2146.

[158] Moukalled NM，El Rassi FA，Temraz SN，et al. Iron overload in patients with myelodysplastic syndromes：An updated overview[J]. Cancer，2018，124(20)：3979 - 3989.

[159] Franke GN，Kubasch AS，Cross M，et al. Iron overload and its impact on outcome of patients with hematological diseases[J]. Mol Aspects Med，2020，75：100868.

[160] Wermke M，Eckoldt J，Götze KS，et al. Enhanced labile plasma iron and outcome in acute myeloid leukaemia and myelodysplastic syndrome after allogeneic haemopoietic cell transplantation (ALLIVE)：a prospective，multicentre，observational trial[J]. Lancet Haematol，2018，5(5)：e201 - e210.

[161] Damaj G，Duhamel A，Robin M，et al. Impact of azacitidine before allogeneic stem-cell transplantation for myelodysplastic syndromes：a study by the Société Française de Greffe de Moelle et de Thérapie-Cellulaire and the Groupe-Francophone des Myélodysplasies[J]. J Clin Oncol，2012，30(36)：4533 - 4540.

[162] Gerds AT，Gooley TA，Estey EH，et al. Pretransplantation therapy with azacitidine vs induction chemotherapy and posttransplantation outcome in patients with MDS[J]. Biol Blood Marrow Transplant，2012，18(8)：1211 - 1218.

[163] Voso MT，Leone G，Piciocchi A，et al. Feasibility of allogeneic stem-cell transplantation after azacitidine bridge in higher-risk myelodysplastic syndromes and low blast count acute myeloid leukemia：results of the BMT-AZA prospective study[J]. Ann Oncol，2017，28(7)：1547 - 1553.

[164] Prébet T，Gore SD，Esterni B，et al. Outcome of high-risk myelodysplastic syndrome after azacitidine treatment failure[J]. J Clin Oncol，2011，29(24)：3322 - 3327.

［165］Kröger N，Sockel K，Wolschke C，et al. Comparison between 5-azacytidine treatment and allogeneic stem-cell transplantation in elderly patients with advanced MDS according to donor availability（VidazaAllo Study）［J］. J Clin Oncol，2021，39（30）：3318 - 3327.

［166］Koreth J，Pidala J，Perez WS，et al. Role of reduced-intensity conditioning allogeneic hematopoietic stem-cell transplantation in older patients with de novo myelodysplastic syndromes：an international collaborative decision analysis［J］. J Clin Oncol，2013，31（21）：2662 - 2670.

［167］Kröger N，Iacobelli S，Franke GN，et al. Dose-reduced versus standard conditioning followed by allogeneic stem-cell transplantation for patients with myelodysplastic syndrome：a prospective randomized phase Ⅲ study of the EBMT（RICMAC Trial）［J］. J Clin Oncol，2017，35（19）：2157 - 2164.

［168］Scott BL，Pasquini MC，Logan BR，et al. Myeloablative versus reduced-intensity hematopoietic cell transplantation for acute myeloid leukemia and myelodysplastic syndromes［J］. J Clin Oncol，2017，35（11）：1154 - 1161.

［169］Scott BL，Pasquini MC，Fei M，et al. Myeloablative versus reduced-intensity conditioning for hematopoietic cell transplantation in acute myelogenous leukemia and myelodysplastic syndromes-long-term follow-up of the BMT CTN 0901 clinical trial［J］. Transplant Cell Ther，2021，27（6）：483. e1 - 483. e6.

［170］Guièze R，Damaj G，Pereira B，et al. Management of myelodysplastic syndrome relapsing after allogeneic hematopoietic stem cell transplantation：a study by the French Society of Bone Marrow Transplantation and Cell Therapies［J］. Biol Blood Marrow Transplant，2016，22（2）：240 - 247.

［171］Ruutu T，de Wreede LC，van Biezen A，et al. Second allogeneic transplantation for relapse of malignant disease：retrospective analysis of outcome and predictive factors by the EBMT［J］. Bone Marrow Transplant，2015，50（12）：1542 - 1550.

［172］Fenaux P，Kiladjian JJ，Platzbecker U. Luspatercept for the treatment of anemia in myelodysplastic syndromes and primary myelofibrosis［J］. Blood，2019，133（8）：790 - 794.

［173］Feld J，Navada SC，Silverman LR. Myelo-deception：Luspatercept & TGF-Beta ligand traps in myeloid diseases & anemia［J］. Leuk Res［J］2020，97：106430.

［174］Platzbecker U，Germing U，Götze KS，et al. Luspatercept for the treatment of anaemia in patients with lower-risk myelodysplastic syndromes（PACE-MDS）：a multicentre，open-label phase 2 dose-finding study with long-term extension study［J］. Lancet Oncol，2017，18（10）：1338 - 1347.

［175］Fenaux P，Platzbecker U，Mufti GJ，et al. Luspaterceptin patients with lower-risk myelodysplastic syndromes［J］. N Engl J Med，2020，382（2）：140 - 151.

［176］Kubasch AS，Fenaux P，Platzbecker U. Development of luspatercept to treat ineffective erythropoiesis［J］. Blood Adv，2021，5（5）：1565 - 1575.

［177］Komrokji R，Garcia-Manero G，Ades L，et al. Sotatercept with long-term extension for the treatment of anaemia in patients with lower-risk myelodysplastic syndromes：a phase 2，dose-ranging trial［J］. Lancet Haematol，2018，5（2）：e63 - e72.

［178］Schrank Z，Khan N，Osude C，et al. Oligonucleotides targeting telomeres and telomerasein cancer［J］. Molecules，2018，23（9）：2267.

［179］Steensma DP，Fenaux P，Van Eygen K，et al. Imetelstat achieves meaningful and durable transfusion independence in high transfusion-burden patients with lower-risk myelodysplastic syndromes in a phase Ⅱ study[J]. J Clin Oncol, 2021,39(1):48 – 56.

[180] Medeiros BC, Fathi AT, DiNardo CD, et al. Isocitrate dehydrogenase mutations in myeloid malignancies [J]. Leukemia, 2017,31(2):272 – 281.

[181] Sanz GF. In MDS, is higher risk higher reward[J]. Hematology Am Soc Hematol Educ Program, 2019, 2019(1):381 – 390.

[182] Cortes JE, Wang ES, Watts JM, et al. Olutasidenib (FT-2102) induces rapid remissions in patients with IDH1-mutant myelodysplastic syndrome: results of Phase 1/2 single agent treatment and combination with azacitidine[J]. Blood, 2019,134(Supplement_1):674.

[183] Stein EM, Fathi AT, DiNardo CD, et al. Enasidenib in patients with mutant IDH2 myelodysplastic syndromes: a phase 1 subgroup analysis of the multicentre, AG221-C-001 trial[J]. Lancet Haematol, 2020, 7(4):e309 – e319.

[184] Richard-Carpentier G, DeZern AE, Takahashi K, et al. Preliminary results from the Phase II Study of the IDH2-inhibitor enasidenib in patients with high-risk IDH2-mutated myelodysplastic syndromes (MDS) [J]. Blood, 2019,134(Supplement_1):678.

[185] Yang H, Bueso-Ramos C, DiNardo C, et al. Expression of PD-L1, PD-L2, PD-1 and CTLA4 in myelo-dysplastic syndromes is enhanced by treatment with hypomethylating agents[J]. Leukemia, 2014,28(6): 1280 – 1288.

[186] Chien KS, Kim K, Nogueras-Gonzalez GM, et al. Phase II study of azacitidine with pembrolizumab in patients with intermediate-1 or higher-risk myelodysplastic syndrome[J]. Br J Haematol, 2021, 195(3): 378 – 387.

[187] Garcia-Manero G, Sasaki K, Montalban-Bravo G, et al. A phase II study of nivolumab or ipilimumab with or without azacitidine for patients with myelodysplastic syndrome (MDS) [J]. Blood, 2018,132 (Supplement 1):465.

[188] Morita K, Kantarjian HM, Bravo GM, et al. A phase Ⅱ study of double immune checkpoint inhibitor blockade with nivolumab and ipilimumab with or without azacitidine in patients with myelodysplastic syndrome (MDS)[J]. Blood, 2020:136 (Supplement 1): 7 – 9.

[189] Qin S, Xu L, Yi M, et al. Novel immune checkpoint targets: moving beyond PD-1 and CTLA-4[J]. Mol Cancer, 2019,18(1):155.

[190] Brunner AM, Esteve J, Porkka K K, et al. Efficacy and safety of sabatolimab (MBG453) in combination with hypomethylating agents (HMAs) in patients with acute myeloid leukemia (AML) and high-risk my-elodysplastic syndrome (HR-MDS): updated results from a phase 1b study[J]. Blood, 2020, 136 (Supplement 1): 1 – 2.

[191] Jilg S, Reidel V, Müller-Thomas C, et al. Blockade of BCL2 proteins efficiently induces apoptosis in pro-genitor cells of high-risk myelodysplastic syndromes patients[J]. Leukemia, 2016,30(1):112 – 123.

[192] Zeidan AM, Pollyea DA, Garcia JS, et al. A phase 1b study evaluating the safety and efficacy of veneto-clax in combination with azacitidine for the treatment of relapsed/refractory myelodysplastic syndrome [J]. HemaSphere, 2020,4(S1):49 – 50.

[193] Garcia JS, Wei AH, Borate U, et al. Safety, efficacy, and patient-reported outcomesof venetoclax in combination with azacitidine for the treatment of patients with higher-risk myelodysplastic syndrome: a phase 1b study[J]. Blood, 2020, 136 (Supplement 1): 55 - 57.

[194] Azizi A, Ediriwickrema A, Dutta R, et al. Venetoclax and hypomethylating agent therapy in high risk myelodysplastic syndromes: a retrospective evaluation of a real-world experience[J]. Leuk Lymphoma, 2020,61(11):2700 - 2707.

[195] Ball BJ, Famulare CA, Stein EM, et al. Venetoclax and hypomethylating agents (HMAs) induce high response rates in MDS, including patients after HMA therapy failure[J]. Blood Adv, 2020,4(13):2866 - 2870.

[196] Liu B, Guo Y, Deng L, et al. The efficacy and adverse events of venetoclax in combination with hypomethylating agents treatment for patients with acute myeloid leukemia and myelodysplastic syndrome: a systematic review and meta-analysis[J]. Hematology, 2020,25(1):414 - 423.

[197] Lambert JM, Gorzov P, Veprintsev DB, et al. PRIMA-1 reactivates mutant p53 by covalent binding to the core domain[J]. Cancer Cell, 2009,15(5):376 - 388.

[198] Cluzeau T, Sebert M, Rahmé R, et al. Eprenetapopt plus azacitidinein TP53-mutated myelodysplastic syndromes and acute myeloid leukemia: a phase II study by the Groupe Francophone des Myélodysplasies (GFM)[J]. J Clin Oncol, 2021,39(14):1575 - 1583.

[199] Sallman DA, DeZern AE, Garcia-Manero G, et al. prenetapopt (APR-246) and azacitidine in tp53-mutant myelodysplastic syndromes—[J]. J Clin Oncol, 2021,39(14):1584 - 1594.

[200] Zhou L, Zhang W, Sun Y, et al. Protein neddylation and its alterations in human cancers for targeted therapy[J]. Cell Signal, 2018,44:92 - 102.

[201] SwordsRT, Kelly KR, Smith PG, et al. Inhibition of NEDD8-activating enzyme: A novel approach for the treatment of acute myeloid leukemia[J]. Blood, 2010,115(18):3796 - 3800.

[202] Sekeres MA, Watts J, Radinoff A, et al. Randomized phase 2 trial of pevonedistat plus azacitidine versus azacitidine for higher-risk MDS/CMML or low-blast AML[J]. Leukemia, 2021,35(7):2119 - 2124.

[203] Saygin C, Carraway HE. Current and emerging strategies for management of myelodysplastic syndromes [J]. Blood Rev, 2021,48:100791.

[204] Chao MP, Takimoto CH, Feng DD, et al. Therapeutic targeting of the macrophage immune checkpoint CD47 in myeloid malignancies[J]. Front Oncol, 2020,9:1380.

[205] Feng D, Gip P, McKenna KM, et al. Combination treatment with 5F9 and azacitidine enhances phagocytic elimination of acute myeloid leukemia[J]. Blood, 2018, 132 (Supplement 1): 2729.

（钱军　林江）

第六章 浆细胞疾病

第一节 多发性骨髓瘤

多发性骨髓瘤(multiple myeloma,MM)是一种由浆细胞克隆性增殖引起的血液系统肿瘤,以血清或尿中出现大量单克隆免疫球蛋白或其轻链片段为特征,主要临床表现为高钙血症、肾功能损害、贫血及溶骨性病变。由于 MM 基因组表型复杂、生物学特性多样,其预后呈现高度的异质性。MM 好发于中老年人群,美国癌症协会 2019 年统计数据显示,目前该病中位发病年龄约为 69 岁,且男性多于女性;随着我国人口老龄化及诊断技术的提高,MM 在我国的发病率持续上升,近年来已达到 1/10 万~2/10 万,成为血液系统第二常见的恶性肿瘤。近 20 年来,随着蛋白酶体抑制剂(proteasome inhibitors,PIs)、免疫调节剂(immunomodulatory drugs,IM-iDs)、造血干细胞移植、单克隆抗体、嵌合抗原受体 T 细胞 (chimeric antigen receptor T cell,CAR-T)疗法等治疗手段的引入,MM 患者的生存时间和生活质量均得到了明显的改善。

一、发病机制

MM 的具体发病机制尚未阐明,目前的研究显示,正常的浆细胞转化为 MM 细胞是一个多因素、多步骤的演变过程,包含染色体的改变、基因突变、细胞周期异常、肿瘤微环境改变等多个方面。

(一)传统发病机制

1. 细胞遗传学异常

MM 中早期出现的是染色体结构和数目的改变,包括超二倍体(常见涉及的有 3,5,7,9,11,15,19,21 号染色体)和非超二倍体(包含多种涉及 IgH 的染色体异位和部分染色体的缺失)。随后出现继发性的细胞遗传学异常,包括 1q 扩增、17p 缺失、*MYC* 基因的异位等。这些遗传学改变可使得浆细胞中某些癌基因表达异常,对增殖信号敏感性增加,进而促使浆细胞永生化的形成。

2. 骨髓微环境

在骨髓内,MM 细胞可以和骨髓基质细胞相互作用,改变骨髓微环境,通过分泌各种细胞因子,促进 MM 细胞的恶性增殖。例如,基质细胞中 *NF-κB* 通路的异常激活可使白细胞介素-

6(IL-6)、基质细胞衍生因子-1和胰岛素样生长因子-1等细胞因子分泌增多,促进 MM 细胞的黏附、生长和增殖,其中,IL-6 还可进一步促使 MM 细胞分泌血管内皮生长因子(VEGF),引起骨髓内大量的血管新生;另一方面,活化的血管内皮细胞又可产生大量 IL-6,促进肿瘤细胞生长,最终导致骨髓内 MM 细胞和血管内皮细胞均大量增殖。

3. 免疫抑制

与其他肿瘤性疾病类似,宿主免疫抑制及免疫逃逸同样贯穿 MM 的发生和发展过程。MM 细胞的调控使得机体免疫抑制性细胞增多,削弱了宿主免疫系统对肿瘤细胞的杀伤,最终导致 MM 细胞的持续生长和增殖。研究发现,MM 患者骨髓微环境中,调节性 T 细胞(Treg)数量增加,而细胞毒性 T 细胞(CTL)的数量和杀伤活性均降低,为 MM 细胞的生长提供了免疫抑制性微环境。NK 细胞也是人体内参与肿瘤免疫监视、发挥抗肿瘤作用的重要效应细胞,MM 患者中已发现 NK 细胞的活化受体 NKG2D 表达下调,从而损伤了 NK 细胞的抗肿瘤活性。此外,髓源性抑制细胞是一小群能够分化为巨噬细胞、粒细胞和树突细胞的前体细胞,这群未成熟的前体细胞可通过抑制 CTL 而发挥免疫抑制作用,MM 微环境中高水平的 IL-6 和 VEGF 可抑制髓源性抑制细胞向成熟的功能细胞分化,引起这群前体细胞的异常增殖,最终抑制了体内 CTL 的抗肿瘤活性。

(二)发病机制新进展

1. 克隆演变

现有的研究显示,MM 是由意义未明单克隆免疫球蛋白增多症(monoclonal gammopathy of undetermined significance,MGUS)、冒烟型骨髓瘤(smoldering multiple myeloma,SMM)逐步发展形成的,而这一过程中克隆演变(clonal evolution)发挥了重要的作用。克隆演变是一种赋予肿瘤细胞选择性优势的过程,能促进其适应肿瘤微环境从而长久生存;在这一过程中,肿瘤细胞遗传学的复杂性和异质性会不断增高。近年来,随着二代测序(NGS)技术的发展,加深了对 MM 细胞克隆演变模式的认识。目前认为 SMM 进展为 MM 的过程中以分支型(branching)克隆演变的模式为主,该模式指的是肿瘤由不同的亚克隆构成,亚克隆之间因为竞争、外界环境的选择等因素导致部分克隆消失,部分克隆扩增的现象。当然,也有研究显示,MM 中的克隆演变也存在线性、平行等其他模式,提示 MM 的克隆演变是一个非常复杂的过程。

2. 基因突变

NGS 技术出现后,越来越多的研究开始探索基因突变在骨髓瘤发病中的作用,并尝试着鉴定出促进 MM 肿瘤形成的驱动突变(driver mutation)。Walker 等通过对 1273 例初诊 MM 患者的 NGS 数据进行分析,发现了包含 *NRAS*、*KRAS*、*IDH1*、*BRAF*、*PTPN11*、*SP140*、*CCND1*、*DIS3*、*RB1* 等在内的 63 个驱动基因。Maura 等收集了 30 例 MM 患者病程中多个时间点的肿瘤标本进行 NGS 检测,同时结合 CoMMpass 研究中 804 例患者的数据进行分析,发现了 61 个驱动基因,除了已为研究者们所熟悉的 *KRAS*、*NRAS*、*DIS3*、*FAM46C* 以外,还包含 *HIST1H1B*、*HIST1H1D*、*ARID2*、*TET2*、*KDM6A*、*EP300* 等目前研究较少的基因。然而,MM 细胞的遗传学背景复杂,基因突变在肿瘤形成中的确切作用和机制尚未明确,仍有待进一步的研究和发现。

3. 表观遗传学异常

近年来的研究发现,表观遗传学参与了 MM 的形成,常见的机制包括 DNA 甲基化、组蛋白修饰及非编码 RNA 表达的改变等。如 H3K27me3 去甲基化酶 KDM6A 的功能异常可促进骨髓瘤细胞的增殖和克隆形成。MM 细胞系及 MM 患者与健康人相比,miR-125b、miR-133a、miR-1、miR-124a、miR-15 和 miR-16 的表达量明显下降,从而导致 *CDC25A*、*CCND1*、*CCND2* 等分子高表达,促进 MM 细胞的增殖。

4. 脂质代谢异常

多项回顾性队列研究证实,肥胖人群中 MM 的发病率增高;同时,美国一项包含了超过 900 000 人的大型回顾性队列研究显示,在身体质量指数(BMI)为 30～34.9 kg/m² 的肥胖人群中,MM 相关死亡率明显增高,提示肥胖和 MM 疾病进展可能也有一定相关性。近期的研究显示,脂质代谢异常导致 MM 发生的机制可能是脂肪细胞可以通过分泌脂肪因子(具有生物活性的细胞因子及激素)调节血清脂联素、瘦素、IL-6、胰岛素样生长因子等水平支持 MM 细胞的生长。

5. *Wnt* 通路异常及骨髓瘤骨病

近期的研究表明,MM 中存在 *Wnt* 调节成分的遗传学和表观遗传学异常,使 MM 细胞对自分泌的 *Wnt* 配体和来自骨髓基质旁分泌的 *Wnt* 成分更加敏感,包括肿瘤抑制基因 *CYLD* 的缺失,*Wnt* 拮抗剂 WIF1、DKK1、DKK3 和 sFRP1、sFRP2、sFRP4、sFRP5 的启动子甲基化,以及共转录激活剂 BCL9 和 R-spondin 受体 LGR4 的过度表达。另外,MM 细胞可分泌 *Wnt* 拮抗剂,通过损害成骨细胞分化促进骨髓瘤溶骨性病变的发展。

6. 外泌体

近年来研究发现,除了细胞因子,骨髓基质细胞还可以释放外泌体,即包含蛋白质、脂质和 miRNA 的纳米级囊泡,当外泌体被 MM 细胞吸收时,通过调节 MM 细胞的基因表达促进 MM 细胞的增殖,并可能介导耐药的发生。

二、临床表现

1. 骨骼症状　主要表现为因溶骨性骨病变所致骨痛,疼痛多位于腰骶部或胸部,严重时出现病理性骨折。部分患者可出现脊柱后凸或身高降低,患者常因此首诊于骨科、疼痛科。

2. 肾功能损害　患者可出现水肿、泡沫尿、急/慢性肾功能衰竭,尿液检查可见蛋白尿、管型尿,血生化检查可见尿素氮、血清肌酐升高。

3. 贫血　超过 2/3 的患者存在贫血,可引起乏力、头昏、心慌等症状,其程度常与骨髓浸润程度有关。红细胞生成减少、肿瘤细胞浸润、肾功能不全均可导致贫血。

4. 高钙血症　主要由于溶骨破坏及肾功能不全所致,可表现为食欲减退、呕吐、多尿,严重时出现心律失常、意识模糊甚至高钙昏迷。

5. 感染　易出现各种类型感染,如细菌性肺炎、尿路感染以及疱疹病毒感染,主要是由于正常免疫球蛋白及中性粒细胞减少导致的免疫功能下降。

6. 神经系统损害　包括肌肉无力、肢体麻木、感觉异常等等,局部骨髓瘤的生长可引起脊髓或周围神经压迫,引起多发性神经病变。神经周围或血管周围(神经血管)淀粉样蛋白沉积也是引起神经系统损害的重要原因。

7. 高黏滞综合征　表现为皮肤黏膜出血、视力模糊、头痛、头晕、眩晕、眼球震颤、耳聋和共济失调等,原因是血清中克隆性免疫球蛋白增多(如 IgA 易形成二聚体或多聚体,IgG3 亚型免疫球蛋白具有更高的聚集倾向),导致血流动力降低,血流淤滞,引起缺氧。

8. 出血倾向　常见的出血表现为鼻出血、牙龈出血和皮肤紫癜。出血可能是由于肿瘤引起的血小板减少、凝血功能障碍或血管壁的损伤。

9. 髓外病变　髓外病变包括骨相关的髓外病变(EM-B)和非骨相关的髓外病变(EM-E)。EM-B 指 MM 细胞突破骨皮质扩散到相邻的骨旁区域或软组织,形成累及骨骼(例如,肋骨,椎骨,头骨,胸骨和骨盆)的髓外浆细胞肿块;EM-E 指由于血源性传播,累及不与受累骨相邻的骨外软组织或器官,常发生于皮肤、肝、脾、淋巴结和肾脏等处。

三、诊断

(一) 传统诊断

国际骨髓瘤工作组(IMWG)2003 年提出了 MM 诊断的标准:① 骨髓内克隆性浆细胞数≥10%和/或活检证实为浆细胞瘤;② 血或尿中检测到 M 蛋白;③ 存在骨髓瘤引起的相关器官功能障碍,如血钙增高、肾功能不全、贫血和溶骨性病变或骨质疏松。MM 的诊断必须满足以上三点,如果患者血或尿中检测不到 M 蛋白,则需满足骨髓内克隆性浆细胞数≥30%或活检证实为浆细胞瘤。

(二) 精准诊断新进展

随着对 MM 生物学特性的不断深入了解及实验室和影像学技术的提高,2014 年 IMWG 对2003 版诊断标准进行了更新,增加了三项指标,与传统 CRAB 合并形成"SLiM-CRAB"诊断标准,具体如下:

1. 无症状(冒烟型)骨髓瘤诊断标准(需满足第 3 条＋第 1 条/第 2 条)

(1) 血清单克隆 M 蛋白≥30 g/L 或 24 h 尿轻链≥0.5 g;

(2) 骨髓单克隆浆细胞比例达 10%～59%;

(3) 无相关器官及组织的损害(无 SLiM-CRAB 等终末器官损害表现)。

注:SLiM-CRAB 表现具体参见"有症状(活动性)多发性骨髓瘤诊断标准"部分。

2. 有症状(活动性)多发性骨髓瘤诊断标准

骨髓克隆性浆细胞比例≥10%和/或组织活检证明有浆细胞瘤以及符合以下一项或多项骨髓瘤相关事件:

(1) [C] 校正血清钙>2.75 mmol/L;

(2) [R] 肾功能损害(肌酐清除率<40 mL/min 或血清肌酐>177 μmol/L);

(3)［A］贫血(血红蛋白低于正常下限 20 g/L 或<100 g/L)；

(4)［B］溶骨性破坏,通过影像学检查(X 线片、CT 或 PET-CT)显示 1 处或多处溶骨性病变；

(5)［S］骨髓单克隆浆细胞比例≥60%；

(6)［Li］受累/非受累血清游离轻链(FLC)比例≥100(受累轻链数值至少≥100 mg/L)；

(7)［M］MRI 检查出现>1 处 5 mm 以上局灶性骨质破坏。

3. 临床分型

依照 M 蛋白类型分为:IgG 型、IgA 型、IgD 型、IgM 型、IgE 型、轻链型、双克隆型以及不分泌型；进一步可根据 M 蛋白的轻链型别,分为 κ 型和 λ 型。

四、预后分层

(一) 传统预后分层

1975 年,Durie 和 Salmon 发现血红蛋白、血清肌酐、M 蛋白、血清钙、溶骨性损害等指标均与 MM 患者的生存相关,由此建立了 Durie-Salmon(D-S)分期系统(详见表 6-1-1)。这一分期系统可以较为准确地评价 MM 患者的临床进程与肿瘤负荷。但随着新药的应用,D-S 分期系统对 MM 疗效的预测意义有限。因此,2005 年,IMWG 提出了国际分期系统(ISS)(详见表 6-1-2)。ISS 分期系统将患者划分为 3 期,分期越高、患者的预期生存时间越短。

表 6-1-1 Durie-Salmon(D-S)分期系统

分期	分期标准
Ⅰ 期	满足以下所有条件: ① 血红蛋白>100 g/L ② 血清钙≤2.65 mmol/L(11.5 mg/dL) ③ 骨骼 X 线片:骨骼结构正常或孤立性骨浆细胞瘤 ④ 血清或尿骨髓瘤蛋白产生率低:(1) IgG<50 g/L;(2) IgA<30 g/L;(3) 本周蛋白<4 g/24 h
Ⅱ 期	不符合 Ⅰ 和Ⅲ期的所有患者
Ⅲ 期	满足以下 1 个或多个条件: ① 血红蛋白<85 g/L ② 血清钙>2.65 mmol/L(11.5 mg/dL) ③ 骨骼检查中溶骨病变大于 3 处 ④ 血清或尿骨髓瘤蛋白产生率高:(1) IgG>70 g/L;(2) IgA>50 g/L;(3) 本周蛋白>12 g/24 h
亚型	
A	肾功能正常[血清肌酐水平<177 μmol/L(2.0 mg/dL)]
B	肾功能不全[血清肌酐水平≥177 μmol/L(2.0 mg/dL)]

表 6-1-2 国际分期系统(ISS)

分期	分期标准
Ⅰ 期	β_2-MG<3.5 mg/L 和白蛋白≥35 g/L
Ⅱ 期	不符合 Ⅰ 和Ⅲ期的所有患者
Ⅲ 期	β_2-MG≥5.5 mg/L

（二）精准预后分层新进展

随着对 MM 研究的逐步深入，发现了更多的预后相关因素，如基因表达谱（GEP）异常（GEP70 基因模型、IFM15 基因、EMC-92 基因模型等），血清乳酸脱氢酶（LDH）水平增高，合并髓外病变等，其中细胞遗传学异常显得尤为重要。

IMWG 对 11 项临床试验中 3 000 多例 MM 病例进行回顾性研究，证实了在 ISS 分期的基础上引入细胞遗传学异常和 LDH 可以对新诊断 MM 患者进行更有效的预后分层，并在 2015年提出修订版国际分期体系（R-ISS）（详见表 6-1-3）。

表 6-1-3　修订的国际分期系统（R-ISS）

分期	分期标准
Ⅰ期	β_2-MG<3.5 mg/L 和白蛋白≥35 g/L 和非细胞遗传学高危患者，同时血清 LDH 水平正常
Ⅱ期	不符合Ⅰ和Ⅲ期的所有患者
Ⅲ期	β_2-MG≥5.5 mg/L 同时细胞遗传学高危患者或血清 LDH 水平高于正常

为了保证标准的普遍适用性，R-ISS 仅使用了三种广泛使用的细胞遗传标记，包括 del(17p)、t(4；14)、t(14；16)。梅奥诊所的 mSMART 危险分层纳入了更详细的预后评估指标。2013 年发布的第 3 版 mSMART（表 6-1-4）将 MM 患者分高、中、低危三组，三组患者构成比分别为 20%、20%、60%，中位 OS 分别为 3 年、4~5 年、8~10 年。2018 年，梅奥对 mSMART 3.0（2013 版）进行了更新（表 6-1-5），主要有两大要点：将原中危组并入高危组；高危组在原来的基础上加入了"双打击"和"三打击"的概念。这里将"双/三打击"定义为具有高危组中任意两个或三个染色体异常的患者。mSMART 标准侧重于评价 MM 遗传学异常对预后的影响，并推荐伴有 t(4；14) 的患者采用硼替佐米治疗，具有临床指导价值。但是 GEP 及浆细胞指数检测价格昂贵、操作繁琐，限制了其临床应用。

表 6-1-4　梅奥骨髓瘤分层及风险调整治疗（mSMART 3.0）（2013 版）

危险分层	分层标准
高危	FISH：del(17p)、t(14；16)、t(14；20)；GEP：高危标志
中危	FISH：t(4；14)；常规染色体核型检出 del(13)、亚二倍体；浆细胞标记指数≥3%
低危	其他异常包括 FISH 检出 t(11；14)、t(6；14)

表 6-1-5　梅奥骨髓瘤分层及风险调整治疗（mSMART 3.0）（2018 版）

危险分层	分层标准
高危	存在下列高危细胞遗传学异常之一：del(17p)、t(14；16)、t(14；20)、t(4；14)、*p53* 基因突变、1q 扩增；R-ISS 分期为Ⅲ期；S 期浆细胞指数增高；GEP：高危标志； 双打击：存在任意两个高危细胞遗传学异常； 三打击：存在≥3 个高危细胞遗传学异常
标危	t(6；14)；t(11；14)；三倍体

五、治疗

（一）传统治疗

1. 孤立性浆细胞瘤

可考虑受累野放疗±手术治疗。受累野放疗剂量一般为 40～50 Gy，1.8～2.0 Gy/次。如存在结构性不稳或肿块压迫引起神经损伤，需及时考虑手术治疗。每 3～6 个月进行随访，进展至 MM 后按照 MM 治疗。

2. 冒烟型骨髓瘤

Lakshman 等在 2018 年提出，初诊时骨髓浆细胞比例（BMPC%）>20%，M 蛋白>20 g/L 以及 FLC 比值>20 为疾病进展的高危因素，具有 2 种或 2 种以上高危因素的患者定义为高危冒烟型骨髓瘤。高危患者首选参加临床试验，或采用来那度胺为基础的方案治疗，也可以 3 个月为间隔进行密切观察；低危患者可以 3～6 个月为间隔进行随访观察。

3. 多发性骨髓瘤（活动性）

MM 治疗是一个全程管理的过程，首先将患者分成适合移植和不适合移植两类，适合移植 MM 患者采用诱导治疗＋自体造血干细胞移植（auto-HSCT）±巩固治疗＋维持治疗，不适合移植 MM 患者采用诱导治疗＋维持治疗。

（1）诱导治疗

① 适合移植的患者

在选择诱导治疗方案时，需避免选择对造血干细胞有毒性的药物，含来那度胺的疗程数应≤4 个疗程，尽可能避免使用烷化剂，以免随后的干细胞动员采集失败和/或造血重建延迟。目前 MM 标准诱导方案多以 PIs 联合 IMiDs 及地塞米松的三药联合方案为主，三药联合优于两药联合方案，但部分患者因一般情况差，初始治疗时可选择两药方案，待体能状态改善后再加入第三种药物。另外，老年患者在进行治疗前需注意进行综合老年学评估，根据虚弱情况调整治疗剂量。

② 不适合移植的患者

不适合接受 auto-HSCT 治疗的患者，如诱导方案有效，建议使用诱导方案至最大疗效，随后进入维持阶段治疗。

• 适合移植的患者诱导治疗可选以下方案：

硼替佐米/地塞米松（Vd）

来那度胺/地塞米松（Rd）

来那度胺/硼替佐米/地塞米松（RVd）

硼替佐米/阿霉素/地塞米松（VAd）

硼替佐米/环磷酰胺/地塞米松（VCd）

硼替佐米/沙利度胺/地塞米松（VTd）

沙利度胺/阿霉素/地塞米松(TAd)

沙利度胺/环磷酰胺/地塞米松(TCd)

来那度胺/环磷酰胺/地塞米松(RCd)

- 不适合移植患者诱导方案除以上方案外,还可以选择以下方案:

马法兰/醋酸泼尼松/硼替佐米(VMP)

马法兰/醋酸泼尼松/沙利度胺(MPT)

达雷妥尤单抗/马法兰/醋酸泼尼松/硼替佐米(Dara VMP)

达雷妥尤单抗/来那度胺/地塞米松(DRd)

(2)自体造血干细胞移植

auto-HSCT 可使 MM 患者获得更深层次的缓解,进而延长患者的总生存期。如年龄≤70岁,体能状况好,或虽>70 岁但全身体能状态评分良好的患者,首选 auto-HSCT 治疗。适宜行 auto-HSCT 的患者,在接受 3~4 个疗程诱导治疗后进行自体造血干细胞的动员和采集。建议行双份造血干细胞采集,为可能的二次移植或挽救性移植做准备。

根据移植进行的时机可分为早期移植(诊断后 1 年内进行)和晚期移植(首次复发后进行移植),诱导后主张进行早期移植,尤其是对于中高危患者,早期移植可延长无进展生存期,从而改善患者生存质量。根据移植的次数分为单次移植及双次移植,患者能否从第 2 次移植中获益在不同的临床试验中得出了不同的结论,但对于高危患者,可考虑在第 1 次移植后的 6 个月内行第 2 次移植。

auto-HSCT 前的干细胞动员可使用化疗(如大剂量环磷酰胺或 VP16)联合粒细胞集落刺激因子(G-CSF)或 G-CSF 联合普乐沙福(CXCR4 拮抗剂)的动员方案。预处理方案为马法兰 $140\sim200$ mg/m^2。建议每次 auto-HSCT 回输的 CD34$^+$ 细胞数$\geqslant2\times10^6$/kg,理想细胞数是 5×10^6/kg。

(3)巩固治疗

auto-HSCT 后是否需要进行巩固治疗尚无定论,对于高危患者可以使用先前有效的方案 2~4 个疗程,随后进入维持治疗。对于不行巩固治疗的患者,良好造血重建后即可进行维持治疗。

(4)维持治疗

针对大多数患者,来那度胺是目前维持治疗的标准方案。但来那度胺的使用会增加继发性肿瘤的风险,需向患者说明。对于高危患者,更推荐使用硼替佐米(每两周一次)+来那度胺两药维持方案,或者采用减低剂量的 VRd(硼替佐米/来那度胺/地塞米松)方案。

(5)复发患者的治疗

患者复发后的治疗选择需综合考虑患者相关的因素(年龄、虚弱度、体能状态、骨髓储备、患者意愿和移植可行性)、疾病相关的因素(疾病侵袭性、髓外病变、细胞遗传学特征、LDH 和高危GEP)和治疗/复发相关的因素(前期治疗线数、前期治疗反应的深度、前期治疗的耐受性、前期治疗的耐药性、复发的次数和程度以及临床试验的可及性)三个方面。符合入选标准的患者推荐参加合适的临床试验。如考虑使用新药方案再次行诱导治疗,可以选择与初次诱导治疗相同的方案(对既往化疗方案敏感的复发患者);但如果在 6 个月以内复发,应尽量换用与复发前不同作用机制药物组成的方案,根据患者对硼替佐米和来那度胺等药物的耐药性,选择不含耐药药物为基础的化疗方案,如二者均耐药可考虑使用含达雷妥尤单抗(Daratumumab)、卡非佐米、泊马度胺或塞利尼索为基础的联合化疗。不使用新药方案的患者可考虑采用地塞米松/环磷酰胺/依托泊苷/顺铂±硼替佐米(DCEP±V)或地塞米松/沙利度胺/顺铂/阿霉素/环磷酰胺/依托泊苷±硼替佐米(DT-PACE±V)方案诱导治疗。对于伴有浆细胞瘤的复发患者,可考虑使用含新药和细胞毒药物的多药联合方案。一线治疗未行 auto-HSCT 或者首次 auto-HSCT 后缓解大于 18 个月(未维持)或 36 个月(持续维持)的患者可考虑行 auto-HSCT。符合条件的患者可以通过参加临床试验或研究者发起的研究接受 CAR-T 治疗。无禁忌证年轻患者亦可考虑进行异基因造血干细胞移植(allo-HSCT)。

(6)异基因造血干细胞移植

相较于 auto-HSCT,allo-HSCT 具有移植物无肿瘤细胞污染风险、同种异体细胞可发挥移植物抗肿瘤细胞效应等优势,理论上可以治愈 MM。但由于其引起的移植相关死亡率及移植物抗宿主病(graft-versus-host disease,GVHD)发生率较高,且相较于其他血液系统肿瘤,MM 在 allo-HSCT 后有较高的复发率,因此能否使 MM 患者获益目前仍无定论。目前对于年轻、高危且有合适供者的患者,可考虑行 allo-HSCT,并通过巩固和维持治疗以有效改善远期疗效。对于 allo-HSCT 后复发的患者,以及 6 个月后仍有残留病灶或仍处于供受者混合嵌合状态的患者,若无 GVHD 表现,可行供者淋巴细胞输注以促进移植物抗肿瘤细胞效应。

(7)骨髓瘤相关症状支持治疗

① 骨病:所有需要治疗的有症状 MM 患者都建议使用双膦酸盐或地舒单抗。使用双膦酸盐前后需监测肾功能,并根据肾功能调整药物剂量,另外,地舒单抗、唑来膦酸和帕米膦酸二钠有引起下颌骨坏死的报道,故建议使用前进行口腔检查,使用过程中避免口腔侵袭性操作。存在无法控制的疼痛、即将发生病理性骨折、即将发生脊髓压迫时,可采用小剂量放疗作为姑息性治疗,为防止影响干细胞采集和后续治疗,应只对受累野进行放疗。

② 肾功能不全:合并肾功能不全的患者建议选用基于硼替佐米的化疗方案,可以考虑使用环磷酰胺、沙利度胺、泊马度胺或达雷妥尤单抗等药物联合方案。避免肾毒性药物的使用,注意加强水化、碱化等支持治疗。存在肾功能衰竭需透析者,可考虑透析治疗。

③ 贫血:持续存在症状性贫血的患者可考虑使用促红细胞生成素治疗,并在使用促红细胞生成素的同时,必要时补充铁剂、叶酸、维生素 B_{12} 等造血原料。

④ 血栓及凝血:在接受 IMiDs 为基础的治疗时,无禁忌证情况下,建议服用阿司匹林,血栓高危患者建议华法林、低分子肝素或利伐沙班抗凝治疗。

⑤ 高钙血症:双膦酸盐(首选唑来膦酸)和地舒单抗(肾功能不全首选)是治疗骨髓瘤高钙血症的理想药物,其他药物还可以考虑大剂量糖皮质激素、降钙素,同时注意加强水化、利尿。合并肾功能不全时,也可行血液或腹膜透析替代治疗。

⑥ 感染：反复出现严重感染的患者，可静脉注射丙种球蛋白。使用 PIs、达雷妥尤单抗的患者建议予以抗病毒药物预防带状疱疹病毒感染；使用大剂量地塞米松方案治疗的患者，注意预防卡氏肺孢子菌肺炎和真菌感染；对于曾感染乙型肝炎的患者，应预防性使用抑制病毒复制的药物，并在治疗和随访过程中注意监测乙肝病毒载量。

⑦ 高黏滞血症：应采用血浆置换，作为有症状高黏滞血症患者的治疗措施。

（二）精准治疗新进展

1. 单克隆抗体

（1）抗 CD38 单抗

CD38 是一种跨膜糖蛋白，在 MM 细胞表面高表达，是理想的骨髓瘤治疗靶点。目前已用于临床的 CD38 单抗包括达雷妥尤单抗和伊沙妥昔单抗（Isatuximab），还在临床试验阶段的药物包括 MOR202、TAK-079、TAK-573、HexaBody-CD38 和 SAR442085。

（2）抗 SLAMF7 单抗

信号淋巴细胞激活分子家族成员 7（SLAMF7），也被称为 CD2 亚基 1（CD2 subset-1，CS1），在浆细胞和 NK 细胞中高表达。Elotuzumab 是人源重组的抗 SLAMF7 的 IgG1 单抗，除了通过靶向 MM 细胞表面的 SLAMF7 发挥 ADCC 作用外，还可以靶向 NK 细胞的 SLAMF7 激活 NK 细胞活性，以增强 NK 细胞对 MM 细胞的杀伤作用。目前 Elotuzumab 已被批准与其他药物联用治疗复发/难治 MM。

（3）其他抗体类药物

除了 CD38 及 SLAMF7 两种靶点外，尚有针对其他靶点的单克隆抗体也进入了临床试验阶段，如靶向 IL-17 的 CJM112、靶向 DKK-1 的 BHQ880、靶向 KIR 的 Lirilumab 以及靶向 BC-MA 的 SEA-BCMA 等，为复发/难治的 MM 患者带来了新的希望。

2. CAR-T 治疗

CAR-T 治疗是通过基因工程技术将嵌合抗原受体（CAR）转入 T 细胞中使 T 细胞具备对抗原的特异性识别能力，经过体外扩增、纯化后的 CAR-T 细胞在体内可越过 MHC 限制性和抗原提呈机制直接与肿瘤抗原结合而被激活，进而发挥抗肿瘤作用。

针对 MM 治疗的 CAR-T 靶点包括 BCMA、CD19、CD38、CD138、SLAMF7、免疫球蛋白轻链等，其中以靶向 BCMA 的研究最多，且在目前的研究中是最为理想的靶点。多数针对复发/难治 MM 的 BCMA CAR-T 治疗临床试验中，总缓解率达到 90％以上，总体来说显示出良好的有效率和安全性。因此，对于复发/难治患者，可优先考虑进入 CAR-T 临床试验。随着 CAR-T 临床试验中适应证的扩大，有望改善更多 MM 患者的生存。令人振奋的是，这一领域近半数的研究是由国内学者进行的。

3. 抗体-药物偶联物（ADCs）

ADCs 是一种非常具有前景的治疗方式，能够利用特异性抗体提高细胞毒药物的靶向性，理想状态下，ADCs 进入循环时能保持完整，内化到目标细胞中后开始分解，并释放细胞毒性成分,从而靶向性地杀伤肿瘤细胞。迄今为止,在骨髓瘤领域,Belantamab mafodotin(靶向 BC-MA 的单克隆抗体偶联微管蛋白聚合抑制剂 MMAF)已于 2020 年 8 月在美国获批,其他 ADCs 还在临床试验阶段。

4. 双特异性抗体和双特异性 T 细胞激动剂

靶向 BCMA 的 CAR-T 细胞治疗近年来取得了巨大的成功,促进了不同 T 细胞导向免疫疗法的进一步发展,其中最主要的是双特异性抗体(BiAbs)和双特异性 T 细胞激动剂(BiTEs)。这两类药物通常靶向 T 细胞上的 CD3 和 MM 细胞表面的肿瘤相关抗原,可以通过 T 细胞释放穿孔素和颗粒酶来杀死 MM 细胞;此外,这些双特异性分子还可以介导 T 细胞的活化和增殖,即使 MM 患者常出现免疫功能失调,也能取得很好的治疗效果,目前 Teclistamab(BCMA×CD3)、Elranatamab(BCMA×CD3)和 Talquetamab(GPRC5D×CD3)已被美国 FDA 批准用于治疗复发/难治 MM,并有许多同类药物在临床试验中展示出了令人瞩目的前景。

5. BCL2 抑制剂

MM 患者中常见的细胞遗传学改变 t(11;14)可导致 BCL2 表达上调。维奈克拉是一种选择性 BCL2 抑制剂,在复发/难治 MM 的临床试验中显示出一定的疗效,尤其适用于 t(11;14) 或 BCL2 高表达的患者,其有效性及安全性有待于进一步的临床试验加以证实。

六、疗效评估

(一)传统疗效评估

目前临床广泛使用的疗效评估方案主要参考 2016 年 IMWG 制定的疗效标准,具体如下:

1. **严格意义的完全缓解(sCR):**满足 CR 标准的基础上加上血清 FLC 比值正常及经免疫组化证实骨髓中无克隆性浆细胞;如未进行骨髓病理检查,则多色流式细胞术(敏感性达 10^{-4}) 监测骨髓标本无克隆浆细胞。

2. **完全缓解(CR):**血清和尿免疫固定电泳阴性,软组织浆细胞瘤消失,骨髓中浆细胞< 5%;在对仅依靠血清 FLC 水平作为可测量病变的患者,除了满足以上 CR 的标准外,还要求血清 FLC 的比值连续 2 次评估均恢复正常。

3. **非常好的部分缓解(VGPR):**血清蛋白电泳检测不到 M 蛋白,但血、尿免疫固定电泳仍阳性;或 M 蛋白降低≥90%且尿 M 蛋白定量<100 mg/24 h;在仅依靠血清 FLC 作为可测量病变的患者,除了满足以上的标准外,还要求连续 2 次受累和未受累血清 FLC 之间的差值缩小>90%。

4. **部分缓解(PR):**(1)血清 M 蛋白减少≥50%,24 h 尿 M 蛋白减少≥90% 或降至 200 mg/24 h 以下;(2)如果血清和尿中 M 蛋白无法检测,要求受累与未受累血清 FLC 之间的差值缩小≥50%;(3)如果 M 蛋白和血清 FLC 均不可测量,并基线骨髓浆细胞比例≥30%时,则要求骨髓浆细胞数目减少≥50%;(4)除了上述标准外,如果基线存在软组织浆细胞瘤,则要求可测量病变最大垂直径乘积之和缩小≥50%。以上血、尿 M 蛋白及血清 FLC 指标均需连续 2 次评估,同时应无新的骨质病变发生或原有骨质病变进展的证据。

5. 微小缓解(MR)(仅用于复发/难治患者的评价):血清 M 蛋白减少 25%～49%并且 24 h 尿轻链减少 50%～89%;如果基线存在软组织浆细胞瘤,则要求可测量病变最大垂直径乘积之和缩小 25%～49%;溶骨性病变的数量和大小没有增加。

6. 疾病稳定(SD):不符合以上疗效及疾病进展的标准,同时无新的骨质病变,原有骨质病变未出现进展。

7. 疾病进展(PD):符合以下任一项(均与治疗过程中获得的最低数值相比):(1) 血清 M 蛋白升高≥25%(绝对值≥5 g/L)或 M 蛋白增加≥10 g/L(基线血清 M 蛋白≥50 g/L 时);(2) 尿 M 蛋白升高≥25%(绝对值≥200 mg/24 h);(3) 如果血清和尿 M 蛋白无法检出,则要求受累与非受累血清 FLC 的差值增加≥25%,且绝对值增加＞100 mg/L;(4) 如果 M 蛋白、血清 FLC 都不可测定,则要求骨髓浆细胞比例升高≥25% 且绝对值增加≥10%;(5) 出现新的软组织浆细胞瘤病变:原有一个以上的可测量病变最大垂直径乘积之和从最低点增加≥50%;或原有的≥1 cm 的病变其长轴增加≥50%;(6) 循环浆细胞增加≥50%(在仅有循环中浆细胞作为可测量病变时应用,绝对值要求至少每微升 200 个细胞)。

8. 临床复发:符合以下至少一项:(1) 出现新的骨病变或者软组织浆细胞瘤;(2) 已有的浆细胞瘤(可测量病变最大垂直径乘积之和增加 50%且绝对值≥1 cm)或骨病变增加;(3) 高钙血症(＞2.75 mmol/L);(4) 血红蛋白下降≥20 g/L(排除治疗或非 MM 因素);(5) 血肌酐上升≥176.8 μmol/L(2 mg/dL)并且与 MM 相关;(6) 血清 M 蛋白相关的高黏滞血症。

9. CR 后复发:符合以下任一项:(1) 血清或尿免疫固定电泳证实 M 蛋白再次出现;(2) 骨髓浆细胞比例≥5%;(3) 出现以上 PD 的标准之一。

(二)精准疗效评估新进展

近年来,微小残留病灶(MRD)的评估在 MM 的临床研究中得到越来越多的关注,已有的结果显示,MRD 可作为 MM 的预后相关性分析因素、临床试验研究终点,甚至有望成为驱动治疗的决定因素。在 EMN20(NCT04096066)、MASTER(NCT03224507)、DRAMMATIC(NCT04071457)等临床试验中均采用了 MRD 结果作为调整治疗方案的依据,MRD 是否能成为制定 MM 更优治疗方案的参考标准,还有待这些试验数据加以揭晓。

目前 MRD 的检测手段包括二代流式(NGF)、NGS 和 PET-CT,其中 NGF 和 NGS 检测 MRD 的敏感度要求达到 10^{-5} 以上,具体的 MRD 疗效评估标准如下:

1. NGF MRD 阴性:应用 NGF 检测骨髓中无表型异常的克隆性浆细胞,八色流式抗原组合为 cyκ、cyλ、CD19、CD27、CD138、CD45、CD56、CD38。

2. NGS MRD 阴性:采用巢式 PCR 扩增结合 NGS 深度测序方法检测患者全骨髓细胞中肿瘤浆细胞 IgH(VDJH)、IgH(DJH)或 Ig-$Kappa$(IGK)克隆性重排为阴性。

3. PET-CT MRD 阴性:要求 NGF 或 NGS 检测 MRD 阴性,并且原有 PET-CT 上所有高代谢灶消失,或者病灶 SUV 值低于纵隔血池,或者低于周围正常组织的 SUV 值。

4. 持续 MRD 阴性:NGF 或 NGS 检测骨髓 MRD 阴性并且影像学检测阴性,至少间隔 1 年 2 次检测均为阴性。

5. MRD阴性后复发:连续监测失去MRD阴性状态;固定电泳或蛋白电泳检测血清或尿中M蛋白再现;骨髓中克隆浆细胞≥5%;出现任何其他疾病进展的情况(例如新的浆细胞瘤、溶骨性破坏或高钙血症)。

参 考 文 献

[1] Manier S, Salem KZ, Park J, et al. Genomic complexity of multiple myeloma and its clinical implications [J]. Nat Rev Clin Oncol, 2017, 14(2): 100 - 113.

[2] Bianchi G, Munshi NC. Pathogenesis beyond the cancer clone(s) in multiple myeloma [J]. Blood, 2015, 125(20): 3049 - 3058.

[3] Dankbar B, Padró T, Leo R, et al. Vascular endothelial growth factor and interleukin-6 in paracrine tumor-stromal cell interactions in multiple myeloma [J]. Blood, 2000, 95(8): 2630 - 2636.

[4] Hose D, Moreaux J, Meissner T, et al. Induction of angiogenesis by normal and malignant plasma cells [J]. Blood, 2009, 114(1): 128 - 143.

[5] Feyler S, von Lilienfeld-Toal M, Jarmin S, et al. CD4(+)CD25(+)FoxP3(+) regulatory T cells are increased whilst CD3(+)CD4(-)CD8(-)alphabetaTCR(+) Double Negative T cells are decreased in the peripheral blood of patients with multiple myeloma which correlates with disease burden [J]. Br J Haematol, 2009, 144(5): 686 - 695.

[6] Ramachandran IR, Martner A, Pisklakova A, et al. Myeloid-derived suppressor cells regulate growth of multiple myeloma by inhibiting T cells in bone marrow [J]. J Immunol, 2013, 190(7): 3815 - 3823.

[7] Van Valckenborgh E, Schouppe E, Movahedi K, et al. Multiple myeloma induces the immunosuppressive capacity of distinct myeloid-derived suppressor cell subpopulations in the bone marrow [J]. Leukemia, 2012, 26(11): 2424 - 2428.

[8] Dhodapkar MV. MGUS to myeloma: a mysterious gammopathy of underexplored significance [J]. Blood, 2016, 128(23): 2599 - 2606.

[9] Salomon-Perzyński A, Jamroziak K, Głodkowska-Mrówka E. Clonal evolutionof multiple myeloma-clinical and diagnostic implications[J]. Diagnostics (Basel), 2021, 11(9):1534.

[10] Walker BA, Mavrommatis K, Wardell CP, et al. Identification of novel mutational drivers reveals onco-gene dependencies in multiple myeloma [J]. Blood, 2018, 132(6):587 - 597.

[11] Maura F, Bolli N, Angelopoulos N, et al. Genomic landscape and chronological reconstruction of driver events in multiple myeloma [J]. Nat Commun, 2019, 10(1):3835.

[12] Ezponda T, Dupéré-Richer D, Will CM, et al. UTX/KDM6A loss enhances the malignant phenotype of multiple myeloma and sensitizes cells to EZH2 inhibition[J]. Cell Rep, 2017, 21(3): 628 - 640.

[13] Handa H, Murakami Y, Ishihara R, et al. The role and function of microRNA in the pathogenesis of multiple myeloma[J]. Cancers (Basel), 2019; 11(11): 1738.

[14] Carson KR, Bates ML, Tomasson MH. The skinny on obesity and plasma cell myeloma: a review of the literature [J]. Bone marrow transplantation, 2014, 49(8): 1009 - 1015.

[15] Calle EE, Rodriguez C, Walker-Thurmond K, et al. Overweight, obesity, and mortality from cancer in a

prospectively studied cohort of U. S. adults[J]. N Engl J Med, 2003, 348(17): 1625 - 1638.

[16] van Andel H, Kocemba KA, Spaargaren M, et al. Aberrant Wnt signaling in multiple myeloma: molecular mechanisms and targeting options [J]. Leukemia, 2019, 33(5): 1063 - 1075.

[17] Roccaro AM, Sacco A, Maiso P, et al. BM mesenchymal stromal cell-derived exosomes facilitate multiple myeloma progression [J]. J Clin Invest, 2013; 123(4): 1542 - 1555.

[18] International Myeloma Working Group. Criteria for the classification of monoclonal gammopathies, multiple myeloma and related disorders: a report of the International Myeloma Working Group [J]. Br J Haematol, 2003, 121(5): 749 - 757.

[19] Rajkumar SV, Dimopoulos MA, Palumbo A, et al. International Myeloma Working Group updated criteria for the diagnosis of multiple myeloma [J]. Lancet Oncol, 2014, 15(12): e538 - 548.

[20] Durie BG, Salmon SE. A clinical staging system for multiple myeloma. Correlation of measured myeloma cell mass with presenting clinical features, response to treatment, and survival [J]. Cancer, 1975, 36(3): 842 - 854.

[21] Greipp PR, San Miguel J, Durie BG, et al. International staging system for multiple myeloma [J]. J Clin Oncol, 2005, 23(15): 3412 - 3420.

[22] Shaughnessy JD Jr, Zhan F, Burington BE, et al. A validated gene expression model of high-risk multiple myeloma is defined by deregulated expression of genes mapping to chromosome 1 [J]. Blood, 2007, 109 (6): 2276 - 2284.

[23] Decaux O, Lodé L, Magrangeas F, et al. Prediction of survival in multiple myeloma based on gene expression profiles reveals cell cycle and chromosomal instability signatures in high-risk patients and hyperdiploid signatures in low-risk patients: a study of the Intergroupe Francophone du Myelome [J]. J Clin Oncol, 2008, 26(29): 4798 - 4805.

[24] Kuiper R, Broyl A, de Knegt Y, et al. A gene expression signature for high-risk multiple myeloma [J]. Leukemia, 2012, 26(11): 2406 - 2413.

[25] Palumbo A, Avet-Loiseau H, Oliva S, et al. Revised International Staging System for multiple myeloma: A report from International Myeloma Working Group[J]. J Clin Oncol, 2015, 33(26): 2863 - 2869.

[26] Mikhael JR, Dingli D, Roy V, et al. Management of newly diagnosed symptomatic multiple myeloma: updated Mayo Stratification of Myeloma and Risk-Adapted Therapy (mSMART) consensus guidelines 2013 [J]. Mayo Clin Proc, 2013, 88(4): 360 - 376.

[27] Kumar SK, Callander NS, Adekola K, et al. Multiple Myeloma, Version 3. 2021, NCCN Clinical Practice Guidelines in Oncology [J]. J Natl Compr Canc Netw, 2020, 18(12): 1685 - 1717.

[28] Lakshman A, Rajkumar SV, Buadi FK, et al. Risk stratification of smoldering multiple myeloma incorporating revised IMWG diagnostic criteria [J]. Blood Cancer J, 2018, 8(6): 59.

[29] 中国医师协会血液科医师分会,中华医学会血液学分会,中国医师协会多发性骨髓瘤专业委员会. 中国多发性骨髓瘤诊治指南(2020 年修订)[J]. 中华内科杂志 2020; 59(5): 341 - 346.

[30] Rajkumar SV. Multiple myeloma: 2020 update on diagnosis, risk-stratification and management[J]. Am J Hematol, 2020, 95(5): 548 - 567.

[31] Sonneveld P, Schmidt-Wolf IGH, van der Holt B, et al. Bortezomib induction and maintenance treatment

in patients with newly diagnosed multiple myeloma: results of the randomized phase Ⅲ HOVON-65/GM-MG-HD4 trial [J]. J Clin Oncol, 2012, 30(24): 2946-2955.

[32] Sonneveld P, Avet-Loiseau H, Lonial S, et al. Treatment of multiple myeloma with high-risk cytogenetics: a consensus of the International Myeloma Working Group [J]. Blood, 2016, 127(24): 2955-2962.

[33] Peggs KS, Thomson K, Hart DP, et al. Dose-escalated donor lymphocyte infusions following reduced intensity transplantation: toxicity, chimerism, and disease responses [J]. Blood, 2004, 103(4): 1548-1556.

[34] Soekojo CY, Chng WJ. Treatment horizon in multiple myeloma [J]. Eur J Haematol, 2022, 109(5):425-440.

[35] Chim CS, Kumar SK, Orlowski RZ, et al. Management of relapsed and refractory multiple myeloma: novel agents, antibodies, immunotherapies and beyond [J]. Leukemia, 2018, 32(2): 252-262.

[36] Mikkilineni L, Kochenderfer JN. CAR T cell therapies for patients with multiple myeloma [J]. Nat Rev Clin Oncol, 2021, 18(2): 71-84.

[37] Cho SF, Yeh TJ, Anderson KC, et al. Bispecific antibodies in multiple myeloma treatment: A journey in progress [J]. Front Oncol, 2022, 12:1032775.

[38] Kumar SK, Harrison SJ, Cavo M, et al. Venetoclax or placebo in combination with bortezomib and dexamethasone in patients with relapsed or refractory multiple myeloma (BELLINI): a randomised, double-blind, multicentre, phase 3 trial [J]. Lancet Oncol, 2020, 21(12): 1630-1642.

[39] Kumar S, Paiva B, Anderson KC, et al. International Myeloma Working Group consensus criteria for response and minimal residual disease assessment in multiple myeloma [J]. Lancet Oncol 2016, 17(8):e328-e346.

[40] Costa LJ, Derman BA, Bal S, et al. International harmonization in performing and reporting minimal residual disease assessment in multiple myeloma trials [J]. Leukemia, 2021, 35(1):18-30.

[41] Bertamini L, D'Agostino M, Gay F. MRD assessment in multiple myeloma: progress and challenges[J]. Curr Hematol Malig Rep, 2021, 16(2):162-171.

（张丽娜　陈丽娟）

第二节　华氏巨球蛋白血症

淋巴浆细胞淋巴瘤(Lymphoplasmacytic lymphoma,LPL)属于 B 细胞肿瘤,由小 B 淋巴细胞、浆细胞样淋巴细胞和浆细胞组成。这三种细胞一般同时存在,细胞成分的比例并不固定,通常以其中一种肿瘤细胞成分为主。最常见的侵犯部位是骨髓以及外周血,少数患者可累及淋巴结和脾脏。根据骨髓内累及情况和异常免疫球蛋白类型,LPL 被分为两种:当 LPL 侵犯骨髓同时伴有血清单克隆性 IgM 丙种球蛋白,称为华氏巨球蛋白血症(Waldenström macroglobulinaemia,WM);另一种是非 WM 型淋巴浆细胞淋巴瘤。LPL 绝大部分为华氏巨球蛋白血症,尚有约 5% 的 LPL 为 IgA、IgG 和不分泌型。由于非 WM 型 LPL 所占比例低,目前主要集中于 WM 相关研究。

华氏巨球蛋白血症最早于 1944 年由瑞士学者 Waldenström 发现,是一种 B 细胞系单克隆恶性增殖性疾病,以骨髓和淋巴结内淋巴样浆细胞浸润和血清中存在大量单克隆 IgM 为特征。

WM是一种少见的惰性成熟B细胞淋巴瘤,占所有血液恶性肿瘤的1%～2%,占淋巴瘤的5%,年发病率约为3/10万。男性发病多于女性,男女比例约2.4∶1。在西方,多数患者为高加索人,黑种人和其他族群患者仅占5%。发病原因不明,无特殊职业倾向或环境暴露因素,吸烟或饮酒均不影响本病的发病。HCV感染、自身免疫系统疾病的患者发生WM的概率增加。WM是一种老年病,中位发病年龄为61岁(25～92岁),且随年龄增大发病率上升。本病呈散发,但也有家族集中发病的报道。一项研究发现,18.7%WM患者的一级亲属患有WM或其他B细胞疾病。IgM型的意义未明单克隆免疫球蛋白病(monoclonal gammopathy of undetermined significance,MGUS)患者发展为WM的风险较正常人高46倍,但哪些因素会影响此转化尚不明确。

自2002年第二届华氏巨球蛋白血症国际研讨会最初制定治疗共识以来,华氏巨球蛋白血症的发病机制、诊断和治疗的研究取得了突破性进展。随着我们对疾病认识的不断深化,药物和诊疗手段的突飞猛进,WM的发病机制、诊断和治疗方案出现历史性变革,国际骨髓瘤工作组也已在新的共识中做了相应的更新。2012年随着*MYD88L265P*和*CXCR4*这两个重现性体细胞突变的发现,为华氏巨球蛋白血症诊治揭开了新的篇章。WM经历了从早期的以烷化剂和核苷类似物为主导的传统化疗,到利妥昔单抗为基础的单抗治疗或者蛋白酶体抑制剂联合化疗,再到今天的靶向药物BTK抑制剂、无化疗治疗时代,药物的使用更加便捷,治疗舒适的感受度更高。基于基因突变的重要性及药物的敏感性,存在*MYD88*突变的患者,适合BTK抑制剂。抗CD20抗体联合化疗,适合各个阶段的患者,且疗程固定。对于诊断WM的患者,应包括探索固定疗程的无化疗方案,如抗CD20单克隆抗体与BCL2抑制剂、BTK和*BCL2*抑制剂、蛋白酶体和BTK抑制剂的联合应用。另一个重要的临床问题仍然是对联合和序贯治疗方案在毒性、疗效、成本方面的综合评价,选择最适合个体患者的治疗方案。

一、发病机制

(一)传统发病机制

WM的细胞起源:WHO淋巴与造血组织分类(第4版)中将WM的细胞起源定义为可能是滤泡后向浆细胞分化阶段的B细胞。WM细胞表达记忆B细胞抗原如mIgM和CD27;WM患者中B细胞的*IGHV*基因突变分析显示几乎所有的WM患者均具有*IGHV*基因突变提示WM细胞起源于经过体细胞高频突变而未经过类别转化的B细胞。基于以上事实,认为WM细胞起源于生发中心后的记忆B细胞。依据IgD的表达情况,CD27$^+$IgM$^+$的记忆B细胞可分为两群:一群为传统的生发中心后记忆B细胞(CD27$^+$IgM$^+$IgD$^-$B细胞),即B2细胞,这群细胞仅占记忆B细胞的1%;而另外一群为非传统的记忆B细胞(CD27$^+$IgM$^+$IgD$^+$B细胞),主要为边缘区B细胞和B1细胞,以及少量生发中心来源的B细胞,亦称为自然效应性(Natural effector)B细胞。鉴于WM细胞常常为IgD$^-$,故推测WM起源于生发中心后的记忆B细胞。

在多达一半的WM患者中观察到位于6q21-25的染色体缺失,不论有无家族史其出现频率相当。其他细胞遗传学异常包括13q14(13%)、18号染色体三体(11%)、4号染色体三体

（8%）、*p53* 基因缺（8%）和 *ATM* 基因缺失（8%）。4 号染色体三体在 WM 中相对特异，未在其他细胞淋巴瘤中发现。研究显示定位于 6q21 的 *BLIMP.1* 是一个抑癌基因，调节 B 淋巴细胞增殖分化，促进成熟 B 淋巴细胞向浆细胞分化。当该基因缺失时会导致 B 淋巴细胞恶性转变，导致 WM 等恶性淋巴增殖性疾病发生。

（二）发病机制新进展

2012 年 Treon 等研究者采用 Sanger 和 PCR 测序检测 30 例 LPL/WM 患者全基因组序列，首次发现所有患者均具有位于 3p22.2 的体细胞突变 *MYD88 L265P* 突变。随后研究显示，在 80%～100% 的 WM 患者中，以及非 IgM 分泌 LPL 患者中，均具有该体细胞突变，支持两者起源相同。而 10 例 MM 患者（包括 2 例 IgM 型 MM）未检测到 *MYD88* 基因突变。在 21 例 IgM 型的 MGUS 中，仅 2 例（10%）检测到 *MYD88* 基因突变。

髓样分化因子（MYD88）是 Toll 样受体和 IL-1 受体信号通路下游的关键信号分子，负责其下游 NF-κB 信号的活化，*MYD88 L265P* 位点突变可致该信号通路的持续性活化，从而参与 WM 的发生、发展。体外实验显示，*MYD88 L265P* 位点突变可促进肿瘤细胞生长并促进细胞因子的释放以及免疫球蛋白分泌等，而某些细胞因子的释放如 IL-6 可增强微环境中 $CD4^+$ T 细胞分泌 IL-21，IL-21 可进一步促进瘤细胞生长及免疫球蛋白分泌，因此细胞因子在介导 WM 肿瘤细胞与微环境相互作用上发挥重要作用。功能研究显示，*MYD88 L265P* 位点突变在 WM 细胞中不仅通过其经典的 *IRAK1/4/TRAF6/NF-κB* 通路发挥作用，*L265P* 位点突变的 *MYD88* 可直接与 BTK 结合，增强其磷酸化水平，活化 BTK 下游信号通路。这也部分解释 BTK 抑制剂在 *MYD88 L265P* 突变的 WM 患者中疗效较好的原因。

CXCR4 是一种趋化因子受体，*CXCR4 WHIM* 突变最早在 WHIM 综合征中（以疣、低丙种球蛋白血症、感染、先天性髓样粒细胞缺乏为特征的免疫缺陷病）被发现。这一突变可分为无义突变和移码突变，而其中最常见的是 *S338X* 点突变。2014 年 Hunter 等发现 *CXCR4*[WHIM] 突变在 WM 患者中占 27%，几乎所有的 *CXCR4*[WHIM] 突变患者都同时合并有 *MYD88 L265P* 突变。*CXCR4* 的 C 端结构域的突变，可导致其配体 CXCL12 介导的 *AKT* 和 *ERK* 信号通路的持续激活，促进 WM 在小鼠体内的进展和播散。*CXCR4*[WHIM] 突变既与 WM 患者更差的临床症状相关（如淋巴结肿大、血 IgM 水平和骨髓肿瘤负荷），也与更强的淋巴浆细胞侵袭能力相关（如对骨髓的黏附作用和对全身器官的侵袭能力），尽管临床表现多样，但 *CXCR4* 突变不会对总生存期产生影响，但确实会影响启动治疗的时间。

MYD88 L265P 和 *CXCR4* 这两个重现性体细胞突变的发现，为华氏巨球蛋白血症的诊断、治疗及预后评估揭开了新的篇章。除外上述这两个最重要的体细胞突变，接近 50% 的 WM 还合并有其他重现性的体细胞突变。AT 丰富结合域 1A（ARID1A）重现性体细胞突变见于 17% 的 WM 患者，当 WM 患者同时合并有 *MYD88 L265P* 和 *ARID1A* 突变时，其临床侵袭性更强、血红蛋白和血小板的数值更低。CD79A 和 CD79B 突变见于 8%～12% 的 WM 患者，CD79A/B 二聚体与 BCR 的表达与信号转导密切相关，该突变可触发 *SYK*、*PLCg2*、*BTK* 信号的异常传导。研究认为 *MYD88* 合并 *CD79B* 突变临床上更易发生疾病转化。在 WM 中，*TP53* 的突变发

生率为 $2\%\sim3\%$,该突变与较差的生存预后相关。

二、临床表现

本病发病缓慢,可多年无明显症状或仅偶感疲乏、体重减轻,不少患者在诊断本病时尚无症状。临床表现主要是围绕 WM 细胞侵犯引起的表现和 IgM 引起的表现两个方面。

(一)WM 细胞增生、浸润所致症状

一般以淋巴结、肝、脾大为主要表现。肝、脾多为轻度增大,个别可达肋下 $5\sim6$ cm。后期也可累及肺、肠、肾及中枢神经系统。肺内浸润形式可表现为包块性、结节性和弥漫性,可有咳嗽、呼吸困难和胸痛。胃肠道可表现为吸收不良、腹泻或出血。皮肤可见结节浸润,口腔黏膜可见溃疡。骨骼疼痛及局部压痛罕见,X 线检查可见骨质疏松,但局灶性溶骨损害少见。单克隆淋巴浆细胞直接浸润中枢神经系统时即为 Bing-Neel 综合征(宾-尼综合征),是一种罕见疾病,特点是巨球蛋白血症合并中枢神经系统症状,主要发生于 50 岁以上中老年人。影像学表现为弥漫性软脑膜增强,肿块性质病变较少见。临床表现无特异,起病一般较缓慢,最常见的神经系统表现为步态障碍、颅神经受累、认知功能障碍和记忆丧失。

(二)IgM 异常分泌导致的相关症状

1. 高黏滞综合征　90%患者的血液黏滞度增高,一般在 IgM>30 g/L 时,血黏度急剧上升,易出现高黏滞综合征。WM 的临床表现与循环障碍有关。血浆黏滞度增加也可能导致促红细胞生成素产生减少,这是引起贫血的主要原因。主要症状和体征有:头痛、眩晕、失眠、视力减退、黏膜出血、神经精神症状以及充血性心力衰竭等。血容量增加使颅内压增高有关。眼底可见视网膜静脉淤血、扩张、弯曲,呈腊肠样分节外观,称为副蛋白血症性眼底。部分患者可有眼底出血,视盘水肿导致视觉障碍,少见症状如眩晕引起的木僵和昏迷。此外,血液黏滞度高,血容量的增加和贫血,可引起充血性心力衰竭。

2. 神经系统异常　单克隆 IgM 主要影响感觉神经,也可影响运动神经,最常见的症状是四肢麻木、暂时性瘫痪、共济失调等,严重者可出现意识模糊、昏迷,以至惊厥等。

3. 冷球蛋白有关症状　当巨球蛋白具有冷球蛋白性质时,可出现冷敏感、冷荨麻疹、雷诺现象,甚至动脉痉挛及闭塞,导致组织坏疽。

4. 淀粉样变性　据报道,在有单克隆 IgM 的患者中约 2% 发生淀粉样变性,这其中 21% 为 WM,涉及的器官主要有心、肾、肺、周围和自主神经系统,WM 患者出现心力衰竭、肾病、蛋白尿及不能解释的呼吸系统疾病时,应当想到发生淀粉样变性的可能。

5. 出血倾向　巨球蛋白能干扰凝血因子和血小板功能,可反复发生鼻出血、口腔黏膜及牙龈出血,而血小板不一定减少。胃肠道出血和下肢紫癜亦可发生。

6. 冷凝集素性溶血性贫血　当巨球蛋白具有冷凝集活性时,能在 37 ℃以下识别特异性红细胞抗原,造成慢性溶血性贫血,通常为血管外溶血。红细胞在皮肤微循环中的凝集也可导致雷诺综合征、肢端发绀症和网状青斑。

7. 继发感染及伴发第二肿瘤　由于巨球蛋白大量生成,正常免疫球蛋白的产生受到抑制,

患者细胞和体液免疫功能均降低,因此易发生反复感染及伴发第二肿瘤,第二肿瘤多为淋巴系统恶性肿瘤。

三、诊断

WM 患者早期无症状或症状较轻,常被忽视或误诊,应有高度的警惕性。如有以下线索应疑诊本病:① 不明原因的贫血或出血,尤其老年患者,查外周血象示正细胞正色素性贫血,白细胞和血小板无明显异常,白细胞分类可见淋巴细胞升高或发现淋巴样浆细胞,血涂片可见红细胞呈缗钱样排列。② 老年患者出现视力障碍或中枢神经系统症状或充血性心力衰竭或典型的高黏滞综合征,眼底检查发现眼底出血或静脉曲张。③ 红细胞沉降率明显升高(>100 mm/h),或血清球蛋白明显升高,或免疫球蛋白 IgM 明显升高并伴有下列表现时:不明原因的多发性周围神经病变或蛋白尿及血尿;出现雷诺现象,或外周血在室温或遇冷时即出现沉淀或红细胞聚集现象;反复感染;难以解释的肝、脾、淋巴结肿大。一旦有上述表现,必须进行血清蛋白电泳、免疫固定电泳、骨髓涂片和/或活检。

(一)传统诊断

我国第 4 版《血液病诊断及疗效标准》中制定的 WM 诊断标准同时要满足以下标准如下:

1. WM 诊断标准

同时要满足以下标准:(1) 血中存在单克隆 1gM 型免疫球蛋白(不论数量),老年患有不明原因贫血及出血倾向;(2) 骨髓中发现淋浆细胞样浸润或骨髓活检小淋巴细胞、浆细胞、浆样淋巴细胞浸润(不论数量);(3) 除外其他类型非霍奇金淋巴瘤;(4) 存在肿瘤浸润或 M 蛋白引起的相关症状。

2. 冒烟型 WM 的诊断标准

满足上述诊断标准前三条,但无肿瘤浸润或 M 蛋白引起的相关症状。

(二)精准诊断新进展

1. 实验室检查

(1) 免疫表型

处于不同分化阶段的 LPL/WM 的 B 细胞克隆免疫表型既有共同性,也存在异质性。LPL 细胞特征:$CD19^+$,$CD20^+$,$CD22^+$,$sIgM^+$;20% 有 CD5 弱阳性;伴浆细胞分化,表型可以是 $CD19^+$,$CD20^+$,$PAX-5^+$,$CD138^+$,$sIgM^+$。

(2) 遗传分子生物学检测

基因突变检测显示,80%~100% 的 WM 患者中存在体细胞突变 MYD88 L265P 突变。$CXCR4^{WHIM}$ 突变在 WM 患者中为 25%~30%,几乎所有的 $CXCR4^{WHIM}$ 突变患者都同时合并有 MYD88 L265P 突变。突变的检测尚未标准化,在进行 MYD88/CXCR4 的检测时,要注意假阴性问题,标本要送骨髓,避免骨髓稀释,同时骨髓标本分选后检测的阳性率更高,有的为节省分选成本,也会造成假阴性升高。随着液体活检技术的广泛应用,外周血的血浆或者血清循环游离 DNA(cfDNA)检测 *MYD88 L265P* 突变具有较高的敏感性(89%)和特异性(89%),是无创、敏感的一种检测方法。

2. 新诊断标准

(1) 血清中检测到单克隆性的 IgM(不论数量)。

(2) 骨髓中浆细胞样或浆细胞分化的小淋巴细胞呈小梁间隙侵犯(不论数量)。

(3) 免疫表型:CD19$^+$,CD20$^+$,sIgM$^+$,CD22$^+$,CD25$^+$,CD27$^+$,FMC7$^+$,CD5$^{+/-}$,CD10$^-$),CD23$^-$,CD103$^-$。10%~20% 的患者可部分表达 CD5、CD10 或 CD23,此时不能仅凭免疫表型排除 WM。

(4) 除外其他已知类型的淋巴瘤。

研究者报道 *MYD88 L265P* 突变在 WM 中的发生率高达 90% 以上,但其阳性检出率与检测方法和标本中肿瘤细胞的比例等有关,*MYD88 L265P* 突变也可见于其他小 B 细胞淋巴瘤、弥漫大 B 细胞淋巴瘤等。因此 *MYD88 L265P* 突变是 WM 诊断及鉴别诊断的重要标志,但非特异性诊断指标。

四、预后分层

(一)传统预后分层

过去十余年,临床按照 2009 年美国血液学会在 587 例 WM 患者的汇总分析,所制定的 WM 的国际预后指数(IPSSWM),该预后系统包括 5 个独立预后因素:年龄>65 岁,HGB≤115 g/L,PLT≤100×10^9/L,β$_2$-微球蛋白>3 mg/L,血清单克隆免疫球蛋白>70 g/L。以上各项为 1 分。依据这 5 个因素可将 WM 患者分为预后不同的三个危险组:低危组:0 或 1 分且年龄≤65 岁;中危组:2 分或年龄>65 岁;高危组:>2 分。低、中、高危组 5 年生存率分别为 87%、68% 和 36%(表 6-2-1)。

表 6-2-1　WM 国际预后指数评分系统

预后因素	阈值
年龄(岁)	>65
血红蛋白(g/L)	≤115
血小板计数(×10^9/L)	≤100
β2 微球蛋白(mg/L)	>3
单克隆 IgM(g/L)	>7

危险分层和生存	积分	中位生存时间的(月)
低危	0 或 1(除外年龄)	142.5
中危	2 或年龄>65y	98.5
高危	>2	43.5

随着对 LPL/WM 的深入研究和进展,2019 年修订的国际预后指数预后评分系统(rIPSSWM),该预后系统包括 4 个独立预后因素:乳酸脱氢酶≥250 IU/L(ULN<225 IU/L),血清白蛋白<3.5 g/L,β2-微球蛋白≥4 mg/L,年龄 66～75 岁,以上各项为 1 分,年龄≤65 岁为 0 分,年龄>75 岁按 2 分。依据这四个因素可将 WM 患者分为预后不同的五个危险组。极低危组:0 分;低危组:1 分;中危:2 分;高危:3 分;极高:4～5 分。各组 5 年生存率分别为 95%、86%、78%、47% 和 36%($P<0.001$)(见表 6-2-2)。各组 10 年生存率分别为 84%、59%、37%、19% 和 9%($P<0.001$)。该研究者发现纳入血清 LDH 升高的因素可将高危组 WM 患者进一步分为预后不同的两组,伴 LDH 升高的高危组患者预后更差。

表 6-2-2 修订的 WM 国际预后指数评分系统

预后因素	积分
年龄<65(岁)	0
年龄 66～75(岁)	1
年龄>75(岁)	2
β2-微球蛋白>4 mg/L	1
LDH>250 IU/L	1
血清白蛋白<35 g/L	1

注:得分为 0、1、2、3 的患者生存率存在差距,而得分为 4 或 5 的患者之间生存率没有差异。

(二) 精准预后分层新进展

目前的预后系统仅部分解决了 WM 疾病的临床异质性问题。现在已有研究尝试结合分子和细胞遗传学信息用于 WM 的风险预测。Krzisch 等研究者通过染色体显带分析、FISH 和靶向 NGS 对 239 例 WM 患者的回顾性队列进行了细胞遗传学和分子异常评估,在 *MYD88*(93%)、*CXCR4*(29%)、*MLL2*(11%)、*ARID1A*(8%)、*TP53*(8%),*CD79A/B*(6%)、*TBL1XR1*(4%)和 *SPI1*(4%)中发现了频繁的突变。细胞遗传学异常的中位数为 2(范围 0～22)。主要的细胞遗传学异常为 6q 缺失(del6q)(27%)、tri4(12%)、tri18(11%)、del13q(11%),tri12(7.5%)和 del17p(7%)。在 15%($n=31$)的病例中观察到复杂核型(CK),包括 5%($n=12$)的高 CK 病例。15% 的可评估患者存在 *TP53* 异常(*TP53abn*)。*TP53abn* 和 del6q 与 CK/高 CK 相关($P<0.05$)。细胞遗传学和分子异常对首次治疗时间和治疗反应没有显著影响。研究结果显示 del6q、*TP53abn* 和高 CK 与较短的 PFS 显著相关。这三个因素以及 IPSSWM、tri4、*CXCR4* 移码和 *SPI1* 突变与较低 OS 显著相关($P<0.05$)。

WM 中 *p53* 基因缺失约为 8%,总体而言,无论出现 *TP53* 突变或是 del17p,多被认为是高危 WM,其特征是症状性 WM 的进展时间(TTP)或无症状 WM 的治疗时间(TTT)明显缩短。此外,无 *TP53* 改变的中位 OS 为 18 年,有 *TP53* 改变的 WM 患者的中位 OS 为 9 年,后者明显更短;*TP53* 改变患者的 β2-微球蛋白水平、IPSS-WM 评分更高。

绝大部分 WM 患者均有 *MYD88 L265P* 突变,而 *MYD88^{WT}* 患者对伊布替尼无明显反应,死亡风险增加。组织学上,*MYD88^{WT}* 患者表现出与 *MYD88 L265P* 患者相似的特征,但与 *MYD88 L265P* 病例相比,其骨髓受累程度明显降。在预后方面,*MYD88^{WT}* 和 *MYD88 L265P* 患者的估计 10 年生存率分别为 73%(95%CI:52%~86%)和 90%(95%CI:82%~95%)。此外,*MYD88 L265P* 患者 20 年后转化为 DLBCL 的发生率为 8%,而 *MYD88^{WT}* 患者为 29%。

约 27% 的 WM 患者中发现 *CXCR4* 相关突变(主要是 *C1013G/CXCR4*),*CXCR4* 调节克隆 B 细胞中的转运和 CD34^+ 细胞归巢至骨髓。*C1013G* 突变在 WM 细胞中具有激活作用,促进肿瘤增殖,易发生髓外器官受累,导致 OS 缩短。报道显示 *MYD88 L265P^+/CXCR4^{-WT}* 患者采用 BTK 抑制剂伊布替尼 PR 率为 62%,而 *MYD88 L265P^+/CXCR4* 突变的 WM 患者 PR 率为 38%。一项单药伊布替尼治疗 319 例 WM 的队列研究显示,伊布替尼单药治疗 78% 的患者达 PR 及以上,28% 达 VGPR 及以上。*CXCR4* 发生突变与较低的 PR 率和 VGPR 率相关。*CXCR4* 发生突变且血小板计数 $\leqslant 100\times 10^9$/L 与较差的无进展生存期(PFS)相关。采用 *CXCR4* 和血小板两个因素作为积分系统,0、1、2 个风险因素组的 3 年和 5 年的中位 PFS 均未达到。与 1 个风险因素相比,2 个风险因素组的 HR 为 2.2(95%CI:1.3~3.8;$P=0.004$);与 0 个风险因素相比,1 个风险因素组的 HR 为 2.3(95%CI:1.1~5.1;$P=0.03$)。年龄 $\geqslant 65$ 岁是与 OS 相关的唯一风险因素(HR,3.2;95%CI:1.4~7.0;$P=0.005$)。

五、治疗

在 LPL/WM 治疗中首先明确一点:不是所有患者诊断后都需要治疗,因为 LPL/WM 作为一种相对惰性的疾病,只有达到治疗指征才有必要启动治疗。

WM 治疗指征为:B 症状;症状性高黏滞血症;周围神经病变;器官肿大;淀粉样变;冷凝集素病;冷球蛋白血症;疾病相关的血细胞减少(HGB$\leqslant 100$ g/L,PLT$\leqslant 100\times 10^9$/L);髓外病变,特别是中枢神经系统病变(Bing-Neel 综合征);巨大淋巴结;或有证据表明疾病转化时。单纯血清 IgM 水平升高不是本病的治疗指征。若血细胞减少考虑是自身免疫性因素所致,首选糖皮质激素治疗,若糖皮质激素治疗无效,则针对原发病治疗。

(一)传统治疗

1. 血浆置换疗法

每次清除患者血浆 20~30 mL/kg,成人每次换出血浆 980~1 870 mL,每 2~3 天置换 1 次。血浆置换可去除 WM 患者血循环中单克隆 IgM 抗体。80% 的 IgM 在血管内,因此单次血浆置换即能有效清除一定量的单克隆 IgM,从而降低血黏度,缓解高黏滞血症危象。IgM 平均降低 35%,可使血黏度从 5 g/L 降到 2.1 g/L,但 IgM 抗体浓度下降后,又可反馈性地刺激新的抗体生成。因此,为了避免"反跳现象",血浆置换应该配合系统化疗来杀伤恶性增殖的淋巴样浆细胞,以抑制单克隆 IgM 的生成。

2. 化疗

(1) 烷化剂为基础的治疗包括苯丁酸氮芥(瘤可宁)、美法仑、环磷酰胺等,作为标准一线药物最早用于 WM 的治疗,可使大约 50% 的 WM 患者获得部分缓解。单用和联合应用比较无统计学意义,但是对于合并自身免疫性血细胞减少的患者联合应用激素可明显提高疗效。此类药物的优点是费用低、机会感染率低;缺点是疗程长(12～24 个月),平均显效应时期长(>6 个月),IgM 值下降速度较慢,常需要几个月时间才能判断疗效,烷化剂可致严重的骨髓抑制并能引发第二肿瘤。

(2) 核苷类似物为基础的核苷类似物包括:① 氟达拉滨(fludarabine):临床研究表明,氟达拉滨是治疗 WM 的有效药物,通常给药方法是氟达拉滨 25 mg/(m² · d),连续用药 5 天,4 周为 1 个周期,共用 6 个周期。西南肿瘤协作组应用氟达拉滨治疗 118 例 WM 初治患者,结果40% 显效,其中 3% 获得完全缓解,中位显效期为 2.8 个月,平均无事件时间为 3.5 年,平均生存期为 7 年。② 克拉屈滨(cladribine):亦称为 2 -氯脱氧腺苷(2-chlorodeoxyadenosine),一般是 0.1 mg/(kg · d),持续静脉滴注,连用 7 天;或 0.12 mg/(kg · d),静脉用药 2 h,连用 5 天,间歇期为 1 个月。有效率 64%～90%,中位显效期为 1.2%～5.8 个月,大约 80% 的复发 WM患者可以二次缓解。克拉屈滨与 CTX 或 CD20 单抗(利妥昔单抗)联合应用的有效率可分别达到 84% 和 94%;联合用药可能改善中位缓解期。虽然尚无随机对照研究证实核苷类药物比烷化剂有更高的疗效,但 M. D. Anderson 癌症中心研究表明前者具有较高的有效率和较长的中位生存期。临床试验显示,对化剂治疗失败者,应用氟达拉滨大约有 30% 患者可再次缓解。

(二) 精准治疗新进展

近年来通过二代测序发现 WM 存在重现性的体细胞突变,包括 *MYD88*(95%～97%)、*CXCR4*(30%～40%)、*ARID1A*(17%)和 *CD79B*(8%～15%)。WM 对许多药物的治疗反应(包括 BTK 抑制剂)受到 *MYD88* 和/或 *CXCR4* 突变状态的影响。因此在 2020 年 Treon 等提出根据 *MYD88* 和 *CXCR4* 的突变状态来指导治疗,以达到 WM 精准治疗的目的,治疗流程如图 6 - 2 - 1,图 6 - 2 - 2)所示。

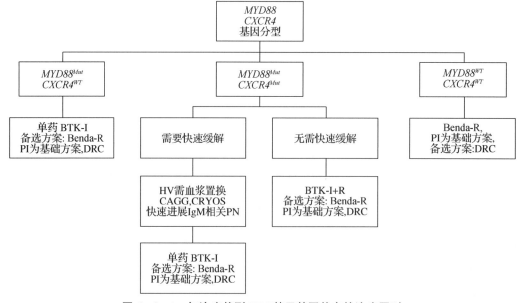

图 6 - 2 - 1 初治症状型 WM 基于基因状态的治疗原则

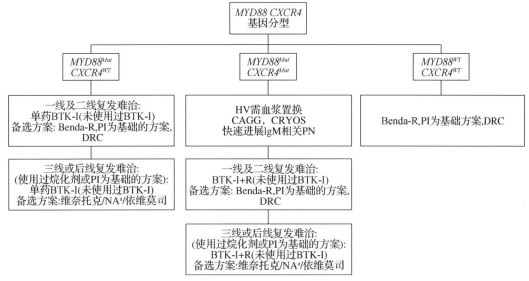

图 6-2-2　复发症状型 WM 基于基因状态的治疗原则

注:血清 IgM>40 g/L 时避免使用利妥昔单抗,以防产生"Flare"现象。巨块或髓外病灶首选苯达莫司汀和利妥昔单抗(Benda-R)。合并有症状型淀粉样变性首选硼替佐米抑制剂(PI)为基础的方案,可序贯自体干细胞移植巩固疗效。合并有周围神经炎(PN)根据严重程度和进展情况,选用利妥昔单抗(如有 *MYD88^{MUT}* WM 联合 BTK 抑制剂)或者苯达莫司汀。以环磷酰胺为基础的方案(地塞米松＋环磷酰胺＋利妥昔单抗,DRC)替代 Benda-R 方案,疗效可能欠佳。R 治疗有效者,可继续 R 维持。适合移植的年轻患者应当避免使用核苷酸类似物。对于多次复发而化疗敏感的患者可选用自体干细胞移植。

BTK-I:Bruton tyrosine kinase inhibitor;CAGG:cold agglutinemia;CRYOS:cryoglobulinemia;HV:hyperviscosity;Mut:mutated;WT:wild-type(not mutated)。

华氏巨球蛋白血症国际工作组第 10 次(IWWM-10)会议针对症状性华氏巨球蛋白血症患者提出治疗共识。首选治疗方案:苯达莫司汀加利妥昔单抗;硼替佐米、地塞米松和利妥昔单抗;环磷酰胺、地塞米松和利妥昔单抗;伊布替尼(加或不加利妥昔单抗)。在神经病患者中避免使用硼替佐米和长春新碱;在心脏病患者或 65 岁以上患者中避免使用卡菲佐米;在接受干细胞移植的患者中避免使用核苷类似物;如果血清 IgM 浓度大于 4 000 mg/dL,考虑推迟利妥昔单抗;对利妥昔单抗不耐受调整为全人源 CD20 单抗。其他治疗方案:伊布替尼;卡菲佐米、地塞米松和利妥昔单抗;氟达拉滨和利妥昔单抗;伊沙佐米、地塞米松和利妥昔单抗;R-CHOP;R-CVP;利妥昔单抗。

1. 抗 CD20 单克隆抗体治疗

利妥昔单抗的使用带来 LPL/WM 患者生存改善。利妥昔单抗疗法已在多项研究中进行了研究,单药总有效率为 47%～66%。利妥昔单抗可引起"Flare"现象,即在治疗后不久出现血清 IgM 明显的升高(≥25%),约 50% 的 WM 患者会发生,并且在 IgM>40 g/L 时更易发生。由于会加重高黏滞性、神经病、冷球蛋白血症或冷凝集素病的症状,建议 IgM>40 g/L 时尽量不选用利妥昔单抗治疗。"Flare"现象不应被认为是疾病进展,因为通常在 2～4 个月内,"Flare"现象消退后血清 IgM 浓度会降低。利妥昔单抗其他少见不良事件还有利妥昔单抗不耐受和迟发性中性粒细胞减少。对于利妥昔单抗不耐受的患者,减慢滴速无效者,可以考虑使用全人源单克隆抗 CD20 抗体或其他药物。利妥昔单抗维持治疗在 WM 中的地位尚不明确,有研究表明部分患者可能获益,对于考虑进行维持治疗者,可选择利妥昔单抗 375 mg/m² ,每 3 个月 1 次,连用 2 年。东德淋巴瘤研究组试验中利妥昔单抗维持和不维持组间没有差异,因此梅奥诊所推荐不进行利妥昔单抗维持治疗。

2. 化学免疫疗法

联合化疗是华氏巨球蛋白血症治疗最常用的方案。对华氏巨球蛋白血症患者进行前瞻性评估的化疗药物包括核苷类似物和烷基化药物(环磷酰胺和苯达莫司汀)。核苷类似物和利妥昔单抗联合,总有效率为 90%~95% ,非常好的部分缓解(VGPR)为 25%~35% 。尽管核苷类似物(即氟达拉滨和克拉屈滨)有效,但考虑使用这些干细胞毒性药物会增加长期免疫抑制和暴露于暴露患者中增加髓系肿瘤的风险,应将其保留给晚期复发患者。

一项前瞻性随机研究比较了 22 例接受苯达莫司汀和利妥昔单抗(BR)治疗和 19 例接受 R-CHOP 治疗的 WM 患者,两组患者的应答率均为 95% ,BR 组中位 PFS 明显延长,R-CHOP 组中位 PFS 为 36 个月,而 BR 组中位 PFS 未达到($P<0.001$)。BR 组有 4 例复发(18%),R-CHOP 组有 11 例复发(58%)。BR 组耐受性较好,无脱发、血液毒性、神经毒性、感染率、口腔黏膜炎发生率均较低。因此 BR 组合方案是非常有效的治疗方案。R 联合环磷酰胺+泼尼松(RCP)相比 R-CHOP 疗效相当,但毒性更低。另一项研究入组 24 例 WM 患者连续两天接受苯达莫司汀(90 mg/m²)联合利妥昔单抗治疗,4 周为 1 个疗程,中位数为 5 个治疗周期,总体缓解率为 83%(20/24),中位 PFS 值为 13 个月。在梅奥诊所,60 例 WM 接受 BR 的患者与 100 例 WM 接受利妥昔单抗+环磷酰胺+地塞米松(RCP)的患者进行了比较。2 年的 PFS 分别为 88%、61% ,其结果与 MYD88 状态无关。69 名 WM 患者参加了一项法国多中心研究,即苯达莫司汀联合利妥昔单抗,18 个月 OS 为 97% ,2 年的 PFS 为 87% ,MYD88 和 CXCR4 突变对应答率和 PFS 均无影响。1 例患者在开始苯达莫司汀治疗 6 个月后出现骨髓增生异常综合征(1.4%)。

在一项东德淋巴瘤研究组试验中,293 例 WM 患者接受 BR 方案,ORR 为 91.4% ,5 年 OS 为 78% ,有 2 例与治疗相关的髓系肿瘤(0.7%),中位 PFS 为 65.3 个月。利妥昔单抗维持和不维持组间没有差异。鉴于该项大型试验,梅奥诊所推荐不进行利妥昔单抗维持治疗。BR 方案是梅奥诊所对新诊断的 WM 的首选诱导方案,因为它易于使用,非血液学不良事件的发生率低。此外它还有治疗时间固定的优势,通常少于 6 个月,并且没有"Flare"现象的风险。然而,存在中枢神经系统浸润的情况下(即 Bing-Neel 综合征),首选伊布替尼,因为它可以穿过血脑屏障。伊布替尼可快速且持久控制症状型中枢性 WM 患者,且缓解疗效可在影像学检查中得以体现。

3. 蛋白酶体抑制剂与利妥昔单抗联合应用

前瞻性研究表明,硼替佐米、卡菲佐米和伊沙佐米与利妥昔单抗联合治疗华氏巨球蛋白血症有效。硼替佐米在复发难治 WM 中表现出较佳的疗效,RR 率在 81%～96%之间。$CXCR4$ 突变不影响该药的疗效。针对 26 例初发 WM 患者每周一次的硼替佐米联合利妥昔单抗,23 例达到 MR 以上疗效,1 年 EFS 率为 79%。更重要的是未发生 3～4 级神经毒性。欧洲骨髓瘤网络(European Myeloma Network,EMN)报道了硼替佐米、利妥昔单抗和地塞米松在初治 WM 中的疗效,缓解率为 85%,中位 PFS 为 42 个月,3 年生存期为 81%,周围神经病变发生率 46%。因此硼替佐米-利妥昔单抗-地塞米松是一线治疗的合理选择,但需要注意早期神经毒性。23 名华氏巨球蛋白血症采用硼替佐米、地塞米松和利妥昔单抗治疗(每周两次静脉注射硼替佐米),有 7 名(30%)发生 3 级(或更严重)周围神经病变。神经病变导致 23 名患者中 14 名(61%)停止了硼替佐米治疗。对于 WM 合并神经炎患者,应谨慎使用包含硼替佐米的方案。卡菲佐米与心血管事件风险增加有关,且呈剂量依赖性,对于华氏巨球蛋白血症和心血管疾病患者,尤其是 65 岁以上的患者,应谨慎使用。而伊沙佐米,较少发生神经病变或不良心血管事件。一项皮下注射利妥昔单抗与伊沙佐米和地塞米松联合使用的前瞻性研究显示,ORR 率 74%,不良反应可控。

4. BTK 抑制剂

BTK 抑制剂的出现为无法耐受强治疗方案的患者提供治疗选择,在华氏巨球蛋白血症患者中疗效卓越,并且可获得与含利妥昔单抗方案相当的 PFS 和 OS,且毒副反应安全可控。目前国内已批准伊布替尼、泽布替尼用于 WM 的治疗。Pivotal 研究入组 63 例 WM 患者,伊布替尼单药 420 mg/d 口服,治疗反应随时间增加,ORR 为 90%,MRR 为 79%;其中 $MYD88^{MUT}CXCR4^{WT}$ 患者 ORR 最低为 50%。不良事件有心房心律失常发生率 11%,此外还有中性粒细胞减少、血小板减少、肺炎、胃食管反流、高血压、贫血、皮肤感染。另一项 III 期 IN-NOVATE 研究中位随访 26.5 个月的初步分析证实,在治疗华氏巨球蛋白血症患者伊布替尼联合利妥昔单抗的无进展生存期(PFS)优于安慰剂联合利妥昔单抗组。每组 75 例患者,伊布替尼联合利妥昔单抗组未达到中位 PFS,与 R 单药组为 20.3 个月;54 个月 PFS 率分别为 68% vs 25%,PFS 获益与既往治疗状态或基因型无关。且伊布替尼联合利妥昔单抗的主要缓解率(≥部分缓解)随时间推移增加且持续,达到 76%vs R 的 31%;总缓解率(≥MR)为 92%vs 44%。

伊布替尼已被证明可以渗透到中枢神经系统,个别病例报告表明伊布替尼对治疗伴有 Bing-Neel 综合征的华氏巨球蛋白血症患者是有效的。一项多中心回顾性研究评估了经病理证实的 Bing-Neel 综合征患者服用伊布替尼,26 名患者中一半为 560 mg/d,另一半为 420 mg/d,有 21 名(81%)症状得到改善;15 名患者中有 9 名(60%)在伊布替尼治疗 3 个月内影像学有所改善。2 年无事件生存率为 80%。

服用伊布替尼会增加出血、高血压和房性心律失常的风险。对于持续出血、有心律失常无法控制的患者,应谨慎使用。因病情手术等原因暂停服用伊布替尼的华氏巨球蛋白血症患者中,有 20%可能会出现以疲劳、发热或盗汗为特征的戒断症状,口服泼尼松 10mg,2 次/日,可改善戒断症状。此时血清 IgM 浓度升高不应被认为是治疗失败,因为重启伊布替尼后血清 IgM

浓度会再次降低。

一项 2 期研究评估阿卡替尼在 106 例 WM 患者中的疗效,初治 14 例,非初治 92 例,总 ORR 为 93%,初治和非初治组 MRR 80% vs 79%,2 年 PFS 初治和非初治组 90% vs 82%。最常见的 3 级(或更糟)不良事件包括中性粒细胞减少和下呼吸道感染,心室颤动的病人比例为 5%。其他常见副作用包括头痛、腹泻、瘀伤、疲劳、恶心和关节痛。

ASPEN 研究纳入 229 例 WM 患者,泽布替尼对比伊布替尼有效性分析结果显示,泽布替尼的 CR+VGPR 缓解率 28.4%,伊布替尼为 19.2%($P=0.0921$),CR+VGPR 率差异不显著($P=0.0921$)。泽布替尼在安全性和耐受性方面,表现出具有临床意义的优势。中位随访 17.9 个月,ORR 80.8%(21/26),MRR 50.0%(13/26),VGPR 26.9%(7/26)。2 例患者因不良事件停用泽布替尼,6 例患者病情进展。12 个月 PFS 为 72.4%,中位 PFS、OS 均未达到。最常见的不良事件是腹泻、贫血、挫伤、发热和上呼吸道感染。大出血 2 例,房颤 1 例,没有致命 AEs。

新型 BTK 抑制剂 Tirabrutinib 的数据显示,27 名 WM 患者(18 例初治和 9 例非初治组)接受 Tirabrutinib 480 mg/d,初治组 ORR 94%,MRR 78%,非初治组 ORR 100%,MRR 89%。41% 的患者发生皮疹,7% 的患者出现 3 级中性粒细胞减少。

获得性 BTK 突变与 WM 对 BTK 抑制剂耐药有关,部分原因是 *MAPK3* 和 *MAPK1* 的再激活。BTK 突变导致现有的共价 BTK 抑制剂(即伊布替尼、泽布替尼、Tirabrutinib)无效。第二代非共价 BTK 抑制剂(如 Vecabrutinib、LOXO-305)正在对服用伊布替尼无效的 WM 患者进行研究。临床前研究表明,调节激酶 HCK 可以克服与 *BTK* 或 *PLCG2* 突变相关的 BTK 抑制剂的耐药性。达沙替尼已被证明是一种有效的 HCK 抑制剂,一项针对华氏巨球蛋白血症患者和 *BTK* 或 *PLCG2* 突变患者的试点研究正在进行中。

5. 其他靶向药物

(1) *BCL2* 拮抗剂

一项多中心的 2 期临床试验评估了维奈克拉对华氏巨球蛋白血症患者的疗效。30 名患者参加了试验,其中 15 名患者曾使用过 BTK 抑制剂。维奈克拉的剂量每周增加一次,每天口服一次,最高剂量为 800 mg,然后持续最长 2 年。随访 18 个月,初步结果显示总有效率为 90%,总有效率为 83%,VGPR 为 20%,18 个月无进展生存率为 82%,随访 18 个月,总有效率为 90%,有效率为 83%,VGPR 为 20%,18 个月无进展生存率为 82%。3 级(或更严重)不良反应包括中性粒细胞减少(50%)、贫血(8%)和腹泻(8%)。一项联合伊布替尼和维奈克拉治疗先前未接受治疗的华氏巨球蛋白血症患者的研究正在进行中。

(2) *PI3K/mTOR* 抑制剂

一项 1/2 期研究评估了 10 名非初治 WM 患者服用 Idelalisib 的安全性和疗效,Idelalisib 口服 150 mg,2 次/日,总有效率为 80%;长期随访显示中位无进展生存期为 22 个月;最常见的 3 级(或更严重)不良事件包括中性粒细胞减少(28%)、腹泻(28%)和肝酶升高(16%)。另一项 2 期研究旨在评估 Idelalisib 口服 150mg,2 次/日治疗 30 例 WM 患者的安全性和疗效的研究,因前 5 名入选患者中 3 名出现肝酶升高而提前终止。

另一项针对 50 例非初治 WM 患者采用 Idelalisib 联合奥滨尤妥珠单抗的研究,ORR 90％,MRR 76％。中位随访时间为 18 个月,中位 PFS 为 25 个月。在 25％的患者中观察到肝酶升高,50％的患者因药物毒性而过早停止联合治疗。

有研究显示哺乳动物雷帕霉素靶点($mTOR$)抑制剂依维莫司在复发 WM 的应答率 70％,口腔溃疡和肺毒性分别率分别为 8％和 6％。依维莫司(单药)治疗 33 例新诊断的 WM 患者,最佳总缓解率为 66.7％,14 例 PR、8 例 MR、11 例 SD。依维莫司联合硼替佐米和利妥昔单抗,然后依维莫司维持,89％的患者达 MR 及以上疗效,53％的患者 PR 及以上疗效,中位 PFS 为 21 个月。3 级或 4 级毒性仅限于血液学毒性,发生率大于 10％。

(3) PD-1 抗体

一项评估 PD-1 单克隆抗体替雷利珠单抗联合泽布替尼治疗华氏巨球蛋白血症患者的研究在两名受试患者出现危及生命的自身免疫性溶血后被停止,提示对华氏巨球蛋白血症患者使用靶向 PD-1 的药物时要谨慎。

6. 造血干细胞移植

自体和异基因造血干细胞移植在华氏巨球蛋白血症患者中的应用仅限于小病例系列和注册研究。欧洲血液和骨髓移植学会报道了 158 名行自体造血干细胞移植的华氏巨球蛋白血症患者,5 年无进展存活率为 40％,5 年总存活率为 69％。1 年无复发死亡率为 4％,5 年继发恶性肿瘤累积发生率为 8％。EBMT 还报道了他们在 86 例华氏巨球蛋白血症患者中接受异基因造血干细胞移植的经验,其中 37 例接受了清髓预处理,49 例接受了减低强度预处理。清髓预处理的 5 年无进展存活率为 56％,5 年总存活率为 62％。减低强度预处理组 5 年无进展生存率为 49％,5 年总生存率为 64％。清髓性预处理组 3 年无复发死亡率为 33％,减低强度预处理组为 23％。目前共识认为,对于诱导治疗有效的患者,自体造血干细胞移植不适合用于一线治疗;对于化疗敏感的高危患者(即侵袭性临床行为或既往治疗无效),在第二次或再次复发后,适合自体造血干细胞移植。

WM 是一种惰性疾病,中位生存期为 5～10 年。多因素分析显示,IgM≥4 500 mg/dL,BM 累及≥70％,β_2-微球蛋白≥4 mg/dL 以及白蛋白＜3.5 g/L 与较高的疾病进展显著相关;四个因素可以把 WM 患者分为低危、中危和高危。Dana-Farber 研究中心 WM 患者组分析,低危、中危和高危 WM 患者,中位 TTP 分别为 9.3、4.8 和 1.8 年。另外 $MYD88^{WT}$ 是独立的进展风险,$MYD88$ 突变 vs $MYD88^{WT}$ 中位 TTP4.9 年 vs1.8 年。$CXCR4$ 无义突变与对伊布替尼治疗的较低的应答率和较短的无进展生存期相关。$TP53$ 突变在 WM 中很罕见(＜3％),与 $MYD88$ 和 $CXCR4$ 突变和不良预后相关。

尽管目前国际观点认为 WM 作为一种不可治愈的疾病,其治疗目标以是缩小肿块大小、缓解症状、降低器官损害风险为主,但随着新药的层出不穷以及更加精准的检测方法,是否追求达到血液学和靶器官的 CR 或者微小残留疾病(MRD)阴性作为治疗目标,有待深入探索。

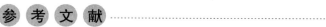

[1] Swerdlow SH, Campo E, Harris NL, et al. World Health Organization classification of tumours of haematopoietic and lymphoid tissue[M]. 4th ed. Lyon: IARC Press 2008:194 - 195.

[2] Waldenstrom J. Incipient myelomatosis or essential hyperglobulinemia with fibrinogenopenia: a new syndrome? [J]. Acta Med Scand, 1944, 117(3 - 4):216 - 247.

[3] Kastritis E, Kyrtsonis MC, Morel P, et al. Competing risk survival analysis in patients with symptomatic Waldenstrom macroglobulinemia: the impact of disease unrelated mortality and of rituximabbased primary therapy[J]. Haematologica, 2015, 100(11):e446 - e449.

[4] Treon SP, Hunter ZR, Aggarwal A, et al. Characterization of familial Waldenstrom's macroglobulinemia [J]. Ann Oncol, 2006, 17(3):488 - 494.

[5] Reynaud CA, Descatoire M, Dogan I, et al. IgM memory B cells: amouse human paradox[J]. Cell Mol Life Sci, 2012, 69 (10):1625 - 1634

[6] Chang H, Qi C, Trieu Y, et al. Prognostic relevance of 6q deletion in Waldenstrom's macroglobulinemia: a multicenter study[J]. Clin Lymphoma Myeloma, 2009, 9 (1):36 - 38.

[7] Nguyen-Khac F, Lambert J, Chapiro E, et al. Chromosomal aberrations and their prognostic value in a series of 174 untreated patients with Waldenström macroglobulinaemia. Haematologica[J], 2013, 98 (4):649 - 654.

[8] Issa GC, Leblebjian H, Roccaro AM, et al. New insights into the pathogenesis and treatment of Waldenström macroglobulinaemia[J]. Curr Opin Hematol, 2011, 18(4):260 - 265.

[9] Treon SP, Xu L, Yang G, et al. MYD88 L265P somatic mutation in Waldenström macroglobulinaemia[J]. N Engl J Med, 2012, 367(9):826 - 833.

[10] Jimenez C, Sebastian E, Chillon MC, et al. MYD88 L265P is a marker highly characteristic of, but not restricted to, Waldenström macroglobulinaemia[J]. Leukemia, 2013, 27(8):1722 - 1728.

[11] Treon SP, Xu L, Yang G, et al. MYD88 L265P somatic mutation in Waldenström macroglobulinaemia[J]. N Engl J Med, 2012, 367(9):826 - 833.

[12] Hernandez PA, Gorlin RJ, Lukens JN, et al. Mutations in the chemokine receptor gene CXCR4 are associated with WHIM syndrom, a combined immunodeficieney disease[J]. Nat Gene, 2003, 34(1):70 - 74.

[13] Hunter ZR, Xu L, Yang G et al. The genomic landscape of Waldenström macroglobulinemia is characterized by highly recurring MYD88 and WHIM-like CXCR4 mutations, and small somatic deletions associated with B-cell lymphomagenesis[J]. Blood, 2014, 123(11):1637 - 1646.

[14] Poulain S, Roumier C, Venet-Caillault A, et al. Genomic landscape of CXCR4 mutations in Waldenstrom macroglobulinemia[J]. Clin Cancer Res, 2016, 22(6):1480 - 1488.

[15] Varettoni M, Zibellini S, Defrancesco I, et al. Pattern of somatic mutations in patients with Waldenstrom macroglobulinemia or IgM monoclonal gammopathy of undetermined significance[J]. Haematologica, 2017, 102(12):2077 - 2085.

[16] Poulain S, Roumier C, Bertrand E, et al. TP53 mutation and its prognostic significance in Waldenstrom macroglobulinemia[J]. Clin Cancer Res, 2017, 23(20):6325 - 6335.

[17] 林果为,欧阳仁荣等主编. 现代临床血液病学[M]. 上海:复旦大学出版社;2013.

[18] 陈竺,陈赛娟主译. 威廉姆斯血液病学(第 8 版)[M]. 北京:人民卫生出版社;2011.

[19] 沈悌、赵永强主编. 血液病疗效与诊断标准(第 4 版)[M]. 北京:科学出版社;2018.

[20] 中国抗癌协会血液肿瘤专业委员会、中华医学会血液学分会白血病淋巴瘤学组、中国抗淋巴瘤联盟。淋巴浆细胞淋巴瘤/华氏巨球蛋白血症诊断与治疗中国专家共识(2016 年版)[J]. 中华血液学杂志,2016,37(9):729 - 734.

[21] Morel P,Duhamel A,Gobbi P,et al. International prognostic scoring system for Waldenstrom macroglobulinemia[J]. Blood, 2009, 113(18):4163 - 4170.

[22] Kastritis E, Morel P, Duhamel A, et al. A revised international prognostic score system for Waldenström's macroglobulinemia[J]. Leukemia, 2019, 33(11):2654 - 2661.

[23] Krzisch D, Guedes N, Boccon-Gibod C, et al. Cytogenetic and molecular abnormalities in Waldenström's macroglobulinemia patients: Correlations and prognostic impact[J]. Am J Hematol, 2021, 96(12):1569 - 1579.

[24] Poulain S, Roumier C, Bertrand E, et al. TP53 mutation and its prognostic significance in Waldenström's macroglobulinemia[J]. Clin Cancer Res, 2017;23(20):6325 - 6335.

[25] Treon SP, Gustine J, Xu L, et al. MYD88 wild-type Waldenström Macroglobulinaemia:differential diagnosis, risk of histological transformation, an overall survival[J]. Br J Haematol, 2018, 180(3):374 - 380.

[26] Roccaro AM, Sacco A, Jimenez C, et al. C1013G/CXCR4 acts as a driver mutation of tumor progression and modulator of drug resistance in lymphoplasmacytic lymphoma[J]. Blood, 2014, 123(26):4120 - 4131.

[27] Castillo JJ, Sarosiek SR, Gustine JN, et al. Response and survival predictors in a cohort of 319 patients with Waldenström macroglobulinemia treated with ibrutinib monotherapy[J]. Blood Adv, 2022, 6(3):1015 - 1024.

[28] Tam CS, Wolf MM, Westerman D, et al. Fludarabine combination therapy is highly effective in first-line and salvage treatment of patients with Waldenström's macroglobulinemia[J]. Clin Lymphoma Myeloma, 2005, 6(2):136 - 139.

[29] Tamburini J, Lévy V, Chaleteix C, et al. Fludarabine plus cyclophosphamide in Waldenström's macroglobulinemia:results in 49 patients[J]. Leukemia, 2005, 19(10):1831 - 1834.

[30] Treon SP, Agus TB, Link B, et al. CD20-directed antibody-mediated immunotherapy induces responses and facilitates hematologic recovery in patients with Waldenström's macroglobulinemia[J]. Immunother, 2001, 24(3):272 - 279.

[31] Treon SP, Xu L, Guerrera ML, et al. Genomic landscape of Waldenström macroglobulinemia and its impact on treatment strategies[J]. Clin Oncol, 2020, 38(11):1198 - 1208.

[32] Castillo JJ, Advani RH, Branagan AR, et al. Consensus treatment recommendations from the tenth International Workshop for Waldenström Macroglobulinaemia. [J]. Lancet Haematol, 2020, 7(11):e827 - e837.

[33] Gertz MA, Rue M, Blood E, et al. Multicenter phase 2 trial of rituximab for Waldenström macroglobulinaemia (WM): an Eastern Cooperative Oncology Group Study (E3A98)[J]. Leuk Lymphoma, 2004, 45(10):2047 - 2055.

[34] Treon SP,Emmanouilides C,Kimby E,et al. Extended rituximab therapy in Waldenström's macroglobu-linemia[J]. Ann Oncol, 2005, 6(1):132 - 138.

[35] Laszlo D,Andreola G,Rigacci L,et al. Rituximab and subcutaneous 2-chloro-2-deoxyadenosine combina-tion treatment for patients with Waldenström macroglobulinaemia: clinical and biologic results of a phase II multicenter study[J]. J Clin Oncol, 2010, 28(13):2233 - 2238.

[36] Treon SP, Branagan AR, Ioakimidis L, et al. Long-term outcomes to fludarabine and rituximab in Waldenström macroglobulinaemia[J]. Blood, 2009, 113(16):3673 - 3678.

[37] Rummel MJ, Niederle N, Maschmeyer G, et al. Bendamustine plus rituximab versus CHOP plus ritux-imab as first-line treatment for patients with indolent and mantle-cell lymphomas: an open-label, multicen-tre, randomised, phase 3 non-inferiority trial[J]. Lancet 2013; 381: 1203 - 10.

[38] Buske C,Hoster E,Dreyling M,et al. The addition of rituximab to front-line therapy with CHOP (R-CHOP) results in a higher response rate and longer time to treatment failure in patients with lymphoplas-macytic lymphoma: results of a randomized trial of the German Low-Grade Lymphoma Study Group (GLSG)[J]. Leukemia, 2009, 23(1):153 - 161.

[39] Treon SP, Hanzis C, Tripsas C, et al. Bendamustine therapy in patients with relapsed or refractory Waldenström's macroglobulinemia[J]. Clin Lymphoma Myeloma, Leuk, 2011,11(1):133 - 135.

[40] Paludo J, Abeykoon JP, Shreders A, et al. Bendamustine and rituximab (BR) versus dexamethasone, rit-uximab, and cyclophosphamide (DRC) in patients with Waldenström macroglobulinemia[J]. Ann Hema-tol, 2018, 97(8):1417 - 1425.

[41] Laribi K, Poulain S, Willems L, et al. Bendamustine plus rituximab in newly-diagnosed Waldenström macroglobulinaemia patients. A study on behalf of the French Innovative Leukaemia Organization (FILO) [J]. Br J Haematol, 2019, 186(1):146 - 149.

[42] Leblond V, Kastritis E, Advani R, et al. Treatment recommendations for Waldenström macroglobuline-mia from the eighth international workshop on WM[J]. Blood, 2016, 128(10):1321 - 1328.

[43] Castillo JJ, Itchaki G, Paludo J, et al. Ibrutinib for the treatment of Bing-Neel syndrome: a multicenter study[J]. Blood, 2019, 133(4): 299 - 305.

[44] Sklavenitis-Pistofidis R, Capelletti M, Liu CJ, et al. Bortezomib overcomes the negative impact of CXCR4 mutations on survival of Waldenström macroglobulinemia patients[J]. Blood, 2018, 132(24):2608 - 2612.

[45] Ghobrial IM, Xie W, Padmanabhan S, et al. Phase II trial of weekly bortezomib in combination with rituximab in untreated patients with Waldenström macroglobulinemia. Am J Hematol[J]. 2010, 85(9):670 - 674.

[46] Tedeschi A,Picardi P,Ferrero S,et al. Bendamustine and rituximab combination is safe and effective as salvage regimen in Waldenström macroglobulinemia[J]. Leuk Lymphoma, 2015, 56(9):2637 - 2642.

[47] Treon SP,Ioakimidis L,Soumerai JD,et al. Primary therapy of Waldenström macroglobulinaemia with bortezomib, dexamethasone, and rituximab: WMCTG clinical trial 05 - 180[J]. Clin Oncol, 2009, 27 (23): 3830 - 3835.

[48] Kersten MJ,Minnema MC,Vos JM,et al. Ixazomib, rituximab and dexamethasone (IRD) in patients with relapsed or progressive Waldenström's macroglobulinemia: results of the prospective phase I/II HOVON

124/Ecwm-R2 Trial[J]. Blood, 2019, 40(1):344 (abstr).

[49] Treon SP, Meid K, Gustine J, et al. Long-term follow-up of ibrutinib monotherapy in symtomatic, previously treated patients with Waldenström macroglobulinaemia[J]. J Clin Oncol, 2021, 39(6):565 – 575.

[50] Dimopoulos MA, Tedeschi A, Trotman J, et al. Phase 3 trial of ibrutinib plus rituximab in Waldenström macroglobulinemia[J]. N Engl J Med, 2018, 378(25):2399 – 2410.

[51] Castillo JJ, Xu L, Gustine JN, et al. CXCR4 mutation subtypes impact response and survival outcomes in patients with Waldenström macroglobulinaemia treated with ibrutinib[J]. Br J Haematol 2019, 187(3):356 – 363.

[52] Castillo JJ, Itchaki G, Paludo J, et al. Ibrutinib for the treatment of Bing-Neel syndrome: a multicentre study[J]. Blood, 2019, 133(4):299 – 305.

[53] Owen RG, McCarthy H, Rule S, et al. Acalabrutinib monotherapy in patients with Waldenström macroglobulinaemia: a single-arm, multicentre, phase 2 study[J]. Lancet Haematol, 2020, 7(2):e112 – e121.

[54] Tam CS, Opat S, D'Sa S, et al. A randomized phase 3 trial of zanubrutinib vs ibrutinib in symptomatic Waldenström macroglobulinemia: the ASPEN study[J]. Blood, 2020, 136(18):2038 – 2050.

[55] Sekiguchi N, Rai S, Munakata W, et al. A multicenter, open-label, phase II study of tirabrutinib (ONO/GS-4059) in patients with Waldenström's macroglobulinemia. Cancer Sci[J], 2020, 111(9):3327 – 3337.

[56] Castillo JJ, Allan JN, Siddiqi T, et al. Venetoclax in previously treated Waldenström macroglobulinaemia[J]. J Clin Oncol, 2022, 40(1):63 – 71.

[57] Wagner-Johnston ND, Schuster SJ, de Vos S, et al. Long-term follow-up of idelalisib monotherapy in patients with double refractory marginal zone lymphoma or lymphoplasmacytic lymphoma/ Waldenström's macroglobulinemia[C]. Blood, 2019, 134 (suppl):4006 (abstr).

[58] Castillo JJ, Gustine JN, Meid K, et al. Idelalisib in Waldenström macroglobulinaemia: high incidence of hepatotoxicity[J]. Leuk Lymphoma, 2017, 58(4):1002 – 1004.

[59] Tomowiak C, Desseaux K, Poulain S, et al. Open label nonrandomised phase II study exploring chemo-free treatment association with idelalisib + obinutuzumab in patients with relapsed/refractory (R/R) Waldenström's macroglobulinemia(WM), a filo trial: results of the intermediary analysis of the induction phase[C]. Blood, 2019, 134 (suppl):346 (abstr).

[60] Treon SP, Meid K, Tripsas C, et al. Prospective, multicenter clinical trial of everolimus as primary therapy in Waldenstrom macroglobulinemia (WMCTG 09-214)[J]. Clin Cancer Res, 2017, 23(10):2400 – 2404.

[61] Othman J, Verner E, Tam CS, et al. Severe haemolysis and transfusion reactions after treatment with BGB-3111 and PD-1 antibody for Waldenström macroglobulinaemia[J]. Haematologica, 2018, 103(5):e223 – e225.

[62] Kyriakou C, Canals C, Sibon D, et al. High-dose therapy and autologous stem-cell transplantation in Waldenström macroglobulinaemia: the Lymphoma Working Party of the European Group for Blood and Marrow Transplantation[J]. Clin Oncol, 2010, 28(13):2227 – 2232.

（金丽娜　杜鹃）

第三节　意义未明单克隆免疫球蛋白血症

1978 年,Robert Kyle 提出了意义未明单克隆免疫球蛋白血症(monoclonal gammopathy of undetermined significance,MGUS)这一病理状态,定义为血清和/或尿液中有单克隆性免疫球蛋白或其片段,而临床上无 B 细胞恶性肿瘤的症状、体征及诊断依据。

MGUS 的本质是浆细胞的克隆性增殖,目前被界定为癌前克隆性疾病,人群中总体患病率约为 2.4%,其发病率随年龄增长而增加,在 50 岁以上的发病率超过 4%。病程有很大的异质性,有的可长期稳定,历经数年甚至数十年而无变化,但有的则于短期内演变为多发性骨髓瘤(multiple myeloma,MM)、华氏巨球蛋白血症(Waldenström macroglobulinaemia,WM)、原发性淀粉样变性、慢性淋巴细胞白血病或非霍奇金淋巴瘤等,其演变频度为每年 1%~1.5%。Landgren 等通过前瞻性研究显示 MM 发病前均存在 MGUS。

MGUS 以 IgG 型居多,也可为 IgA 型,IgM 型或 κ、λ 轻链型,偶尔可为双克隆性。2002 年 Kyle 报道 1 组 1 384 例 MGUS,其中 IgG 型占 70%,IgM 型占 15%,IgA 型占 12%,双克隆型占 3%。

一、发病机制

(一)传统发病机制

MGUS 的病因未明。除年龄外,MGUS 发生及疾病进展相关的危险因素还包括以下方面:

1. 自身免疫及代谢因素

Brown 一项基于美国退伍军人的研究,发现 MGUS/MM 与广泛的炎症、感染和自身免疫性疾病相关,中位相对风险(Relative Risk,RR)分别为 1.18、1.29 和 1.15;瑞典 Lindqvist 的研究也发现了类似的联系。尽管对肥胖与 MGUS 的发生是否相关尚有争议,但有两项独立研究报告,糖尿病患者中的二甲双胍治疗可防止 MGUS 转化为 MM。这些研究表明,MGUS 的发生和进展中存在代谢失调。

2. 环境因素

Iwanaga 关于日本长崎原子弹爆炸的幸存者的研究证实了电离辐射与 MGUS 发病的相关性,此外,职业性接触石棉、化肥和杀虫剂、芳香烃、矿物油、石油和油漆等毒素均会提高 MGUS 的发生几率,这些空气污染物及致癌物,可能引发慢性炎症、自身免疫和潜在的炎症诱导疾病的发生。

3. 遗传因素

根据瑞典数据库中的最大的家族研究分析报告,MGUS 患者的亲属患 MGUS 和 MM 的风险分别增加了 4 倍和 2.9 倍。一系列旨在揭示 MGUS/MM 遗传模式的研究发现,一种功能未知的蛋白,高磷酸化副精氨酸-7(pP-7)与家族性和非家族性 MGUS 和 MM 均有关联,通过对 8 个家系的分析表明,pP-7 以显性方式遗传,并导致 MGUS 和 MM 的进展。研究人员假设,过度磷酸化可通过慢性抗原刺激诱发自身免疫,而慢性抗原刺激又可能导致自身免疫。导致了浆细胞功能紊乱。此外,在 37% 的非裔美国人中检测到 pP-7 的表达,而在欧洲人中为 16.7%,在日本 MGUS/MM 患者中为 4%,这表明这种遗传因素可能在非裔美国人中发挥作用。

(二)发病机制新进展

近年来,人们对 MGUS 的起始事件及与疾病进展相关的基因组学和免疫组学研究日益深入。

1. 基因组学

MGUS 中检测到可以检测到的拷贝数异常(CNA),包括 1q、3p、6p、9p、11q、19p、19q 和 21q 的增加以及 1p、16q 和 22q 的缺失,其发生频率(60.6%)较 MM(100%)低。而在 IgM MGUS/WM 最常见的染色体拷贝数异常是 6q 缺失,18q 扩增,4、5、12 嵌合三体和 8 染色单体。其中,6q 缺失在症状性 WM 中较常见,但在 IgM-MGUS 中未能检测到,这表明它可能是继发事件,提示 MGUS 的发展过程中染色体发生改变。在极少数 MGUS 病例中能够检测到 MM 相关体细胞突变(*KRAS*、*NRAS*、*DIS3*、*HIST1H1E*、*EGR1* 和 *LTB*),此外,MGUS 中未检测到 *MYC* 易位和 *TP53* 缺失和突变,表明这些可能是疾病进展的驱动因素。

染色体研究加深了对 MGUS-MM 发病机制的理解,而基因表达谱(GEP)的研究进一步描述了疾病状态。一项研究报告了 52 个患者浆细胞(MGUS、SMM 和 MM)和对照组浆细胞之间的差异表达基因。将患者分为:MM 样 MGUS、非 MM 样 MGUS、MGUS 样 MM 和非 MGUS 样 MM,其中 MM 样 MGUS 的进展风险增加,MGUS 样 MM 的生存期更长。在初诊 MM 患者中的基因表达分析(GEP-70)被发现与生存率和骨髓瘤分期密切相关。通过基因表达分析也确定了 *CCND1*(11q13)、*CCND3*(6p21)或 *CCND2*[*MAF*(16q23)和 *MAFB*(20q11)]的失调是非超二倍体 MGUS 中一个统一的早期事件。在另一项研究中通过与正常 B 细胞比较,发现 WM 和 IgM MGUS 的细胞中高表达的基因 *HIST1H1B*、*EZH2*、*CHEK1*、*LEF1*、*ADAM23*、*RASGRP3*、*ADRB2*、*PIK3AP1*、*CDHR3*,这些基因可能在 IgM MGUS 转化为 WM 中发挥作用。

miRNA 表达谱分析发现 MGUS 中有 41 个上调和 7 个下调的 miRNA,其中一些在 B 细胞和 T 细胞分化中发挥作用。特别是,miRNA-21、-181a 和 -106b~25 可能涉及 p53 通路的改变,因为已知它们靶向能够乙酰化 *p53* 的 p300-CBP 相关因子。此外,在 MGUS 和 MM 中发现循环血清 miRNA 744、miRNA-130a、miRNA-34a、let-7d 和 let-7e 均失调,miRNA-34a 和 let-7e 可以用以区分 MGUS 患者和健康个体,其敏感性为 91.1%,特异性为 96.7%。其他表观遗传学研究发现,MGUS 和 MM 中的特定基因高度甲基化,包括 *p15*、*p16*、*p53*、*DAPK*、*ARF*、*SOCS-1*、*E-Cadherin*、*hMLH-1*,发现早期 MM 阶段表现出类似的抑癌基因甲基化模式,但 MGUS 中的甲基化指数较低。

2. 肿瘤微环境

已有研究开始关注骨髓成分作为肿瘤微环境在 MGUS 进展到 MM 阶段所发挥的作用。

(1) 骨系细胞

溶骨性病变是 MM 的标志之一,主要由成骨细胞中的 RANK-L 上调和骨保护素(OPG)下调驱动,后者又激活了破骨细胞。虽然在 MGUS 中未观察到骨损伤,但 RANK-L/OPG 和骨折风险已经较高。

(2) 基质、内皮和间充质干祖细胞(MSPC)

MSPC 是骨髓(bone marrow,BM)生态龛位的主要组成部分,通过血管粘附分子-1(VCAM1)和细胞间黏附分子-1(ICAM1)调节粘附和迁移,并通过直接的细胞-细胞相互作用和分泌生长或抗凋亡因子(IGF1,IL-6 和 CXCL12)调节 MM 细胞的存活和增殖。通过人类间质细胞的 GEP 研究显示,从 MGUS 到复发/难治性 MM 与健康个体相比,均显示出差异表达特征,涉及 *IL-6*、*DKK1*、*HOXB91*、*TNFα* 和缺氧的信号通路。这些微环境变化可能在 MGUS 阶段已经发生。例如,在 MGUS 的 BM 生态龛位中成纤维细胞已经开始改变,而细胞外基质重塑蛋白质构成的增加。

(3) 免疫成分

逃避和抑制宿主免疫系统是 MGUS 发展为 MM 的重要步骤。通常,自然杀伤(NK)细胞和细胞毒性 T 淋巴细胞负责诱发针对癌细胞的免疫反应。然而,肿瘤细胞可以抑制这些抗癌反应。免疫抑制包括抗原呈递丧失、免疫细胞功能缺陷、骨髓瘤特异性 T 细胞减少和免疫抑制细胞类型增加,如骨髓源性抑制细胞(MDSCs)和调节性 T 细胞(Treg)。在 MGUS 和 MM 患者中均观察到 T 细胞扩增,然而,当 MGUS 肿瘤负荷较低时扩增明显,但在进展至 MM 的过程中出现下降减少。

二、临床表现

严格来说,MGUS 患者无浆细胞增殖相关的症状及体征,否则不应诊断为 MGUS。该类患者通常于体检或因其他疾病检查时被发现。但某些 MGUS 可能出现以下并发症:

1. 骨折

MGUS 患者即使未进展为 MM,发生中轴骨(非外周骨)骨折的危险性也明显升高,椎体骨密度减低者尤为突出。MGUS 患者的骨密度降低,骨质疏松度增加,随着骨皮质孔隙度的增加以及皮质厚度的减少,表明骨骼微结构发生了改变。然而,Thorsteinsdottir 等通过计算机断层扫描(CT)对超过 5 000 名 MGUS 患者的骨密度和骨骼形态进行分析,表明 MGUS 患者的骨折风险与骨骼形态改变相关,而非骨密度的降低。因此,MGUS 与骨折相关的生物学标记物仍有待前瞻性研究进一步探索。

2. 深静脉血栓

有研究显示,MGUS 患者发生深静脉血栓的危险性增加,是正常人群的 3.3 倍(95% CI:2.3~4.7),机制未明。

3. 感染

MGUS患者中体液免疫反应不足可能导致该人群中的高感染率,并且MGUS患者对疫苗接种的抗体反应降低。除体液免疫外,骨髓微环境中许多免疫细胞如NK细胞、树突状细胞和T细胞等也在MGUS、SMM、MM各阶段发生了变化,这也可能与感染的发生率增高相关。

4. 周围神经病变(PN)

在10%的MGUS患者中存在PN,以IgM型为主。IgM型MGUS与远端获得性脱髓鞘对称性神经病(DADS)相关,表现为感觉共济失调和轻度远端运动缺陷。有50%的患者检测到抗髓鞘相关糖蛋白(MAG)抗体,而其他周围神经病变可能与抗神经节苷脂抗体相关。

5. 具有肾脏意义的单克隆免疫球蛋白血症

具有肾脏意义的单克隆免疫球蛋白血症(MGRS)是指B淋巴细胞和浆细胞增殖性疾病导致免疫球蛋白血症相关肾损害,但其不能达到多发性骨髓瘤、华氏巨球蛋白血症、慢性淋巴细胞白血病或非霍奇金淋巴瘤的诊断标准。MGRS肾损害的类型常根据免疫球蛋白沉积部位区分,值得注意的是,轻链管型肾病(LCCN)常由MM引起,不属于MGRS。对于MGUS患者,需监测患者的肾功能,并在其他原因不明的肾功能不全患者中保持对MGRS的高度怀疑。

6. 冷凝集素病

冷凝集素病(CAD)是指由单克隆冷凝集素介导的自身免疫性溶血性贫血,90%冷凝集素多为IgM抗体,分为原发性CAD和继发性CAD。原发性CAD通常由克隆性B淋巴细胞增殖所引起,但尚不能达到淋巴瘤的诊断标准。临床症状为冷凝集素引起的溶血性贫血及四肢末端微循环障碍,患者具有肢端发绀或雷诺现象,而溃疡或坏疽罕见(<2%)。此外,CAD患者血栓形成的风险增加,这可能与血管内溶血有关。

三、诊断

(一)传统诊断

国际骨髓瘤工作组(2003年)制订的标准为:① 血清中单克隆性免疫球蛋白(M蛋白)<30 g/L;② 骨髓中克隆性浆细胞<10%(骨髓活检中仅有少量浆细胞浸润);③ 无相关器官或组织损害;④ 无其他浆细胞增殖性疾病的证据。

(二)精准诊断新进展

2014年国际骨髓瘤工作组又将MGUS的诊断标准细分为以下三类:

1. 非IgM型MGUS诊断 需符合下述三项标准:

(1)血清单克隆免疫球蛋白(非IgM)<30 g/L;

(2)骨髓中克隆性浆细胞<10%;

(3)临床上无高钙血症、肾功能损伤、贫血和骨骼破坏(CRAB)表现。

2. IgM型MGUS诊断 需符合下述三项标准:

(1)血清单克隆IgM<30 g/L;

（2）骨髓中淋巴样浆细胞<10%；

（3）无贫血、体质性症状、高黏血症、淋巴结病或脾大。

3. 轻链型 MGUS 诊断需符合下述全部标准：

（1）异常游离轻链比值<0.26 或>1.65；

（2）异常轻链水平升高（升高的 κ 轻链伴比值>1.65，升高的 λ 轻链伴比值<0.26）；

（3）免疫固定电泳无免疫球蛋白重链表达；

（4）临床上无器官损伤表现；

（5）骨髓中克隆性浆细胞<10%。

2022 年 WHO 对淋系肿瘤进行修订，第 5 版对浆细胞肿瘤部分进行了扩充和结构修改，在传统 IgM 型 MGUS 及非 IgM 型 MGUS 的基础上，引入原发性冷凝集素病及具有肾脏意义的免疫球蛋白血症，统称为单克隆球蛋白增多症。既往研究将意义不明免疫球蛋白血症视为恶性浆细胞疾病或淋巴细胞恶性肿瘤的一种癌前状态，但有一部分患者在早期已出现与单克隆蛋白本身相关的独特免疫和生化表现。目前认为，这些具有独特免疫和生化表现的免疫球蛋白血症，更需要被早期识别及干预。

四、预后分层

截至目前，尚无可靠的生物学标志可以预测 MGUS 进展为 MM 或其他疾病状态，只能通过流行病学资料和临床变化特点进行风险分层评估。目前已提出了许多旨在预测 MGUS 进展的预后分层模型。

（一）传统预后分层

有研究显示，血清 M 蛋白水平与病情进展有关，初诊时血清 M 蛋白分别为≤5、10、15、20、25 和 30 g/L 者，于 10 年间累计进展为 MM 相关病的比例分别为 6%、7%、11%、20%、24% 和 34%，而第 1 年 M 蛋白进行性增加，是最重要的危险因素。除 M 蛋白的数量外，不同 M 蛋白类型也有不同的预后差异，IgA 型及 IgM 型进展的危险度比 IgG 型明显增高。

Mayo 临床医学中心在 2005 年发表的研究，通过对 1 148 名 MGUS 患者进行了调查，围绕血清蛋白异常确定三种风险因素进行疾病进展评估，分为 4 个不同的风险组（低危组、低中危组、中高危组和高危组）：（1）血清 M 蛋白浓度>15 g/L；（2）非 IgG 亚型 MGUS（IgA 或 IgM）；（3）sFLC 比值<0.26 或>1.65。无风险因素的低危组患者，20 年内向 MM 转化的风险为 5%，存在 1 种风险因素的低中危组患者，在 20 年内向 MM 转化的风险为 21%，存在 2 种风险因素的中高危组患者，20 年内向 MM 转化的风险 37%，而存在 3 种风险因素的高危组患者，20 年内向 MM 转化的风险为 58%。

（二）精准预后分层新进展

2007 年西班牙研究工作组通过多参数流式细胞术检测异常浆细胞（aPC）与正常骨髓浆细胞（BMPC）的免疫表型进行分层评估，以存在 DNA 非整倍体和 aPC/BMPC≥95% 作为疾病进展的高风险因素。在407例MGUS患者的风险评估中,无危险因素的患者在5年内有4%的风险进展为MM;存在1个危险因素的患者在5年内有46%的风险进展为MM,存在2个危险因素的患者在5年内有72%的风险进展为MM。同一研究组在2010年发表了另一项单独的研究,在311例MGUS患者中研究M蛋白稳定性和浆细胞免疫表型的预后评估价值,将进展型MGUS(定义为3年内至少间隔1个月的2次连续M蛋白测量结果证实M蛋白量增加≥10%)和aPC/BMPC≥95%作为疾病进展的高风险因素。研究发现,无危险因素的患者7年内累积进展概率为2%;存在1个危险因素的7年内累计进展概率为16%;存在2个危险因素的患者在7年内累计进展概率为72%。

2014年瑞典一项针对728例MGUS患者的研究发现,下列4个临床参数的组合可以作为新的预后分层:① 血清M蛋白浓度>15 g/L;② 非IgG亚型MGUS(IgA或IgM);③ sFLC比值<0.26或>1.65;④ "免疫瘫痪"(≥1种未受累的背景免疫球蛋白降低到正常水平以下)。无危险因素的患者在10年内的累积进展概率约为4%;存在1个危险因素的患者在10年内的累积进展概率约为6%;存在2个危险因素的患者在10年内的累积进展概率约为12%;存在3个危险因素的患者在10年内的累积进展概率约为23%;存在4个危险因素的患者在10年内的累积进展概率约为40%。

近年来亦有相关研究证实,年龄和MGUS的预后没有直接关系,Pang等的研究中年轻患者(<40岁)的年平均进展率为1.4%,较老年相似。在此研究中,尽管没有发现免疫相关疾病患者和无免疫相关疾病患者之间的进展风险有统计学意义的差异,但无共存免疫疾病的患者中进展风险有更高的趋势(HR 2.36,95% CI:0.85~6.52)。此外,有研究报道血清中可溶性B细胞成熟抗原(sBCMA)可能是一种新的生物标志物,用于独立识别MGUS和SMM患者中进展为MM的风险,而不依赖于现有的风险模型。

但遗憾的是,目前尚无研究提供MGUS不同风险分层模型之间的直接比较。

五、治疗

(一)传统治疗

既往的研究结果显示采用标准化疗或改善骨骼重塑进展早期干预并没有给MGUS患者的生存期带来受益,低危组MGUS和SMM病情进展率极低。2010年IMWG指南根据Mayo临床医学中心的风险分层体系首次提出了个体化评估和随访策略。

低危组MGUS患者,骨髓和骨骼X线检查不作为常规检测指标。6个月内进行血清蛋白电泳随访,如果稳定,每2~3年检测1次,若出现症状则提示疾病进展可能。

对于中危组和高危组MGUS,最初就需要进行骨穿、活检、染色体、FISH等全面检测,目前PET-CT在MGUS筛查中的应用价值仍有争议。如果病情稳定,6个月内进行血清蛋白电泳和完整的血液学评估,并每年进行相关检测,其中,高危组患者是否治疗,主要取决于CRAB判断标准。对于中危组及高危组患者,建议终生年度随访。对于有合并症的患者,因排查病因并对症处理。

目前有两项前瞻性筛查计划:冰岛筛查治疗和预防多发性骨髓瘤(iSTOPMM)研究,美国高风险筛查人群骨髓瘤发展预测(PROMISE)研究。这种前瞻性队列研究可能为 MGUS 相关并发症提供支持治疗,同时也有助于加深我们对 MGUS 的病理生理学的理解。

(二)精准治疗新进展

2022 年 WHO 修订版将单克隆球蛋白增多症划分为 CAD、MGUS 和 MGRS,对于前两者而言,靶向药物是首要治疗选择。

1. CAD 治疗

CAD 治疗的目标是缓解寒冷引起的症状和溶血性贫血。基于利妥昔单抗的治疗前瞻性研究表明,单药有效率在 50%,但完善缓解极为罕见。而联合治疗进一步提高了疗效,在一项 45 例 CAD 患者的前瞻性研究中,利妥昔单抗联合苯达莫司汀的治疗有效率为 71%,完全缓解率为 40%,血红蛋白中位升高值为 44 g/L;利妥昔单抗与氟达拉滨的联合治疗有效率 62%,完全缓解率 38%,但继发性恶性肿瘤的风险也随之增加。另一项基于 19 例 CAD 患者的前瞻性研究中,基于硼替佐米的方案治疗有效率为 32%。而对于复发患者,则应考虑进行临床试验,包括 C1s 抑制剂(Sutimlimab)、C3b 抑制剂 Pegcetacoplan (Ⅲ期,NCT05096403)、补体因子 B 抑制剂 Iptacopan (Ⅱ期,NCT05086744)和 C1 抑制剂 BIVV020 (Ⅰb 期,NCT04269551)等研究。

2. MGRS 治疗

MGRS 的治疗由产生肾毒性单克隆免疫球蛋白的克隆性质决定,新型靶向药物优于传统的肾脏免疫抑制治疗。(1)对于浆细胞克隆,目前以硼替佐米为基础的治疗具有较好的治疗优势。在单克隆免疫球蛋白沉积病(MIDD)患者中,使用大剂量的马法兰为预处理方案的自体干细胞移植可获得更高层次的血液反应。亦有研究评估达雷妥尤单抗对 MIDD 的治疗疗效。(2)对于 CD20$^+$ B 细胞克隆,患者应接受以利妥昔单抗为基础的治疗。MGRS 治疗过程中需要定期评估血液学指标(血清游离轻链水平和 M 蛋白)和肾脏指标(血清肌酐和尿蛋白水平),以评估治疗反应和减少治疗毒性。

3. MGUS 和 SMM 治疗

患者是否应通过预防性治疗来防止进展为 MM,降低疾病发病率和死亡率,仍是目前临床面临的一个有争议的问题。实际已有临床试验对有向 MM 进展高风险的 MGUS 群体展开相关探索,通过研究 MGUS 的不同治疗策略以防止向症状性疾病进展,详见表格 6-3-1。有一项是对高危 MGUS 患者(NCT03236428)进行 DARA Ⅱ期试验研究。另一项早期 Ⅰ 期的临床试验是研究一种新的树突状细胞为基础的抗 DKK1 的肿瘤疫苗,用于治疗各种浆细胞疾病,包括 MGUS(NCT03591614)。另一个 Ⅰ 期试验是评估抗生素利福昔明在 MGUS 患者中的作用,以确定对浆细胞和单克隆免疫球蛋白的影响(NCT03820817)。此外,还有其他关于绿茶提取物,姜黄素和非甾体抗炎药(NSAIDs)等药物在 MGUS 方面的研究探索。

表 6-3-1 MGUS 治疗临床试验汇总

项目名称	药物	URL	阶段
一项 CD38 抗体 Daratumumab 在高危 MGUS 和低危 SMM 患者中的 II 期研究	达雷妥尤单抗	https://ClinicalTrials.gov/show/NCT03236428	招募中
树突状细胞 DKK1 疫苗用于 MGUS 和 SMM	DKK1 疫苗	https://ClinicalTrials.gov/show/NCT03591614	未开始招募
绿茶提取物治疗 MGUS 和/或 SMM 患者	绿茶提取物	https://clinicaltrials.gov/ct2/show/NCT00942422	终止
塞来昔布预防 MGUS 或 SMM	塞来昔布	https://clinicaltrials.gov/ct2/show/NCT00099047	结束
单克隆丙种球蛋白病患者中的利福昔明	利福昔明	https://clinicaltrials.gov/ct2/show/NCT03820817	招募中
利妥昔单抗治疗 MGUS 引起的周围神经病变	利妥昔单抗	https://clinicaltrials.gov/ct2/show/NCT00588822	终止
RIMAG 研究:利妥昔单抗与安慰剂在抗 MAG IgM MGUS 相关多发性神经病中的试验	利妥昔单抗	https://clinicaltrials.gov/ct2/show/NCT00259974	结束

考虑到 MM 的临床进程,在疾病早期免疫抑制发展之前启动治疗,可能防止 MGUS 向 MM 进展,但临床试验受试者必须充分评估治疗利弊,了解其个体进展风险和治疗副作用风险。并且需要更长的随访时间来评估这些早期治疗对 MGUS 自然史和克隆选择的影响。另一方面,随着对 MGUS 发病机制和病理生理学的研究日益加深,寻找能够预测 MGUS 进展风险的生物标志物是未来的研究方向之一,以便早期识别可能受益于筛查和/或早期干预的 MGUS 和 SMM 的高危人群,提供临床干预的更佳时机。

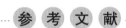

参 考 文 献

[1] Kyle RA, Greipp PR. "Idiopathic" Bence Jones protein uria: long-term follow-up in seven patients[J]. N Engl J Med,1982,306(10):564-567

[2] Kyle RA, Therneau TM, Rajkumar, SV, et al. Prevalence of monoclonal gammopathy of undetermined significance[J]. N Engl J Med,2006,354, 1362-1369.

[3] Kyle RA, Therneau TM, Rajkumar SV, et al. A long-term study of prognosis in monoclonal gammopathy of undetermined significance[J]. N Engl J Med, 2002,346(8):564-569.

[4] Kyle RA, Larson DR, Therneau TM, et al. Long-term follow-up of monoclonal gammopathy of undetermined significance[J]. N Engl J Med,2018,378, 241-249.

[5] Kyle RA, Dispenzieri A, Kumar S, et al. IgM monoclonal gammopathy of undetermined significance (MGUS) and smoldering Waldenstrom's macroglobulinemia (SWM) [J]. Clin Lymphoma Myeloma Leuk, 2011,11(1):74-76.

[6] Landgren O, Kyle RA, Pfeiffer RM, et al. Monoclonal gammopathy of undetermined significance (MGUS) consistently precedes multiple myeloma: a prospective study[J]. Blood,2009,113(22):5412-5415.

[7] Mouhieddine TH, Weeks LD, Ghobrial IM. Monoclonal gammopathy of undetermined significance

(MGUS) [J]. Blood, 2019,133(23):2484 - 2494.

[8] Brown LM, Gridley G, Check D, et al. Risk of multiple myeloma and monoclonal gammopathy of undetermined significance among white and black male United States veterans with prior autoimmune, infectious, inflammatory, and allergic disorders[J]. Blood, 2008,111(7):3388 - 3394.

[9] Lindqvist EK, Goldin LR, Landgren O, et al. Personal and family history of immune-related conditions increase the risk of plasma cell disorders: a population-based study[J]. Blood, 2011,118(24):6284 - 6291.

[10] Thordardottir M, Lindqvist EK, Lund SH, et al. Obesity and risk of monoclonal gammopathy of undetermined significance and progression to multiple myeloma: a population-based study[J]. Blood Adv, 2017,1 (24):2186 - 2192.

[11] Boursi B, Weiss BM, Haynes K, et al. Reappraisal of risk factors for monoclonal gammopathy of undetermined significance[J]. Am J Hematol, 2016,91:581 - 584.

[12] Chang SH, Luo S, O'Brian KK, et al. Association between metformin use and progression of monoclonal gammopathy of undetermined significance to multiple myeloma in US veterans with diabetes mellitus: a population-based retrospective cohort study[J]. Lancet Haematol, 2015,2(1):e30 - e36.

[13] Iwanaga M, Tagawa M, Tsukasaki K, et al. Relationship between monoclonal gammopathy of undetermined significance and radiation exposure in Nagasaki atomic bomb survivors[J]. Blood, 2009,113(8): 1639 - 1650.

[14] Orban E, Arendt M, Hennig F, et al. Is long-term particulate matter and nitrogen dioxide air pollution associated with incident monoclonal gammopathy of undetermined significance (MGUS)? An analysis of the Heinz Nixdorf Recall study[J]. Environ Int, 2017,108:237 - 245.

[15] Landgren O, Zeig-Owens R, Giricz O, et al. Multiple myeloma and its precursor disease among firefighters exposed to the World Trade Center Disaster[J]. JAMA Oncol, 2018,4(6):821 - 827.

[16] Landgren O, Kristinsson SY, Goldin LR, et al. Risk of plasma cell and lymphoproliferative disorders among 14621 first-degree relatives of 4458 patients with monoclonal gammopathy of undetermined significance in Sweden[J]. Blood, 2009,114(4):791 - 795.

[17] Grass S, Preuss KD, Thome S, et al. Paraproteins of familial MGUS/multiple myeloma target family-typical antigens: hyperphosphorylation of autoantigens is a consistent finding in familial and sporadic MGUS/ MM[J]. Blood, 2011,118(3):635 - 637.

[18] Steingrimsdottir H, Einarsdottir HK, Haraldsdottir V, et al. Familial monoclonal gammopathy: hyper-responsive B cells in unaffected family members[J]. Eur J Haematol, 2011,86(5):396 - 404.

[19] Zwick C, Held G, Auth M, et al. Over one-third of African-American MGUS and multiple myeloma patients are carriers of hyperphosphorylated paratarg-7, an autosomal dominantly inherited risk factor for MGUS/MM[J]. Int J Cancer, 2014,135(4):934 - 938.

[20] Mikulasova A, Wardell CP, Murison A, et al. The spectrum of somatic mutations in monoclonal gammopathy of undetermined significance indicates a less complex genomic landscape than that in multiple myeloma[J]. Haematologica, 2017,102(9):1617 - 1625.

[21] Smetana J, Frohlich J, Zaoralova R, et al. Genome-wide screening of cytogenetic abnormalities in multiple myeloma patients using array-CGH technique: a Czech multicenter experience[J]. Biomed Res Int, 2014,

2014:209670.

[22] Paiva B, Corchete LA, Vidriales MB, et al. The cellular origin and malignant transformation of Waldenstrom macroglobulinemia[J]. Blood, 2015,125(15):2370 - 2380.

[23] Zhan F, Barlogie B, Arzoumanian V, et al. Gene-expression signature of benign monoclonal gammopathy evident in multiple myeloma is linked to good prognosis[J]. Blood, 2007,109(4):1692 - 1700.

[24] Shaughnessy JD Jr, Zhan F, Burington BE, et al. A validated gene expression model of high-risk multiple myeloma is defined by deregulated expression of genes mapping to chromosome 1[J]. Blood, 2007,109 (6):2276 - 2284.

[25] Dhodapkar MV, Sexton R, Waheed S, et al. Clinical, genomic, and imaging predictors of myeloma progression from asymptomatic monoclonal gammopathies (SWOG S0120) [J]. Blood, 2014,123(1):78 - 85.

[26] Bergsagel PL, Kuehl WM, Zhan F, et al. Cyclin D dysregulation: an early and unifying pathogenic event in multiple myeloma[J]. Blood, 2005,106(1):296 - 303.

[27] Fonseca R, Debes-Marun CS, Picken EB, et al. The recurrent IgH translocations are highly associated with nonhyperdiploid variant multiple myeloma[J]. Blood, 2003,102(7):2562 - 2567.

[28] Trojani A, Di Camillo B, Bossi LE, et al. Identification of a candidate gene set signature for the risk of progression in IgM MGUS to smoldering/symptomatic Waldenstrm macroglobulinemia (WM) by a comparative transcriptome analysis of B cells and plasma cells[J]. Cancers,2021,13, 1837 - 1858.

[29] Pichiorri F, Suh SS, Ladetto M, et al. MicroRNAs regulate critical genes associated with multiple myeloma pathogenesis[J]. Proc Natl Acad Sci U S A, 2008,105(35):12885 - 12890.

[30] Chen CZ, Li L, Lodish HF, et al. MicroRNAs modulate hematopoietic lineage differentiation[J]. Science, 2004,303(5654),83 - 86.

[31] Kubiczkova L, Kryukov F, Slaby O, et al. Circulating serum microRNAs as novel diagnostic and prognostic biomarkers for multiple myeloma and monoclonal gammopathy of undetermined significance[J]. Haematologica, 2014,99(3):511 - 518.

[32] Stanganelli C, Arbelbide J, Fantl DB, et al. DNA methylation analysis of tumor suppressor genes in monoclonal gammopathy of undetermined significance[J]. Ann Hematol, 2010,89(2):191 - 199.

[33] Geraldes C, Goncalves AC, Cortesao E, et al. Aberrant p15, p16, p53, and DAPK gene methylation in myelomagenesis: clinical and prognostic implications[J]. Clin Lymphoma Myeloma Leuk, 2016,16(12): 713 - 720. e2.

[34] Politou M, Terpos E, Anagnostopoulos A, et al. Role of receptor activator of nuclear factor-kappa B ligand (RANKL), osteoprotegerin and macrophage protein 1-alpha (MIP-1a) in monoclonal gammopathy of undetermined significance (MGUS) [J]. Br J Haematol, 2004,126(5):686 - 689.

[35] Kristinsson SY, Tang M, Pfeiffer RM, et al. Monoclonal gammopathy of undetermined significance and risk of skeletal fractures: a population-based study[J]. Blood, 2010,116(15):2651 - 2655.

[36] Podar K, Richardson PG, Hideshima T, et al. The malignant clone and the bone-marrow environment[J]. Best Pract Res Clin Haematol, 2007,20(4):597 - 612.

[37] Todoerti K, Lisignoli G, Storti P, et al. Distinct transcriptional profiles characterize bone microenviron-

ment mesenchymal cells rather than osteoblasts in relationship with multiple myeloma bone disease[J]. Exp Hematol, 2010,38(2):141-153.

[38] Anguiano A, Tuchman SA, Acharya C, et al. Gene expression profiles of tumor biology provide a novel approach to prognosis and may guide the selection of therapeutic targets in multiple myeloma[J]. J Clin Oncol, 2009,27(25):4197-4203.

[39] Slany A, Haudek-Prinz V, Meshcheryakova A, et al. Extracellular matrix remodeling by bone marrow fibroblast-like cells correlates with disease progression in multiple myeloma[J]. J Proteome Res, 2014,13 (2):844-854.

[40] Perez-Andres M, Almeida J, Martin-Ayuso M, et al. Characterization of bone marrow T cells in Monoclonal gammopathy of undetermined significance, multiple myeloma, and plasma cell leukemia demonstrates increased infiltration by cytotoxic/Th1 T cells demonstrating a squed TCR-Vbeta repertoire[J]. Cancer, 2006,106(6):1296-1305.

[41] Dhodapkar MV, Krasovsky J, Osman K, et al. Vigorous premalignancy-specific effector T cell response in the bone marrow of patients with monoclonal gammopathy[J]. J Exp Med, 2003,198(11):1753-1757.

[42] Dhodapkar MV, Geller MD, Chang DH, et al. A reversible defect in natural killer T cell function characterizes the progression of premalignant to malignant myeloma[J]. J Exp Med, 2003,197(12):1667-1676

[43] Lomas, OC, Mouhieddine TH, Tahri S, et al. Monoclonal gammopathy of undetermined significance (MGUS)-not so asymptomatic after all[J]. Cancers,2020,12, 1554-1568.

[44] V eronese N, Luchini C, Solmi M, et al. Monoclonal gammopathy of undetermined significance and bone health outcomes: A systematic review and exploratory meta-analysis[J]. J Bone Miner Metab,2017,36, 128-132.

[45] Gregersen H, Jensen P, Gislum M, et al. Fracture risk in patients with monoclonal gammopathy of undetermined significance[J]. Br J Haematol, 2006,135(1):62-67.

[46] Thorsteinsdottir S, Lund SH, Lindqvist EK, et al. Bone disease in monoclonal gammopathy of undetermined significance: Results from a screened population-based study[J]. Blood Adv,. 2017,1, 2790-2798.

[47] Kristinsson SY, Fears TR, Gridley G, et al. Deep vein thrombosis after monoclonal gammopathy of undetermined significance and multiple myeloma[J]. Blood, 2008,112(9):3582-3586.

[48] Kristinsson SY, Tang M, Pfeiffer RM, et al. Monoclonal gammopathy of undetermined significance and risk of infections: a population-based study[J]. Haematologica, 2012,97(6):854-858.

[49] Prabhala RH, Efebera YA, Lee S, et al. Lack of response to vaccination in MGUS and stable myeloma [J]. Blood, 2009,114:1852.

[50] Zavidij O, Haradhvala NJ, Mouhieddine TH, et al. Single-cell RNA sequencing reveals compromised immune microenvironment in precursor stages of multiple myeloma[J]. Nat Cancer,2020,1, 493-506.

[51] Chaudhry HM, Mauermann ML, Rajkumar SV. Monoclonal gammopathy-associated peripheral neuropathy: diagnosis and management[J]. Mayo Clin Proc, 2017,92(5):838-850.

[52] Rögnvaldsson S, Steingrímsson V, Turesson I, et al. Peripheral neuropathy and monoclonal gammopathy of undetermined significance: Apopulation-based study including 15,351 cases and 58,619 matched controls[J]. Haematologica, 2020,105(11):2679-2681.

[53] Fermand JP, Bridoux F, Kyle RA, et al. How I treat monoclonal gammopathy of renal significance (MGRS) [J]. Blood, 2013,122(22):3583 - 3590.

[54] Leung N, Bridoux F, Batuman V et al. The evaluation of monoclonal gammopathy of renal significance: A consensus report of the International Kidney and Monoclonal Gammopathy Research Group[J]. Nat Rev Nephrol,2019,15(1):45 - 59.

[55] Rajkumar SV. Updated diagnostic criteria and staging system for multiple myeloma[J]. Am Soc Clin Oncol Educ Book, 2016,36:e418 - e423

[56] Khwaja J, D'Sa S, Minnema MC, et al. IgM monoclonal gammopathies of clinical significance: diagnosis and management[J]. Haematologica, 2022,107(9):2037 - 2050.

[57] Berentsen S, Barcellini W, D'Sa S, et al. Cold agglutinin disease revisited: a multinational, observational study of 232 patients[J]. Blood, 2020,136(4):480 - 488.

[58] Röth A, Bommer M, Hüttmann A, et al. Eculizumab in cold agglutinin disease (DECADE): an open-label, prospective, bicentric, nonrandomized phase 2 trial[J]. Blood Adv, 2018,2(19):2543 - 2549.

[59] International Myeloma Working Group. Criteria for the classification of monoclonal gammopathies, multiple myeloma and related disorders[J]. Br J Haematol, 2003,121, 749 - 757.

[60] Rajkumar SV, Dimopoulos MA, Palumbo A, et al. International myeloma working group updated criteria for the diagnosis of multiple myeloma[J]. Lancet Oncol, 2014, 15:e538 - e548.

[61] Alaggio R, Amador C, Anagnostopoulos I, et al. The 5th edition of the World Health Organization Classification of haematolymphoid tumours: lymphoid neoplasms[J]. Leukemia, 2022,36(7):1720 - 1748.

[62] Rajkumar SV, Kyle RA, Therneau TM, et al. Serum free light chain ratio is an independent risk factor for progression in monoclonal gammopathy of undetermined significance[J]. Blood, 2005,106:812 - 817.

[63] Perez-Persona E, Vidriales MB, Mateo G, et al. New criteria to identify risk of progression in monoclonal gammopathy of uncertain significance and smoldering multiple myeloma based on multiparameter flow cytometry analysis of bone marrow plasma cells[J]. Blood,2007,110:2586 - 2592.

[64] Perez-Persona E, Mateo G, Garcia-Sanz R, et al. Risk of progression in smoldering myeloma and monoclonal gammopathies of unknown significance: comparative analysis of the evolution of monoclonal component and multi parameter flow cytometry of bone marrow plasma cells[J]. Br J Haematol, 2010,148: 110 - 114.

[65] Turesson I, Kovalchik SA, Pfeiffer RM, et al. Monoclonal gammopathy of undetermined significance and risk of lymphoid and myeloid malignancies: 728 cases followed up to 30 years in Sweden[J]. Blood, 2014, 123:338 - 345.

[66] Pang L, Rajkumar SV, Kapoor P, et al. Prognosis of young patients with monoclonal gammopathy of undetermined significance (MGUS) [J]. Blood Cancer J, 2021,11(2):26 - 33.

[67] Visram A, Soof C, Rajkumar SV, et al. Serum BCMA levels predict outcomes in MGUS and smoldering myeloma patients[J]. Blood Cancer J, 2021, 11(6):120 - 126.

[68] Hillengass J, Usmani S, Rajkumar SV, et al. International myeloma working group consensus recommendations on imaging in monoclonal plasma cell disorders[J]. Lancet Oncol,2019,20, e302 - e312.

[69] Sandecka V, Adam Z, Krejci M, et al. Diagnostic relevance of 18F-FDG PET/CT in newly diagnosed pa-

tients with monoclonal gammopathy of undetermined significance(MGUS)：Single-center experience[J]. Neoplasma,2020,67, 939 - 945.

[70] Treglia G, Bertagna F, Albano D. The "undetermined significance" of 18F-FDGPET/CTorPET/MRIin patients with monoclonal gammopathy of undetermined significance (MGUS)[J]. Medicina,2021,57, 856 - 858.

[71] Batalini F, Econimo L, Quillen K, et al. High-dose melphalanand stem cell transplantationin patients on dialysis due to immunoglobulin light-chain amyloidosis and monoclonal immunoglobulin deposition disease [J]. Biol Blood Marrow Transplant, 2018,24(1):127 - 132.

[72] ClinicalTrials. gov [Internet]. Identifier NCT03327597 Available from：https：//clinicaltrials. gov/ct2/show/ NCT03327597.

[73] ClinicalTrials. gov [Internet]. Identifier NCT03689595 Available from：https：//clinicaltrials. gov/ct2/show/ NCT03689595.

[74] Berentsen S, Ulvestad E, Gjertsen BT, et al. Rituximab for primary chronic cold agglutinin disease：a prospective study of 37 courses of therapy in 27 patients[J]. Blood, 2004,103(8):2925 - 2928.

[75] Berentsen S, Randen U, Oksman M, et al. Bendamustine plus rituximab for chronic cold agglutinin disease：results of a Nordic prospective multicenter trial[J]. Blood, 2017,130(4):537 - 541.

[76] Berentsen S, Randen U, Vågan AM, et al. High response rate and durable remissions following fludarabine and rituximab combination therapy for chronic cold agglutinin disease[J]. Blood, 2010,116(17):3180 - 3184.

[77] Rossi G, Gramegna D, Paoloni F, et al. Short course of bortezomib in anemic patients with relapsed cold agglutinin disease：a phase 2 prospective GIMEMA study[J]. Blood, 2018,132(5):547 - 550.

[78] Röth A, Barcellini W, D'Sa S, et al. Sutimlimab in cold agglutinin disease[J]. N Engl J Med, 2021,384 (14):1323 - 1334.

[79] ClinicalTrials. gov [Internet]. Identifier NCT05096403 Available from：https：//clinicaltrials. gov/ct2/show/NCT05096403.

[80] ClinicalTrials. gov [Internet]. Identifier NCT05086744 Available from：https：//clinicaltrials. gov/ct2/show/NCT05086744.

[81] ClinicalTrials. gov [Internet]. Identifier NCT04269551 Available from：https：//clinicaltrials. gov/ct2/show/NCT04269551.

[82] Cohen C, Royer B, Javaugue V, et al. Bortezomib produces high hematological response rates with prolonged renal survival in monoclonal immunoglobulin deposition disease[J]. Kidney Int, 2015, 88: 1135 - 1143.

[83] Sayed RH, Wechalekar AD, Gilbertson JA, et al. Natural history and outcome of light chain deposition disease[J]. Blood, 2015, 126: 2805 - 2810.

[84] Zand L, Rajkumar SV, Leung N, et al. Safety and efficacy of daratumumab in patients with proliferative GN with monoclonal immunoglobulin deposits[J]. J Am Soc Nephrol,2021,32(5):1163 - 1173.

[85] Gumber R, Cohen JB, Palmer MB, et al. A clone-directed approach may improve diagnosis and treatment of proliferative glomerulonephritis with monoclonal immunoglobulin deposits[J]. Kidney Int, 2018, 94: 199 - 205.

[86] Chauvet S, Frémeaux-Bacchi V, Petitprez F, et al. Treatment of B-cell disorder improves renal outcome

of patients with monoclonal gammopathy-associated C3 glomerulopathy[J]. Blood, 2017, 129: 1437-1447.

[87] Ho M, Patel A, Goh CY, et al. Changing paradigms in diagnosis and treatment of monoclonal gammopathy of undetermined significance (MGUS) and smoldering multiple myeloma (SMM) [J]. Leukemia, 2020, 34, 3111-3125.

[88] Seth S, Zanwar S, Vu L, et al. Monoclonal gammopathy of undetermined significance: Current concepts and future prospects[J]. Curr Hematol Malig Rep, 2020, 15, 45-55.

[89] ClinicalTrials. gov [Internet]. Identifier NCT03236428 Available from: https://clinicaltrials. gov/ct2/show/NCT03236428.

[90] ClinicalTrials. gov [Internet]. Identifier NCT03591614 Available from: https://clinicaltrials. gov/ct2/show/ NCT03591614.

[91] ClinicalTrials. gov [Internet]. Identifier NCT03820817 Available from: https://clinicaltrials. gov/ct2/show/ NCT03820817.

[92] Golombick T, Diamond TH, Badmaev V, et al. The potential role of curcumin in patients with monoclonal gammopathy of undefined significance-its effect on paraproteinemia and the urinary N-telopeptide of type I collagen bone turnover marker[J]. Clin Cancer Res, 2009, 15(18): 5917-5922.

[93] Birmann BM, Giovannucci EL, Rosner BA, et al. Regular aspirin use and risk of multiple myeloma: a prospective analysis in the health professionals follow-up study and nurses' health study[J]. Cancer Prev Res (Phila), 2014, 7(1): 33-41.

（强琬婷　杜鹃）

第四节　系统性轻链型淀粉样变性

　　淀粉样变性是一组以淀粉样蛋白在全身组织器官沉积的疾病,常见的受累器官有肾脏、心脏、神经系统、胃肠道和肝脏。许多不同的蛋白质可以形成淀粉样原纤维,迄今为止,已经发现将近40种不同的蛋白质可以在体内形成淀粉样原纤维,其中系统性轻链型(AL型)淀粉样变性是最常见的系统性淀粉样变性类型。AL型淀粉样变性是一种浆细胞疾病,其前体蛋白来源于异常浆细胞克隆产生的游离轻链,后者形成的淀粉样物质沉积于组织器官造成病变。AL型淀粉样变性的诊断依赖于活检病理,其特征是刚果红染色阳性,偏振光可见苹果绿双折光,电镜下可见淀粉样纤维丝。

　　据美国的数据统计,AL型淀粉样变性发病率在(9～14)/100万人/年。最近发布的真实世界研究表明,美国AL型淀粉样变性病的患病率在2007年至2015年期间显著增加。英国系统性淀粉样变性的年发病率超过0.8/10万,每年约有600例新发病例,死亡病例占(0.5～1)/1 000例。美国梅奥医院总结了474例淀粉样变性患者的临床分析结果,其中男性占69%,女性31%;诊断时平均年龄64岁,60%的患者为50～70岁,10%的患者＜50岁,只有1%的患者＜

40 岁。国内东部战区总医院总结 245 例 AL 型淀粉样变性患者的资料表明,患者男女比例为 1.66:1,诊断时平均年龄 56 岁,其中 90% 的患者在 40~70 岁之间。AL 型淀粉样变性的起病隐匿,临床表现多样,临床易误诊及漏诊,预后也具有很强的异质性,与患者诊断时的器官受累程度密切相关,心脏受累严重的患者预后不佳。

一、发病机制

(一)传统发病机制

淀粉样变性是由多种原因诱导的以特异性糖蛋白—淀粉样蛋白在组织器官沉积引起的病理改变。淀粉样蛋白的特点是蛋白质的异常折叠,从而难以被正常代谢途径所降解。蛋白质构象异常改变使具有 β 片层结构的非折叠蛋白产生寡聚体聚合,进一步聚集成纤维丝,最后成为 β 片层结构为特征的纤维,呈现淀粉样外观,淀粉样变性因此又归类为构象病(conformational diseases)的范畴。

淀粉样前体蛋白是导致淀粉样变性的前提,其来源大部分是由于遗传突变生成的变异蛋白,小部分为正常蛋白或其水解片段。基因突变导致氨基酸序列改变,使蛋白的稳定性降低,更易形成聚集并沉积。AL 型淀粉样变性的前体蛋白主要来源于异常浆细胞所产生的免疫球蛋白轻链,免疫球蛋白轻链可变区的氨基酸序列是决定其聚集能力的关键。其中以 $V\lambda_{II}$ 基因变异为主。$V\lambda$ 基因中,6α(属于 $V\lambda_{II}$ 基因)和 3γ(属于 $V\lambda_{III}$ 基因)片段可编码约 40% 的淀粉样变性 λ 轻链。遗传性肾脏淀粉样变性是一类常染色体显性遗传性疾病,大部分病例是由于编码溶菌酶、纤维蛋白原 Aα、载脂蛋白 AI 及载脂蛋白 AII 的基因突变所致。前体蛋白进一步发生异常折叠,从而导致组织内的淀粉样物质沉积最终致病。其过程如下:未折叠的多肽首先形成部分折叠的多肽,再形成结构正常的天然蛋白或具有聚集倾向的"错误折叠蛋白"。后者在细胞外基质影响下聚集形成纤维样结构,并最终形成淀粉样物质。错误折叠蛋白暴露出疏水片段而难溶于水,在水环境中很不稳定,进而形成小的 β 折叠寡聚体,寡聚体发生构象重排后形成晶核,并与其他寡聚体相互连接,从而形成淀粉样纤维丝。

局部环境因素在淀粉样物质的形成中也起重要作用,包括 pH 值、氧化、高温、蛋白水解作用、金属离子和渗透压等均可打破蛋白部分折叠与完全折叠间的平衡,使蛋白更易形成淀粉样沉积。此外,淀粉样物质的形成中还包含了其他蛋白成分,如淀粉样蛋白 P 物质(SAP)、黏蛋白、硫酸肝素蛋白多糖、硫酸皮肤素蛋白多糖、基底膜蛋白多糖、层粘连蛋白和 IV 型胶原等。SAP 为一种钙结合蛋白,存在于所有淀粉样蛋白中,SAP 中一个特殊结构可与淀粉样纤维结合。SAP 不被蛋白酶水解,可保护淀粉样物质不被降解。其他细胞外基质蛋白均可与淀粉样纤维通过非共价键连接,促进淀粉样纤维的沉积并维持其稳定性。

淀粉样物质造成组织损伤主要机制有:大量淀粉样物质沉积破坏组织结构,影响了器官功能;淀粉样纤维可通过局部受体(如晚期糖基化终末产物受体)的相互作用影响其生理功能;可溶性的淀粉样蛋白纤维寡聚体可通过氧化应激反应和激活细胞凋亡等机制引起细胞毒性。在淀粉样变性中,器官功能的损害程度不仅与淀粉样物质的沉积范围有关,亦与淀粉样纤维自身的毒性有关。且淀粉样物质亦表现出较明显的器官选择性,目前机制尚不明确。这些特点也造成了淀粉样变性临床表现的多样性与复杂性。

（二）发病机制新进展

近年来,随着单细胞测序等技术的发展,对 AL 型淀粉样变性患者异常浆细胞的研究已成为对其发病机制了解的重要内容。尽管 AL 型淀粉样变性和多发性骨髓瘤(MM)的特征都是骨髓中的肿瘤浆细胞(PC)扩增,但它们的临床表现与预后差异较大。有研究尝试通过分析 AL 和 MM 患者肿瘤 PC 的分化阶段确定这种差异背后的独特致病机制。通过单细胞 RNAseq 的方法,研究首先确定了正常成人(n＝11)次级淋巴器官(SLO)、外周血(PB)和 BM 中正常 PC 发育的转录程序,再与 AL 型淀粉样变性患者(n＝37)、MM(n＝46)患者和 MGUS(n＝6)患者中肿瘤 PC 的转录程序进行比较。研究结果显示,在 SLO、PB 和 BM 的正常 PC 中观察到 13 个转录程序;CD39 在区分幼稚浆细胞和长寿命浆细胞方面优于 CD19;肿瘤 PCs 表达了对正常 PC 分化最有利的转录程序;AL 型淀粉样变性患者浆细胞的转录程序与 SLO-PCs 有更大的相似性,而 MM 在转录上更接近 PB-PCs 和幼稚的 BM-PCs;富含未成熟转录程序的 AL 和 MM 患者的生存期较差;并且与蛋白质 N 端糖基化相关的转录程序在 AL 型淀粉样变性患者中上调。这项研究为了解 AL 型淀粉样变性转录重组和正常浆细胞的发育过程提供了新的认识。

在淀粉样纤维丝形成机制的研究中,近来也有一些新的进展。近期研究人员利用冷冻电子显微镜对一例累及心脏的 λ1 型 AL 淀粉样原纤维的结构进行了分析,分辨率为 3.3 Å。研究显示淀粉样原纤维核心由 91 个残基片段组成,呈现全 β 折叠,具有十个诱变变化。AL 原纤维蛋白的折叠结构不同于以前发表的原纤维蛋白结构,它由一个头部区和茎部区组成,包括一个非极性腔和两个极性腔。淀粉样纤维丝的构象与天然折叠的轻链有很大不同,其中围绕分子内二硫键的旋转开关是原纤维形成的关键结构重排。淀粉样原纤维冷冻电镜结构有助于对蛋白质错误折叠机制和患者特异性突变在致病性中的作用的深入了解,此外,对致病蛋白质状态的分子结构的详细了解可能会导致开发新的配体,这些配体可以识别这些结构,并可进一步研发出新的检测方法或治疗策略。

二、临床表现

AL 型淀粉样变性的临床表现多样,可累及多个器官,常见的受累器官包括肾脏、心脏、肝脏、自主或外周神经、消化道、皮肤软组织等。约 70％的 AL 型淀粉样变性患者有肾脏受累,心脏受累的比例也将近 70％。肾脏受累主要表现为肾病综合征,部分患者可伴有肾功能不全;心脏受累的临床表现不一,从非特异性水肿、心悸症状到严重心律失常、心力衰竭均可出现;肝脏受累表现为肝脏体积增大,碱性磷酸酶升高,晚期患者可出现胆红素升高;胃肠道受累可出现慢性腹泻、假性肠梗阻、腹泻与便秘交替等表现;神经系统受累的初期表现为肢体远端对称性痛感和温度感觉丧失,逐渐出现麻木和运动无力,自主神经受累会出现体位性低血压、尿潴留、大便失禁等症状。AL 型淀粉样变性患者的其他常见临床表现还有皮肤紫癜(眶周皮肤常见)、舌体肥大、凝血功能障碍等。表 6-4-1 对 AL 型淀粉样变性受累器官的临床表现进行了总结。

表 6-4-1　AL型淀粉样变性器官受累的临床表现

受累器官	临床表现	辅助检查
肾脏	外周性水肿,泡沫尿	白蛋白尿,肾病综合征,肾功能不全
心脏	胸闷气促,端坐呼吸,阵发性夜间呼吸困难,颈静脉怒张,水肿,心悸,心律不齐	心衰标志物或心肌损伤标志物升高 心电图:肢导联低电压,胸导联R波递增不良,可出现各种类型的心律失常 心脏超声:左右心室壁增厚,室间隔增厚,左右心房扩大,舒张功能降低,射血分数保留 心脏磁共振:弥漫性心内膜下延迟强化,细胞外容积增加
肝脏	肝区不适或疼痛,肝肿大,早饱,体重减轻	碱性磷酸酶升高,凝血功能异常,晚期出现胆红素升高 影像学检查提示肝脏肿大
神经系统	周围神经:表现为对称性感觉异常和麻木,逐渐出现疼痛和运动障碍 自主神经:体位性低血压,尿潴留,假性肠梗阻,排便不规律,勃起功能障碍	神经肌电图提示神经传导速率下降
胃肠道	胃轻瘫,早饱,吞咽困难,慢性腹泻,排便不规律,腹泻与便秘交替,胃肠道出血,体重减轻	低蛋白血症,贫血,胃镜或/和肠镜无特异性改变
软组织及皮肤	舌体肥大,齿痕,口干,吞咽困难,厌食,阻塞性睡眠呼吸暂停,构音障碍,唾液腺肿大,关节炎,眶周紫癜,腕管综合征,垫肩征,皮肤紫癜及皮肤增厚粗糙	无特异性检查
血液系统	出血倾向,获得性血管性血友病	凝血功能异常,X因子缺乏
脾脏	腹胀、早饱,极少数患者出现自发性脾破裂	影像学提示脾脏增大
肺部	气短,干咳	CT提示肺部间质性改变,纤维支气管镜提示:支气管壁增厚或管腔狭窄

　　AL型淀粉样变性累及肾脏的临床进程可分为四个阶段,分别为:临床前期、单纯蛋白尿期、肾病综合征期和肾功能衰竭期。其中临床前期患者并无症状,仅在病理检查时发现。高血压、血尿少见,但多数患者合并肾外表现。心脏淀粉样变性主要表现为限制性心肌病,临床表现为舒张功能障碍。疲劳、气短、端坐呼吸、阵发性夜间呼吸困难、运动不耐受和外周水肿是心脏淀粉样变性的主要症状,心电图上可见典型的假性梗死模式,还有超过50%的心脏受累患者心电图表现为肢导联低电压,其他表现还包括晕厥、心律失常、心源性猝死,以及罕见的冠状动脉淀粉样蛋白沉积引起的心肌梗死或心源性休克。国内东部战区总医院总结的245例AL型肾淀粉样变性中,就诊时患者主要表现为乏力(40%)和水肿(90.6%),其次为体位性低血压(30.2%)和体重下降(27.3%),诊断时合并肾功能不全的患者占25%,其他少见的临床表现有皮肤紫癜(12%)、反复腹泻(10.2%)、充血性心力衰竭(9.4%)、呼吸困难(9.8%)和感觉异常(6.1%)。除肾脏以外,最常见的受累器官是肠道(55.9%),其次是心脏(46.9%),肝脏受累(12.7%)和外周神经受累(6.1%)并不常见。从受累器官个数看,有24.9%的患者只有肾脏受

累,35.9%的患者2个器官受累,3个器官受累占35.2%,7%患者受累器官在3个以上。患者单克隆免疫球蛋白(M蛋白)检测主要为λIgG(36.06%)和λIgA(18.75%),有32.69%的患者M蛋白检测为阴性,其他M蛋白成分有λ轻链、κ轻链、κIgG等。文献报道,如果检测方法足够敏感,所有患者均可检测到M蛋白。

AL型淀粉样变性通常被称为"伟大的模仿者",因为临床表现通常是非特异性的,所以淀粉样变性的早期诊断是临床面临的重要挑战。一项在对341名诊断为AL型淀粉样变性的患者的调查中,大约70%的患者在症状出现后至少6个月才被确诊,其中1/4患者在被诊断之前至少看过6位跨学科的医生;与肾脏受累患者相比,心脏受累患者诊断延迟的可能性更大。对患者临床症状的鉴别和相关实验室检查的筛查是早期诊断的关键。近年来,血清及尿液游离轻链检查方法的建立大大提高了AL型淀粉样变性的诊断率。结合血/尿游离轻链(FLC)及免疫固定电泳的检查,98%的AL型淀粉样变性患者可以检测到单克隆的轻链蛋白。故在临床中应普及游离轻链、免疫固定电泳等相关检查,这将有助于AL型淀粉样变性的早期诊断。

AL型淀粉样变性是一种系统性疾病,除常规的受累器官专科检查以外,还应重视其他受累器官的检查。重点的排查器官包括心脏、肾脏、肝脏和神经系统。心脏检查主要有肌钙蛋白T(TnT)、氨基末端脑钠肽前体(NT-proBNP)、心电图、心脏超声、心脏磁共振等;肝脏检查包括谷丙转氨酶、谷草转氨酶、胆红素、碱性磷酸酶、肝脏超声、腹部CT等;神经系统的检查主要是神经肌电图检查。

三、诊断

(一)传统诊断

1. AL型淀粉样变性的诊断标准

AL型淀粉样变性的诊断标准如下:(1)临床表现、体格检查、实验室或影像学检查证实有组织器官受累。(2)组织活检病理证实有淀粉样蛋白沉积,且淀粉样蛋白的前体蛋白为免疫球蛋白轻链或重轻链。具体病理表现为:① 刚果红染色阳性,在偏振光下呈苹果绿色双折光;② 免疫组化、免疫荧光或免疫电镜检查结果为轻链限制性表达,或质谱分析明确前体蛋白为免疫球蛋白轻链;③ 电镜下可见细纤维状结构,无分支,僵硬,排列紊乱,直径8~14 nm。(3)血液或尿液中存在单克隆免疫球蛋白或游离轻链的证据,或骨髓检查发现有单克隆浆细胞/B细胞。

2. AL型淀粉样变性的诊断程序

AL型淀粉样变性的诊断程序有四个步骤:

(1)临床疑似诊断。AL型淀粉变性为系统性疾病,肾脏受累多表现为肾病综合征,部分患者伴肾功能不全。肾病综合征患者如存在以下特点时,临床应注意排除AL型淀粉样变性:① 中老年患者;② 大量非选择性蛋白尿;③ 多无镜下血尿;④ 多无高血压,且易出现低血压尤其是体位性低血压;⑤ 严重肾功能衰竭时仍存在肾病综合征;⑥ 肾脏体积增大,即使慢性肾功能衰竭终末期肾脏体积也无缩小;⑦ 伴肾静脉血栓。肾外合并非缺血性心肌病变伴或不伴充血性心力衰竭、肝脏增大伴碱性磷酸酶的显著升高、膀胱或肠道功能不全的自主神经病变、假性肠梗阻和腹泻与便秘交替、眶周紫癜、舌体和腺体增大等表现也要高度怀疑淀粉样变性。

（2）组织活检确诊淀粉样变性。诊断最佳的活检部位是受累的组织器官，肾脏受累的患者最好行肾活检明确诊断。如果肾活检无法实施，可行皮肤脂肪、直肠黏膜、骨髓活检等检查明确诊断。研究表明，结合皮肤脂肪活检和直肠黏膜活检，可达到与肾活检相当的诊断敏感性。从活检部位的敏感性来看，受累器官活检的诊断敏感性可达 95%，脂肪组织为 75%～85%，骨髓活检为 50%～65%。

（3）明确淀粉样变性的类型及确定前体蛋白。淀粉样变性分型的方法有免疫组化或免疫荧光、免疫电镜和质谱分析。轻链染色是确诊 AL 型淀粉样变性的重要手段。此外，还需进行骨穿、血/尿游离轻链及免疫固定电泳的检查，明确异常浆细胞增生的证据。对于不符合 AL 型淀粉样变性的患者，应开展 A 蛋白和遗传性淀粉样物质染色。所有遗传性淀粉样变性患者应行基因检测和家系分析。

（4）确定器官受累的范围及程度。明确 AL 型淀粉样变性后，需要进一步对患者的心脏、肝脏及胃肠道等重要器官进行评估，确定这些器官是否受累及受累的严重程度，这对于患者的预后评价及治疗方案选择具有重要意义。

AL 型淀粉样变性确诊以后，患者器官受累与否可根据组织器官受累的判断标准来确定，不需要再行相应器官的活检，具体见表 6-4-2。

表 6-4-2　系统性轻链型淀粉样变性器官受累判断标准

受累器官	诊断标准
肾脏	尿蛋白定量>0.5 g/d，以白蛋白为主
心脏	心脏超声平均心室壁厚度>12 mm，排除其他心脏疾病；或在没有肾功能不全及房颤时 NT-proBNP>332 ng/L
肝脏	无心衰时肝总界（肝叩诊时锁骨中线上测量肝上界到肝下界的距离）>15 cm，或碱性磷酸酶大于正常值上限的 1.5 倍
神经系统	外周神经：临床出现对称性的双下肢感觉运动神经病变 自主神经：胃排空障碍，假性肠梗阻，非器官浸润导致的排泄功能紊乱
胃肠道	直接活检证实并有相关症状
肺	直接活检证实并有相关症状；影像学提示肺间质病变
软组织	舌增大，关节病变、跛行、皮肤病变、肌病（活检证实或假性肥大）、淋巴结肿大、腕管综合征

注：NT-proBNP 为氨基末端脑钠肽前体

3. 肾组织活检病理检查

肾组织活检病理检查是确诊淀粉样变性的重要依据，结合光镜、免疫病理及电镜观察的结果，不难作出诊断，特别是电镜检查，对鉴别早期淀粉样变性意义重大。

（1）光镜病理。光镜下淀粉样物质可沉积于肾脏的各部分，以肾小球病变为主。典型的 AL 型淀粉样变性光镜下初期出现系膜区无细胞性增宽，晚期毛细血管基底膜增厚。苏木精-伊红（HE）染色可见大量无结构嗜伊红均质的淀粉样物质沉积，肾小管基底膜、肾间质及肾小血管均可受累，PAS 染色弱阳性（图 6-4-1A），银染下淀粉样物质不嗜银，Masson 染色嗜亮绿

（图6-4-1B）。刚果红染色阳性（图6-4-1C），在偏振光显微镜下呈现苹果绿双折光现象（图6-4-1D）。光镜下部分患者淀粉样物质在上皮下和内皮下沉积时六胺银染色可出现"毛刺"样或"梳齿"样改变，需注意与膜性肾病的鉴别。对于无条件行肾活检的患者，皮下脂肪及直肠黏膜等组织是较好的替代部位，敏感性及特异性优于骨髓活检，阳性结果是诊断淀粉样变性的重要依据，阴性不能排除淀粉样变性。

（2）免疫病理。免疫病理检查是淀粉样变性分型的重要手段。免疫组化和免疫荧光检查均可用于淀粉样变性的分型。一般用于分型的抗体类型包括淀粉样P物质、A蛋白、免疫球蛋白κ和λ轻链、ATTR、纤维蛋白原Aα、载脂蛋白AI、载脂蛋白AII和溶菌酶等。90%以上的淀粉样变性依靠免疫病理检查即可明确分型，但需注意假阳性结果。AL型淀粉样变性表现为单克隆的κ或λ轻链沉积（图6-4-1E），另一种轻链染色阴性。AA型淀粉样变性患者则表现为A蛋白阳性。遗传性淀粉样变性则为相应的淀粉样前体蛋白阳性。P物质在所有类型中均可表现为阳性结果，检查的目的是排除假阳性的结果。

（3）电镜

电镜检查对淀粉样变性的诊断极具价值。系膜区、系膜旁区及内皮下可见无分支的、排列紊乱、直径约7～14 nm的纤维丝状结构（图6-4-1F）。电镜观察六胺银染色的"毛刺"样结构为系膜旁区或内皮下丝状结构向上皮侧延伸，形成外有界限、内为丝状结构的不连续分布的犬齿样改变，其间无电子致密物。原纤维肾小球病和免疫管状肾小球病电镜下也可观察到丝状结构，但其丝状结构的直径较淀粉样纤维丝粗，平均直径分别为20 nm和40 nm。免疫管状肾小球病的纤维丝为平行放射状排列，这些均可为鉴别淀粉样变性提供依据。

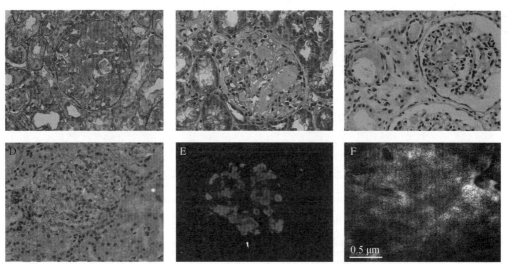

扫码看彩图

图6-4-1　AL型淀粉样变性的肾脏病理表现

A：肾小球系膜区、血管袢大量均质、PAS弱阳性物质沉积（PAS染色，400×）；B：肾小球系膜区、血管袢大量均质、Masson嗜亮绿物质沉积（Masson，400×）；C：肾小球系膜区、血管袢及间质血管呈橘红染阳性（刚果红染色，400×）；D：偏振光显微镜下呈现苹果绿双折光现象（400×）；E：轻链荧光染色提示λ轻链呈团块状沉积于肾小球系膜区及血管袢（IF，400×）；F：电镜下观察到肾小球内无分支、排列无序纤维丝结构，直径7～14 nm。

（二）精准诊断新进展

激光显微切割联合质谱分析(LMD/MS)技术用于淀粉样变性的分型诊断后,进一步提高了淀粉样变性分型诊断的敏感性和特异性,其分型的准确性接近100%。目前,LMD/MS技术已成为AL型淀粉样变性诊断的金标准。LMD/MS技术应用于淀粉样蛋白分型的基本原理是患者组织中淀粉样蛋白的相对丰度较高。LMD/MS技术主要包括以下步骤:样品制备、蛋白质提取和消化成肽片段,然后通过质谱进行分离和测量,最后通过信息学分析进行蛋白质鉴定。一项研究对比了LMD/MS技术与传统的免疫荧光分型技术之间的敏感性和特异性差异,170例淀粉样变性患者使用LMD/MS技术重新进行分型,结果显示104例为轻链(或重链)型淀粉样变性,66例为其他类型淀粉样变性,免疫荧光诊断轻链(或重链)型淀粉样变性的敏感性为84.6%,有16例患者无法通过免疫荧光明确分型诊断。免疫荧光诊断的特异性为92.4%,5例AA型淀粉样变性,被免疫荧光误诊为AL型淀粉样变性。有12.3%的肾淀粉样变性患者,免疫荧光未能准确区分轻链(或重链)型淀粉样变性和其他类型淀粉样变性。研究表明仅依靠免疫荧光进行淀粉样变性的分型可能会导致误诊。因此,LMD/MS相比免疫荧光在淀粉样变性分型诊断方面更具优势。

还有研究人员对使用LMD/MS技术确诊为AL型淀粉样变性患者的临床特点进行了分析,研究共纳入了592例患者,结果显示血清和尿液免疫固定电泳结果阳性率分别为80%和88%,其中94%的患者血清或尿液免疫固定电泳至少有1项阳性,91%的患者血清游离轻链比例异常。结合所有单克隆蛋白检查结果,只有1名患者（0.2%）的M蛋白检测结果正常。研究结果提示,在血清和尿液免疫固定电泳及血清游离轻链检测结果均为正常的患者中,诊断AL型淀粉样变性需要慎重。

四、预后分层

（一）传统预后分层

AL型淀粉样变性的预后差异很大,在众多的预后标志物中,心脏受累程度对预后的影响大于其他任何器官。合并心脏受累的预后较差,临床表现为充血性心力衰竭的患者中位生存期不足6个月。国内东部战区总医院的资料显示,我国AL型淀粉样变性患者的中位生存时间为33.6个月,患者1年、2年、3年和5年的生存率分别为68.3%、52.7%、47.8%和30.7%。多因素分析表明年龄、心脏受累及肝脏受累是患者预后的独立危险因素。

目前将可溶性心脏生物标志物作为AL型淀粉样变性患者分期的方法已得到广泛认可。最常用的生物标记物包括TnT和NT-proBNP。肌钙蛋白Ⅰ(TnⅠ)、B型钠尿肽(BNP)和高敏感性TnT也有确切的预后价值。目前以心肌标志物建立的预后分级系统中梅奥预后分期系统临床应用最广。肾脏受累对患者的生存影响小于心脏,但对生存质量及治疗方案的选择有重要影响,根据肾小球滤过率和尿蛋白水平建立的肾脏分期系统可以判断肾脏预后。目前临床常用的预后分级系统及肾脏分期系统详见表6-4-3。

表 6-4-3 系统性轻链型淀粉样变性的常用预后分期系统汇总

分期系统	标志物及阈值	分期	预后
梅奥 2004 分期系统	(1) NT-proBNP>332 ng/L (2) cTnT>0.035 μg/L 或 cTnI>0.01g/L	Ⅰ期:指标均低于阈值 Ⅱ期:1 个指标高于阈值 Ⅲ期:2 个指标均高于阈值 (Ⅲ期患者根据 NT-proBNP 是否>8 500 ng/L 分为Ⅲa 期和Ⅲb 期)	Ⅰ期:中位生存期 26.4 个月 Ⅱ期:中位生存期 10.5 个月 Ⅲ期:中位生存期 3.5 个月
梅奥 2012 分期系统	(1) NT-proBNP>1 800 ng/L (2) cTnT>0.025 μg/L (3) dFLC>180 mg/L	Ⅰ期:指标均低于阈值 Ⅱ期:1 个指标高于阈值 Ⅲ期:2 个指标高于阈值 Ⅳ期:3 个指标均高于阈值	Ⅰ期:中位生存期 94 个月 Ⅱ期:中位生存期 40 个月 Ⅲ期:中位生存期 14 个月 Ⅳ期:中位生存\期 6 个月
肾脏预后 分期系统	(1) eGFR<50 mL/min/1.73 m² (2) 尿蛋白定量>5 g/24 h	Ⅰ期:eGFR 高于阈值,且尿蛋白低于阈值 Ⅱ期:eGFR 低于阈值,或尿蛋白高于阈值 Ⅲ期:eGFR 低于阈值,且尿蛋白高于阈值	Ⅰ期:2 年内进展至透析的风险为 0～3% Ⅱ期:2 年内进展至透析的风险为 11%～25% Ⅲ期:2 年内进展至透析的风险为 60%～75%
南京预后 分期系统	(1) Gal-3>20.24 ng/mL (2) hs-cTnT>0.026 ng/mL (3) dFLC>75.89 mg/L	Ⅰ期:指标均低于阈值 Ⅱ期:1 个指标高于阈值 Ⅲ期:2 个指标高于阈值 Ⅳ期:3 个指标均高于阈值	Ⅰ期:中位生存期 100 个月 Ⅱ期:中位生存期 60 个月 Ⅲ期:中位生存期 29 个月 Ⅳ期:中位生存期 15 个月

注:NT-proBNP 为氨基末端脑钠肽前体;cTnT 为血清肌钙蛋白 T;cTnI 为血清肌钙蛋白 I;dFLC 为血清游离轻链差值;eGFR 为估算的肾小球滤过;Gal-3 为半乳糖凝集素-3;hs-cTnT 为超敏肌钙蛋白 T

(二)精准预后分层新进展

国内东部战区总医院对 253 例 AL 型淀粉样变性患者临床随访资料进行了分析,并对半乳糖凝集素 3(Gal-3)在 AL 型淀粉样变性患者中的预后价值进行了研究,多因素分析所显示:Gal-3、hs-cTnT 和 dFLC 三个指标为预后独立危险因素,以 Gal-3≥20.24 ng/mL、hs-cTnT≥0.026 ng/mL 和 dFLC≥75.89 mg/L 各赋值 1 分所建立的预后危险分层系统,能够有效区分预后不同的四组患者,分级为Ⅰ、Ⅱ、Ⅲ、Ⅳ级患者的中位生存期分别为 100、60、29 和 15 个月,各组间中位生存期比较,差异均有统计学意义。分级每增加 1 级,患者的死亡风险增加 2.08 倍。该分级系统能够在诊断时区分不同预后的患者,特别是合并肾脏和心脏受累的患者,有助于选择合适的治疗方案。

目前的预后评估均基于患者诊断时的临床资料,对于治疗后患者的预后评估缺乏较好的方法。有鉴于此,梅奥诊所结合治疗后的血液学和器官反应评估结果建立了新的预后评估模型,模型根据血液学和器官反应的结果来赋分,血液学完全缓解(CR)、非常好的部分缓解(VGPR)、部分缓解(PR)和无反应(或进展)分别评为 0、1、2、3 分,器官反应中所有器官均有反应计 0 分,部分器官有反应计 1 分,无器官反应计 2 分,综合患者血液学和器官反应情况计算出患者总分,将患者分为两组,总分 0～3 分为一组,4～5 分为一组,利用测试队列(梅奥:n=473)和验证队列,(意大利:n＝575)对模型进行评估,结果显示 0～3 分组和 4～5 分组的中位生存时间在测试队列分别为未达到与 34 个月($P<0.001$),在验证队列分别为 87 个月和 23 个月($P<0.001$),这个基于血液和器官疗效评估的预后判断模型,可以同时评估多个器官,并整合血液和器官反应评估以确定治疗的早期临床益处,也可用作试验中的替代终点,并比较不同治疗的结果。本模型也在国内 AL 型淀粉样变性队列进行了验证,得到了相似的结果。

五、治疗

(一) 传统治疗

目前,AL 型淀粉样变性的治疗都是以异常克隆的浆细胞为靶点,通过化疗杀伤这些细胞从而抑制单克隆免疫球蛋白轻链的产生,减少淀粉样蛋白的生成。治疗的原则是迅速清除异常折叠的轻链蛋白,并使治疗的毒性最小化,同时对功能受损的器官给予最好的支持治疗。化疗的方案多数来源于多发性骨髓瘤的治疗方案。原则上所有确诊为 AL 型淀粉样变性的患者都应该接受化疗,化疗可改善患者预后,延长生存时间。化疗方案的选择取决于患者的器官功能状态及危险程度的评估,主要的方案包括大剂量马法兰联合自体造血干细胞移植(auto-HSCT)及普通化疗两大类。

患者治疗方案的选择可遵循如下原则,首先判断患者是否适合 auto-HSCT,根据指南的标准,适合 auto-HSCT 需符合以下条件:① 年龄≤70 岁;② 体力状态评分≤2 分;③ 肌钙蛋白 T(TnT)<0.06 ng/mL;④ 肌酐清除率≥30 mL/min;⑤ 纽约心脏病学会心功能分级 Ⅰ 或 Ⅱ 级;⑥ 受累的主要器官不超过 2 个(主要器官指心脏、肝脏、肾脏及自主神经)。适合移植的患者可首先选择 auto-HSCT 治疗,根据患者对移植的反应决定是否继续治疗。不适合移植的患者根据患者危险分层及个体情况选择适合的化疗方案。

1. 自体造血干细胞移植

自 20 世纪 90 年代 auto-HSCT 用于治疗 AL 型淀粉样变性以来,其疗效已得到广泛认可。资料显示自体干细胞移植治疗 AL 型淀粉样变性患者的 5 年生存率达 60%,而移植后获得完全缓解的患者,10 年存活率可达 50% 以上。国际骨髓瘤工作组一项多中心研究表明 auto-HSCT 后患者总体生存期得到改善,早期死亡率逐步下降,近年来患者 5 年生存率可达 76%。早期 auto-HSCT 治疗的最大问题是较高的移植相关死亡率(TRM),文献报道从 6%～27% 不等,远远高于其他血液疾病行自体干细胞移植的 TRM。选择合适的患者是降低 TRM 的重要环节,同时可根据各中心的经验对马法兰剂量进行调整,保证移植患者的安全。虽然对于 auto-HSCT 是否为 AL 型淀粉样变性的最佳治疗方式仍有争议,但对于年轻的低危患者来说,auto-HSCT 应作为一线治疗方案。

2. 不适合移植患者的化疗方案选择

AL 型淀粉样变性的化疗药物主要包括下面几类:蛋白酶体抑制剂、免疫调节剂和烷化剂。蛋白酶体抑制剂的作用机制主要是抑制蛋白酶体 26S 亚单位的糜蛋白酶/胰蛋白酶活性,从而抑制蛋白质降解(主要为与泛素结合的蛋白质),影响细胞内多个信号通路,引起肿瘤细胞凋亡。

临床有硼替佐米、伊沙佐米和卡非佐米三种药物,其中硼替佐米临床应用最广,联合环磷酰胺和地塞米松的方案(CyborD)已成为初诊不适合移植患者的一线治疗方案。CyborD方案治疗的血液学总体反应率约80%,完全缓解率约40%,两年生存率近90%。硼替佐米治疗的副作用主要有胃肠道反应、神经毒性、感染及血小板减少等,临床使用过程中应注意预防。其他两种药物临床应用较少,可作为复发难治患者的治疗选择。

免疫调节剂的作用机制包括抑制刺激新生血管形成的调控因子表达,促进新生血管内皮细胞凋亡,促进白介素-2和γ干扰素分泌,增强NK细胞对肿瘤的杀伤作用等。临床主要有沙利度胺、来那度胺和泊马度胺三种药物。沙利度胺联合地塞米松(TD)的方案血液学反应率为48%,器官反应率为26%,中位反应时间为3.6个月,65%的患者出现治疗相关的毒性,有症状的心动过缓发生率为26%,临床需引起重视。来那度胺是沙利度胺的第二代衍生物,在多发性骨髓瘤的治疗中显示出了良好的疗效,目前已应用于AL型淀粉样变性。小样本的研究数据显示来那度胺联合地塞米松(LD)的方案的血液学反应率为67%,完全缓解率为29%。来那度胺可以引起脑钠肽升高和心脏功能失代偿,临床用药应注意。泊马度胺多用于难治复发患者的治疗。

烷化剂主要有马法兰和环磷酰胺,均为广谱抗肿瘤药,可与其他药物联合治疗AL型淀粉样变性。马法兰联合地塞米松(MDex)的方案血液学反应率达到了67%,33%的患者获得了完全缓解,器官反应率也达到了48%,总体生存时间为5.1年,无进展生存时间为3.8年。

患者选择何种方式进行治疗,应综合考虑患者的受累器官、合并症、浆细胞克隆特征、病情严重程度等多种因素。对于没有禁忌证的患者(如周围神经病变、纤维性肺部疾病等),应选择硼替佐米为主的治疗方案。浆细胞克隆特征也可指导患者治疗,例如,硼替佐米加MDex的方案可以用于具有1q21(口服马法兰预后不佳)和t(11;14)(硼替佐米治疗预后不佳)细胞遗传学异常的患者。有硼替佐米使用禁忌的患者可以考虑MDex或基于免疫调节剂的治疗方案。具有严重心脏受累的高危患者可以接受低剂量硼替佐米的联合治疗,根据耐受性每周逐步增加剂量,密切监测治疗并发症。

(二)精准治疗新进展

1. 达雷妥尤单抗

近年来,抗浆细胞治疗的新药相继问世,给AL型淀粉样变性患者也带来了更多的治疗选择,其中最备受瞩目的药物应属以达雷妥尤单抗为代表的抗CD38单克隆抗体制剂。达雷妥尤单抗(Daratumumab)是一种人源化单克隆抗体,靶向克隆浆细胞高度表达的CD38糖蛋白上的独特表位,通过抗体依赖性细胞毒性(ADCC)以及补体依赖性细胞毒性(CDC)有效杀死克隆性浆细胞。国外的研究数据显示达雷妥尤单抗在复发难治性AL型淀粉样变性患者中有良好的疗效和安全性。综合目前的临床研究数据,达雷妥尤单抗治疗复发难治的AL型淀粉样变性患者可取得80%左右的血液学缓解率,其中CR率可达40%左右,且中位血液学反应时间在1个月左右。从安全性看,达雷妥尤单抗治疗主要不良反应为输注相关反应和感染,绝大部分患者都可耐受治疗。国内东部战区总医院也报道了19例达雷妥尤单抗在复发难治性AL型淀粉样变性患者中的疗效,结果显示 83.3% 的患者取得血液学反应,其中 33.3% 的患者为完全缓解;57.9% 的患者在接受第 1 次达雷妥尤单抗治疗后血游离轻链差值即下降至<10 mg/L;其中 52.6% 的患者出现 1 级输注相关的不良反应,经对症治疗后好转,无患者因上述输注反应中止治疗,非输注相关不良反应包括中性粒细胞减少、感染、发热。

一项全球多中心随机对照、开放标签的前瞻性Ⅲ期临床研究(ANDROMEDA 研究)评估了达雷妥尤单抗皮下注射剂型联合 CyBorD 方案(D-CyBorD)在新诊断 AL 型淀粉样变性患者中的安全性及疗效,对照组为 CyBorD 方案。患者主要入组标准包括确诊轻链型淀粉样变性,主要器官受累≥1 个、没有接受过抗浆细胞治疗、心功能分期Ⅰ～Ⅲa、eGFR≥20 ml/min。试验组用药方案为每 28 天一个周期,达雷妥尤单抗固定剂量 1 800 mg 皮下注射第 1～2 周期每周一次,3～6 周期每两周一次,6 周期后每 4 周一次,直至疾病进展或连续使用 24 个月,CyBorD 每周一次,连续使用 6 周期,对照组仅使用 6 周期的 CyBorD 方案,研究的主要终点是总体血液学缓解率,次要终点包括器官缓解率、PFS、OS、安全性等;共有 388 名患者接受了随机分组,中位随访时间为 11.4 个月。达雷妥尤单抗组血液学完全缓解(53.3%)明显高于对照组(18.1%)(P<0.001);达雷妥尤单抗组无主要器官恶化或血液学进展的生存期明显延长(OR 为 0.58;95% CI:0.36～0.93;P=0.02)。在 6 个月时,达雷妥尤单抗组的心脏和肾脏反应发生率高于对照组分别为(41.5% vs 22.2%)和(53.0% vs 23.9%)。副作用方面,最常见的 3 级或 4 级不良事件是淋巴细胞减少(达雷妥尤单抗组 13.0%,对照组 10.1%)、肺炎(分别为 7.8% 和 4.3%)、心力衰竭(6.2% 和 4.8%)和腹泻(5.7% 和 3.7%)。7.3% 的患者发生了达雷妥尤单抗的全身给药相关反应。研究期间共有 56 名患者死亡(达雷妥尤单抗组 27 名,对照组 29 名),大部分死于淀粉样变性相关的心肌病。本研究表明,在新诊断的 AL 型淀粉样变性患者中,在硼替佐米、环磷酰胺和地塞米松的基础上加入达雷妥尤单抗可进一步提高疗效,且副作用可控。基于本研究的结果,目前达雷妥尤单抗已获得治疗初治 AL 型淀粉样变性的适应症,成为初治 AL 型淀粉样变性患者的主要治疗方案。

2. **靶向淀粉样蛋白沉积物的单克隆抗体**

尽管化疗或自体造血干细胞移植减轻了浆细胞的负担,并最终减少了轻链蛋白的产生,但是这种疗法不会降解沉积在组织中的淀粉样蛋白。为此,目前已经开发了三种针对现有淀粉样蛋白沉积物的单克隆抗体:NEOD001、11-1F4 和抗 SAP 抗体。NEOD001 是一种人源化 IgG1 kappa 单克隆抗体,靶向淀粉样蛋白原纤维上的表位,并以构象依赖性方式高亲和力结合至错误折叠的轻链。11-1F4 也是一种靶向轻链的单克隆抗体,当与人轻链淀粉样蛋白原纤维上存在的表位结合时,会引发细胞介导的吞噬作用。SAP 存在于所有淀粉样蛋白中,研究人员开发了一种小分子化合物 CPHPC 可清除循环中的 SAP,结合抗 SAP 抗体(Dezamizumab)靶向残留的 SAP 并触发免疫系统清除结合的淀粉样蛋白原纤维。目前这三种抗体均在进行针对 AL 型淀粉样变性患者的临床试验。

在上述三种抗体中,11-1F4(也称为 CAEL-101)可能是最具前景的药物。CAEL-101 已在复发/难治性 AL 型淀粉样变性患者中进行了Ⅰa/b 期试验,研究共纳入了 27 例患者,其中Ⅰa

期患者接受 mAb CAEL-101 作为单次静脉输注,剂量水平从 $0.5~mg/m^2$ 增加到 $500~mg/m^2$ 以确定最大耐受剂量(MTD)。在阶段 1b 中,抗体以每周四次输注的分级给药。在这两个阶段中,患者均未出现与药物相关的严重不良事件或剂量限制性毒性,且未达到 MTD。大多数患者出现深度血液学反应,但器官疾病持续存在。表现为心脏、肾脏、肝脏、胃肠道或软组织受累的 24 名患者中有 15 名(63%)对 CAEL-101 有治疗反应,中位反应时间为 3 周。研究表明 CAEL-101 具有良好的耐受性,并且可改善多数患者的器官功能,特别是心脏受累的患者。目前 CAEL-101 正在进行一项 Ⅱ 期多中心、开放标签、序贯队列、剂量递增研究,拟评估与 CyBorD 联合用于新诊断的梅奥 Ⅰ～Ⅲa 期 AL 型淀粉样变性患者的安全性和耐受性。

3. 靶向 BCMA 的免疫/细胞治疗

B 细胞成熟抗原(BCMA)是肿瘤坏死因子受体超家族(TNFRSF17)的成员之一,在浆细胞分化过程中被选择性诱导,在原始和记忆 B 细胞中几乎不存在,多表达于恶性浆细胞。BCMA 通过与配体 B 细胞激活因子(BAFF)和增殖诱导配体(APRIL)结合协同调节 B 细胞增殖成熟和存活,以及浆细胞分化。目前,多种创新的 BCMA 靶向治疗方式,包括抗体-药物结合物(ADC)、嵌合抗原受体 T 细胞(CAR-T 细胞)和双特异性 T 细胞接合物(BiTE),正在积极的临床开发中。Belantamab mafodotin:是一种 BCMA 与单甲基 auristatin F 结合的抗体-药物偶联物,目前已被批准用于复发难治多发性骨髓瘤的治疗,在 AL 型淀粉样变性中的临床应用近期也有文献报道。来自英国的研究人员报道了 11 例复发难治性 AL 型淀粉样变性使用 Belantamab mafodotin 的经验,患者既往治疗的中位线数为 3 线,其中 91% 的患者接受过免疫调节药物治疗、100% 的患者使用过蛋白酶体抑制剂和 82% 的患者暴露过抗 CD38 抗体。患者接受单药 Belantamab mafodotin 治疗后 ORR 为 64%,其中 6 例(55%)患者获得 CR 或 VGPR,且未发生治疗相关的心脏或肾脏毒性,体现出良好的安全性和有效性。中位随访 7.1 个月(范围 4.5～14.0)时,无进展生存率为 83%(95%CI:27～97),中位无进展生存时间未达到。

CAR-T 细胞免疫疗法是目前血液肿瘤治疗研究的热点,其通过基因工程表达 CARs 的 T 细胞特异性杀伤识别恶性肿瘤细胞,其中 BCMA 的 CAR-T 细胞目前已在多发性骨髓瘤中展示出良好的疗效和安全性,目前国外已有获批上市的 BCMA CAR-T 细胞治疗难治复发性多发性骨髓瘤。在 AL 型淀粉样变性患者中已有 BCMA CAR-T 细胞治疗的临床试验报道,该研究纳入 4 例复发难治的 AL 型淀粉样变性患者,患者在 6～10 个治疗线后均出现临床活动性、复发和进展性疾病,且均对其首选治疗线产生耐药。在使用标准或减量的 BCMA CAR-T 后所有患者都实现了血液学 CR,dFLC 为 0～8 mg/L,未累及的 FLC 值也降低到正常范围以下。虽然患者的随访时间很短,但 4 例患者的血液学反应仍在持续,器官反应也已经很明显,所有心脏病患者的 proBNP 水平均显著降低,3 例肾受累患者外周水肿改善,蛋白尿减少。

4. 其他新型药物

维奈克拉(Venetoclax)是一种选择性口服小分子 *BCL2* 抑制剂,已获 FDA 批准用于慢性淋巴细胞白血病和急性髓系白血病。维奈克拉也被证实可作为单一疗法以及与硼替佐米和地塞米松联合治疗多发性骨髓瘤,特别是在患有 t(11;14) 的患者。而大约 50% 的 AL 型淀粉样变性患者具有这种易位,使得维奈克拉成为具有 t(11;14) 的 AL 型淀粉样变性患者的候选药物。梅奥诊所报道了维奈克拉治疗 12 例难治复发性 AL 型淀粉样变性患者的初步结果,12 名患者中有 11 名骨髓检测到 t(11;14),其中有 5 名患者免疫组化显示 BCL2 强表达,在可评估血液学反应的 8 例患者中,4 例达到了 CR,3 例达到了 VGPR,1 例无反应;4 例心脏受累患者中有 1 例在使用维奈克拉 3 个月后达到心脏反应,6 名可评估的肾脏受累患者中有 2 名分别在使用维奈克拉 10 个月和 16 个月后达到肾脏反应。研究表明,在复发难治性 AL 型淀粉样变性患者中,维奈克拉是一种耐受良好且有效的药物,它可以作为单一药物或与其他药物联合使用,有效诱导血液学和器官反应。

除此之外,其他在多发性骨髓瘤治疗中展示了良好治疗效果的药物均在 AL 型淀粉样变性的治疗中进行了有益探索,包括新一代的蛋白酶体抑制剂(如卡非佐米)、免疫调节剂(泊马度胺)和烷化剂(苯达莫司汀和 Melflufen),还有 XPO-1 抑制剂、其他抗 CD38 单克隆抗体、抗体偶联药物、CAR-T 疗法等均有在 AL 型淀粉样变性中应用的前景,期待这些新药能进一步丰富 AL 型淀粉样变性的治疗选择,改善患者的预后。

5. AL 型淀粉样变性最新治疗指南

2022 年 5 月,欧洲血液学协会(EHA)和国际淀粉样变性学会(ISA)联合组织的干细胞移植工作组制定了 AL 型淀粉样变性的自体造血干细胞移植指南。该指南从患者选择标准、干细胞动员和采集方案、美法仑剂量调整、移植后诱导和巩固治疗、移植过程支持治疗管理、干细胞移植后的血液学及器官反应的综合评估、复发的处理等各方面均给出了详细的推荐意见,对规范 AL 型淀粉样变性患者的自体造血干细胞移植治疗有重要意义。在患者选择方面,为提高移植治疗的安全性,患者的选择标准更为严格;此外,由于硼替佐米和达雷妥尤单抗等药物的出现,移植前诱导治疗已成为主流,且 D-CyBorD 的联合方案是诱导治疗的首选,诱导后达到血液学完全缓解的患者可推迟移植。动员方案仍首选单用 G-CSF 的稳态动员,效果不佳时可联合普乐沙福增强动员效果,美法仑的剂量仍推荐 200 mg/m^2 的标准剂量,对于特殊人群可调整至 140 mg/m^2,AL 型淀粉样变性患者移植后不推荐常规的巩固和维持治疗。指南认为虽然目前 AL 型淀粉样变性的治疗选择越来越丰富,自体造血干细胞移植仍是适合移植的低危患者的重要选择之一。自体移植有较高的血液学及器官缓解率,可延长患者的总体生存率。鉴于许多非移植治疗方案的有效性和安全性,今后的研究方向需聚焦在如何将自体移植与这些药物结合使用,以进一步改善 AL 型淀粉样变性患者的预后。

2022 年 6 月,EHA-ISA 工作组发布了 AL 型淀粉样变性非移植患者化疗指南,对目前主要的治疗方案的应用进行了规范。指南建议根据患者的临床表现和药物的副作用来选择和调整患者的药物治疗方案,并建议所有 AL 型淀粉样变性患者都应考虑进行临床试验。大部分患者在初治方案选择上,都可以考虑 D-CyBorD 的联合方案,如果达雷妥尤单抗不可及时,可考虑 CyBorD 或 BMD(硼替佐米+美法仑+地塞米松)的方案。对于复发患者,应遵循以下两个原则:一是根据初始治疗的反应深度和持续时间选择治疗方案,尽量选择之前未暴露过的药物;二是要考虑患者器官受累的严重程度及耐受性的限制,选择合理的方案。综合来看,目前大部分药物在治疗 AL 型淀粉样变性患者中的循证医学证据不足,特别是在难治复发患者中的药物选择方面,仍需要大量前瞻性的临床试验来给出更合理的建议。

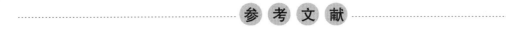

参 考 文 献

[1] Benson M D, Buxbaum J N, Eisenberg D S, et al. Amyloid nomenclature 2020: update and recommendations by the International Society of Amyloidosis (ISA) nomenclature committee [J]. Amyloid, 2020, 27(4): 217 - 222.

[2] Kyle R A, Gertz M A. Primary systemic amyloidosis: clinical and laboratory features in 474 cases [J]. Semin Hematol, 1995, 32(1): 45 - 59.

[3] Huang X, Wang Q, Jiang S, et al. The clinical features and outcomes of systemic AL amyloidosis: a cohort of 231 Chinese patients [J]. Clin Kidney J, 2015, 8(1): 120 - 126.

[4] Merlini G, Bellotti V. Molecular mechanisms of amyloidosis [J]. N Engl J Med, 2003, 349(6): 583 - 596.

[5] Alameda D, Goicoechea I, Vicari M, et al. Tumor cells in light-chain amyloidosis and myeloma show different transcriptional rewiring of normal plasma cell development [J]. Blood, 2021, 138: 1583 - 1589.

[6] Radamaker L, Lin Y H, Annamalai K, et al. Cryo-EM structure of a light chain-derived amyloid fibril from a patient with systemic AL amyloidosis [J]. Nat Commun, 2019, 10(1): 1103.

[7] Vaxman I, Gertz M. When to Suspect a Diagnosis of Amyloidosis [J]. Acta Haematol, 2020, 143: 304 - 311.

[8] Mccausland K L, White M K, Guthrie S D, et al. Light chain (AL) amyloidosis: the journey to diagnosis [J]. Patient, 2018, 11(2): 207 - 216.

[9] 中国系统性轻链型淀粉样变性协作组, 国家肾脏疾病临床医学研究中心, 国家血液系统疾病临床医学研究中心. 系统性轻链型淀粉样变性诊断和治疗指南(2021 年修订) [J]. 中华医学杂志, 2021, 101(22): 1646 - 1656.

[10] Vrana J A, Gamez J D, Madden B J, et al. Classification of amyloidosis by laser microdissection and mass spectrometry-based proteomic analysis in clinical biopsy specimens [J]. Blood, 2009, 114(24): 4957 - 4959.

[11] Picken M M. Proteomics and mass spectrometry in the diagnosis of renal amyloidosis [J]. Clin Kidney J, 2015, 8(6): 665 - 672.

[12] Gonzalez Suarez M L, Zhang P, Nasr S H, et al. The sensitivity and specificity of the routine kidney biopsy immunofluorescence panel are inferior to diagnosing renal immunoglobulin-derived amyloidosis by mass spectrometry [J]. Kidney Int, 2019, 96(4): 1005 - 1009.

[13] Muchtar E, Gertz M A, Kyle R A, et al. A modern primer on light chain amyloidosis in 592 patients with mass spectrometry-verified typing [J]. Mayo Clin Proc, 2019, 94(3): 472 - 483.

[14] Dispenzieri A, Gertz M A, Kyle R A, et al. Serum cardiac troponins and N-terminal pro-brain natriuretic peptide: a staging system for primary systemic amyloidosis [J]. J Clin Oncol, 2004, 22(18): 3751 - 3757.

[15] Kumar S, Dispenzieri A, Lacy M Q, et al. Revised prognostic staging system for light chain amyloidosis incorporating cardiac biomarkers and serum free light chain measurements [J]. J Clin Oncol, 2012, 30(9): 989 - 995.

[16] Palladini G, Hegenbart U, Milani P, et al. A staging system for renal outcome and early markers of renal

response to chemotherapy in AL amyloidosis [J]. Blood, 2014, 124(15): 2325 - 2332.

[17] Li T, Huang X, Wang Q, et al. A risk stratification for systemic immunoglobulin light-chain amyloidosis with renal involvement [J]. Br J Haematol, 2019, 187(4): 459 - 469.

[18] Sidana S, Milani P, Binder M, et al. A validated composite organ and hematologic response model for early assessment of treatment outcomes in light chain amyloidosis [J]. Blood Cancer J, 2020, 10(4): 41.

[19] Shen K N, Miao H L, Zhang L, et al. Validation of the composite organ and hematologic response model for prognostic prediction in a Chinese light chain amyloidosis cohort [J]. Leuk Lymphoma, 2021, 62(8): 1892 - 1896.

[20] 任贵生,郭锦洲,赵亮, et al. 达雷妥尤单抗治疗复发难治性系统性轻链型淀粉样变性的疗效和安全性观察 [J]. 肾脏病与透析肾移植杂志, 2021, 30(03): 205 - 210.

[21] Kastritis E, Palladini G, Minnema M C, et al. Daratumumab-based treatment for immunoglobul in light chain amyloidosis[J]. N Engl J Med, 2021, 385(1): 46 - 58.

[22] Edwards C V, Rao N S, Bhutani D, et al. Phase 1 a/b studyof monoclonal antibody CAEL-101 (11-1F4) in patients with AL amyloidosis[J]. Blood, 2021, 138:2632 - 2641.

[23] Khwaja J, Bomsztyk J, Mahmood S, et al. High response rates with single-agent belantamab mafodotin in relapsed systemic AL amyloidosis [J]. Blood Cancer J, 2022, 12(9): 128.

[24] Kfir-Erenfeld S, Asherie N, Grisariu S, et al. Feasibility of a novel academic BCMA-CART (HBI0101) for the treatment of relapsed and refractory AL amyloidosis [J]. Clin Cancer Res, 2022.

[25] Sidiqi M H, Al Saleh A S, Leung N, et al. Venetoclax for the treatment of translocation (11;14) AL amyloidosis [J]. Blood Cancer J, 2020, 10(5): 55.

[26] Sanchorawala V, Boccadoro M, Gertz M, et al. Guidelines for high dose chemotherapy and stem cell transplantation for systemic AL amyloidosis: EHA-ISA working group guidelines [J]. Amyloid, 2022, 29(1): 1 - 7.

[27] Wechalekar A D, Cibeira M T, Gibbs S D, et al. Guidelines for non-transplant chemotherapy for treatment of systemic AL amyloidosis: EHA-ISA working group [J]. Amyloid, 2022, 1 - 15.

（黄湘华）

第七章　噬血细胞性淋巴组织细胞增多症

噬血细胞性淋巴组织细胞增多症(hemophagocytic lymphohistiocytosis, HLH),又称为噬血细胞综合征,是一组以 CD8$^+$T 淋巴细胞、NK 细胞及单核-巨噬细胞系统过度增生活化从而产生大量炎症细胞因子,引起多脏器暴发性炎症反应的临床综合征。临床上常以持续发热、肝脾肿大、血细胞减少、肝功能损害及噬血现象为特征。起病急,临床表现复杂,病死率极高。HLH 按病因分为原发性 HLH(primary HLH, pHLH)及继发性 HLH(secondary HLH, sHLH)。pHLH 为常染色体或性染色体隐性遗传病,又分为家族性 HLH(FHL)、免疫缺陷综合征相关 HLH 和 EB 病毒驱动 HLH。FHL 多发生于儿童,发病率为 1~225/30 万,似乎因地理区域而异。FHL 的平均发病年龄为 1.8 岁,男女发病率相似。对于成人 HLH 流行病学的研究较少,成人 HLH 的平均发病年龄约为 50 岁,在三级医疗中心住院患者中为 1/2 000。除自身免疫疾病相关 HLH(rheumatic diseases associated HLH, Rh-HLH),即巨噬细胞活化综合征(macrophage activation syndrome, MAS)外,男性发病率高于女性,尚未观察到明显的种族或民族倾向。病毒感染相关 HLH 约占总数的 29%,其他感染因素相关 HLH 约占 20%,恶性肿瘤相关 HLH 约占 27%,Rh-HLH 约占 7%,免疫缺陷综合征相关 HLH 约占 6%,其余约占 11%。近 20 余年,对 HLH 的发病机制、诊断及治疗的研究取得了较好的进展,但 HLH 的死亡率仍然很高,需进一步改进预后分类系统、完善诊断标准,研究更有效及低毒性的治疗方法。

一、发病机制

(一)传统发病机制

pHLH 具有特定遗传、基因缺陷,包括 FHL 和免疫缺陷综合征相关 HLH,是常染色体或性染色体隐性遗传的一系列疾病;而 sHLH 通常由外部触发因素引起,如感染、恶性肿瘤、风湿病、特殊的免疫状态等。细胞因子风暴是不同类型 HLH 发病机制的终末通路,原发或继发因素导致细胞毒性 T 淋巴细胞/自然杀伤细胞细胞毒功能缺陷,无法清除靶细胞和抗原递呈细胞,导致 CTL/NK 细胞和巨噬细胞等持续活化,不断分泌多种细胞因子导致细胞因子风暴,出现发热、全血细胞减少、肝脾肿大、肝功能损害等相关临床表现。

(二)发病机制新进展

HLH 不是一种单一的疾病,而是一种持续免疫系统激活的独特状态,CD8$^+$T 细胞的持续异常激活是 HLH 免疫学的核心特征,这种激活是由抗原呈递细胞(APC)和巨噬细胞/单核细胞的放大回路维持的。在 HLH 疾病过程中有许多促炎因子:如 IFN-γ、TNF-α、IL-1β、IL-2、IL-6、IL-12、IL-16 和 IL-1,这些细胞因子引起噬血细胞作用的主要机制是通过上调成熟血细胞上的钙网蛋白等前噬细胞分子和下调造血干细胞上的 CD47。钙网蛋白的上调导致成熟血细胞的吞噬;而 CD47 的下调导致 CD47 信号调节蛋白 α 作用的抑制,导致造血干细胞被吞噬。

在 pHLH 中,细胞毒杀伤作用过程中的遗传基因缺陷是主要决定因素。涉及穿孔素本身或有缺陷的颗粒胞吐作用,依赖于参与颗粒与细胞膜的对接和融合过程中完整的细胞骨架和微管。pHLH 相关遗传缺陷已经研究的比较清楚,主要包括 FHL 和免疫缺陷综合征相关 HLH。FHL 有 5 个亚型,1 型缺陷基因未明,2-5 型对应的基因缺陷分别为 *PRF1*、*UNC13D*、*STX11* 和 *STXBP2*。免疫缺陷综合征相关 HLH 包括 Chediak-Higashi 综合征、Griscelli 综合征 2 型和 Hermansky-Pudlak 综合征 Ⅱ 型,分别对应基因是 *LYST*、*RAB27A* 和 *AP3β1*。EB 病毒作为触发因素伴有相关基因缺陷也被认为是 pHLH,经典的 EB 病毒驱动型 HLH 为 X 性连锁淋巴增殖综合征 1 型和 2 型,分别对应 *SH2D1A* 和 *XIAP* 等基因突变;其他还包括 *ITK*、*CD27* 及 *MAGT1* 基因突变(见表 7-1)。

表 7-1　原发性 HLH 分类

HLH 类型	突变基因(蛋白)	功能缺陷	特异性临床特征
家族性 HLH			
家族型 HLH 1 型	9q21.3-q22(未知)	未知	—
家族型 HLH 2 型	PRF1(穿孔素)	溶细胞孔形成	无
家族型 HLH 3 型	UNC13D(Unc-13 同系物 D)	溶细胞囊泡启动	中枢症状发生率增加
家族型 HLH 4 型	STX11(Syntaxin 11)	溶细胞囊泡融合	轻症/复发性 HLH,结肠炎
家族型 HLH 5 型	STXBP2(Syntaxin 绑定蛋白 2)	溶细胞囊泡融合	结肠炎;低丙种球蛋白血症,感音神经性耳聋
原发性免疫缺陷综合征			
Chediak-Higashi 综合征	LYST(溶酶体转运调节蛋白)	溶细胞囊泡转运	部分眼皮肤白化,复发性化脓感染及出血倾向
Hermansky-Pudlak 综合征 2 型	AP3B1(衔接因子相关蛋白复合体 3 β1 亚基)	溶细胞囊泡转运	部分白化;免疫缺陷,出血倾向,血小板异常
Griscelli 综合征 2 型	RAB27A(Rab-27A 蛋白)	溶细胞囊泡对接	部分白化及白发
EBV 相关 HLH			
X 性连锁淋巴增殖性疾病 1 型	SH2D1A(含 SH2 结构域蛋白 1A)	EBV 感染的 B 细胞杀伤缺陷	重症 HLH;低丙种球蛋白血症,淋巴瘤
X 性连锁淋巴增殖性疾病 2 型	XIAP(X 性连锁凋亡抑制蛋白)	EBV 感染的细胞凋亡抑制增加	轻症/复发性 HLH(可能为非 EBV 病毒所诱导)
IL-2 诱导的 T 细胞激酶缺陷	ITK(IL2 诱导型 T 细胞激酶)	EBV 特异性 T 细胞增殖受损	霍奇金淋巴瘤
CD27 缺陷	CD27	EBV 特异性 T 细胞增殖受损	联合免疫缺陷
X 性连锁免疫缺陷合并镁缺乏	MAGT1(镁转运蛋白 1)	EBV 特异性 T 细胞增殖受损	联合免疫缺陷,慢性病毒感染,淋巴瘤
炎症小体活化			
自身炎症性疾病	NLRC4(NLR 家族含 CARD 结构域蛋白 4)	炎症小体活化增强	轻症/复发性 HL

sHLH 的致病理机制仍未明了，可能是遗传性基因突变与感染、肿瘤或自身免疫等外在触发因素相结合的结果。pHLH 在成人延迟发病与基因突变的位点、突变方式以及触发环节有关。错义突变、剪切位点突变、复杂杂合突变可在较大年龄发病。某些亚等效基因位点通常情况下处于静默状态，当遇到外界因素触发时发病。sHLH 患者体内有 FHL 中单个突变等位基因，但不会完全损害受影响蛋白质的功能。通过全基因组测序分析将有助于更好地了解 sHLH 的遗传学。在成人中，sHLH 最常发生在未经治疗的血液系统恶性肿瘤、慢性风湿病或在免疫抑制的状态，常见诱发因素有感染（特别是病毒）、隐匿性血液系统恶性肿瘤（特别是 T 或 NK 淋巴瘤）、最近/正在进行的免疫激活治疗（CAR-T 疗法），或超敏反应综合征 DIHS 相关的药物。在 FHL 与 EBV 感染相关的 HLH 中，细胞毒性杀伤作用的遗传缺陷（例如，*PRF1* 缺陷）导致 CD8$^+$ T 细胞的持续抗原呈递和激活，CD8$^+$ T 细胞持续释放 IFN-γ 驱动组织巨噬细胞/单核细胞的激活，IL-1β、IL-6、IL-18、IL-12 等炎症介质释放，IL-18 和 IL-12 再刺激 CD8$^+$ T 细胞产生的 IFN-γ。巨噬细胞/单核细胞被慢性炎症、组织损伤（如 Il-1β 和 IL-33）和感染引起的 Toll 样受体（TLR）刺激进一步激活，动物研究表明，使用胞嘧啶鸟嘌呤二核苷酸和脂多糖等配体持续刺激 Toll 样受体，会导致 HLH 样综合征的发展。在与全身性幼年特发性关节炎（sJIA）相关的 HLH 中，风险由遗传和后天因素决定，尤其是慢性炎症。在恶性肿瘤相关的 HLH 中，肿瘤细胞释放细胞因子和/或 EBV 抗原的持续递呈促进 HLH 的疾病过程。CAR-T 治疗后的 HLH 可能反映了治疗性 CD8$^+$ CAR-T 细胞的旺盛激活。在与 DIHS 相关的 HLH 中，药物-MHC-I 复合物是 CD8$^+$ T 细胞过度活化的因素之一。

二、临床表现

对于 HLH，早期识别和诊断至关重要，因为 HLH 病情发展极为迅速，可能会迅速失代偿，导致多器官功能衰竭和迅速死亡。HLH 通常表现为持续发热、血细胞减少、肝脾或淋巴结肿大、肝功能异常和凝血障碍。持续发热是 HLH 的一个几乎普遍的特征，通常为高热，多伴随严重的感染，以呼吸道感染最为多见。可出现咳嗽、咳痰、咽痛、呼吸困难，影像学检查可观察到肺的弥漫性病变、胸腔积液、肺水肿或肺出血等表现。其他感染部位可有腹腔、盆腔、泌尿系统、黏膜皮肤等，出现相应部位的感染症状。

血细胞减少可在发病初期即出现，亦可在疾病进展过程中，出现进行性的血细胞减少。通常累及两系或三系，可出现因严重贫血、粒细胞减少和血小板减少所导致的相应临床表现，包括头晕乏力、气喘、发热、皮肤黏膜淤点瘀斑等。

大多数患者存在脾肿大，HLH 儿童更易出现肝脏肿大。淋巴结肿大亦可见于 HLH，但广泛的淋巴结病变或巨大淋巴结常提示潜在淋巴瘤的可能性。

肝脏损伤和功能障碍是常见的，表现出肝酶的升高、皮肤巩膜黄疸等。由于肝脏合成功能障碍，可影响白蛋白、纤维蛋白原、凝血因子的合成，可导致多浆膜腔积液、水肿、凝血功能异常。凝血功能异常常表现出血、瘀斑、瘀点和紫癜，严重时甚至出现 DIC。HLH 中的凝血障碍可能反映了肝脏合成功能障碍、内皮激活和 DIC 的联合作用。

中枢神经系统受累在儿童 HLH(尤其是 FHL)中更为常见,可表现为意识障碍、头晕头痛、癫痫发作、脑膜炎、颅神经受累、共济失调、构音障碍、嗜睡和脑病等。

在一些 HLH 患者可出现关节痛、皮疹,部分病情严重的患者中,肺部、心脏和肾脏亦可受累。非特异性胃肠道症状常见,包括腹泻、恶心、呕吐、黄疸和腹痛。胃肠道出血和胰腺炎较少见。其他包括低钠血症、高甘油三酯血症、骨髓或肝脾淋巴结中见噬血细胞等,可在实验室检查中被观察到。

三、诊断

(一)传统诊断

HLH 的临床表现及病因各异,近 20 年来,HLH 诊断标准有很大进展,目前临床中最常用的是 HLH-2004 诊断标准。HLH-2004 诊断标准如下:

(1) 家族性病史或已知的基因缺陷,如存在 *PRF1*、*UNC13D*、*Munc18-2*、*Rab27a*、*STX11*、*SH2D1A*、*BIRC4* 等基因的突变。

(2) 临床和实验室标准(满足以下 8 条中的 5 条):① 发热超过 1 周,热峰≥38.5 ℃;② 脾肿大;③ 血细胞减少,累及 2 个细胞系:HGB<90 g/L,婴儿(<4 周)HGB<100 g/L;血小板(PLT)<100×10^9/L;中性粒细胞绝对值(ANC)<1×10^9/L;④ 高甘油三酯血症和/或低纤维蛋白原血症:禁食后甘油三酯 3 mmol/L 或高于同年龄的 3 个标准差;纤维蛋白原<1.5 g/L 或低于同年龄的 3 个标准差;⑤ 血清铁蛋白(SF)500 mg/L;⑥ 可溶性白细胞介素-2 受体(sCD25)2 400 U/mL;⑦ NK 细胞活性减低或缺失;⑧ 骨髓、肝脾、中枢神经系统或淋巴结见噬血细胞。

(二)精准诊断新进展

HLH-2004 是最广泛使用的诊断标准,但在发病早期或病情过程中,很多医院无法立即得到 NK 细胞活性和 sCD25 的检测结果,而噬血细胞有时也不能找到,HLH-2004 标准可能会推迟 HLH 诊断的成立。2009 年在美国血液学年会通过了 ASH-2009 的诊断标准:

满足以下(1),或者(2)+(3)即可诊断 HLH,(4)中所列的检查结果支持 HLH 的诊断。

(1) 分子诊断明确为 HLH 或 X 连锁的淋巴增殖综合征(XLP)。

(2) 或至少满足以下 4 条中的 3 条:① 发热;② 脾肿大;③ 血细胞减少,累及≥2 个细胞系;④ 肝炎。

(3) 在(2)的基础上,至少满足以下 4 条中的 1 条:① 噬血细胞增多;② SF 升高;③ sCD25 增高;④ NK 细胞活性缺失或极度减低。

(4) 其他支持 HLH 诊断的结果:① 高甘油三酯血症;② 低纤维蛋白原血症;③ 低钠血症。

HScore 是根据逻辑回归模型开发的,主要用于识别 sHLH 患者的一种诊断积分模型。它纳入了以下 9 个指标:免疫抑制的存在、发热、肝脾肿大、甘油三酯升高、铁蛋白升高、谷草转氨酶升高、纤维蛋白原降低、血细胞减少和骨髓中存在噬血现象。每个指标都分配一个分值,并从中计算出从 0~337 的总分,较高的分数对应于较高的 HLH 概率。最佳临界值为 169,对应于研究中 93% 的敏感性和 86% 的特异性。HScore 是一个量化标准,与 HLH-2004 的八条标准相比,对医生的经验要求降低,更具预测性。HScore 的敏感性和特异性在儿童组中(分别为100%和80%)高于成人组(分别为90%和79%)。

MAS 被归类为 HLH 的一个子集,许多中心都根据 HLH-2004 标准进行诊断。对患有自身免疫性疾病,尤其是 sJIA 患者有白细胞增多和血小板增多,sJIA 患者炎症时可直接导致纤维蛋白原升高,HLH-2004 标准有可能会导致 MAS 的诊断延迟。对于 MAS 的诊断,有学者提出了 2016-sJIA-MAS/HLH 诊断标准、MAS-HLH 评分等。

表 7-2　HScore 评分标准

潜在的免疫抑制	无(0 分)		有(18 分)	
体温(℃)	<38.4(0 分)	38.4~39.4(33 分)	>39.4(49 分)	
器官肿大	无(0 分)	肝大或脾大(23 分)	肝脾大(38 分)	
血细胞减少	1 系减少(0 分)	2 系减少(24 分)	3 系减少(34 分)	
铁蛋白(ng/mL)	<2 000(0 分)	2 000~6 000(35 分)	>6 000(50 分)	
三酰甘油(μmol/L)	<1.5(0 分)	1.5~4(44 分)	>4(64 分)	
纤维蛋白原(g/L)	>2.5(0 分)		≤2.5(30 分)	
谷草转氨酶(IU/L)	<30(0 分)		≥30(19 分)	
骨髓噬血现象	无(0 分)		有(35 分)	

说明:潜在的免疫抑制是指人类免疫缺陷病毒阳性或接受长期的免疫治疗(糖皮质激素,环孢素,硫唑嘌呤等)。血细胞减少的标准:血红蛋白≤92 g/L;白细胞<5.0×10⁹/L;血小板<110×10⁹/L。

关于 HLH 的诊断,需要特别注意以下几点:

(1) SF、sCD25 可能很敏感,但它对 HLH 没有特异性,在许多其他炎症和非炎症疾病中均可升高。噬血细胞的存在具有提示性,但对于 HLH 的诊断不是特异性的,也不是必需的。罕见的噬血细胞增多常见于骨髓穿刺中,在败血症、输血、大手术、造血移植、化疗和骨髓增生异常综合征等情况下可能出现。

(2) 临床上观察到 HLH 样的暴发性炎症同样出现在脓毒败血症、全身炎症反应综合征(SIRS)、多器官功能衰竭综合征(MODS)中,而 NK 细胞活性、sCD25、发热和噬血作用都不是HLH 所特有的,败血症也会出现。可见目前的 HLH 诊断标准缺乏特异性,无法将 HLH 与以上疾病相鉴别,需要制定更特异、准确的 HLH 诊断标准。临床上,HLH 可能由脓毒败血症引发或复杂化,有时 HLH 和败血症可能共存,对于常规抗生素治疗和支持措施无效的脓毒败血症患者,必须考虑 HLH。

(3) 约 70%~80%的 FHL 患者在出生后第一年即被诊断,随着在青少年和成人中发现了越来越多的遗传性病例,成人患者要重视 FHL 遗传基因检测。由于价格因素,HLH 相关基因检测不能普及,我们推荐相对年轻、病情凶险或找不到原发病因的患者,检测 HLH 相关功能学检查,包括:NK 细胞活性、穿孔素、颗粒酶 B、CD107a、UNC13D、SAP、XIAP 等指标。当患者出现 HLH 相关功能学检查异常时,应考虑行 HLH 相关基因测序。当患者同时存在淋巴瘤及

HLH 基因缺陷时,仍诊断为 FHL。部分淋巴瘤患者存在遗传学异常,可能与 HLH 高发有关,如:ECSIT-T419C 突变与结外 NK/T 细胞淋巴瘤鼻型发生 HLH 有关。

(4) 在大多数 HLH 患者(尤其是成人)中,确定感染、恶性肿瘤还是自身免疫性疾病等诱因尤为关键。不同诱因导致的 HLH 其治疗方法完全不同,且预后也不一样,当考虑 HLH 时,临床医生应该对触发因素进行筛查。例如大多数在 sJIA 之外发展为 HLH 的儿童(>1 岁)可能是 EBV 或 CMV 感染,当免疫受损的成人出现 HLH 时,也要考虑 EBV、CMV、结核分枝杆菌或其他机会性感染的再激活。SF 与 sCD25 的明显升高可能是感染相关的 HLH 的线索,在老年 HLH 患者中,常见原因是血液系统恶性肿瘤,尤其是 T 或 NK 细胞淋巴瘤,HLH 可由少量恶性细胞激活,恶性肿瘤的诊断推荐重复的组织活检和影像学检查。另外,EBV 感染参与在各种类型 HLH 的病程中,并非仅见于 EBV-HLH。在淋巴瘤相关 HLH,EBV 既可能是 HLH 的感染诱因,也可能是 EBV 阳性淋巴瘤的表现。建议完善 EBV 感染淋巴细胞亚群检测,协助判断是免疫抑制出现的 EBV 再激活,还是淋巴瘤进展所致。

(5) 当患者出现 CNS 症状时,应积极完善脑脊液检查及头颅影像学检查。脑脊液检查建议完善脑脊液常规、生化、细胞学(噬血细胞及淋巴瘤细胞)和病原学检查。脑脊液细胞因子、铁蛋白及 sCD25 可协助进一步鉴别是否有 CNS 受累。脑脊液 FCM 可协助快速发现异常表型淋巴细胞。

四、预后分层

(一)传统预后分层

在过去的 20～30 年里,HLH 的研究取得了重大的进展,但仍缺乏有效的预后积分系统。对 HLH 相关的病因进行预后分析,发现 FHL 不经 HLH-94/HLH-04 方案及异基因造血干细胞移植治疗,预后差,恶性肿瘤相关 HLH 患者预后较自身免疫疾病或感染相关 HLH 差。

(二)精准预后分层新进展

儿童 HLH 未经治疗预后差,中位生存期为 1～2 个月,在儿童中进行的 HLH-94 试验的长期随访显示,5 年生存率为 54.66%,该试验中不良预后因素为:治疗开始时的年龄很小和神经系统受累。与儿童 HLH 预后意义相关的是 SF,Lin 等人指出,儿童 HLH 治疗后 SF 下降水平低于 50% 者,死亡风险高 17 倍。HLH-94 试验报告了 HLH 存活者的一些长期后遗症,如 19% 的存活患者出现神经系统并发症,如严重智力低下、颅神经麻痹和癫痫;在 16% 的患者中观察到非神经系统后遗症,包括:营养问题、生长迟缓、高血压、肾功能不全、阻塞性细支气管炎和听力障碍。

成人 HLH 的预后差异较大,恶性肿瘤相关 HLH 的预后最差。在成人非恶性肿瘤相关的 HLH 患者中,EBV 引起的 HLH 预后更差,5 年生存率为 25.1%,自身免疫性疾病相关 HLH、感染相关 HLH 或不明原因的 HLH 的 5 年生存率分别为 82.4%、78.7% 和 55.5%。在治疗 8 周时未达到对疾病控制和部分反应是总体生存率低的最重要预后因素。与不良预后相关的其他因素包括:EBV 阳性、年龄 >45 岁、SF 明显升高和血小板明显减少。

五、治疗

(一)传统治疗

1. 一般治疗

(1)去除病因:继发性 HLH 应针对病因作相应治疗,如仅治疗噬血现象,可能会贻误最佳治疗时机。

(2)支持及对症治疗:最大程度的支持治疗非常重要。积极有效地抗感染,提升粒细胞,输注红细胞或血小板,要特别注意监测凝血功能,及时补充新鲜冰冻血浆、冷沉淀等;脏器功能受损时,应积极对症保护脏器功能。

2. 药物治疗

(1)皮质激素:作用为杀伤淋巴细胞,抑制细胞因子产生,诱导抗原提呈细胞如树突细胞分化。应用最多的是地塞米松或大剂量甲泼尼龙冲击,地塞米松透过血脑屏障效果较好。

(2)化学疗法:常用的化疗药物有长春碱、长春新碱、依托泊苷或替尼泊苷等,其中依托泊苷对单核-巨噬细胞及组织细胞的选择性作用最强,是遗传性 HLH 的首选药物,也是治疗的关键药物。

(3)免疫治疗:CsA 对 T 细胞有明显抑制作用,作为维持治疗用药,对继发于自身免疫性疾病的 HLH 效果较好。大剂量静脉丙种球蛋白(IVIG)多应用于感染及自身免疫性疾病相关 HLH。

(4)异基因造血干细胞移植(allo-HSCT):适用于耐化疗的 EBV 感染相关的 HLH、LAHLH 和遗传性 HLH。allo-HSCT 治疗须建立在先期进行的化学/免疫治疗控制临床症状的基础上。

(二)精准治疗新进展

任何类型的 HLH 在疾病活动期都以控制过度炎症反应为主,远期治疗策略以治疗原发病为主,HLH 的疗效取决于病因和疾病的严重程度。HLH 患者的治疗与管理应该采取多学科协作的方式。根据患者个体的不同,纳入儿科学、肿瘤学、血液学、遗传学、风湿病学、传染病和重症监护相关专家意见。对于 HLH 或者疑似 HLH 的患者,可以参考以下诊疗流程,积极寻找原发病因,并尽快开始病因治疗(见图 7 - 1)。

1. FHL

FHL 的主要治疗方法是用 HLH-94/HLH-04 方案诱导疾病获得缓解,然后桥接异基因造血干细胞移植。HLH-94 方案的使用显著提高了 FHL 的生存率,5 年生存率 22%,3 年生存率为(51±20)%。对 HLH-94/HLH-2004 方案难治的 FHL,抗 CD52 单克隆抗体(阿仑单抗)已作为挽救疗法的有效药物。针对 *XLP1*,*FHL2* 和 *FHL3* 基因缺陷的治疗在小鼠实验中得到较好的结果,为未来基因治疗作为 FHL 治疗的主要方法提供了实验依据。

2. Rh-HLH

对于 Rh-HLH 目前尚没有对照试验来指导治疗,主要基于已发表的病例系列和专家的经

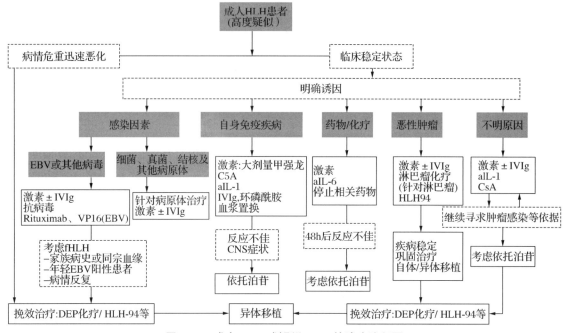

图 7-1　成人 HLH 或疑似 HLH 的诊疗流程图

验。推荐第一时间用甲泼尼龙＋静脉注射免疫球蛋白,然后根据患者体质加环孢素 A/他克莫司。细胞毒免疫抑制剂推荐甲氨蝶呤或环磷酰胺 ± 长春新碱,依托泊苷是通用药物,切记这类药物要酌量而用。根据病情可以用血浆置换疗法,利妥昔单抗,还可试用 IL-1 阻断剂。

环磷酰胺被证明对激素、环孢素和 IVIG 难治的 Rh-HLH 病例有效;利妥昔单抗治疗难治性 SLE 相关 HLH;目前正在进行 IL-1 阻断剂-阿那白滞素治疗 Rh-HLH 的临床试验,已证实对激素和环孢素治疗疗效不佳的 sJIA-MAS/HLH 可对高剂量重组 IL-1 阻断剂有疗效。抗IL-6 受体单克隆抗体(托珠单抗)和其他 IL-1 拮抗剂(Canakinumab 和 Rilonacept)在 Rh-HLH 中的应用目前尚在研究中。在儿童 sJIA 中,托珠单抗可有效控制关节炎和全身症状,但不能防止 HLH 的发生,但是托珠单抗可能因抑制 CRP 和发热反应会干扰 HLH 的诊断。

最近报道了一名患有 NLRC4 功能获得性突变的 FHL 患者成功接受了阿那白滞素加雷帕霉素的联合治疗,雷帕霉素通过减少 caspase-1 激活减少吞噬细胞分泌 IL-18 和 IL-1β,表明遗传性自身炎症性疾病可能受益于 mTOR 抑制剂。目前 mTOR 抑制剂和靶向 IL-18 的阻断剂在 Rh-HLH 的应用研究仍在进行中。

3. M-HLH

M-HLH 的治疗旨在控制过度活跃的免疫系统并治疗潜在的恶性肿瘤,最多见的是淋巴瘤相关 HLH,应根据淋巴瘤亚型选择化疗方案及控制炎症因子风暴。通常 B 细胞淋巴瘤相关患者的 PFS 及 OS 显著优于 T/NK 细胞淋巴瘤相关患者。已认可 COP/CHOP/CHOPE/DA-EPOCH 类似方案的化疗。利妥昔单抗已成功治疗弥漫性大 B 细胞淋巴瘤相关的 HLH。培门冬酶治疗 NK/T-LAHS 可获益,但要特别注意该药的毒副作用。缓解的患者应考虑自体造血干细胞移植。如果初诊时即就有严重器官损伤表现,应先使用激素和依托泊苷($50 \sim 100 \ mg/m^2$),以抑制过度炎症,在合适时机开始肿瘤特异性化疗或分子靶向治疗。

对于初始治疗 $2 \sim 3$ 周后,未能达到部分缓解及以上疗效的,即难治性 HLH 患者,应尽快采取挽救治疗。目前以 DEP 方案(大剂量甲泼尼龙+依托泊苷+脂质体阿霉素)应用最广泛。

值得注意的是:对于 M-HLH 患者,亦有部分是化疗期间感染所诱发的 HLH(包括化疗后免疫功能抑制导致的侵袭性真菌感染、细菌感染和一些病毒感染等),以及免疫治疗所诱发的 HLH(包括 CAR-T 治疗、免疫检查点抑制剂、免疫调节剂、双特异抗体等),对于这些 HLH 患者,应谨慎判断其诱因,待诱因去除后,再回归至既往的治疗。

4. I-HLH

感染是免疫功能低下个体发生 HLH 的常见触发因素,I-HLH 的预后较 M-HLH 及 Rh-HLH 好。对大多数 I-HLH 患者要保护患者的免疫功能,忌盲目应用 HLH-94/HLH-04 方案,因强烈的免疫抑制作用或细胞毒作用会加重病情。在过度炎症反应状态下首选激素,静脉丙球及精准病因治疗。

EBV-HLH 是 I-HLH 中特殊的一种,病情进展迅速,死亡率约为 $30\% \sim 50\%$,抗病毒药物治疗无效,早期应用依托泊苷可以明显改善患者预后,推荐 HLH-94 方案为首选方案,难治性 EBV-HLH 行异基因造血干细胞移植。报道在 342 例 EBV-HLH 患者中,其中接受造血干细胞移植后的死亡率为 20.4%,未接受造血干细胞移植的死亡率为 32.3%。B 细胞是 EBV 的储存池,在难治性 EBV-HLH,经化疗后 EBV 载量仍增高,可试用利妥昔单抗。其他用于 EBV-HLH 的疗法包括 CHOP 方案化疗、难治性病例中的 DEP 方案,和鲁索替尼。EBV 介导的细胞毒性 T 细胞(Tabelecleucel)用于治疗 EBV$^+$ 移植后淋巴增殖性疾病正在进行 II、III 期多中心临床试验,显著改善了患者总生存期。EBV 包膜糖蛋白 gp350 CAR-T 细胞治疗在 EBV 感染及 EBV 相关淋巴增殖性疾病小鼠模型中显示出疗效。对于 CMV 和 EBV 在慢性免疫抑制状态下被激活,要停止免疫抑制剂、激素治疗,给予抑制病毒复制治疗有可能受益。

5. CNS-HLH

神经系统表现虽然不在 HLH 诊断标准中,但相对常见:有报道约 1/3 病人出现神经系统症状,包括精神状态改变、抽搐、颅神经麻痹等;50% 以上的病人脑脊液异常,表现为细胞增多(单核细胞)/蛋白增高;MRI 表现多样,弥漫性外周神经病表现为疼痛、无力。CNS-HLH 在原发性 HLH 中更为常见。CNS-HLH 如果患者足够稳定,建议腰穿鞘注激素和甲氨蝶呤,预计约 50% 的患者可获得完全缓解,约 30% 的患者部分缓解。神经系统受累的 HLH 预后差,建议行异基因造血干细胞移植。

6. 新型治疗策略

HLH-94 和 HLH-2004 使用了依托泊苷、CsA 和持续的高剂量糖皮质激素,副作用大,需要寻找针对性和毒性更小的治疗。首先是靶向阻断细胞因子,例如(如 IFN-γ 和 IL-18)。IFN-γ 阻断抗体伊帕伐单抗加地塞米松用于治疗 FHL 已进入 II/III 期试验,显示出一定疗效(26% 完全缓解,30% 部分缓解),美国 FDA 在 2018 年底批准了伊帕伐单抗用于治疗 FHL,此药治疗成人 HLH(NCT03985423)和 sJIA-MAS/HLH(NCT03311854)的临床试验正在进行中。重组 IL-18 结合蛋白(IL-18BP)治疗由 IL-18 驱动的 HLH 如:sJIA-MAS/HLH,与 *NLRC4* 突变相关的 HLH。IL-33 是 IL-1 细胞因子家族的一员,也可能是一个治疗靶点。组合应用细胞因子阻断剂尚未得到研究结果,但根据已知的 HLH 扩增环,这种策略有可能会有效,在治疗儿童 sJIA-MAS/HLH 时经常使用大剂量阿那白滞素阻断 IL-1,相关的临床试验在进行中(NCT02780583)。

Janus 激酶(*JAK*)的小分子抑制剂可通过各种细胞因子受体传导信号,同时抑制多种细胞因子通路。在 HLH 小鼠模型中,用小分子 *JAK1/2* 抑制剂鲁索替尼治疗具有一定疗效(抑制 IFN-γ 和 IL-6 信号)。用鲁索替尼挽救性治疗 34 名难治性/复发性 HLH 患者,15% 的患者完全缓解,59% 的患者部分缓解。

抗体介导的淋巴细胞耗竭,尤其是 B 细胞、T 细胞和 NK 细胞,有助于治疗重度或复发性 HLH,尤其是 EBV-HLH 和 M-HLH。其他补救疗法包括血浆置换、脾切除术和细胞因子吸附。

7. 挽救治疗

复发/难治性 HLH 中推荐 DEP 方案:脂质体多柔比星 25 mg/m²,d1;依托泊苷 100 mg/m²,d1(剂量进行年龄相关性调整);甲泼尼 15 mg/(kg·d),1～3 天;2 mg/(kg·d),4～6 天;1 mg/(kg·d),7～10 天;0.75 mg/(kg·d),11～14 天进行挽救治疗。王昭报道 41 例 DEP 方案挽救治疗成人难治性 HLH(其中 20 例 LHLH, 12 例 EBV-HLH),ORR 率 78.1%,CR 率 29.3%(12/41),PR 率 48.8%(20/41);20 例 LHLH 患者中 CR 3 例,PR 12 例,ORR 为 75.0%。还可以使用抗 CD52 抗体,血浆过滤柱,血浆置换吸附细胞因子,鲁索替尼及 IFN-γ 阻断抗体伊帕伐单抗等方法。

8. 疗效评估

疗效评价标准:参照美国中西部协作组制订的疗效评价标准:① sCD25;② 血清铁蛋白;③ 血细胞计数;④ 三酰甘油;⑤ 噬血现象;⑥ 意识水平(如有中枢神经系统症状的 HLH 患者)。上述所有指标均恢复正常,定义为 CR;大于 2 项症状/实验室指标改善至少 25% 以上者为 PR,其中各单项指标还需符合以下条件:(1) sCD25 下降 1.5 倍以上。(2) 铁蛋白和甘油三酯下降大于 25%。(3) 不输血情况下:中性粒细胞计数 $<0.5\times10^9$/L 者,需增加 1 倍并 $>0.5\times10^9$/L;中性粒细胞计数 $(0.5\sim2.0)\times10^9$/L,需增加 1 倍并恢复正常。(4) ALT>400 U/L 者,需下降 50% 以上。

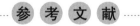

参 考 文 献

[1] Gürgey A, Göğüş S, Ozyürek E, et al. Primary hemophagocytic lymphohistiocytosis in Turkish children [J]. Pediatr Hematol Oncol,2003,20(5):367-371.

[2] Parikh SA, Kapoor P, Letendre L, et al. Prognostic factors and outcomes of adults with hemophagocytic lymphohistiocytosis[J]. Mayo Clin Proc, 2014,89(4):484-492.

[3] Fujiwara F, Hibi S, Imashuku S. Hypercytokinemia in hemophagocytic syndrome[J]. Am J Pediatr Hematol Oncol, 1993,15(1):92-98.

[4] Kuriyama T, Takenaka K, Kohno K, et al. Engulfment of hematopoietic stem cells caused by down-regulation of CD47 is critical in the pathogenesis of hemophagocytic lymphohistiocytosis[J]. Blood, 2012,120(19):4058-4067.

[5] Griffin G, Shenoi S, Hughes GC. Hemophagocytic lymphohistiocytosis: An update on pathogenesis, diagnosis, and therapy[J]. Best Pract Res Clin Rheumatol, 2020,34(4):101515.

[6] Behrens EM, Canna SW, Slade K, et al. Repeated TLR9 stimulation results in macrophage activation syndrome: like disease in mice[J]. J Clin Invest, 2011, 121(6):2264-2277.

[7] Fardet L, Galicier L, Lambotte O, et al. Development and validation of the HScore, a score for the diagnosis of reactive hemophagocytic syndrome[J]. Arthritis Rheumatol, 2014,66(9):2613-2620.

[8] Ravelli A, Minoia F, Davì S, et al. Classification criteria for macrophage activation syndrome complicating systemic juvenile idiopathic arthritis: a European league against rheumatism/American college of rheumatology/paediatric rheumatology international trials organisation collaborative initiative[J]. Arthritis Rheum, 2016,68(3):566-576.

[9] Schram AM, Comstock P, Campo M, et al. Haemophagocytic lympho-histiocytosis in adults: a multicentre case series over 7 years[J]. Br J Haematol, 2016,172(3):412-419.

[10] Yoon JH, Park SS, Jeon YW, et al. Treatment outcomes and prognostic factors in adult patients with secondary hemophagocytic lymphohistiocytosis not associated with malignancy[J]. Haematologica, 2019,104(2):269-276.

[11] Trottestam H, Horne A, Aricò M, et al. Chemoimmunotherapy for hemophagocytic lymphohistiocytosis: long-term results of the HLH-94 treatment protocol[J]. Blood, 2011,118(17):4577-4584.

[12] Grevich S, Shenoi S. Update on the management of systemic juvenile idiopathic arthritis and role of IL-1 and IL-6 in-hibition[J]. Adolesc Health Med Therapeut, 2017,8:125-135.

[13] Barsalou J, Blincoe A, Fernandez I, et al. Rapamycin as an adjunctive therapy for NLRC4 associated macrophage activation syndrome[J]. Front Immunol,2018,9:2162.

[14] Larroche C. Hemophagocytic lymphohistiocytosis in adults: diagnosis and treatment[J]. Joint Bone Spine, 2012,79(4): 356-361.

[15] Qin Q, Xie Z, Shen Y, et al. Assessment of immunochemotherapy and stem cell transplantation on EBV-associated hemophagocytic lymphohistiocytosis in children: a systematic review and meta analysis[J]. Eur Rev Med Pharmacol Sci, 2012,16(5):672-678.

[16] Vallurupalli M, Berliner N. Emapalumab for the treatment of relapsed/refractory hemophagocytic lymphohistiocytosis[J]. Blood, 2019,134(21):1783-1786.

[17] Albeituni S, Verbist KC, Tedrick PE, et al. Mechanisms of action of ruxolitinib in murine models of hemophagocytic lymphohistiocytosis[J]. Blood, 2019,134(2):147-159.

（王菊娟　仇红霞）

第八章　血小板减少性疾病

第一节　原发免疫性血小板减少症

人们对于该疾病的认识最早源于 20 个世纪 50 年代，Harrington 发现将血小板减少患者的血浆注射给健康人，后者也会出现一过性的血小板下降。随着对疾病机制研究的深入，学者们发现这是异质性极强的一类疾病，但是究其根本，其致病基础是自身免疫功能的失调，因此国际工作组也历经数年时间，最终将该疾病由原先的"特发性血小板减少性紫癜"命名为现在的"免疫性血小板减少症"（immune thrombocytopenia，ITP）。

ITP 的发病率国内尚无大宗数据结果，根据国际上的报道，其发病率大概在(2～10)/10 万人，以 60 岁以上人群和育龄期女性居多。根据 ITP 有无明确诱因，可以将其分成原发性 ITP 和继发性 ITP。本节主要介绍成人 ITP 的相关内容(以下 ITP 代指成人原发性 ITP)，包括常规的发病机制、临床表现及诊疗措施等，同时尽可能将各部分的新进展内容融合进来，力求从更新的角度去剖析这一疾病。

一、发病机制

（一）传统发病机制

(1) 体液免疫异常：经典理论认为，ITP 是一种体液免疫异常所介导的疾病。由于遗传(如 PTPN22 蛋白过表达和血小板抗原表位异常等)或者获得性因素(如某些病毒或者细菌感染)，患者体内异常生成血小板表面糖蛋白(GP)抗体，血小板与其异常结合形成抗原-抗体复合物，通过 Fc 受体激活脾脏和/或肝脏中的巨噬细胞，最终导致血小板被过早清除。抗体也会通过去唾液酸作用和活化补体相关途径导致血小板的破坏。不仅如此，血小板特异性抗体亦会介导巨核成熟障碍：巨核细胞表面表达 GPⅡb/Ⅲa 和 GPIb/Ⅳ，因此也与血小板抗体异常结合，导致巨核细胞成熟障碍、多倍体形成减少、前血小板生成不足，最终导致外周血小板减少。然而，上述种种机制介导的血小板减少仅仅占到 ITP 发病总数的 60% 左右，临床上仍有接近一半的病例并未检测到血小板相关抗体。

(2) 细胞毒性 T 细胞(cytotoxic T lymphocytes，CTLs)介导的巨核成熟障碍和血小板破坏：ITP 患者骨髓会招募比常人更多的 CTLs，后者会阻碍巨核细胞的生理性凋亡，从而减少血小板的生成;除此以外,外周血中 CTLs 通过分泌颗粒酶 A/B 和穿孔素对血小板直接进行杀伤,导致循环血小板数急剧下降。

(3) 血小板生成素(Thrombopoietin,TPO)相对不足:TPO 的水平与血小板储备池负相关。ITP 患者巨核细胞数目与常人差异不大,也会产生一定量的血小板进入循环,这就意味着患者的血浆 TPO 水平不会显著地升高,但是循环血小板往往寿命偏短,导致 TPO 主要与血小板而非巨核细胞表面的 c-mpl 受体结合,从而影响巨核细胞的分化成熟及产板。

(二) 发病机制新进展

(1) CD4$^+$T 细胞比例失衡:研究表明 ITP 患者体内促炎性 CD4$^+$T 细胞比例上调,包括 I 型辅助性 T 细胞(type I T helper cells,Th1)、Th17 和 Th22,它们共同创造的炎性环境会促进巨噬细胞的吞噬功能以及自身反应性 B 细胞和 CTLs 的活化;与之相似,很多学者亦观察到滤泡性辅助 T 细胞(T follicular helper cells,TFH)在 ITP 患者体内异常增多。TFH 是 CD4$^+$ T 细胞中分泌白介素(interlukin 21, IL-21)的主要亚群,可以促进脾脏中的 B 细胞向浆细胞转化,进一步产生血小板相关抗体。另外,抑制性 T 细胞如调节性 T 细胞(regulatory T cells,Tregs)的数目和功能减退也是免疫失耐受的重要一环。值得注意的是:CD70$^+$ 树突状细胞增多近年来也被认为是导致 Th1/Th2 比例失衡和影响免疫耐受的原因之一。

(2) 可溶性分子和细胞相关分子在 ITP 发病中也起了一定的作用。HMGB1 是一种染色质蛋白,它与转录因子和组蛋白相互作用,调节 DNA 的转录。研究发现在慢性 ITP 患者的单核和 CD1c$^+$ 树突状细胞中,HMGB1 表达增加,而且与炎症小体 NLRP3、IL1β 等相关,表明 HMGB1 可能在 ITP 早期参与了疾病的发展;也有学者发现 IL-37 与 ITP 患者血小板计数和出血程度相关,可能的机制是通过降低巨噬细胞 MAPK、AKT、NFκB 等通路的磷酸化,从而抑制 Fcγ 受体的功能,进而减少血小板的异常清除。

二、临床表现

1. 症状

(1) 出血:出血是 ITP 最常见的症状。ITP 常表现为皮肤黏膜出血,如瘀点瘀斑,鼻衄、牙龈出血、月经过多以及消化道出血等。多数患者仅有轻度出血甚至没有出血症状,仅约 5% 的患者发生严重的内脏或颅内出血,但是 ITP 患者会因为各种病原体的感染(病毒最常见)而导致出血症状突然加重。

(2) 乏力:约三分之一的成人 ITP 患者会出现乏力症状,多项研究表明,多数患者的乏力症状会随着疾病的好转而改善。

(3) 血栓:近期研究显示 ITP 患者罹患血栓风险更高。2010 年英国发表的一项研究中,分析了 GPRD 数据库中 1 070 成人 ITP 患者,发现 ITP 患者发生静脉、动脉和混合型血栓事件的风险分别是非 ITP 患者的 1.58 倍、1.37 倍和 1.41 倍;丹麦国家患者登记库数据结果提示,慢性 ITP 组患者发生血栓风险是正常人群的 2.04 倍。

2. 体征

就诊患者多有皮肤瘀点或瘀斑,以四肢多见,或者存在鼻衄、牙龈出血或口腔黏膜血疱等。ITP 一般不伴有肝、脾、淋巴结肿大。

三、诊断

(一)传统诊断

由于目前 ITP 仍然缺乏特异性灵敏性都高的诊断方式,因此临床诊断仍然基于排除法,除了详细的病史采集和体格检查,其余诊断要点包括:

(1)至少连续 2 次血常规检查示血小板计数低于 $100 \times 10^9/L$,外周血涂片提示血小板减少(大血小板无特异性诊断价值),无破碎红细胞或原始/幼稚细胞等其他异常表现。

(2)脾脏一般不增大。

(3)骨髓检查:不是必须,但是有辅助诊断排除意义。ITP 患者骨髓细胞形态学特点为巨核细胞增多或正常,伴成熟障碍。

(4)须排除其他继发性血小板减少症,包括感染相关血小板减少(乙型、丙型肝炎病毒感染,HIV 感染,巨细胞病毒、细小病毒以及幽门螺杆菌感染等),药物/疫苗相关血小板减少,骨髓衰竭性疾病(骨髓增生异常综合征和再生障碍性贫血等),风湿性疾病(系统性红斑狼疮、抗磷脂抗体综合征等),实体肿瘤或者血液肿瘤浸润,先天性血小板减少及假性血小板减少和其他脏器病变,包括甲状腺疾病和慢性肝病等。

(5)传统辅助诊断 ITP 的实验室检查:① 血小板糖蛋白特异性自身抗体:血小板抗原单克隆抗体固定试验(monoclonal antibody immobilization test for platelet antigens,MAIPA),直接检测血小板 GP 特异性抗体的方法,灵敏度和特异性分别在 50% 和 85% 左右;② TPO 水平检测:主要用于鉴别 ITP 与再生障碍性贫血和骨髓增生异常综合征等骨髓衰竭性疾病。

(6)ITP 的分期和分级

根据病程长短,可将 ITP 分为新诊断、持续性和慢性三类:① 新诊断 ITP:确诊后病程少于 3 个月者;② 持续性 ITP:确诊后病程在 3~12 个月之间者;③ 慢性 ITP:病程超过 12 个月者。

重症 ITP:血小板计数低于 $10 \times 10^9/L$ 伴有活动性出血者,或者根据《成人原发免疫性血小板减少症诊断与治疗中国指南(2020 年版)》出血评分高于 5 分者。

难治性 ITP:对两种或者两种以上治疗措施没有治疗反应,血小板低和/或合并出血表现。

(二)精准诊断新进展

潜在有效的鉴别和辅助诊断 ITP 的实验室检查:(1)血小板相关免疫球蛋白 G(platelet associated immunoglobulin G, PAIgG):特异性较差,不建议单独用于 ITP 诊断,可以序贯直接血小板 GP 抗体检测,具有协同提高诊断效率,常用的检测方法有直接血小板免疫荧光检测(direct platelet immunofluorescence test,PIFT)和竞争酶联免疫测定(competitive enzyme-linked immunoassay,CELIA);(2)网织血小板计数/不成熟血小板计数;(3)酶联免疫斑点技术[enzyme-linked immunospot(ELISPOT)assay]:检测循环中分泌 GPIIb/IIIa 抗体的 B 细胞

（即记忆性 B 细胞）的数量,灵敏度和特异性均可以达到 80%;(4) 间接血小板 GP 抗体检测法:灵敏度和特异性差,但是可以用于血小板计数极低无法行 MAIPA 检测的患者;(5) 血小板糖蛋白检测:ITP 患者检测结果分布太广,难以单独用于 ITP 的有效诊断;(6) 其他:包括血小板寿命检测和血浆补体检测等。

四、预后分层

（一）传统预后分层

ITP 尚无国际或者国内认可的预后分层体系,但有散在的回顾性研究分析了可能影响 ITP 预后的危险/保护因素。一项 2021 年发表的研究提出血小板计数 15×10^9/L 可能是患者是否出血的界值,而血小板低于 20×10^9/L 是严重出血事件的相关因素;同时,应用激素超过两个月的 ITP 患者感染风险是不用激素者的 5.3 倍。此外,对糖皮质激素有治疗反应的患者往往对利妥昔单抗也有较好的治疗反应,高龄(>65 岁)和激素抵抗与感染相关。另一篇预测模型的文章中提出,高龄、血清铁负荷高和 HBsAg 阳性与激素耐药高度相关。

（二）精准预后分层新进展

虽然缺乏国际认可的预后分层体系,但是依然有很多尝试从不同角度去判断预后,不过多是一些单中心以及回顾性分析,数据证据有限。

Hollenhorst 及其同事回顾性地分析了麻省总院 1992—2015 年行至少一项自身免疫病指标检测的 ITP 患者,共计 157 例,发现抗甲状腺过氧化物酶抗体阳性与 ITP 的缓解率负相关;Mette 等发现出现合并症(包括感染或者肿瘤等)的 ITP 患者,其 5 年死亡率明显高于无合并症的 ITP 患者,而两组之间出血风险并没有差异;另外,难治性 ITP 患者的死亡率为 29.6%,而非难治性 ITP 患者死亡率仅为 8.7%。综合以上,临床亟需更灵敏和特异性更高的模型来预测难治性 ITP 的发生。

五、治疗

（一）传统治疗

1. 需要接受治疗的人群

ITP 患者出现活动性出血者不论血小板计数多少,均建议接受治疗;无活动性出血,血小板低于 20×10^9/L(尤其是低于 10×10^9/L)者,建议接受治疗。除此以外,可以充分评估患者情况并根据其治疗意愿进行个性化的治疗,这部分人群主要包括乏力不能耐受者,有高凝、高血压或者凝血障碍等高危因素者,以及近期需要进行手术治疗者。

2. 活动性出血的治疗

目的是止血和预防进一步出血。紧急治疗包括但不限于以下措施:立即停用抗血小板或者抗凝药物,浓缩血小板的反复输注,抗纤溶药物、静脉丙种球蛋白(intravenous immunoglobulin,IVIG)和糖皮质激素,另外还需要根据患者情况评估是否需要紧急手术。

3. 一线治疗

(1) 糖皮质激素：约 60%～80% 患者可获得初始治疗反应，但是停药后仅有 30%～50% 患者获得持续性反应。糖皮质激素拥有多种作用机制，主要是减少 Fc 受体介导的自身抗体对血小板的清除；同时也可以减少 Th1 和 Th17 细胞的极化；通过降低 BAFF (B cell-activating factor) 表达来减少 B 细胞的激活以及调节树突状细胞的功能。

指南推荐两种给药方案：大剂量地塞米松(HD-DXM)40 mg/d×4 天，口服或静脉给药或者泼尼松 1 mg/(kg·d)(最大剂量 180 mg/d)，6～8 周内停用。两种治疗方案相比，HD-DXM 组治疗 14 天后血小板计数更高，但是 6 个月的治疗反应无显著差异。副反应方面，体重减轻和库欣样症状在泼尼松组更高，而 HD-DXM 组有更高神经系统不良反应。

(2) IVIG：可在短期内升高血小板计数。其包含多种作用机制：中和巨噬细胞表面 Fc 受体，减少抗体介导的血小板清除；通过唾液酸化 IGg Fc 段上调抑制性受体 FcγRIIb；调节树突状细胞功能，减少活化 B 细胞释放血小板抗体以及抑制补体的激活等[29]。推荐 400 mg/(kg·d)×5 天或 1 g/(kg·d)×(1～2) 天。IgA 缺乏和肾功能不全患者应慎用。

4. 二线治疗

(1) 促血小板生成药物：包括重组人血小板生成素(rhTPO)和 TPO 受体激动剂(艾曲波帕等)。rhTPO 与内源性 TPO 几乎相同，结合在其受体 c-mpl 胞外段，激活其下游通路促进巨核细胞的成熟、分化与产板；而 TPO 受体激动剂与 c-mpl 的跨膜段结合，并不竞争性抑制内源性或者 rhTPO 的结合位点，因此可用于 rhTPO 治疗无效者或者与(rh)TPO 发挥协同作用。

(2) 利妥昔单抗：其最重要的机制为清除体内的 B 细胞从而减少血小板特异性抗体的释放，也有研究显示利妥昔单抗有间接调节 T 细胞功能的作用，但是具体机制尚不清楚。给药方案分为两种：标准剂量方案(375 mg/m^2)和小剂量方案(100 mg/m^2)，均为每周一次，共 4 次（其中小剂量方案也可调整为 375 mg/m^2 仅用一次）。

(3) 脾脏切除：适用于难治性 ITP 的患者，约 1/4 的患者存在手术相关并发症，术后需预防血小板回升过快，应谨慎选择。

5. 三线治疗

(1) 全反式维甲酸(ATRA)联合达那唑。

(2) 小剂量地西他滨：每 3 周后给一次药，共 3～6 个周期，治疗 3 个周期无效患者应停用。

6. 治疗反应

(1) 完全反应(CR)：治疗后血小板计数 $\geq 100 \times 10^9/\text{L}$ 且无出血表现。

(2) 有效(R)：治疗后血小板计数 $\geq 30 \times 10^9/\text{L}$，且至少高于基线值的 2 倍同时无出血表现。

(3) 无效(NR)：治疗后血小板计数 $< 30 \times 10^9/\text{L}$，或血小板计数达不到基线值的 2 倍，或有出血表现。

(4) 复发：治疗有效后，血小板计数再次 $< 30 \times 10^9/\text{L}$，或降至不到基线值的 2 倍，或有出血表现。

（5）持续有效：疗效维持达到或超过 6 个月。

（6）早期反应：治疗后 1 周达到 R。

（7）初步反应：治疗后 1 个月达 R。

（8）缓解：治疗后 12 个月时血小板计数仍≥100×10⁹/L。

（二）精准治疗新进展

1. 新型药物

（1）阿伐曲泊帕：新型的 TPO 受体激动剂，与艾曲泊帕功能和原理相似，但是相比艾曲泊帕，阿伐曲泊帕没有进食限制，其吸收不受脂肪类和富含二价阳离子食物的影响。

（2）Fostamatinib：Fostamatinib 是脾脏络氨酸激酶（syk）抑制剂，通过抑制 syk 的表达，减少 FC 受体介导的血小板抗体对血小板的清除，从而达到治疗目的。在一项针对重症或者复发 ITP 随机双盲的临床试验中，应用 Fostamatinib 组总反应率为 43%，远高于对照组 14%；而且其稳定反应率 18% 亦远高于对照组 2%，提示 Fostamatinib 在 ITP 治疗中有一定的应用前景。

（3）其他：① Blisibimob：BAFF 选择性拮抗剂，目前正进行临床试验用于 ITP 的治疗（NCT 01440361 和 NCT01609452）；② BI655064：是一种 CD40 单克隆抗体，可以拮抗 TFH 发挥作用的 CD40/CD40L 轴和 IL-21 的释放，目前也在进行临床试验（NCT0200976）。

2. 联合治疗

目前越来越多的研究显示单一药物治疗取得的治疗效果有限，需要应用多种不同机制的药物来联合提高治疗的有效率，如 2021 年 9 月在《新英格兰》杂志发表的一线激素治疗联合吗替麦考酚酯（MMF）的临床试验结果显示激素联合 MMF 与单激素组相比，可以显著降低治疗失败的概率，延长患者的缓解时间。

尽管目前一线治疗可以获得很高的初始缓解率，但是也伴随着较高的复发率，贸然延长激素的治疗时间，也会带来更多的不良反应，说明一线治疗仍然需要进一步完善；造成这种局面的一个重要因素就是缺乏强有力的预后预测手段，无法实现精准的分层治疗。另外，目前的疗效评估临床医师更多的是关注患者的临床指标，比如血小板计数和出血症状的改善，但是往往忽略了患者健康相关生活质量（HRQoL）。ITP 是一种相对良性的疾病，重度出血患者比例很低，很多患者经过治疗以后指标有所回升，但是乏力症状或者对于出血的恐惧却无明显好转，严重影响生活质量，因此疗效评估是否应该提高 HRQoL 的权重仍有待商榷。

ITP 致病机制复杂，未来的趋势必然是针对不同个体实行个性化和综合性的诊疗措施，顺应精准诊断和精准治疗的大潮。

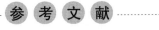

参　考　文　献

［1］Harrington WJ，Minnich V，Hollingsworth JW，et al. Demonstration of a thrombocytopenic factor in the blood of patients with thrombocytopenic purpura［J］. J Lab Clin Med. 1951,38(1)：1-10.

［2］Moulis G，Palmaro A，Montastruc JL，et al. Epidemiology of incident immune thrombocytopenia：a nationwide population-based study in France［J］. Blood . 2014，124(22)：3308-15.

［3］ Lee JY, Lee JH, Lee H, et al. Epidemiology and management of primary immune thrombocytopenia: A nationwide population-based study in Korea[J]. Thromb Res. 2017, 155: 86 - 91.

［4］ Audia S, Mahevas M, Samson M, et al. Pathogenesis of immune thrombocytopenia[J]. Autoimmun Rev. 2017, 16(6): 620 - 32.

［5］ Cooper N, Ghanima W. Immune Thrombocytopenia[J]. N Engl J Med. 2019, 381(10): 945 - 55.

［6］ Li S, Wang L, Zhao C, et al. CD8＋ T cells suppress autologous megakaryocyte apoptosis in idiopathic thrombocytopenic purpura[J]. Br J Haematol. 2007, 139(4): 605 - 11.

［7］ Olsson B, Ridell B, Carlsson L, et al. Recruitment of T cells into bone marrow of ITP patients possibly due to elevated expression of VLA-4 and CX3CR1[J]. Blood . 2008, 112(4): 1078 - 84.

［8］ Li J, Sullivan JA, Ni H. Pathophysiology of immune thrombocytopenia[J]. Curr Opin Hematol. 2018, 25 (5): 373 - 81.

［9］ LeVine DN, Brooks MB. Immune thrombocytopenia (ITP): Pathophysiology update and diagnostic dilemmas[J]. Vet Clin Pathol. 2019, 48 Suppl 1: 17 - 28.

［10］ Audia S, Rossato M, Santegoets K, et al. Splenic TFH expansion participates in B-cell differentiation and antiplatelet-antibody production during immune thrombocytopenia[J]. Blood. 2014, 124(18): 2858 - 66.

［11］ Xie J, Cui D, Liu Y, et al. Changes in follicular helper T cells in idiopathic thrombocytopenic purpura patients[J]. Int J Biol Sci. 2015, 11(2): 220 - 9.

［12］ Yao X, Li C, Yang J, et al. Differences in frequency and regulation of T follicular helper cells between newly diagnosed and chronic pediatric immune thrombocytopenia[J]. Blood Cells Mol Dis . 2016, 61: 26 - 36.

［13］ Stasi R, Cooper N, Del Poeta G, et al. Analysis of regulatory T-cell changes in patients with idiopathic thrombocytopenic purpura receiving B cell-depleting therapy with rituximab[J]. Blood. 2008, 112(4): 1147 - 50.

［14］ Bao W, Bussel JB, Heck S, et al. Improved regulatory T-cell activity in patients with chronic immune thrombocytopenia treated with thrombopoietic agents[J]. Blood. 2010, 116(22): 4639 - 45.

［15］ Zhang X, Wang Y, Zhang D, et al. CD70-silenced dendritic cells induce immune tolerance in immune thrombocytopenia patients[J]. Br J Haematol. 2020, 191(3): 466 - 75.

［16］ Mandke P, Vasquez KM. Interactions of high mobility group box protein 1 (HMGB1) with nucleic acids: Implications in DNA repair and immune responses[J]. DNA Repair (Amst) . 2019, 83: 102701.

［17］ Wang R, Cao Q, Bai ST, et al. Potential role and mechanism for high mobility group box1 in childhood chronic immune thrombocytopenia[J]. Eur Rev Med Pharmacol Sci. 2019, 23(24): 10931 - 41.

［18］ Zhao Y, Ni X, Xu P, et al. Interleukin-37 reduces inflammation and impairs phagocytosis of platelets in immune thrombocytopenia (ITP) [J]. Cytokine. 2020, 125: 154853.

［19］ Sarpatwari A, Bennett D, Logie JW, et al. Thromboembolic events among adult patients with primary immune thrombocytopenia in the United Kingdom General Practice Research Database[J]. Haematologica. 2010,95(7):1167 - 75.

［20］ Severinsen MT, Engebjerg MC, Farkas DK, et al. Risk of venous thromboembolism in patients with primary chronic immune thrombocytopenia: a Danish population-based cohort study[J]. Br J Haematol. 2011,152(3):360 - 362.

[21] Sachs UJ. Diagnosing Immune Thrombocytopenia[J]. Hamostaseologie. 2019，39(3)：250 - 258.

[22] 中华医学会血液学分会血栓与止血学组. 成人原发免疫性血小板减少症诊断与治疗中国指南(2020 年版)[J]. 中华血液学杂志 . 2020,41:617 - 623

[23] von dem Borne AE，Verheugt FW，Oosterhof F，et al. A simple immunofluorescence test for the detection of platelet antibodies[J]. Br J Haematol . 1978，39(2)：195 - 207.

[24] Kiefel V，Jager S，Mueller-Eckhardt C. Competitive enzyme-linked immunoassay for the quantitation of platelet-associated immunoglobulins (IgG，IgM，IgA) and complement (C3c，C3d) with polyclonal and monoclonal reagents[J]. Vox Sang. 1987，53(3)：151 - 156.

[25] Porcelijn L，Folman CC，Bossers B，et al. The diagnostic value of thrombopoietin level measurements in thrombocytopenia[J]. Thromb Haemost. 1998，79(6)：1101 - 1105.

[26] Ong SY，Tan CW，Ramya V，et al. Risk factors and predictors of treatment responses and complications in immune thrombocytopenia. Ann Hematol. 2021,100(3):645 - 651.

[27] Yu J，Xu Z，Zhuo Y，Wei H，et al. Development and validation of a nomogram for steroid-resistance prediction in immune thrombocytopenia patients. Hematology. 2021,26(1):956 - 963.

[28] Hollenhorst MA，Al-Samkari H，Kuter DJ. Markers of autoimmunity in immune thrombocytopenia：prevalence and prognostic significance[J]. Blood Adv. 2019，3(22)：3515 - 3521.

[29] Norgaard M，Jensen AO，Engebjerg MC，et al. Long-term clinical outcomes of patients with primary chronic immune thrombocytopenia：a Danish population-based cohort study[J]. Blood. 2011，117(13)：3514 - 3520.

[30] McMillan R，Durette C. Long-term outcomes in adults with chronic ITP after splenectomy failure[J]. Blood . 2004，104(4)：956 - 960.

[31] Godeau B，Bierling P. High-dose dexamethasone as initial treatment for immune thrombocytopenic purpura[J]. N Engl J Med. 2003，349(23)：2267 - 2268；author reply-8.

[32] Frederiksen H，Ghanima W. Response of first line treatment with corticosteroids in a population-based cohort of adults with primary immune thrombocytopenia[J]. Eur J Intern Med . 2017，37：e23 - e5.

[33] Zufferey A，Kapur R，Semple JW. Pathogenesis and therapeutic mechanisms in immune thrombocytopenia (ITP)[J]. J Clin Med . 2017，6(2):107 - 111

[34] Mithoowani S，Gregory-Miller K，Goy J，et al. High-dose dexamethasone compared with prednisone for previously untreated primary immune thrombocytopenia：a systematic review and meta-analysis[J]. Lancet Haematol. 2016，3(10)：e489 - e96.

[35] Provan D，Arnold DM，Bussel JB，et al. Updated international consensus report on the investigation and management of primary immune thrombocytopenia[J]. Blood Adv. 2019，3(22)：3780 - 3817.

[36] Gill H，Wong RSM，Kwong YL. From chronic immune thrombocytopenia to severe aplastic anemia：recent insights into the evolution of eltrombopag[J]. Ther Adv Hematol. 2017，8(5)：159 - 174.

[37] Al-Samkari H，Kuter DJ. Immune thrombocytopeniain adults：Modern Approaches to diagnosis and treatment[J]. Semin Thromb Hemost. 2020，46(3)：275 - 288.

[38] Markham A. Fostamatinib：First global approval[J]. Drugs. 2018，78(9)：959 - 963.

[39] Bussel J，Arnold DM，Grossbard E，et al. Fostamatinib for the treatment of adult persistent and chronic

immune thrombocytopenia：Results of two phase 3，randomized，placebo-controlled trials[J]．Am J Hematol．2018，93(7)：921－930.

[40] Bradbury CA，Pell J，Hill Q，et al．Mycophenolate mofetil for first-line treatment of immune thrombocytopenia[J]．N Engl J Med，2021，385(10)：885－895.

（周萌　韩悦）

第二节　血栓性血小板减少性紫癜

血栓性血小板减少性紫癜(thrombotic thrombocytopenic purpura，TTP)是发生于微血管的血栓性疾病。血管性血友病因子裂解酶（ADAMTS13）的发现使得人们对 TTP 有了全新的认识。基于以 ADAMTS13 为基础的 TTP 分子机制的探索，并且得益于 George 教授所引领的 TTP 注册登记库的数据分析，这使得国际上对 TTP 的研究取得了重大进展，从而使得该病的精确诊断和疗效都得到了显著改善。

1924 年，Moschcowitz 医生接诊了一名 16 岁的女性患者，其临床表现为发热、虚弱、严重的血小板减少、短暂的局灶性精神神经症状和微血管病性溶血性贫血；他同时发现，该病与全身内脏器官的末梢动脉和毛细血管存在微血栓有关，这是对 TTP 的首次诊断。直到 20 世纪 80—90 年代为止，TTP 的病因仍不明确，其死亡率高达 90％。1982 年，Moake 教授发现，TTP 患者的血浆中存在与血小板高度粘附的超大型 Von Willebrand 因子（VWF）多聚体；而 VWF 是血流高剪切力下血小板粘附和聚集的关键多聚体糖蛋白，其与血栓形成密切相关；因此研究人员首次怀疑 TTP 的发病与 VWF 多聚体异常相关。1985 年，Kaketani 教授在一位已故 TTP 患者的内脏血小板微血栓内发现了大量的 VWF 多聚体。而另一项研究显示，血浆置换(therapeutic plasma exchange，TPE)可以显著改善 TTP 预后，使得疾病存活率提高到 85％以上。综上所述，TTP 患者血液中缺乏能够调节 VWF 多聚体大小的血浆蛋白是导致该病的首要原因。1996 年，Lämmle 教授从人血浆中纯化出一种能够特异性裂解 VWF 的新型金属蛋白酶（VWF-CP）。1998 年，新的研究显示，无论是先天性异常还是由于特异性自身抗体所造成的 VWF-CP 功能的严重缺失，均是 TTP 发病的原因。2001 年，Sadler 与 Zheng 教授团队首先克隆出了这种 VWF-CP 蛋白，即 ADAMTS13，并对其结构与功能之间的关系和活性的调节进行了系统性的研究，最终揭示了 TTP 的具体发病机制。此后，他们在 VWF 及 ADAMTS13 的分子和基因表征方面又取得了重要进展，阐明了 VWF 的关键功能域及其与血小板受体糖蛋白 Ib 和 ADAMTS13 之间的相互作用，从而改进了 TTP 的诊断，并制定了相应的诊断指南和治疗标准。TTP 的研究进程，推动了整个血栓性微血管病体系的诊疗进步，这是世界各国血液工作者共同努力的结果。

一、发病机制

（一）传统发病机制

TTP 的概念随着我们对该病的认识所改变。最初，TTP 是以临床表现所定义的：包括脑部在内的多脏器缺血症状、微血管病性溶血性贫血以及严重的血小板减少。随着我们对 TTP 分子生物学机制的认识加深，我们将 ADAMTS13 严重缺乏（活性<10%）作为其主要诊断标准。TTP 分为遗传性和获得性两种，后者根据有无原发病又可进一步分为特发性和继发性。遗传性 TTP 主要是由于 ADAMTS13 基因异常所导致的该酶的绝对缺乏。而获得性 TTP 则是由于体内出现大量 ADAMTS13 抗体从而导致其表达水平的下降，是 TTP 最主要的临床类型。

（二）发病机制新进展

近年来，对继发性 TTP 的研究逐渐增多，继发性 TTP 则是由于感染、肿瘤、药物、移植、自身免疫疾病等因素诱发，机制复杂，预后不佳。上述原因引起的 ADAMTS13 缺乏，可导致 VWF 的切割效率降低，从而使得 VWF 多聚体在血管内积聚，促进血小板在该部位的聚集、活化，最终形成微血栓；导致血小板消耗性减少以及多脏器的功能损伤。

二、临床表现

临床五联征—"发热、血小板减少、微血管病性溶血性贫血、神经系统症状、肾功能不全"是 TTP 的经典临床表现。

（1）发热：TTP 患者通常会伴随发热症状，体温低热常见，高热少见，常在疾病的急性期出现。

（2）血小板减少：血小板减少是 TTP 患者的经典症状，常为突发性急性的血小板减少，大多数患者血小板会下降至 $20 \times 10^9/L$ 以下。

（3）微血管病性溶血性贫血：患者会出现血红蛋白下降，同时伴有乳酸脱氢酶以及胆红素水平的升高。

（4）神经系统症状：常表现为头晕头痛，伴有意识障碍，部分患者出现定向力减弱，答非所问等症状。

（5）肾功能不全：TTP 患者通常会出现肌酐的一过性升高，肾脏代谢出现障碍。

但近期的一些队列研究表明，这 5 个症状均出现的情况，在急性 TTP 患者中出现的比例不到 10%，故 ADAMTS13 活性的检测对 TTP 的诊断尤为重要。除了这些与广泛微血栓形成相关的临床表现外，部分患者可能出现非特异性体征，这与 TTP 的伴发疾病相关。这些伴发疾病主要包括细菌感染、自身免疫性疾病（主要包括系统性红斑狼疮、抗磷脂综合征、Gougerot-Sjögren 综合征等）、妊娠、药物（丝裂霉素 C、环孢素、奎宁、氯吡格雷、噻氯匹定等）、HIV 感染、胰腺炎、癌症和器官移植等，其中一些可能与 TTP 的急性发病相关。

三、诊断

（一）传统诊断

目前 TTP 的诊断需具备以下各点：① 具备 TTP 临床表现。如微血管病性溶血性贫血、血小板减少、神经精神症状"三联征"，或具备"五联征"。临床上需仔细分析病情，力争早期发现与治疗。② 典型的血细胞计数变化和血生化改变。贫血、血小板计数显著降低；尤其是外周血涂片中红细胞碎片明显增多；血清游离血红蛋白增高；血清乳酸脱氢酶（LDH）明显升高；凝血功能检查基本正常。③ 血浆 ADAMTS13 活性显著降低。在特发性 TTP 患者中常检出 AD-AMTS13 抑制物，部分患者此项检查正常。④ 排除溶血尿毒综合征（HUS）、弥散性血管内凝血（DIC）、HELLP 综合征、Evans 综合征、子痫等疾病。

（二）精准诊断新进展

完善鉴别诊断是明确 TTP 诊断的重要工作，TTP 的主要鉴别诊断是 HUS，其发病机制与产志贺毒素的大肠杆菌（STEC）或补体旁路途径（非典型 HUS，aHUS）的蛋白异常有关。TTP 的另一个鉴别诊断是其他类型的血栓性微血管病（TMA）（如癌症、器官移植、败血症或妊娠先兆子痫以及 HELLP 综合征相关的 TMA），这些疾病也都有血液学异常和自身免疫性疾病相关的缺血表现。做好 TTP 与其他类型 TMA 的鉴别诊断是至关重要的，因为对于大多数 TTP 患者，TPE 效果较好；而那些无 ADAMTS13 严重缺乏的 TMA 患者往往需要 TPE 以外的治疗方法。

四、预后分层

（一）传统预后分层

尽管复发可能是获得性 TTP 缓解后的最大的风险，但还有其他多个主要的慢性期并发症值得关注。抑郁症可能是 TTP 康复后最常见的并发症，这是影响患者生活质量的重要因素。俄克拉何马州 TTP 数据库中 44% 的患者出现了严重或中度抑郁症。因此，通过评分量表常规筛查评估并识别抑郁症是非常重要的。此外，轻微的认知障碍也很常见，需要患者及其家属共同协助治疗。因为 TTP 通常发生在年轻妇女身上，所以系统性红斑狼疮以及其他自身免疫性疾病的发生频率也会增加。TTP 慢性期的患者，新发高血压的频率也同样增加。在 77 名 TTP 初次发作后存活下来的患者中（1995—2017 年），有 16 人（21%）随后死亡，死亡年龄均在其预期年龄之前（中位数差异，22 岁；范围 4~55 岁）。其余患者在 TTP 恢复后，可出现以上多种健康问题，生存期缩短。因此，持续随访是至关重要的。

（二）精准预后分层新进展

Makar 教授所在团队开发并验证了一个临床预测工具—PLASMIC 评分，根据血栓性微血管病患者患有严重 ADAMTS13 缺陷的风险对其进行分层。现已经证明，该评分系统在解决血栓性微血管病的诊断挑战方面优于标准临床评估。在无法及时获得 ADAMTS13 活性测试结果的情况下,使用该评分系统,再加上临床判断,可以促进患者的治疗决策。具体评分内容见表 9-2-1。

表 9-2-1　PLASMIC 评分表

项目	分值
血小板计数$<30\times10^{9}/L$	1
破碎红细胞比例$>2\%$	1
无活动性肿瘤	1
无实体器官或造血干细胞移植病史	1
平均红细胞容积<90	1
国际标准化比值<1.5	1
血肌酐<2.0 mg/dL	1

注:严重 ADAMTS 13 缺陷风险:0~4 分:表示低风险;5 分表示中风险;6 分或 7 分表示高风险。

五、治疗

(一)传统治疗

完全缓解是指血小板计数超过 $150\times10^{9}/L$,并持续两个月,同时 LDH 水平正常,并做到临床康复。在停用 TPE 后缓解状态至少持续 30 天以上则定义为持久缓解。在达到治疗效果后 30 天内病情加重定义为恶化,而达到治疗反应后 30 天或更长时间内病情出现反复则定义为复发。难治性 TTP 定义为 30 天内无治疗反应和/或 60 天内无持久治疗反应。

血浆输注是治疗遗传性 TTP 的有效方法,但往往会诱发过敏反应。目前来看,血浆置换仍然是获得性 TTP 的一线治疗方案。血浆置换和利妥昔单抗联合治疗对大多数患者有较好的疗效,但仍有少部分难治性患者在达到治疗反应之前就死亡或形成不可逆的神经功能损伤。近年来,对 TTP 发病机制的深入研究发现了许多治疗靶点:包括抑制 B 细胞功能的利妥昔单抗,抑制浆细胞功能的硼替佐米,以 TPE 为主的抗体清除,通过输注重组 ADAMTS13 直接提高 VWF 剪切效率,依赖于 N-乙酰半胱氨酸的强还原性从而降解 VWF 多聚体以及通过 Caplaci-zumab 单抗直接剪切 VWF 多聚体等等。

1. 血浆置换

血浆置换目前仍是 TTP 治疗的一线方案,应在 TTP 诊断确立甚至拟诊时立即开始应用。在治疗初期,TPE 应每天进行,直到与器官受累相关的症状缓解、血小板计数恢复、溶血停止。部分研究建议在三周内逐步减少 TPE 治疗频率,以防止病情加重。然而,这种方案目前仍有争议,特别是在联合利妥昔单抗的情况下,寻找最合适的 TPE 治疗频率仍有待于进一步研究。

2. 激素治疗

TTP 的自身免疫性质为激素治疗的有效性提供了理论基础。研究表明,在新诊断的 TTP 患者中,激素治疗有一定的疗效。尽管给药方式仍有争议,但激素仍然在 TTP 的治疗中占有一席之地。

3. 利妥昔单抗

人源化抗 CD20 单克隆抗体利妥昔单抗被推荐用于治疗难治性 TTP 患者。一项回顾性研究显示,57 例对 TPE 治疗反应不佳的 TTP 患者,在接受利妥昔单抗治疗后(375 mg/m²,每周一次),有 51(89%)例患者在 4 周内达到缓解,6 例患者对治疗无反应,其中 3 例死亡。两项总共涉及 47 例难治性或复发性 TTP 患者的前瞻性研究显示,在 2~3 周内给予利妥昔单抗治疗后,98% 的患者在第一个月内达到缓解。且在这两项研究中,利妥昔单抗均未出现明显的副作用。我们对近年来的 7 项针对利妥昔单抗治疗 TTP 的前瞻性研究做了基于治疗缓解率的荟萃分析,结果发现,利妥昔单抗的总体有效率高达 90%。目前利妥昔单抗已被推荐作为一线治疗方案。

4. VWF 单抗治疗

最近,在 TITAN 试验中报道了一种与 VWF-糖蛋白 1b 相互作用的抑制剂(Caplacizumab,原名 ALX-0081)的疗效,TITAN 试验是一项针对获得性 TTP 患者的多中心、随机安慰剂对照的 II 期临床研究,使用 Caplacizumab 后,血小板恢复的时间明显缩短,反映缺血性器官损伤的生物标志物趋于更快地恢复正常。此外,病情加重的发生率也有所降低,且出血事件轻微。鉴于 Caplacizumab 不能解决潜在的自身免疫病理生理问题,若在最后一次 TPE 疗程结束后 30 天内停用 Caplacizumab,患者的复发率很高。Caplacizumab 目前在另外一项多中心 III 期研究 [NCT02553317]-HERCULES 试验中进行了进一步评估,相信未来将会有更多的循证医学证据供我们参考。

(二)精准治疗新进展

近年来,有一些新的可能对 TTP 有相关疗效的药物被开发,这些药物包括重组 AD-AMTS13(BAX930):其作用主要为直接提高 ADAMTS13 水平,目前其临床试验正在进行中 [NCT02216084];N-乙酰半胱氨酸:它通过减小内皮细胞锚定的可溶性超大型 VWF 多聚体的大小来抑制血小板的粘附;硼替佐米:一种旨在消耗浆细胞的蛋白酶体抑制剂。

随着我们对 TTP 发病过程和机制的深入了解,以及新药临床试验的进一步完善,相信未来对于 TTP,尤其是难治性的患者,会有更多有效的手段。TTP 的诊治探索从未终止,期待在今后能有更多有效的诊疗手段。

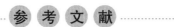

参 考 文 献

[1] Brain MC. An acute febrile pleiochromic anemia with hyaline thrombosis of the terminal arterioles and capillaries (Moschcowitz 1925)[J]. Thromb Haemost,1978,40(1):9-10.

[2] Kremer Hovinga JA, Vesely SK, Terrell DR, et al. Survival and relapse in patients with thrombotic thrombocytopenic purpura[J]. Blood,2010,115(8):1500-1511.

[3] George JN, Vesely SK, Terrell DR, et al. The Oklahoma Thrombotic Thrombocytopenic Purpura-haemolytic Uraemic Syndrome Registry. A model for clinical research,education and patient care[J]. Hamostase-

ologie, 2013, 33(2): 105－112.

[4] Moake JL, Rudy CK, Troll JH, et al. Unusually large plasma factor Ⅷ：von Willebrand factor multimers in chronic relapsing thrombotic thrombocytopenic purpura[J]. N Engl J Med, 1982, 307(23):1432－1435.

[5] Asada Y, Sumiyoshi A, Hayashi T, et al. Immunohistochemistry of vascular lesion in thrombotic thrombocytopenic purpura, with special reference to factor VIII related antigen[J]. Thromb Res, 1985, 38(5): 469－479.

[6] Rock GA, Shumak KH, Buskard NA, et al. Comparison of plasma exchange with plasma infusion in the treatment of thrombotic thrombocytopenic purpura. Canadian Apheresis Study Group[J]. N Engl J Med, 1991, 325(6): 393－397.

[7] Furlan M, Robles R, Lammle B. Partial purification and characterization of a protease from human plasma cleaving von Willebrand factor to fragments produced by in vivo proteolysis[J]. Blood, 1996, 87(10): 4223－4234.

[8] Furlan M, Robles R, Galbusera M, et al. von Willebrand factor-cleaving protease in thrombotic thrombocytopenic purpura and the hemolytic-uremic syndrome[J]. N Engl J Med, 1998, 339(22): 1578－1584.

[9] Tsai HM, Lian EC. Antibodies to von Willebrand factor-cleaving protease in acute thrombotic thrombocytopenic purpura[J]. N Engl J Med, 1998, 339(22): 1585－1594.

[10] Zheng X, Chung D, Takayama TK, et al. Structure of von Willebrand factor-cleaving protease (ADAMTS13), a metalloprotease involved in thrombotic thrombocytopenic purpura[J]. J Biol Chem, 2001, 276(44): 41059－41063.

[11] Sadler JE. Pathophysiology of thrombotic thrombocytopenic purpura[J]. Blood, 2017, 130(10): 1181－1188.

[12] George JN, Nester CM. Syndromes of thrombotic microangiopathy[J]. N Engl J Med, 2014, 371(7): 654－666.

[13] Fujimura Y, Matsumoto M, Isonishi A, et al. Natural history of Upshaw-Schulman syndrome based on ADAMTS13 gene analysis in Japan[J]. J Thromb Haemost, 2011, 9 Suppl 1: 283－301.

[14] Moake JL. Thrombotic microangiopathies[J]. N Engl J Med, 2002, 347(8): 589－600.

[15] Mariotte E, Azoulay E, Galicier L, et al. Epidemiology and pathophysiology of adulthood-onset thrombotic microangiopathy with severe ADAMTS13 deficiency (thrombotic thrombocytopenic purpura): a cross-sectional analysis of the French national registry for thrombotic microangiopathy[J]. Lancet Haematol, 2016, 3(5): e237－245.

[16] Noris M, Remuzzi G. Atypical hemolytic-uremic syndrome. N Engl J Med 2009;361:1676－1687.

[17] Sadler JE. What's new in the diagnosis and pathophysiology of thrombotic thrombocytopenic purpura[J]. Hematology Am Soc Hematol Educ Program, 2015, 2015(1): 631－636.

[18] 中华医学会血液学分会血栓与止血学组. 血栓性血小板减少性紫癜诊断与治疗中国专家共识(2012 年版)[J]. 中华血液学杂志, 2012, 33(11): 983－984.

[19] George JN. TTP: long-term outcomes following recovery. Hematology Am Soc Hematol Educ Program, 2018, 2018(1): 548－552.

[20] Gui RY, Huang QS, Cai X, et al. Development and validation of a prediction model (AHC) for early identification of refractory thrombotic thrombocytopenic purpura using nationally representative data[J]. Br J Haematol, 2020, 191(2): 269－281.

[21] Sarode R, Bandarenko N, Brecher ME, et al. Thrombotic thrombocytopenic purpura: 2012 American So-

ciety for Apheresis (ASFA) consensus conference on classification, diagnosis, management, and future research[J]. J Clin Apher, 2014, 29(3): 148 - 167.

[22] Scully M, Hunt BJ, Benjamin S, et al. Guidelines on the diagnosis and management of thrombotic thrombocytopenic purpura and other thrombotic microangiopathies[J]. Br J Haematol, 2012, 158(3): 323 - 335.

[23] Froissart A, Buffet M, Veyradier A, et al. Efficacy and safety of first-line rituximab in severe, acquired thrombotic thrombocytopenic purpura with a suboptimal response to plasma exchange. Experience of the French Thrombotic Microangiopathies Reference Center[J]. Crit Care Med, 2012, 40(1): 104 - 111.

[24] George JN. How I treat patients with thrombotic thrombocytopenic purpura-hemolytic uremic syndrome [J]. Blood, 2000, 96(4): 1223 - 1229.

[25] Scully M, McDonald V, Cavenagh J, et al. A phase 2 study of the safety and efficacy of rituximab with plasma exchange in acute acquired thrombotic thrombocytopenic purpura[J]. Blood, 2011, 118(7): 1746 - 1753.

[26] Peyvandi F, Scully M, Kremer Hovinga JA, et al. Caplacizumab for acquired thrombotic thrombocytopenic purpura[J]. N Engl J Med, 2016, 374(6): 511 - 522.

[27] Plaimauer B, Kremer Hovinga JA, Juno C, et al. Recombinant ADAMTS13 normalizes von Willebrand factor-cleaving activity in plasma of acquired TTP patients by overriding inhibitory antibodies[J]. J Thromb Haemost, 2011, 9(5): 936 - 944.

[28] Schiviz A, Wuersch K, Piskernik C, et al. A new mouse model mimicking thrombotic thrombocytopenic purpura: correction of symptoms by recombinant human ADAMTS13[J]. Blood, 2012, 119(25): 6128 - 6135.

[29] Chen J, Reheman A, Gushiken FC, et al. N-acetylcysteine reduces the size and activity of von Willebrand factor in human plasma and mice[J]. J Clin Invest, 2011, 121(2): 593 - 603.

[30] Rottenstreich A, Hochberg-Klein S, Rund D, et al. The role of N-acetylcysteine in the treatment of thrombotic thrombocytopenic purpura[J]. J Thromb Thrombolysis, 2016, 41(4): 678 - 683.

[31] Shortt J, Oh DH, Opat SS. ADAMTS13 antibody depletion by bortezomib in thrombotic thrombocytopenic purpura[J]. N Engl J Med, 2013, 368(1): 90 - 92.

（戚嘉乾　韩悦）

第九章　异基因造血干细胞移植新进展

第一节　造血干细胞移植前准备

一、移植前评估

异基因造血干细胞移植（allogeneic hematopoietic stem cell transplantation，allo-HSCT）已经广泛用于恶性血液病和非恶性血液病的治疗。移植疗效受多个环节影响，与患者的病情、移植时机、患者身体状况、供者选择、移植预处理强度等因素密切相关。为提高移植疗效，需将接受移植的群体做到规范化整体管理，即从诊断开始将患者进行危险度分层，为患者设计总体的治疗方案，有计划地让患者在最恰当的时机接受移植治疗。启动 allo-HSCT 前，需要全面评估受体的移植适应证和移植时机，以及患者疾病状态、体能状况、营养状况、基础合并症等情况，综合评估移植风险。

（一）本病评估

移植需在预处理前完成对患者原发病的状态评估，评估结果可能影响移植预处理方案、移植供者选择和移植的时机。仔细询问和了解病史，详细了解初诊情况、诊断过程及对化疗的效果、预后分层，才能决定是否选择移植。

1. 既往治疗过程

先前的放化疗可能会对患者的器官功能产生累积的长期不良影响，并对移植的许多方面产生重要影响。例如：预处理强度的选择、移植物抗宿主病（graft versus host disease，GVHD）的预防、肝静脉闭塞性疾病（veno-occlusive disease，VOD）的发生风险等。对于既往有自体移植病史的患者，可考虑降低强度预处理（RIC）或非清髓性预处理（NMAC）来降低非复发死亡（NRM）的风险。同样，用于治疗难治性急性髓系白血病（AML）的吉妥珠单抗、用于急性淋巴细胞白血病（ALL）的伊妥珠单抗或肝脏放疗可能会增加 allo-HSCT 后 VOD 的风险，这需要对预处理或 GVHD 预防方案进行优化。移植前使用 mogamulizumab（CXCR4 单抗）或 PD-1 单抗与严重 GVHD 发生有关；同时还应考虑合并用药（唑类抗真菌药、对乙酰氨基酚、甲硝唑、IDH 抑制剂）或娱乐性药物（如酒精、大麻）与常用预处理药（如白消安）之间的药物相互作用。

2. 疾病状态

疾病缓解状态和对先前治疗的反应对自体和异基因移植效果影响显著,是各种血液系统恶性肿瘤移植后长期生存的强预测因子。对将进行移植的患者进行适当的复查以评估缓解状态至关重要,通常在计划移植的 1 个月内进行。

对于第一次完全缓解的急性白血病患者,如果移植前骨髓检查是在 1 个月前进行的,必须重新检查来评估当前的疾病状态。急性白血病患者需了解中枢神经系统白血病(central nervous system leukemia,CNSL)预防及治疗情况,ALL 预防性鞘内注射 4~6 次,AML 2~4 次。如确诊 CNSL 者,需要达到完全缓解(CR)。慢性髓性白血病(chronic myeloid leukemia,CML)急变患者移植前应进行 CNSL 筛查,骨髓增生异常综合征(myelodysplastic syndromes,MDS)、CML 慢性期/加速期移植前无需筛查。

(二)体能状态/脏器功能

对于有移植适应证和合适供体的患者,应开始进行身体评估、器官功能评估和移植前咨询。

1. 体能状态

体能状态可独立衡量患者的健康状况。评估患者是否适合移植的最简单工具之一是卡氏评分(KPS)(见表 9-1-1)。不良体能状态会对移植结果产生不利影响,包括生存率。allo-HSCT 中的大多数前瞻性试验都将 KPS<70 作为移植排除标准。然而需要强调的是,没有绝对的分界点是 allo-HSCT 的排除标准。尽管在大多数移植实践中,理想情况下需要 KPS≥(60~70)才考虑 allo-HSCT,但应在多学科的合作中对每一位患者进行个体化评估。

表 9-1-1 KPS 评分标准

评分(分)	具体细则
100	正常,无症状和体征
90	能正常进行活动,有轻微症状和体征
80	勉强可进行正常活动,有一些症状或体征
70	生活可自理,但不能维持正常生活工作
60	生活能大部分自理,但偶尔需要别人帮助
50	常需人照料
40	生活不能自理,需要特别照顾和帮助
30	生活严重不能自理
20	病重,需要住院和积极的支持治疗
10	重危,临近死亡
0	死亡

2. 造血干细胞移植合并症指数(HCT-CI)评分

合并症评估是评估接受移植患者的重要组成部分,包括临床病史、体格检查、实验室参数和其他客观测试以确定终末器官功能。由 Sorror 等人提出的 HCT-CI 评分(见表 9-1-2)能够预测 allo-HSCT 后的 NRM 风险。HCT-CI 已在清髓性预处理和 RIC allo-HSCT 的成人和儿童患者中得到验证,现在被移植界广泛使用。在验证集($n=346$)中,0～2 分的 2 年 NRM 为 14%～19%,而≥3 分的 2 年 OS 为 40%。许多中心考虑在 HCT-CI 评分高的年轻患者中改用 RIC 方案,以降低 NRM 的风险。

Shouval 等人提出简化合并症指数(SCI)(表 9-1-2),即由预测 NRM 的肺部疾病、中度至重度肝脏合并症、任何类型的心脏病和肾功能不全 4 种合并症以及年龄>60 岁等参数组成,对 573 名在清髓性预处理后接受 allo-HSCT 的成年患者进行分组,随着 SCI 分值增高,NRM 逐步增加。根据新评分系统将患者分为不同的风险组,并在外部队列中得到验证,得到比 HCT-CI 更高的区分度,提示 SCI 可能成为预测 allo-HSCT 后 NRM 的新工具。

表 9-1-2 造血干细胞移植合并症指数(HCT-CI)评分

合并症	具体疾病	积分
心律失常	心房颤动*	1
	心房扑动*	
	病态窦房结综合征*	
	室性心律失常*	
心血管	冠状动脉粥样硬化性心脏病*	1
	充血性心力衰竭*	
	心肌梗死*	
	射血分数<50%§	
炎症性肠病	克罗恩病*	1
	溃疡性结肠炎*	
糖尿病	需要胰岛素和/或口服降糖药治疗*	1
脑血管疾病	一过性脑缺血(TIA)*	1
	缺血性或出血性卒中*	
心理异常	需要心理咨询和/或特殊治疗§	1
肝脏疾病,轻度	慢性肝炎§	1
	胆红素:>ULN,但<1.5×ULN§	
	AST/ALT:>ULN,但<2.5×ULN§	
肥胖	BMI≥35 kg/m²(成人)§	1
	BMI≥该年龄 95%上百分位数(儿童)§	
感染	预处理前需要持续抗生素治疗§	1
风湿免疫性疾病	需要治疗*	2
消化性溃疡	内镜证实且需要治疗*	2

合并症	具体疾病	积分
肾病,中重度	血肌酐>2 mg/dL(177μmol/L)[§]	2
	需要血液透析[§]	
	前期肾移植[*]	
肺脏疾病,中度	血红蛋白纠正的 DLco 66%~80%预计值[§]	2
	FEV$_1$ 66%~80%预计值[§]	
肺脏疾病,重度	血红蛋白纠正的 DLco≤65%预计值[§]	3
	FEV1≤65%预计值[§]	
心脏瓣膜病	无症状的二尖瓣脱垂除外[§]	3
前期实体肿瘤	需要手术、化疗和/或放疗(非黑色素瘤的皮肤肿瘤除外)[*]	3
肝病,重度	肝硬化[§]	3
	胆红素>1.5×ULN[§]	
	AST/ALT>2.5×ULN[§]	

注:[*]在患者既往的任何时间诊断;[§]取预处理开始前最近的一次检验值或疾病情况。ULN:正常值上限;DLco:一氧化碳弥散率;FEV1:一秒用力呼气容积;AST:天门冬氨酸氨基转移酶;ALT:丙氨酸氨基转移酶;BMI:体重指数。危险分级(总分):低危,0 分;中危,1~2 分;高危,3 分及以上。血红蛋白校正 DLco=DLco/[HGB(g/dL)×0.069 65]。

3. 疾病风险指数(DRI)

DRI(表 9-1-3)是一种对疾病相关因素(AML/MDS 的诊断、缓解状态和细胞遗传学)进行评估的工具,根据疾病风险类别对患者进行分层。在一项研究中,将 13 000 名接受 allo-HSCT 的患者根据 DRI 分为低、中、高和极高风险组,2 年 OS 率分别为 64%、51%、34%,和 24%。尽管 DRI 目前并未广泛用于患者的移植前评估,但当与 KPS 和 HCT-CI 结合时,可以成为结果研究和临床讨论的有效工具。对于特定的疾病,如 AML 和 MDS,相关的预后模型已经被开发出来并广泛使用。

表 9-1-3 疾病风险指数(DRI)

疾病风险	疾病
低	具有良好细胞遗传学的 AML,CLL,CML,惰性 B 细胞 NHL
中等	具有中等细胞遗传学的 AML,具有中等细胞遗传学的 MDS,骨髓增生性肿瘤,MM,HL,DLBCL/转化的惰性 B 细胞 NHL,MCL,淋巴结 T 细胞淋巴瘤
高	具有不良细胞遗传学的 AML,具有不良细胞遗传学的 MDS,结外 T 细胞淋巴瘤

分期风险	分期
低	CR1,CR≥2,PR1,未治疗,CML CP,PR≥2(如果采用 RIC 方案)
高	PR≥2(如果采用 MAC 方案),诱导失败,活动性复发,CML AP 或 BP

疾病风险	分期风险	总风险	4 年 OS
低	低	低	64%（56%～70%）
低	高	中等	46%（42%～50%）
中等	低		
中等	高	高	26%（21%～31%）
高	低		
高	高	极高	6%（0%～21%）

4. 修改后的欧洲血液和骨髓移植组织（mEBMT）风险评分

该评分（表 9 - 1 - 4）源自原始 EBMT 评分，基于对 3 142 名 CML 移植患者的分析，结果显示其对 OS、无病生存率、NRM 具有高度预测性。目前 mEBMT 评分已被用于急性白血病，在 151 例 ALL 移植患者中，较高的 mEBMT 与较差的 OS（$P<0.001$）、较高的 NRM（$P=0.042$）和较高的复发死亡率（$P<0.001$）相关；同样，在 214 例 AML 移植患者中，也证明 mEBMT 评分是 OS 和 NRM 的预测因素。

表 9 - 1 - 4 修改后的欧洲血液和骨髓移植组织（mEBMT）风险评分

参数	分组	评分
年龄	<20 岁	0
	20～40 岁	1
	>40 岁	2
疾病状态	CR1	0
	CR>1	1
	未达 CR	2
供体类型	MRD	0
	其他	1
供受者性别	女供男	1
	其他	0

5. 衰弱指数

衰弱被定义为与易患残疾和死亡相关的生理储备减少的状态，通常与年龄增长有关，并且是认知、活动能力、功能和合并症的总和。衰弱会对癌症治疗的耐受性和反应产生不利影响，专业组织建议将死亡率和衰弱评估纳入老年癌症患者的常规护理。在一项前瞻性研究中，研究人员评估了 448 名年龄≥75 岁的血液系统恶性肿瘤患者的握力和步态速度，发现步态速度每降低 0.1 米/秒与死亡率增加、计划外住院和急诊就诊次数增加有关，而握力每下降 5 千克力与较低的生存率相关。目前，还没有经过验证的针对 allo-HSCT 前患者的衰弱/老年评估工具。基于老年人评估的多学科方法来评估和优化治疗计划可能会改善移植后的结果。

（三）潜在感染

1. 结核分枝杆菌潜伏性感染与预防

结核病(tuberculosis,TB)是由结核分枝杆菌感染引起的传染性疾病。TB 在 HSCT 受者中多表现为潜伏性感染,其发病率是普通人群的 2～40 倍。移植受者发生的移植后活动性 TB 可能是由于受者或供体的结核分枝杆菌潜伏感染(latent tuberculosis infection,LTBI)或从头感染所致。在过去十年中,allo-HSCT 受者中活动性结核病的发病率从 0.80%～2.8% 不等,具体取决于患者所在国家结核分枝杆菌感染的流行程度。与自体移植受者相比,allo-HSCT 受者的分枝杆菌感染较高。在 allo-HSCT 中,无关或不相合供体的 HSCT 受者的结核病发生率高。因此,对移植前患者进行 LTBI 筛查和预防性治疗可降低发生活动性结核病的风险。

LTBI 的诊断尚无金标准,目前广泛接受的两种免疫学诊断方法为结核菌素皮肤试验(TST)和 γ-干扰素释放试验(IGRA)。对于 HSCT 的患者,现有的相关指南推荐对有结核暴露史的患者进行活动性结核病筛查,并联合 IGRA 和 TST 进行 LTBI 筛查。HSCT 患者之前的化疗可能会影响 LTBI 筛查试验的敏感度,IGRA 可能有助于筛查先前接种牛支原体卡介苗(BCG)的患者。

LTBI 预防性治疗:移植患者 LTBI 预防性治疗方案的选择受到多种因素影响,包括当地结核分枝杆菌的耐药情况、药物毒性、药物之间的相互作用和患者依从性等。移植患者 LTBI 的预防多采用异烟肼,建议应给药至少 6～9 个月,并应在 HSCT 的预处理治疗之前或完成后立即开始。

INH 预防性治疗的适应证:① 与活动性、传染性(痰涂片阳性)肺或喉结核患者接触,无论 TST 或 IGRA 是否阳性;② TST 阳性,无论之前是否接种卡介苗,无活动性结核病的证据;③ IGRA 结果呈阳性,之前未接受过抗结核治疗且没有活动性结核病的证据。

HSCT 患者暴露于活动性但非感染性肺外 TB 患者不需要预防性治疗;由于有卡介苗播散性感染的风险,HSCT 患者禁止接种卡介苗。

2. 乙型肝炎病毒(HBV)感染与预防

全世界有数亿人合并有病毒性肝炎,宿主免疫性是决定患者预后的关键因素。病毒性肝炎严重威胁恶性血液肿瘤患者的生命,包括造血干细胞移植受者。清髓性预处理、TBI、ATG、预防 GVHD 的免疫抑制剂、糖皮质激素、免疫重建延迟等增加了 HSCT 后 HBV 再激活的发生率。HBV 再激活与化疗中断、频繁住院、进展为肝功能衰竭和死亡相关。

专家共识推荐造血干细胞移植前患者 HBV 的筛查主要包括:检测 HBsAg、抗 HBc 和抗 HBs,若 HBsAg 或抗 HBc 阳性,则需检测 HBV-DNA。移植后 HBV 再激活或感染高风险因素为:HBsAg 阳性或抗 HBc 阳性;HBV 阴性患者接受 HBsAg 阳性或抗 HBc 阳性移植物或血制品。

对于 HBsAg 阳性患者,在 HSCT 前 1 周开始给予抗病毒治疗(首选第三代抗 HBV 药物,如恩替卡韦、替诺福韦;次选第一代抗 HBV 药物,如拉米夫定),持续至少 12 个月,由于缺乏最佳治疗持续时间的数据,关于继续抗病毒治疗多长时间存在争议。如果 HBV-DNA 和 HBsAg

转阴的同时出现抗 HBs 阳性,表明病毒已被清除,抗病毒治疗可停止。

对于抗 HBc 阳性且 HBsAg 阴性患者(既往感染)推荐如下:

(1) 在 HSCT 前 1 周开始给予药物预防 HBV 再激活,持续至少 18 个月;

(2) 接受 HSCT 且未接受药物预防患者,在 HSCT 后 12 个月内坚持规律监测 HBsAg 和 HBV-DNA。如果 HBV-DNA<1 000 IU/mL,每月监测 1 次;出现 HBsAg 阳性或 HBV-DNA> 1 000 IU/mL 时立即予药物治疗。患者如合并慢性 GVHD 或持续应用免疫抑制剂建议延长抗 HBV 治疗时间。

对于活动性 HBV 感染(活检证实慢性肝炎活动,或 HBsAg 阳性且 HBV-DNA 高水平 (HBV-DNA$>2\times10^7$ IU/mL)患者应尽可能推迟 HSCT,并予抗病毒药物治疗。然而,HBV- DNA 阳性并非移植的绝对禁忌证。

国外指南建议接受 HSCT 的 HBV 阴性患者在预处理前均应接受 HBV 疫苗接种,并定期监测其抗 HBs 效价。移植前 HBV 阴性患者如未在移植前接种疫苗应在移植+6 个月后接受 HBV 疫苗接种。移植前抗-HBc 阳性患者定期评估抗-HBs 抗体效价;若无保护效价应接种疫苗。通常建议采用标准疫苗接种计划(0、4 和 6 个月时 20 μg);然而,在 0、2、4 和 6 个月时给予 4 次 20 μg 单剂 HBV 疫苗的强化方案可作为传统方案的替代方案。

(四)血小板抗体/DSA 抗体及处理方式

在没有同胞全相合供者或需要紧急移植的情况下,人类白细胞抗原(HLA)半相合供者成为最佳选择。移植后原发性植入失败(PGF)是导致移植相关死亡的重要原因之一。近年来,供者特异性抗 HLA 抗体(DSA)被认为与移植后 PGF 密切相关。

1. 抗 HLA 抗体/DSA 的产生

人类主要组织相容性复合体,也被称为 HLA 复合体,由 200 多个基因组成,紧密分布在 6 号染色体上。该区域内基因编码的分子对固有免疫系统和抗原特异性免疫系统至关重要。 HLA 等位基因的高度多态性是移植的障碍。在接受 allo-HSCT 的成人恶性血液病患者中,抗 HLA 抗体的阳性率高达 40%,特别是在非 HLA 全相合的移植患者中。但并非所有抗 HLA 抗体都为 DSA。研究显示,接受单倍型造血干细胞移植(haploidentical hematopoietic stem cell transplantation,haplo-HSCT)患者的 DSA 阳性率约为 10%~21%,该比例高度依赖于受者性别,男性受者的阳性率极低(约为 5%),而女性受者阳性率高达 86%,且女性受者 DSA 水平远高于男性受者。在有妊娠史的女性中,15%~50% HLA 抗体阳性,多次妊娠女性 haplo-HSCT 受者 DSA 阳性率高达 50%。

除妊娠外,血制品输注依赖(尤其是血小板输注依赖)的血液病患者中,有 20%~60%其体内产生 HLA 抗体。此外,约 1%~5%的健康个体(无移植史、输血史、妊娠史)抗 HLA 抗体阳性,即天然 HLA 抗体,可能为机体接触环境中与 HLA 具有交叉反应的抗原所产生的抗体。有报道称这类天然抗体并不会影响移植效果。

2. 抗 HLA 抗体/DSA 对移植的影响

抗体介导的排斥反应(AMR)是实体器官移植后出现移植物排斥反应和器官衰竭的公认原

因。移植前预存的 DSA 可导致移植器官血运重建后几分钟内出现超急性移植排斥反应，而移植后新生 DSA(dnDSA)是慢性 GVHD 的主要原因。在 allo-HSCT 动物模型中亦发现了上述现象，HLA 不相合的致敏小鼠在接受供者小鼠骨髓细胞输注的数小时内便会产生移植排斥反应，表明预存抗体是骨髓造血干细胞成功植入的主要障碍。

研究显示，DSA 可导致造血干细胞植入时间延长、植入功能不良(poor graft function, PGF)，甚至原发性植入失败(primary graft failure, PGF)。DSA 阳性患者 PGF 发生率为 24%～83%，其中接受 haplo-HSCT 和脐血移植(umbilical cord blood transplantation, UCBT) 患者的 PGF 发生率最高。除此之外，DSA 亦与造血干细胞移植患者的生存相关。安德森癌症中心(MDACC)团队发现，DSA 阳性移植患者不仅 PGF 发生率更高，且发生 PGF 的患者的存活率明显低于未发生 PGF 的患者(5.3 个月 vs 17.1 个月)。

目前，最常用的 DSA 水平检测方法为基于 Luminex 的固相检测法(SPA)。该方法用平均荧光强度(MFI)值描述抗体水平。当 MFI >1 000 时，DSA 检测呈阳性，但不同的移植中心和实验室 MFI 值的 cutoff 值略有差异。尽管 DSA MFI >1 000 的任何水平都可能发生排斥反应，但 PGF 的发生率随着 MFI 水平的增加而增加。Ciurea 等报道，DSA 水平 MFI <5 000 和 MFI >5 000 的患者发生排斥反应的风险分别为 9% 和 54%。也有研究报道 DSA MFI≥2000 的患者 PGF 发生率显著高于 MFI<2 000 的患者(27.3% vs. 1.9%，$P=0.003$)。由于 SPA 检测方法的半定量性质和一些局限性，在解释 MFI 值和临床结果的相关性时仍需谨慎，同时 DSA 检测方法及 cutoff 值尚有待标准化。

另外，非 DSA 抗 HLA 抗体对移植的影响尚存在争议。一些研究结果显示，非 DSA 抗 HLA 抗体阳性(非 DSA 阳性)患者与抗体阴性患者的中性粒细胞植入率无明显统计学差异。而 Detrait 等报道，大部分非 DSA 阳性患者和抗体阴性患者植入均良好，但在 3 年的随访中，非 DSA 阳性和抗体阴性患者的存活率分别为 6% 和 34%[HR:2.62(95%CI:1.32～5.25)]，50% 死于疾病复发。

尽管非 DSA 抗 HLA 抗体对移植是否有影响尚不清楚，但 DSA 明确影响造血干细胞的植入，且与低存活率相关，故移植前的抗体筛查极其重要。对于 DSA 阳性的患者，移植进行脱敏治疗尤为必要。

3. DSA 的治疗

基于实体器官移植中的经验，DSA 阳性待移植患者的脱敏治疗主要有以下四种策略：① 抗体去除：如血浆置换(PE)或免疫吸附(IA)；② 抑制抗体产生：如 CD20 单克隆抗体(利妥昔单抗, rituximab, RTX)和蛋白酶体抑制剂(proteasome inhibitor, PI)硼替佐米(bortezomib, BTZ)；③ 抗体中和：如静脉输注免疫球蛋白(IVIG)或供者 HLA 抗原（如供者血小板输注或辐照白细胞输注）；④ 抑制补体活化：如 C5 单克隆抗体依库珠单抗。目前，大部分关于 DSA 脱敏治疗对移植结果影响的报道为经验性的病例报告或小样本研究，尚无统一或最佳治疗方案。

(1) 血浆置换：血浆置换是实体器官移植和 HSCT 患者最常用的脱敏方法。标准的 PE 治疗为隔日一次 1 倍血浆容量和 5% 白蛋白的置换，共行 5 次，前 4 次和末次 PE 后分别予

100 mg/kg 和 1 000 mg/kg 无蔗糖 IVIg 输注。既往研究报道,单次 1~1.5 倍血浆容量 PE 可清除血浆中 66%~77% 的 IgG 抗体,10 天内进行 5 次 PE 可清除 90% 抗体。Timofeeva 等回顾性分析 PE 治疗肺移植预存 DSA 的小样本研究发现,标准 PE 治疗后抗体 MFI 值较初始 MFI 值下降>70% 或至少 30%~70% 可延长患者生存,并且提出两个判断方法以鉴别出可获益于标准 PE 治疗的患者:① 第 2 次 PE 前复测 DSA,DSA 水平未增加;② 5 次 PE 后 DSA 水平下降>70%(完全缓解)或至少 30%~70%(部分缓解)。

PE 只能清除外周循环中的抗体,不能抑制抗体生成。单用 PE 会产生新生抗体回弹现象,故现多采用 PE 联合 IVIG、RTX 和治疗联合其他方法进行脱敏治疗。MDACC 团队首次采用 PE 联合 IVIG、RTX 治疗 4 例 DSA 阳性的 haplo-HSCT 患者,3 例患者的造血干细胞成功植入,其中 2 例患者 DSA 完全清除。Ciurea 等报道了目前为止最大样本的 DSA 脱敏治疗,采用 PE 联合 IVIG、RTX 或 PE 联合 IVIG、RTX 及移植前一天输注"白膜层"的脱敏方法,有效降低了 37 例待 haplo-HSCT 移植患者体内 DSA 水平及补体结合活性,且降低了 PGF 和 NRM 风险。

(2) 免疫吸附:IA 使用 2 个吸附柱,蛋白 A 吸附柱吸附免疫球蛋白,ABO 抗原柱吸附特定抗-A 或抗-B 抗体,再将血浆重新注入患者体内。目前尚未见造血干细胞移植患者使用 IA 清除 HLA 抗体的报道。IA 清除抗体具有高效性和特异性,但经济成本较高、膜难以获得且操作相较 PE 复杂,故不常用于治疗 AMR。IA 治疗肾移植患者 AMR 的随机对照研究显示,接受 IA 治疗组均对治疗有反应,未接受治疗组 80% 患者在使用挽救性 IA 的情况下仍依赖透析治疗。另有报道,6 例肾移植患者使用 IA 治疗,移植物存活率为 100%,平均随访 18 个月移植肾功能良好。PE 和 IA 治疗 AMR 均有疗效,但目前尚无研究对比 PE 和 IA 治疗 AMR 的有效性和安全性。

(3) 利妥昔单抗:RTX 是一种嵌合的靶向 CD20 分子的单克隆抗体。CD20 分子表达于 B 细胞发育早期阶段,浆细胞表面不表达。RTX 与 B 细胞表面 CD20 分子结合,通过细胞凋亡、CDC 和/或 ADCC 清除 B 细胞,阻断其向浆细胞分化,从而抑制抗体产生。既往研究显示,单次 RTX(375 mg/m^2)治疗实体器官移植 AMR,移植器官存活率高且功能良好。黄晓军等进行的一项临床试验表明,haplo-HSCT 移植前三天采用单次 RTX(375 mg/m^2)治疗 DSA 阳性($2\ 000 \leqslant$ MFI$\leqslant 10\ 000$)患者,单次 RTX 即可有效降低 DSA 水平、显著降低 PGF 风险,且 3 年总生存较对照组高(71% vs 58%)

(4) 硼替佐米:BTZ 不仅在 MM 的治疗方面取得了较好疗效,而且在移植免疫中也具有多效的调节效应。动物模型证实 BTZ 可以抑制小鼠体内 T 淋巴细胞依赖性和 T 淋巴细胞非依赖性抗体的产生,清除大鼠体内长寿命和短寿命的浆细胞。此外,BTZ 可在体外诱导人浆细胞凋亡和减少人同种抗体生成。BTZ 在实体器官移植中推荐用法为:移植后第 1、4、8、11 天各使用 1 次(每次 1.3 mg/m^2),效果不佳时可间隔 21 天再使用 1 个疗程。Everly 等首次应用 BTZ 治疗肾移植患者难治性(对 PE、IVIG、RTX、兔抗人胸腺细胞多克隆抗体治疗无反应)AMR 和急性细胞排斥反应,结果显示 BTZ 可逆转排斥反应,改善且稳定移植肾的功能。值得注意的是,该研究表明 BTZ 在 14 天内可使 DSA 水平下降 50%,对 DSA 抑制作用可持续 5 个月之久,但部分患者在接受 BTZ 治疗一段时间后 DSA 水平有反弹现象。Choe 等采用 BTZ 联合 IVIG 对 14 例 DSA MFI 值>2 000 的患者进行 haplo-HSCT 和 UCBT 前脱敏治疗,只有 2 例患者 DSA MFI 值降至 2 000 以下;其余 12 例患者额外联合 IVIG、RTX 和/或 PE 治疗后 DSA MFI 值降至 2 000 以下。以上结果表明,单用 BTZ 清除抗体效果并不理想,有待探索联合传统治疗方法以达最好的治疗效果。

(5)静脉输注免疫球蛋白:IVIG 在实体器官移植后 AMR 的治疗中取得较好治疗效果。有研究对比单用大剂量 IVIG(2g/kg)与 IVIG+PE+RTX 治疗 AMR 的效果,结果显示:联合治疗组的移植物存活率更高(91.7% vs 50%,$P=0.02$),DSA 水平抑制时间更长。另有研究报道,在 haplo-HSCT 移植前两天至后两天单用 IVIG(400 mg/kg)处理高水平 DSA,中性粒细胞在后 10 天植入,但此时 DSA MFI 值仍>10 000,可能与 IVIG 快速阻止了 ADCC 作用介导的 GF 有关。

(6)依库珠单抗:依库珠单抗是一种靶向 C5 补体分子的人源化单克隆抗体,抑制补体活化和 C5b~C9 膜攻击复合体的形成。目前,依库珠单抗治疗 AMR 仅在实体器官移植中有报道,可降低早期 AMR 的发生,为高度致敏的肾移植患者提供脱敏选择,但其对实体器官移植的长期影响尚不清楚,且缺乏随机对照研究验证疗效。一项单中心、单臂、开放的心脏移植脱敏治疗临床试验结果显示,与对照组相比,依库珠单抗显著降低了 AMR 的发生风险。

4. DSA 的监测

脱敏治疗前后及 HSCT 后都应进行 DSA 检测。对于 DSA 阳性患者,建议在入院前 1 月内再次检测 DSA 水平,若 MFI 水平在 1 000~2 000 以上,均应接受以上脱敏治疗。考虑到脱敏治疗不能立刻清除 DSA,建议至少在治疗后/干细胞输注前和移植后反复监测 DSA 水平,频率为每周一次,直至清除为止。

总之,DSA 降低造血干细胞的植入率,缩短患者的生存时间。对于 DSA 阳性患者,应在移植前根据治疗中心的经验选择合适的 DSA 脱敏治疗方案,并且动态监测 DSA 变化。

二、供者选择

获得合适的干细胞移植物是 allo-HSCT 实施的绝对先决条件。干细胞移植物可来自同胞全相合供者、非血缘供者、单倍型供者和脐带血。随着近十余年来 haplo-HSCT 领域的迅速发展,几乎所有移植的患者都可以找到单倍体相合型的供者。根据约翰霍普金斯大学的数据,每个患者平均有至少两个半相合供者。"谁是最好的供者?"已经成为目前实施 allo-HSCT 前需要慎重考虑的问题。此外,为减少移植后复发和急慢性 GVHD,除了供-受体主要组织相容性外,也需要综合考虑干细胞来源、HLA 抗体、供体年龄和性别、供-受体血清巨细胞病毒(CMV)感染状态和 ABO 血型相容性等其他因素来选择最佳供者。实际工作中,供体的选择应结合患者情况(疾病是否为复发高危、年龄和身体状况)、备选供体具体情况、以及移植单位的经验综合考虑。

（一）供受体 HLA 相容性

造血干细胞移植患者的临床结局在一定程度上取决于供受体之间的 HLA 的匹配程度。HLA 由 6 号染色体上的一组基因编码，HLA 基因及其产物被标记为主要组织相容性复合体（MHC）。HLA 系统是人类基因组中已知的最具多态性的遗传区域。一组 HLA 等位基因，称为单倍型，是从父母其中一方继承的，因此，一个孩子遗传并与一个同胞兄弟姐妹共享两条相同单倍型的概率为 25%。

与 allo-HSCT 关系最密切的基因有 HLA Ⅰ 类（HLA-A、HLA-B 和 HLA-Cw）和 Ⅱ 类（HLA-DR、HLA-DQ 和 HLA-DP）。供受体的 HLA 相容性通常由 10 个等位基因的高分辨分型来定义，即 HLA-A、HLA-B、HLA-C、HLA-DR 和 HLA-DQ。如 HLA 配型不合，易致移植物植入失败，并且发生 GVHD 和宿主抗移植物的风险大大增加；Cw 和 DQB1 位点相合程度也与移植患者的长期生存有关。既往临床上常用的 HLA 配型为 HLA-A、HLA-B 和 DRB1 三个抗原，随着二代基因测序的应用，包括 HLA-A、HLA-B、HLA-C、DRB1，DQB1，DPB1 的高通量 HLA 配型已经能广泛开展。此外，随着 haplo-HSCT 技术的进展，HLA 不合对移植结果的影响已较前大大减弱。

脐血移植供受体的相容性仍有争议。有 6/6 或 5/6 匹配的脐带血即被称为 HLA 兼容脐带血，过去认为选择脐带血供体，只需要考虑 A、B 位点的低分辨分型和 DRB1 的高分辨分型结果；近年来，要求至少 A、B、C 和 DRB1 位点的高分辨分型，并逐步考虑使用与非血缘供体相同的标准来定义 CB 的 HLA 匹配程度。

（二）供体类型

1. 同胞全相合供体

供-受体组织相容性是 allo-HSCT 的关键因素之一。传统观点认为，allo-HSCT 的最佳供体是同胞全相合供体。同胞之间 HLA 全相合的概率为 25%。实际，只有不到三分之一的患者能匹配到 HLA 全相合的同胞供体。

2. 非血缘供体

非血缘供体的移植与同胞全相合和 haplo-HSCT 临床结果相似。目前，全球范围内的非血缘捐赠登记处包纳入了约 3 000 万名志愿者，寻找到（8/8 或 10/10）的非血缘供体的概率大约在 16%~75% 之间。非血缘供体（MUD）需要与患者高分辨率的 HLA 相合。需要行高分辨 HLA 匹配后进行选择。HLA-A、B、C、DRB1 和 DQ 位点需要 9~10 个等位基因匹配。A、B 和 DRB1 需要 5~6 个等位基因匹配，或至少 8/10 等位基因匹配。我国非血缘供体有以下几个特点：① 找到合适非血缘供体的概率明显低于西方国家（我国约为 11%，而西方国家为 40%~70%）；② 非血缘供体不能捐献骨髓；③ 寻找和准备非血缘供体需要 3~6 个月；④ 捐赠者可能随时选择放弃捐赠；⑤ 如果患者病情需要，捐赠者二次捐献淋巴细胞或干细胞的可能很小。

3. 单倍体相合供体

随着移植技术的进步，包括 ATG、PT-CY 的应用改善了 haplo-HSCT 的预后，使得 haplo-

HSCT 数量迅速增加。多项多中心前瞻性研究结果表明：haplo-HSCT 在治疗 AML、ALL、MDS 和 SAA 中的临床结果与同胞全相合移植或非血缘供体移植相似。

单倍型供体存在以下特点：① 几乎所有患者都能在相对短的时间内找到单倍型相合供体，且大部分能找到 1 名 HLA 半相合的一级亲属供者，与受者单倍型完全匹配的二级亲属供者也已成功用于移植。② 单倍型供体 HLA 配型和移植前体检只需要 2～3 周时间，耗时短，更适合需要紧急行 allo-HSCT 的患者；③ 对于高危或复发难治性患者，单倍型供体可以捐献足够的造血干细胞，并且可以储存干细胞用于未来的细胞治疗；④ 外周血和/或骨髓在 haplo-HSCT 中均是可行的，可根据临床需要选择骨髓或外周血干细胞作为移植物来源；⑤ 在高危恶性血液病患者中，haplo-HSCT 的复发率低于同胞全相合及非血缘移植；⑥ haplo-HSCT 中 aGVHD 的发生率高于同胞全相合移植。

鉴于单倍型供体的可选择性，根据单倍型移植供者"优化选择法则"——优选年轻、男性、非遗传性母系抗原（NIMA）不合直系亲属、DSA 阴性供者，临床上可按照以下顺序选择单倍型供体：子女、男性同胞、父亲、NIMA 不合同胞、非遗传性父系抗原（NIPA）不合同胞、母亲、旁系供者。原则上应避免选择 DSA MFI>10 000 的单倍型供体。

4. 脐血供体

脐血供体应根据 HLA 分型、脐血总有核细胞数（TNC）和原发疾病综合考虑。对于恶性血液病，应匹配≥4/6 位点，TNC>(2.5～4.0)×10^7/kg（受体体重）和 CD34$^+$细胞>(1.2～2.0)×10^5/kg（受体体重）。对于非恶性血液病，≥5/6 位点应匹配，TNC>3.5×10^7/kg（受体体重），CD34$^+$细胞>1.7×10^5/kg（受体体重）。

（三）除 HLA 外影响 allo-HSCT 供体选择的其他因素

1. 供体特异性抗 HLA 抗体（DSA）

HLA 抗体分为 HLA-Ⅰ类抗体（包括 HLA-A、HLA-B、HLA-C 位点的抗体）和 HLA-Ⅱ类抗体（包括 DR、DQ、DP 位点的抗体）两类。HLA 抗体产生大致有如下原因：25%～30%的患者在输血后产生抗体，其中 90%～95%为 HLA 抗体，5%～10%为抗血小板抗体。女性妊娠后可产生抗 HLA 抗体，国内研究报告占 10%～15%，并且随着妊娠次数的增加，产生抗 HLA 抗体的比例增高。移植技术的进步导致了 HLA 不全相合供体移植物的比例明显增加。无论是在 HSCT 前或后检测到患者血清中的 HLA 抗体，都是影响 HSCT 造血重建延迟、GVHD 发生及总生存率等的重要因素，尤其是 DSA。在患者血清中检测到 DSA，与单倍体相合移植后植入失败风险的增加以及植入失败患者的生存率降低有关。

多项研究已明确证实，在接受 allo-HSCT 治疗的患者中，特别是在 HLA 不全相合的移植中，DSA 与植入时间明显延迟和原发植入失败有关。在 haplo-HSCT 中，这个问题可能更为重要，尤其是在子女为供体，母亲为受体的情况下，因为受体可能在怀孕期间被同种异体致敏，产生针对与供体不相合的 HLA 抗原的特异性抗体。haplo-HSCT 中 DSA 阳性的发生率在 10%～21%，女性往往高于男性。MDACC 的一项研究报道了 122 名同时接受 haplo-HSCT 患者的结果，结果显示 DSA 的发生率为 18%，并与原发植入失败密切相关。Yoshihara 等研究也证实，高水平的 DSA(MFI>5 000)是受者植入失败的唯一重要危险因素。此外,研究还发现:DSA 与移植物植入功能不良有关,并对移植后的存活率有负面影响。DSA 在其他类型移植中对移植预后的影响与在 haplo-HSCT 中类似。DSA 导致原发植入不良的能力似乎取决于抗体水平和补体系统的激活。MDACC 的研究证明,通过 C1q 试验检测到激活补体系统的 DSA 与高抗体水平和发生移植排斥反应相关,从而强调了在 haplo-HSCT 之前进行抗体检测的重要性。考虑到这些证据,EBMT 建议在选择半相合供者移植之前常规检测 DSA,理想状况下建议选择 DSA 阴性的供体。如果没有合适的供体而不得不选择 DSA 阳性供体,则应该在移植前采取一定措施减少受者体内预存的抗体水平,以预防植入失败。

2. 供体年龄

在 HLA 相合的 allo-HSCT 中,虽然对供体年龄没有限制,但年轻供体的移植可能与急性和慢性 GVHD 发生率低和更好的生存率密切相关。González-Vicent 等发现接受 allo-HSCT 的高危白血病儿童患者,选择较年轻的供体可改善免疫功能,降低 aGVHD 发生率和 NRM,提高无病生存率。北京大学人民医院的研究数据表明,与年龄较大的供体相比,30 岁以下的供体与较低的 NRM 和较好的生存率显著相关,供体年龄对老年 allo-HSCT 患者的影响更为显著。EBMT 的急性白血病工作组(ALWP)对接受 allo-HSCT 的急性白血病患者的最新研究报告显示,当 40 岁以上的患者使用老年供体的干细胞进行移植时,NRM、LFS、OS 和无 GVHD 无复发存活率(GRFS)增加,但供体年龄并不能预测 40 岁以下受者的移植结果。同样,Ciurea 等研究发现,在老年 AML 和 MDS 接受 allo-HSCT 且采用 PTCy 预防 GVHD 的患者中,较年轻的供体(≤40 岁)是较高 OS 的独立预测因素。

尽管两项 allo-HSCT 后应用 PTCy 的回顾研究的结果并没有提示供体年龄对移植结局有影响,但使用年轻供体还可能带来额外的益处,包括更高的 CD34 阳性细胞数量(尤其在骨髓移植中),更低的克隆性造血可能性(克隆性造血可能会增加接受老年供体移植的患者发展为血液系统恶性肿瘤的风险)。此外,年轻供体身体健康的可能性大,可以更好地耐受干细胞采集过程,以确保采集过程的安全有效。这些研究发现已经对移植工作产生了影响,30 岁以下的供体选择比例在 1988—2006 年为 36%,在 1999—2011 年增加至 51%,而 2012—2014 年已增加至 69%。

3. 供体性别

性别错配对于移植结果的影响更具争议性,有多项研究表明性别不合显著影响男性受体的移植结果。据推测,在 Y 染色体(H-Y)上编码的次要组织相容性抗原(mHAgs)可以被女性供体的 T 淋巴细胞识别,导致女供男移植的 GVHD 和 NRM 发生率增加。当次要 HLA 是供体异体反应性 T 细胞的主要识别对象时,供体性别在 HLA 全相合的移植中尤为重要。使用女性供体对男性受体的不利影响在 HLA 单倍型相合的移植中似乎更为明显。Kasamon 等发现女性供体移植到男性受体后,使用 PTCy 预防 GVHD 的 haplo-HSCT 后,患者存活率降低。尽管 GVHD 风险显著增加并不能完全解释对生存的负面影响,在为男性受者选择半相合供体时,至少在使用 PTCy 的 haplo-HSCT 中,应该首选男性供体。因为 H-Y 抗原也可以表达于肿瘤细胞,上述风险也可能被移植物抗肿瘤效应增加和复发风险降低而抵消。

供体性别如女供男,对移植结局的影响也在 haplo-HSCT 之外的其他移植类型中进行了探索。基于北京方案的一项研究结果表明,使用女性供体进行移植与更高的严重急性 GVHD、NRM 和较差的生存率相关。同样,另一项采用北京方案进行 haplo-HSCT 的研究也发现,采用母亲供体的移植与更高的 GVHD、NRM 和较差的生存率相关,提示母亲供体似乎不是儿童患者的最佳选择。尽管如此,Stern 等的研究发现,接受 haplo-HSCT 的年轻急性白血病患者,母亲供体的 EFS 要优于父亲供体,复发率和 NRM 较低。在女性和男性受者中都可以看到使用母亲供体的保护作用,而在接受亲缘半相合移植的对照组患者中,供体性别对结果没有影响。这些相互矛盾的结果进一步提示,供受者的关系(母亲供体)对移植结果的影响可能高于供者的性别。

4. 供体关系和非遗传母系/父系抗原(NIMA/NIPA)

已经有一些研究观察了供受体关系对 allo-HSTC 移植结果的影响。Solomo 等的研究发现:采用 PTCy 的 HSCT,较同胞或子女供体相比,父母供体移植带来显著增高的复发风险和更低的存活率,并且在调整供体年龄后,供体关系对移植结果的影响仍然存在。McCurdy 等的研究发现,父母作为供体行半相合移植的植入失败的风险显著增加,而同胞和子女作为供体移植后的植入失败风险没有差异。因此,对于 haplo-HSCT 而言,子代或同胞供体可能要优于父母供体。然而,也有研究显示出母亲供体的优势,可能是由于母体免疫系统在怀孕期间暴露于来自胎儿的父系抗原,从而增强母亲移植物的移植物抗肿瘤效应。

相反,胎儿在子宫内发育或出生后的哺乳期间暴露于母体抗原可导致终生免疫耐受,从而阻止针对患者未遗传的母体 HLA 抗原的同种异体免疫。这一发现会影响母亲供体或非遗传母体抗原 (NIMA) 不全相合的同胞供体的选择。这一现象首先在肾移植中观察到,来自与 NIMA 不匹配的单倍型同胞的肾移植物与来自 HLA 相同的同胞供体的移植物具有相似的移植物存活率。在 allo-HSCT 中,一些研究表明接受来自 NIMA 不相合同胞供体干细胞移植物的患者的 GVHD 和 TRM 风险要低于来自非遗传父系抗原 (NIPA) 不相合同胞供体干细胞移植物的患者。和 NIPA 不相合的亲缘供体相比,NIMA 不相合的亲缘供体 aGVHD 的发生率较低。而 NRM 和生存率不受 NIMA/NIPA 的影响。在使用北京方案时,与 NIPA 不相合的亲缘供体相比,更推荐使用 NIMA 不相合的亲缘供体,至少可以减少 aGVHD 的发生风险。

如果一级相关供体不可行,或年龄过大、过小而不适合移植,可考虑选用 HLA 半相合的二级亲缘供体(即旁系供体),尤其是年轻的旁系供体。约翰霍普金斯一项研究数据证实了使用二级亲缘供体以及非清髓性 PTCy 方案行 haplo-HSCT 的可行性。来自浙江大学第一附属医院移植团队的研究也发现,直系和旁系半相合亲属作为供体进行 allo-HSCT,两组的生存率没有显著差异。

5. 供受体 ABO 血型

供受体 ABO 血型相合性对移植结果的影响已在不同的移植类型中进行了评估。一项 meta 分析显示,在 HLA 全相合供体的移植中,ABO 血型不相合不影响总生存期。然而,在接受非血缘供体的移植患者中,ABO 血型次要不合和主次均不相合与较差的总生存率相关。此外,在一些研究中,ABO 血型不相合对移植结果的影响还与移植物的来源有关。例如,Logan 等使用斯坦福大学和国际血液和骨髓移植研究中心 (CIBMTR)的数据分析后发现,ABO 血型次要不合移植与更高的 NRM 相关,并且仅对接受骨髓而非外周血干细胞的患者的生存产生负面影响。

在 haplo-HSCT 中,EBMT 的一项大型回顾性研究表明,与 ABO 血型相合的移植相比,主要 ABO 血型抗原不相合的移植物的植入率较低,而 ABO 血型抗原主次均不相合与 II-IV 级 aGVHD 的发生率显著增加有关。仅当使用骨髓来源的干细胞移植时,供受体主要 ABO 血型抗原不相合的患者 OS 降低,而 ABO 血型相合性对接受外周血干细胞移植的患者没有影响。这至少表明,在使用 PTCy 的 allo-HSCT 中,供受体主要 ABO 血型抗原不相合的患者可以接受外周血干细胞移植。

除了对生存产生不利影响外,主要 ABO 血型不合还可能导致溶血性贫血、红细胞植入延迟以及纯红细胞再生障碍性贫血的发生。因此,主要 ABO 血型不相合的移植物需要处理以减少不相容的红细胞数量并防止溶血的并发症。这一处理过程可能使骨髓移植物中单核细胞、$CD34^+$ 细胞和有核细胞的数量受到损失,并可能对移植结果产生负面影响。

综上所述,现有证据支持可以选用 ABO 血型相合的移植物用于半相合移植。在没有其他供体可以选择的情况下,如果供受体主要 ABO 血型不合的患者进行移植,则可以优先考虑供体外周血干细胞移植。

6. NK 细胞同种异体反应

NK 细胞是人类固有免疫的重要组成部分,在移植后早期,在淋巴细胞严重减少期提供抗肿瘤和抗病毒的作用。NK 细胞同种异体反应可以潜在地发挥更好的抗肿瘤效果,移植后早期 NK 细胞数量较高的患者复发率较低,生存率也较高。对于接受 allo-HSCT 的患者来说,具有同种异体反应的 NK 细胞的供体似乎是首选。Russo 等的研究发现,输注未经处理的移植物后,大多数成熟 NK 细胞在 PTCy 给药后丢失,可能导致这种情况下 NK 细胞同种异体反应性减弱。

NK 细胞的细胞毒活性主要是由细胞表面表达的抑制受体和激活受体之间的平衡所介导的,NK 细胞上的抑制型杀伤细胞免疫球蛋白样受体(KIRs)通过识别并结合靶细胞表面 HLA Ⅰ类分子发挥抑制作用。然而,对 NK 细胞抗肿瘤作用的生物学决定因素的了解仍不全面,移植相关文献中有时会出现自相矛盾。在不同的 allo-HSCT 环境下,特别是在 haplo-HSCT 中,已经提出了几种供受体 NK 细胞同种异体反应性的模型,这可能至少部分解释了不同的结果。KIR 配体不相容模型(配体-配体)是由 Perugia 小组首先提出的,在该模型中,NK 细胞会识别并杀伤缺乏 HLA Ⅰ类配体表达的细胞。Ruggeri 等在异基因移植的临床研究中使用了该模型,结果发现,同种异体反应性 NK 细胞有助于促进移植物植入和移植物抗肿瘤效应,在不增加 GVHD 发生率的情况下,可降低成人 AML 的复发风险和提高成人 AML 的存活。Leung 等提出了一种可供选择的模型,称为受体-配体或自体缺乏模型,根据该模型,如果在供体的 NK 细胞中表达至少一个 KIR 基因不识别受者配体中的任何一种 HLA 分子,则 NK 细胞将发生反应。在一项给予 CD34$^+$ 单倍型相合移植物的高危白血病儿童患者的研究中,作者发现,基于该模型的 NK 同种异体反应比配体-配体模型可以更准确地预测白血病复发。

KIR 基因可按单倍型分类,虽然已有 80 多种不同的 KIR 单倍型被报道,但已鉴定出两个不同的组(称为 A 和 B)。A 单倍型(在大约 20%~25% 的患者中发现)具有固定数量的 KIR 基因,包 括 几 个 抑 制 KIR（KIR3DL3、KIR2DL3、KIR2DL1、KIR2DL4、KIR3DL1 和 KIR3DL2),只有一个激活 KIR(KIR2DS4),以及 2 个假基因(KIR2DP1 和 KIR3DP1)。相比之下,B 单倍型具有可变的和更大的基因含量,其特征是至少有以下一种基因:KIR2DS2,KIR2DL2,KIR2DL5B,KIR3DS1,KIR2DL5A,KIR2DS3,KIR2DS5,KIR2DS1。所有患者可分为具有 2 种 KIR 基因型中的一种:纯合子 A 组 KIR 单倍型(A/A)或至少具有一种 B组单倍型(B/x)。Michealis 等发现,与 KIR 单倍型 AA 供者相比,接受 KIR 单倍型 B/x 供体干细胞移植的受者的复发率显著降低。儿童 ALL 患者中的一项研究也报道了类似结果,证实了使用 KIR B 单倍型供体的生存益处。此外,与接受 KIR A 单倍型供体移植的患者相比,使用 KIR B 单倍型供体进行移植的患者 NRM 降低。Solomon 等的研究表明,使用受体-配体模型的 KIR 不相合和存在 KIR2DS2 的 B 组 KIR 单倍型与降低复发率和提高移植后存活率相关。Wanket 等的另一项研究也表明,供受体 KIR 配体不匹配与复发率较低相关,带来较高的无进展生存(PFS)和 OS,而急慢性 GVHD 的发生率没有显著增加。总之,上述研究结果揭示了 NK 细胞同种异体反应性的有益影响,表明根据 NK 细胞同种异体反应性来选择供体可能是合理的。

相反,EBMT 的一项研究表明,异基因移植受者 KIR 配体不合与更高的复发率和显著更低的 OS 的趋势有关。此外,北大人民医院黄晓军团队亦证明了使用 KIR 相合的供体改进了 NK 细胞数量和功能上的重建,从而降低了"北京方案"haplo-HSCT 模式下的 GVHD 的发生率、复发率和存活率。此外,日本研究组报道,接受 KIR 单倍型 A/A 或 B/x 供体移植物的患者的复发率、NRM 和 OS 相似,而使用 KIR 单倍型 B/x 供体的移植物与 aGVHD 的发生率较高相关。这些相互矛盾的结果的原因可能来自移植方案及纳入标准的差异,以及用于描述 NK 细胞同种异体反应的模型不同。

7. 供体 CMV 血清状态

CMV 感染/再激活是 allo-HSCT 后的常见并发症。由于抢先治疗,症状性 CMV 疾病的发病率已显著降低,但 CMV 疾病严重时可能致命,从而不利于移植结局。CMV 感染/再激活部分受到供体和受者 CMV 血清状态不匹配的影响。因为 haplo-HSCT 中需要更强的免疫抑制来克服 HLA 屏障,CMV 的再激活在 haplo-HSCT 中更令人担忧。

有趣的是,在异基因移植中使用 CMV 抗体阳性供体捐献干细胞给 CMV 抗体阳性受者已被证明可以防止 CMV 再激活。但目前为止,关于供受体 CMV 血清匹配情况对异基因造血干细移植结果的影响相互矛盾。Solomon 等的研究发现:供体 CMV 血清阴性与较差的生存率相关,而 CMV 血清阳性供体的保护作用仅限于 CMV 血清阳性受体。相反,两项回顾性研究均未能证明 allo-HSCT 后供体 CMV 血清状况有任何显著临床影响。此外,EMBT 的一项研究统计了 983 名 CMV 血清阳性且接受 haplo-HSCT 的患者,发现供体 CMV 血清状况不影响患者的 NRM 或 OS。由于这些结果相互矛盾,很难对基于供-受体 CMV 血清状态的单倍体相合供体选择做出结论和建议。

8. 造血干细胞的来源和可及性

allo-HSCT 的三种移植物来源分别是骨髓(BM)、外周血干细胞(PBSC)及脐血(CB)。骨髓衰竭性疾病的异基因移植,尤其是重型再生障碍性贫血(SAA),尽管回输 PBSC 的移植预后较前已经有所改善,但 BM 仍然是高收入国家的首选干细胞来源。欧美国家,BM 被用作 PTCy 单倍体相合移植的干细胞来源,在我国,人粒细胞刺激因子刺激的 BM 与 ATG 一起被用于单倍体相合的造血干细胞移植;而 PBSC 则被用于 α-β T 细胞体外去除的单倍体相合造血干细胞移植。当应用 PTCy 时,PBSC 在白血病患者中似乎与发生较高风险急慢性 GVHD 及较低风险复发相关。目前已有的数据证实,在亲缘造血干细胞移植中,BM 和 PBSC 的生存结果相似。然而,与回输 BM 的移植相比,回输 PBSC 的植入速度和血液学恢复更快,但回输 PBSC 的移植后慢性 GVHD 和急性 GVHD 的发生率相对较高。当然,BM 或 PBSC 的最终选择,还取决于供体的意愿、移植医院是否有条件采髓,以及疫情、自然灾害等不可抗力因素。

对于非血缘造血干细胞移植来说,目前我国中华骨髓库基本选用 PBSC。随着单倍体相合移植数量的增加,脐血移植仅在国内少数拥有丰富脐血移植经验的单位开展。由于脐血所含单个核细胞和干细胞数量有限,目前脐血移植常用于儿童和体重较小的成人患者(通常体重<40 kg)。

(四) 供者遗传易感性对 HSCT 的影响

遗传易感性是不同人群、不同个体由于遗传结构不同,在外界环境影响的条件下呈现出易患包括肿瘤在内的多基因病的倾向。2016 年,世卫组织首次在其修订分类方案中纳入髓系恶性肿瘤易感性。髓系白血病易感性基因包括 ANKRD26、CEBPA、DDX41、ELANE、ETV6、GATA2、HAX1、RUNX1、SAMD9、SAMD9L 和 SRP72 的胚系突变;淋巴样恶性肿瘤中也有描述,包括胚系 ETV6。

1. 供者遗传易感性与 HSCT 的联系

allo-HSCT 依赖于供者造血干祖细胞重建并进行正常造血的能力,因此确定胚系突变是否致病对于选择供体至关重要。供体通常首选家庭成员,具有 MDS/AML 遗传易感性的患者的家庭成员也有患同样疾病的风险,在成为骨髓捐赠者之前应进行评估,避免选择受影响的家庭成员。

2. 供者遗传易感性的检测

在过去十年左右的时间里,高通量测序技术(NGS)在检测这些胚系突变中起到了很大的作用,目前用于识别可能具有有害胚系变异的标准包括:患者有明确的家族史或患有多种癌症,在较年轻时即诊断出造血系统恶性肿瘤,变异等位基因频率>0.3。2021 年 NCCN 指南中也提出伴有 CEBPA 突变的家族性 AML 是与 AML 相关的最常见的遗传综合征之一,携带这种胚系突变的患者在 2～59 岁之间发展为 AML。其他家族性 AML 综合征包括 *DDX41* 的胚系突变相对常见，*MBD4* 的胚系突变很少见；血小板异常综合征，包括 *RUNX1* 突变的家族性血小板疾病、*GATA2* 突变的家族性 AML/MDS。

3. 供者遗传易感性对 HSCT 的影响

回顾性研究发现供体的不良胚系突变（*RUNX1*、*CEBPA* 或 *DDX41* 等）与患者的不良预后相关，包括供体的造血干细胞动员不良、植入失败或延迟、免疫功能不良、早期复发以及供体来源的白血病等。因此，不建议选用具有不良胚系突变如 *RUNX1*、*CEBPA* 或 *DDX41* 的供体。

（1）造血干细胞动员不良：Rojek 等人的回顾性研究评估接受 PBSC 动员的 328 名 HLA 匹配的相关 HSCT 供体，将其中 28 例动员失败的供者进行 NGS 筛查，发现两例携带 *TET2* 和 *SF3B1* 突变相关的不确定潜能的克隆性造血以及一例 *RUNX1* 胚系突变，表明供体的克隆性造血和不良胚系突变有可能导致 HSCT 动员失败。

（2）植入失败或延迟：在 2003 年 Patrick 等人就报道过多例 HLA 相合亲属作为供体的 HSCT 后出现植入失败或延迟的病例，研究发现供者端粒酶 RNA 存在突变，这些突变会导致端粒严重缩短，造血功能降低，供体携带这些突变时并未出现血液系统疾病，但影响 HSCT 中造血干细胞的植入情况，可能出现植入失败或延迟。

（3）移植物功能不良：HSCT 后的三系重建情况与移植物功能有关，有多项研究报道供者携带的 *RUNX1* 等突变会影响移植物功能导致血小板减少症，导致患者移植后仍持续依赖输血甚至面临出血风险。

（4）供体源性白血病（DDL）：DDL 是 HSCT 的严重并发症，据统计 DDL 可能造成 5% 或更多的白血病复发，自 2000 年以来病例数持续增加。DDL 不同于传统的复发，常表现出与原始疾病不同的细胞遗传学和表型特征，具有较大的疾病异质性。AML 发生率最高，约占病例的 50%，ALL 和 MDS 分别占病例的 23% 和 20%。DDL 通常表现出更长的潜伏期，中位诊断时间为 26 个月，且预后差，在 8.5 个月的中位随访期内，死亡率为 47%，诊断后中位 OS 为 10.6 个月。有报道证实供者携带的多种突变如 *RUNX1*、*CEAPA*、*DDX41* 等均可导致 DDL 的发生。供者所携带的突变可能在受者体内发生克隆造血，因此供者遗传易感性可能是 DDL 发生的主要原因。

随着对白血病易感性的进一步了解，对于移植供者的选择也应考虑供者遗传易感性，尤其是准确识别与白血病相关胚系突变的供者具有重要的临床意义，因为供者遗传易感性会影响移植并发症和预后。在供体匹配的过程中，建议供者进行 NGS 检测判断是否具有致病胚系突变。

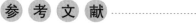

参 考 文 献

[1] Freytes C O, Zhang M J, Carreras J, et al. Outcome of lower-intensity allogeneic transplantation in non-Hodgkin lymphoma after autologous transplantation failure[J]. Biol Blood Marrow Tr, 2012, 18(8): 1255 - 1264.

［2］Baron J, Wang E S. Gemtuzumab ozogamicin for the treatment of acute myeloid leukemia[J]. Expert Rev Clin Pharmacol, 2018, 11(6): 549 - 559.

［3］Kantarjian H M, DeAngelo D J, Stelljes M, et al. Inotuzumab ozogamicin versus standard of care in relapsed or refractory acute lymphoblastic leukemia: Final report and long-term survival follow-up from the randomized, phase 3 INO-VATE study[J]. Cancer, 2019, 125(14): 2474 - 2487.

［4］Sugio T, Kato K, Aoki T, et al. Mogamulizumab treatment prior to allogeneic hematopoietic stem cell transplantation induces severe acute graft-versus-host disease[J]. Biol Blood Marrow Tr, 2016, 22(9): 1608 - 1614.

［5］Merryman R W, Kim H T, Zinzani P L, et al. Safety and efficacy of allogeneic hematopoietic stem cell transplant after PD-1 blockade in relapsed/refractory lymphoma[J]. Blood, 2017, 129(10): 1380 - 1388.

［6］Myers A L, Kawedia J D, Champlin R E, et al. Clarifying busulfan metabolism and drug interactions to support new therapeutic drug monitoring strategies: A comprehensive review[J]. Expert Opin Drgu Met, 2017, 13(9): 901 - 923.

［7］Sorror M, Storer B, Sandmaier B M, et al. Hematopoietic cell transplantation-comorbidity index and Karnofsky performance status are independent predictors of morbidity and mortality after allogeneic nonmyeloablative hematopoietic cell transplantation[J]. Cancer, 2008, 112(9): 1992—2001. Roni Shouval, Joshua A. Fein, Christina Cho,

［8］Artz A S, Pollyea D A, Kocherginsky M, et al. Performance status and comorbidity predict transplant-related mortality after allogeneic hematopoietic cell transplantation[J]. Biol Blood Marrow Tr, 2006, 12(9): 954 - 964.

［9］Sayer H G, Kröger M, Beyer J, et al. Reduced intensity conditioning for allogeneic hematopoietic stem cell transplantation in patients with acute myeloid leukemia: Disease status by marrow blasts is the strongest prognostic factor[J]. Bone Marrow Transplant, 2003, 31(12): 1089 - 1095.

［10］Sorror M L, Maris M B, Storb R, et al. Hematopoietic cell transplantation (HCT)-specific comorbidity index: A new tool for risk assessment before allogeneic HCT[J]. Blood, 2005, 106(8): 2912 - 2919.

［11］Shouval R, Fein J A, Cho C, et al. The Simplified Comorbidity Index: A new tool for prediction of nonrelapse mortality in allo-HCT[J]. Blood Adv, 2022, 6(5): 1525 - 1535.

［12］Armand P, Kim H T, Logan B R, et al. Validation and refinement of the Disease Risk Index for allogeneic stem cell transplantation[J]. Blood, 2014, 123(23): 3664 - 3671.

［13］Greenberg P L, Tuechler H, Schanz J, et al. Revised international prognostic scoring system for myelodysplastic syndromes[J]. Blood, 2012, 120(12): 2454 - 2465.

［14］Döhner H, Estey E, Grimwade D, et al. Diagnosis and management of AML in adults: 2017 ELN recommendations from an international expert panel[J]. Blood, 2017, 129(4): 424 - 447.

［15］Gratwohl A, Hermans J, Goldman J M, et al. Risk assessment for patients with chronic myeloid leukaemia before allogeneic blood or marrow transplantation. Chronic Leukemia Working Party of the European Group for Blood and Marrow Transplantation[J]. Lancet, 1998, 352(9134): 1087 - 1092.

［16］Hemmati P G, Terwey T H, le Coutre P, et al. A modified EBMT risk score predicts the outcome of patients with acute myeloid leukemia receiving allogeneic stem cell transplants[J]. Eur J Haematol, 2011, 86(4): 305 - 316.

[17] Terwey T H, Hemmati P G, Martus P, et al. A modified EBMT risk score and the hematopoietic cell transplantation-specific comorbidity index for pre-transplant risk assessment in adult acute lymphoblastic leukemia[J]. Haematologica, 2010, 95(5): 810 – 818.

[18] Abel G A, Klepin H D. Frailty and the management of hematologic malignancies[J]. Blood, 2018, 131 (5): 515 – 524.

[19] Wildiers H, Heeren P, Puts M, et al. International Society of Geriatric Oncology consensus on geriatric assessment in older patients with cancer[J]. J Clin Oncol, 2014, 32(24): 2595 – 2603.

[20] Liu M A, DuMontier C, Murillo A, et al. Gait speed, grip strength, and clinical outcomes in older patients with hematologic malignancies[J]. Blood, 2019, 134(4): 374 – 382.

[21] Mohile S G, Dale W, Somerfield M R, et al. Practical assessment and management of vulnerabilities in older patients receiving chemotherapy: ASCO guideline for geriatric oncology[J]. J Clin Oncol, 2018, 36 (22): 2326 – 2347.

[22] Derman B A, Kordas K, Ridgeway J, et al. Results from a multidisciplinary clinic guided by geriatric assessment before stem cell transplantation in older adults[J]. Blood Adv, 2019, 3(22): 3488 – 3498.

[23] Fan W C, Liu C J, Hong Y C, et al. Long-term risk of tuberculosis in haematopoietic stem cell transplant recipients: A 10-year nationwide study[J]. Int J Tuberc Lung Dis, 2015, 19(1): 58 – 64.

[24] Kumar R, Naithani R, Mishra P, et al. Allogeneic hematopoietic SCT performed in non-HEPA filter rooms: Initial experience from a single center in India[J]. Bone Marrow Transplant, 2009, 43(2): 115 – 119.

[25] Agrawal N, Aggarwal M, Kapoor J, et al. Incidence and clinical profile of tuberculosis after allogeneic stem cell transplantation[J]. Transpl Infect Dis, 2018, 20(1): 10. 1111/tid. 12794.

[26] Yang A P, Shi J M, Luo Y, et al. Allo-HSCT recipients with invasive fungal disease and ongoing immunosuppression have a high risk for developing tuberculosis[J]. Sci Rep, 2019, 9: 20402.

[27] Cordonnier C, Martino R, Trabasso P, et al. Mycobacterial infection: A difficult and late diagnosis in stem cell transplant recipients[J]. Clin Infect Dis, 2004, 38(9): 1229 – 1236.

[28] Bumbacea D, Arend S M, Eyuboglu F, et al. The risk of tuberculosis in transplant candidates and recipients: A TBNET consensus statement[J]. Eur Respir J, 2012, 40(4): 990 – 1013.

[29] Kobashi Y, Mouri K, Obase Y, et al. Clinical evaluation of QuantiFERON TB-2G test for immunocompromised patients[J]. Eur Respir J, 2007, 30(5): 945 – 950.

[30] Sarmati L, Andreoni M, Antonelli G, et al. Recommendations for screening, monitoring, prevention, prophylaxis and therapy of hepatitis B virus reactivation in patients with haematologic malignancies and patients who underwent haematologic stem cell transplantation—a position paper[J]. Clin Microbiol Infec, 2017, 23(12): 935 – 940.

[31] Mallet V, van Bömmel F, Doerig C, et al. Management of viral hepatitis in patients with haematological malignancy and in patients undergoing haemopoietic stem cell transplantation: Recommendations of the 5th European Conference on Infections in Leukaemia (ECIL-5)[J]. Lancet Infect Dis, 2016, 16(5): 606 – 617.

[32] Cordonnier C, Einarsdottir S, Cesaro S, et al. Vaccination of haemopoietic stem cell transplant recipients:

Guidelines of the 2017 European Conference on Infections in Leukaemia（ECIL 7）［J］. Lancet Infect Dis，2019，19（6）：e200 - e212.

［33］Ciurea S O，Thall P F，Milton D R，et al. Complement-binding donor-specific anti-HLA antibodies and risk of primary graft failure in hematopoietic stem cell transplantation［J］. Biol Blood Marrow Tr，2015，21（8）：1392 - 1398.

［34］Zou J，Romee R，Slade M，et al. Untreated donor specific antibodies against HLA are associated with poor outcomes in peripheral blood haploidentical hematopoietic cell transplantation［J］. Bone Marrow Transplant，2017，52（6）：898 - 901

［35］Takanashi M，Atsuta Y，Fujiwara K，et al. The impact of anti-HLA antibodies on unrelated cord blood transplantations［J］. Blood，2010，116（15）：2839 - 2846.

［36］Chang Y J，Zhao X Y，Xu L P，et al. Donor-specific anti-human leukocyte antigen antibodies were associated with primary graft failure after unmanipulated haploidentical blood and marrow transplantation：A prospective study with randomly assigned training and validation sets［J］. Hematol Oncol，2015，8：84.

［37］Picascia A，Grimaldi V，Napoli C. From HLA typing to anti-HLA antibody detection and beyond：The Road ahead［J］. Transplant Rev，2016，30（4）：187 - 194.

［38］Ciurea S O，de Lima M，Cano P，et al. High risk of graft failure in patients with anti-HLA antibodies undergoing haploidentical stem-cell transplantation［J］. Transplantation，2009，88（8）：1019 - 1024.

［39］Ciurea S O，Thall P F，Wang X M，et al. Donor-specific anti-HLA Abs and graft failure in matched unrelated donor hematopoietic stem cell transplantation［J］. Blood，2011，118（22）：5957 - 5964.

［40］Yoshihara S，Maruya E，Taniguchi K，et al. Risk and prevention of graft failure in patients with preexisting donor-specific HLA antibodies undergoing unmanipulated haploidentical SCT［J］. Bone Marrow Transplant，2012，47（4）：508 - 515.

［41］Spellman S，Bray R，Rosen-Bronson S，et al. The detection of donor-directed，HLA-specific alloantibodies in recipients of unrelated hematopoietic cell transplantation is predictive of graft failure［J］. Blood，2010，115（13）：2704 - 2708.

［42］Takanashi M，Fujiwara K，Tanaka H，et al. The impact of HLA antibodies on engraftment of unrelated cord blood transplants［J］. Transfusion，2008，48（4）：791 - 793.

［43］Morin-Papunen L，Tiilikainen A，Hartikainen-Sorri A L. Maternal HLA immunization during pregnancy：Presence of anti HLA antibodies in half of multigravidous women［J］. Medical Biology，1984，62（6）：323 - 325.

［44］Seftel M D，Growe G H，Petraszko T，et al. Universal prestorage leukoreduction in Canada decreases platelet alloimmunization and refractoriness［J］. Blood，2004，103（1）：333 - 339.

［45］Rebulla P. A mini-review on platelet refractoriness［J］. Haematologica，2005，90（2）：247 - 253.

［46］Endres R O，Kleinman S H，Carrick D M，et al. Identification of specificities of antibodies against human leukocyte antigens in blood donors［J］. Transfusion，2010，50（8）：1749 - 1760.

［47］Middelburg R A，Porcelijn L，Lardy N，et al. Prevalence of leucocyte antibodies in the Dutch donor population［J］. Vox Sang，2011，100（3）：327 - 335.

［48］Zoet Y M，Brand-Schaaf S H，Roelen D L，et al. Challenging the golden standard in defining donor-specific antibodies：Does the solid phase assay meet the expectations？［J］. Tissue Antigens，2011，77（3）：225 - 228.

[49] Butler C L, Valenzuela N M, Thomas K A, et al. Not all antibodies are created equal: Factors that influence antibody mediated rejection[J]. J Immunol Res, 2017, 2017: 1 - 9.

[50] Taylor P A, Ehrhardt M J, Roforth M M, et al. Preformed antibody, not primed T cells, is the initial and major barrier to bone marrow engraftment in allosensitized recipients[J]. Blood, 2007, 109(3): 1307 - 1315.

[51] Xu H, Chilton P M, Tanner M K, et al. Humoral immunity is the dominant barrier for allogeneic bone marrow engraftment in sensitized recipients[J]. Blood, 2006, 108(10): 3611 - 3619.

[52] Morin-Zorman S, Loiseau P, Taupin J L, et al. Donor-specific anti-HLA antibodies in allogeneic hematopoietic stem cell transplantation[J]. Front Immunol, 2016, 7: 307.

[53] Ruggeri A, Rocha V, Masson E, et al. Impact of donor-specific anti-HLA antibodies on graft failure and survival after reduced intensity conditioning-unrelated cord blood transplantation: A Eurocord, Société Francophone d'Histocompatibilité et d'Immunogénétique (SFHI) and Société Française de Greffe de Moelle et de Thérapie Cellulaire (SFGM-TC) analysis[J]. Haematologica, 2013, 98(7): 1154 - 1160.

[54] Detrait M, Dubois V, Sobh M, et al. Impact of anti-HLA antibodies on allogeneic hematopoietic stem cell transplantation outcomes after reduced-intensity conditioning regimens[J]. Exp Hematol, 2012, 40(10): 792 - 799.

[55] Winters J L. Plasma exchange: Concepts, mechanisms, and an overview of the American Society for Apheresis guidelines[J]. Hematol-am Soc Hemat 2012, 2012(1): 7 - 12.

[56] Dordevic M, Sandhaus T, Leuze M, et al. Plasmapheresis for the treatment of antibody-mediated rejection in lung transplant recipients[J]. J Heart Lung Transplant, 2017, 36(4): S401 - S402.

[57] Reeves H M, Winters J L. The mechanisms of action of plasma exchange[J]. Br J Haematol, 2014, 164(3): 342 - 351.

[58] Timofeeva O A, Choe J, Alsammak M, et al. Guiding therapeutic plasma exchange for antibody-mediated rejection treatment in lung transplant recipients—a retrospective study[J]. Transpl Int, 2021, 34(4): 700 - 708.

[59] Schroeder O, Euler H H, Baurmeister U, et al. Antibody rebound after plasmapheresis: Experimental evidences [J]. Artif Organs, 1987, 11(4): 349.

[60] Ciurea S O, de Lima M, Cano P, et al. High risk of graft failure in patients with anti-HLA antibodies undergoing haploidentical stem-cell transplantation[J]. Transplantation, 2009, 88(8): 1019 - 1024.

[61] Böhmig G A, Wahrmann M, Regele H, et al. Immunoadsorption in severe C4d-positive acute kidney allograft rejection: A randomized controlled trial[J]. Am J Transplant, 2007, 7(1): 117 - 121.

[62] Liu M, Ji S M, Tang Z, et al. Novel rescue therapy for C4d-positive acute humoral renal allograft rejection[J]. Clinical Transplantation, 2005, 19(1): 51 - 55.

[63] Becker Y T, Becker B N, Pirsch J D, et al. Rituximab as treatment for refractory kidney transplant rejection[J]. Am J Transplant, 2004, 4(6): 996 - 1001.

[64] Mulley W R, Hudson F J, Tait B D, et al. A single low-fixed dose of rituximab to salvage renal transplants from refractory antibody-mediated rejection[J]. Transplantation, 2009, 87(2): 286 - 289.

[65] Kaposztas Z, Podder H, Mauiyyedi S, et al. Impact of rituximab therapy for treatment of acute humoral rejection[J]. Clin Transplant, 2009, 23(1): 63 - 73.

［66］Chang Y J, Xu L P, Wang Y, et al. Rituximab for desensitization during HLA-mismatched stem cell transplantation in patients with a positive donor-specific anti-HLA antibody[J]. Bone Marrow Transplant, 2020, 55(7): 1326 - 1336.

［67］Cascio P, Oliva L, Cerruti F, et al. Dampening Ab responses using proteasome inhibitors following in vivo B cell activation[J]. Eur J Immunol, 2008, 38(3): 658 - 667.

［68］Neubert K, Meister S, Moser K, et al. The proteasome inhibitor bortezomib depletes plasma cells and protects mice with lupus-like disease from nephritis[J]. Nat Med, 2008, 14(7): 748 - 755.

［69］Perry D K, Burns J M, Pollinger H S, et al. Proteasome inhibition causes apoptosis of normal human plasma cells preventing alloantibody production[J]. Am J Transplant, 2009, 9(1): 201 - 209.

［70］Everly M J, Everly J J, Susskind B, et al. Bortezomib provides effective therapy for antibody-and cell-mediated acute rejection[J]. Transplantation, 2008, 86(12): 1754 - 1761.

［71］Choe H, Gergis U, Hsu J, et al. Bortezomib and immune globulin have limited effects on donor-specific HLA antibodies in haploidentical cord blood stem cell transplantation: Detrimental effect of persistent haploidentical donor-specific HLA antibodies[J]. Biol Blood Marrow Tr, 2019, 25(2): e60 - e64.

［72］Jordan S C, Quartel A W, Czer L S, et al. Posttransplant therapy using high-dose human immunoglobulin (intravenous gammaglobulin) to control acute humoral rejection in renal and cardiac allograft recipients and potential mechanism of action[J]. Transplantation, 1998, 66(6): 800 - 805.

［73］Luke P P, Scantlebury V P, Jordan M L, et al. IVIG rescue therapy in renal transplantation[J]. Transpl P, 2001, 33(1/2): 1093 - 1094.

［74］Lefaucheur C, Nochy D, Andrade J, et al. Comparison of combination plasmapheresis/IVIg/anti-CD20 versus high-dose IVIg in the treatment of antibody-mediated rejection[J]. Am J Transplant, 2009, 9(5): 1099 - 1107.

［75］Bhalla A, Alachkar N, Alasfar S. Complement-based therapy in the management of antibody-mediated rejection[J]. Adv Chronic Kidney D, 2020, 27(2): 138 - 148.

［76］Patel J K, Coutance G, Loupy A, et al. Complement inhibition for prevention of antibody-mediated rejection in immunologically high-risk heart allograft recipients[J]. Am J Transplant, 2021, 21(7): 2479 - 2488.

［77］Ciurea S O, Cao K, Fernandez-Vina M, et al. The European society for blood and marrow transplantation (EBMT) consensus guidelines for the detection and treatment of donor-specific anti-HLA antibodies (DSA) in haploidentical hematopoietic cell transplantation[J]. Bone Marrow Transplant, 2018, 53(5): 521 - 534.

［78］Porter C C. Germ line mutations associated with leukemias[J]. Hematol-am Soc Hemat, 2016, 2016(1): 302 - 308.

［79］Godley L A, Shimamura A. Genetic predisposition to hematologic malignancies: Management and surveillance[J]. Blood, 2017, 130(4): 424 - 432.

［80］Klco J M, Mullighan C G. Advances in germline predisposition to acute leukaemias and myeloid neoplasms [J]. Nat Rev Cancer, 2021, 21(2): 122 - 137.

［81］Burns S S, Kapur R. Clonal hematopoiesis of indeterminate potential as a novel risk factor for donor-derived leukemia[J]. Stem Cell Rep, 2020, 15(2)：279 - 291.

[82] Kraft I L, Godley L A. Identifying potential germline variants from sequencing hematopoietic malignancies [J]. Hematol-am Soc Hemat, 2020, 2020(1)：219 - 227.

[83] Rojek K, Nickels E, Neistadt B, et al. Identifying inherited and acquired genetic factors involved in poor stem cell mobilization and donor-derived malignancy[J]. Biol Blood Marrow Tr, 2016, 22(11)：2100 - 2103.

[84] Fogarty P F, Yamaguchi H, Wiestner A, et al. Late presentation of dyskeratosis congenita as apparently acquired aplastic anaemia due to mutations in telomerase RNA[J]. Lancet, 2003, 362(9396)：1628 - 1630.

[85] Buijs A, Poddighe P, van Wijk R, et al. A novel CBFA2 single-nucleotide mutation in familial platelet disorder with propensity to develop myeloid malignancies[J]. Blood, 2001, 98(9)：2856 - 2858.

[86] Sakurai M, Kunimoto H, Watanabe N, et al. Impaired hematopoietic differentiation of RUNX1-mutated induced pluripotent stem cells derived from FPD/AML patients[J]. Leukemia, 2014, 28(12)：2344 - 2354.

[87] Wiseman D H. Donor cell leukemia：A review[J]. Biol Blood Marrow Tr, 2011, 17(6)：771 - 789.

[88] Wang E D, Hutchinson C B, Huang Q, et al. Donor cell-derived leukemias/myelodysplastic neoplasms in allogeneic hematopoietic stem cell transplant recipients：A clinicopathologic study of 10 cases and a comprehensive review of the literature[J]. Am J Clin Pathol, 2011, 135(4)：525 - 540.

[89] Xiao H W, Shi J M, Luo Y, et al. First report of multiple CEBPA mutations contributing to donor origin of leukemia relapse after allogeneic hematopoietic stem cell transplantation[J]. Blood, 2011, 117(19)：5257 - 5260.

[90] Owen C J, Toze C L, Koochin A, et al. Five new pedigrees with inherited RUNX1 mutations causing familial platelet disorder with propensity to myeloid malignancy[J]. Blood, 2008, 112(12)：4639 - 4645.

[91] Polprasert C, Takeda J, Niparuck P, et al. Novel DDX41 variants in Thai patients with myeloid neoplasms[J]. Int J Hematol, 2020, 111(2)：241 - 246.

（唐晓文）

第二节　造血干细胞移植过程中免疫抑制剂药物浓度的管理

　　尽管免疫抑制治疗对异基因造血干细胞移植的成功至关重要，但目前尚未就最佳免疫抑制策略达成共识。常用的免疫抑制剂包括钙调磷酸酶抑制剂（如环孢菌素 A 或者他克莫司）、霉酚酸酯、雷帕霉素和抗胸腺细胞球蛋白（ATG）等。由于免疫抑制剂在患者个体间药代动力学差异较大，所以了解免疫抑制剂的药代动力学特征并将其用于个性化治疗至关重要。

一、环孢菌素 A

　　环孢菌素 A（CsA）通过抑制钙调磷酸酶来阻断 T 细胞活化，提高移植物的存活率，在 allo-

HSCT 领域广泛应用。

1. 药理学

尽管 CsA 和他克莫司的分子结构不同，但是它们的作用机制是相似的。CsA 和他克莫司阻断了钙依赖的信号转导通路，抑制了 TCR 信号的传递，导致了 T 细胞激活的中断。在信号通路中，关键的细胞内分子包括钙调蛋白、钙调神经磷酸酶和活化 T 细胞核因子（NFAT）。级联反应的激活包括钙与钙调蛋白结合，继而钙调蛋白结合钙调神经磷酸酶，活化的钙调神经磷酸酶可使转录因子 NFAF 去磷酸化并转移到细胞核中，形成 IL-2 基因转录激活因子。CsA 和他克莫司分别与结合蛋白形成复合物阻碍 NFAT 去磷酸化，造成 NFAT 的激活抑制。因此，NFAT 不能进入细胞核激活 IL-2 基因转录。

CsA 是一种高度亲脂的药物，具有多种代谢途径，可经胆道和一小部分尿液排出体外。已经分离和鉴定了超过 15 种代谢物。一些代谢产物也具有免疫抑制活性，而另一些则具有肾毒性。因此，CsA 与其他药物之间的临床疗效和相互作用可能被其代谢产物所干扰。但是，最常见的抑制或诱导 CsA 代谢的是细胞色素 P450 酶，特别是属于细胞色素 P450ⅢA 基因家族的 HLP 和 PCN1。

2. 毒性

CsA 的主要临床毒性是肾功能不全和胆红素水平升高。另一方面是使用 CsA 与患者低镁血症和癫痫发作具有明显的相关性。很多患者在癫痫发作期间可能同时存在低镁血症和高血压。此外，与 CsA 相关的一种罕见但可逆的毒性是可逆性后部脑病综合征，主要表现为头痛、意识混乱或意识减退、视觉不适和癫痫发作，只有及时识别才能逆转疾病进展。另一种罕见的毒性是引起溶血性尿毒症和血栓性血小板减少性紫癜，表现为破碎红细胞和肌酐升高伴或不伴精神状态改变。

3. 药物监测

CsA 可以静脉或者口服给药。由于在移植后早期阶段，许多患者因预处理和预防 GVHD 的甲氨蝶呤的使用而发生黏膜炎和胃肠道损伤，因此 CsA 最初采用静脉给药，剂量为 3 mg/(kg·d)，24 小时持续输注或者分 2 次静脉输注，每周至少监测浓度 2 次，根据浓度调整剂量。一旦患者进食和饮水没有明显困难，CsA 可以转换为口服给药。据报道，许多因素影响口服 CsA 生物利用度，例如，食物摄入可能影响其吸收，尤其是食物脂肪含量高的时候。其中最常研究的与 CsA 相互作用的药物是唑类抗真菌药，唑类药物可以增加 CsA 的浓度。而利福平和苯巴比妥等酶诱导剂可增强 CsA 清除率，导致浓度降低。

CsA 具有非线性药动学特征、个体差异性大、治疗指数小的特点。因此，CsA 的剂量需要密切配合监测结果进行动态调整。目前。临床指南推荐以治疗药物监测（TDM）来指导免疫抑制剂的使用。临床上测定 CsA 血药浓度的实验方法有：免疫荧光偏振（FPIA）测定法，分为多克隆免疫测定法（PC-FPIA）和单克隆抗体法（Mab-FPIA）；高效液相色谱法（HPLC）；液相色谱质谱联用（LC-MS）和液相色谱串联质谱（LC-MS/MS）法；放射免疫测定法。

较早的药代动力学数据来自一项关于 CsA 山地明制剂的研究，该制剂的静脉注射与口服比值为1:4。对于较新的微乳液制剂,当从静脉给药转换为口服给药时,使用1:2或者1:3的比例。CsA和他克莫司的最大血药浓度(Cmax)和浓度-时间曲线(AUC)值均为上午高于下午。EBMT-ELN工作组关于GVHD预防标准化实践的推荐中建议在移植后前3～4周内CsA的谷浓度为200～300 ng/mL,如果90天后无GVHD和药物毒性发生,则推荐CsA谷浓度为100～200 ng/mL,持续时间为6个月。从实际的角度看,CsA的使用是为了达到"治疗水平",但除此之外,按照方案给予计划剂量也很重要,同时确保其浓度水平是稳态的谷浓度水平。

二、他克莫司

他克莫司(FK506)是从土壤链霉菌中提取的大环内酯类抗生素。它和CsA完全不同,但具有非常相似的选择性免疫抑制活性,其作用机制也是抑制TCR信号传导。

1. 药理学

FK506具有高度亲脂性,其作用机制类似于CsA。通常在allo-HSCT后的早期阶段给予静脉注射,然后改用口服制剂。与CsA的主要差别在于FK506的吸收不依赖于胆汁盐的存在。FK506分布广泛,在肺、肾、心脏和脾脏中含量最高。在血液中,主要分布在红细胞中。只有不到1%的未代谢药物从尿中排泄,表明该药物在消除之前在肝脏中几乎完全代谢,它主要通过单甲基化、二甲基化和羟基化来消除。在肝功能障碍的患者中,FK506的半衰期约9小时以上。

2. 毒性

FK506在人体中耐受性较好。大多数不良事件可分为神经毒性、肾毒性和高血糖。其他罕见的不良反应包括感染、淋巴组织增生性疾病、微血管病性溶血性贫血、低镁血症、高钾血症和高胆固醇血症。FK506和CsA的神经毒性临床症状很相似,从轻微的震颤和感觉异常到失明和癫痫发作等严重表现。这两种药物神经系统表现的相似性表明两者神经毒性存在共同机制,可能是通过药物-免疫嗜血蛋白复合物与钙调磷酸酶的相互作用介导的。FK506可引起与CsA相似的血清肌酐浓度增加,可能继发于肾小球滤过减少。FK506引起高血糖可能是胰岛素分泌受到抑制和外周胰岛素抵抗的综合作用的结果。在停药后,胰岛素的mRNA转录和胰岛素产生功能恢复正常,表明FK506对胰腺的不良反应是可逆的。

3. 药物监测

影响CYP3A酶活性或P-gp介导的转运的化合物可能会影响血液中FK506的浓度。已经证明对CYP3A酶有强抑制作用的药物是三唑类抗真菌药。唑类药物在一定程度上减少了肝CYP-450酶系统对FK506的代谢,使FK506血药浓度升高。在开始使用这类药物治疗之前,建议立即减少FK506剂量,因为过高的FK506剂量可能会引起显著的药物毒性可能。目前已知的CYP3A诱导剂类的药物包括利福平、抗癫痫药物、抗HIV病毒药物,甚至糖皮质激素。这些药物增强CYP3A活性,增加FK506的代谢速率,并导致FK506的浓度降低,FK506的浓度低于推荐的治疗范围,可能使患者面临排异的风险。服用口服剂量的FK506的时候,固体药物的消耗可降低胃肠道FK506吸收的速度和程度。这种食物效应在高脂肪饮食后最为明显。

因此,建议空腹服用 FK506,或至少在餐前 1 h 或者饭后 2～3 小时服用。

由于 allo-HSCT 患者使用 FK506 的时间长、剂量大、治疗窗窄、有效浓度及中毒浓度差异不大、容易受到其他联合用药的影响,而且移植后患者本身会发生肝脏及胃肠道的不良反应,这些不良反应均会影响药物的清除率及生物利用度。因此,临床中需常规监测 FK506 的血药浓度以确保用药的安全有效。此外,FK506 的个体吸收率和清除率差别很大,仍需反复测定血药浓度以调整用药剂量。

测定 FK506 血药浓度的方法较多,主要有酶联免疫吸附法(ELISA)、酶倍增免疫测定技术(EMIT)、微粒子酶免疫分析法(MEIA),放射受体分析法、HPLC、LC-MS、LC-MS/MS 等。FK506 通过连续静脉输注给药,剂量为 0.03 mg/(kg · d),当患者能够耐受口服给药时,从静脉给药转换为口服给药的系数在(1∶3)～(1∶5)。AUC 被视为与 FK506 临床效果最相关的暴露指标,但尚未在成人或者儿童移植中进行前瞻性研究。目前多用谷浓度,即给药前的血药浓度,来判断患者体内的药物暴露情况,通常血药浓度维持在 7～12 ng/mL。

三、霉酚酸酯

霉酚酸酯是霉酚酸的吗啉代乙酯。霉酚酸是从几种青霉菌属分离产生,具有抗细菌、抗真菌、抗病毒、抗肿瘤和免疫抑制等特性。霉酚酸酯水解成霉酚酸后产生免疫抑制活性。因此,霉酚酸是活性部分,但配制成霉酚酸酯以增加其生物利用度。霉酚酸酯抑制 T 细胞和 B 细胞的增殖以及抗体的产生。

1. 药理学

霉酚酸的作用是通过抑制肌苷一磷酸脱氢酶(IMPDH)。该酶催化肌苷一磷酸氧化为黄嘌呤单磷酸。黄嘌呤单磷酸是鸟苷三磷酸合成中所必需的中间代谢产物。IMPDH 酶是嘌呤核苷酸,特别是鸟苷一磷酸(GMP)生物合成的关键酶。鸟苷一磷酸合成受阻负反馈抑制 5-磷酸核糖-1 焦磷酸的合成及抑制 T 细胞的活化。霉酚酸酯的治疗理论基础在于淋巴细胞对嘌呤从头合成的依赖,从而使免疫抑制活性增强和毒性降低。

2. 毒性

霉酚酸酯是嘧啶从头合成过程中 IMPDH 的抑制剂,能够抑制细胞内 GTP 的合成。与淋巴细胞和单核细胞相比,霉酚酸酯对中性粒细胞的影响很小,它对淋巴细胞的选择性作用避免了急性感染的高风险。霉酚酸酯的主要不良反应是抑制中性粒细胞减少症患者的造血系统,胃肠道出血也偶有报道。不同制剂对胃肠道的毒性程度不同。

3. 药物监测

霉酚酸酯具有非线性吸收动力学,具有复杂的药代动力学和药物间动力学变异性,并受到肠肝循环、血浆蛋白结合变化、移植物功能、遗传学和药物间相互作用。研究表明,服用相同剂量的不同患者之间霉酚酸血浆浓度和 AUC 可相差 10 倍。霉酚酸和白蛋白广泛结合,肝肾功能正常时结合率为 97%～99%。在移植后早期,免疫重建延迟或肾损伤的患者中,霉酚酸暴露明显降低。此外。胃肠道功能紊乱影响肠肝循环,进而降低霉酚酸酯的生物利用度。有研究发现患者的年龄、体重及体表面积并不影响 AUC,血清肌酐及肌酐清除率也与 AUC 无关。但是,在接受同等剂量的霉酚酸酯时,女性患者 AUC 比男性患者高出 47.15%。

尽管临床常用剂量(国外:2～3 g/天,国内:1～2 g/天)已经获得良好的效果,但是霉酚酸酯代谢个体差异性普遍存在,固定给药剂量会引起疗效差异和不良反应。由于霉酚酸酯口服后迅速分解,血浆浓度无法检测,目前检测的霉酚酸酯浓度均为血浆霉酚酸浓度。监测霉酚酸浓度有两种测定方法:HPLC 和 EMIT。对于行 allo-HSCT 的成人患者,推荐霉酚酸血浆浓度的治疗范围为 C0 1～3.5 mg/L 和 AUC 0～24 h＞30 mg/L×h;对于脐带血移植的患者中,推荐治疗范围为 AUC 0～24 h＜30 mg/L×h;对于行 allo-HSCT 的儿童患者,推荐霉酚酸的稳态浓度为 1.7～3.3 mg/L,相当于 AUC 0～8 h 14～26 mg/L×h。

四、雷帕霉素

雷帕霉素(又称西罗莫司)属于亲脂性大环内酯。雷帕霉素与钙调磷酸酶抑制剂可协同增强 T 细胞免疫抑制。

1. 药理学

雷帕霉素与 FK 结合蛋白 12(FKBP12)结合,与哺乳动物雷帕霉素靶标($mTOR$)形成复合物。该复合物通过减少 DNA 转录、DNA 翻译、蛋白质合成和细胞信号传导来抑制多种细胞因子刺激的信号传导途径。它还抑制白介素-2(IL-2)介导的信号增殖传导功能,导致 T 细胞凋亡。在体外,雷帕霉素可抑制造血和淋巴细胞的生长。最重要的是它能抑制由细胞因子刺激的细胞的生长。数据表明,加入雷帕霉素后,G1 期细胞的比例增加。雷帕霉素的作用机制是特异性的抑制细胞从 G1 期进入到 S 期,这表明它可能干扰细胞增殖所需的细胞周期蛋白/细胞周期蛋白依赖性激酶(CDK)这一复合物中关键的信号通路。雷帕霉素还可以在介导特定细胞因子反应的信号转导途径中发挥作用。

2. 毒性

雷帕霉素可导致胃肠道系统毒性反应,可使转氨酶升高及发生腹泻。与 CsA 和 FK506 常见的不良反应不同,雷帕霉素很少发生肾毒性。然而,雷帕霉素会增强 CsA 的肾毒性。其他不良反应包括高三酰甘油血症、血小板和白细胞减少、鼻出血、血压变化、头痛、恶心、黏膜刺激和感染。高剂量使用雷帕霉素也可能增加肝静脉闭塞病(VOD)的风险。有研究发现,当与白消安联合使用时,雷帕霉素与 VOD 的发生风险增高相关(OR 8.8)。

3. 药物监测

雷帕霉素是 P-gp 和 CYP3A4 的底物和抑制剂。因此,同时摄入雷帕霉素与 P-gp 和 CYP3A4 诱导剂可增加雷帕霉素代谢,减少浓度,降低其疗效,能使 GVHD 的风险增加。如果经验性地减少 90% 雷帕霉素的剂量,则可以安全的联合使用雷帕霉素和伏立康唑。而在雷帕霉素和阿瑞匹坦的联用中发现,雷帕霉素的谷浓度显著升高。

雷帕霉素药代动力学存在较大的个体间差异。目前,对于 allo-HSCT 患者,雷帕霉素的剂量-浓度关系仍缺乏全面的研究。目前主要以测定谷浓度来评估药效。雷帕霉素的全血浓度测定方法主要是 HPLC 和免疫测定法。由于雷帕霉素半衰期长,通常于移植前 3 天开始使用,以确保第 0 天时药物充分暴露并促进干细胞植入。雷帕霉素在成人中通常以固定剂量每日一次(第一次 6～12 mg 负荷剂量,以后每日 2～4 mg),在儿童中按体表面积给药(2.5 mg/m² /天),给药浓度范围为 3～14 ng/mL。

五、抗胸腺细胞球蛋白(ATG)

ATG 是一种经人胸腺细胞免疫的动物(兔、猪、山羊或马)体内提取的多克隆抗体,其主要成分为 IgG。ATG 已被用于输注供体细胞前的预处理方案的一部分,以减少移植物排斥反应和预防移植后 GVHD。

1. 药理学

ATG 是由针对 T 细胞、B 细胞、NK 细胞、DC 细胞等表达的多种抗原的多克隆抗体组成,相关抗原包括 CD1a、CD2、CD3/T 细胞受体、CD4、CD5、CD6、CD7、CD8、CD11a/CD18(LFA1)、CD11b、CD16、CD19、CD20、HLA-DR、HLA-Ⅰ类抗原等。这些抗原大致可分为免疫反应抗原、黏附和细胞运输分子以及参与异质途径的分子。ATG 对免疫系统具有以下影响:① 通过补体介导的血管内裂解、次级淋巴组织中的细胞凋亡和吞噬作用以及抗体依赖性细胞介导的细胞毒性耗竭体内的 T 细胞;② 下调黏附分子和趋化因子受体的表达;③ 介导 B 淋巴细胞和浆细胞的凋亡;④ 干扰树突状细胞的功能特性;⑤ 扩增 Treg 细胞和 NK 细胞,诱导免疫耐受。

2. 毒性

ATG 是异种动物血清提取出来的免疫抑制剂,应用过程中常出现过敏反应,多为Ⅲ型变态反应,主要表现为皮疹、畏寒、发热、淋巴结肿大、关节肿痛、腹痛、恶心呕吐等。由于 ATG 对供受者的淋巴细胞均具有杀伤作用,受者处于长期免疫抑制状态,可能引起病毒激活发生率升高甚至导致严重感染。有研究发现,ATG 的剂量增加与单纯疱疹病毒、CMV 再激活和 EB 病毒相关的移植后淋巴组织增生性疾病发生率具有显著相关性。

3. 药物监测

ATG 的免疫抑制作用主要基于 T 细胞耗竭。驱动这一机制的关键在于活性 ATG,所谓活性 ATG 是能够与淋巴细胞结合的 ATG。尽管活性 ATG 仅占 ATG 总量的 15% 左右,但是它影响了患者移植后的免疫重建和临床结局,并具有显著的个体差异。因此,为了优化 ATG 剂量,测量血清活性 ATG 水平更为重要。目前,总 ATG 的测量方法是酶联免疫吸附(ELISA)试验,而活性 ATG 则是通过流式细胞术测定。北京方案的 haplo-HSCT 场景下,ATG 的常用剂量为 2.5 mg/kg/天(预处理前 5 天至前 2 天),可以使得Ⅱ～Ⅳ度 aGVHD 和 cGVHD 发生率控制在 18.5%～43.9% 和 30%～53% 之间。

目前认为有以下几种因素可能影响 ATG 的药代动力学参数,例如受者体重(或者体脂率)、受者给药前淋巴细胞数、不同的 ATG 制剂、相对干细胞回输时间的 ATG 给药时间等。Admiraal 等报道了一项研究,通过 ATG 的药代动力学和药效学证明了受者给药前绝对淋巴细胞数对临床结局的重要性。研究者纳入了 146 名接受 ATG 治疗的无关 PBSCT 的患者,总剂量为 8 mg/kg（移植前第 8 天至第 5 天），在多种药代动力学暴露途径中，ATG 的最佳剂量是 5 年总生存率的最佳预测因子。在药代动力学模型中，给药前绝对淋巴细胞数是 ATG 药代动力学的唯一相关预测因子，体重大于 50 kg 并不影响 ATG 的清除率。根据给药前绝对淋巴细胞数优化 ATG 的给药剂量有望改善临床结局。总的来说，在移植前，应注意在 ATG 给药第一天评估绝对淋巴细胞数并选择最佳预处理方案。此外，影响淋巴细胞数的相关因素也应当纳入评估因素，如患者的年龄、疾病类型或者移植前的化疗次数等。

allo-HSCT 是治疗恶性血液病的有效临床手段，但术后移植物排斥反应可能导致移植失败，也影响患者的长期生存和生活质量。免疫抑制剂的使用大大改善了这一风险。实现免疫抑制剂的个体化用药，改善患者的存活率和生活质量是目前移植领域的研究热点。免疫抑制剂能够显著提高移植物的存活率，但多数药物存在治疗窗窄、个体差异大等问题。药代动力学-药效学的进一步研究有助于寻找个体化用药的规律，且近年来对药物基因组学的研究为免疫抑制剂精准治疗增添了新依据。未来，通过优化免疫抑制剂的给药策略，可以更好地平衡药物的利与弊，提高移植患者的生存率并改善患者的生活质量。

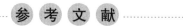

参 考 文 献

［1］Powles R L，Clink H M，Spence D，et al. Cyclosporin A to prevent graft-versus-host disease in man after allogeneic bone-marrow transplantation[J]. Lancet，1980，1(8164)：327 - 329.

［2］Kino T，Hatanaka H，Hashimoto M，et al. FK-506，a novel immunosuppressant isolated from a Streptomyces. I. Fermentation，isolation，and physico-chemical and biological characteristics[J]. J Antibiot，1987，40(9)：1249 - 1255.

［3］Halloran P，Mathew T，Tomlanovich S，et al. Mycophenolate mofetil in renal allograft recipients：A pooled efficacy analysis of three randomized，double-blind，clinical studies in prevention of rejection. The International Mycophenolate Mofetil Renal Transplant Study Groups[J]. Transplantation，1997，63(1)：39 - 47.

［4］Martel R R，Klicius J，Galet S. Inhibition of the immune response by rapamycin，a new antifungal antibiotic[J]. Can J Physiol Pharm，1977，55(1)：48 - 51.

（唐晓文）

第三节　造血干细胞移植后 MRD 的检测进展

一、MRD 检测在急性白血病造血干细胞移植中的应用

急性白血病是一种来源于造血干细胞的血液系统恶性疾病。大多数 AL 患者诱导治疗后可获得完全缓解，但是因为残留白血病细胞的存在，复发率仍然很高，也预示着长期生存率减

低,尽管异基因造血干细胞移植作为改善 AL 患者生存的重要手段,也依然存在移植后复发。因此,微小残留病灶检测的理念提出对于这类患者复发预测、生存评估以及移植等治疗决策上有重要意义。

（一）MRD 的概念和检测方法

MRD 是指初诊或难治/复发状态的患者经各种治疗后获得血液学完全缓解(CHR,骨髓形态学检测原始细胞<5%)后体内残存的少量白血病细胞。随着 MRD 检测技术的发展,欧洲白血病网(European Leukemia Net,ELN)专家组将 MRD 的概念从 2018 年的指南里的"微小残留病灶(minimal residual disease)"改为"可检测的残留病灶(measurable residual disease)","阴性"和"阳性"的 MRD 结果指残留的白血病细胞是否在检测可达到的阈值之上,这个阈值由实验室的检测方法和实验室人员的技术水平决定。MRD 阴性并不代表病灶完全清除,而是该检测样本的白血病残留量低于实验检测阈值,患者仍有复发的可能。因此,实验室的检测最低水平低于有临床意义的阈值时,非零的 MRD 结果仍然可以认为是"阴性"。

MRD 复发的定义:① 不受技术水平影响情况下,MRD 由阴性转为阳性;② MRD-LL 患者同样的标本类型时,任何 2 次检测结果增加大于等于 1 个对数级。由阴性转为阳性的病例应该在 4 周内重新送检骨髓样本确认结果的可靠性。

AL 患者的 MRD 检测方法包括多参数流式细胞术(MFC)、荧光原位杂交(FISH)、实时定量聚合酶链反应(RQ-PCR)技术、数字 PCR(dd-PCR)、供受者嵌合状态和二代测序技术(NGS)等。目前无论是急性淋巴细胞白血病(acute lymphocytic leukemia,ALL)或急性髓系细胞白血病(acute myeloid leukemia,AML)均推荐以骨髓(BM)标本进行 MRD 评估,这是因为外周血(PB)中的 MRD 水平可能比 BM 中低 1~3 个对数级。

1. 多参数流式细胞术

白血病免疫表型是 AL 的诊断和 MRD 跟踪的重要方法,经过近 20 年的发展,流式细胞术检测 MRD 由 4~6 色发展到 8 色以上,即 MFC,目前已经有不少临床研究采用 MFC-MRD 来评估不同治疗方法对 AL 疗效和在 MRD 检测下指导治疗。因为白血病细胞免疫表型复杂性、骨髓背景值干扰、抗原漂移以及技术因素等,相较于 ALL 的 MRD 检测,AML 的 MRD 检测还存在较大的挑战。

（1）检测抗体方案:目前国内外流式专家推荐白血病相关免疫表型(LAIP)和与正常表型差异性(DfN)相结合的方式,这样既可以有效地跟踪初诊时的白血病克隆,也可以检测到新出现的白血病克隆,从而提高检测的准确性。任何一种方法都需要实验室人员排除背景干扰,精准地识别出异常的细胞群。

AML 抗体方案应包含 CD34,CD117,CD45,CD33,CD13,CD56,CD7 和 HLA-DR 等核心抗体,有单核细胞分化时应加 CD64,CD11b,CD14 等相关标志。分析 $CD34^+CD38^-$ 群的白血病干细胞时应包含 CD45RA、CD123、CLL-1 等标志。随着免疫治疗的发展,CD33,CLL-1,CD123,CD135,CD44,CD47 等靶标也应该加入 MRD 检测方案。

ALL 抗体方案包括 CD10,CD81,CD123,CD20,CD22,CD19,CD34,CD38,CD45 和 CD58

等标志,由于 CD19 和 CD22 等靶向治疗广泛应用,CD24,CD66c 和 cCD79a 可以考虑加入方案中。

(2)检测方法现存问题:MFC 作为 MRD 检测的常用手段,其由于 MFC 技术的复杂性,不论标本的采集、运输、保存,还是标本处理、仪器设置和数据获取,以及后期的数据分析和报告书写,需要在严格的质控条件下,由有经验的实验室人员来完成。实验室间的标准化和统一利于未来分析软件的自动化分析。

2. 聚合酶链反应

PCR 是利用 DNA 的变性、碱基互补配对、延伸等性质在体外快速扩增特定 DNA 片段的技术,其检测的总体灵敏度可达到 $10^{-5} \sim 10^{-6}$。常用的 PCR 包括:实时定量 PCR(RQ-PCR),该方法允许使用荧光探针在循环的指数阶段对 DNA 扩增产物进行定量并周期性增加,直到达到最大值,用于 RQ-PCR 的荧光探针能定量分析 DNA 的浓度水平。逆转录 PCR(RT-PCR)是 MRD 分析中第二种常用的技术,通过 mRNA 逆转录处理融合基因转录本和其他转录本,得到 cDNA 外显子,通过 PCR 循环扩增 cDNA 外显子,通过探针分析得到可量化的靶序列产物。

(1)检测标志物:在 AML 患者中,PCR 方法仅适用于 $40\% \sim 60\%$ 的人,通常包含 *NPM1*,*RUNX1-RUNX1T1*,*CBFB-MYH11*,*PML-RARA*,*KMT2A-MLLT3*,*DEK-NUP214*,*BCR-ABL* 和 *WT1* 等突变。因为 *NPM1* 融合基因高表达,推荐用 RNA/cDNA 提高检测的敏感性。PCR 法 MRD 检测推荐用 *NPM1*,*PML-RARA* 和 *CBF* 等特异的白血病基因检测,而 *WT1* 和 *EVI1* 特异性不强的基因作为次选。如果 *WT1* 是唯一可选用的标志,推荐用 PB 样本,因为正常 BM 的背景值高于 PB。分子学 MRD 可以用 BM 和 PB,但需要注意的是,BM 的敏感性是 PB 的 10 倍。

在 ALL 患者中,其检测靶点包括基因重排、染色体易位的断裂融合、融合基因转录本以及其他异常基因,在基因重排中,*Ig/TCR* 基因重排是所有 MRD 分析中最常见的特异性靶点,在 B-ALL 和 T-ALL 中,*Ig/TCR* 基因重排是白血病细胞的"指纹",B-ALL 可通过 Ig 重链(IGH)、kappa 轻链(IGK)和 lambda(IGL)区域的识别。T-ALL 可通过 TCRγ 重排(TCRG)、TCRδ 重排(TCRD)和 TCRβ 基因重排(TCRB)来识别。除此之外,一些非特异性的基因重排也见于不同类型的 ALL 患者中,常见的包括 *CRLF2* 基因重排,作为 MRD 的监测指标常与不良的预后密切相关,尤其伴随 *IKZF1* 基因异常的患者预后更差。B-ALL 中多见的 *MEF2D* 基因重排,分别占儿童和青少年 B-ALL 患者的 4.1% 和 6.5%,而在年轻成人和成年人中的发生率较低,常见的是 *MEF2D∷BCL9* 融合基因,该类患者具有异常的免疫表型(CD10 阴性、CD38 阳性)、见于年龄较大的患者、对化疗疗效差、容易复发。

融合基因作为 ALL 患者 MRD 分析的第二种靶点也具有很大价值,因为它们与致癌的过程息息相关,Ph⁺ ALL 预后评估最常用的特异性标记物为 *BCR∷ABL1*,然而尽管大多数研究评估了基于 *BCR∷ABL1* 的 MRD 对 Ph⁺ ALL 患者的预后影响,但患者特异性 IgH 和 TCR 重排可能比 *BCR∷ABL1* 更具特异性,因为 *BCR∷ABL1* 很少能在非 ALL 造血细胞中检测到。常见的非特异性的融合基因包括 *ETV6∷RUNX1*,提示预后良好。*MLL∷AF4* 则提示预后不良。

（2）ddPCR 技术引导更敏感且精准的 MRD 监测：近年来，在 PCR 技术上也产生了一些革新，ddPCR 是一种比较新的用于 MRD 鉴定的技术。与 RQ-PCR 一样，ddPCR 在 DNA 扩增技术中使用 Taq 聚合酶，荧光探针用于目标样本中的 DNA 序列，但 RQ-PCR 只能对目标 DNA 样本进行相对定量，而 ddPCR 可以对目标 DNA 样本进行绝对定量，是一种很有前途的替代传统 PCR 方法的方法，因为它具有更高的敏感度，最高可达到 10^{-6}。

3. 二代测序技术

NGS 是一种高通量测序方法，在测序过程中，同一 DNA 片段会被重复并行测序，NGS 技术能够提供 DNA 序列和变异信息的准确数据，如外显子或全基因组的插入、缺失以及重排，并且不需要构建特异性的引物，其检测灵敏度通常可达到 $10^{-2} \sim 10^{-3}$。

（1）不同的检测靶点对预后的价值存在差异：NGS 检测的常见靶点包括白血病细胞的基因片段，包括 Ig/TCR 重排、融合基因、基因突变和其他特殊的细胞遗传学异常。在预测复发上，合理的选择检测方案，NGS 监测 MRD 能够表现出比 MFC 更优秀的潜力。

NGS-MRD 检测 AML 移植前突变结果对预后有重要的意义。AML 初诊时要采用多基因方案筛选突变，推荐把所有检测的突变作为 MRD 跟踪的标志。等位基因突变频率（VAF）为 50% 左右的胚系突变 $ANKRD26$，$CEBPA$，$DDX41$，$ETV6$，$GATA2$，$RUNX1$ 和 $TP53$ 不能作为 NGS-MRD 的指标。$DNMT3A$，$TET2$ 和 $ASXL1$（DTA）突变，与年龄相关的克隆性造血有关，经常在缓解期持续存在，不能代表白血病克隆，故不能用于 NGS-MRD 的检测。除非 DTA 基因是唯一可以选择的突变基因，应该联合 MFC 和 PCR 方法综合判断。信号通路基因突变（$FLT3-ITD$，$FLT3-TKD$，KIT 和 RAS 等）容易在 MRD 中检测出来，一般是无预后意义的亚克隆。这些突变基因最好联合其他 MRD 基因综合判断。如果患者运用了靶向药（$FLT3$ 抑制剂，$IDH1/IDH2$ 抑制剂），MRD 检测应该包含这些靶向基因和其他阳性基因。在 ALL 中，国内和国际多个指南推荐 NGS 作为 MRD 监测方法，2015 年发表在《BLOOD》上的研究对 56 例 B-ALL 患者进行了针对 IgH 及 V(D)J 的 NGS-MRD，NGS-MRD 比 MFC-MRD 更准确地预测了复发和存活，并且 HSCT 后 NGS-MRD 比 MFC-MRD 能更好地预测复发。

（2）NGS 技术仍存在挑战：目前，NGS 检测还存在很多问题，包括其昂贵的成本以及大量的生信分析挑战、实验室的标准化流程和样本的质量要求，尽管如此，NGS 还是未来 MRD 检测的重要研究方向，有着无尽的潜力。

4. 供受者嵌合状态分析

造血干细胞移植后供者细胞植入受者体内后，受者的造血细胞并不会立刻转变为供者的造血细胞，通常需经历一段时间的供、受者造血细胞共存的状态，这种状态被称为混合嵌合状态（MC，即移植后能同时检测到供者与受者细胞成分且供者细胞比例 <95%）；而当受者的造血细胞基本被供者取代时，我们称为完全供者嵌合状态（FDC，即移植后供者细胞占受者的 BM 或 PB 细胞比例 ≥95%）。

(1) 嵌合状态分析能够预测复发风险:造血干细胞移植后供受者的嵌合状态主要通过短串联重复序列聚合酶链反应(STR-PCR)结合反转录聚合酶链反应(RT-PCR)进行定量和定性,STR-PCR 由于短片段串联重复(STR)的核心序列短小,不易受 DNA 降解及优势扩增的影响,因而 STR 可作为 allo-HSCT 后嵌合体检测的灵敏度高。

虽然采用嵌合状态作为评判移植预后的指证尚无统一意见,但移植后动态监测供受者的嵌合状态,可以提高患者的生存率,降低患者复发率。供受者嵌合状态的分析虽然不能区分受者的细胞是否为本身正常的细胞还是异常的白血病细胞,但多数研究认为受者细胞的持续存在、比例增加经常提示着原发病即将复发。有研究证实移植后供受者嵌合状态与复发风险相关,在移植后复发的患者中均能够检出患者嵌合率的下降,从发现嵌合率下降到复发的中位时间为45 天,且大部分患者在复发前 1 个月即可检出嵌合率下降。Broglie 等人研究发现在移植后,T细胞嵌合率<97%的患者与复发相关,在移植后 T 细胞嵌合率<97%的患者复发率高于嵌合率>97%的患者,这也表明采用 97%作为阈值研究移植后供受者的嵌合状态可能较以往的95%为阈值的研究更敏感。综上,allo-HSCT 后嵌合状态对复发及预后具有重要的预测价值,早期密切监测嵌合状态,能够及时对高危患者进行个体化干预,从而改善患者的预后。

(2) 系列特异性嵌合体:因为 STR-PCR 技术测定供体细胞嵌合率的敏感性仅为 10^{-2},系列特异性嵌合体的检测逐渐被推广,即运用免疫磁珠分离或流式细胞仪等分选技术,将细胞按系别进行富集,再测定供体细胞嵌合率,可将检测的敏感性提高到 10^{-4},对临床有重要的指导意义。此法不仅能够更准确地判断移植物植入水平,检测 DLI 效应,有效预测 aGVHD 的发生和移植物被排斥反应,同时,可以与 MRD 检测技术相结合,提前判断移植后疾病复发。近些年随着技术的发展,ddPCR 技术和 NGS 技术有替代 STR-PCR 之势,但 STR-PCR 依旧是金标准。

5. 荧光原位杂交技术

FISH 是通过荧光素标记的核苷酸探针与细胞核内的靶序列杂交,以获得细胞内染色体或基因状态的信息。

早期 FISH 被用来检测特异的遗传学异常以确诊某些类型的血液疾病,如 $PML/RAR\alpha$ 融合基因提示急性早幼粒细胞白血病(APL);BCR ∷ ABL 融合基因提示慢性粒细胞白血病(CML)或 ALL;$CBF\beta$ ∷ $MYH11$ 融合基因提示 AML-M4 型等,而目前随着危险度分层的细化,2021 年 NCCN 指南明确规定在 ALL 病人中应当将 BCR ∷ ABL、MLL、CRLF2、JAK2 等基因重排和 TP53 基因缺失也纳入到常规的检查项目中,有条件的情况下应加做 ETV6 ∷ RUNX1(TEL ∷ AML1)、E2A-PBX1。同时,t(11;14)、t(11q;v)、+12、11q-、13q-、17p-等染色体异常也应被纳入到检测项目中。虽然目前 FISH 可检测的生物学标记逐步增多,但在Campbell 的研究发现同时应用 PCR 以及 FISH 检测 Ph⁺ ALL 患者的 BCR-ABL 融合基因,15例患者中有 5 名患者的 PCR 呈阳性,而 FISH 呈现出阴性,2 名患者 FISH 呈现阳性但 PCR 阴性,这也提醒我们 FISH 应当与其他检测手段相结合,作为 AL 患者移植后评估的指标。

表 9-3-1　各检测方法灵敏度及其优劣势

检测方法	敏感性	优点	缺点
MFC	$10^{-3}\sim10^{-5}$	简便快捷、成本低	抗原漂移、生信分析复杂
RQ-PCR	$10^{-4}\sim10^{-6}$	特异性好、灵敏度高、定量分析	耗时长,检测的靶基因需在疾病过程中稳定表达
dd-PCR	$10^{-4}\sim10^{-6}$	绝对定量、不需要标准化曲线	耗时长,检测的靶基因需在疾病过程中稳定表达
NGS	$10^{-2}\sim10^{-3}$	检测范围广、能够观察克隆演变	成本高、耗时长、缺乏实验室标准化流程
FISH	10^{-2}	能够检测染色体核型异常	敏感度低、应用范围较局限

注:MFC,多参数流式细胞术;RQ-PCR,实时定量聚合酶链反应;dd-PCR,数字 PCR;NGS,二代测序技术;FISH,荧光原位杂交。

（二）MRD 检测在 AML 患者 HSCT 的应用价值

1. MRD 的监测时间点及阈值

（1）检测时间:对于接受 allo-HSCT 的患者而言,应在末次化疗结束后(或在预处理前的 4 周内)采集 BM 和/或 PB 行 MRD 检测。建议有条件的中心可在患者诱导、巩固治疗的每个疗程结束后评估 1 次 MRD;移植后半年内每个月评估 1 次 MRD,移植后半年到 2 年内每 3~6 个月评估 1 次。此外,对于临床表现怀疑疾病复发患者的任意时间点均推荐进行 MRD 的检测。

（2）MRD 的阳性标准:由于缺乏大型的前瞻性研究,界定 MRD 阳性的阈值还存在争议。评估 MFC 的研究通常使用 0.1% 的水平来定义阴性,这是因为 MFC 方法可以可靠地达到这个敏感度,研究表明超过这个阈值,复发率就会增加。一部分研究表明,0.035% 的 MRD 阈值可以将部分低危患者疗效进一步分层。在一项前瞻性的研究中,Rossi 等人发现有临床意义的 MRD 临界值在 allo-HSCT 前后不同(0.1% vs 0.05%)。EBMT 调查中心数据显示,MFC-MRD 阴性阈值从 $10^{-6}\sim10^{-3}$ 不等。基于现有的数据,ELN 支持 MRD 阈值为 0.1%。

对于分子 MRD 评估,不同的检测方法和不同的分子标志有不同的界值。在 allo-HSCT 前的 MRD 研究中,Kayser 等人在 RT-qPCR 检测 *NPM1* 突变时采用了 1% 的阈值,而 Balsat 等人采用相同的检测方法,以 0.01% 或≤4 个对数减少为分界点来定义 MRD。对于 *WT1* 的表达,MRD 的阳性阈值未达到统一,数值从 $24\times10^{-4}\sim250\times10^{-4}$ 不等。有研究评估了使用不同的 *WT1* 阈值,发现 HSCT 前 0.60% 和 HSCT 后 1.05% 的截止值敏感度和特异度最高。

（3）检测标本选择:推荐应用 BM 标本进行 MFC 检测 MRD,应用 BM(首选)或 PB(次选)标本进行分子学 MRD 检测。对于长期的疾病跟踪,PB 检测更为有利。研究报道 PB 检测有一定的临床意义,但是敏感性和特异性需要进一步研究。除了 *NPM1*、*RUNX1-RUNX1T1*、*CBFB-MYH11* 突变和 *PML ∷ RARA* 融合基因可以在特殊的时间点采用 PB 样本,缓解后 MRD 评估应常规采用 BM 样本。理想的 MRD 指标是在初诊时通过 MFC 和分子学技术确定,如果无初诊时资料,可以采用 MFC 的 DfN 策略或 NGS 的通用方案。诱导化疗后、巩固治疗后、造血干细胞移植前和移植后需要骨髓 MFC-MRD 评估。NGS-MRD 可以在 2 周期强化疗后、移植前、移植后和随访期间检测。

2. MRD 在 AML 患者 HSCT 前的应用价值

（1）进一步进行危险分层，指导缓解后治疗方式：具有不同分子生物学特征的患者在移植前不同的 MRD 状态中的治疗决策有所不同，常见的包括：

① 中危患者 2 周期化疗后 MFC-MRD 阴性时，如果条件允许可选择 allo-HSCT，所有的 ELN 高危患者无需考虑 MRD，直接考虑 allo-HSCT。维持治疗和随访中出现 MRD 阳性或 MRD 复发提示预后不良，应考虑包括 allo-HSCT 移植在内的挽救性治疗。移植前 MRD 阳性不能作为移植禁忌证，推荐做清髓预处理。

② 在 *NPM1* 突变的 AML 患者中，RT-PCR 法 MRD 检测对 allo-HSCT 的结果有重要影响。在化疗后 *NPM1* 水平降低（<4 个对数级）的情况下，进行 allo-HSCT 可以提高总生存率。在化疗后 *NPM1* 水平（≥4 个对数级）降低的患者，allo-HSCT 对生存率没有明显影响。对于没有特定分子靶点的 AML 患者 allo-HSCT 前或 allo-HSCT 后 3 个月的 RT-PCR 方法检测 WT1-MRD 有助于预测移植后复发，在各风险组中不同时间点有不同的意义，建议随时间推移进行多次检测。

（2）预测移植后生存，指导抢先治疗：越来越多的证据表明，异基因移植前 MFC-MRD 是 AML 患者移植后疗效一个强的独立预测因素，移植前 CR1 MFC-MRD 在清髓性移植和非清髓性移植患者中有相似的影响。在一项 359 名成人 AML 研究中，MRD 阳性患者的 3 年复发率为 67%，而 MRD 阴性患者的 3 年复发率为 22%，总生存期（OS）分别为 26% 和 73%。与非单体核型 AML 相比，单体核型 AML 的复发率更高，生存期更短，这些结果主要是由于存在其他不利的预后因素，特别是 HSCT 前的 MRD。移植前 CR2 MRD 阴性组和 MRD 阳性组的两年复发率分别为 24% 和 40%（$P<0.001$），无白血病生存率（LFS）分别为 57% 和 46%（$P=0.001$），但 OS 没有差异，MRD 阴性状态是影响复发和 LFS 的预后因素。

移植前的 MFC-MRD 阳性患者有很高的复发风险，无论他们是否通过治疗清除了 MRD，都有很高的复发风险，因此应考虑采取预防性治疗策略。对于 HSCT 前的 MRD 阳性患者来说，无论 HSCT 后的 MRD 状况如何，预后较差，在多变量模型中，HSCT 前而非 HSCT 后的 MRD 与 OS 和 RR 相关；只有 MRD 值降低患者的长期存活率较高，而所有 MRD 增加的患者均死亡，生存时间为 125（43～836）天。

移植前 MRD 已经成为预测移植结果的最重要因素之一，MRD 指导下的治疗可以改善患者预后。无论如何，在移植前、移植期间和移植后，迫切需要新的治疗策略来改善 AML 的患者的疗效。

3. MRD 在 AML 患者 HSCT 后的应用价值

移植时 MRD 阴性患者中有 25% 的患者最终复发，显示了移植后 MRD 监测的必要性。研究表明，移植后 MRD 的出现可以预测疾病复发。allo-HSCT 后的 MRD 定量监测对于患者选择进一步的预防性治疗非常重要。HSCT 后对 MRD 水平的动态监测，包括变化速度可能比绝对阈值更重要。治疗结束后或随访中，*NPM1* 或 *CBF* 突变 AML 患者如果 MRD-LL 处于稳定状态,不需要调整治疗方案。PCR 方法检测 *PML∷RARα* 融合基因水平稳定则不需要改变治疗计划,当 MRD 从阴性转变为阳性时或增加≥1 个对数级且经复检验证,应考虑 APL 复发。

不管是 MFC-MRD 还是分子学 MRD 阳性都预示着疾病复发和不良预后。数据表明两项不同技术的 MRD 结果双阴性的结果的复发风险低于单阳性的结果,双阳性结果的预后最差。未来可以整合不同的 MRD 检测方法,建立统一的预后积分系统,利于疾病的精准预后分层。以下情况应考虑个性化的治疗策略,推荐进入临床试验以降低复发率:① 化疗 2 周期后、巩固化疗后、造血干细胞移植前和/或移植后 MFC-MRD 为阳性;② 骨髓 *NPM1* 突变 MRD 超过2%或巩固治疗后同类型标本 *CBF* 融合基因水平较诊断时没有达到 3～4 个对数水平下降;③ 出现 MRD 复发。需要强调的是,单次 MRD 阳性结果不能作为复发或调整临床治疗策略的依据。

移植后的维持治疗、供者淋巴细胞输注(DLI)可以降低复发率。虽然已有非随机对照临床试验通过 MRD 反应和生存率验证了不同治疗方案的疗效,但是随机对照试验数据仍然不足。推荐所有的 AML 临床试验应该在评估治疗反应时检测 MRD,将 MRD 作为药物临床试验的一个替代终点,可以加速药物获批,推动医疗进步。

(三) MRD 检测在 ALL 患者 HSCT 的应用价值

1. MRD 的监测时间及阈值

(1)检测时间:ALL 患者一般建议在移植后+1、+2、+3、+4、+6、+9、+12、+18、+24、+36、+48、+60 个月检测 MRD 和嵌合状态,必要时增加检测频度。出现 MRD 阳性时,建议2 周内复查以明确是否有复发趋势。

(2)MRD 的阳性标准:

① MFC:0.01%。

② PCR:北京大学人民医院报道 WT1 阳性的界值为 0.6%,儿童为 1.5%左右,其他中心根据各自实验室的标准进行阈值设定。Ph⁺ ALL:ⅰ. 移植后 *BCR∷ABL* 融合基因未转阴;ⅱ. 连续 2 次(间隔小于 1 个月)复查的结果未降低;ⅲ. 移植后任何时间点高于 1%,或移植后*BCR-ABL* 由阴性转为阳性。

③ NGS:尚无统一标准。

2. MRD 在 ALL 患者 HSCT 前的应用价值

目前 allo-HSCT 是治愈 ALL 的有效方法,但正如前文所述,治疗后的高复发率仍是制约其疗效的一大障碍。尽早预测和防治复发,成为提高行 allo-HSCT 的 ALL 患者长期生存率的重要环节,而移植前后的 MRD 监测,则是一个强有力的预后相关指标,也是监测复发、指导移植前治疗的有效工具。

针对移植前的 MRD 监测,美国的 Peter Bader 团队收集了国际数据库中 616 例 ALL 患者移植前 MRD 的状态,发现移植前 MRD 处于高水平的患者移植后无病生存期(DFS)较低而累积复发率较高,提示移植前 MRD 的状态对 ALL 患者评价预后具有很大的作用。在此基础上人们进一步探索针对移植前 MRD 状态的不同治疗措施,包括:

（1）增加移植前诱导治疗方案：除经典的针对 *BCR∷ABL*$^+$ALL 患者加用酪氨酸激酶抑制剂（TKI）治疗外，针对移植前 MRD 阳性的 B-ALL 患者应用贝林妥欧单抗（Blinatumomab），在 20％～40％对其他化疗无反应的 ALL 患者中，已被证明可以诱导移植前 MRD 完全转阴，另外，CAR-T 桥接 allo-HSCT 也能提供持久的分子学缓解，减少移植后的复发率，同时，研究表明 CD19CAR-T 细胞治疗疗效更佳，在 CAR-T 细胞输注后的第 21～28 天，MRD 完全转阴率为 77％～93％，1 年的 EFS 和 OS 分别为 50％和 76％。

（2）调整预处理强度：MRD 阳性 ALL 患者加用免疫治疗、分子靶向治疗如 DLI、IFN-γ、TKI 能够延长移植后生存率，减少复发风险，而针对 MRD 阴性 ALL 患者降低预处理强度可能延长患者移植后的总生存率。

（3）改变移植方式：有多项研究表明，移植前 MRD 阳性 ALL 患者 allo-HSCT 优于 auto-HSCT，这可能与更强的 GVL 清除 MRD 有关。

（4）加用新药：除了以 CD3/CD19 为靶点的博纳吐单抗以外，针对 CD22 的药物奥英妥珠单抗（inotuzumab ozogamicin）也被用于 R/R-ALL 患者，并在临床研究中显示，可以使 48％的 R/R-ALL 患者达到 MRD 完全转阴。

3. MRD 在 ALL 患者 HSCT 后预后评估的价值

MRD 结果对 ALL 患者预后的影响首先是在儿童患者中得到重视，对于首次缓解时接受 HSCT 治疗的 ALL 患儿，移植前 MRD 水平可预测移植后复发。同样，已有研究证明 HSCT 后 MRD 水平的升高可以有效地预测复发，特别是在移植后 60 天的 MRD 结果。

针对成人 T-ALL 和 Ph$^-$B-ALL，尽管各个研究之间存在差异，但是治疗后 MRD 状态一直作为最有力的预后预测因素之一，在一项包含 2076 名成年 ALL 患者（包括 T-ALL 和 Ph$^-$B-ALL）的 16 项研究的荟萃分析中，MRD 阴性的实现与 EFS 和 OS 的改善有着显著的相关性。MRD 阴性的 10 年无病生存率为 64％，而 MRD 阳性的 10 年无病生存率为 21％。

成人 Ph$^+$ALL 患者与 Ph$^-$ALL 的患者结果相似，在 Ph$^+$ALL 中，HSCT 前 MRD 状态能够影响 HSCT 后的结果。最重要的是，HSCT 后的 MRD 是预测复发的重要因素。

最近一些前沿的研究表明，传统的 MRD 与细胞遗传学或基因组图谱相结合，能够进一步完善成人 ALL 患者的危险度分层。例如无论 MRD 状态如何，早前体 T-ALL 的预后都相对较差。尽管经过 HSCT，这些亚型也有可能出现持续的 MRD 阳性，其他的细胞遗传学异常包括复杂核型（≥5 染色体异常），*TP53* 突变等，这些异常独立于传统的 MRD，对预后产生不良影响。

（四）展望

随着检测技术的发展，MRD 指导下的 AL 患者的风险分层和 HSCT 的预后分析都有了很大的改善，但是 MRD 检测在 AL 治疗过程中还存在一些问题，MRD 检测技术的标准化、灵敏度的突破以及各项技术的整合，还有很长的路要走。很多 MRD 相关的临床问题仍待解决，MRD 指导下的治疗策略需要细化，需要更多的临床试验进一步探索。

二、MM 移植后 MRD 的检测

(一) MM-MRD 的概念演变

虽然目前多发性骨髓瘤(multiple myeloma,MM)仍然是一种不可治愈的疾病,但随着新药的引入,MM 患者的生存较前明显改善,常规的血清学及细胞形态学技术已无法满足 MRD 临床检测的需要,早在 2002 年 Rawstron AC 等就提出了对 MM 患者自体移植后进行流式细胞术检测的概念。之后随着各种检测技术的发展,2006 年 ASO-PCR 正式在 MM-MRD 监测中被运用,2008 年 4~6 色的第一代流式技术开始在 MM-MRD 中应用,2012 年 8 色的第二代流式技术开始应用,2014 年开始探索 NGS 技术在 MM-MRD 监测中的价值,2016 年国际骨髓瘤工作组(IMWG)将 ^{18}F-FDG-PET/CT 引入到 MM 的病情评估标准中,同时首次提出了"MRD 阴性"的概念,2017 年研究者们开始探索 NGF 与第二代流式技术在 MM 病情监测中的预后价值,2018 年 IMWG 将 ^{18}F-FDG-PET/CT 在 MM-MRD 中的预后评分标准标准化,同年美国 FDA 批准 ClonoSEQ 用于 MM-MRD 的 NGS 检测,并且到目前为止这也是唯一一个被 FDA 批准用于 MM-MRD 监测的技术。

随着 MRD 检测技术的不断改进,越来越多的研究者开始探索 MRD 在 MM 预后中的诊断价值,而大量的临床研究数据显示,MM 患者自体移植后 MRD 阴性和更好的 PFS、OS 相关,因此目前越来越多的学者开始探索 MRD 能否取代 PFS 成为临床试验研究的终点,而"更深缓解,更长生存"的这一概念也在这个探索的过程中越来越深入人心。2016 年 Paiva 等人总结了 MRD 在 MM 患者中的预后诊断价值,通过对 EMN 2002 和 IFM 2009 临床试验结果的分析,作者认为获得 MRD 阴性可以克服高危因素所带来的不良预后,即无论患者基线是否为高危,一旦获得 MRD 阴性,其生存结局与标危患者一致;而通过对 PETHEMA 临床试验结果的分析,作者认为获得 MRD 阴性亦可以克服高龄(>75 岁)给患者带来的不利生存结局的影响;另外 IFM 2009 试验则提示能够通过诱导治疗实现 MRD 阴性的患者可能不需要进行 HDM-ASCT,而这无疑挑战了 auto-HSCT 在 MM 治疗中的基石地位。

近年来,越来越多的学者将焦点放在了 MRD 对治疗策略的指导上,即获得 MRD 阴性是否可以停止或不进行维持治疗,而 MRD 阳性的患者是否应该更换更为密集的治疗方式(如更换作用机制不同的药物或进行强度更大的联合治疗等)。2021 年 Lopez 等人发表的一项研究显示在获得 MRD 阴性的患者中,进行持续治疗的患者(n=162)中位 PFS 为 82 个月,中断治疗的患者(n=33)中位 PFS 为 120 个月(P=0.10);而在 MRD 阳性的患者中,更换药物或进行更强治疗的患者(n=34)其中位 PFS 未达到,不改变治疗方式的患者(n=171)其中位 PFS 仅为 39 个月(P=0.02)。这项结果仍需前瞻性、大样本的临床试验来验证,若能得到一致的答案,这无疑是 MM 患者治疗决策上具有里程碑意义的事件,为 MM 治疗史添上浓墨重彩的一笔。

(二) MM-MRD 的不同检测手段及其比较

目前对于 MM 患者 ASCT 后 MRD 的检测要包含髓内和髓外两方面。对于髓内病灶,目前有通过免疫表型和分子学检测两种方法,免疫表型检测即我们通常所指的多参数流式,分子学检测则包括 ASO-PCR、NGS 这两种检测方法;而对于髓外病灶的检测,主要是依靠敏感的影像学手段,包括[18]F-FDG-PET/CT、MRI 等等。值得注意的是,这不仅仅是髓外病灶的检测手段,更是髓内病灶评估病情的重要补充,因为 MM 是一种异质性很强的疾病,不同部位肿瘤浸润的程度往往不一致,而单一部位的骨髓抽吸并不能反映疾病的全貌。

1. PCR

Ig 基因复合体(IGH、IGK 和 IGL)中种系 V、(D)和 J 基因片段的重排为每个 B 细胞提供了特定的 V(D)J 组合。在 V(D)J 连接位点随机插入和删除核苷酸会产生高度多样化的连接区域,这些区域代表独特的"fingerprint-like"序列,在每个 B 细胞中是不同的,因此在每个 B 细胞恶性肿瘤中也是不同的。自 20 世纪 90 年代以来,这些连接区已被用作单个肿瘤特异性靶标,使用 Ig 等位基因特异性寡核苷酸作为引物,最初使用的是 Nested-PCR 方法,随后使用的是 Real-time quantitative-PCR。这类 Ig 靶标可以在超过 95% 的淋巴恶性肿瘤中用标准化技术进行鉴定和测序,其敏感性可达到 $10^{-4} \sim 10^{-5}$。Ladetto 等人报道在 ASCT 后应用 VTD 方案巩固治疗 MM,应用 ASO-PCR 技术进行 MRD 监测,可以获得预期的结果,即根据 MRD 结果可以预测 PFS 和 OS,MRD 阴性患者 8 年 OS 为 72%,而 MRD 阳性患者为 48%。但这种检测方法需要设计患者特异性引物、耗时,同时对 DNA 质量要求也比较高。另外,重链和轻链免疫球蛋白基因中的高体细胞超突变率会阻止共有引物的精确退火,从而阻碍克隆检测的成功率。故此种检测方法国外应用较多,而国内鲜有报道,故在此不再赘述。

2. NGS

NGS 技术可以快速执行许多不同 DNA 片段的多次读取,并且该技术允许检测正常 DNA 片段中先前已知的肿瘤特异性序列。目前的 NGS 检测方法包括:① 焦磷酸测序;② 多重合成测序技术;③ 离子半导体测序。这些方法均使用 PCR 来扩增所有可能的 BCR 或 TCR 重排,在诊断时,这些重排允许识别克隆重排(任意定义为识别的总序列中高于 5% 的重排)。治疗后,可通过数百万个读数在数千个正常 Ig 基因中追踪克隆 Ig 重排,为 BCR 和 TCR 克隆的 MRD 检测提供高特异性和灵敏度的序列。在 MM-MRD 检测中,NGS 最大的优势之一是其灵敏度高,在不影响特异性的情况下,其灵敏度可达 $10^{-5} \sim 10^{-6}$。另外在 MM 病程的发展中,主要的克隆重排从诊断到复发通常是稳定的,因此它在操作上并不复杂,相较于 ASO-PCR,它也不需要构建稀释标准曲线。NGS 在 MM-MRD 应用中的另一个潜在优势是它在识别异常单克隆 B 细胞的同时,可以识别正常多克隆 B 细胞的变异性,而该信息可能具有潜在的预后价值。2014 年 Martinez-Lopez 等人应用 NGS 技术对一线治疗后至少获得非常好的部分缓解(VGPR)的患者进行 MRD 监测,MRD 阴性(cut-off 值为 10^{-5})的患者其中位 PFS 为 80 个月,而 MRD 阳性的患者为 31 个月($P=0.019$)。但 NGS 亦有其缺点,首先,基于 NGS 的 MRD 监测无法区分血液稀释的骨髓样本;其次,在约 10% 的患者中无法识别克隆重排。然后和 ASO-PCR 类似,NGS 检测需要患者的初诊样本来识别患者特异性的克隆序列。最后,也是 NGS 应用没有 NGF 广泛的一个重要原因是目前 NGS 的监测仍集中在商业供应上,价格相对昂贵,但如前所述,NGS 技术是目前 FDA 唯一批准的可以进行 MM-MRD 监测的技术。

3. 流式细胞术

早在 2002 年就有研究者提出对 MM 自体移植后患者进行流式细胞术 MRD 监测的概念，当时普遍使用的是 4 色或 6 色等第一代流式技术，结果确实证实了 MRD 检测在预测患者预后方面优于常规的反应标准。但此后西班牙骨髓瘤工作组在 GEM2005 临床试验中对比 VMP 与 VTD 作为诱导治疗方案在 MM 患者中疗效的差异，在长于 5 年的中位随访时间之后，同样是获得了 MRD 阴性的患者，最终却出现了不同的临床结局，研究者认为这是因为 MRD 监测的深度还不够，故第二代流式细胞术，即 8 色流式应运而生，它可以将 MRD 的监测深度从 10^{-4} 提升至 10^{-5}。此后随着流式技术的进一步发展，目前已经开始普遍使用 NGF，它包含了 2 管 8 色抗体，1 管的抗体选择为：CD138、CD27、CD38、CD56、CD45、CD19、CD117 以及 CD81；另一管的抗体选择为：CD138、CD27、CD38、CD56、CD45、CD19、cIgK、cIgL；其监测深度可达到 10^{-6}。此外也有文献报道 MSKCC 提出的 10 色流式同样可以获得相似的检测深度，但降低了检测的成本和时间，其抗体的选择为：CD117、CD19、CD138、CD56、CD45、CD81、CD38、CD27、cIgK、cIgL。

用流式细胞术监测 MRD 几乎适用于所有的 MM 患者，且无需患者特定的诊断表型谱，同时，流式方法可以同时检测前体 B 细胞、前体髓系细胞以及肥大细胞等，这样就可以确保样本质量和识别因血液稀释的导致的假阴性结果。故目前国内大部分中心都是采用流式细胞术来进行 MM-MRD 的监测，鲜少有 NGS-based 的报道，我中心就是使用十色流式进行 MM-MRD 的监测。但流式细胞术相较测序技术亦有其局限性：（1）它需要新鲜的样本；（2）它需要多于 NGS 检测 10 倍的细胞数才可以达到相同的敏感性；（3）它到目前为止还没有标准的检测流程共识。另外，特别需要注意的是新药治疗对流式细胞仪检测 MRD 的影响。目前针对 MM 表面抗原的骨干抗体包括 CD38、CD138、CD45、CD56 以及 CD19 等。近年来，达雷妥尤单抗和嵌合抗原受体 T 细胞（CAR-T）等针对 MM 细胞表面抗原（如 CD38、BCMA 等）的新药相继被用于临床，如达雷妥尤单抗可以阻断 CD38 抗原结合位点达数月之久，而针对 CD38 的单克隆抗体是流式检测 MRD 时设门的骨干抗体之一。目前，有以下几种方法可以为该问题的解决提供答案：① 应用纳米抗体 JK36 或单克隆抗体 HuMax-003，这两种抗体与 CD38 的结合不受达雷妥尤单抗的影响；② VS38c 单抗可直接与 MM 细胞胞质的内质网蛋白 p63 结合，为 MRD 检测提供了不依赖于 CD38 单克隆抗体设门的新策略；③ 采用针对 MM 表面其他抗原（如 CD54、CD86、CD150、CD200、CD229 和 CD319 等）的单克隆抗体与 CD138 单抗等进行组合。另外尽管针对 BCMA 的 CAR-T 已经被用于 MM 的治疗，但该抗原的阻断对流式检测 MRD 并不产生影响。

最后，值得大家注意的是：如今 MRD 评估被越来越多的临床试验纳入，作为研究的相关分析终点甚至是作为后续治疗的决定因素，但在如何评估和报告 MRD 上，却存在明显的异质性，故 2020 年 Costa 等人召集了多位国际专家对 MM-MRD 监测进行了共识和声明，该共识认为"MRD 阴性率为 X％"或"Y％的患者通过流式检测为 MRD 阴性"这样的表述是不妥当的，而恰当的表述应该为"X‰的患者达到 NGS-MRD$<10^{-5}$"或"NGF-MRD$<10^{-5}$ 率为 Y‰",即在报告 MM-MRD 时需明确指出 MRD 的检测方法以及该检测方法的 cut-off 值。这也是我们中国血液科医生今后在 MM 相关临床试验中分析 MRD 应该注意的一点。

4. 影像学检查

MM 是一个异质性特别明显的疾病,不同部位肿瘤细胞的活跃程度可能完全不同,血清相关指标(如血清蛋白电泳和免疫固定电泳)以及骨髓相关指标(如骨髓细胞学、活检以及上述的NGS、NGF 等)是用于监测 MM 治疗反应的常用手段,但这无法反映疾病的全貌以及髓外病灶的治疗反应。文献报道即使髓内病灶 NGF 或 NGS 检测阴性,但^{18}F-FDG-PET/CT 阳性,这也是 MM 患者一个独立的预后因素。早在 2016 年 IMWG 就将^{18}F-FDG-PET/CT 加入了 MM-MRD 疗效评估的标准中,与 NGS/NGF MRD 评估的前提一致,它要求在传统疗效评估达到CR 后再进行,并且将其定义为"原有影像学阳性的 MRD 阴性",但要求却更为严苛,它要求在NGF/NGS 检测为阴性的基础上,原有 PET-CT 上所有高代谢病灶消失,或者病灶标准摄取值(SUV)低于纵隔血池,或者低于周围正常组织的 SUV 值。^{18}F-FDG-PET/CT 和 NGS/NGF 的结果对于骨髓内外病灶 MRD 的监测是互补的。对于达到至少完全缓解的患者,获得双重阴性是临床治疗的最好结局。然而,^{18}F-FDG-PET/CT 目前尚未在临床实践中广泛应用;而且进行^{18}F-FDG-PET/CT 检查的时间点以及如何定义完全代谢反应(CMR)目前均未达成共识。相较于^{18}F-FDG-PET/CT,MRI 在临床上是比较常用的,其灵敏度高且无创,可用于检测脊柱骨骼中的病变,提供有关软组织损伤的程度和性质以及骨髓浸润的完整信息(如局灶性或弥漫性等)。但需要注意的是:无论治疗反应如何,骨髓中的局灶性病变是可以持续存在,并且可以在治疗后数月内观察得到,这与存在治疗反应(如水肿或血肿)和含有死亡肿瘤细胞的残留病变有关。考虑到这些情况,Hillengass J 等建议至少在治疗结束后 3 个月再进行 MRI 检查。文献报道,MRI 和^{18}F-FDG-PET/CT 相比,^{18}F-FDG-PET/CT 的敏感性较低(50% vs 80%),但特异性较高(85% vs 38%)。

几种 MM-MRD 检测的方法总结并比较见表 9-3-2:

表 9-3-2 MM-MRD 检测的方法

	NGF	ASO-PCR	NGS	PET-CT
适用性	100%	60%~70%	90%	85%~100%
可用性	全球可用	中等	受限	中等
可重复性	高	中等	未报道	中等
是否需要诊断时的样本	非强制	强制	强制	非强制
检测消耗时间	2~3 小时	≥5 天	≥7 天	2 小时
费用	约 2 000 RMB	约 4 500 RMB	约 12 000 RMB	约 8 000 RMB
敏感性	2×10^{-6}	$10^{-5}\sim10^{-6}$	10^{-6}	4 mm

	NGF	ASO-PCR	NGS	PET-CT
是否需要新鲜样本	需要	不需要	需要	NA
抗 CD38 单抗治疗效果影响	干扰	无影响	无影响	无影响
样本质量对结果的影响	影响大	影响大	影响大	无影响
是否标准化	是	是	是	正在进行中
是否可以定量	可以	可以	可以	可以
疾病异质性对结果是否有影响	有	有	有	无

目前也有临床试验在评估 NGS 与 NGF 之间的相关性。在 CASSIOPEIA 试验中,研究者分别使用这两种方法对患者进行 MRD 监测,发现在 10^{-5} 的水平上,两种检测方法的一致性达到 83.5%,在 CR 的患者中,两者的一致性达到 94.4%。在 FORTE 试验中,研究者在达到 CR 的患者中也比较了 NGS 和 NGF 两者的相关性,发现在 10^{-5} 的水平上,两者的一致性为 86%;而在 10^{-6} 的水平上,两者的一致性则为 76%。研究者推测两者不一致的原因除了检测方法不一致外,部分原因可能是因为进行实验室检测的样本不同,因为从骨髓的第一抽到最后一抽之间可能会存在差异,从而导致结果的不一致性。

（三）IMWG 疗效标准中 MRD 阴性的定义

2016 年 IMWG 指南中 MRD 阴性的定义规定当患者进入完全缓解后再行 MRD 评估,中国多发性骨髓瘤诊治指南(2020 年修订版)中对 MRD 阴性的定义也延续了 IMWG 的标准,如表 9 - 3 - 3 所示:

表 9 - 3 - 3　中国多发性骨髓瘤诊治指南（2020 年修订版）中对 MRD 阴性的定义

疗效指标	定义
持续 MRD 阴性	二代流式(NGF)或二代测序(NGS)检测骨髓 MRD 阴性并且影像学阴性,至少间隔一年的 2 次检测均为阴性
二代流式 MRD 阴性	应用 NGF 检测,骨髓无表型异常的克隆性浆细胞,流式采用 EuroFlow 标准操作规程(或者应用经过验证的等效方法),最低检测敏感为 10^5 个有核细胞中检测出 1 个克隆性浆细胞
二代测序 MRD 阴性	采用巢式 PCR 扩增结合 NGS 深度测序方法(LymphoS IGHT 平台或经过验证的等效方法),检测患者全骨髓细胞中肿瘤浆细胞 IgH (VDJH)、IgH (DJH)或 Ig-Kappa (IGK)克隆性重排为阴性。最低检测敏感为 10^5 个有核细胞中检测出 1 个克隆性浆细胞
原有影像学阳性的 MRD 阴性	要求 NGF 或 NGS 检测 MRD 为阴性,并且原 PET-CT 上所有高代谢病灶消失,或者病灶标准摄取值(SUV)低于纵隔血池,或者低于周围正常组织的 SUV 值
MRD 阴性后复发	MRD 阴性转为阳性(NGF 或者 NGS 证实存在克隆性浆细胞,或影像学提示 MM 复发);固定电泳或蛋白电泳检测血清或尿中 M 蛋白再现;骨髓中克隆性浆细胞≥5%;出现任何其他疾病进展的情况(例如新的浆细胞瘤、溶骨性破坏或者高钙血症)

（四）展望

除了将 PET/CT 和 NGF/NGS 结合起来一起评估疗效外,PB 的 MRD 检测也可以克服

MM 灶性分布、骨髓穿刺"干抽"等导致低估 MM 肿瘤负荷的问题。目前 PB 检测 MRD 的方法包括循环肿瘤细胞(CTC)以及循环肿瘤 DNA(ctDNA)等,但探索下来却发现以上两种方法的敏感性均不如骨髓。Sanoja-Flores 等人使用 NGF 的方法对 274 名 MM 患者 PB/BM 样本进行 CTC 检测,发现 PB 的灵敏度明显低于 BM,40% 的 BM-MRD 阳性的患者其 PB-MRD 阴性。Mazzotti 等人报道使用 NGS 的方法对 37 名 MM 患者 PB/BM 样本进行 ctDNA 检测,在 69% 可检测到 BM-MRD 的患者中检测不到外周血循环 DNA。故基于 PB-MRD 的分析还需要进一步研究,并需要与 BM-MRD 的分析进行交叉验证。

总结以上,未来 MM-MRD 的研究可能会集中在如下几个方面:① 如何合理地使用不同检测方法来提高 MM-MRD 检测的敏感性及特异性;② MM-MRD 检测的时间点,目前 MRD 的检测时间点一直未达成共识,包括 ASCT 后监测 MRD 的频率等;③ MRD 监测如何指导 MM 患者治疗方案的选择,如 ASCT 后多次监测 MRD 阴性的患者是否可以停药,ASCT 后 MRD 由阴转阳的患者是否需要更加密集的治疗等。以上均需要各位骨髓瘤专家的进一步研究验证来提高今后 MM 治疗的精准性,真正做到 MM 治疗的个体化,从而造福更多的 MM 患者。

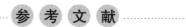

参 考 文 献

[1] Kantarjian H. Acute myeloid leukemia: Major progress over four decades and glimpses into the future[J]. Am J Hematol, 2016, 91(1): 131 - 145.

[2] Mayer R J, Davis R B, Schiffer C A, et al. Intensive postremission chemotherapy in adults with acute myeloid leukemia. Cancer and Leukemia Group B[J]. N Engl J Med, 1994, 331(14): 896 - 903.

[3] Sive J I, Buck G, Fielding A, et al. Outcomes in older adults with acute lymphoblastic leukaemia (all): Results from the international mrc ukall xii/ecog2993 trial[J]. Br J Haematol, 2012, 157(4): 463 - 471.

[4] Fielding A K, Rowe J M, Buck G, et al. UKALLXII/ECOG2993: Addition of imatinib to a standard treatment regimen enhances long-term outcomes in Philadelphia positive acute lymphoblastic leukemia[J]. Blood, 2014, 123(6): 843 - 850.

[5] Bejanyan N, Weisdorf D J, Logan B R, et al. Survival of patients with acute myeloid leukemia relapsing after allogeneic hematopoietic cell transplantation: A center for international blood and marrow transplant research study[J]. Biol Blood Marrow Tr, 2015, 21(3): 454 - 459.

[6] Hourigan C S, Gale R P, Gormley N J, et al. Measurable residual disease testing in acute myeloid leukaemia[J]. Leukemia, 2017, 31(7): 1482 - 1490.

[7] Schuurhuis G J, Heuser M, Freeman S, et al. Minimal/measurable residual disease in AML: A consensus document from the European LeukemiaNet MRD Working Party[J]. Blood, 2018, 131(12): 1275 - 1291.

[8] Heuser M, Freeman S D, Ossenkoppele G J, et al. 2021 Update on MRD in acute myeloid leukemia: A consensus document from the European LeukemiaNet MRD Working Party[J]. Blood, 2021, 138(26): 2753 - 2767.

[9] van der Velden V, Joosten S, Willemse M, et al. Real-time quantitative PCR for detection of minimal residual disease before allogeneic stem cell transplantation predicts outcome in children with acute lympho-

blastic leukemia[J]. Leukemia, 2001, 15(9): 1485 - 1487.

[10] Goulden N J, Knechtli C J, Garland R J, et al. Minimal residual disease analysis for the prediction of re-lapse in children with standard-risk acute lymphoblastic leukaemia[J]. Br J Haematol, 1998, 100(1): 235 - 244.

[11] 中华医学会血液学分会实验诊断学组. 急性髓系白血病微小残留病检测与临床解读中国专家共识(2021年版)[J]. 中华血液学杂志, 2021, 42(11): 889 - 897.

[12] Logan A C, Vashi N, Faham M, et al. Immunoglobulin and T cell receptor gene high-throughput sequen-cing quantifies minimal residual disease in acute lymphoblastic leukemia and predicts post-transplantation relapse and survival[J]. Biol Blood Marrow Tr, 2014, 20(9): 1307 - 1313.

[13] van Dongen J J M, van der Velden V H J, Brüggemann M, et al. Minimal residual disease diagnostics in acute lymphoblastic leukemia: Need for sensitive, fast, and standardized technologies[J]. Blood, 2015, 125(26): 3996 - 4009.

[14] Craddock C, Jackson A, Loke J, et al. Augmented reduced-intensity regimen does not improve postalloge-neic transplant outcomes in acute myeloid leukemia[J]. J Clin Oncol, 2021, 39(7): 768 - 778.

[15] Burnett A K, Russell N H, Hills R K, et al. Defining the optimal total number of chemotherapy courses in younger patients with acute myeloid leukemia: A comparison of three versus four courses[J]. J Clin Oncol, 2021, 39(8): 890 - 901.

[16] Venditti A, Piciocchi A, Candoni A, et al. GIMEMA AML1310 trial of risk-adapted, MRD-directed ther-apy for young adults with newly diagnosed acute myeloid leukemia[J]. Blood, 2019, 134(12): 935 - 945.

[17] Löwenberg B, Pabst T, Maertens J, et al. Addition of lenalidomide to intensive treatment in younger and middle-aged adults with newly diagnosed AML: The HOVON-SAKK-132 trial[J]. Blood Adv, 2021, 5 (4): 1110 - 1121.

[18] Camburn A E, Petrasich M, Ruskova A, et al. Myeloblasts in normal bone marrows expressing leukaemi-a-associated immunophenotypes[J]. Pathology, 2019, 51(5): 502 - 506.

[19] Kriegsmann K, Löffler H, Eckstein V, et al. CD7 is expressed on a subset of normal CD34-positive mye-loid precursors[J]. Eur J Haematol, 2018, 101(3): 318 - 325.

[20] Dillon L W, Hayati S, Roloff G W, et al. Targeted RNA-sequencing for the quantification of measurable residual disease in acute myeloid leukemia[J]. Haematologica, 2019, 104(2): 297 - 304.

[21] Cilloni D, Renneville A, Hermitte F, et al. Real-time quantitative polymerase chain reaction detection of minimal residual disease by standardized WT1 assay to enhance risk stratification in acute myeloid leukemi-a: A European LeukemiaNet study[J]. J Clin Oncol, 2009, 27(31): 5195 - 5201.

[22] Thol F, Gabdoulline R, Liebich A, et al. Measurable residual disease monitoring by NGS before allogeneic hematopoietic cell transplantation in AML[J]. Blood, 2018, 132(16): 1703 - 1713.

[23] Ladetto M, Brüggemann M, Monitillo L, et al. Next-generation sequencing and real-time quantitative PCR for minimal residual disease detection in B-cell disorders[J]. Leukemia, 2014, 28(6): 1299 - 1307.

[24] Garand R, Beldjord K, Cavé H, et al. Flow cytometry and IG/TCR quantitative PCR for minimal residual disease quantitation in acute lymphoblastic leukemia: A French multicenter prospective study on behalf of the FRALLE, EORTC and GRAALL[J]. Leukemia, 2013, 27(2): 370 - 376.

［25］ Cazzaniga G，De Lorenzo P，Alten J，et al. Predictive value of minimal residual disease in Philadelphia-chromo-some-positive acute lymphoblastic leukemia treated with imatinib in the European intergroup study of post-induc-tion treatment of Philadelphia-chromosome-positive acute lymphoblastic leukemia，based on immunoglobulin/T-cell receptor and BCR/ABL1 methodologies［J］. Haematologica，2018，103(1)：107－115.

［26］ Della Starza I，De Novi L A，Santoro A，et al. Digital droplet PCR and next-generation sequencing refine minimal residual disease monitoring in acute lymphoblastic leukemia［J］. Leuk Lymphoma，2019，60(11)：2838－2840.

［27］ Taylor S C，Laperriere G，Germain H. Droplet Digital PCR versus qPCR for gene expression analysis with low abundant targets：From variable nonsense to publication quality data［J］. Sci Rep，2017，7：2409.

［28］ Terwilliger T，Abdul-Hay M. Acute lymphoblastic leukemia：A comprehensive review and 2017 update ［J］. Blood Cancer J，2017，7(6)：e577.

［29］ Hourigan C S，Dillon L W，Gui G G，et al. Impact of conditioning intensity of allogeneic transplantation for acute myeloid leukemia with genomic evidence of residual disease［J］. J Clin Oncol，2020，38(12)：1273－1283.

［30］ Godley L A. Germline mutations in MDS/AML predisposition disorders［J］. Curr Opin Hematol，2021，28(2)：86－93.

［31］ Patkar N，Kakirde C，Shaikh A F，et al. Clinical impact of panel-based error-corrected next generation se-quencing versus flow cytometry to detect measurable residual disease (MRD) in acute myeloid leukemia (AML)［J］. Leukemia，2021，35(5)：1392－1404.

［32］ Jongen-Lavrencic M，Grob T，Hanekamp D，et al. Molecular minimal residual disease in acute myeloid leukemia［J］. N Engl J Med，2018，378(13)：1189－1199.

［33］ Shlush L I. Age-related clonal hematopoiesis［J］. Blood，2018，131(5)：496－504.

［34］ Hasserjian R P，Steensma D P，Graubert T A，et al. Clonal hematopoiesis and measurable residual disease assessment in acute myeloid leukemia［J］. Blood，2020，135(20)：1729－1738.

［35］ Bowman R L，Busque L，Levine R L. Clonal hematopoiesis and evolution to hematopoietic malignancies ［J］. Cell Stem Cell，2018，22(2)：157－170.

［36］ Levis M J，Perl A E，Altman J K，et al. A next-generation sequencing-based assay for minimal residual disease assessment in AML patients with FLT3-ITD mutations［J］. Blood Adv，2018，2(8)：825－831.

［37］ Burchert A，Bug G，Fritz L V，et al. Sorafenib maintenance after allogeneic hematopoietic stem cell trans-plantation for acute myeloid leukemia with FLT3-internal tandem duplication mutation (SORMAIN)［J］. J Clin Oncol，2020，38(26)：2993－3002.

［38］ Pulsipher M A，Carlson C，Langholz B，et al. IgH-V(D)J NGS-MRD measurement pre-and early post-allotransplant defines very low-and very high-risk ALL patients［J］. Blood，2015，125(22)：3501－3508.

［39］ Abatay-Sel F，Savran-Oguz F，Kalayoglu-Besisik S，et al. Short tandem repeat-polymerase chain reaction (STR-PCR) with quantitative real time-polymerase chain reaction (qRT-PCR) method using for chimer-ism analysis［J］. Clin Lab，2019，65(9)：10. 7754/Clin. Lab. 2019. 190221.

［40］ Khan F，Agarwal A，Agrawal S. Significance of chimerism in hematopoietic stem cell transplantation：New variations on an old theme［J］. Bone Marrow Transplant，2004，34(1)：1－12.

[41] Qin X Y, Li G X, Qin Y Z, et al. Quantitative chimerism kinetics in relapsed leukemia patients after allogeneic hematopoietic stem cell transplantation[J]. Chin Med J (Engl), 2012, 125(11): 1952-1959.

[42] Broglie L, Helenowski I, Jennings L J, et al. Early mixed T-cell chimerism is predictive of pediatric AML or MDS relapse after hematopoietic stem cell transplant[J]. Pediatr Blood Cancer, 2017, 64(9): 10.1002/pbc.26493.

[43] 张秋蓉, 唐晓文, 吴德沛. 系列特异性嵌合体检测在异基因造血干细胞移植中的应用[J]. 国际输血及血液学杂志, 2007, 30(2): 133-136.

[44] 唐晓文, 吴德沛, 孙爱宁, 等. 嵌合体的定量检测在异基因造血干细胞移植术后过继免疫治疗中的应用[J]. 中华内科杂志, 2006, 45(5): 359-362.

[45] Tozzo P, Delicati A, Zambello R, et al. Chimerism monitoring techniques after hematopoietic stem cell transplantation: An overview of the last 15 years of innovations[J]. Diagnostics (Basel), 2021, 11(4): 621.

[46] Campbell L J, Martinow A, Michael P M, et al. Correlation of cytogenetics, BCR-ABL PCR studies and fluorescence in situ hybridisation (FISH) in adult acute lymphoblastic leukaemia[J]. Aust N Z J Med, 1999, 29(5): 707-712.

[47] Terwijn M, van Putten W L J, Kelder A, et al. High prognostic impact of flow cytometric minimal residual disease detection in acute myeloid leukemia: Data from the HOVON/SAKK AML 42A study[J]. J Clin Oncol, 2013, 31(31): 3889-3897.

[48] Norkin M, Katragadda L, Zou F, et al. Minimal residual disease by either flow cytometry or cytogenetics prior to an allogeneic hematopoietic stem cell transplant is associated with poor outcome in acute myeloid leukemia[J]. Blood Cancer J, 2017, 7: 634.

[49] Bastos-Oreiro M, Perez-Corral A, Martínez-Laperche C, et al. Prognostic impact of minimal residual disease analysis by flow cytometry in patients with acute myeloid leukemia before and after allogeneic hemopoietic stem cell transplantation[J]. Eur J Haematol, 2014, 93(3): 239-246.

[50] Rossi G, Carella A M, Minervini M M, et al. Optimal time-points for minimal residual disease monitoring change on the basis of the method used in patients with acute myeloid leukemia who underwent allogeneic stem cell transplantation: A comparison between multiparameter flow cytometry and Wilms' tumor 1 expression[J]. Leuk Res, 2015, 39(2): 138-143.

[51] Venditti A, Buccisano F, Del Poeta G, et al. Level of minimal residual disease after consolidation therapy predicts outcome in acute myeloid leukemia[J]. Blood, 2000, 96(12): 3948-3952.

[52] Buccisano F, Maurillo L, Gattei V, et al. The kinetics of reduction of minimal residual disease impacts on duration of response and survival of patients with acute myeloid leukemia[J]. Leukemia, 2006, 20(10): 1783-1789.

[53] Nagler A, Baron F, Labopin M, et al. Measurable residual disease (MRD) testing for acute leukemia in EBMT transplant centers: A survey on behalf of the ALWP of the EBMT[J]. Bone Marrow Transplant, 2021, 56(1): 218-224.

[54] Balsat M, Renneville A, Thomas X, et al. Postinduction minimal residual disease predicts outcome and benefit from allogeneic stem cell transplantation in acute myeloid leukemia with NPM1 mutation: A study

by the acute leukemia French association group[J]. J Clin Oncol, 2017, 35(2): 185 – 193.

[55] Kayser S, Benner A, Thiede C, et al. Pretransplant NPM1 MRD levels predict outcome after allogeneic hematopoietic stem cell transplantation in patients with acute myeloid leukemia[J]. Blood Cancer J, 2016, 6(7): e449.

[56] Pozzi S, Geroldi S, Tedone E, et al. Leukaemia relapse after allogeneic transplants for acute myeloid leukaemia: Predictive role of WT1 expression[J]. Br J Haematol, 2013, 160(4): 503 – 509.

[57] Válková V, Polák J, Marková M, et al. Minimal residual disease detectable by quantitative assessment of WT1 gene before allogeneic stem cell transplantation in patients in first remission of acute myeloid leukemia has an impact on their future prognosis[J]. Clin Transplant, 2013, 27(1): E21 – E29.

[58] Dominietto A, Pozzi S, Miglino M, et al. Donor lymphocyte infusions for the treatment of minimal residual disease in acute leukemia[J]. Blood, 2007, 109(11): 5063 – 5064.

[59] Zhao X S, Jin S, Zhu H H, et al. Wilms' tumor gene 1 expression: An independent acute leukemia prognostic indicator following allogeneic hematopoietic SCT[J]. Bone Marrow Transplant, 2012, 47(4): 499 – 507.

[60] Lacombe F, Campos L, Allou K, et al. Prognostic value of multicenter flow cytometry harmonized assessment of minimal residual disease in acute myeloblastic leukemia[J]. Hematol Oncol, 2018, 36(2): 422 – 428.

[61] Godwin C D, Zhou Y, Othus M, et al. Acute myeloid leukemia measurable residual disease detection by flow cytometry in peripheral blood vs bone marrow[J]. Blood, 2021, 137(4): 569 – 572.

[62] Heuser M, Heida B, Büttner K, et al. Posttransplantation MRD monitoring in patients with AML by next-generation sequencing using DTA and non-DTA mutations[J]. Blood Adv, 2021, 5(9): 2294 – 2304.

[63] Cloos J, Ossenkoppele G J, Dillon R. Minimal residual disease and stem cell transplantation outcomes[J]. Hematology Am Soc Hematol Educ Program, 2019, 2019(1): 617 – 625.

[64] Dillon R, Hills R, Freeman S, et al. Molecular MRD status and outcome after transplantation in NPM1-mutated AML[J]. Blood, 2020, 135(9): 680 – 688.

[65] Konuma T, Mizuno S, Kondo T, et al. Allogeneic hematopoietic cell transplantation in adult acute myeloid leukemia with 11q23 abnormality: A retrospective study of the Adult Acute Myeloid Leukemia Working Group of the Japan Society for Hematopoietic Cell Transplantation (JSHCT)[J]. Ann Hematol, 2018, 97(11): 2173 – 2183.

[66] Venditti A, Gale R P, Buccisano F, et al. Should persons with acute myeloid leukemia (AML) in 1st histological complete remission who are measurable residual disease (MRD) test positive receive an allotransplant? [J]. Leukemia, 2020, 34(4): 963 – 965.

[67] Cho B S, Min G J, Park S S, et al. WT1 measurable residual disease assay in patients with acute myeloid leukemia who underwent allogeneic hematopoietic stem cell transplantation: Optimal time points, thresholds, and candidates[J]. Biol Blood Marrow Tr, 2019, 25(10): 1925 – 1932.

[68] Buckley S A, Wood B L, Othus M, et al. Minimal residual disease prior to allogeneic hematopoietic cell transplantation in acute myeloid leukemia: A meta-analysis[J]. Haematologica, 2017, 102(5): 865 – 873.

[69] Walter R B, Gyurkocza B, Storer B E, et al. Comparison of minimal residual disease As outcome predictor

for AML patients in first complete remission undergoing myeloablative or nonmyeloablative allogeneic hematopoietic cell transplantation[J]. Blood, 2013, 122(21): 1317.

[70] Araki D, Wood B L, Othus M, et al. Allogeneic hematopoietic cell transplantation for acute myeloid leukemia: Time to move toward a minimal residual disease-based definition of complete remission? [J]. J Clin Oncol, 2016, 34(4): 329 - 336.

[71] Morsink L M, Othus M, Bezerra E D, et al. Impact of pretransplant measurable residual disease on the outcome of allogeneic hematopoietic cell transplantation in adult monosomal karyotype AML[J]. Leukemia, 2020, 34(6): 1577 - 1587.

[72] Gilleece M H, Shimoni A, Labopin M, et al. Measurable residual disease status and outcome of transplant in acute myeloid leukemia in second complete remission: A study by the acute leukemia working party of the EBMT[J]. Blood Cancer J, 2021, 11(5): 88.

[73] Zhou Y, Othus M, Araki D, et al. Pre- and post-transplant quantification of measurable ('minimal') residual disease via multiparameter flow cytometry in adult acute myeloid leukemia[J]. Leukemia, 2016, 30 (7): 1456 - 1464.

[74] Tang X W, Alatrash G, Ning J, et al. Increasing chimerism after allogeneic stem cell transplantation is associated with longer survival time[J]. Biol Blood Marrow Tr, 2014, 20(8): 1139 - 1144.

[75] Kapp-Schwoerer S, Weber D, Corbacioglu A, et al. Impact of gemtuzumab ozogamicin on MRD and relapse risk in patients with NPM1-mutated AML: Results from the AMLSG 09 - 09 trial[J]. Blood, 2020, 136(26): 3041 - 3050.

[76] Ivey A, Hills R K, Simpson M A, et al. Assessment of minimal residual disease in standard-risk AML [J]. N Engl J Med, 2016, 374(5): 422 - 433.

[77] Heiblig M, Duployez N, Marceau A, et al. The impact of DNMT3A status on NPM1 MRD predictive value and survival in elderly AML patients treated intensively[J]. Cancers, 2021, 13(9): 2156.

[78] Gilleece M H, Labopin M, Yakoub-Agha I, et al. Measurable residual disease, conditioning regimen intensity, and age predict outcome of allogeneic hematopoietic cell transplantation for acute myeloid leukemia in first remission: A registry analysis of 2292 patients by the Acute Leukemia Working Party European Society of Blood and Marrow Transplantation[J]. Am J Hematol, 2018, 93(9): 1142 - 1152.

[79] Schmid C, Labopin M, Schaap N, et al. Prophylactic donor lymphocyte infusion after allogeneic stem cell transplantation in acute leukaemia-a matched pair analysis by the Acute Leukaemia Working Party of EBMT[J]. Br J Haematol, 2019, 184(5): 782 - 787.

[80] Freeman S D, Craddock C. Selection of conditioning intensity for allogeneic hematopoietic stem cell transplantation in acute myeloid leukemia and myelodysplasia-new evidence emerges[J]. Transplant Cell Ther, 2021, 27(6): 443 - 445.

[81] Prebet T, Bertoli S, Delaunay J, et al. Anthracycline dose intensification improves molecular response and outcome of patients treated for core binding factor acute myeloid leukemia[J]. Haematologica, 2014, 99 (10): e185 - e187.

[82] Lambert J, Lambert J, Nibourel O, et al. MRD assessed by WT1 and NPM1 transcript levels identifies distinct outcomes in AML patients and is influenced by gemtuzumab ozogamicin[J]. Oncotarget, 2014, 5

(15): 6280 - 6288.

[83] Löwenberg B, Pabst T, Maertens J, et al. Therapeutic value of clofarabine in younger and middle-aged (18—65 years) adults with newly diagnosed AML[J]. Blood, 2017, 129(12): 1636 - 1645.

[84] Platzbecker U, Middeke J M, Sockel K, et al. Measurable residual disease-guided treatment with azacitidine to prevent haematological relapse in patients with myelodysplastic syndrome and acute myeloid leukaemia (RELAZA2): An open-label, multicentre, phase 2 trial[J]. Lancet Oncol, 2018, 19(12): 1668 - 1679.

[85] Hanekamp D, Ngai L L, Janssen J J W M, et al. Early assessment of clofarabine effectiveness based on measurable residual disease, including AML stem cells[J]. Blood, 2021, 137(12): 1694 - 1697.

[86] Maiti A, Dinardo C D, Wang S A, et al. Prognostic value of measurable residual disease after venetoclax and decitabine in acute myeloid leukemia[J]. Blood Adv, 2021, 5(7): 1876 - 1883.

[87] Bader P, Salzmann-Manrique E, Balduzzi A, et al. More precisely defining risk peri-HCT in pediatric ALL: Pre- vs post-MRD measures, serial positivity, and risk modeling[J]. Blood Adv, 2019, 3(21): 3393 - 3405.

[88] Taraseviciute A, Pulsipher M A. Advances in hematopoietic cell transplant for the treatment of hematologic malignancies[J]. Curr Opin Pediatr, 2019, 31(1): 3 - 13.

[89] Kong D Q, Qu C J, Dai H P, et al. CAR-T therapy bridging to allogeneic HSCT provides durable molecular remission of Ph+ mixed phenotype acute leukaemia with minimal residual disease[J]. Br J Haematol, 2020, 191(2): e47 - e49.

[90] Buckley S A, Appelbaum F R, Walter R B. Prognostic and therapeutic implications of minimal residual disease at the time of transplantation in acute leukemia[J]. Bone Marrow Transplant, 2013, 48(5): 630 - 641.

[91] Bhojwani D, Sposto R, Shah N N, et al. Inotuzumab ozogamicin in pediatric patients with relapsed/refractory acute lymphoblastic leukemia[J]. Leukemia, 2019, 33(4): 884 - 892.

[92] Bader P, Kreyenberg H, Henze G H R, et al. Prognostic value of minimal residual disease quantification before allogeneic stem-cell transplantation in relapsed childhood acute lymphoblastic leukemia: The ALL-REZ BFM Study Group[J]. J Clin Oncol, 2009, 27(3): 377 - 384.

[93] Elorza I, Palacio C, Dapena J L, et al. Relationship between minimal residual disease measured by multiparametric flow cytometry prior to allogeneic hematopoietic stem cell transplantation and outcome in children with acute lymphoblastic leukemia[J]. Haematologica, 2010, 95(6): 936 - 941.

[94] Zhao X S, Yan C H, Liu D H, et al. Combined use of WT1 and flow cytometry monitoring can promote sensitivity of predicting relapse after allogeneic HSCT without affecting specificity[J]. Blood, 2012, 120(21): 3065.

[95] Bader P, Kreyenberg H, von Stackelberg A, et al. Monitoring of minimal residual disease after allogeneic stem-cell transplantation in relapsed childhood acute lymphoblastic leukemia allows for the identification of impending relapse: Results of the ALL-BFM-SCT 2003 trial[J]. J Clin Oncol, 2015, 33(11): 1275 - 1284.

[96] Berry D A, Zhou S H, Higley H, et al. Association of minimal residual disease with clinical outcome in

pediatric and adult acute lymphoblastic leukemia：A meta-analysis［J］. JAMA Oncol, 2017, 3 (7)：e170580.

［97］Jain N, Roberts K G, Jabbour E, et al. pH-like acute lymphoblastic leukemia：A high-risk subtype in adults［J］. Blood, 2017, 129(5)：572 – 581.

［98］Beldjord K, Chevret S, Asnafi V, et al. Oncogenetics and minimal residual disease are independent outcome predictors in adult patients with acute lymphoblastic leukemia［J］. Blood, 2014, 123(24)：3739 – 3749.

［99］Rawstron A C, Davies F E, DasGupta R, et al. Flow cytometric disease monitoring in multiple myeloma：The relationship between normal and neoplastic plasma cells predicts outcome after transplantation［J］. Blood, 2002, 100(9)：3095 – 3100.

［100］Paiva B, Puig N, Cedena M T, et al. Measurable residual disease by next-generation flow cytometry in multiple myeloma［J］. J Clin Oncol, 2020, 38(8)：784 – 792.

［101］Paiva B, García-Sanz R, San Miguel J F. Multiple myeloma minimal residual disease［J］. Cancer Treat Res, 2016, 169：103 – 122.

［102］van der Velden V H J, Hochhaus A, Cazzaniga G, et al. Detection of minimal residual disease in hematologic malignancies by real-time quantitative PCR：Principles, approaches, and laboratory aspects［J］. Leukemia, 2003, 17(6)：1013 – 1034.

［103］Ferrero S, Ladetto M, Drandi D, et al. Long-term results of the GIMEMA VEL-03-096 trial in MM patients receiving VTD consolidation after ASCT：MRD kinetics' impact on survival［J］. Leukemia, 2015, 29(3)：689 – 695.

［104］García-Sanz R, López-Pérez R, Langerak A W, et al. Heteroduplex PCR analysis of rearranged immunoglobulin genes for clonality assessment in multiple myeloma［J］. Haematologica, 1999, 84(4)：328 – 335.

［105］Faham M, Zheng J B, Moorhead M, et al. Deep sequencing approach for minimal residual disease detection in acute lymphoblastic leukemia［J］. Blood, 2012, 120(21)：1388.

［106］Martinez-Lopez J, Lahuerta J J, Pepin F, et al. Prognostic value of deep sequencing method for minimal residual disease detection in multiple myeloma［J］. Blood, 2014, 123(20)：3073 – 3079.

［107］Puig N, Conde I, Jiménez C, et al. The predominant myeloma clone at diagnosis, CDR3 defined, is constantly detectable across all stages of disease evolution［J］. Leukemia, 2015, 29(6)：1435 – 1437.

［108］Avet-Loiseau H, Corre J, Maheo S, et al. Identification rate of myeloma-specific clonotypes in multiple diagnostic sample types from patients with multiple myeloma using next-generation sequencing method ［J］. Blood, 2014, 124(21)：2036.

［109］Paiva B, Vidriales M B, Cervero J, et al. Multiparameter flow cytometric remission is the most relevant prognostic factor for multiple myeloma patients who undergo autologous stem cell transplantation［J］. Blood, 2008, 112(10)：4017 – 4023.

［110］Rawstron A C, Child J A, de Tute R M, et al. Minimal residual disease assessed by multiparameter flow cytometry in multiple myeloma：Impact on outcome in the Medical Research Council Myeloma IX Study ［J］. J Clin Oncol, 2013, 31(20)：2540 – 2547.

［111］Mateos M V, Oriol A, Martínez-López J, et al. GEM2005 trial update comparing VMP/VTP as induction in elderly multiple myeloma patients：Do we still need alkylators？［J］. Blood, 2014, 124(12)：1887 – 1893.

[112] Costa L J, Derman B A, Bal S, et al. International harmonization in performing and reporting minimal residual disease assessment in multiple myeloma trials[J]. Leukemia, 2021, 35(1)：18-30.

[113] Jamet B, Zamagni E, Nanni C, et al. Functional imaging for therapeutic assessment and minimal residual disease detection in multiple myeloma[J]. nt J Mol Sci, 2020, 21(15)：5406.

[114] Hillengass J, Ayyaz S, Kilk K, et al. Changes in magnetic resonance imaging before and after autologous stem cell transplantation correlate with response and survival in multiple myeloma[J]. Haematologica, 2012, 97(11)：1757-1760.

[115] Avet-Loiseau H, Bene M C, Wuilleme S, et al. Concordance of post-consolidation minimal residual disease rates by multiparametric flow cytometry and next-generation sequencing in CASSIOPEIA[J]. Cl Lymph Myelom Leuk, 2019, 19(10)：e3-e4.

[116] Oliva S, Genuardi E, Belotti A, et al. Minimal residual disease evaluation by multiparameter flow cytometry and next generation sequencing in the forte trial for newly diagnosed multiple myeloma patients[J]. Blood, 2019, 134：4322.

[117] Sanoja-Flores L, Flores-Montero J, Puig N, et al. Blood monitoring of circulating tumor plasma cells by next generation flow in multiple myeloma after therapy[J]. Blood, 2019, 134(24)：2218-2222.

[118] Mazzotti C, Buisson L, Maheo S, et al. Myeloma MRD by deep sequencing from circulating tumor DNA does not correlate with results obtained in the bone marrow[J]. Blood Adv, 2018, 2(21)：2811-2813.

（唐晓文）

第四节　造血干细胞移植后复发的全程管理

一、移植后复发概况

（一）移植后复发概况及多源机制

异基因造血干细胞移植是目前唯一能够治愈急性白血病（acute leukemia，AL）的有效手段，但是移植后白血病复发仍是影响患者长期生存的最主要因素，大部分移植后患者因白血病复发而死亡。急性白血病完全缓解状态（CR）下移植的患者，移植后复发率为10%~20%，难治复发状态下移植的患者复发率可达50%~74%。国际骨髓移植登记组（IBMTR）的资料显示，复发在非亲缘和同胞相合移植后的死因中分别占33%和47%。北京大学血液病研究所的资料显示单倍型和同胞全相合移植后复发在死因中占32%和42%。国内多中心前瞻性研究的数据显示，对于中高危AML-CR1，同胞全相合和单倍型移植后患者3年复发率分别为15%和15%；对于急性淋巴细胞白血病（acute lymphoblastic leukemia，ALL）CR1，同胞全相合和单倍型移植后患者3年复发率分别为24%和18%。急性髓系白血病（acute myeloid leukemia，AML）患者在接受allo-HSCT后，其中30%~40%的患者出现AML复发。移植后复发的AML患者的预后很差,3 年总生存期(OS)只有 20%～30%,5 年 OS 仅为 10%。目前针对移植后复发 AML 患者的治疗方法及疗效相对有限,包括减停免疫抑制剂、联合化疗、去甲基化药物、分子靶向药物、供体淋巴细胞输注(DLI)、二次移植、嵌合抗原受体 T 细胞(CAR-T)等。

移植后复发分类如下,根据肿瘤负荷分为:形态学复发和微小残留病灶阳性复发;根据复发部位分为:髓内和髓外复发;根据人类白细胞抗原(HLA)丢失与否分为:经典型复发和 HLA 丢失型复发。

移植后复发主要原因是免疫逃逸和克隆演变。有研究报道发现移植后复发患者的主要组织相容性复合体(MHC)Ⅱ类基因的下调。因此,移植后复发不同于化疗后复发,免疫逃逸的机制包括错配的 HLA 基因丢失、抗炎因子的产生增加、促炎因子的产生减少、免疫检查点配体的表达以及获得新的突变,其中 HLA 丢失是单倍型移植中发生免疫逃逸的重要机制,约占 33%。T 细胞通常在识别不合的 HLA 后而被活化,HLA 等位基因的丢失导致 T 细胞介导的免疫反应被抑制。针对 HLA 基因丢失型复发的患者,减停免疫抑制剂、输注 DLI 治疗通常是无效的。此外,HLA 基因丢失型复发的患者进行二次移植时,不宜选择原供体,应另选合适的供体,因此复发时检测 HLA 基因丢失是非常有必要的。

抗炎因子和促炎因子的产生失衡是导致白血病细胞发生免疫逃逸的另一机制。例如促炎因子白介素-15(IL-15)的分泌减少会抑制 T 细胞和 NK 细胞的活化,从而减弱移植物抗白血病(graft-versus-leukemia,GVL)效应。有研究发现,在移植后 14 天检测到低水平的 IL-15 与白血病复发有关。体外实验证实,FMS 样的酪氨酸激酶 3(FLT3)突变的 AML 细胞分泌 IL-15 较少,而索拉菲尼能够通过抑制白血病细胞中转录因子 ATF4 激活 IRF7/IL-15 通路从而提高 IL-15 的水平。抑制性免疫检查点也是导致免疫逃逸的一大因素。程序性死亡受体- 1(PD-1)抑制剂在治疗移植后白血病复发中发挥了重要的作用。PD-1 抑制剂能增强 GVL 效应,可作为一个有效的治疗选择。

随着二代测序技术的不断发展,我们对白血病克隆演变有了更加深入的认识。克隆演变是导致移植后复发的重要原因之一。在预处理方案和 GVL 双重压力下,有的克隆被清除,恢复到恶变前或祖克隆状态;大多数治疗敏感的克隆经治疗后消失;部分优势克隆转变为弱势克隆;然而少数获得新突变的克隆则表现出增殖旺盛、免疫耐药,逐渐成为优势克隆,最终引起移植后复发。研究发现,AML 患者 allo-HSCT 后复发存在 2 种克隆演变模式,较化疗后更为复杂:① 移植后复发时的白血病细胞与初诊时的白血病细胞具有某些相同的基因背景,复发的克隆可能起源于初诊时的亚克隆,在移植后复发的过程中逐渐发展为优势克隆,可能还伴随着获得新的基因突变。② 移植后复发时的白血病细胞与初诊时的白血病细胞具有完全不同的基因背景,复发的克隆可能起源于获得新的基因突变后产生新的白血病克隆,这些克隆进化成优势克隆并诱导疾病复发。

进一步探索白血病移植后复发的生物学机制,有助于引入新的防治策略。复发时我们要重新评估疾病的突变谱,通过发现新的分子学改变,从而找到可能的靶向治疗。

（二）髓内复发与髓外复发

根据复发发生的部位不同，移植后复发可分为髓内复发（BMR）、髓外复发（EMR）。移植后复发主要位于骨髓，也可位于髓外，或者骨髓复发伴有髓外浸润。髓内复发又可分为形态学复发和 MRD 阳性复发。移植后形态学复发是指移植后 CR 的患者外周血中又出现白血病细胞；骨髓形态学检查骨髓中原始＋幼稚细胞≥5％或出现新的病态造血。MRD 阳性指经细胞遗传学荧光原位杂交、流式细胞仪、聚合酶链反应等检测方法，检出已经消失或者减少的细胞表面标志、异常染色体或融合基因再次出现或者增多，但未达到形态学复发。髓外复发指骨髓以外的任何组织检出白血病细胞浸润。EMR 通常迟于骨髓复发，中位时间多在移植后 11～13 个月，复发部位多见于中枢神经系统、睾丸、骨和骨周软组织等。

北京大学人民医院的资料显示，ALL、AML 移植后 3 年累计髓外复发率分别为 5.6％和 2.4％。苏州大学附属第一医院的回顾性研究提示，ALL、AML 移植后 3 年累计髓外复发率分别为 12.9％和 4.6％。其他中心的研究发现，AML 移植后的累计髓外复发率达 9％～29.8％，ALL 移植后的累计髓外复发率达 5.6％～25.9％，恶性血液病移植后累计髓外复发率达 4％～18％，孤立髓外复发的累计发病率为 5％～12％。

影响移植后复发的相关因素很多，免疫机制也比较复杂，主要有高危细胞和分子遗传学异常、移植前未缓解的白血病状态、非清髓性预处理、亲缘全相合供者来源的干细胞、长期使用免疫抑制剂、免疫功能重建延迟等。移植后 BMR 的高危因素：① 疾病诊断：移植后 ALL 患者复发率最高，AML 次之。② 移植前疾病状态：移植前未缓解状态是影响复发最主要的因素，高肿瘤负荷的患者复发风险显著增加。移植前处于复发难治状态，移植后复发率高于移植前处于缓解状态，移植前处于 CR1 的患者，移植后复发率为 10％～30％，而难治复发患者移植后复发率高达 50％～80％。Kebriaei 等对 68 例成年 AML/骨髓增生异常综合征（myelodysplastic syndromes，MDS）患者的回顾研究发现：移植时肿瘤负荷越高，移植疗效越差，移植时骨髓中原始细胞比例每增加 1％，移植后复发相关死亡率增加 10％。移植前减少肿瘤负荷，疾病控制在缓解状态，可以有效降低移植后复发率。移植前伴有髓外病灶是移植后疾病复发的危险因素。③ 供者来源：无关供者移植或者单倍型移植较同胞全相合移植复发率降低。北京大学血液病研究所的资料显示，对于 AML 移植前形态学 CR1、MRD 阳性的患者，单倍型移植较同胞全相合移植复发率明显降低（19％ vs 55％，$P<0.001$）。另有研究发现，供者年龄≥50 岁的单倍型移植较供者年龄≤35 岁的同胞全相合移植复发率高（HR＝1.62；$P<0.001$）。④ 移植方式和预处理方案的选择：清髓性预处理移植后复发率较非清髓预处理低，非体外去除 T 细胞较选择性去除 T 细胞移植后复发率较低；欧洲血液和骨髓移植学会（EBMT）的资料显示，含全身放疗的预处理方案较化疗的预处理方案能够降低儿童 ALL-CR2 患者移植后复发率。⑤ 移植物抗宿主病（graft-versus-host disease，GVHD）的发生：移植后 GVHD 的发生尤其是慢性 GVHD（cGVHD）的发生有助于降低移植后复发率。⑥ 细胞遗传学：17p 染色体异常会引起早期复发风险增高，一项多中心回顾性研究发现，17p 染色体异常的 AML 患者移植后 3 年累计复发率 49％，且 70％的患者移植后 6 个月内复发。⑦ 融合基因：融合基因的水平也会影响患者移植后

的复发。研究者发现 t(8;21)的患者在初诊后 12 个月内 *RUNX1∷RUNX1T1* 转录本水平下降<3 个对数级和/或在接受移植 12 个月后 *RUNX1∷RUNX1T1* 转录本水平下降<4 个对数级,3 年累计复发率会明显升高,分别为 58.4％和 76.5％。⑧ 突变:浙江大学附属第一医院报道了供者 *CEBPA* 多位点突变可导致移植后白血病复发,可能是由于供者的第 1 次 *CEBPA* 突变增强了细胞癌基因突变的易感性,在移植入受者微环境后发生第 2 次、第 3 次突变,从而诱导正常血液细胞转化为白血病细胞,导致疾病的复发(供者来源白血病)。⑨ 免疫抑制剂:对于移植后无 GVHD 的患者,早期停用免疫抑制剂有助于预防移植后 18 个月内的复发,而晚期复发的风险明显升高。⑩ 肠道微生态:肠道菌群中一组细菌的丰度与 HSCT 后疾病复发存在关联。缺乏由氢氧杆菌组成的细菌组的患者移植后疾病复发/进展风险高于对照组(HR:1.92;$P=0.01$)。

EMR 的免疫病理机制尚不明确,考虑与中枢、睾丸等髓外部位移植物抗白血病效应明显弱于骨髓,化疗药物不能通过屏蔽杀伤残存白血病细胞有关。移植后 EMR 的高危影响因素:① 疾病诊断:AML-M4 或者 M5、T-ALL 的患者移植后髓外浸润风险高。② 细胞遗传学:细胞遗传学异常容易发生孤立 EMR。其中,t(8;21)是髓外浸润最常见的细胞遗传学异常,通常累及眼眶;inv(16)也是较常见的引起 EMR 的细胞遗传学异常,常累及腹部。③ 融合基因:患者在移植后出现持续的外周血融合基因水平高于骨髓内的水平,且骨髓处于缓解状态,这种髓内和外周血融合基因水平不平行的情况也可能预示髓外浸润的风险,继而引起髓内复发的可能。④ 突变:*DNMT3A* 突变通过上调 *TWIST1* 促进髓外浸润的过程从而增强白血病细胞的侵袭性,携带 *DNMT3A* 突变的 AML 患者应该关注髓外病变的可能性。⑤ 预处理方案:预处理方案中含 TBI 或者以美法仑和氟达拉滨为主的方案移植后 EMR 的发生率升高。⑥ 广泛cGVHD 的发生:尽管 GVHD 可以降低移植后患者的复发,但是研究者观察到广泛 cGVHD 常发生在移植后 EMR 的患者中。

AML 患者移植后发生 EMR 的最常见部位是皮肤和皮下组织,而 ALL 患者则以睾丸、中枢神经系统多见;此外,乳房、头部软组织、浆膜是好发部位,而膀胱、肾脏、卵巢、子宫、心脏、脊柱旁、关节等部位复发较少见。由于好发部位的多样性,EMR 的表现也很复杂,可表现出单个或者多个部位的同时复发。EMR 致皮肤浸润的表现可因为原发病的不同而有不同的表现,也可因病程的不同阶段而不同,可表现为单独或者混合的斑疹、斑丘疹、水疱、溃疡等,好发部位一般先累及上肢、躯干、面部、再累及下肢,也有静脉置管处皮损,白血病细胞浸润皮肤的病例报道。胃肠道复发常以不典型的消化道症状,如恶心、呕吐、厌食、体重下降为起病原因,常被误诊为胃肠道 GVHD,也有以腹痛、肠梗阻等症状为表现。神经系统复发则主要以累及神经功能为主,如吞咽困难、耳鸣、视力下降、复视、阵发性头痛、呕吐、四肢麻木等。乳房复发以肿块起病,可出现疼痛或者无痛。肺部病变者可表现为肺间质性病变,易与真菌感染、病毒感染、卡氏肺囊虫感染、慢性 GVHD 混淆。

(三) HLA 丢失型复发

对于没有合适 HLA 完全相合供体的白血病患者,单倍型 HSCT(haplo-HSCT)是一种有效的治疗手段。但是不匹配的 HLA 单倍型基因丢失(HLA-Loss)是 haplo-HSCT 后白血病细胞免疫逃逸和复发的常见机制。2009 年,Vago 等在新英格兰医学杂志上发表文章首次报道了 HLA-Loss 的现象,43 例成人 AML/MDS 接受 haplo-HSCT 后,17 例患者出现了复发,其中有 5 例患者无法通过 HLA 分型检测到患者特异性的 HLA 基因,将其定义为 HLA-Loss。随后在对两名高危 AML 患者的研究中,Villalobos 等也发现 HLA-Loss 型复发,HLA-Loss 对于复发患者的后续治疗有着重要意义。

1. HLA-Loss 型复发的诊断

"经典型复发"是指白血病细胞在骨髓中再次出现(原始细胞>5%),同时通过 HLA 分型检测到患者特异 HLA。HLA-Loss 型复发是指在白血病复发的同时骨髓 HLA 分型只显示患者和供者相同的 HLA 基因。HLA-Loss 型复发大多发生在移植后晚期(中位数:307 天,范围:56~784 天),而"经典型复发"发生的时间更早(中位数:88 天,范围:12~579 天;$P<0.0001$),两种复发后 6 个月的 OS 分别为 28.5% 和 27.4%,复发后中位生存期分别为 94 天(1~1 084 天)和 78 天(0~484 天),无统计学差异。

2. HLA-Loss 的检测方法

当疾病复发时,肿瘤细胞大量增殖导致嵌合率下降。如检测时发现患者的特异性 HLA 嵌合率与供受体嵌合度不匹配,无法检测到患者特异性 HLA,则有可能发生了 HLA-Loss 型复发。最初,复发时 HLA-Loss 的检测采用 HLA 分型和单核苷酸多态性(single nucleotide polymorphism,SNP)方法。随着一种基于定量聚合酶链反应的 HLA-KMR 技术的出现和二代测序(NGS)技术的发展,HLA-Loss 更容易被检测,并可以对非纯化样品中 HLA-Loss 进行鉴别诊断。两种方法精确度都比较低(1%),理论上可以对即将复发的移植后患者进行检测,但临床实际中发现由于过低的患者细胞比例会导致检测结果容易出现假阳性,所以临床上主张患者复发并且供体细胞嵌合率(STR)降至 95% 以下时进行检测。

3. HLA-Loss 复发的机制

经研究发现,haplo-HSCT 后,在 HLA 单倍型不匹配的供体 T 细胞作用下,白血病细胞发生了强烈免疫应激,这种免疫应激的压力,再加上肿瘤细胞固有的基因组不稳定性,导致产生和选择缺乏患者特异性 HLA 单倍型的突变体。这种 HLA-Loss 大多数是包含整个 HLA 复合体的大型拷贝中性杂合性缺失(CN-LOH)事件,导致所有不相容的Ⅰ类和Ⅱ类等位基因的永久和不可逆的丢失,然而这种一个单倍型(不匹配)的丢失被另一单倍型(匹配)的代偿性复制迅速抵消。因此,与供体不同的 HLA 单倍型是因为 6p 染色体获得性单亲二倍体(UPD)而丢失,即发生部分缺失的染色体以另一条染色体为模板进行修复,从而获得该缺失区域的基因纯合。因此,HLA-Loss 改变了白血病细胞表达的 HLA 分子的类型,而不改变 HLA 分子表达的数量。

对于 HLA-loss 白血病克隆是在初诊时就作为次要亚克隆存在,然后在免疫压力选择下扩大为优势克隆,还是在移植后开始发生突变的问题,已有研究进行了相关的探索:首先对大量患者的 SNP 序列分析表明,在初诊的 AML 患者中出现 UPD 是一种罕见的事件,而且仅接受化疗后复发的患者中 HLA-Loss 现象较 haplo-HSCT 后复发的患者低 10 倍。其次,与经典肿瘤细胞克隆相比,先前存在的突变克隆引起的 HLA-Loss 型复发可能会引起肿瘤细胞逃脱免疫控制,使其更快地生长从而导致临床复发。但事实上,与经典复发相比,HLA-Loss 型复发往往发生在较晚的时间点。以上似乎都支持在长时间的免疫平衡后残留的白血病细胞发生从头突变,而不是通过免疫压力选择预先存在的 HLA-Loss 突变克隆。

4. HLA-Loss 复发的发生率

HLA-Loss 型复发主要发生在 AML 单倍型移植中,其发生率高达 33%;在一些不全相合的无关供者移植中,发生率约为 12%;在 10/10 匹配,仅 HLA-DPB1 不合的无关供者移植中为 4.3%。在亲缘单倍型和无关供者的情况下,发病率的差异似乎与供体受体 HLA 不相合的数量成正比,这表明更多的不匹配可能传递更强的抗 HLA T 细胞反应,从而促使白血病细胞通过使用这种策略来逃避识别。唯一的例外是脐带血移植,尽管脐带血移植经常有多个 HLA 不匹配,但没有发现 HLA-Loss 型复发。这可能是由于多个不匹配的 HLA 通常不在同一染色体上顺式编码,从而减少了发生 HLA 单倍型缺失的白血病细胞的选择优势。

5. HLA-Loss 的危险因素

HLA 错配缺失最常见于 AML,与供体-宿主异源反应性相关。供体-受体 HLA 错配数量、GVHD 的发生、移植时疾病状态、高剂量的供体 T 细胞输注、*FLT3-ITD* 阳性等因素与 HLA 丢失的风险增加相关,而年龄较大的患者和使用 CD34 纯化的移植物似乎可以显著降低 HLA 丢失风险。

值得注意的是,最近有报道称,haplo-HSCT 后使用 post-CY(环磷酰胺)作为 GVHD 的预防措施,并不会降低 HLA-Loss 复发的频率。这一发现表明,尽管 CTX 可以显著降低 haplo-HSCT 后重度 GVHD 的风险,但它并不能消除 T 细胞对部分 HLA 不相合白血病细胞的同种异体反应性。然而到目前为止,HLA-Loss 的内在分子驱动机制仍未阐明,因为染色体断裂敏感性增加以及反复化疗诱导 DNA 损伤都有可能增加 HLA-Loss 的发生率。对于导致 HLA-Loss 发生的分子机制还需进一步探究,以指导临床合理地预防与治疗。

6. HLA-Loss 型复发后的治疗策略

患者特异性 HLA-Loss 后,原来的供体淋巴细胞无法识别白血病细胞。所以当证实患者发生 HLA-Loss 型复发时,使用免疫抑制剂减量以及 DLI 的治疗方法并不能使患者获益,并且还易引起严重的 GVHD。

目前对于这种特殊复发模式的治疗是使用针对保留的 HLA 分子或完全不依赖传统 T 细胞介导的目标识别的策略。首先是二次移植,为 HLA-Loss 复发的患者选择一位与复发患者健康组织单倍型相合同时与 UPD 事件后的白血病细胞所保留的 HLA 单倍型不相合的供者,这样使得二次移植供者与患者健康组织 50% 不相容,而与突变的白血病细胞 100% 不相容,从而发挥强大的 GVL 效应。其次,目前一些正在临床开发的不依赖传统的 T 细胞受体-HLA 相互作用的免疫治疗方法也显示出了不错的疗效,如使用非 HLA 限制性免疫细胞(包括自然杀伤细胞、细胞因子诱导的杀伤细胞和 CD1 限制性淋巴细胞)的过继免疫治疗。此外,双特异性抗体由于可以改变传统 T 细胞特性,也可以用来治疗 HLA-Loss 复发的病人,如贝林妥欧单抗,

CD3/CD19 双特异性抗体,通过其对 CD19 和 CD3 的双特异性,可以将同种异体 T 细胞重新定向到白血病细胞,恢复 allo-HSCT 后复发患者的 GVL 效应,以及 CAR-T 细胞治疗等。以上针对 HLA-Loss 型复发白血病的治疗方法的疗效和安全性还需要进一步的临床试验去证实。

HLA-Loss 是移植后免疫逃逸和复发的主要机制之一,且最常见于接受 haplo-HSCT 后的 AML 患者,因此 AML 患者移植后复发时 HLA-Loss 的检测十分关键。首先,目前的检测方法虽然无需纯化白血病细胞就可确定患者特异性 HLA 的丢失,却无法确定其是何种丢失。HLA-Loss 阳性的白血病细胞仍需进行 SNP 来确定基因片段的缺失或替代。其次,为实现在临床复发前预测或者检测出 HLA 的丢失,检测技术需要一步升级,使之能够识别微小的突变克隆,同时探索驱动 HLA 丢失的分子事件,从而可以通过其他分子检测来实现对 HLA 丢失的预测。关于 HLA-Loss 型复发后的治疗,不同供体的二次移植以及非 HLA 限制性免疫疗法是可行的治疗方案。为减少挽救性治疗对患者带来的痛苦,避免不恰当 DLI 带来的重度 GVHD 等事件,需要在复发之前预测或发现 HLA-Loss,从而提前加以干预阻止 HLA-Loss 复发是很有必要的。

(四)移植后复发的预后因素

移植后白血病复发严重影响 allo-HSCT 的疗效,复发成为白血病患者移植后死亡的主要原因。IBMTR 的统计资料显示,allo-HSCT 后近 30% 的白血病患者死于复发,HLA 相合的亲缘供者移植和非血缘供者移植复发率分别为 38% 和 32%,HLA 单倍体相合造血干细胞移植复发率也高达 30%~70%。移植后不同疾病类型复发率不同,ALL 最高,AML 次之,考虑与不同类型白血病细胞的免疫原性、同种异体反应的敏感性在 GVL 效应中的差异有关。因此,筛选出复发的高风险因素,指导移植后指标监测,识别早期复发,优化复发治疗策略对于降低移植后复发率、提高复发患者存活率尤其重要。

影响移植后复发 AML 患者预后的因素有:预处理强度、移植到复发的时间、年龄超过 40 岁、不良核型、复发时伴有活动性 GVHD、非血缘不合移植或脐血移植后复发和造血干细胞移植合并症指数(HCT-CI)等。诱导缓解疗程也是重要的预后指标,它很好地反映出白血病细胞对化疗药物的敏感程度,Hemmati 等发现早期获得缓解和多疗程后获得缓解的患者的复发率分别为 10% 和 35%,多疗程后获得缓解是无白血病生存期(LFS)的独立不良预后因素,显著降低了 3 年 OS,提高患者移植后累积复发率。

移植后 GVHD 的发生严重影响移植疗效和生存。然而 GVHD 的存在有利于减少移植后疾病复发。有研究证实,aGVHD 和 cGVHD 都可以降低移植后复发风险。也有学者认为只有 aGVHD 明显减少移植后复发率。Shokouhi 等研究发现,移植后复发与 cGVHD 存在密切相关,无 cGVHD 患者的复发风险是有 cGVHD 的 2.92 倍,伴有 cGVHD 的患者有更好的长期生存。移植后发生 aGVHD、cGVHD 患者的复发率低考虑与其诱发的 GVL 效应相关,cGVHD 的 GVL 效应比 aGVHD 更强。

总之,移植后复发的预防和治疗是十分重要的环节。移植前有髓外侵犯、多疗程诱导缓解、移植时疾病未缓解状态、移植后无 cGVHD 等因素增加复发风险。在临床工作中预测和预防复发比治疗更重要,针对不同患者采用个体化防治方案以最大限度地降低移植复发率,提高移植疗效。

二、造血干细胞移植后复发的预防

（一）移植前后 MRD 监测

具体见本章第三节内容。

（二）供体选择

具体见本章第一节内容。

（三）优化的预处理方案

已有若干研究探索了预处理方案的强度对 AML 患者移植后复发率和生存率的影响,预处理方案的强度有助于疾病的控制。标准清髓预处理方案:MAC 方案包括传统的全身放疗加环磷酰胺(TBI/cyclophosphamide),马利兰加环磷酰胺(busulfan,Bu/Cy,Cy)以及相关的改良方案。减低强度预处理方案:大多是含有氟达拉滨的预处理方案。强化预处理方案:强化方案通常是标准预处理方案中增加一种药物,例如去甲氧柔红霉素、依托泊苷、氟达拉滨、马法兰、地西他滨(decitabine,DAC)或者 TBI。强化预处理方案能够最大程度地减轻残留白血病负荷,降低移植后白血病复发率。强化预处理方案通常用于难治或复发患者,难治患者在接受清髓性预处理方案治疗后,移植后复发率明显低于接受减低强度预处理患者。但是强化预处理方案在增强抗肿瘤效应、预防移植后复发的同时,往往伴随着严重的非复发死亡。大多数的强化方案没有经过多中心注册临床研究评估,所以要依据各治疗中心治疗经验选择使用。因此,要设计一种安全、有效、新型的预处理方案,既能够减轻白血病负荷,降低复发率,又能改善患者的无白血病生存。

预处理方案中加入新药,新药应具备更强的抗肿瘤活性和/或更小的毒性且在不降低剂量强度的前提下。有研究显示对于难治/复发性 AML 患者采用粒细胞集落刺激因子(G-CSF)预激的预处理方案可以降低移植后的复发率,提高生存率。5 天 DAC(20 mg/m^2/天)联合改良 Bu/Cy 预处理方案是安全有效的,尤其是对于移植前处于未缓解状态的 AML 患者,含 DAC 预处理方案能够明显改善高危 AML 患者的预后,又不会增加治疗相关死亡。DAC 组和对照组 3 年 OS 分别为 80.7% 和 43.5%,P 值为 0.011;DAC 组和对照组 3 年 LFS 分别为 64.9% 和 39.2%,P 值为 0.024。还有的预处理方案中联合了 BCL2 抑制剂维奈克拉,一项 I 期研究结果显示高危 AML、骨髓增生异常综合征和骨髓增殖性肿瘤的患者接受维奈克拉联合氟达拉滨和白消安的预处理方案,最后获得的 1 年 OS、DFS、累计复发率和非复发死亡率分别为 67%、53%、37% 和 9.4%。纪念斯隆·凯特琳癌症中心研究团队的一项 III 期随机试验显示,放射性标记的抗 CD45 单克隆抗体 131I 艾妥单抗(Apamistamab,Iomab-B)可增高老年复发/难治性 AML 患者移植率。艾妥单抗和标准方案相比,使得满足 allo-HSCT 条件的患者数增加了 4 倍。接受含艾妥单抗预处理方案的 37 例患者,其中有 31 例接受了 allo-HSCT。然而,38 例随机接受标准化治疗的患者中仅有 7 位能够进行 allo-HSCT,另外 20 例经常规治疗后未达到 CR

的患者被转入艾妥单抗治疗组,全部接受了艾妥单抗治疗并进行了 allo-HSCT。艾妥单抗组的中性粒细胞和血小板植入率均达 100%,非复发死亡率较低,具有良好的非血液学毒性。

患者选择合适的预处理方案应该基于疾病类型、疾病状态,患者的合并症,供体类型等的综合考虑。例如,年轻患者通常选择标准强度的预处理方案,而老年患者或者脏器功能较差(HCT-CI≥3)的患者应选择减低强度预处理方案。

（四）GVHD 预防方案、控制免疫抑制剂血药浓度

具体见本章第二节内容。

（五）移植后维持巩固治疗

疾病复发是引起移植后死亡的重要原因之一,移植后复发的白血病患者预后很差,亟需能够降低移植后复发率或推迟复发的更好的治疗方法。GVL 效应是预防复发的关键,但是在激活供体淋巴细胞的同时也会引起 GVHD,导致患者死亡或长期处于疾病状态。移植后维持巩固治疗需要在最大程度增强 GVL、清除残留白血病干细胞的同时将毒副作用降到最低。这一部分将介绍移植后维持巩固治疗策略,包括预防性 DLI、IFN-α(Interferon-α)、去甲基化药物、FLT3 抑制剂和 TKI 抑制剂等。

1. 预防性 DLI

DLI 能够增强 T 细胞的抗白血病作用,又能逆转 T 细胞耗竭,减少 T 细胞表面抑制性受体的表达,有效预防移植后白血病复发。国内两个回顾性比较研究显示,在同胞相合移植的多中心研究中,预防性 DLI 的应用使移植后复发率从 66% 降到 46%,3 年无病生存率从 9% 提高至29%;在单倍型移植的单中心研究中,预防性 DLI 使复发率从 55% 降到 36%,3 年无病生存率从 11% 提升到 22%。在一项回顾性研究中,46 例接受预防性 DLI 治疗的患者中仅有 22% 的患者复发,而对照组中有 53% 的患者复发;实验组和对照组的 OS 分别为 67% 和 31%,中位随访时间为 7 年。近期一项配对研究发现预防性 DLI 能够降低高危 AML 患者的复发率,并明显改善 5 年生存率。临床上将 DLI 与去甲基化药物联合应用,增强了 DLI 的疗效,取得了很好的临床效果。一项 II 期临床试验中,高危 AML 患者接受预防性 DLI 联合阿扎胞苷(azacitidine,AZA)治疗,2 年 OS 为 66%,累计复发率(CIR)为 28%,累计急性 GVHD(acute GVHD,aGVHD)发生率为 32%。一项回顾性研究报道应用 AZA 联合 DLI 的总反应率(ORR)为33%,2 年 OS 为 29%。

2. 去甲基化药物

去甲基化药物不仅具有直接的细胞毒作用,而且具有免疫调节作用。去甲基化药物的抗肿瘤作用能够通过上调肿瘤抗原、增加 HLA I 类抗原和共刺激分子的表达,从而增强 T 细胞和NK 细胞识别肿瘤细胞的能力。由于 DAC 和 AZA 能够使 FOXP3 启动子去甲基化,促进FOXP3 的表达和调节性 T 细胞的扩增。一项随机对照研究表明,移植后患者接受 AZA 维持治疗的疗程越多,有助于改善无复发生存。还有一项 I/II 期临床试验,AML 患者在移植后口服阿扎胞苷维持治疗,获得相对较低的 1 年 CIR(21%)以及 1 年累计 3 度 aGVHD 的发生率为

10％。苏州大学附属第一医院报道一项回顾性研究,21 例 AML 患者移植后接受规律 DAC 巩固治疗后,DAC 组和对照组 3 年 OS 分别为 92.9％和 51.8％,3 年 LFS 为 94.1％和 55％。新桥医院开展了一项 2 期开放、多中心、随机对照临床试验,204 例高危 AML 患者在移植后按照 1∶1 比例,被随机分到 DAC 联合重组人粒细胞集落刺激因子组和无干预对照组。实验组 2 年累计复发率为 15％而对照组为 38.3％。实验组患者体内 NK 细胞、CD8$^+$ T 细胞和调节性 T 细胞的数量明显增加。日本的研究团队将 AZA 与吉妥单抗联合应用,高危 AML 患者移植后接受这种双药维持巩固治疗,获得更好的 1 年 OS(AZA-GO 组 70％ vs 对照组 59.8％,$P=$ 0.138)和 LFS(AZA-GO 组 60％ vs 对照组 42.8％,$P=0.222$)。郑州大学附属第一医院开展了一项前瞻性研究,共纳入 34 例急性淋巴细胞白血病患者,在移植后接受低剂量 DAC 维持巩固治疗,2 年 OS 为 77.5％,2 年 LFS 为 73.6％,2 年 CIR 为 20.2％。只有 1 例患者发生了 4 度的 aGVHD,4 例患者发生了严重的 cGVHD。移植后低剂量 DAC 维持治疗能够降低 ALL 患者的复发率,尤其是急性 T 淋巴细胞白血病患者。

3. 组蛋白去乙酰化酶抑制剂

组蛋白去乙酰化酶抑制剂,例如帕比司他(Panobinostat)已应用于移植后 AML 的治疗。帕比司他具有重要的免疫调节作用,包括上调肿瘤抗原、MHC Ⅰ类和Ⅱ类分子、共刺激分子和 NK 细胞活化配体的表达,还能够诱导凋亡和分化。一项开放、多中心 1/2 期临床试验中,37 例高危 AML 患者在移植后接受预防性帕比司他治疗,2 年后仅 20％患者复发,7％患者出现三度 aGVHD。

4. FLT3 抑制剂

大约 20％～30％的 AML 患者具有 *FLT3-ITD* 突变,德国-奥地利Ⅱ期 SORMAIN 试验中,移植后索拉菲尼维持治疗是可行的,能够显著降低 *FLT3-ITD* 突变 AML 患者的复发率和死亡率。43 例患者入组了这项临床试验,索拉菲尼组 2 年 LFS 为 85％而对照组仅 53.3％。中国南方医院开展了一项随机对照Ⅲ期临床研究,202 例 *FLT3-ITD* 突变 AML 患者被按照 1∶1 随机分到索拉菲尼组和对照组。中位随访时间为 21.3 个月,实验组 1 年累计复发率为 7％,对照组为 24.5％。索拉菲尼维持治疗能够降低复发率,不会引起严重的毒副作用。近期还有一项临床试验报道 13 例移植后 *FLT3-ITD* 突变 AML 患者口服奎扎替尼治疗,仅有 1 例患者出现了复发,并终止治疗。这项研究说明奎扎替尼治疗是可耐受的,能够降低复发率。

5. 酪氨酸激酶抑制剂(TKI)

对于费城染色体(Philadelphia,Ph)阳性的患者,移植后进行 TKI 维持巩固治疗能够改善预后。两项前瞻性研究报道伊马替尼巩固治疗,5 年后 OS 为 74.5％～86.7％。另外一项前瞻性研究报道 18 例高危 Ph$^+$ ALL 患者,从移植后 30 天开始伊马替尼的治疗,3 年 OS 为 62％。二代 TKI 尼洛替尼也被用作移植后维持巩固治疗,一项研究报道 16 例患者移植后服用尼洛替尼治疗,2 年 OS 为 69％,2 年 LFS 为 56％。另一项研究报道 19 例 Ph$^+$ ALL 患者移植后服用达沙替尼治疗,3 年 OS 和 LFS 分别为 87％和 88％。

三、造血干细胞移植后复发的抢先和复发后治疗

(一) 挽救性化疗

化疗作为治疗白血病的传统方法,是 allo-HSCT 后复发的重要治疗选择之一。化疗方案应根据疾病类型、复发时的病情及既往化疗方案疗效等情况综合评估来制定。一般认为,移植后早期复发者对化疗不敏感,且化疗相关死亡率高,而移植后晚期复发的患者则可能耐受再诱导化疗。

1. AML/MDS 的挽救性化疗

EBMT 急性白血病工作组对 1999—2008 年间移植后血液学复发的 AML 患者进行了回顾性分析,88 例接受低剂量化疗[以低剂量阿糖胞苷(cytarabine,Ara-C)为主]的患者 CR 率仅 17%,47 例接受强化化疗(以中剂量或高剂量 Ara-C 为主)的患者 CR 率仅 27%,亟需安全有效的化疗方案提高此类患者的缓解率。

由 Ara-C、G-CSF 和嘌呤类似物组成的挽救性化疗方案广泛应用于 R/R AML 患者。Ara-C 是胞嘧啶核苷的合成同类物,具有细胞周期依赖性,作用于细胞周期 S 期,其活性代谢产物 Ara-CTP(Ara-C-5′triphosphate)是 DNA 聚合酶的抑制因子,在与 DNA 结合时终止 DNA 链的延伸,进而诱导细胞凋亡。几乎所有 AML 细胞均表达 G-CSF 受体,因此 G-CSF 通过与其受体结合可以诱导处于静止期(G0/G1 期)肿瘤细胞进入增殖期(S 期),从而提高化疗药物尤其是 Ara-C 等细胞周期依赖性药物对肿瘤细胞的杀伤作用,提升化疗效果。以氟达拉滨为代表的嘌呤类似物在 R/R AML 中具有一定疗效。嘌呤类似物可以增加 AML 细胞中 Ara-CTP 的摄取和积累,从而发挥细胞毒性作用,此外,氟达拉滨可以抑制核糖核苷酸还原酶,从而影响细胞增殖。克拉屈滨除了具有与氟达拉滨相似的作用机制外,能改变线粒体膜电位,诱导细胞色素 C 和凋亡诱导因子进入细胞,从而导致细胞凋亡。氯法拉滨是第二代嘌呤类似物,在体内外具有比氟达拉滨和克拉屈滨更强的抗肿瘤作用。

Bao 等报道了一项前瞻性队列研究,纳入 103 位患者,评估 CLAG(克拉屈滨、Ara-C 和 G-CSF)和 FLAG(氟达拉滨、Ara-C 和 G-CSF)治疗 R/R AML 患者的疗效和预后,结果表明 CLAG 和 FLAG 分别达到了 61.7% 和 48.7% 的 CR 率($P=0.227$),中位 OS 分别为 12.0 个月和 8.0 个月($P=0.151$),其中 17 例移植后复发的患者 CR 率分别为 66.7% 和 62.5%。另外一项回顾性研究发现与 FLAG 相比,GCLAC(氯法拉滨、Ara-C 和 G-CSF)在 R/R AML 患者中具有更高的缓解率和更长的生存期。在标准 FLAG 方案中加入伊达比星(FLAG-IDA)并未改善 R/R AML 患者的缓解率和预后,且加重了骨髓抑制。

Yamada 等在 1995 年首次将 CAG 方案应用于难治/复发 AML 患者达到了 83% 的 CR 率,且化疗相关毒性低,尤其是严重的非血液学毒性极少发生,随后 CAG 方案广泛应用于髓系肿瘤中。经典的 CAG 方案由 Ara-C、阿克拉霉素和 G-CSF 组成。阿克拉霉素是细胞周期非特异性的蒽环类药物,与阿糖胞苷和 G-CSF 均具有杀灭白血病细胞的协同作用。同时,阿克拉霉素在较低浓度时对白血病细胞有诱导分化作用,并且可维持细胞内较高浓度,通过嵌入 DNA 双

螺旋结构和抑制 mRNA 合成发挥作用,对于多药耐药的肿瘤细胞更有效。一项纳入 1 029 例患者的 meta 分析显示,CAG 方案在 R/R AML 患者中的缓解率达到 60.1%。

去甲基化药物可以通过抑制 DNA 甲基转移酶使 DNA 去甲基化,重新激活由于 DNA 过度甲基化而失活的抑癌基因,诱导细胞周期停滞、细胞凋亡和分化,在造血干细胞移植的背景下,还可以增强 GVL 效应,广泛应用于 MDS 和 AML 的治疗。一项前瞻性、单中心的 II 期临床试验,纳入 39 例移植后 100 天内复发的 AML/MDS 患者,确诊复发后 2 周内采取 AZA 单药挽救性治疗,6 个疗程后结果显示,2 例患者获得 CR,9 例患者获得部分缓解,总反应率为 31%。另一项回顾性研究表明复发时肿瘤负荷低(原始细胞<20%)的患者更容易从 AZA 治疗中获益,且发现 AZA 与供体淋巴细胞输注联合使用并不能提高反应率、延长生存期。Craddock 等对 15 例移植后复发的 AML/MDS 患者采用 AZA 联合来那度胺治疗,总反应率达到 46.7%,7 例有治疗反应的患者中位 OS 达到 27 个月。

此外,还有新的治疗方案在不断探索。Zucenka 等报道了 20 例移植后复发 AML 患者接受 ACTIVE(BCL2 抑制剂、低剂量 Ara-C 和放线菌素 D)治疗,总反应率达到 75%,治疗相关死亡率为 0。

2. ALL 的挽救性化疗

奈拉滨是脱氧鸟苷类似物 9-β-D-阿糖呋喃糖鸟嘌呤(Ara-G)的前体药物,在腺苷脱氨酶的作用下脱去甲基转变为 Ara-G,随后,又在脱氧鸟苷激酶和脱氧胞苷激酶的作用下转变为具有活性的 Ara-GTP。Ara-GTP 可在白血病细胞中逐渐积聚,并与 DNA 相结合,从而起到抑制 DNA 合成、促进白血病细胞死亡的作用。Forcade 等报道了 11 例移植后复发的 T-ALL 患者接受奈拉滨为主的挽救性化疗,血液学 CR 率达到 81%,2 例患者出现了 II 级及以上的化疗相关不良反应。2 例患者在缓解情况下进行了供体淋巴细胞输注,1 年无病生存率高达 70%。因此,对于移植后复发的 T-ALL 患者,奈拉滨是可供选择的安全有效的方案之一。

苏州大学附属第一医院的一项回顾性研究发现,CAG-like 方案在难治复发的急性早期前体 T 淋巴细胞白血病(early T-cell precursor acute lymphoblastic leukemia,ETP-ALL)和 T/髓混合表型急性白血病患者中获得了 68.4% 的 CR 率,其中 8 例患者接受联合 DAC 的 CAG-like 方案再诱导治疗,CR 率达到 87.5%。此外,一项回顾性的多中心队列研究表明 CAG 方案在 ETP-ALL 和非 ETP T-ALL 患者中具有相似的缓解率。Li 等回顾性比较了 CAG 和 FLAG 方案在 R/R ALL 患者中的疗效,结果表明 CAG 组总反应率显著高于 FLAG 组,且化疗相关毒性低于 FLAG 组。CAG 作为一种安全有效的治疗方案,为移植后复发的 ALL 患者提供了新的治疗选择。

移植后复发的患者对于单纯挽救性化疗的治疗反应有限,缓解维持时间短,多数患者最终仍然发生复发。随着新药、靶向药物和免疫治疗的进展,可供选择的联合治疗方案不断增加,挽救性化疗可作为降肿瘤负荷方案来改善供体淋巴细胞输注和嵌合抗原受体 T 细胞疗法的治疗反应和长期预后。

（二）新型药物

移植后复发患者多数预后极差,一些新兴药物的产生和运用给移植后复发的患者带来了新的希望,在此简述几种已经得到相关临床验证的药物的相关进展。

1. 维奈克拉(Venetoclax)

维奈克拉是一种 *BCL2* 抑制剂,维奈克拉的抑制作用可诱导内源性凋亡途径导致白血病细胞快速凋亡,并根除静止期的白血病干细胞。维奈克拉可以在体内和体外直接激活 T 细胞以增加其对白血病的细胞毒性。

(1) 在 AML 中的应用:一项关于在移植后早期复发的 AML 患者中使用维奈克拉和 DLI 联合治疗的研究结果显示:在受试的 22 名患者中有 50% 的患者取得不同程度的缓解,CR 4 人,完全缓解伴血象恢复不良(CRi)1 人;完全缓解伴不完全血小板恢复(CRp)4 人;形态学无白血病状态(MLFS)2 人。同时,在高风险组(包含不良细胞遗传学风险、继发性 AML 和具有高风险分子突变的患者)中,联合治疗组的 CR 率更高(66.4% vs 28.3%;$P < 0.001$)。另一项对比单用 AZA 和维奈克拉联合 AZA 治疗具有 *NPM1* 和/或 *IDH* 突变的复发 AML 患者的研究结果显示维奈克拉联合 AZA 的组合疗效更强且更持久,可达到 93% 的总体缓解率和超过 4 年的无复发生存期。上述数据表明:维奈克拉联合 AZA 或 DLI 的方案有更高的反应率和更好的总体生存率。

(2) 在 ETP-ALL 中的治疗潜力:一些报道表明维奈克拉对复发难治的 ETP-ALL 中有一定疗效。一例病例报道显示:一名 ETP-ALL 患者移植后复发,在接受了维奈克拉单药治疗后,患者在两个周期内达到 MRD 阴性的 CR。最终,患者接受了第二次造血干细胞移植。该病例揭示了 ETP 白血病细胞对维奈克拉的潜在敏感性。

综上所述,维奈克拉对于难治复发的恶性血液病治疗正起到越来越重要的作用,未来将不断探索其与其他药物的组合,以期对移植后复发血液病患者带来更好的治疗效果。

2. *MDM2/MDMX* 抑制剂

人 *MDM2* 基因位于染色体 12q14.3~q15 上,它主要编码一种 E3 泛素连接酶,这种酶是肿瘤抑制因子 *p53* 的强大抑制剂,*p53* 是细胞周期进程的主要调节因子,一旦改变,就会直接导致癌症的发生和发展。在血液系统恶性肿瘤患者中,*p53* 突变的频率相对较低,但 *MDM2* 和 *MDMX* 经常会扩增/过度表达。因此,使用 *MDM2/MDMX* 抑制剂来激活 *p53* 通路从而治疗血液恶性肿瘤是一种有吸引力的治疗策略,特别是对于低水平 *p53* 突变的血液系统恶性肿瘤的治疗。在过去的几年里,已经开发了几种 *MDM2* 抑制剂来激活 *p53*,使其恢复其抑癌活性。

(1) RG7112 和 RG7388(Idasanutlin):来自罗氏的 RG7112(RO5045337)是第一个接受临床评估的 *MDM2* 抑制剂,其通过阻止 *MDM2* 与 *p53* 结合而起作用。RG7112 在一项涉及不同类型血液系统恶性肿瘤的 Ⅰ 期临床研究中进行了评估,包括 R/R AML、ALL、CML 以及 CLL 和小淋巴细胞淋巴瘤(small lymphocytic lymphoma,SLL)。在 CLL/SLL 患者中,RG7112 通过稳定 *p53* 和转录激活 *p53* 的靶基因,表现出一定的临床疗效。在 R/R AML 患者中,应用 RG7112 单药治疗也显示出临床疗效,一些患者达到完全缓解和造血恢复,允许进一步接受移植治疗,此外 RG7112 与阿糖胞苷联合治疗的研究结果表明二者的联合使用会产生协同作用。但由于 RG7112 需要较大剂量才能获得一定的治疗效果,以及存在严重的胃肠道毒性等并发症,促使了另一种更有效和更具选择性的化合物 RG7388 的开发,该化合物是第二代 *MDM2* 抑制剂,在体外和体内实验中,其产生抑制肿瘤效应所需的血药浓度都明显低于 RG7112 所需的血药浓度。与 RG7112 相比,其疗效更高,副作用程度更小,因此也加快了几项临床试验的进行。最近对 R/R AML 患者进行的一项 Ⅰb 期临床研究评估了 RG7388 单药剂量递增或与阿糖胞苷联合应用的安全性和药代动力学,显示该药治疗的良好的临床反应和耐受性与可控的胃肠道毒性。

(2) DS3032b:DS3032b 是 DaiichiSankyo 开发的一种 *p53*-MDM2 相互作用的抑制剂,该药在 2013 年通过临床评估。DS3032b 治疗血液恶性肿瘤的 Ⅰ 期研究结果显示:38 名复发/难治性 AML 或高危 MDS 患者进行了剂量递增试验,确定最大耐受剂量为 160 mg。第一周期治疗结束时,有 15 名患者骨髓原始细胞减少,有 3 名患者完全缓解(其中 2 名 AML,1 名 MDS),但 3 名患者(2 名 AML 患者和 1 名 MDS 患者)在接受治疗时出现 *p53* 基因突变,提示此药用于联合治疗可能更合适。

3. APR-246(Prima-1met)

APR-246 是研究最广泛、临床最前沿的突变型 *p53* 基因再激活的药物之一。其是 Prima-1 的甲基化衍生物,Prima-1 能恢复突变型 *p53* 基因的野生型特性,比如转化为活性野生型构象,与 DNA 结合和诱导凋亡。Prima-1 的促凋亡活性和膜通透性通过甲基化而得到增强,从而产生了被称为 APR-246 的化合物。

(1) APR-246 的作用机制:相关研究表明,APR-246 可以通过附着谷胱甘肽表面从而减少谷胱甘肽的量,通过抑制氧化还原酶、硫氧蛋白还原酶、硫氧蛋白来增加活性氧(ROS)水平。APR-246 产生的 ROS 增加可能有助于其发挥抗癌活性,因为过量的 ROS 会导致氧化应激,从而导致癌细胞死亡。而且,癌细胞被认为比正常细胞对 ROS 诱导更敏感,所以对正常细胞的影响会小很多。另外,在 KMB3AML 细胞系中,APR-246 被发现能够上调热休克和氧化应激反应的基因,其中血红素加氧酶 1(Hmox1)和 SLC7A11 溶质载体家族 7 成员 11(SLC7A11)基因在最低药物剂量下显著上调,这也从另一方面解释了 APR-246 促进氧化应激的机制。还有研究表明 APR-246 可以通过凋亡途径诱导肿瘤细胞死亡,其触发针对突变型 p53 蛋白的蛋白质降解途径,这可能会是消除肿瘤细胞的又一机制。不只是针对突变型 *p53* 基因,APR-246 提高 ROS 水平的能力使该药在野生型 *p53* 恶性肿瘤细胞以及 *p53* 缺失的细胞中同样能够发挥抗癌活性。

(2) APR-246 的临床试验:关于 APR-246 与地西他滨或维奈克拉联合治疗 AML 和 MDS 患者的安全性和有效性的研究也获得了不错的结果。地西他滨是一种去甲基化药物,通常被认为是治疗带有 *p53* 突变的 MDS 和 AML 患者的一线药物,有研究者发现低剂量 APR-246 单独或与地西他滨合用在体外和体内原代细胞中重新激活 *p53* 通路,并诱导启动 *p53* 突变的 MDS 和 AML 细胞的凋亡程序来达到清除肿瘤细胞。来自两个 Ⅰb/Ⅱ 临床试验(NCT03072043)和

(NCT03588078)的数据显示,APR246和地西他滨在携带突变型 p53 蛋白的 MDS 和 AML 患者中有很强的协同作用,NCT03072043 研究报告的 ORR 率和 CR 率分别为 86% 和 53%。根据这一发现,美国食品和药物管理局(FDA)批准 APR-246 用于治疗 *p53* 突变的 MDS 患者。

目前,一项 APR-246 与地西他滨联合治疗 *p53* 突变 MDS 的Ⅲ期临床试验(NCT03745716)正在进行中。其他活跃的试验也进行中,以确定 APR-246 联合 AZA 治疗移植后复发的 AML 或 MDS 患者的安全性和有效性(NCT03931291),或联合应用维奈克拉治疗 AML 患者的安全性和有效性(NCT04214860)。

4. MENIN 抑制剂

Menin 抑制剂是目前正在临床开发中用于治疗通过基因定义的急性白血病亚群的新型靶向药物。在血液系统中,Menin 蛋白对于由赖氨酸甲基转移酶 2A(*KMT2A*)基因重排驱动的亚群中的白血病发生至关重要,该基因以前称为混合谱系白血病(MLL),它编码表观遗传修饰因子。因此,有研究者认为通过抑制 Menin 可能会对具有 MLL 重排的白血病产生治疗反应。关于小分子口服 Menin 抑制剂在复发难治性急性白血病中的作用,已有相关临床研究的早期结果证明了该药的临床活性。

Syndax 公布了关于 Menin 抑制剂正在进行的Ⅰ期临床试验(AUGMENT-101,NCT04065399)的早期结果。24 名复发或难治性 *KMT2A* 白血病患者的总体缓解率(ORR)为 54%,67% 的病人达到 MRD 阴性缓解。受试对象包括 AML、ALL 或混合表型急性白血病(MPAL)患者,这些患者对多个先前的治疗线(中位数为 3 线)无效,其中大约一半的入组患者接受过干细胞移植。

另一项在 2020 年美国血液学会(ASH)年会上公布的试验(NCT04067336)的早期数据显示,口服 Menin 抑制剂 KO-539 具有潜在的临床活性。在该报告数据截止时,已招募 12 名患者,其中 8 名可评估反应。KO-539 的药代动力学不会因 CYP3A4 抑制剂(如唑类)的共同给药而改变。且该药物耐受性良好,毒性大多为 1 级或 2 级。通过 Menin 抑制剂靶向有 *NPM1* 突变的血液恶性肿瘤的临床前概念也在该试验中得到验证。用口服 Menin 抑制剂 KO-539 治疗两名 *NPM1* 突变的 AML 患者,一名患有 *NPM1* 突变的 AML 患者之前在七线治疗中疾病仍在继续进展,但在用这种药物治疗后实现了完全缓解,并且微小残留病变无法检测。另一名 *NPM1* 和 *FLT3-ITD* 突变的患者先前接受了四线治疗,在接受 KO-539 后达到了 MLFS。此外,有报告称当使用 Menin 抑制剂 KO-539 治疗时,有 *RUNX1* 和 *SETD2* 基因突变的患者和复发的 AML 患者也达到了 CR。据此,这种 Menin 抑制剂(KO-539)已获得美国食品和药物管理局(FDA)的孤儿药称号。

(三)靶向治疗

在复发时,必须对患者进行全面彻底的诊断检查,除了细胞学和形态学外,还要对细胞遗传学和分子生物学进行全面筛查。随着测序技术的进步,我们了解到复发时的突变情况与诊断时的突变情况常不一致。在疾病进展过程中,基因突变常发生获得或丢失。此外,等位基因突变频率(VAF)也可能在疾病过程中发生变化,如弱势克隆逐渐变成优势克隆,而原先的优势克隆逐渐减弱。细胞遗传学和分子生物学的结果将帮助我们对复发患者进行危险分层。一些基因突变,如 FLT3、IDH1 以及 IDH2,将为我们提供新的治疗选择。

1. FLT3 抑制剂在难治复发患者中的应用

FLT3(FMS 样酪氨酸激酶 3)基因所编码的蛋白是一种跨膜配体激活受体酪氨酸激酶,通常由造血干细胞或祖细胞表达,在髓系和淋巴系发育的早期阶段起重要作用。FLT3 突变包括内部串联重复(ITD)突变和酪氨酸激酶结构域(TKD)点突变这两个主要类型。细胞外配体(FLT3 配体)结合并激活 FLT3,通过各种信号通路(包括 PI3K、RAS、STAT5)促进细胞生长、增殖和分化。FLT3-ITD 以复制序列的形式出现在近膜结构域或 FLT3 受体的 TKD1 区域,这些域内的位置和长度各不相同。FLT3-ITD 和 FLT3-TKD 突变都能够增强 FLT3 激酶活性,导致 AML 肿瘤细胞的增殖和存活。FLT3-ITD 和 FLT3-TKD 突变是 AML 中常见的突变,突变频率分别为 20%~25%,6%~10%。这两种突变不稳定,经常在复发时丢失或获得。FLT3-ITD 是复发时预后不良的标志,因此,为克服复发患者的不良预后,靶向治疗 FLT3 突变成为研究的方向。

(1) 一代 FLT3 抑制剂:第一代 TKI 如索拉菲尼、米哚妥林是泛靶点的抑制剂,索拉菲尼在单药治 R/R AML 中表现的疗效有限。在 63 名 R/R AML 患者参与的临床试验中,索拉菲尼单药治疗的客观缓解率(ORR)率为 83%,完全缓解率(CR+CRi)为 23%。鉴于一代 TKI 对 FLT3 的作用没有选择性,还可能导致更多的脱靶毒性,米哚妥林和索拉菲尼在复发患者中单药使用疗效较差。而第二代 TKI 凭借着(如吉瑞替尼、奎扎替尼)对 FLT3 更具选择性的作用,在早期临床试验中表现出良好的抗白血病活性。

(2) 二代 FLT3 抑制剂:吉瑞替尼是一种强效、高选择性的Ⅰ型口服 FLT3 抑制剂,通常不受激活突变(如 D835 点突变)的影响,能够结合 FLT3 的活性构象和非活性构象,可同时抑制 FLT3-ITD 和 FLT3-TKD 突变。2021 年 2 月 1 日,富马酸吉瑞替尼片已获得中国国家药物监督管理局(NMPA)官方批准用于治疗 FLT3 突变阳性的 R/R AML,治疗剂量为 120 mg/d。

在吉瑞替尼单药治疗 R/R FLT3 突变 AML 患者的Ⅲ期临床试验中(ADMIRAL 试验 NCT02421939),吉瑞替尼作为单药疗法与挽救性化疗进行比较,对照组化疗方案包括 MEC(米托蒽醌、依托泊苷、阿糖胞苷)、FLAG-IDA、LDAC 或阿糖胞苷。247 名患者接受吉瑞替尼治疗(120 mg/d),124 名患者接受挽救性化疗。吉瑞替尼组的 CR 率为 21.1%,对照组的 CR 率为 10.5%。吉瑞替尼组较对照组有显著的 OS 获益(6.5 个月 vs 5.6 个月),1 年 OS 分别为 37.1% 和 16.7%。此外,先前使用过吉瑞替尼的患者仍对其有反应,而具有细胞遗传学危险因素的患者则没有受益。ADMIRAL 后续的随访研究显示,治疗 2 年后,吉瑞替尼组仍有 26(26/247)名患者无复发生存,16 名患者在移植后接受了以吉瑞替尼为主的持续治疗。吉瑞替尼最常见的不良反应是转氨酶的升高,但不良反应在治疗第二年后显著降低。

此外,Yazan 团队开展的一项多中心的回顾性研究,明确了既往接受过 FLT3 抑制剂治疗的 R/R AML 患者是否可从吉瑞替尼的挽救性治疗中获益。113 名入组的患者中,复合完全缓解(CRc)为 48.7%(其中 25 名患者达到 CR,30 名患者达到了 CRi),所有患者的中位 OS 为 7±0.7 个月。既往接受过"3+7"方案联合米哚妥林诱导的患者,使用吉瑞替尼仍可以达到 58% 的

CRc 率。吉瑞替尼联合治疗较单药治疗可显著提高患者的 CRc 率。

目前在亚洲开展的多中心Ⅲ期临床试验,也对吉瑞替尼与挽救性化疗治疗 *FLT3* 突变 R/R AML 患者进行比较(COMMODORE 试验,NCT03182244),该试验进一步验证和肯定了吉瑞替尼的临床疗效和安全性。吉瑞替尼组的中位 OS 显著长于挽救性化疗组(9.0 个月 vs 4.7 个月),1 年生存率分别为 33.3% 和 23.2%。吉瑞替尼组的中位无事件生存时间(event-free survival,EFS)显著长于挽救性化疗组(2.8 个月 vs 0.6 个月)。吉瑞替尼组达到 CRc 的患者比例也显著高于挽救性化疗组(50.0% vs 20.3%)。

奎扎替尼也是第二代Ⅰ型 *FLT3* 抑制剂,对 *FLT3*、*KIT*、*CSF1R*、*PDGFR* 和 *RET* 激酶具有活性。在日本进行的 AML 患者剂量递增的Ⅰ期试验(NCT02675478)中,16 名患者以 28 天为周期口服奎扎替尼治疗,未观察到剂量限制性毒性,最常见的不良反应是心脏毒性(QT 间期延长)。单药使用的 CR 率为 37.5%,日本患者群体的推荐剂量为 60 mg/d。一项多中心的Ⅲ期临床试验(NCT02039726)对 R/R *FLT3-ITD* 突变的 AML 患者使用奎扎替尼单药治疗和挽救化疗作了比较。挽救性化疗方案包括 MEC、FLAG-IDA、LDAC。奎扎替尼组的中位 OS 为 6.2 个月,对照组为 4.7 个月。奎扎替尼组有 80 例(33%)为治疗相关死亡,化疗组有 16 例(17%)为治疗相关死亡。鉴于 OS 的获益程度不高和潜在的心脏毒性(QT 间期延长),且奎扎替尼较其他 *FLT3* 抑制剂有着更深的骨髓抑制,奎扎替尼在欧洲和美国未获得批准,但在日本被批准为 R/R *FLT3-ITD* 突变 AML 的单一疗法。

(3) *FLT3* 抑制剂与蒽环类/阿糖胞苷±去甲基化药物

一项Ⅰ/Ⅱ期临床试验(NCT01202877)评估了米哚妥林联合阿扎胞苷对于初诊和 R/R AML 患者(无论 *FLT3* 突变状态如何)的疗效。在 *FLT3* 突变的患者中,与既往使用过 *FLT3* 抑制剂的患者相比,初次使用 *FLT3* 抑制剂缓解率更高(33%),缓解的持续时间更长(31 周 vs 16 周),尽管有一定的治疗反应,但这种组合的反应率适中。一项Ⅰ/Ⅱ期临床试验(NCT01892371)评估了奎扎替尼联合阿扎胞苷或低剂量阿糖胞苷治疗 R/R *FLT3* 突变且不适合强化疗的 AML 患者的疗效。73 名患者接受治疗,对于既往未接受治疗的患者,CRc 率为 87%,(共 13 例,包括 8 例 CR,5 例 CRi)。奎扎替尼联合阿扎胞苷组中位 OS 为 19.2 个月,EFS 为 10.5 个月,奎扎替尼+低剂量阿糖胞苷组中位 OS 为 8.5 个月,EFS 为 6.3 个月。对于既往接受过 *FLT3* 抑制剂的患者来说,同样有效。

(4) *FLT3* 抑制剂与维奈克拉±去甲基化药物

临床前试验发现,*FLT3* 抑制剂与维奈克拉联合展现出强大的协同抗白血病作用以及 *BCL2* 上调可能导致肿瘤细胞对 *FLT3* 抑制剂耐药。目前,对维奈克拉和 *FLT3* 抑制剂联合治疗的研究正在进行中,Maiti 团队进行的Ⅱ期临床试验(NCT03404193)在亚组中评估了维奈克拉+*FLT3* 抑制剂(主要为吉瑞替尼或索拉菲尼)+地西他滨的三联疗法对于 R/R *FLT3* 突变 AML 患者的疗效,在 10 名复发的 *FLT3* 突变 AML 患者中,CR 或 CRi 率为 42%,中位 OS 为 12.4 个月,中位持续反应时间为 6.6 个月。无论既往是否使用过 TKI,维奈克拉联合吉瑞替尼治疗均能使这类患者获得分子学完全缓解和延长 OS。但患者在不接受对症治疗的情况下,中性粒细胞和血小板恢复的中位时间为 45 天和 30 天,这表明三联方案还存在较重的骨髓抑制。

(5) *FLT3* 抑制剂联合化疗

在一项正在进行的Ⅰ期、多中心、剂量递增临床试验(NCT04240002)中,评估了吉瑞替尼联合 FLAG 化疗治疗 6 个月至 21 岁以下 *FLT3*-ITD 突变的 R/R AML 的疗效。纳入的人群包括:*FLT3*-ITD 突变 R/R AML 儿童、青少年和年轻成人患者。研究主要终点是根据剂量限制性毒性(DLT)和血浆抑制活性(PIA)确定最大耐受剂量或 2 期推荐剂量,为 2 期剂量扩展研究奠定了基础。

2. IDH 抑制剂在难治复发患者中的应用

异柠檬酸脱氢酶(IDH)是三羧酸循环的关键代谢酶,它能够将异柠檬酸转化为 α-酮戊二酸(α-Ketoglutaric acid, α-KG),IDH 家族包括三种同工酶(IDH1、IDH2 和 IDH3)。IDH1 和 IDH2 分别位于细胞质和线粒体中,而 IDH3 位于线粒体基质中。尽管 IDH3 具有和 IDH1、IDH2 相似的功能,但目前为止还没研究报道过 IDH3 的癌症相关突变。*IDH* 突变发生在精氨酸残基的活性催化位点,它会导致 α-KG 转化为致癌代谢物 R-2-羟基戊二酸(R-2-hydroxyglutaric acid, R-2-HG),R-2-HG 的异常积聚会影响多种 α-KG 依赖性的双加氧酶,引起组蛋白和 DNA 的异常甲基化,阻断细胞分化,从而导致白血病的发生。但这个过程是可逆的。*IDH1* 和 *IDH2* 突变是 AML 中的常见突变,突变频率分别为 7%～14% 和 8%～15%,目前在 AML 中发现有 IDH 突变包括 *IDH1 R132H/C*,*IDH2 R140Q*,*IDH2 R172K*。其中,*IDH2 R172* 突变的 AML 患者,对传统化疗反应较差,复发率较高。

(1) 艾伏尼布(Ivosidenib):是一种口服、靶向、*IDH1* 突变抑制剂。在一项Ⅰ期剂量递增试验(NCT02074839)中,258 名 *IDH1* 突变的 AML 患者接受艾伏尼布治疗(500 mg,每日 1 次口服)。在 179 名 R/R AML 患者中,79 名为移植后复发的患者,艾伏尼布单药治疗的 ORR 率为 39.1%,CR 率为 21.8%,中位 CR 持续时间为 9.3 个月,患者的总体耐受性良好。基于这些结果,艾伏尼布于 2018 年被 FDA 批准用于不适合强化疗的 R/R AML 患者的一线治疗。艾伏尼布常见的副作用包括 QT 间期延长(7.8%),血液学毒性(1.7%～3.4%),3.9% 的患者发生 IDH 抑制的特殊副作用——IDH 分化综合征(DS)。DS 是 IDH 抑制剂治疗的潜在致命并发症,类似于全反式维甲酸或砷剂治疗急性早幼粒细胞白血病的副作用,症状包括:呼吸困难,不明原因发热,肺部浸润,缺氧和胸腔积液。早期识别 DS 并用激素治疗至关重要。

(2) 恩西地平(Enasidenib):是一种口服、靶向 *IDH2* 突变的抑制剂。作为一种变构抑制剂,它可与 IDH2 二聚体结合并阻断 *IDH2* 突变导致的 R-2-HG 产生。在Ⅰ/Ⅱ期剂量递增和扩展试验中(NCT01915498),176 名 *IDH2* 突变的 R/R AML 患者接受恩西地平治疗,总缓解率为 40.3%。在剂量递增阶段,每天 50～650 mg 的剂量范围内未达到最大耐受量。根据药代动力学选择每天 100 mg 用于扩展试验,并证明了疗效。患者的中位 OS 为 9.3 个月,34 例(19.3%)患者达到完全缓解,CR 患者的 OS 为 19.7 个月。患者对恩西地平耐受性良好,12% 的患者出现高胆红素血症,7% 的患者出现 IDH 分化综合征。基于这些结果,恩西地平于 2017 年被 FDA 批准用于治疗 R/R AML。推荐剂量为 100 mg,每日 1 次口服。

在一项恩西地平联合阿扎胞苷治疗 R/R *IDH2* 突变 AML 的单臂 Ⅱ 期临床试验（NCT03683433）中，患者接受阿扎胞苷 75 mg/m²/d×7 d＋恩西地平 100 mg，每日 1 次的方案的治疗，部分患者加用了维奈克拉。19 名 R/R 的 AML 患者（5 名患者为造血干细胞移植后复发）的 CRc 率为 58%，MRD 阴性 CR 率为 22%。其中，联合维奈克拉的患者缓解率更高，CRc率达到 86%。在治疗有效的患者中，中位随访时间为 13.1 个月，中位 OS 为 9.7 个月，中位EFS 为 6.9 个月。恩西地平＋阿扎胞苷±维奈克拉为移植后复发，且不适合强化疗的 *IDH2*突变的 AML 患者提供了新的选择。

（四）免疫治疗

对于移植后复发的恶性血液病患者来说，可供选择的治疗方案和策略相对受限。在迈入免疫治疗新时代的今天，抗体药物、细胞免疫疗法等纷纷问世，为移植后复发的患者提供了新的希望与曙光。本部分就免疫治疗在血液系统恶性肿瘤患者移植后复发中的治疗进展简要介绍。

1. 抗体药物

抗体是一种由 B 细胞识别抗原后活化、增殖分化为浆细胞，并由浆细胞合成与分泌的、具有特殊氨基酸序列的，能够与相应的抗原发生特异性结合的免疫球蛋白分子。抗体药物是指可以凭借抗体对抗原的结合特异性，靶向结合表达靶抗原的细胞，并通过介导免疫细胞与之结合、阻断信号通路以及耦联药物直接杀伤等机制来破坏靶抗原细胞的免疫治疗药物。自 1986 年第一个单克隆抗体药物——抗 CD3 单抗 OKT3 问世以来，经过 30 多年的快速发展，抗体药物已经成为全球生物制药增长最快的领域之一。

血液系统恶性肿瘤是指包含如造血干细胞、淋巴细胞等在内的血液系统组织细胞异常增殖的恶性克隆性疾病，具体类别有白血病、淋巴瘤、多发性骨髓瘤等，是一类严重影响人类健康的疾病。当前，化疗和 HSCT 是治疗的主要手段，但化疗副作用大、选择性差；而移植会继发移植物抗宿主病，同时也伴有复发的风险。随着免疫治疗技术的快速进展，抗体药物的迭代更新为移植后复发的这部分病人提供了治疗的契机。

（1）CD33：CD33 分子是一种 67kDa 跨膜糖蛋白，在细胞膜表面分布，作为唾液酸依赖的细胞黏附分子来介导分子间的相互作用，进而调节靶细胞增殖和分化。CD33 的表达分布通常仅限于造血系统，在其他的组织器官细胞表面表达密度极低或不表达。在造血系统中，CD33 通常表达在正常的多能骨髓前体细胞、集落细胞、成熟粒细胞和单核细胞上；同时，在巨噬细胞、树突状细胞以及一部分 B 细胞亚群、活化的 T 细胞和自然杀伤细胞的表面也存在一定程度的表达。研究发现，CD33 在髓系白血病细胞表面具有极高的表达密度，但在正常的多能造血干细胞表面表达则极低，这一差异化的表达让 CD33 成为髓系白血病理想的免疫治疗靶点之一。

目前，针对 CD33 开发的单克隆抗体药物种类众多，其中最具意义的是吉妥珠单抗（gemtuzumab ozogamicin，GO）。吉妥珠单抗，是人源化抗 CD33 抗体与 DNA 嵌入剂卡奇霉素（calicheamicin，CLM）形成的抗体耦联物。吉妥珠单抗在进入体内后，能够通过识别髓系白血病细胞表面高表达的 CD33 来锁定肿瘤细胞，并与之结合进一步形成抗原-抗体复合物。抗原-抗体复合物通过介导细胞的内吞作用而进入细胞内，卡奇霉素从耦联物上水解游离，进入细胞核，导致双链 DNA 断裂及肿瘤细胞的凋亡。吉妥珠单抗用于治疗 AML 患者时,由于 CD33 表达于约 90% 的 AML 细胞表面,不表达或极低表达于正常造血干细胞,使得吉妥珠单抗对于正常造血干细胞影响较小,从而在一定程度上规避或减轻骨髓抑制等血液学毒性。体外研究表明,吉妥珠单抗诱导的细胞毒性与 CD33 表达水平呈正相关,肿瘤细胞的 CD33 表达水平越高,吉妥珠单抗与 CD33 抗原位点的结合则越紧密,从而达到更强的抗肿瘤效果。

在造血干细胞移植后复发的 AML 患者中,吉妥珠单抗取得了令人鼓舞的疗效。Genthon 等报道了 18 例 allo-HSCT 后复发的 AML 患者,接受分次低剂量吉妥珠单抗联合阿糖胞苷 (100 mg/m², 1～5 天) 和蒽环类药物挽救性化疗,获得了 72% 的 ORR 和 42% 的 2 年 OS,其中有 13 例患者获得了 CR/CRi。另外,Debureaux 等也取得了与其相似的效果,28 例 allo-HSCT 后复发的 AML 患者接受类似治疗方案,结果显示 2 年 EFS 和 OS 分别为 57% 和 69%。在毒性和不良反应方面,最常见的是骨髓抑制和肝脏毒性,其程度均处于可接受及可控的范围内。综上所述,对于 allo-HSCT 后复发,以及因无法耐受强化疗和第 2 次清髓性移植预处理方案的高肿瘤负荷 AML 患者而言,吉妥珠单抗联合化疗作为挽救性治疗方案是可行、安全和有效的,同时可以为 2 次移植创造机会。allo-HSCT 后复发且对再次诱导化疗不耐受或无效的 AML 患者中,进行第 2 次 allo-HSCT 预后极差,不仅移植成功率低,死亡率也很高。因此,对于这部分患者来说,尽可能减轻肿瘤负荷,进而为移植创造时机是极为重要的,后续也需要结合更为有效、毒性更低的预处理方案。在常规化疗因耐药、副作用明显等问题使患者无法继续接受治疗时,吉妥珠单抗可能会规避常规化疗所带来的毒性。Sumiyoshi 等报道了 1 例 allo-HSCT 后复发的 AML 患者,该患者为 25 岁男性,原计划在阿扎胞苷维持治疗基础上使用氟达拉滨、马法兰联合吉妥珠单抗预处理方案后行第 2 次 HSCT,病程中由于并发症的出现,仅接受了吉妥珠单抗单药治疗作为第 2 次 HSCT 的预处理方案,后续患者按计划回输了干细胞,并至病例报道发表时患者已获得持续 18 个月的 CR。该病例提示吉妥珠单抗单药治疗可能在一些肿瘤负荷较低的 AML 病例中诱导达 CR,但该研究仅为个案报道,后续仍需要通过更多的病例研究进一步评估其疗效。

总体而言,CD33 单抗目前作为 AML 的免疫靶向治疗药物,在临床研究数据中表显示出了极大的潜力和治疗前景,特别是对移植后复发及对常规化疗无法耐受的病人而言,CD33 单抗可能会延长病人生存期,并为二次移植提供契机。

(2) CD38:CD38 最早于 1980 年被发现,是一种 46kDa 的 II 型跨膜糖蛋白。CD38 起初被认为是淋巴细胞的分化和活化标志物,而后随着对其研究的深入,被认为可用来对 T 细胞与 B 细胞进行鉴别。CD38 在浆细胞表面高度表达,在其他淋巴细胞、髓系细胞,以及红细胞及血小板表面亦有部分表达。CD38 同时也具有细胞外催化酶的活性,参与包括烟酰胺腺嘌呤二核苷酸(NAD)和烟酰胺腺嘌呤二核苷酸磷酸酯(NADP)在内的分解代谢,在调节细胞内钙的储存及运输中发挥着重要作用。由于 CD38 涉及的代谢通路在细胞生理功能过程中广泛存在,CD38 的表达与包括 HIV 感染、自身免疫系统疾病、2 型糖尿病、骨质疏松症及癌症等在内的一系列疾病存在关联。其中,CD38 与血液系统恶性肿瘤的关系尤其密切,特别是在多发性骨髓瘤及慢性淋巴细胞白血病中表达量极高,在诸如巨球蛋白血症、原发性系统性淀粉样变性、套细胞淋巴瘤、急性淋巴细胞白血病、急性髓系白血病、NK/T细胞淋巴瘤及浆细胞白血病等其他血液肿瘤中也存在一定程度的表达。结合CD38在血液恶性肿瘤尤其是浆细胞疾病中的高表达,及其在细胞信号传导通路中的作用,CD38被认为是一种具有广阔前景的治疗靶标。

目前,CD38单克隆抗体药物中最为成熟的是达雷妥尤单抗,达雷妥尤单抗分别于2015及2016年通过FDA、EMA的审核批准应用于复发/难治性MM,2019年7月在中国获批上市。MM是一种血液系统恶性肿瘤,骨髓中单克隆恶性浆细胞异常增殖,导致高钙血症、贫血、骨质破坏等异常。MM的另一特点是产生大量的单克隆免疫球蛋白,可导致肾功能的损害及衰竭。MM发病率目前位居血液系统常见恶性肿瘤的第二位,在当前的医疗技术下,仍为不可治愈的疾病,治疗目的是通过化疗、造血干细胞移植等手段减少患者体内的恶性浆细胞,尽量延长患者的生存期并改善生活质量。尽管造血干细胞移植对于合适的患者具有不可替代的地位,但是复发和难治仍然是MM患者移植后面临的最大挑战之一,而以CD38单克隆抗体为代表的免疫靶向治疗的出现,为MM的治疗提供了新的手段。

达雷妥尤单抗是一种可与CD38特异性结合的IgG1κ单克隆抗体,通过多种机制诱导肿瘤细胞快速死亡,包括补体依赖的细胞毒作用(CDC)、抗体依赖性细胞介导的细胞毒作用(ADCC)、抗体依赖性细胞吞噬作用(ADCP)以及直接诱导凋亡。一项纳入了相关临床试验的荟萃分析显示,使用达雷妥尤单抗单药治疗复发/难治性MM其ORR可达31.1%,中位缓解持续时间为7.6个月,PFS为4.0个月,中位生存期可达20.1个月,在整体治疗剂量中位数下(16 mg/kg),患者可获得快速、深度和持久的缓解。在毒副作用方面,治疗中发生的不良反应可控,发生率最高的为输注反应,主要以疲劳、发热为主,延长药物输注时间可显著减少不良反应的发生;严重不良事件以感染相为主。整体而言,达雷妥尤单抗的治疗效果令人鼓舞,且不良反应可控,开启了目前激素、免疫调节剂以及蛋白酶体抑制剂之外MM治疗药物的新策略。

目前除了达雷妥尤单抗,尚有其他CD38单克隆抗体如Isatuximab和MOR202还处于临床试验阶段。此外,如轻链型淀粉样变性等与浆细胞相关的疾病也在探索将CD38单克隆抗体纳入治疗方案中。相信随着临床研究的进一步开展,CD38单克隆抗体将为更多的浆细胞疾病患者带来希望。

(3) CD47:CD47于1992年被发现,其属于免疫球蛋白超家族,是一种由305个氨基酸构成的跨膜糖蛋白,具有一个IgV样N氨基末端胞外结构域、一个由3~5个跨膜片段组成的高度疏水延伸的跨膜区域及一个亲水的选择性拼接的羧基胞质尾区。研究发现,CD47在包括红细胞、血小板内的多种正常生理细胞上普遍表达,但相对正常细胞而言,肿瘤细胞的表达密度更高,特别是血液系统恶性肿瘤,如白血病、骨髓瘤、淋巴瘤等。CD47在肿瘤和正常细胞上表达程度的差异正是免疫靶向治疗的切入点。

CD47的表达差异不仅仅体现在肿瘤细胞与正常细胞的分布密度上,也与预后密切相关。进一步研究发现,CD47可以与整合素、血小板凝集素(TSP-1)和SIRPα等配体结合并激活相应的信号通路及功能,其中对CD47-SIRPα的研究相对深入。CD47-SIRPα是针对固有免疫细胞的抑制性信号通路,CD47 通过与巨噬细胞的 SIRPα 结合介导酪氨酸激酶途径传导的抑制信号,从而降低巨噬细胞的摄取吞噬作用,让肿瘤细胞逃避免疫监视而避免被清除。换句话说,如果能抑制 CD47-SIRPα 通路,也就能加强免疫监视功能,从而消灭肿瘤细胞。除此之外,CD47-SIRPα 通路还与抗原呈递、NK 细胞介导的 ADCC、ADCP 和 CDC、半胱天冬酶非依赖性诱导的肿瘤细胞凋亡等机制相关。

基于前述的相关研究,靶向 CD47 的单克隆抗体被研发并开始进入临床试验。2018 年,Magrolimab(Hu5F9-G4)首次在人体中进行了 I 期临床试验。在该试验中,纳入了总共 22 例难治/复发的非霍奇金淋巴瘤患者,其中 15 例为弥漫大 B 细胞淋巴瘤(diffuse large B-cell lymphoma,DLBCL),7 例为滤泡性淋巴瘤(follicular lymphoma,FL),几乎所有患者对利妥昔单抗耐药。试验结果中总反应率为 50%,DLBCL 患者总共缓解 6 例,其中 5 例患者获得了完全缓解(CR);7 例 FL 患者中总共缓解 5 例,其中 3 例 CR,并且总体不良反应可控。在 AML 等方面,Magrolimab 的疗效也获得了验证。在 2020 年欧洲血液学年会上,一项针对血液系统恶性肿瘤的临床试验(NCT03248479)发布的相关数据显示,使用 Magrolimab 联合阿扎胞苷治疗 AML 及 MDS 为主的血液系统恶性肿瘤患者,可获得 91% 的客观缓解率及 42% 的完全缓解率。以上相关研究及数据都证明,CD47 这一靶点在血液系统肿瘤疾病领域有巨大的潜力,更多的临床试验已经在 AML、MDS、NHL、MM 等多种血液恶性肿瘤领域以单药或联合用药的形式正在开展。

靶向 CD47 单克隆抗体在临床应用中遇到的最主要不良反应是红细胞凝集,其可能导致贫血的发生。随着靶向 CD47 单克隆抗体研发技术的发展,第二代 CD47 单抗如 CC-90002、SRF321、IBI188 等,以及第三代的 CD47 单抗如 Lemzoparlimab、AO176 等均在保持疗效的基础上减少了红细胞凝集等不良反应的发生。

总之,随着对 CD47 研究的深入,CD47 与血液系统恶性肿瘤如淋巴瘤及白血病之间的关系将更加明晰,也将推动 CD47 免疫治疗靶标的手段继续发展。

(4) CD3-CD123:在免疫靶向治疗技术飞速发展的当下,单克隆抗体药物百花齐放,各种靶点层出不穷。目前,全球已批准约 50 多个抗体药物上市,尽管单克隆抗体的使用日趋成熟,但仍存在有耐药、无效以及脱靶等问题,如何去克服这些缺点并提高疗效,值得进一步探索。然而,双特异性抗体的出现,或许代表了未来新的治疗方向。

双特异性抗体是一种能同时结合两种不同抗原的特异性抗体,在自然界并不存在,仅可通过基因工程、细胞融合等技术人工合成。自 20 世纪 80 年代被首次应用于肿瘤治疗后,因其独特的作用机制和显著的效果,迅速引起了关注。双特异性抗体较单克隆抗体最大的不同是具有两条不同的抗原结合臂,可以同时结合两种不同的抗原或者抗原表位,而这两条抗原结合臂,根据结合目标、定位以及机制的不同,大致可以分为以下几种类型:① 介导免疫细胞与肿瘤细胞结合;② 同时阻断两个及以上的抗原信号通路;③ 抗原-药物耦连。这几种类型的双特异性抗体各自有不同的作用机制及优缺点。本节段主要以 CD3-CD123 双特异性抗体为例进行简介。

CD3 分子是 T 细胞表面存在的一种跨膜蛋白,会与 T 细胞抗原受体(TCR)结合成为

TCR-CD3 复合体,抗原呈递细胞(APC)呈递的特异性 MHC 多肽复合物能够和 TCR-CD3 复合物诱导 T 细胞的激活,共同参与 T 细胞对抗原的识别。T 细胞作为免疫系统重要的效应细胞,在对抗肿瘤的免疫反应中具有重要作用,而 CD3 分子表达在几乎所有的 T 细胞表面,所以 CD3-CD123 双特异性抗体可以通过 CD3 抗原结合臂与 T 细胞结合。另一方面,CD123 即白细胞介素 3 受体(IL-3R)α 链,IL-3 是 βc 细胞因子家族的成员,这一细胞因子家族内还包括粒细胞-巨噬细胞集落刺激因子和 IL-5。IL-3 是一种多效性的细胞因子,可以同时刺激造血干细胞、肥大细胞以及嗜碱性粒细胞在内的多种细胞。迄今为止,已经有许多研究探索了 CD123 在人体细胞中的表达情况,其在大多数造血干细胞表面表达,在红细胞和巨核细胞分化过程中丢失,在单核细胞及粒细胞分化过程中则得以保留。同时,CD123 在各种血液系统恶性肿瘤中广泛高表达,包括如 AML、B-ALL、淋巴瘤等。结合 CD3 及 CD123 两者的特性,CD3-CD123 双特异性抗体通过同时靶向 CD3 及 CD123,介导表达 CD3 的 T 细胞与表达 CD123 的肿瘤细胞结合,加强 T 细胞介导的一系列免疫反应,进而杀伤及消灭肿瘤细胞。Flotetuzumab 是一款 CD3-CD123 双特异性抗体药物,可以引起 T 细胞的显著扩增和 CD123 阳性 AML 细胞的死亡在一项针对复发/难治性 AML 及中/高风险的 MDS 患者的开放性、多中心、单臂临床研究中(NCT02152956),30 例初始诱导失败或早期复发的患者接受 Flotetuzumab 单药治疗,总体反应率为 30.0%,达到 CR 的患者的中位生存期为 10.2 个月,6 个月和 12 个月的生存率分别为 75% 与 50%,并且整体不良反应可控。CD3-CD123 双特异性抗体在相关研究中的成果值得继续探索,这同时也进一步促进了抗体药物研究的发展。

抗体药物历经 30 余年发展,经 FDA 批准的抗体药物已超百款,涵盖了肿瘤、自身免疫疾病、心血管疾病、神经系统疾病以及罕见病等多个治疗领域。在迈入移植后时代的血液病治疗领域,抗体药物更是具有跨时代的治疗意义。相信在不远的将来,抗体药物治疗将会给移植后复发的血液病患者带来更多的选择和最佳的治疗效果。

2. 细胞免疫治疗

近年来,随着免疫学的进步,肿瘤免疫治疗取得了长足的发展,血液系统恶性肿瘤患者的存活率及生活质量均有所改善,但是肿瘤复发,尤其是造血干细胞移植后复发仍然是患者的噩梦。细胞免疫治疗是指将自体或异体的免疫细胞采集分离,在体外经过激活或基因修饰等技术手段处理,扩增到一定量的具有抗肿瘤活性的免疫细胞,再回输至患者体内,进行抗肿瘤治疗的方法。本节将选取本领域典型的治疗手段进行简要介绍。

(1) CAR-T:CAR-T 细胞是通过基因重组技术进行改造后的 T 细胞。众所周知,T 细胞是自身免疫系统中的重要组成部分,T 细胞通过抗原识别、递呈信号以及信号通路激活等一系列机制来识别和杀灭肿瘤细胞。CAR-T 细胞经过改造后,会表达靶向肿瘤抗原的嵌合抗原受体,这种人工改造后的 T 细胞可以靶向识别表达肿瘤抗原的细胞并予以杀灭,这就是 CAR-T 细胞的基本原理。

CAR-T 细胞制备目前主要来源于患者本人,操作时先从患者体内采集分离出 T 细胞,并在体外培养、筛选,通过基因工程技术导入嵌合抗原受体,并再将成功表达嵌合抗原受体的 T

细胞回输至患者体内。在此过程中，细胞的采集、培养，基因表达的修饰、改变，以及临床中细胞输入后的一系列诊疗处理，都体现了基础和临床的完美结合。最早于1989年，Eshhar研究小组研发了第一代CAR-T结构，随后在第一代CAR-T结构的基础上，加入了共刺激因子如CD28或CD137，成为第二代CAR-T结构。加入了共刺激因子的第二代CAR-T增强了对肿瘤的应答，其后，随着CAR-T细胞技术的发展和成熟，CAR-T细胞的制备技术实现了快速的更替，并出现了大量的新靶点、新产品。

因为初期技术的不成熟，CAR-T细胞在体内扩增能力低下、持久性差，同时还有靶向识别不良等缺陷，导致CAR-T细胞治疗技术在临床的应用进展缓慢。在CAR-T技术问世后近20年，CAR-T技术在临床才初见曙光。2008年，Brenner研究组报道了世界上第一个有关CAR-T临床治疗的良好结果，在该研究中，靶向GD-2的CAR-T疗法使11例神经母细胞瘤患者中的3例达到了完全缓解。在2011年，Kochenderfer等在《新英格兰医学杂志》发表了CAR-T治疗复发/难治性慢性淋巴细胞白血病的相关报道，开启了CAR-T治疗血液系统恶性肿瘤的大门。

目前对于恶性血液系统疾病，靶抗原选择主要包括CD19、CD20、Kappa轻链、CD22、CD23、CD30、CD70等，其中以靶向CD19的CAR-T治疗进展最快。靶向CD19抗原的CAR-T细胞产品Kymriah（tisagenlecleucel，CTL019）于2017年8月通过美国FDA审核批准上市，用于治疗儿童和成人难治性、复发性的B-ALL，同时也是世界上第一款CAR-T细胞治疗药物。2021年6月，复星凯特生物技术有限公司的靶向CD19抗原的CAR-T细胞产品阿基仑赛注射液（Yescarta）获批上市，是中国第一款上市的CAR-T细胞治疗药物。

在CAR-T时代，CAR-T细胞治疗为移植后复发的血液病患者提供了新的治疗手段。Maude等报道了使用靶向CD19的CAR-T细胞治疗复发/难治ALL，在研究中共有30例患者接受了CAR-T治疗，其中儿童25例，成人5例，25例儿童中有18例为allo-HSCT后复发状态。研究结果表明，共有27例患者获得了完全缓解（90%），在18例allo-HSCT后复发患者中有15例获得了完全缓解，6个月的DFS和OS率分别为67%和68%。同时，Turtle等及Gardner等也均对靶向CD19的CAR-T在移植后复发的B-ALL患者中的疗效做出了肯定的评价。

相对于B-ALL，T细胞来源的白血病的CAR-T治疗进展相对缓慢，因为正常T细胞与肿瘤T细胞之间的靶抗原表达的重合度非常高，靶向T细胞抗原的CAR-T治疗在杀伤肿瘤细胞的同时杀伤正常的T细胞，使患者出现严重的内源性T细胞耗竭，导致免疫功能的缺陷。目前CD5、CD7可能是具有可行性的靶向T细胞抗原，相关的研究也在持续进行中。

血液系统恶性肿瘤中，AML的异质性非常明显，其异质性不仅体现在肿瘤细胞形态、遗传学等因素上，也体现在肿瘤细胞表面抗原中。到目前为止发现的潜在靶抗原都在造血干细胞、正常髓系细胞等组织细胞表面表达，如果使用这类靶抗原制备的CAR-T细胞，在杀伤肿瘤细胞的同时，也会杀伤正常的造血细胞，导致骨髓抑制并继发感染、出血等不良事件。目前有前景的在研的髓系抗原包括CD33、CD123、CD70、CD117等，虽然部分研究取得了不错的结果，但仍需进一步克服脱靶等难题。此外，CD38、BCMA CAR-T在多发性骨髓瘤，CD19 CAR-T在非霍奇金淋巴瘤等治疗领域也取得了不错的疗效和进展。

由于免疫系统激活等一系列机制,患者在接受 CAR-T 治疗时常伴随出现与免疫相关的毒性及不良反应,其中最为常见的是细胞因子释放综合征(CRS)及免疫效应细胞相关神经毒性综合征(ICANS)。其他不良反应还包括血细胞减少、噬血综合征、过敏反应和肿瘤溶解综合征等。CRS 是由 CAR-T 细胞和其他免疫细胞释放大量炎性细胞因子导致的全身炎症反应,其可能发生在接受 CAR-T 疗法后的几个小时到 14 天的任何时间。CRS 表现为疲劳、肌痛、关节痛、发热,可迅速进展为低血压、心动过速、呼吸急促和缺氧、心律失常、毛细血管渗漏、凝血功能障碍、呼吸衰竭、休克和器官功能障碍,并进一步导致死亡。ICANS 则表现为注意力和意识障碍,可发展为意识抑制、昏迷、癫痫和致命性脑水肿。针对上述毒性,通常采取的治疗措施包括托珠单抗(Tocilizumab)及司妥昔单抗(Siltuximab)在内的 IL-6 途径抑制剂,以及类固醇激素、甘露醇等积极的对症支持处理。在长期的临床实践及研究支持下,CAR-T 治疗相关的毒性及不良反应已较应用初期大大减轻,在提高患者获益,减少患者痛苦的同时,也为 CAR-T 治疗的推广起到了积极的作用。

目前 CAR-T 细胞技术在多种血液系统恶性肿瘤中取得了临床的成功,但是该领域的技术仍未完全成熟,CAR-T 疗法在高缓解率的同时,也具有高复发率的特点,需要进一步桥接造血干细胞移植或强化化疗来维持治疗效果。另一方面,CAR-T 疗法的毒性也限制了其应用的推广。在加强靶向杀伤能力的基础上,进一步克服脱靶效应、降低毒性反应是 CAR-T 疗法改进的关键。对此,新的策略包括新的 CAR-T 结构构建、新靶点的研发、通用 CAR-T 技术、联合治疗等。相信在技术愈加成熟的未来,CAR-T 技术能为患者们带来新的福音。

(2) NK 细胞输注:自然杀伤细胞(NK)是人类免疫系统的重要组成部分,其占外周血淋巴细胞的 10%～15%,具有细胞毒性和免疫调节双重功能。NK 细胞不需要抗原刺激,可以直接启动并迅速消灭肿瘤及病毒感染的细胞。NK 细胞的杀伤功能主要通过表面活化性和抑制性两种不同的受体与其相应的特异性配体结合所介导的抑制和活化信号间的平衡来实现,这一系统称为细胞表面受体识别 MHC。在正常的组织细胞中,MHC 系统所介导的抑制性信号压制活化性信号,NK 细胞不会被激活;反之 NK 细胞激活并杀伤靶细胞。在血液系统恶性肿瘤,比如白血病中,当白血病细胞上 MHC 系统表达降低或活化性配体表达增高时,NK 细胞的活化性信号超过抑制性信号,NK 细胞的"自我缺失"识别模式将被激活。激活后的 NK 细胞主要通过释放穿孔素、肿瘤坏死因子(TNF)和颗粒酶使靶细胞凋亡,并通过 ADCC 等相关机制发挥细胞杀伤作用。

因为 NK 细胞的抗白血病细胞效应及免疫特性,自 20 世纪 80 年代起,关于 NK 细胞抗白血病的临床应用已经持续开展。起初研究的方向是自体 NK 细胞扩增治疗 AML,自体 NK 细胞的体外扩增需要使用白介素-2(IL-2),但 IL-2 除了剂量限制性毒性外,还可能因为引起 Treg 细胞的扩增反而抑制 NK 细胞的增殖及功能,在种种限制及阻碍下,自体 NK 细胞在临床研究中未取得明显的突破。自体 NK 细胞输注研究的受阻,为另一种 NK 细胞输注治疗提供了思路,即同种异体 NK 细胞输注治疗。研究表明,健康供体的同种异体 NK 细胞在造血干细胞移植中介导了强大的 GVL 效应,同时能够降低 GVHD 的发生率。而在非移植环境中,同种异体 NK 细胞的治疗效果同样令人欣喜。一项回顾性研究显示,化疗联合异基因 NK 细胞输注治疗 AML 具有明显优势。该研究分析了 2014 年 1 月至 2019 年 6 月北京大学人民医院经化疗达到血液学完全缓解的 23 例 AML 患者,在巩固治疗 3 个疗程后,使用巩固化疗联合异基因 NK 细胞回输治疗。研究结果表明巩固化疗联合异基因 NK 细胞输注可能有助于患者达到更深层次的缓解,减少远期复发。这为临床治疗 AML 患者带来新的希望。

总的来说,NK 细胞的输注治疗与造血干细胞移植有异曲同工之妙,能够通过输注自体或异体的 NK 细胞杀伤患者体内的肿瘤细胞。但在临床 NK 细胞输注一方面存在细胞采集困难、易污染等技术性问题,另一方面 NK 细胞输注需要与化疗联用,单纯的 NK 细胞输注疗效不佳。所以,在基因编辑、蛋白调控等技术日新月异的今天,人们更加期望能在 NK 细胞的基础上改进,使 NK 细胞的功能与临床需求相吻合,在减轻副作用的同时能够进一步增强抗肿瘤能力。

(3) CAR-NK:现今,CAR-T 细胞已经在血液肿瘤的临床治疗上获得了广泛认可,但 CAR-T 技术在临床使用中仍具有很大的局限性。例如,CAR-T 细胞的制备通常需要数周,在面对血液系统恶性肿瘤这类进展迅速、合并症多的患者群体时显得有些捉襟见肘。另一方面,T 淋巴细胞的采集时常无法取得足够临床需求的数量。虽然异体 T 细胞可以克服上述难题,但是即使异体 T 淋巴细胞的 HLA 配型匹配,仍有可能引发 GVHD,这使得 CAR-T 细胞的制备只能用患者自体 T 细胞。与 T 淋巴细胞相比,NK 细胞在肿瘤免疫治疗方面有其独特的优势。

首先,异体 NK 细胞输注不需要进行 HLA 配型,NK 细胞作为人体免疫系统的一部分,能以自发的方式杀死靶细胞,无 MHC 限制性。其次,和 T 淋巴细胞不同,NK 细胞通常不攻击非造血组织,如肺、肝、肾等,引起 GVHD 的风险相对较小。最后,因为 NK 细胞不需要 HLA 配型,在工业化生产的角度,进行大规模、高产量生产的可行性较 T 淋巴细胞更高,在临床可及性上具有优势。因此 CAR-NK 在肿瘤免疫治疗领域受到了广泛的关注。

CAR-NK 细胞具有与 CAR-T 细胞结构相似,包括细胞外抗原结合区、跨膜结构域和细胞内信号传导结构域三个部分。胞外抗原结合区主要为免疫球蛋白单链抗体片段(scFv),可以识别特异性高表达于肿瘤细胞表面的抗原。跨膜结构域连接了细胞内信号传导部分与胞外抗原结合区。胞内信号传导结构域则决定着 CAR-NK 活化信号的强弱程度。

随着 CAR-T 治疗的应用推广,CAR-NK 的研究也在稳步推进。大量临床前研究已经证明了 CAR-NK 细胞对血液系统恶性肿瘤的疗效。Shimasaki N 等通过电穿孔的方式将 CD19-CD137-CD3ζmRNA 转染至 NK 细胞中,并在体外及白血病小鼠模型中进行测试,结果表明表达抗 CD19-CD137-CD3ζ 的 NK 细胞在体外不仅对 CD19 阳性靶细胞具有高度细胞毒性,并可持续分泌高水平的干扰素(IFN-γ)调节免疫环境;接受 CAR-NK 治疗的 B 细胞白血病小鼠模型体内的肿瘤的生长速度明显下降,肿瘤负荷得到控制。Chu Y 等在研究中发现,具有抗 CD20 CAR 结构的 NK 细胞对于利妥昔单抗耐药的细胞系仍有明显的毒性,B 细胞非霍奇金淋巴瘤 (B-cellnon-Hodgkinlymphoma,B-NHL)小鼠模型的肿瘤在接受抗 CD20 CAR-NK 输注后明显减小,生存时间显著延长。2018 年,苏州大学附属第一医院的唐晓文团队进行了历史上首次

CAR-NK 细胞治疗应用于人体的临床研究试验。该临床试验共纳入了 3 例复发/难治性 AML 患者,采取挽救性化疗联合 CD33-CAR NK-92 细胞输注治疗。在 3 例患者中,包含有 allo-HSCT 后复发在内的 2 例患者在 CAR-NK 细胞治疗后达到了 PR,且临床不良反应中 CRS 均为较低级别,未出现 SAE。以上的研究证明 CAR-NK 细胞在体外及体内均具有强大的抗肿瘤效应,CAR-NK 疗法的巨大潜力令人期待。

相比较 CAR-T 丰富的临床试验数据,CAR-NK 的临床转化目前仍处于起步阶段,截止至 2022 年 2 月 28 日,ClinicalTrials 网站公布的 CAR-NK 临床项目共 30 个,且大部分仍处于入组阶段。在免疫治疗日新月异的今天,让我们期待相关的临床试验结果的公布。

(4) DLI:DLI 是一种过继性细胞免疫疗法,实际上是非清髓性 allo-HSCT 的一种特殊形式。DLI 的基本原理是将正常供者来源的外周血淋巴细胞输注到患者体内以诱导 GVL 效应,继而达到清除患者体内残留白血病细胞的目的。在 DLI 中,主要起作用的是 $CD4^+T$ 细胞及 $CD8^+T$ 细胞,$CD4^+T$ 细胞主要通过释放 IL-2、IL-6、IFN-γ 等一系列细胞因子来激活单核-巨噬细胞系统、B 细胞以及 $CD8^+T$ 细胞,而 $CD8^+T$ 细胞进一步通过释放穿孔素或颗粒酶直接杀伤肿瘤细胞。

1990 年,Kolb 首次报道了 DLI 治疗造血干细胞移植后复发的慢性髓性白血病,报道中的 3 例 CML 患者在接受 DLI 后获得了细胞遗传学层面的完全缓解。在一项来自 EBMT 的研究中,在移植后复发的 AML 患者中,接受 DLI 治疗与否的两组间生存率存在统计学差异(21% vs 9%)。此后,DLI 的疗效逐步被诸多研究证实,并被推广并列入国内外的权威指南及共识中。

传统的 DLI 治疗移植后复发取得了肯定的疗效,但其仍然存在并发症及不良反应。DLI 主要的并发症包括造血功能障碍、GVHD 以及感染等。其中造血功能障碍、GVHD 本质上是供者淋巴细胞对宿主正常组织细胞的攻击破坏所致,尽管应用免疫抑制剂可以改善相关病情,但免疫抑制剂同时也会削弱 DLI 带来的 GVL 效应,因此在 DLI 的治疗中一般不建议使用免疫抑制剂。为了克服上述并发症,近年来多项研究均尝试对 DLI 进行改良,致力于在保持 GVL 的前提下尽量减少并发症的发生。改良的 DLI 常用的方法包括:将未经动员的静态淋巴细胞改为经动员的外周血干细胞采集物、剂量递增输入、供者细胞体外处理等,以上方法在传统的 DLI 基础上减少了并发症的发生,并且保留了 DLI 治疗所带来的收益。相信随着细胞过继治疗的进一步发展,造血干细胞移植后复发的患者能从改良的 DLI 中获益。

在医疗技术高速发展的今天,精准医疗是新时代临床诊疗的基础,精准医疗的核心策略是以恢复病患的生理、心理、社会完整性为宗旨,达成最优化疾病控制、最小化医源损害和最低化医疗耗费的多目标优化,最终实现患者获得最佳预后的目的。而抗体药物治疗、细胞免疫治疗等免疫治疗措施正是精准医疗的最佳体现,因其摒弃了传统化疗中广泛的毒副作用的缺点,在减少患者治疗痛苦的同时,提高了治疗的效果。相信随着医疗技术的持续发展,免疫治疗将会在未来继续大放异彩。

（五）二次移植

多项单中心或多中心回顾性研究数据显示，相较于首次移植，二次移植患者面临首次 allo-HSCT 后脏器功能受损，可能合并感染、多线化疗耐药、肿瘤负荷高等更多的挑战。二次移植的高复发率和非复发死亡率(NRM)仍然是临床亟待解决的问题。

1. 二次移植的现状

移植后复发的治疗方法十分有限，且疗效欠佳，目前尚没有统一的治疗方案。二次移植是治疗移植后复发的有效方法，也是复发患者可能获得长期生存的重要手段。Kurosawa 团队的一项研究发现，移植后复发患者接受二次移植后 1 年的 OS 优于接受化疗的患者（58% vs 14%，$P<0.001$），但是两组患者的 2 年 OS 差异无统计学意义。

在不考虑二次移植供者类型的情况下，二次移植的 2 年 OS 为 16%～49%，2 年 LFS 为 20%～31%，2 年 CIR 为 21.8%～57%。二次移植虽然能使部分患者获益，但其移植相关死亡率(TRM)较高，约为 33%～57%；复发率也较高，为 44%～59%。二次移植合并症多、复发率高，需要充分地权衡二次移植的风险及获益。

一般情况下可根据复发时间早晚、减/停免疫抑制、靶向药物、放化疗、免疫治疗和细胞治疗后 MRD 是否转阴，并结合患者身体状况、个人意愿决定是否进行二次移植。由于移植后复发患者中只有少数人接受二次移植，所以国内缺乏二次移植大宗病例报道。国外回顾性研究显示，二次移植更换供者和/或改变预处理强度并未带来生存的获益；可根据患者第一次移植后 CR 的持续时间、年龄、身体状况、疾病状态决定二次移植的供者和预处理方案。普遍认为强化预处理方式、更换供者、缓解期行二次移植可以提高二次移植的疗效。

2. 影响二次移植疗效的因素

目前认为二次移植的疗效受到以下因素的影响：① 二次移植前疾病状态：多项研究均提示二次移植前获得缓解的患者较未缓解的患者预后更佳，因此复发后能够再次获得缓解是二次移植成功的重要因素。② 首次移植后缓解持续时间及移植时机：研究表明，晚期复发（移植后超过 6 个月复发）的患者二次移植获益更多。有研究比较了复发距离第一次移植时间对二次移植疗效的影响，结果显示，HSCT 后超过 1 年复发的患者行二次移植后 3 年 OS 为 46%，而小于 1 年复发的患者 3 年 OS 为 21%。临床研究表明，首次移植后缓解至二次移植间隔期越长，移植后长期无病生存期越长，复发率越低。首次移植与二次移植间隔期不足 6 个月比 6 个月以上的治疗相关死亡率高 3.9 倍。综上，首次移植与二次移植间隔期 12 个月以上，二次移植后再复发率和死亡率明显降低。③ 二次移植时年龄及体能状态：二次移植前患者的体能状态显著影响二次移植后患者的生存。有研究显示，二次移植前美国东部肿瘤协作组(ECOG)体能状况评分 0～1 分患者的 OS 显著优于 ECOG 评分 2～3 分的患者。

3. 二次移植的预处理方案

移植时预处理方案的选择：二次移植预处理常用马法兰或 TBI 为基础的清髓方案(Myelo-ablative conditioning，MAC)，尤其是 TBI 方案，被认为可以提高生存率并降低复发率，但 TBI

同时也可能因为放疗毒性而增加移植相关死亡率。在纯化疗方案中,除常规应用马法兰外,以克拉屈滨、氟达拉滨、噻替哌为辅的强化预处理方案也能够更好的清除肿瘤细胞。近年来被认为不良反应可能更小一些的全骨髓联合全淋巴照射(TMLI)方案也应用到移植预处理中。目前的资料尚不能确定哪种方案更有优势。常规的 MAC 方案能够降低移植的复发率,但会增加患者的 TRM;虽然减低毒性预处理(RIC)方案的 TRM 较低,但可能会增加移植后复发率。综上所述,预处理没有固定的最佳方案,需根据患者二次移植前的脏器功能、疾病状态、体能状态、供者细胞来源、复发距首次移植的时间、二次移植时疾病遗传性特征特点等综合考虑,以期用个体化方案最大限度地清除肿瘤细胞,避免出现二次移植相关并发症及移植后复发。

4. 二次移植供体选择

关于供者选择,Christopeit 等人的临床研究显示:在第一次 allo-HSCT 复发后,二次移植 2 年的 OS 约为 25%。来自无关供者的二次移植在亲缘相合和无关相合的第一次移植后均是可行的。几项回顾性研究指出,二次移植的 5 年 OS 约为 10%~30%,但是这些结果重点研究的是相合亲缘供者,主要是选用同一供者进行的二次移植。Christopeit 等研究探索了更换二次移植时的供者使受者肿瘤细胞暴露于不同 T 细胞介导的免疫压力下是否利于增强 GVL 效应从而减少二次移植后复发、提高 OS 及 LFS,该项回顾性研究纳入了 1998—2009 年间 179 例在首次移植后复发再次行二次移植的患者,研究显示:无论首次移植的供体为匹配的亲缘供者($n=$ 75)或无关供者($n=104$),74% 的患者在二次移植后完全缓解,其中一半患者再次复发。2 年 OS 为 25%±4%(亲缘供者二次移植后 39%±7%;无关供者二次移植后 19%±4%)。亲缘供者首次移植后行二次移植的预后优于无关供者首次移植后行二次移植(2 年 OS 分别为 37%± 6%、16%±4%;HR,0.68;95%CI:0.47~0.98;$P=0.042$)。在亲缘和非亲缘的首次移植之后,二次移植选择新的供体与原来供体的二次移植相比,没有改善 OS;也并不能减少疾病复发或提高长期生存。Imus 等人报道 HLA 相合移植后复发的患者再次行半相合造血干细胞移植,而首次半相合造血干细胞移植后复发的患者行与患者另外一条 HLA 配型相合的移植。研究者观察到,暴露在与以前从未遇到过的 HLA 单倍型不匹配的新供体来源的免疫系统中,使患者在 EFS 和 OS 方面有显著优势。该研究表明,对于一些在首次移植后复发的患者来说,HLA 配型不相合的第二次供者实际上可能比 HLA 配型相合的供者更好。从生物学的角度来看,HLA 配型相合的供者转变为不相合的供者意味着抗白血病反应将不仅仅依赖于肿瘤抗原或有限的次要组织相容抗原的特异性 T 细胞,而且还依赖于与不匹配的 HLA 分子直接同种异体反应的 T 细胞。这项研究规模较小,需要在适当的统计数据支持的前瞻性研究中得到证实。

尽管多项研究表明二次移植时更换供者与应用原供者相比,并没有明显提高患者的总生存。但理论上讲,HLA 差异可以增加 GVL 效应,部分研究表明更换供者(尤其是引入新的错配单倍型供体)有更长的 OS 及 EFS,但未降低复发率。既往研究多以亲缘全合供者和非血缘供者为主,单倍体供者在二次移植中的应用并不多见。研究表明,二次移植后发生急性 GVHD 时移植相关死亡率增高,但存在 cGVHD 则可提高 OS 及 LFS。

5. HLA-Loss 型复发患者行二次移植单倍型移植供体的选择

对于 HLA-Loss 型复发的患者,原始供者的 T 细胞无法识别突变后的白血病细胞。因此,HLA-Loss 型复发患者不宜进行 DLI 治疗或选择原始干细胞供者进行二次移植,HLA-Loss 型复发患者二次移植时选择何种供者成了新问题。临床研究发现,选择更换供者的二次移植要比选择化疗等获得更长的无病生存期。对于患者特异性 HLA-Loss 的复发患者,选择与丢失单链 HLA 相合的供者可能是有效策略,这种供者选择的二次移植有望达到更长的 OS。LucaVago 等人提出了二次移植供者的选择方案,即供者的 T 细胞仍然与患者的健康组织半相合,但与复发的白血病细胞 100% HLA 不匹配,这种供者选择在不增加 GVHD 的前提下最大限度地提高供者细胞的 GVL 效应,此供者选择方案有待进一步大规模的临床研究证实。

总之,二次移植可以作为治疗移植后复发的一种有效手段,但是二次移植存在移植合并症多、复发率高的问题,需要慎重考虑。一般状况良好、年纪轻、晚期复发且能够再次获得缓解的患者,很可能从中获益。此外,强化预处理方案、更换供者、缓解期行二次移植也是提高二次移植疗效的手段。

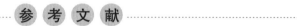

参　考　文　献

[1] 中华医学会血液学分会干细胞应用学组. 中国异基因造血干细胞移植治疗血液系统疾病专家共识(Ⅱ):移植后白血病复发(2016 年版)[J]. 中华血液学杂志, 2016, 37(10): 846 - 851.

[2] Bejanyan N, Weisdorf D J, Logan B R, et al. Survival of patients with acute myeloid leukemia relapsing after allogeneic hematopoietic cell transplantation: A center for international blood and marrow transplant research study[J]. Biol Blood Marrow Tr, 2015, 21(3): 454 - 459.

[3] Yan C H, Xu L P, Wang F R, et al. Causes of mortality after haploidentical hematopoietic stem cell transplantation and the comparison with HLA-identical sibling hematopoietic stem cell transplantation[J]. Bone Marrow Transplant, 2016, 51(3): 391 - 397.

[4] 王昱, 刘代红, 刘开彦, 等. 单倍型异基因造血干细胞移植治疗难治/复发急性白血病患者的疗效观察[J]. 中华血液学杂志, 2012, 33(11): 917 - 921.

[5] Schmid C, Labopin M, Nagler A, et al. Treatment, risk factors, and outcome of adults with relapsed AML after reduced intensity conditioning for allogeneic stem cell transplantation[J]. Blood, 2012, 119(6): 1599 - 1606.

[6] Thanarajasingam G, Kim H T, Cutler C, et al. Outcome and prognostic factors for patients who relapse after allogeneic hematopoietic stem cell transplantation[J]. Biol Blood Marrow Tr, 2013, 19(12): 1713 - 1718.

[7] DeWolf S, Tallman M S. How I treat relapsed or refractory AML[J]. Blood, 2020, 136(9): 1023 - 1032.

[8] Crucitti L, Crocchiolo R, Toffalori C, et al. Incidence, risk factors and clinical outcome of leukemia relapses with loss of the mismatched HLA after partially incompatible hematopoietic stem cell transplantation[J]. Leukemia, 2015, 29(5): 1143 - 1152.

[9] Mathew N R, Baumgartner F, Braun L, et al. Sorafenib promotes graft-versus-leukemia activity in mice and humans through IL-15 production in FLT3-ITD-mutant leukemia cells[J]. Nat Med, 2018, 24(3):

282 – 291.

[10] Vago L. Clonal evolution and immune evasion in posttransplantation relapses[J]. Hematol-am Soc Hemat 2019, 2019(1)：610 – 616.

[11] Christopher M J, Petti A A, Rettig M P, et al. Immune escape of relapsed AML cells after allogeneic transplantation[J]. N Engl J Med, 2018, 379(24)：2330 – 2341.

[12] Mo X D, Kong J, Zhao T, et al. Extramedullary relapse of acute leukemia after haploidentical hematopoietic stem cell transplantation：Incidence, risk factors, treatment, and clinical outcomes[J]. Biol Blood Marrow Tr, 2014, 20(12)：2023 – 2028.

[13] Ge L, Ye F, Mao X L, et al. Extramedullary relapse of acute leukemia after allogeneic hematopoietic stem cell transplantation：Different characteristics between acute myelogenous leukemia and acute lymphoblastic leukemia[J]. Biol Blood Marrow Tr, 2014, 20(7)：1040 – 1047.

[14] Gunes G, Goker H, Demiroglu H, et al. Extramedullary relapses of acute leukemias after allogeneic hematopoietic stem cell transplantation：Clinical features, cumulative incidence, and risk factors[J]. Bone Marrow Transplant, 2019, 54(4)：595 – 600.

[15] Xie N, Zhou J, Zhang Y L, et al. Extramedullary relapse of leukemia after allogeneic hematopoietic stem cell transplantation：A retrospective study[J]. Medicine, 2019, 98(19)：e15584.

[16] Yuda S, Fuji S, Onishi A, et al. Extramedullary relapse of acute myelogenous leukemia after allogeneic hematopoietic stem cell transplantation[J]. Biol Blood Marrow Tr, 2019, 25(6)：1152 – 1157.

[17] Alhashim N, Aljurf M, Hassanein M, et al. Extramedullary relapses after allogeneic stem cell transplantation for acute myeloid leukemia：Clinical characteristics, incidence, risk factors and outcomes[J]. Bone Marrow Transplant, 2018, 53(7)：838 – 843.

[18] Vago L, Toffalori C, Ciceri F, et al. Genomic loss of mismatched human leukocyte antigen and leukemia immune escape from haploidentical graft-versus-leukemia[J]. Semin Oncol, 2012, 39(6)：707 – 715.

[19] Gupta M, Raghavan M, Gale R E, et al. Novel regions of acquired uniparental disomy discovered in acute myeloid leukemia[J]. Gene Chromosome Canc, 2008, 47(9)：729 – 739.

[20] Bullinger L, Krönke J, Schön C, et al. Identification of acquired copy number alterations and uniparental disomies in cytogenetically normal acute myeloid leukemia using high-resolution single-nucleotide polymorphism analysis[J]. Leukemia, 2010, 24(2)：438 – 449.

[21] Raghavan M, Smith L L, Lillington D M, et al. Segmental uniparental disomy is a commonly acquired genetic event in relapsed acute myeloid leukemia[J]. Blood, 2008, 112(3)：814 – 821.

[22] Grosso D, Johnson E, Colombe B, et al. Acquired uniparental disomy in chromosome 6p as a feature of relapse after T-cell replete haploidentical hematopoietic stem cell transplantation using cyclophosphamide tolerization[J]. Bone Marrow Transplant, 2017, 52(4)：615 – 619.

[23] McCurdy S R, Iglehart B S, Batista D A, et al. Loss of the mismatched human leukocyte antigen haplotype in two acute myelogenous leukemia relapses after haploidentical bone marrow transplantation with post-transplantation cyclophosphamide[J]. Leukemia, 2016, 30(10)：2102 – 2106.

[24] Crucitti L, Vago L, Crocchiolo R, et al. Loss of mismatched HLA At leukemia relapse after hematopoietic stem cell transplantation is significantly associated with clinical and immunogenetic hallmarks of donor-

versus-host alloreactivity[J]. Blood, 2012, 120(21): 1957.

[25] Cieri N, Greco R, Crucitti L, et al. Post-transplantation cyclophosphamide and sirolimus after haploidentical hematopoietic stem cell transplantation using a treosulfan-based myeloablative conditioning and peripheral blood stem cells[J]. Biol Blood Marrow Tr, 2015, 21(8): 1506－1514.

[26] Rizzo J D, Wingard J R, Tichelli A, et al. Recommended screening and preventive practices for long-term survivors after hematopoietic cell transplantation: Joint recommendations of the European Group for Blood and Marrow Transplantation, Center for International Blood and Marrow Transplant Research, and the American Society for Blood and Marrow Transplantation (EBMT/CIBMTR/ASBMT)[J]. Bone Marrow Transplant, 2006, 37(3): 249－261.

[27] Hemmati P G, Terwey T H, Na I K, et al. Impact of early remission by induction therapy on allogeneic stem cell transplantation for acute myeloid leukemia with an intermediate-risk karyotype in first complete remission[J]. Eur J Haematol, 2015, 94(5): 431－438.

[28] Shokouhi S, Bray S, Bakhtiyari S, et al. Effects of aGVHD and cGVHD on survival rate in patients with acute myeloid leukemia after allogeneic stem cell transplantation[J]. Int J Hematol Oncol Stem Cell Res, 2015, 9: 112－121.

[29] Shimoni A, Hardan I, Shem-Tov N, et al. Allogeneic hematopoietic stem-cell transplantation in AML and MDS using myeloablative versus reduced-intensity conditioning: the role of dose intensity[J]. Leukemia, 2006, 20(2): 322－328.

[30] de Lima M, Porter D L, Battiwalla M, et al. Proceedings from the National Cancer Institute's Second International Workshop on the Biology, Prevention, and Treatment of Relapse After Hematopoietic Stem Cell Transplantation: Part III. Prevention and treatment of relapse after allogeneic transplantation[J]. Biol Blood Marrow Tr, 2014, 20(1): 4－13.

[31] Liu Q F, Fan Z P, Zhang Y, et al. Sequential intensified conditioning and tapering of prophylactic immunosuppressants for graft-versus-host disease in allogeneic hematopoietic stem cell transplantation for refractory leukemia[J]. Biol Blood Marrow Tr, 2009, 15(11): 1376－1385.

[32] Gao L, Wen Q, Chen X, et al. Effects of priming with recombinant human granulocyte colony-stimulating factor on conditioning regimen for high-risk acute myeloid leukemia patients undergoing human leukocyte antigen-haploidentical hematopoietic stem cell transplantation: A multicenter randomized controlled study in southwest China[J]. Biol Blood Marrow Tr, 2014, 20(12): 1932－1939.

[33] Tang X W, Valdez B C, Ma Y J, et al. Low-dose decitabine as part of a modified Bu-Cy conditioning regimen improves survival in AML patients with active disease undergoing allogeneic hematopoietic stem cell transplantation[J]. Bone Marrow Transplant, 2021, 56(7): 1674－1682.

[34] Garcia J S, Kim H T, Murdock H M, et al. Adding venetoclax to fludarabine/busulfan RIC transplant for high-risk MDS and AML is feasible, safe, and active[J]. Blood Adv, 2021, 5(24): 5536－5545.

[35] Gyurkocza B, Nath R, Stiff P J, et al. Targeted conditioning with anti-CD45 iodine (131I) apamistamab [iomab-B] leads to high rates of allogeneic transplantation and successful engraftment in older patients with active, relapsed or refractory (rel/ref) AML after failure of chemotherapy and targeted agents: Preliminary midpoint results from the prospective, randomized phase 3 sierra trial[J]. Biol Blood Marrow Tr,

2020，26(3)：S32 – S33.

[36] Wang Y，Liu D H，Fan Z P，et al. Prevention of relapse using DLI can increase survival following HLA-identical transplantation in patients with advanced-stage acute leukemia：A multi-center study[J]. Clin Transplant，2012，26(4)：635 – 643.

[37] Wang Y，Liu D H，Xu L P，et al. Prevention of relapse using granulocyte CSF-primed PBPCs following HLA-mismatched/haploidentical，T-cell-replete hematopoietic SCT in patients with advanced-stage acute leukemia：A retrospective risk-factor analysis[J]. Bone Marrow Transplant，2012，47(8)：1099 – 1104.

[38] Jedlickova Z，Schmid C，Koenecke C，et al. Long-term results of adjuvant donor lymphocyte transfusion in AML after allogeneic stem cell transplantation[J]. Bone Marrow Transplant，2016，51(5)：663 – 667.

[39] Schmid C，Labopin M，Schaap N，et al. Prophylactic donor lymphocyte infusion after allogeneic stem cell transplantation in acute leukaemia-a matched pair analysis by the Acute Leukaemia Working Party of EBMT[J]. Br J Haematol，2019，184(5)：782 – 787.

[40] Guillaume T，Yakoub-Agha I，Tabrizi R，et al. Prospective phase II study of prophylactic azacitidine and donor lymphocyte infusions following allogeneic hematopoietic stem cell transplantation for high risk acute myeloid leukemia and myelodysplastic syndrome[J]. Blood，2016，128(22)：1162.

[41] Schroeder T，Rachlis E，Bug G，et al. Treatment of acute myeloid leukemia or myelodysplastic syndrome relapse after allogeneic stem cell transplantation with azacitidine and donor lymphocyte infusions—a retrospective multicenter analysis from the German cooperative transplant study group[J]. Biol Blood Marrow Tr，2015，21(4)：653 – 660.

[42] Oran B，de Lima M，Garcia-Manero G，et al. Maintenance with 5-azacytidine for acute myeloid leukemia and myelodysplastic syndrome patients[J]. Blood，2018，132：971.

[43] de Lima M，Oran B，Champlin R E，et al. CC-486 maintenance after stem cell transplantation in patients with acute myeloid leukemia or myelodysplastic syndromes[J]. Biol Blood Marrow Tr，2018，24(10)：2017 – 2024.

[44] Ma Y J，Qu C J，Dai H P，et al. Maintenance therapy with decitabine after allogeneic hematopoietic stem cell transplantation to prevent relapse of high-risk acute myeloid leukemia[J]. Bone Marrow Transplant，2020，55(6)：1206 – 1208.

[45] Gao L，Zhang Y Q，Wang S B，et al. Effect of rhG-CSF combined with decitabine prophylaxis on relapse of patients with high-risk MRD-negative AML after HSCT：An open-label，multicenter，randomized controlled trial[J]. J Clin Oncol，2020，38(36)：4249 – 4259.

[46] Oshikawa G，Kakihana K，Saito M，et al. Post-transplant maintenance therapy with azacitidine and gemtuzumab ozogamicin for high-risk acute myeloid leukaemia[J]. Br J Haematol，2015，169(5)：756 – 759.

[47] Liu J，Jiang Z X，Xie X S，et al. Maintenance treatment with low-dose decitabine after allogeneic hematopoietic cell transplantation in patients with adult acute lymphoblastic leukemia[J]. Front Oncol，2021，11：710545.

[48] Bug G，Burchert A，Wagner E M，et al. Phase I/II study of the deacetylase inhibitor panobinostat after allogeneic stem cell transplantation in patients with high-risk MDS or AML (PANOBEST trial)[J]. Leukemia，2017，31(11)：2523 – 2525.

[49] Burchert A, Bug G, Finke J, et al. Sorafenib As maintenance therapy post allogeneic stem cell transplantation for FLT3-ITD positive AML: Results from the randomized, double-blind, placebo-controlled multicentre sormain trial[J]. Blood, 2018, 132: 661.

[50] Xuan L, Wang Y, Huang F, et al. Sorafenib maintenance in patients with FLT3-ITD acute myeloid leukaemia undergoing allogeneic haematopoietic stem-cell transplantation: An open-label, multicentre, randomised phase 3 trial[J]. Lancet Oncol, 2020, 21(9): 1201 – 1212.

[51] Sandmaier B M, Khaled S, Oran B, et al. Results of a phase 1 study of quizartinib as maintenance therapy in subjects with acute myeloid leukemia in remission following allogeneic hematopoietic stem cell transplant [J]. Am J Hematol, 2018, 93(2): 222 – 231.

[52] Pfeifer H, Wassmann B, Bethge W, et al. Randomized comparison of prophylactic and minimal residual disease-triggered imatinib after allogeneic stem cell transplantation for BCR-ABL1-positive acute lymphoblastic leukemia[J]. Leukemia, 2013, 27(6): 1254 – 1262.

[53] Chen H, Liu K Y, Xu L P, et al. Administration of imatinib after allogeneic hematopoietic stem cell transplantation may improve disease-free survival for patients with Philadelphia chromosome-positive acute lymphobla stic leukemia[J]. J Hematol Oncol, 2012, 5: 29.

[54] Ram R, Storb R, Sandmaier B M, et al. Non-myeloablative conditioning with allogeneic hematopoietic cell transplantation for the treatment of high-risk acute lymphoblastic leukemia[J]. Haematologica, 2011, 96 (8): 1113 – 1120.

[55] Shimoni A, Volchek Y, Koren-Michowitz M, et al. Phase 1/2 study of nilotinib prophylaxis after allogeneic stem cell transplantation in patients with advanced chronic myeloid leukemia or Philadelphia chromosome-positive acute lymphoblastic leukemia[J]. Cancer, 2015, 121(6): 863 – 871.

[56] Caocci G, Vacca A, Ledda A, et al. Prophylactic and preemptive therapy with dasatinib after hematopoietic stem cell transplantation for Philadelphia chromosome-positive acute lymphoblastic leukemia[J]. Biol Blood Marrow Tr, 2012, 18(4): 652 – 654.

[57] Schmid C, Labopin M, Nagler A, et al. Treatment, risk factors, and outcome of adults with relapsed AML after reduced intensity conditioning for allogeneic stem cell transplantation[J]. Blood, 2012, 119(6): 1599 – 1606.

[58] Van den Neste E, Cardoen S, Offner F, et al. Old and new insights into the mechanisms of action of two nucleoside analogs active in lymphoid malignancies: Fludarabine and cladribine (review)[J]. Int J Oncol, 2005, 27(4): 1113 – 1124.

[59] Beekman R, Touw I P. G-CSF and its receptor in myeloid malignancy[J]. Blood, 2010, 115(25): 5131 – 5136.

[60] Rossetti M, Gregori S, Roncarolo M G. Granulocyte-colony stimulating factor drives the in vitro differentiation of human dendritic cells that induce anergy in naïve T cells[J]. Eur J Immunol, 2010, 40(11): 3097 – 3106.

[61] Drach D, Estrov Z, Zhao S, et al. Granulocyte-colony stimulating factor, granulocyte-macrophage colony stimulating factor, PIXY – 321, stem cell factor, interleukin – 3, and interleukin – 7: Receptor binding and effects on clonogenic proliferation in acute lymphoblastic leukemia[J]. Leuk Lymphoma, 1994, 16(1/2): 79 – 88.

[62] Saito Y, Uchida N, Tanaka S, et al. Induction of cell cycle entry eliminates human leukemia stem cells in

a mouse model of AML[J]. Nat Biotechnol, 2010, 28(3): 275 - 280.

[63] Ramos N R, Mo C C, Karp J E, et al. Current approaches in the treatment of relapsed and refractory acute myeloid leukemia[J]. J Clin Med, 2015, 4(4): 665 - 695.

[64] Beutler E. Cladribine (2-chlorodeoxyadenosine)[J]. The Lancet, 1992, 340(8825): 952 -956.

[65] Spurgeon S, Yu M, Phillips J D, et al. Cladribine: Not just another purine analogue? [J]. Expert Opin Investig Drugs, 2009, 18(8): 1169 - 1181.

[66] Sampat K, Kantarjian H, Borthakur G. Clofarabine: Emerging role in leukemias[J]. Expert Opin Investig Drugs, 2009, 18(10): 1559 - 1564.

[67] Bao Y, Zhao J, Li Z Z. Comparison of clinical remission and survival between CLAG and FLAG induction chemotherapy in patients with refractory or relapsed acute myeloid leukemia: A prospective cohort study [J]. Clin Transl Oncol, 2018, 20(7): 870 - 880.

[68] Becker P S, Kantarjian H M, Appelbaum F R, et al. Retrospective comparison of clofarabine versus fludarabine in combination with high-dose cytarabine with or without granulocyte colony-stimulating factor as salvage therapies for acute myeloid leukemia[J]. Haematologica, 2013, 98(1): 114 - 118.

[69] Farooq M U, Mushtaq F, Farooq A, et al. FLAG vs FLAG-IDA: Outcomes in relapsed/refractory acute leukemias[J]. Cancer Chemoth Pharm, 2019, 83(6): 1191 - 1193.

[70] Yamada K, Furusawa S, Saito K, et al. Concurrent use of granulocyte colony-stimulating factor with low-dose cytosine Arabinoside and aclarubicin for previously treated acute myelogenous leukemia: A pilot study [J]. Leukemia, 1995, 9(1): 10 - 14.

[71] Shiraishi T, Yoshida T, Nakata S, et al. Tunicamycin enhances tumor necrosis factor-related apoptosis-inducing ligand-induced apoptosis in human prostate cancer cells[J]. Cancer Res, 2005, 65(14): 6364 - 6370.

[72] Wei G Q, Ni W M, Chiao J W, et al. A meta-analysis of CAG (cytarabine, aclarubicin, G-CSF) regimen for the treatment of 1029 patients with acute myeloid leukemia and myelodysplastic syndrome[J]. J Hematol Oncol, 2011, 4: 46.

[73] Sánchez-Abarca L I, Gutierrez-Cosio S, Santamaría C, et al. Immunomodulatory effect of 5-azacytidine (5-azaC): Potential role in the transplantation setting[J]. Blood, 2010, 115(1): 107 - 121.

[74] Jabbour E, Giralt S, Kantarjian H, et al. Low-dose azacitidine after allogeneic stem cell transplantation for acute leukemia[J]. Cancer, 2009, 115(9): 1899 - 1905.

[75] Woo J, Deeg H J, Storer B, et al. Factors determining responses to azacitidine in patients with myelodysplastic syndromes and acute myeloid leukemia with early post-transplantation relapse: A prospective trial [J]. Biol Blood Marrow Tr, 2017, 23(1): 176 - 179.

[76] Craddock C, Labopin M, Robin M, et al. Clinical activity of azacitidine in patients who relapse after allogeneic stem cell transplantation for acute myeloid leukemia[J]. Haematologica, 2016, 101(7): 879 - 883.

[77] Craddock C, Slade D, De Santo C, et al. Combination lenalidomide and azacitidine: A novel salvage therapy in patients who relapse after allogeneic stem-cell transplantation for acute myeloid leukemia[J]. J Clin Oncol, 2019, 37(7): 580 - 588.

[78] Zucenka A, Vaitekenaite V, Maneikis K, et al. Venetoclax-based salvage therapy followed by Venetoclax and DLI maintenance vs. FLAG-Ida for relapsed or refractory acute myeloid leukemia after allogeneic stem

cell transplantation[J]. Bone Marrow Transplant, 2021, 56(11): 2804 - 2812.

[79] Rodriguez C O, Stellrecht C M, Gandhi V. Mechanisms for T-cell selective cytotoxicity of Arabinosylguanine[J]. Blood, 2003, 102(5): 1842 - 1848.

[80] Forcade E, Leguay T, Vey N, et al. Nelarabine for T cell acute lymphoblastic leukemia relapsing after allogeneic hematopoietic stem cell transplantation: An opportunity to improve survival[J]. Biol Blood Marrow Tr, 2013, 19(7): 1124 - 1126.

[81] Liu S, Cui Q, Dai H, et al. Early T-cell precursor acute lymphoblastic leukemia and T/myeloid mixed phenotype acute leukemia possess overlapping characteristics and both benefit from CAG-like regimens and allogeneic hematopoietic stem cell transplantation[J]. Transpl Cell Ther, 2021, 27(6): 481. e1 - 481. e7.

[82] Qian J J, Hu X X, Wang Y, et al. CAG regimen for refractory or relapsed adult T-cell acute lymphoblastic leukemia: A retrospective, multicenter, cohort study[J]. Cancer Med, 2020, 9(15): 5327 - 5334.

[83] Li X, Liu L, Zhang Y, et al. Efficacy of cytarabine, aclarubicin and granulocyte colony-stimulating factor (CAG) regimen compared to FLAG regimen for adult patients with relapsed/refractory Philadelphia chromosome-negative acute lymphoblastic leukemia[J]. Leukemia Res, 2015, 39(11): 1201 - 1206.

[84] Mihalyova J, Jelinek T, Growkova K, et al. Venetoclax: A new wave in hematooncology[J]. Exp Hematol, 2018, 61: 10 - 25.

[85] Castaneda Puglianini O, Papadantonakis N. Early precursor T-cell acute lymphoblastic leukemia: Current paradigms and evolving concepts[J]. Ther Adv Hematol, 2020, 11: 2040620720929475.

[86] Tisato V, Voltan R, Gonelli A, et al. MDM2/X inhibitors under clinical evaluation: Perspectives for the management of hematological malignancies and pediatric cancer[J]. J Hematol Oncol, 2017, 10(1): 133.

[87] Ball S, Borthakur G. Apoptosis targeted therapies in acute myeloid leukemia: An update[J]. Expert Rev Hematol, 2020, 13(12): 1373 - 1386.

[88] Perdrix A, Najem A, Saussez S, et al. PRIMA - 1 and PRIMA - 1Met (APR - 246): From mutant/wild type p53 reactivation to unexpected mechanisms underlying their potent anti-tumor effect in combinatorial therapies[J]. Cancers, 2017, 9(12): 172.

[89] Menichini P, Monti P, Speciale A, et al. Antitumor effects of PRIMA - 1 and PRIMA - 1Met (APR246) in hematological malignancies: Still a mutant P53-dependent affair? [J]. Cells, 2021, 10(1): 98.

[90] Borkin D, He S, Miao H, et al. Pharmacologic inhibition of the menin-MLL interaction blocks progression of MLL leukemia in vivo[J]. Cancer Cell, 2015, 27(4): 589 - 602.

[91] Issa G C, Ravandi F, DiNardo C D, et al. Therapeutic implications of menin inhibition in acute leukemias [J]. Leukemia, 2021, 35(9): 2482 - 2495.

[92] Grafone T, Palmisano M, Nicci C, et al. An overview on the role of FLT3-tyrosine kinase receptor in acute myeloid leukemia: Biology and treatment[J]. Oncol Rev, 2012, 6(1): e8.

[93] Ley T J, Miller C, Ding L, et al. Genomic and epigenomic landscapes of adult de novo acute myeloid leukemia[J]. N Engl J Med, 2013, 368(22): 2059 - 2074.

[94] Papaemmanuil E, Gerstung M, Bullinger L, et al. Genomic classification and prognosis in acute myeloid leukemia[J]. N Engl J Med, 2016, 374(23): 2209 - 2221.

[95] Wagner K, Damm F, Thol F, et al. FLT3-internal tandem duplication and age are the major prognostic

factors in patients with relapsed acute myeloid leukemia with normal karyotype[J]. Haematologica, 2011, 96(5): 681 - 686.

[96] Borthakur G, Kantarjian H, Ravandi F, et al. Phase I study of sorafenib in patients with refractory or relapsed acute leukemias[J]. Haematologica, 2011, 96(1): 62 - 68.

[97] Pratz K W, Cho E, Levis M J, et al. A pharmacodynamic study of sorafenib in patients with relapsed and refractory acute leukemias[J]. Leukemia, 2010, 24(8): 1437 - 1444.

[98] Stone R M, Deangelo D J, Klimek V, et al. Patients with acute myeloid leukemia and an activating mutation in FLT3 respond to a small-molecule FLT3 tyrosine kinase inhibitor, PKC412[J]. Blood, 2005, 105 (1): 54 - 60.

[99] Fischer T, Stone R M, Deangelo D J, et al. Phase IIB trial of oral Midostaurin (PKC412), the FMS-like tyrosine kinase 3 receptor (FLT3) and multi-targeted kinase inhibitor, in patients with acute myeloid leukemia and high-risk myelodysplastic syndrome with either wild-type or mutated FLT3[J]. J Clin Oncol, 2010, 28(28): 4339 - 4345.

[100] Daver N, Schlenk R F, Russell N H, et al. Targeting FLT3 mutations in AML: Review of current knowledge and evidence[J]. Leukemia, 2019, 33(2): 299 - 312.

[101] Perl A E, Altman J K, Cortes J, et al. Selective inhibition of FLT3 by gilteritinib in relapsed or refractory acute myeloid leukaemia: A multicentre, first-in-human, open-label, phase 1 - 2 study[J]. Lancet Oncol, 2017, 18(8): 1061 - 1075.

[102] 中华医学会血液学分会白血病淋巴瘤学组. 中国复发难治性急性髓系白血病诊疗指南(2021年版)[J]. 中华血液学杂志, 2021, 42(8): 624 - 627.

[103] Perl A E, Martinelli G, Cortes J E, et al. Gilteritinib or chemotherapy for relapsed or refractory FLT3-mutated AML[J]. N Engl J Med, 2019, 381(18): 1728 - 1740.

[104] Perl A E, Larson R A, Podoltsev N A, et al. Follow-up of patients with R/R FLT3-mutation-positive AML treated with gilteritinib in the phase 3 ADMIRAL trial[J]. Blood, 2022, 139(23): 3366 - 3375.

[105] Numan Y Z, Abdel R Z, Grenet J, et al. Gilteritinib clinical activity in relapsed/refractory FLT3 mutated acute myeloid leukemia previously treated with FLT3 inhibitors[J]. Am J Hematol, 2022, 97(3): 322 - 328.

[106] Zarrinkar P P, Gunawardane R N, Cramer M D, et al. AC220 is a uniquely potent and selective inhibitor of FLT3 for the treatment of acute myeloid leukemia (AML)[J]. Blood, 2009, 114(14): 2984 - 2992.

[107] Usuki K, Handa H, Choi I, et al. Safety and pharmacokinetics of quizartinib in Japanese patients with relapsed or refractory acute myeloid leukemia in a phase 1 study[J]. Int J Hematol, 2019, 110(6): 654 - 664.

[108] Strati P, Kantarjian H, Ravandi F, et al. Phase I/II trial of the combination of midostaurin (PKC412) and 5-azacytidine for patients with acute myeloid leukemia and myelodysplastic syndrome[J]. Am J Hematol, 2015, 90(4): 276 - 281.

[109] Swaminathan M, Kantarjian H M, Levis M, et al. A phase I/II study of the combination of quizartinib with azacitidine or low-dose cytarabine for the treatment of patients with acute myeloid leukemia and myelodysplastic syndrome[J]. Haematologica, 2021, 106(8): 2121 - 2130.

[110] Singh M R, Zhang Q, DeFilippis R A, et al. Venetoclax combines synergistically with FLT3 inhibition to effectively target leukemic cells in FLT3-ITD+ acute myeloid leukemia models[J]. Haematologica, 2021, 106(4): 1034 - 1046.

[111] Brinton L T, Zhang P, Williams K, et al. Synergistic effect of BCL2 and FLT3 co-inhibition in acute myeloid leukemia[J]. J Hematol Oncol, 2020, 13(1): 139.

[112] DiNardo C D, Maiti A, RauschC R, et al. 10-day decitabine with venetoclax for newly diagnosed intensive chemotherapy ineligible, and relapsed or refractory acute myeloid leukaemia: A single-centre, phase 2 trial[J]. Lancet Haematol, 2020, 7(10): e724-e736.

[113] Maiti A, DiNardo C D, Ravandi F, et al. Venetoclax, FLT3 inhibitor and decitabine in FLT3mut acute myeloid leukemia: Subgroup analysis of a phase II trial[J]. Blood, 2020, 136: 53 - 55.

[114] Reitman Z J, Yan H. Isocitrate dehydrogenase 1 and 2 mutations in cancer: Alterations at a crossroads of cellular metabolism[J]. J Natl Cancer I, 2010, 102(13): 932 - 941.

[115] Ward P S, Patel J, Wise D R, et al. The common feature of leukemia-associated IDH1 and IDH2 mutations is a neomorphic enzyme activity converting alpha-ketoglutarate to 2-hydroxyglutarate[J]. Cancer Cell, 2010, 17(3): 225 - 234.

[116] Figueroa M E, Abdel-Wahab O, Lu C, et al. Leukemic IDH1 and IDH2 mutations result in a hypermethylation phenotype, disrupt TET2 function, and impair hematopoietic differentiation[J]. Cancer Cell, 2010, 18(6): 553 - 567.

[117] Xu W, Yang H, Liu Y, et al. Oncometabolite 2-hydroxyglutarate is a competitive inhibitor of α-ketoglutarate-dependent dioxygenases[J]. Cancer Cell, 2011, 19(1): 17 - 30.

[118] Chowdhury R, Yeoh K K, Tian Y M, et al. The oncometabolite 2-hydroxyglutarate inhibits histone lysine demethylases[J]. EMBO Rep, 2011, 12(5): 463 - 469.

[119] Losman J A, Looper R E, Koivunen P, et al. (R)- 2-hydroxyglutarate is sufficient to promote leukemogenesis and its effects are reversible[J]. Science, 2013, 339(6127): 1621 - 1625.

[120] Papaemmanuil E, Gerstung M, Bullinger L, et al. Genomic classification and prognosis in acute myeloid leukemia[J]. N Engl J Med, 2016, 374(23): 2209 - 2221.

[121] Thol F, Damm F, Wagner K, et al. Prognostic impact of IDH2 mutations in cytogenetically normal acute myeloid leukemia[J]. Blood, 2010, 116(4): 614 - 616.

[122] Wagner K, Damm F, Göhring G, et al. Impact of IDH1 R132 mutations and an IDH1 single nucleotide polymorphism in cytogenetically normal acute myeloid leukemia: SNP rs11554137 is an adverse prognostic factor[J]. J Clin Oncol, 2010, 28(14): 2356 - 2364.

[123] Ward P S, Patel J, Wise D R, et al. The common feature of leukemia-associated IDH1 and IDH2 mutations is a neomorphic enzyme activity converting alpha-ketoglutarate to 2-hydroxyglutarate[J]. Cancer Cell, 2010, 17(3): 225 - 234.

[124] Green C L, Evans C M, Zhao L, et al. The prognostic significance of IDH2 mutations in AML depends on the location of the mutation[J]. Blood, 2011, 118(2): 409 - 412.

[125] DiNardo C D, Stein E M, de Botton S, et al. Durable remissions with ivosidenib in IDH1-mutated relapsed or refractory AML[J]. N Engl J Med, 2018, 378(25): 2386 - 2398.

［126］Stein E M, Dinardo C D, Fathi A T, et al. Molecular remission and response patterns in patients with mutant-IDH2 acute myeloid leukemia treated with enasidenib［J］. Blood, 2019, 133(7): 676 - 687.

［127］Stein E M, DiNardo C D, Pollyea D A, et al. Enasidenib in mutant IDH2 relapsed or refractory acute myeloid leukemia［J］. Blood, 2017, 130(6): 722 - 731.

［128］Fenwarth L, Fournier E, Cheok M, et al. Biomarkers of gemtuzumab ozogamicin response for acute myeloid leukemia treatment［J］. Int J Mol Sci, 2020, 21(16): 5626.

［129］Clark M C, Stein A. CD33 directed bispecific antibodies in acute myeloid leukemia［J］. Best Pract Res Clin Haematol, 2020, 33(4): 101224.

［130］Norsworthy K J, Ko C W, Lee J E, et al. FDA approval summary: Mylotarg for treatment of patients with relapsed or refractory CD33-positive acute myeloid leukemia［J］. Oncologist, 2018, 23(9): 1103 - 1108.

［131］Godwin C D, Gale R P, Walter R B. Gemtuzumab ozogamicin in acute myeloid leukemia［J］. Leukemia, 2017, 31(9): 1855 - 1868.

［132］Genthon A, Brissot E, Malard F, et al. Gemtuzumab ozogamicin combined with intensive chemotherapy in patients with acute myeloid leukemia relapsing after allogenic stem cell transplantation［J］. Clin Lymphoma Myeloma Leuk, 2020, 20(12): 791 - 796.

［133］Debureaux P E, Labopin M, Mamez A C, et al. Fractionated gemtuzumab ozogamicin in association with high dose chemotherapy: A bridge to allogeneic stem cell transplantation in refractory and relapsed acute myeloid leukemia［J］. Bone Marrow Transplant, 2020, 55(2): 452 - 460.

［134］Sumiyoshi R, Tashiro H, Saito S, et al. Gemtuzumab ozogamicin monotherapy prior to stem cell infusion induces sustained remission in a relapsed acute myeloid leukemia patient after allogeneic stem cell transplantation: A case report［J］. Medicine, 2020, 99(35): e22064.

［135］Reinherz E L, Kung P C, Goldstein G, et al. Discrete stages of human intrathymic differentiation: Analysis of normal thymocytes and leukemic lymphoblasts of T-cell lineage［J］. Proc Natl Acad Sci U S A, 1980, 77(3): 1588 - 1592.

［136］Deaglio S, Mehta K, Malavasi F. Human CD38: A (r)evolutionary story of enzymes and receptors［J］. Leuk Res, 2001, 25(1): 1 - 12.

［137］Malavasi F, Deaglio S, Funaro A, et al. Evolution and function of the ADP ribosyl cyclase/CD38 gene family in physiology and pathology［J］. Physiol Rev, 2008, 88(3): 841 - 886.

［138］Lin P, Owens R, Tricot G, et al. Flow cytometric immunophenotypic analysis of 306 cases of multiple myeloma［J］. Am J Clin Pathol, 2004, 121(4): 482 - 488.

［139］Damle R N, Wasil T, Fais F, et al. Ig V gene mutation status and CD38 expression As novel prognostic indicators in chronic lymphocytic leukemia［J］. Blood, 1999, 94(6): 1840 - 1847.

［140］Konoplev S, Medeiros L J, Bueso-Ramos C E, et al. Immunophenotypic profile of lymphoplasmacytic lymphoma/waldenström macroglobulinemia［J］. Am J Clin Pathol, 2005, 124(3): 414 - 420.

［141］Perfetti V, Bellotti V, Garini P, et al. AL amyloidosis. Characterization of amyloidogenic cells by anti-idiotypic monoclonal antibodies［J］. Lab Invest, 1994, 71(6): 853 - 861.

［142］Parry-Jones N, Matutes E, Morilla R, et al. Cytogenetic abnormalities additional to t(11;14) correlate with clinical features in leukaemic presentation of mantle cell lymphoma, and may influence prognosis: A study of 60 cases by FISH[J]. Br J Haematol, 2007, 137(2): 117 - 124.

[143] Keyhani A, Huh Y O, Jendiroba D, et al. Increased CD38 expression is associated with favorable prognosis in adult acute leukemia[J]. Leuk Res, 2000, 24(2): 153 - 159.

[144] Marinov J, Koubek K, Stary J. Immunophenotypic significance of the "lymphoid" CD38 antigen in myeloid blood malignancies. [J] . Neoplasma, 1993, 40: 355 - 8.

[145] Wang L, Wang H, Li P F, et al. CD38 expression predicts poor prognosis and might be a potential therapy target in extranodal NK/T cell lymphoma, nasal type[J]. Ann Hematol, 2015, 94(8): 1381 - 1388.

[146] van de Donk N W C J, Lokhorst H M, Anderson K C, et al. How I treat plasma cell leukemia[J]. Blood, 2012, 120(12): 2376 - 2389.

[147] van de Donk N W C J, Richardson P G, Malavasi F. CD38 antibodies in multiple myeloma: Back to the future[J]. Blood, 2018, 131(1): 13 - 29.

[148] Usmani S Z, Weiss B M, Plesner T, et al. Clinical efficacy of daratumumab monotherapy in patients with heavily pretreated relapsed or refractory multiple myeloma[J]. Blood, 2016, 128(1): 37 - 44.

[149] Hayat S M G, Bianconi V, Pirro M, et al. CD47: Role in the immune system and application to cancer therapy[J]. Cell Oncol, 2020, 43(1): 19 - 30.

[150] Ayi K, Lu Z Y, Serghides L, et al. CD47-SIRPα interactions regulate macrophage uptake of Plasmodium falciparum-infected erythrocytes and clearance of malaria in vivo[J]. Infect Immun, 2016, 84(7): 2002 - 2011.

[151] Chao M P, Weissman I L, Majeti R. The CD47-SIRPα pathway in cancer immune evasion and potential therapeutic implications[J]. Curr Opin Immunol, 2012, 24(2): 225 - 232.

[152] Advani R, Flinn I, Popplewell L, et al. CD47 blockade by Hu5F9-G4 and rituximab in non-Hodgkin's lymphoma[J]. N Engl J Med, 2018, 379(18): 1711 - 1721.

[153] Huehls A M, Coupet T A, Sentman C L. Bispecific T-cell engagers for cancer immunotherapy[J]. Immunol Cell Biol, 2015, 93(3): 290 - 296.

[154] Broughton S E, Nero T L, Dhagat U, et al. The βc receptor family-Structural insights and their functional implications[J]. Cytokine, 2015, 74(2): 247 - 258.

[155] Nishinakamura R, Miyajima A, Mee P J, et al. Hematopoiesis in mice lacking the entire granulocyte-macrophage colony-stimulating factor/interleukin - 3/interleukin - 5 functions[J]. Blood, 1996, 88(7): 2458 - 2464.

[156] Testa U, Pelosi E, Castelli G. CD123 as a therapeutic target in the treatment of hematological malignancies[J]. Cancers, 2019, 11(9): 1358.

[157] Al-Hussaini M, Rettig M P, Ritchey J K, et al. Targeting CD123 in acute myeloid leukemia using a T-cell-directed dual-affinity retargeting platform[J]. Blood, 2016, 127(1): 122 - 131.

[158] Uy G L, Aldoss I, Foster M C, et al. Flotetuzumab as salvage immunotherapy for refractory acute myeloid leukemia[J]. Blood, 2021, 137(6): 751 - 762.

[159] Gross G, Waks T, Eshhar Z. Expression of immunoglobulin-T-cell receptor chimeric molecules as functional receptors with antibody-type specificity[J]. Proc Natl Acad Sci U S A, 1989, 86(24): 10024 - 10028.

[160] Baxter A G, Hodgkin P D. Activation rules: The two-signal theories of immune activation[J]. Nat Rev Immunol, 2002, 2(6): 439 – 446.

[161] Pule M A, Savoldo B, Myers G D, et al. Virus-specific T cells engineered to coexpress tumor-specific receptors: Persistence and antitumor activity in individuals with neuroblastoma[J]. Nat Med, 2008, 14 (11): 1264 – 1270.

[162] Kochenderfer J N, Rosenberg S A. Chimeric antigen receptor-modified T cells in CLL[J]. N Engl J Med, 2011, 365(20): 1937 – 1938;authorreply1938.

[163] Maude S L, Frey N, Shaw P A, et al. Chimeric antigen receptor T cells for sustained remissions in leukemia[J]. N Engl J Med, 2014, 371(16): 1507 – 1517.

[164] Turtle C J, Hanafi L A, Berger C, et al. CD19 CAR-T cells of defined CD4+: CD8+ composition in adult B cell ALL patients[J]. J Clin Invest, 2016, 126(6): 2123 – 2138.

[165] Gardner R A, Finney O, Annesley C, et al. Intent-to-treat leukemia remission by CD19 CAR T cells of defined formulation and dose in children and young adults[J]. Blood, 2017, 129(25): 3322 – 3331.

[166] Alcantara M, Tesio M, June C H, et al. CAR T-cells for T-cell malignancies: Challenges in distinguishing between therapeutic, normal, and neoplastic T-cells[J]. Leukemia, 2018, 32(11): 2307 – 2315.

[167] Chen K H, Wada M, Pinz K G, et al. Preclinical targeting of aggressive T-cell malignancies using anti-CD5 chimeric antigen receptor[J]. Leukemia, 2017, 31(10): 2151 – 2160.

[168] Mamonkin M, Rouce R H, Tashiro H, et al. A T-cell-directed chimeric antigen receptor for the selective treatment of T-cell malignancies[J]. Blood, 2015, 126(8): 983 – 992.

[169] Berland R, Wortis H H. Origins and functions of B – 1 cells with notes on the role of CD5[J]. Annu Rev Immunol, 2002, 20: 253 – 300.

[170] Gomes-Silva D, Srinivasan M, Sharma S, et al. CD7-edited T cells expressing a CD7-specific CAR for the therapy of T-cell malignancies[J]. Blood, 2017, 130(3): 285 – 296.

[171] Rabinowich H, Pricop L, Herberman R B, et al. Expression and function of CD7 molecule on human natural killer cells[J]. J Immunol, 1994, 152(2): 517 – 526.

[172] Reinhold U, Abken H, Kukel S, et al. CD7-T cells represent a subset of normal human blood lymphocytes[J]. J Immunol, 1993, 150(5): 2081 – 2089.

[173] Pan J, Tan Y, Wang G L, et al. Donor-derived CD7 chimeric antigen receptor T cells for T-cell acute lymphoblastic leukemia: First-in-human, phase I trial[J]. J Clin Oncol, 2021, 39(30): 3340 – 3351.

[174] Lee D W, Gardner R, Porter D L, et al. Current concepts in the diagnosis and management of cytokine release syndrome[J]. Blood, 2014, 124(2): 188 – 195.

[175] Frey N. Cytokine release syndrome: Who is at risk and how to treat[J]. Best Pract Res Clin Haematol, 2017, 30(4): 336 – 340.

[176] Neelapu S S, Tummala S, Kebriaei P, et al. Chimeric antigen receptor T-cell therapy—Assessment and management of toxicities[J]. Nat Rev Clin Oncol, 2018, 15(1): 47 – 62.

[177] Mandal A, Viswanathan C. Natural killer cells: In health and disease[J]. Hematol Oncol Stem Cell Ther, 2015, 8(2): 47 – 55.

[178] Kumar S. Natural killer cell cytotoxicity and its regulation by inhibitory receptors[J]. Immunology,

2018，154(3)：383-393.

[179] Zhang Y X, Huang B. The development and diversity of ILCs, NK cells and their relevance in health and diseases[J]. Adv Exp Med Biol, 2017, 1024：225-244.

[180] Miller J S, Lanier L L. Natural killer cells in cancer immunotherapy[J]. Ann Rev Cancer Biol, 2019, 3：77-103.

[181] Prager I, Watzl C. Mechanisms of natural killer cell-mediated cellular cytotoxicity[J]. J Leukoc Biol, 2019, 105(6)：1319-1329.

[182] Ochoa M C, Minute L, Rodriguez I, et al. Antibody-dependent cell cytotoxicity：Immunotherapy strategies enhancing effector NK cells[J]. Immunol Cell Biol, 2017, 95(4)：347-355.

[183] Baer M R, George S L, Caligiuri M A, et al. Low-dose interleukin-2 immunotherapy does not improve outcome of patients age 60 years and older with acute myeloid leukemia in first complete remission：Cancer and Leukemia Group B Study 9720[J]. J Clin Oncol, 2008, 26(30)：4934-4939.

[184] Romero A I, Thorén F B, Aurelius J, et al. Post-consolidation immunotherapy with histamine dihydrochloride and interleukin-2 in AML[J]. Scand J Immunol, 2009, 70(3)：194-205.

[185] Sim G C, Martin-Orozco N, Jin L, et al. IL-2 therapy promotes suppressive ICOS+ Treg expansion in melanoma patients[J]. J Clin Invest, 2014, 124(1)：99-110.

[186] Matsuoka K I, Koreth J, Kim H T, et al. Low-dose interleukin-2 therapy restores regulatory T cell homeostasis in patients with chronic graft-versus-host disease [J]. Sci Transl Med, 2013, 5 (179)：e3005265.

[187] Ruggeri L, Capanni M, Urbani E, et al. Effectiveness of donor natural killer cell alloreactivity in mismatched hematopoietic transplants[J]. Science, 2002, 295(5562)：2097-2100.

[188] Loredana, Ruggeri, Md P, et al. Donor natural killer cell allorecognition of missing self in haploidentical hematopoietic transplantation for acute myeloid leukemia：Challenging its predictive value[J]. Blood, 2006, 108(11)：437.

[189] 王春键，黄晓军，宫立众，等. 化疗联合异基因自然杀伤细胞巩固治疗低中危急性髓系白血病的疗效观察[J]. 中华血液学杂志，2019，40(10)：812-817.

[190] Miller J S, Soignier Y, Panoskaltsis-Mortari A, et al. Successful adoptive transfer and in vivo expansion of human haploidentical NK cells in patients with cancer[J]. Blood, 2005, 105(8)：3051-3057.

[191] Vivier E, Tomasello E, Baratin M, et al. Functions of natural killer cells[J]. Nat Immunol, 2008, 9 (5)：503-510.

[192] Curti A, Ruggeri L, D'Addio A, et al. Successful transfer of alloreactive haploidentical KIR ligand-mismatched natural killer cells after infusion in elderly high risk acute myeloid leukemia patients[J]. Blood, 2011, 118(12)：3273-3279.

[193] Olson J A, Leveson-Gower D B, Gill S, et al. NK cells mediate reduction of GVHD by inhibiting activated, alloreactive T cells while retaining GVT effects[J]. Blood, 2010, 115(21)：4293-4301.

[194] Ruggeri L, Capanni M, Urbani E, et al. Effectiveness of donor natural killer cell alloreactivity in mismatched hematopoietic transplants[J]. Science, 2002, 295(5562)：2097-2100.

[195] Ruggeri L, Mancusi A, Burchielli E, et al. NK cell alloreactivity and allogeneic hematopoietic stem cell

transplantation[J]. Blood Cells Mol Dis, 2008, 40(1): 84 – 90.

[196] Hermanson D L, Kaufman D S. Utilizing chimeric antigen receptors to direct natural killer cell activity [J]. Front Immunol, 2015, 6: 195.

[197] Shimasaki N, Fujisaki H, Cho D, et al. A clinically adaptable method to enhance the cytotoxicity of natural killer cells against B-cell malignancies[J]. Cytotherapy, 2012, 14(7): 830 – 840.

[198] Chu Y Y, Hochberg J, Yahr A, et al. Targeting CD20+ aggressive B-cell non-Hodgkin lymphoma by anti-CD20 CAR mRNA-modified expanded natural killer cells in vitro and in NSG mice[J]. Cancer Immunol Res, 2015, 3(4): 333 – 344.

[199] Tang X W, Yang L, Li Z, et al. First-in-man clinical trial of CAR NK – 92 cells: Safety test of CD33-CAR NK – 92 cells in patients with relapsed and refractory acute myeloid leukemia[J]. Am J Cancer Res, 2018, 8(6): 1083 – 1089.

[200] Kolb H J, Mittermüller J, Clemm C, et al. Donor leukocyte transfusions for treatment of recurrent chronic myelogenous leukemia in marrow transplant patients[J]. Blood, 1990, 76(12): 2462 – 2465.

[201] Schmid C, Labopin M, Nagler A, et al. Donor lymphocyte infusion in the treatment of first hematological relapse after allogeneic stem-cell transplantation in adults with acute myeloid leukemia: A retrospective risk factors analysis and comparison with other strategies by the EBMT Acute Leukemia Working Party[J]. J Clin Oncol, 2007, 25(31): 4938 – 4945.

[202] Dazzi F, Szydlo R M, Cross N C P, et al. Durability of responses following donor lymphocyte infusions for patients who relapse after allogeneic stem cell transplantation for chronic myeloid leukemia[J]. Blood, 2000, 96(8): 2712 – 2716.

[203] 中华医学会血液学分会干细胞应用学组. 中国异基因造血干细胞移植治疗血液系统疾病专家共识(Ⅱ): 移植后白血病复发(2016 年版)[J]. 中华血液学杂志, 2016, 37(10): 846 – 851.

[204] Yan C H, Liu D H, Xu L P, et al. Modified donor lymphocyte infusion-associated acute graft-versus-host disease after haploidentical T-cell-replete hematopoietic stem cell transplantation: Incidence and risk factors[J]. Clin Transplant, 2012, 26(6): 868 – 876.

[205] 中华医学会血液学分会干细胞应用学组. 中国异基因造血干细胞移植治疗血液系统疾病专家共识(Ⅱ): 移植后白血病复发(2016 年版)[J]. 中华血液学杂志, 2016, 37(10): 846 – 851.

[206] Porter D L, Alyea E P, Antin J H, et al. NCI first international workshop on the biology, prevention, and treatment of relapse after allogeneic hematopoietic stem cell transplantation: Report from the committee on treatment of relapse after allogeneic hematopoietic stem cell transplantation[J]. Biol Blood Marrow Tr, 2010, 16(11): 1467 – 1503.

[207] Kurosawa S, Fukuda T, Tajima K, et al. Outcome of 93 patients with relapse or progression following allogeneic hematopoietic cell transplantation[J]. Am J Hematol, 2009, 84(12): 815 – 820.

[208] Lund T C, Ahn K W, Tecca H R, et al. Outcomes after second hematopoietic cell transplantation in children and young adults with relapsed acute leukemia[J]. Biol Blood Marrow Tr, 2019, 25(2): 301 – 306.

[209] Bosi A, Laszlo D, Labopin M, et al. Second allogeneic bone marrow transplantation in acute leukemia: Results of a survey by the European Cooperative Group for Blood and Marrow Transplantation[J]. J Clin

Oncol, 2001, 19(16): 3675 - 3684.

[210] Naik S, Martinez C, Leung K, et al. Outcomes after second hematopoietic stem cell transplantations in pediatric patients with relapsed hematological malignancies[J]. Biol Blood Marrow Tr, 2015, 21(7): 1266 - 1272.

[211] Park S S, Kim H J, Min K I, et al. Prognostic prediction model for second allogeneic stem-cell transplantation in patients with relapsed acute myeloid leukemia: Single-center report[J]. Cl Lymph Myelom Leuk, 2018, 18(4): e167-e182.

[212] 陈育红, 许兰平, 陈欢, 等. 二次异基因造血干细胞移植治疗移植后复发患者的疗效和安全性 [J]. 中国实验血液学杂志, 2011 增刊.

[213] Christopeit M, Schütte V, Theurich S, et al. Rituximab reduces the incidence of acute graft-versus-host disease[J]. Blood, 2009, 113(13): 3130 - 3131.

[214] Ruutu T, de Wreede L C, van Biezen A, et al. Second allogeneic transplantation for relapse of malignant disease: Retrospective analysis of outcome and predictive factors by the EBMT[J]. Bone Marrow Transplant, 2015, 50(12): 1542 - 1550.

[215] Falantes J F, Carrillo E, Márquez F, et al. Role of second hematopoietic stem cell transplantation in relapsed or refractory hematologic malignancies[J]. Transpl P, 2010, 42(8): 3225 - 3227.

[216] Duncan C N, Majhail N S, Brazauskas R, et al. Long-term survival and late effects among one-year survivors of second allogeneic hematopoietic cell transplantation for relapsed acute leukemia and myelodysplastic syndromes[J]. Biol Blood Marrow Tr, 2015, 21(1): 151 - 158.

[217] Michallet M, Tanguy M L, Socié G, et al. Second allogeneic haematopoietic stem cell transplantation in relapsed acute and chronic leukaemias for patients who underwent a first allogeneic bone marrow transplantation: A survey of the Société Française de Greffe de moelle (SFGM)[J]. Br J Haematol, 2000, 108(2): 400 - 407.

[218] Kantarjian H M, Talpaz M, LeMaistre C F, et al. Intensive combination chemotherapy and autologous bone marrow transplantation leads to the reappearance of Philadelphia chromosome-negative cells in chronic myelogenous leukemia[J]. Cancer, 1991, 67(12): 2959 - 2965.

[219] Christopeit M, Kuss O, Finke J, et al. Second allograft for hematologic relapse of acute leukemia after first allogeneic stem-cell transplantation from related and unrelated donors: The role of donor change[J]. J Clin Oncol, 2013, 31(26): 3259 - 3271.

[220] Andreola G, Labopin M, Beelen D, et al. Long-term outcome and prognostic factors of second allogeneic hematopoietic stem cell transplant for acute leukemia in patients with a Median follow-up of ⩾ 10 years[J]. Bone Marrow Transplant, 2015, 50(12): 1508 - 1512.

[221] Spitzer B, Perales M A, Kernan N A, et al. Second allogeneic stem cell transplantation for acute leukemia using a chemotherapy-only cytoreduction with clofarabine, melphalan, and thiotepa[J]. Biol Blood Marrow Tr, 2016, 22(8): 1449 - 1454.

[222] Paix A, Antoni D, Waissi W, et al. Total body irradiation in allogeneic bone marrow transplantation conditioning regimens: A review[J]. Crit Rev Oncol Hematol, 2018, 123: 138 - 148.

[223] Bao Z R, Zhao H L, Wang D J, et al. Feasibility of a novel dose fractionation strategy in TMI/TMLI

[J]. Radiat Oncol, 2018, 13(1): 248.

[224] Radich J P, Sanders J E, Buckner C D, et al. Second allogeneic marrow transplantation for patients with recurrent leukemia after initial transplant with total-body irradiation-containing regimens[J]. J Clin Oncol, 1993, 11 (2): 304-313.

[225] Kishi K, Takahashi S, Gondo H, et al. Second allogeneic bone marrow transplantation for post-transplant leukemia relapse: Results of a survey of 66 cases in 24 Japanese institutes[J]. Bone Marrow Transplant, 1997, 19(5): 461-466.

[226] Michallet M, Tanguy M L, Socié G, et al. Second allogeneic haematopoietic stem cell transplantation in relapsed acute and chronic leukaemias for patients who underwent a first allogeneic bone marrow transplantation: A survey of the Société Française de Greffe de moelle (SFGM)[J]. Br J Haematol, 2000, 108(2): 400-407.

[227] Bosi A, Laszlo D, Labopin M, et al. Second allogeneic bone marrow transplantation in acute leukemia: Results of a survey by the European Cooperative Group for Blood and Marrow Transplantation[J]. J Clin Oncol, 2001, 19(16): 3675-3684.

[228] Hosing C, Saliba R M, Shahjahan M, et al. Disease burden may identify patients more likely to benefit from second allogeneic hematopoietic stem cell transplantation to treat relapsed acute myelogenous leukemia[J]. Bone Marrow Transplant, 2005, 36(2): 157-162

[229] Imus P H, Blackford A L, Bettinotti M, et al. Major histocompatibility mismatch and donor choice for second allogeneic bone marrow transplantation[J]. Biol Blood Marrow Tr, 2017, 23(11): 1887-1894.

[230] Archbold J K, MacDonald W A, Burrows S R, et al. T-cell allorecognition: A case of mistaken identity or déjà vu? [J]. Trends Immunol, 2008, 29(5): 220-226.

[231] Shimoni A, Labopin M, Finke J, et al. Donor selection for a second allogeneic stem cell transplantation in AML patients relapsing after a first transplant: A study of the Acute Leukemia Working Party of EBMT[J]. Blood Cancer J, 2019, 9: 88.

[232] Schneidawind C, Hagmaier V, Faul C, et al. Second allogeneic hematopoietic cell transplantation enables long-term disease-free survival in relapsed acute leukemia[J]. Ann Hematol, 2018, 97(12): 2491-2500.

[233] Tsirigotis P, Byrne M, Schmid C, et al. Relapse of AML after hematopoietic stem cell transplantation: Methods of monitoring and preventive strategies. A review from the ALWP of the EBMT[J]. Bone Marrow Transplant, 2016, 51(11): 1431-1438.

[234] Vago L, Ciceri F. Choosing the alternative[J]. Biol Blood Marrow Tr, 2017, 23(11): 1813-1814.

（唐晓文）

第五节　CAR-T 细胞治疗在移植后复发中的应用

一、移植后 R/R ALL 中 CAR-T 的应用

复发或难治性急性淋巴细胞白血病(R/R ALL)患者的 5 年总生存率(OS)仅为 10%。移植后复发是导致移植失败的主要原因之一,目前,复发后的主要治疗手段包括挽救性化疗、二次移植、供者淋巴细胞输注(DLI)及免疫治疗等,其中嵌合抗原受体 T 细胞(CAR-T)作为最有潜力的免疫治疗手段,为 R/R ALL 患者开辟了新的治疗途径。

(一) 移植后 R/R ALL 中 CAR-T 的应用

CAR-T 在 R/R B-ALL 中取得了令人鼓舞的疗效,国内外许多机构将 CAR-T 用于移植后复发患者的治疗。根据 Anwer 等人统计,移植后复发 B-ALL 患者接受 CD19 CAR-T 治疗,完全缓解率为 80%,疗效优于 DLI,证明移植后复发中 CAR-T 治疗的重要性。

1. CD19 CAR-T

美国国立卫生研究院 Brudno 等人进行了一项临床试验,采用供者来源的 CD19 CAR-T 细胞治疗 20 例移植后 R/R B-ALL,输注剂量范围为 $1\times10^6/kg$ 到 $1\times10^7/kg$,临床结果显示 20 例患者中有 8 例获得缓解,其中 6 例为完全缓解,2 例为部分缓解。所有患者在输注供者来源的 CAR-T 细胞后均未出现新发移植物抗宿主病(GVHD),12 例患者出现 3~4 级细胞因子释放综合征(CRS)。来自英国的研究团队构建新型的二代 CD19 CAR-T(CAT19-41BB-Z),治疗 20 例 R/R B-ALL,包含 13 例移植后复发的患者,输注剂量为 $(1\sim10)\times10^7/kg$,临床结果显示 17 例患者(85%)获得微小残留病灶(MRD)阴性 CR,其中有 3 例病人出现 3 级免疫效应细胞相关神经毒性综合征(ICANS),经治疗后好转。此外,该研究比较了移植后复发和无移植史的患者行 CAR-T 治疗的毒性和预后,结果显示无明显差异。

仇惠英教授团队比较了 CAR-T 和 DLI 治疗移植后复发 B-ALL 患者的疗效,13 例患者接受供体来源 CD19 CAR-T 细胞治疗,输注剂量为 $(1.5\sim10)\times10^6/kg$,15 例患者接受 DLI 治疗,输注剂量为 $(1.2\sim20)\times10^7/kg$。研究结果显示,CAR-T 组患者 MRD 阴性 CR 率显著高于 DLI 组(61.5% vs 13.3%,$P=0.02$),CAR-T 组中 1 例患者出现 1 级急性移植物抗宿主病(acute GVHD,aGVHD),3 例(23.07%)患者出现重度 CRS,而 DLI 组 5 例(33.3%)患者出现 Ⅲ~Ⅳ 度 aGVHD。CAR-T 组和 DLI 组持续 CR 中位时间分别为 8.0 个月和 4.4 个月($P=0.026$),中位 OS 分别为 9.5 个月和 5.5 个月($P=0.030$)。这项研究表明供体来源的 CD19 CAR-T 细胞治疗对于移植后复发的 B-ALL 是一种优于 DLI 的安全有效的治疗选择。

黄晓军教授团队采用供体来源的 CD19 CAR-T 治疗 6 例移植后复发的 R/R ALL 患者,输注剂量中位数为 $1.7\times10^8/kg$,临床研究结果显示 6 例患者中 5 例(83.33%)获得 MRD 阴性

CR,5 例患者均出现 1～3 级的 CRS 反应,1 例患者发生了严重血栓性微血管病变后放弃治疗。获得 MRD 阴性 CR 的 5 例患者中有 4 例在 2～7 个月后出现复发。此研究表明供体来源的 CAR-T 细胞治疗移植后复发 B-ALL 患者的有效性和安全性,然而需在 CAR-T 治疗获得治疗反应后给予恰当的维持治疗或者二次移植来维系 CAR-T 疗效。

张曦教授团队进行了一项全国多中心研究,纳入来自两项前瞻性临床研究的 46 例接受供体来源 CD19 CAR-T 治疗的移植后复发 B-ALL 患者,CAR-T 细胞中位输注剂量为 1.76×10^6/kg,研究结果显示 34 例(79%)患者获得 CR。所有患者都经历了不同程度的骨髓抑制(包括贫血、白细胞减少、血小板减少),38 例(88%)患者出现 CRS,其中 7 例患者出现重度 CRS,2 例患者死于多器官功能衰竭和 CRS,9 例患者出现轻度 ICANS,2 例患者出现轻度 aGVHD。所有患者的 1 年 OS 和无事件生存率(EFS)均为 43%。在 32 例获得 CR 且未桥接第二次移植的患者中,1 年 OS 和 EFS 均为 59%,1 年累积复发率(CIR)为 41%。该研究表明,供体来源的 CAR-T 疗法是移植后复发 B-ALL 患者值得尝试的治疗手段。但需要注意的是:该方法具有较高的 CRS 发生率,期待更大样本量的前瞻性临床研究进一步证实其临床应用价值。

2019 年唐晓文教授团队采用 CD19 CAR-T 治疗 15 例异基因造血干细胞移植后形态学复发的 B-ALL 患者,其中 5 例患者 T 细胞来源供体,10 例来源自体,输注总剂量为 $(0.1～1) \times 10^7$/kg,临床结果显示 11 例患者达到 CR,其中 8 例患者达到 MRD 阴性 CR,4 例患者出现 3 级及以上 CRS 或 ICANS。此研究对比了供体和自体来源 CAR-T 细胞的增殖能力、抗肿瘤活性和毒性,未发现明显差异。

此外,黄晓军教授团队还探索了 CD19-CAR-T 治疗移植后复发 B-ALL 的长期疗效,纳入 35 例移植后复发的 B-ALL 患者。其中 6 例患者回输了 CD28 共刺激域的 CAR-T 细胞,26 例患者回输了 4-1BB 共刺激域的 CAR-T 细胞,其余患者回输 CD28/CD137/CD27 共刺激信号分子的第四代 CAR-T 细胞,中位回输细胞数是 0.3×10^6/kg。15 例患者 CAR-T 来源于移植供者,余 20 例患者 CAR-T 来源于受者。35 例患者中有 34 例患者生存期超过 30 天,可评估疗效。34 例患者中有 30 例(85.7%)获得 CR,且均为 MRD 阴性 CR,达 CR 的中位时间是 CAR-T 回输后 25.5 天。31 例患者出现 CRS,大部分为轻度。7 例患者在 CAR-T 回输后出现了 GVHD,6 例为急性 GVHD,其中 4 例表现为重度。中位发生时间是回输后 25 天(9～70 天)。CR 患者中位随访时间 12.7 个月,18 个月 OS 和无复发生存率(RFS)分别是 30.0% 和 18.3%。影响 OS 的危险因素包括髓外复发、高肿瘤负荷和 CAR-T 回输后出现 GVHD。

2. CD7 CAR-T

CD7 几乎在所有 T 细胞恶性肿瘤中广泛表达,作为 CAR-T 治疗靶点具有极大的潜力。潘静教授团队开展一项 I 期临床试验,采用 CD7 CAR-T 治疗 20 例难治复发的 T-ALL 患者,其中 60% 的患者为移植后复发患者,输注剂量范围是 $(1～5) \times 10^6$/kg,结果显示 18 例患者(90%)获得 CR,10% 患者出现 3 级及以上 CRS,神经毒性轻微,治疗后缓解。

唐晓文教授团队用 CD7 纳米抗体 CAR-T 成功治疗了 1 例伴有 TP53 突变的移植后复发急性早期前体 T 淋巴细胞白血病/淋巴瘤患者,该患者经过包括高剂量化疗(CLAG)和 CD38

CAR-T 等在内的 4 次挽救性治疗均未获得缓解,骨髓原幼细胞比例 70.5% 且伴有巨大的髓外肿块(巨大纵隔、巨脾等),经过供体来源的 CD7 CAR-T 治疗后髓内外均获 CR,持续缓解长达 4 个月。

3. CD19/CD22 CAR-T 以及联合 CAR-T 治疗

尽管 CD19 CAR-T 治疗在 R/R 的 B 系肿瘤中获得巨大成功,然而治疗无效和复发仍然是制约 CAR-T 发展的瓶颈,以 CD19 为靶点难以满足疾病的长期控制乃至治愈的需求。CD19 CAR-T 治疗的 B-ALL 患者的长期随访显示五年 OS 不足 20%,至少半数患者会在治疗后一年内出现复发,其中 30%~95% 的患者表现为 CD19 阴性复发。这主要是因为肿瘤细胞会以多种方式逃避 CAR-T 细胞的追杀,例如下调肿瘤细胞的 CD19 抗原表达或产生突变造成 CD19 抗原的丢失,从而导致肿瘤细胞逃逸而出现复发。因此 CD19/CD22 双靶点 CAR-T 应运而生,以期彻底清除肿瘤细胞及延长 CAR-T 细胞的功能,从而使这部分患者获得长期生存。

英国伦敦大学研究团队进行了一项临床 I 期试验(NCT03289455)使用双特异性 CD19/CD22 CAR-T 治疗 15 例 R/R B-ALL 患者,其中包含 13 例移植后复发的患者,输注剂量范围为 $(0.3\sim5)\times10^6/kg$,12/15 例患者获得 CR,12 例患者出现 1~2 级 CRS,4 例患者出现 1 级 ICANS,均可控。患者 1 年 OS 和 EFS 分别为 60% 和 32%。

韩为东教授团队使用供体 CD19/CD22 CAR-T 治疗一例高肿瘤负荷的移植后复发 B-ALL,输注剂量为 $4.72\times10^6/kg$,输注 28 天后,患者获得 MRD 阴性 CR。CAR-T 输注后患者出现 3 级 CRS,2 个月内出现 3 度 GVHD,经激素治疗后逐渐缓解。患者维持 MRD 阴性 CR 状态超过 14 个月。

童春容教授团队序贯输注 CD19 和 CD22 CAR-T 细胞治疗 27 例移植后复发的 B-ALL 患者,患者首次接受中位剂量为 $1\times10^5/kg$ 的 CD19 CAR-T 治疗后,23 例患者(85%)达到 CR。随后,21/23 例接受了中位剂量为 $2\times10^5/kg$ 的 CD22 CAR-T 治疗,两次输注间隔中位时间为 2.7 个月。中位随访时间为 19.7 个月,12 个月的 OS 和 EFS 分别为 84% 和 65.2%。以上结果显示 CD19 和 CD22 CAR-T 联合治疗的这种组合策略显著改善了移植后复发的 B-ALL 患者的长期生存。

黄河教授团队利用 CRISPR/Cas9 技术开发通用型 CD19/CD22 CAR-T(CTA101)细胞,并且开展临床 I 期试验(NCT03289455)治疗 6 例 R/R B-ALL 患者,6 例患者随机分配至两组,分别输注 $1\times10^6/kg$ 和 $3\times10^6/kg$ 剂量的 CAR-T 细胞。5 例患者(83.3%)患者获得 CR,且均获得 MRD 阴性;1 例患者出现 3 级 CRS,治疗后缓解;3 例出现重症感染,未发生剂量限制性毒性、GVHD 及 ICANS。中位随访时间为 4.3 个月,至随访截止有 3 例患者持续处于 MRD 阴性 CR 状态。

(二)CAR-T 治疗移植后复发 ALL 产生的不良反应以及管理

CAR-T 细胞治疗移植后复发 ALL,带来疗效的同时也会产生不良反应,主要包括 CRS、ICANS、巨噬细胞活化综合征(MAS)/噬血细胞性淋巴组织细胞增多症(HLH)和 GVHD 等。但目前研究均表明,移植后复发患者接受 CAR-T 治疗后表现出较好的耐受性,仅出现了轻度的并发症,经过治疗患者症状和实验室检查结果均恢复正常。

1. CRS

CRS可发生在接受CAR-T治疗的90%以上患者,通常在CAR-T输注后2~3天开始出现,7~10天达高峰,大多数患者最早出现的症状都是发热,随后可能会有心动过速、呼吸急促、低血压、低氧血症、多脏器功能衰竭等,同时伴有血清多个细胞因子浓度升高;另外,C反应蛋白、铁蛋白也可能升高。

参照Lee等和Neelapu等提出的分级建议,将CRS分为1~5级,见表9-5-1。

表9-5-1 CRS分级

分级	症状
1级	症状不会危及生命,只需对症治疗,例如:恶心、疲劳、头痛、肌痛
2级	症状需要适度干预并作出反应:<40%吸氧纠正缺氧或能通过补液和一个低剂量的升压药纠正低血压或器官毒性2级
3级	症状需要积极干预并作出反应:>40%吸氧纠正缺氧或需要大剂量或多种血管升压药纠正低血压或器官毒性3级或转氨酶4级
4级	需要呼吸机支持生命或4级器官毒性(不包括转氨酶)
5级	死亡

CRS管理:

1级CRS,评估感染状态,给予对症支持治疗以及预防性抗感染治疗(如果出现中性粒细胞减少);如果顽固性发热或高热持续超过3天,请考虑使用tocilizumab或siltuximab;

2级CRS,进行吸氧、液体复苏,如果症状无法纠正,则使用tocilizumab(8 mg/kg,单次最大剂量不超过800 mg,可于6小时后重复给药)或siltuximab(11 mg/kg);如果尚未改善,则给予血管升压药;对于在使用1种或2种IL6受体拮抗剂后出现低血压的患者,需要静脉注射地塞米松(10 mg,q6h);

3级CRS,转移患者到ICU,进行液体复苏、IL6受体拮抗剂、血管升压药、地塞米松(10 mg,q6h,如果效果不明显,可以增加到20 mg q6h)以及对症治疗、心脏超声心动图和血流动力学监测,必要时进行机械通气;

4级CRS,机械通气,将上述3级治疗方案中的糖皮质激素改为甲基强的松龙(1g/d)。

2. ICANS

ICANS通常表现为注意力受损、表达型失语症和写作障碍,严重可进展到意识障碍、癫痫、肌无力和脑水肿。与CRS相反,ICANS的发生机制尚未知,一般认为由细胞因子(如IL-6、IL-15)扩散到中枢神经系统导致。基于美国移植与细胞治疗学会(ASTCT)分级共识的ICANS分级包括ICE评分,意识等级,癫痫,运动功能,颅内压升高/脑水肿,可分为1~4级,见表9-5-2。

表9-5-2 ICANS分级

分级		1	2	3	4
神经系统评估	ICE评分*	7~9	3~6	0~2	0(患者无法唤醒进行评分)
	CAPD评分**	1~8	1~8	≥9	不能进行CAPD评分
意识障碍		自发清醒	声音可唤醒	触觉刺激可唤醒	患者无法唤醒或需要强烈、重复的触觉刺激来唤醒,或昏迷
癫痫				任何局灶性或一般性癫痫发作,脑电图显示可迅速缓解或通过干预缓解的非惊厥性癫痫发作	危及生命的持续性癫痫发作(>5分钟),或中间未恢复的重复癫痫发作

分级	1	2	3	4
肌力下降				肌力下降,如偏瘫或下肢轻瘫
颅内压升高/脑水肿			影像学上的局灶性/局部脑水肿	影像学上弥漫性脑水肿;或去大脑强直或去皮层强直;或Ⅳ级颅神经麻痹;或视乳头水肿;或库欣三联征

注:* 针对≥12 岁儿童或成人的神经系统毒性评估采用 ICE 评分表;
** 针对<12 岁儿童的神经系统毒性评估采用 CAPD 评分表。

ICE 评分:

ICE 评估项目	• 定向(4 分):年,月,城市,医院 • 命名(3 分):3 个物体(如时钟、笔、书本) • 遵循指令(1 分):如伸出两个手指,闭眼睛,等 • 书写(1 分):能够写标准语句(如"我们的国旗是五星红旗") • 注意力(1 分):从 100 每隔 10 个数倒数

CAPD 评估项目:

条目	从不,4	偶尔,3	有时,2	经常,1	总是,0
患儿是否与照护者有眼神接触?					
患儿是否有目的性动作?					
患儿是否能够察觉周围环境?					
患儿是否表达了需求?					
	从不,0	偶尔,1	有时,2	经常,2	总是,4
患儿是否烦躁不安?					
患儿是否极度悲伤?					
患儿是否活动过少,或清醒时几乎不动?					
患儿是否对互动反应过慢?					

ICANS 管理以严重性和分级为指导:

1 级　支持治疗,排除其他临床疾病(例如 CT 扫描、MRI,腰椎穿刺,脑电图);

2 级　支持治疗,考虑使用地塞米松或甲基强的松龙;

3 级　重症监护,继续支持治疗,静脉注射地塞米松(10～20 mg, q6h)或等效甲基强的松龙治疗,用抗癫痫、镇静药物控制癫痫发作,采用甲基强的松龙 1 000 mg/d 治疗局部水肿,必要时进行机械通气;

4 级　重症监护以进行插管和气道保护,采用大剂量激素治疗(甲基强的松龙 1 000 mg/d),用抗癫痫、镇静药物控制癫痫发作,通过过度通气、脱水治疗或神经外科手术降低颅内压升高。

3. MAS/HLH

MAS/HLH 是以巨噬细胞、淋巴细胞过度激活,促炎因子产生,淋巴组织细胞浸润,免疫介导多器官衰竭为特征的严重免疫功能失调综合征,其临床特征和实验室检查与 CRS 相似,包括高热,多器官功能衰竭,血清铁蛋白、乳酸脱氢酶、可溶性 CD25、细胞因子(如 IFN-γ 和 IL-6)水平升高,纤维蛋白原水平下降。MAS/HLH、CRS 都属于类似的系统性高炎症反应,这使 CRS 背景下 MAS/HLH 的诊断难度增加。如果患者在 CRS 期间尤其输注后前 5 天血清铁蛋白>10 000 ng/mL,同时合并≥3 级的器官毒性(肝、肾、肺)、骨髓或其他器官中可见噬血现象,则应诊断为 CAR-T 相关 MAS/HLH,或并发 2 个及以上器官毒性、没有噬血现象,诊断仍成立。治疗上应选择 IL-6 受体拮抗剂、糖皮质激素、对症治疗,如果症状 48 小时内未缓解则使用依托泊苷,出现 MAS/HLH 相关神经系统毒性时可考虑鞘内注射阿糖胞苷和地塞米松或氢化泼尼松进行治疗。

4. GVHD

来自美国纪念斯隆凯特林癌症中心研究团队对供体来源的 CD19 CAR-T 引发 GVHD 风险进行深入探究,研究结果显示,共刺激分子为 CD28 的供者 CD19 CAR-T 存在异体反应性和非异体反应性两个亚群,输注后异体反应性的 CD19 CAR-T 细胞会发生过度活化,其效应功能和增殖能力反而下降,最终发生功能性耗竭,降低了 GVHD 的风险,而非异体反应性 CD19 CAR-T 细胞则是正常活化,发挥抗肿瘤作用。但研究同时表明,无共刺激分子以及以 4-1BB 为共刺激分子的 CAR-T,则会增加 GVHD 的发生风险。

依据 CAR-T 治疗移植后复发患者出现 GVHD 的时间,分为 aGVHD 和慢性 GVHD(cGVHD)。aGVHD 的诊断和分度主要依赖皮肤、胃肠道和肝脏的受累情况。主要有三种分度标准,其中临床最常采用改良 Glucksberg 标准。

表 9 - 5 - 3　急性移植物抗宿主病 Glucksberg 分级标准

项目	累及器官		
	皮肤	肝脏	胆红素
分级			
1 级	皮疹面积<25%	总胆红素 2～3 mg/dL	腹泻量>500 mL/dc 或持续性恶心
2 级	皮疹面积 25%～50%	总胆红素 3.1～6 mg/dL	腹泻量>1 000 ml/d
3 级	皮疹面积>50%,全身红斑	总胆红素 6.1～15 mg/dL	腹泻量>1 500 ml/d
4 级	全身红皮病伴大疱形成	总胆红素>15 mg/dL	严重腹痛和/或肠梗阻
分度			
Ⅰ度	1～2 级		
Ⅱ度	1～3 级	1 级	1 级
Ⅲ度		2～3 级	2～4 级
Ⅳ度	4 级	4 级	

aGVHD 的治疗:原则上Ⅰ度 aGVHD 可以密切观察和局部治疗,Ⅱ度及以上 aGVHD 诊断后应立即开始一线治疗,一线治疗药物为糖皮质激素,最常用甲泼尼龙,推荐起始剂量 1 mg/(kg·d)或 2 mg/(kg·d)(分 2 次静脉注射),同时将 CsA 谷浓度调整至 150～250 μg/L 并及时评估糖

皮质激素疗效。

cGVHD 根据八大受累器官(皮肤、口腔、眼、胃肠道、肝脏、肺部、关节和筋膜、生殖器)的严重程度进行划分,0 分指无症状;1 分指没有严重的功能受损,对日常活动没有影响;2 分指对日常活动有明显影响但无残疾;3 分指对日常活动有严重影响伴有严重残疾。综合各项积分将cGVHD 分为轻、中、重三类,反映疾病的严重程度:

轻度包括:1~2 个器官最高 1 分的患者(肺脏除外);

中度为至少 1 个器官 2~3 分或多个器官 1 分,肺脏为 1 分直接归为中度;

重度:至少 1 个器官 3 分以上,肺为 2 分时也归为重度。

cGVHD 的治疗原则:轻度患者可观察或进行局部治疗,≥3 个以上器官受累或单个器官受累 2 分以上(中、重度)患者应考虑进行全身治疗。cGVHD 一线治疗标准方案为糖皮质激素联合或不联合 CNI,如泼尼松±CsA/他克莫司,泼尼松,剂量一般为 1 mg/(kg·d),单次服用;CsA[3~5 mg/(kg·d),分 2 次口服]或他克莫司[0.1~0.3 mg/(kg·d),分 2 次口服;0.01~0.05 mg/kg,持续静脉滴注]。

二、移植后 R/R AML 中 CAR-T 的应用

急性髓系白血病(AML)是一类常见的血液系统恶性肿瘤,具有高度异质性,高达 80%未接受 allo-HSCT 植的患者和 50%接受 allo-HSCT 的患者会出现复发并死于疾病进展。AML 患者复发后预后差,治疗难度大,生存期短,5 年生存率仅 10%。近年来新型化疗药物、靶向治疗及 allo-HSCT 取得了显著的进展,但并未改善 R/R AML 的预后,R/R AML 患者的治疗仍然是白血病领域亟待解决的难点和重点。目前 CAR-T 细胞治疗在 AML 治疗领域尚未出现突破性进展,其中最为核心的问题是至今尚未找到像 CD19 那样兼具有效性和安全性的髓系靶点。自 2010 年起至今,髓系 CAR-T 靶标的探索脚步从未停止,先后有 Leiws Y,CD33,CD123,CD44v6,NKG2D-ligands 和 FRβ 等,但终因有效率低且存在易脱靶到正常造血干祖细胞、血管内皮和其他重要组织器官等严重副作用,未能开展大规模临床研究。可见,有效性和安全性这两大瓶颈问题严重制约了髓系 CAR-T 在临床的普及和应用。

(一) CAR-T 治疗 R/R AML 的艰难探索

由于髓系靶点的限制性,CAR-T 治疗 AML 远不及在 ALL 领域取得的进展。在过去的十年中,科学家不断寻找一种在肿瘤细胞中过度表达,但在造血干细胞以及正常细胞中极少表达或者不表达的,而且具有肿瘤抗原特异性的有效靶标,尽管面临着许多挑战,研究者们在临床前研究和临床试验中仍然积极地探索出了几个潜在的 CAR-T 靶标。

1. Lewis Y

LewisY 是一种低聚糖,在许多上皮癌和血液恶性肿瘤(包括 AML)中过表达,但在正常健康组织中表达有限。Ritchie 等人设计了一种靶向 LewisY 的 CAR-T,LeY-CAR-T 细胞在体内外均显示出对 LewisY 阳性 AML 细胞的杀伤活性,同时对正常组织无影响,并开展了Ⅰ期临床试验治疗了 4 例 R/R AML 患者,输注总量为 $1.3×10^9$ 个 CAR-T 细胞,3 例患者获得 CR,均

未观察到 3～4 级 CRS。Lewis Y 是第一个成功用治疗 AML 的 CAR-T 靶点。

2. 叶酸受体

叶酸受体(FR)是一种糖基磷脂酰肌醇偶联蛋白,主要表达于骨髓造血细胞,高表达于 AML 细胞(70%)。宾夕法尼亚大学 Lynn 等构建出靶向 FR 的 CAR-T 细胞,在体外表现出针对 FRβ 阳性 AML 细胞的特异性杀伤作用,同时不影响正常的 $CD34^+$ 细胞。体内小鼠模型中同样对肿瘤具有杀伤作用,该临床前研究结果证明 FR CAR-T 治疗 AML 的有效性。

3. CD123

CD123 作为白细胞介素-3 受体的跨膜 α 链,广泛表达于大部分 AML 细胞中,但在正常造血细胞中表达水平较低。美国希望之城国家医学中心研究团队构建靶向 CD123 的 CAR-T,在体外特异性杀伤 $CD123^+$ AML 细胞系以及原代 AML 细胞,体内结果显示 CD123 CAR-T 细胞能够有效消除 AML 细胞。一项自体靶向 CD123 CAR-T 细胞在治疗 R/R AML (NCT02159495)临床研究,共纳入 7 例患者(6 例 AML,1 例浆细胞样树突状细胞肿瘤),其中 6 例 AML 患者为 allo-HSCT 后复发,并且之前接受过 4～7 种治疗方式。CAR-T 回输后,1 例患者达到 CR,并进行了第二次 allo-HSCT;另有 1 例在治疗前处于 CR 状态,治疗后仍处于 CR,并继续进行 allo-HSCT。2 例患者肿瘤细胞明显下降,其中 1 例患者达到了形态学无白血病状态。5 例患者发生 CRS(4 例 1 级,1 例 2 级)。所有毒性都是可逆和可控的,没有治疗相关的血细胞减少。

德国 Cartellieri 研究团队构建了靶向 CD123 的通用型 CAR-T(UniCAR),研究结果显示体内外实验均显示出对 $CD123^+$ AML 细胞的特异性杀伤作用,在此临床前研究基础上,该团队开展一项 I 期临床试验(NCT04230265),采用 CD123 UniCAR 治疗 3 例 R/R AML 患者,输注 $(1～2.5)×10^8$ 个 CAR-T 细胞,2 例患者获得 CR,所有患者均未出现严重不良反应,目前该临床试验仍在进行中。

张斌教授团队使用 CD123 CAR-T 加入 allo-HSCT 预处理方案中治疗 1 例 FUS-ERG 阳性的 AML,输注总量为 $1.1×10^8$ 个 CAR-T 细胞,输注后第 32 天,患者获得 CRi,期间出现 4 级 CRS,治疗后缓解,但患者获得 CRi 后出现 Ⅳ 级 aGVHD,累及肝脏以及肠道,第 56 天死于 aGVHD、严重感染、肠梗阻和多器官功能衰竭。

4. CLL-1

人类 C 型凝集素样分子 1(CLL-1)是一种 Ⅱ 型跨膜糖蛋白,起抑制性受体的作用。CLL-1 选择性的在 AML 细胞和白血病干细胞(LSCs)上高表达,而在正常 HSCs 中不表达,在正常组织器官中几乎不表达,肺脏弱表达,脾脏高表达,因此可作为 AML 的理想治疗靶点。

中山大学周鹏辉教授团队构建靶向 CLL-1 的 CAR-T,研究结果显示 CLL-1 CAR-T 细胞在体外对 CLL-1 阳性 AML 细胞具有特异性杀伤作用,在体内人源化小鼠移植模型中能有效消除 AML 细胞。广州妇女儿童医院张辉教授团队采用 CLL-1 CAR T 治疗 4 例儿童 R/R AML 患者,输注剂量为 $1×10^6/kg$,3 例患者获得 MRD 阴性 CR,所有患者均出现轻度 CRS,该临床试验初步证明了 CLL-1 CAR-T 治疗 R/R AML 的安全性与有效性。

PD-1 作为重要的免疫抑制分子,可导致 CAR-T 细胞的耗竭和抑制,因此唐晓文教授团队应用 PD-1 敲减的 CLL-1 CAR-T 细胞,成功治疗了 2 例 allo-HSCT 后复发且对 CD38 CAR-T 治疗失败的 AML 患者,均获 CR/CRi,未出现严重 CRS 及 ICANS,截至末次随访,分别持续缓解 8 个月和 4 个月。目前,该团队开展的 CLL-1 CAR-T 治疗 R/R AML 的多中心临床研究仍在进行中。

5. CD44v6

透明质酸受体 CD44 是一种 Ⅰ 型跨膜糖蛋白,常被用作识别肿瘤干细胞的标记。CD44v6 是 CD44 的变异亚型,高表达于 AML 和多发性骨髓瘤细胞,与不良预后相关,并且 CD44v6 在 HSCs 上表达缺失,在正常细胞中低水平表达。来自意大利的研究团队设计靶向 CD44v6 的 CAR-T 细胞,体内外均对 AML 原代细胞有杀伤作用。令人遗憾的是,这些 CD44v6 CAR-T 存在剂量限制毒性,会造成单核细胞减少。

6. CD33

CD33 是 SIGLEC 家族的跨膜受体,约 90% 的 AML 白血病细胞和 LSCs 中都有表达,在正常的造血干细胞、成熟粒细胞和单核细胞上均表达,一旦脱靶会产生持久的骨髓抑制和组织器官受损,使得 CD33 这一靶点的 CAR-T 研究一直没有得到突破性的进展。2015 年,中国人民解放军总医院韩为东教授团队在国际上首次发表 CD33-CAR-T 治疗个例难治性 AML (NCT01864902),输注剂量为 1.12×10^9 个细胞,CAR-T 细胞输注后原始细胞出现短暂的下降,患者有明显的 CRS 反应,但随后疾病进展,13 周后死亡。美国宾夕法尼亚大学研究团队通过基因编辑技术降低正常 HSCs 中 CD33 的表达,但是不会影响 HSCs 功能,体内外研究结果表明此技术能有效减少 CD33 CAR-T 对正常细胞的损伤。

7. NKG2D 配体

NKG2D 配体大都为多片段组成的跨膜蛋白,包括人类 MHC-Ⅰ 类相关分子(MICA 和 MICB)和人类 UL16 结合蛋白(ULBPs,也称为人类 RAET1)。NKG2D 配体在健康组织中缺失或低表达,但在许多恶性肿瘤和 AML 中广泛表达。美国 Nikiforow 等人进行一项临床 Ⅰ 期试验(NCT02203825),采用 NKG2D CAR-T 治疗 7 例 AML,输注 $(1 \sim 30) \times 10^6$ 个 CAR-T 细胞,28 天后均未获得缓解。在一项 Ⅰ 期研究(NCT03018405,仍在招募)中,12 例血液系统恶性肿瘤患者(8 例 AML,3 例 MM 和 1 例 MDS)接受靶向 NKG2D 的 CAR-T(CYAD-01)治疗,有 5 例发生 CRS,3 例为 1/2 级,2 例为 3 级,并通过适当的治疗(如托珠单抗)迅速解决。未观察到神经毒性。在 8 名 R/R AML 患者中,7 例可评估反应,CR/CRi 率为 42%。一例患者继续接受 allo-HSCT,并且持续反应超过 1 年。

8. FLT-3

FMS 样酪氨酸激酶-3(FLT-3)又称 CD135,是一种细胞因子受体,属于 Ⅲ 类受体酪氨酸激酶。*FLT3* 基因是 AML 中最常见的突变基因之一,其中 *FLT3* 的内部串联重复(*FLT3-ITD*)是 AML 中最常见的突变(25%)。王建祥教授团队构建以配体为基础的一种新型 FLT3L

CAR-T,在体外对 *FLT3* 阳性白血病细胞具有强烈的杀伤作用,体内研究显示 FLT3L CAR-T 细胞可以延长异种移植 AML 小鼠的存活。

9. 双特异性抗原

宾夕法尼亚大学 He 等人最近发表的另一种新策略,他们通过分离与各种表位结合的多个纳米抗体(仅重链抗体,具有小的单个可变结构域),使用顺序肿瘤选择的抗体和抗原修复(STAR)系统,开发了一种针对 CD13 和 TIM3 的 CAR(BissCAR)。这种 BissCAR-T 细胞有效根除患者来源的 AML,对小鼠和患者来源的异种移植模型中的正常 HSC、骨髓细胞和健康组织器官的毒性有限。这可能是开发针对 AML 的有效 CAR-T 细胞疗法的一种很有前景的方法。

西部战区总医院刘芳教授联合 iCell Gene Therapeutic 公司开发了双靶点 CLL/CD33 CAR-T 细胞疗法,临床前研究证明 CLL/CD33 CAR-T 的抗肿瘤活性,随后研究团队采用 CLL/CD33 CAR-T 治疗一例 R/R AML 患者,输注两次,每次输注剂量为 1×10^6/kg,患者于第 19 天完全缓解,治疗期间出现 1 级 CRS 以及短暂骨髓抑制。

10. 其他抗原

2018 年,得克萨斯大学西南医学中心研究人员通过生物信息学方法发现新靶点 LILRB4,其主要表达于单核细胞和急性髓系白血病细胞,其在白血病细胞的表达造成了免疫抑制性微环境,抑制 T 细胞活性,导致肿瘤免疫逃逸。因此,靶向 LILRB4 细胞能增强 T 细胞对肿瘤的杀伤能力,解决微环境的免疫抑制。该团队随后构建靶向 LILRB4 CAR-T 细胞,通过体内外细胞毒性实验证明靶向 LILRB4 CAR-T 能有效杀伤急性单核白血病细胞,并且对正常造血干细胞无毒性。2020 年 Koch 癌症研究所陈建柱教授团队构建靶向 NPM1c 新抗原多肽-HLA-A2 复合物的 CAR-T,利用该 scFv 产生的 CAR-T 细胞能特异性结合新抗原多肽-HLA-A2 复合物,对 $NPM1c^+ HLA-A2^+$ 的 OCI-AML3 细胞产生特异性细胞毒性,对 HSCs 不具有毒性,但目前此研究仅停留在动物实验阶段,尚无相关临床研究。美国 Sauer 等人将 CD70 作为 CAR-T 细胞治疗 AML 新靶点,研究人员设计构建 CD70 CAR-T 以及其受体 CD27 CAR-T,研究结果显示两种 CAR-T 在体外和体内均表现出显著的抗肿瘤功效,相比之下 CD27 CAR-T 抗肿瘤效果优于 CD70 CAR-T,但 CD70 CAR-T 对正常造血干细胞无任何毒性。

(二)移植后 R/R AML 中 CAR-T 的应用

AML 患者移植后复发的挽救性治疗选择极其有限,且预后极差,因此针对移植后复发的 AML 患者,迫切需要新的治疗手段。近年来,随着国内外对于 CAR-T 治疗 R/R AML 不断探索,为临床治疗 AML 移植后复发的患者带来新的曙光。

1. CD19 CAR-T

CD19 CAR-T 细胞在治疗 R/R B-ALL 上取得了巨大成功,成为 B 淋系 CAR-T 的标志性产品。既往文献报道我国有 73% 的 t(8;21) AML 细胞表面高表达 CD19,唐晓文教授团队 2019 年首次用 CD19 CAR-T 治疗 2 例 CD19 阳性 R/R t(8;21)AML 患者,其中一例为 allo-

HSCT 后出现分子水平复发患者,通过 CD19 CAR-T 治疗再次获得分子水平的完全缓解,而且无病生存 10 个月;另一例患者是多线治疗失败的血液学复发的 AML 患者,CAR-T 治疗后获得血液学缓解,且 *RUNX1∷RUNX1T1* 基因拷贝数下降了 99.5%,2 例患者均未出现严重不良反应。2020 年,以色列 Arnon Nagler 教授团队使用供体来源 CD19 CAR-T 治疗一例移植后 6 个月复发伴有 t(8;21) R/R AML 患者,输注剂量为 $1×10^6$/kg,输注 28 天后获得 CR,期间未出现严重不良反应。

2. CD 38 CAR-T

CD38 在 R/R AML 中表达率高,荧光强度强,而在 HSCs 上几乎不表达,可作为 AML 普适性靶标。唐晓文教授团队开展了 CD38 CAR-T 治疗 R/R AML 的前瞻性临床研究(NCT04351022),前期纳入了 6 例移植后复发的 AML 患者,骨髓原幼细胞的 CD38 表达率在 92% 以上。在 CD38 CAR-T 输注 4 周后进行评估,4 例患者达到 CR/CRi,5 例患者出现轻度 CRS,6 例患者均未见明显脱靶效应和严重骨髓抑制,中位 OS 和 LFS 分别为 7.9 和 6.4 个月。值得注意的是,其中 1 例患者在首次使用 CD38 CAR-T 细胞治疗后 117 天复发,而再次采用 CD38 CAR-T 治疗后患者又达到再次缓解。该研究成果初步报道了 CD38 CAR-T 治疗移植后复发 AML 患者的临床数据,尽管病例数较少,随访时间较短,但该前瞻性临床研究提示 CD38 CAR-T 治疗移植后复发 AML 患者的安全性和有效性。目前正在进行的单中心临床 Ⅰ/Ⅱ 期研究评估 CD38 CAR-T 的治疗疗效,初步结果令人鼓舞(数据尚未发表):20 例血液学复发的 AML 患者接受 CD38 CAR-T 治疗,14 例患者(70.0%)获得 CR,10 例患者(50.0%)获得 MRD 阴性 CR,中位 OS 和 EFS 分别为 10.7 和 5.9 个月,2 年 CIR 为 46.4%。

CAR-T 作为一种新型的细胞免疫治疗,有效地提高了血液肿瘤患者移植后复发的治疗缓解率,革新了既往治疗模式,成为治疗移植后复发急性白血病患者的利器。今后 CAR-T 细胞治疗方向将是针对更多白血病细胞表面靶点,提高 CAR-T 治疗的精准性,延长 CAR-T 细胞在体内存留时间,以及如何与化疗、移植有机结合来提高疗效。

展望未来,能够在多组学、人工智能和大数据的协助下,在治疗前准确筛选出能够在 CAR-T 治疗中获益的人群,同时能够通过不同靶点的选择,肿瘤消减方案的改进,预处理方案的优化,输注细胞剂量和输注方式的确定,CAR-T 相关并发症的预测和评分系统的建立,并发症的早期干预和防治,CAR-T 后的维持治疗,CAR-T 后复发的防范等系统管理,使得每位复发难治的白血病患者都能够得到个性化的 CAR-T 治疗,从而最大程度降低 CAR-T 相关毒性,提高 CAR-T 疗效和持久性,使得 CAR-T 细胞治疗成为真正意义上治疗难治复发白血病患者的终极武器!

三、CAR-T 疗效和复发的影响因素及相关预测模型

CAR-T 细胞治疗已成为在移植后复发白血病患者的治疗利器,然而虽然 CAR-T 治疗的反应率高,但已有研究表明,CAR-T 细胞输注后在体内作用持续的时间比较短暂,部分病人在接受 CAR-T 治疗后可能会面临无效或者很快复发的可能。因此探究影响 CAR-T 疗效的多元因素,建立 CAR-T 疗效和复发的预测模型,将有利于在临床应用中尽量规避不利因素,提高疗

效,以期能够显著改善 CAR-T 治疗后病人的预后。此外,由于 CAR-T 细胞特殊的生产方式,导致 CAR-T 治疗费用极其高昂,在 CAR-T 治疗前对病人进行精准的评估,选择可能有效的患者进行治疗,对于提高成本效益也具有重要意义。

如今越来越多的研究对影响 CAR-T 疗效的影响因素进行了广泛而深入的探索,但是不同的研究存在异质性,得出的结论也不尽相同。近期有研究对既往发表的多项 CD19 CAR-T 应用于 ALL 临床研究进行了荟萃分析,结果显示输注自体来源的 CAR-T 细胞与异基因的 CAR-T 细胞相比,病人能获得更高的缓解率。CAR-T 细胞本身的结构对治疗效果也有一定的影响,与 CD28 相比,4-1BB 共刺激分子的 CAR-T 细胞,更有可能使患者获得 MRD 阴性的缓解。近期一项纳入 254 例接受 CAR-T 治疗的 B-ALL 患者的大样本回顾性研究结果显示,$TP53$ 基因突变、骨髓原始细胞>20%,CAR-T 前贝林妥欧单抗的使用会降低患者的缓解率,而且 $TP53$ 基因突变和高肿瘤负荷是 CR 的独立危险因素。另外,复杂核型、$TP53$ 基因突变、严重的 CRS、神经毒性、CAR-T 前异基因移植病史是患者 CAR-T 治疗后 LFS 和 OS 的不良影响因素。最新的一项来自国内吴德沛和唐晓文教授团队的大样本研究也报道了影响 CAR-T 治疗后 CR 和 MRD 阴性的 CR 的独立影响因素,该研究发现其中 CR 的独立影响因素包括初始白细胞数、是否合并中枢神经系统白血病、$TP53$ 突变、CAR-T 前骨髓原始细胞比例以及 CAR-T 细胞输注剂量,而 MRD 阴性 CR 的独立危险因素则包括 CAR-T 前疾病的状态(复发/难治),骨髓原始细胞比例以及回输策略(单靶点/串联双靶点/序贯双靶点输注)。这两项大样本研究都提出 $TP53$ 基因突变和疾病本身负荷大小是影响 CAR-T 疗效的关键因素。另一项临床研究探索了 B-ALL 患者 CAR-T 治疗后长期预后的影响因素,结果证实 CAR-T 细胞输注前患者的高肿瘤负荷与输注后疾病发生进展具有显著的相关性。另外,序贯输注两种靶点的 CAR-T 细胞,比如 CD19 和 CD22,比输注单靶点的 CAR-T 细胞更能改善患者的生存。除此之外,还有其他的研究也提出了一些不同的影响因素,比如在一项早期的临床研究中,研究者们比较了 CAR-T 治疗前的清淋巴细胞方案对疗效的影响,结果显示,相较于其他方案,FC 方案能够显著提高患者的缓解率。

在以往的研究中,CAR-T 治疗后复发的原因主要集中于两大方面:一是各种原因导致 CAR-T 细胞自身的耗竭;另一方面是肿瘤细胞表面抗原的丢失。针对 CAR-T 细胞持久性的问题,研究者认为其中一个重要的原因是与 CAR-T 细胞自身的结构相关,包括单链可变片段、胞外结构域、共刺激配体等,这些结构的改变与 CAR-T 治疗后复发有一定相关性。而针对这些结构进行升级优化,则可以提升 CAR-T 细胞疗效,降低复发率。到目前为止,CAR-T 细胞已经发展到第四代。随着国内外大量临床试验的开展,多项研究分析得出高肿瘤负荷,包括骨髓中大量的原始细胞,MRD 阳性,存在髓外病灶(包括中枢神经系统白血病)等,能显著影响 CAR-T 治疗患者的生存和复发。一项国外的临床研究显示,在接受 CAR-T 治疗的 R/R B-ALL 病人中,基线血小板和乳酸脱氢酶的水平以及 CAR-T 输注前清淋巴细胞方案等都能影响 CAR-T 治疗后患者的无病生存期。另一项国内的单中心研究也显示,髓外病灶(不包括中枢神经系统白血病)以及高水平的 Treg 细胞是影响 CAR-T 输注后患者总体生存期和无复发生存期的独立危险因素。

影响 CAR-T 疗效的因素纷繁复杂,各项研究报道也不尽相同。为了实现精准医疗,通过整合这些因素,最快最准确地筛选出 CAR-T 治疗获益最大的特定病人群体,自然离不开临床评估和预测模型。迄今为止样本量最大的一项回顾性研究提出了预测 R/R B-ALL 患者接受 CAR-T 治疗疗效的预测模型,该模型整合了 CAR-T 治疗患者的基线资料并进行筛选,最终纳入模型的因素包括以下几方面:第一为肿瘤负荷,包括 ALL 患者初诊时的白细胞数、预处理前骨髓中原始细胞比例等;第二包括 B-ALL 患者的临床基线资料,如是否合并中枢神经系统白血病、TP53 突变、疾病状态(难治/复发)等;第三则是与治疗相关,包括 CAR-T 细胞输注剂量,输注策略(单靶点/串联双靶点/序贯双靶点输注)等。该模型除了可预测 R/R B-ALL 患者接受 CAR-T 治疗后的整体治疗反应,也可分别预测达到 CR 和 MRD 阴性 CR 可能性。另外,该模型对于患者的预后也有一定的预测作用,利用该模型对患者进行多方面的预测考察,最终可筛选出接受 CAR-T 治疗后获益最大的人群。尽管模型的稳健性方面有待进一步的验证,但也为临床治疗决策提供了一些参考意见。不管是影响 CAR-T 疗效的影响因素,还是进一步构造的预测模型,都值得我们深入地探索。

参 考 文 献

[1] Pui CH, Evans WE. Treatment of acute lymphoblastic leukemia [J]. N Engl J Med, 2006, 354(2): 166 - 178.

[2] Forman SJ, Rowe JM. The myth of the second remission of acute leukemia in the adult [J]. Blood, 2013, 121(7): 1077 - 1082.

[3] Frey NV, Luger SM. How I treat adults with relapsed or refractory Philadelphia chromosome-negative acute lymphoblastic leukemia [J]. Blood, 2015, 126(5): 589 - 596.

[4] Anwer F, Shaukat AA, Zahid U, et al. Donor origin CAR T cells: graft versus malignancy effect without GVHD, a systematic review [J]. Immunotherapy, 2017, 9(2): 123 - 130.

[5] Brudno JN, Somerville RP, Shi V, et al. Allogeneic T cells that expressan anti-CD19 chimeric antigen receptor induce remissions of B-cell malignancies that progress after allogeneic hematopoietic stem-cell transplantation without causing graft-versus-host disease[J]. J Clin Oncol, 2016, 34(10): 1112 - 1121.

[6] Roddie C, Dias J, O'relly MA, et al. Durable responses and low toxicity after fast off-rate CD19 chimeric antigen receptor-t therapyin adults with relapsedor refractory B-cell acute lymphoblastic leukemia[J]. Journal of clinical oncology: official journal of the American Society of Clinical Oncology, 2021, 39(30): 3352 - 3363.

[7] Hua J, Zhang J, Zhang X, et al. Donor-derived anti-CD19 CAR T cells compared with donor lymphocyte infusion for recurrent B-ALL after allogeneic hematopoietic stem cell transplantation [J]. Bone Marrow Transplant, 2021, 56(5): 1056 - 1064.

[8] Chen Y, Cheng Y, Suo P, et al. Donor-derived CD19-targeted T cell infusion induces minimal residual disease-negative remission in relapsed B-cell acute lymphoblastic leukaemia with no response to donor lympho-

cyte infusions after haploidentical haematopoietic stem cell transplantation [J]. Br J Haematol, 2017, 179 (4): 598 - 605.

[9] Zhang C, Wang XQ, Zhang RL, et al. Donor-derived CD19 CAR-T cell therapy of relapse of CD19-positive B-ALL post allotransplant [J]. Leukemia, 2021, 35(6): 1563 - 1570.

[10] Yang X, Dai H, Kang L, et al. Donor origin CAR19 T cell infusion for B-ALL relapsed after allogeneic hematopoietic stem cell transplantation [J]. Hematol Oncol, 2019, 37(5): 655 - 658.

[11] Chen YH, Zhang X, Cheng YF, et al. Long-term follow-up of CD19 chimeric antigen receptor T-cell therapy for relapsed/refractory acute lymphoblastic leukemia after allogeneic hematopoietic stem cell transplantation [J]. Cytotherapy, 2020, 22(12): 755 - 761.

[12] Pan J, Tan Y, Wang G, et al. Donor-derived CD7 chimeric antigen receptor T cells for T-cell acute lymphoblastic leukemia: First-in-human, phase i trial[J]. J Clin Oncol, 2021, 39(30): 3340 - 3351.

[13] Dai HP, Cui W, Cui QY, et al. Haploidentical CD7 CAR T-cells induced remission in a patient with TP53 mutated relapsed and refractory early T-cell precursor lymphoblastic leukemia/lymphoma [J]. Biomark Res, 2022, 10(1): 6.

[14] Maude SL, Frey N, Shaw PA, et al. Chimeric antigen receptor T cells for sustained remissions in leukemia [J]. N Engl J Med, 2014, 371(16): 1507 - 1517.

[15] Park JH, Riviere I, Gonen M, et al. Long-term follow-up of CD19 CAR therapyin acute lymphoblastic leukemia[J]. N Engl J Med, 2018, 378(5): 449 - 459.

[16] Maude SL, Laetsch TW, Buechner J, et al. Tisagenlecleucel in children and young adults with B-cell lymphoblastic leukemia[J]. N Engl J Med, 2018, 378(5): 439 - 448.

[17] Jia H, Wang Z, Wang Y, et al. Haploidentical CD19/CD22 bispecific CAR-T cells induced MRD-negative remission in a patient with relapsed and refractory adult B-ALL after haploidentical hematopoietic stem cell transplantation [J]. J Hematol Oncol, 2019, 12(1): 57.

[18] Liu S, Deng B, Yin Z, et al. Combination of CD19 and CD22 CAR-T cell therapy in relapsed B-cell acute lymphoblastic leukemia after allogeneic transplantation [J]. Am J Hematol, 2021, 96(6): 671 - 679.

[19] Hu Y, Zhou Y, Zhang M, et al. CRISPR/Cas9-engineered universal CD19/CD22 dual-targeted CAR-T cell therapy for relapsed/refractory B-cell acute lymphoblastic leukemia[J]. Clin Cancer Res, 2021, 27 (10): 2764 - 2772.

[20] Neelapu SS, Tummala S, Kebriaei P, et al. Chimeric antigen receptor T-cell therapy-assessment and management of toxicities [J]. Nat Rev Clin Oncol, 2018, 15(1): 47 - 62.

[21] GUST J, HAY K A, HANAFI L A, et al. Endothelial activationand blood-brain barrier disruption in neurotoxicity after adoptive immunotherapy with CD19 CAR-T cells[J]. Cancer Discov, 2017, 7(12): 1404 - 1419.

[22] An F, Wang H, Liu Z, et al. Influence of patient characteristics on chimeric antigen receptor T cell therapy in B-cell acute lymphoblastic leukemia [J]. Nat Commun, 2020, 11(1): 5928.

[23] Ghosh A, Smith M, James SE, et al. Donor CD19 CAR T cells exert potent graft-versus-lymphoma activity with diminished graft-versus-host activity [J]. Nat Med, 2017, 23(2): 242 - 249.

[24] Schoemans HM, Lee SJ, Ferrara JL, et al. EBMT-NIH-CIBMTR Task Force position statement on

standardized terminology & guidance for graft-versus-host disease assessment [J]. Bone Marrow Transplant, 2018, 53(11): 1401 – 1415.

[25] Schmid C, Labopin M, Nagler A, et al. Treatment, risk factors, and outcome of adults with relapsed AML after reduced intensity conditioning for allogeneic stem cell transplantation[J]. Blood, 2012, 119(6): 1599 – 1606.

[26] Thanarajasingam G, Kim H T, Cutler C, et al. Outcome and prognostic factors for patients who relapse after allogeneic hematopoietic stem cell transplantation[J]. Biol Blood Marrow Tr, 2013, 19(12): 1713 – 1718.

[27] Bejanyan N, Weisdorf D J, Logan B R, et al. Survival of patients with acute myeloid leukemia relapsing after allogeneic hematopoietic cell transplantation: A center for international blood and marrow transplant research study[J]. Biol Blood Marrow Tr, 2015, 21(3): 454 – 459.

[28] Zhang S, Zhang H S, Cordon-Cardo C, et al. Selection of tumor antigens as targets for immune attack using immunohistochemistry: II. Blood group-related antigens[J]. Int J Cancer, 1997, 73(1): 50 – 56.

[29] Kobayashi K, Sakamoto J, Kito T, et al. Lewis blood group-related antigen expression in normal gastric epithelium, intestinal metaplasia, gastric adenoma, and gastric carcinoma[J]. Am J Gestroenterol, 1993, 88(6): 919 – 924.

[30] Ritchie D S, Neeson P J, Khot A, et al. Persistence and efficacy of second generation CAR T cell against the LeY antigen in acute myeloid leukemia[J]. Mol Ther, 2013, 21(11): 2122 – 2129.

[31] Ross J F, Wang H, Behm F G, et al. Folate receptor type beta is a neutrophilic lineage marker and is differentially expressed in myeloid leukemia[J]. Cancer, 1999, 85(2): 348 – 357.

[32] Pan X Q, Zheng X, Shi G F, et al. Strategy for the treatment of acute myelogenous leukemia based on folate receptor beta-targeted liposomal doxorubicin combined with receptor induction using all-trans retinoic acid[J]. Blood, 2002, 100(2): 594 – 602.

[33] Muñoz L, Nomdedéu J F, López O, et al. Interleukin-3 receptor alpha chain (CD123) is widely expressed in hematologic malignancies[J]. Haematologica, 2001, 86(12): 1261 – 1269.

[34] Jin L Q, Lee E M, Ramshaw H S, et al. Monoclonal antibody-mediated targeting of CD123, IL-3 receptor alpha chain, eliminates human acute myeloid leukemic stem cells[J]. Cell Stem Cell, 2009, 5(1): 31 – 42.

[35] Mardiros A, DOS SANTOS C, McDonald T, et al. T cells expressing CD123-specific chimeric antigen receptors exhibit specific cytolytic effector functions and antitumor effects against human acute myeloid leukemia[J]. Blood, 2013, 122(18): 3138 – 3148.

[36] Budde L, Song J Y, Kim Y, et al. Remissions of acute myeloid leukemia and blastic plasmacytoid dendritic cell neoplasm following treatment with CD123-specific CAR T cells: A first-in-human clinical trial[J]. Blood, 2017, 130: 811.

[37] Loff S, Dietrich J, Meyer J E, et al. Rapidly switchable universal CAR-T cells for treatment of CD123-positive leukemia[J]. Mol Ther Oncolytics, 2020, 17: 408 – 420.

[38] Wermke M, Kraus S, Ehninger A, et al. Proof of concept for a rapidly switchable universal CAR-T platform with UniCAR-T-CD123 in relapsed/refractory AML[J]. Blood, 2021, 137(22): 3145 – 3148.

[39] Sun Y, Chen J L, Liu Y R, et al. Donor-derived CD123-targeted CAR T cell serves as a RIC regimen for haploidentical transplantation in a patient with FUS-ERG+ AML[J]. Front Oncol, 2019, 9: 1358.

[40] Bakker A B H, van den Oudenrijn S, Bakker A Q, et al. C-type lectin-like molecule-1: A novel myeloid cell surface marker associated with acute myeloid leukemia[J]. Cancer Res, 2004, 64(22): 8443 – 8450.

[41] Wiersma V R, de Bruyn M, Shi C, et al. C-type lectin-like molecule-1 (CLL1)-targeted TRAIL augments the tumoricidal activity of granulocytes and potentiates therapeutic antibody-dependent cell-mediated cytotoxicity[J]. mAbs, 2015, 7(2): 321 – 330.

[42] Han Y, Zhang M, Li N, et al. KLRL1, a novel killer cell lectinlike receptor, inhibits natural killer cell cytotoxicity[J]. Blood, 2004, 104(9): 2858 – 2866.

[43] Wang J H, Chen S Y, Xiao W, et al. CAR-T cells targeting CLL-1 as an approach to treat acute myeloid leukemia[J]. J Hematol Oncol, 2018, 11(1): 7.

[44] Zhang H, Wang P F, Li Z Y, et al. Anti-CLL1 chimeric antigen receptor T-cell therapy in children with relapsed/refractory acute myeloid leukemia[J]. Clin Cancer Res, 2021, 27(13): 3549 – 3555.

[45] Ma Y J, Dai H P, Cui Q Y, et al. Successful application of PD-1 knockdown CLL-1 CAR-T therapy in two AML patients with post-transplant relapse and failure of anti-CD38 CAR-T cell treatment[J]. Am J Cancer Res, 2022, 12(2): 615 – 621.

[46] Mitsiades C S. CD44v6, a target for novel antibody treatment approaches, is frequently expressed in multiple myeloma and associated with deletion of chromosome arm 13q[J]. Haematologica, 2005, 90(4): 436 – 437.

[47] Casucci M, Nicolis di Robilant B, Falcone L, et al. CD44v6-targeted T cells mediate potent antitumor effects against acute myeloid leukemia and multiple myeloma[J]. Blood, 2013, 122(20): 3461 – 3472.

[48] Walter R B, Gooley T A, van der Velden V H L, et al. CD33 expression and P-glycoprotein-mediated drug efflux inversely correlate and predict clinical outcome in patients with acute myeloid leukemia treated with gemtuzumab ozogamicin monotherapy[J]. Blood, 2007, 109(10): 4168 – 4170.

[49] Wang Q S, Wang Y, Lv H Y, et al. Treatment of CD33-directed chimeric antigen receptor-modified T cells in one patient with relapsed and refractory acute myeloid leukemia[J]. Mol Ther, 2015, 23(1): 184 – 191.

[50] Kim M Y, Yu K R, Kenderian S S, et al. Genetic inactivation of CD33 in hematopoietic stem cells to enable CAR T cell immunotherapy for acute myeloid leukemia[J]. Cell, 2018, 173(6): 1439 – 1453. e19.

[51] Nausch N, Cerwenka A. NKG2D ligands in tumor immunity[J]. Oncogene, 2008, 27(45): 5944 – 5958.

[52] Nikiforow S, Werner L, Murad J, et al. Safety data from a first-in-human phase 1 trial of NKG2D chimeric antigen receptor-T cells in AML/MDS and multiple myeloma[J]. Blood, 2016, 128(22): 4052.

[53] Sallman D A, Kerre T, Poire X, et al. Remissions in relapse/refractory acute myeloid leukemia patients following treatment with NKG2D CAR-T therapy without a prior preconditioning chemotherapy[J]. Blood, 2018, 132: 902.

[54] Wang Y, Xu Y X, Li S S, et al. Targeting FLT3 in acute myeloid leukemia using ligand-based chimeric antigen receptor-engineered T cells[J]. J Hematol Oncol, 2018, 11(1): 60.

[55] He X, Feng Z J, Ma J, et al. Bispecific and split CAR T cells targeting CD13 and TIM3 eradicate acute myeloid leukemia[J]. Blood, 2020, 135(10): 713 – 723.

[56] Liu F, Cao Y Z, Pinz K, et al. First-in-human CLL1-CD33 compound CAR T cell therapy induces com-

plete remission in patients with refractory acute myeloid leukemia：Update on phase 1 clinical trial[J]. Blood, 2018, 132：901.

[57] John S, Chen H Y, Deng M, et al. A novel anti-LILRB4 CAR-T cell for the treatment of monocytic AML[J]. Mol Ther, 2018, 26(10)：2487 – 2495.

[58] Xie G Z, Ivica N A, Jia B, et al. CAR-T cells targeting a nucleophosmin neoepitope exhibit potent specific activity in mouse models of acute myeloid leukaemia[J]. Nat Biomed Eng, 2021, 5(5)：399 – 413.

[59] Sauer T, Parikh K, Sharma S, et al. CD70-specific CAR T cells have potent activity against acute myeloid leukemia without HSC toxicity[J]. Blood, 2021, 138(4)：318 – 330.

[60] Qu C J, Li Z, Kang L Q, et al. Successful treatment of two relapsed/refractory t(8;21) acute myeloid leukemia patients by CD19-directed chimeric antigen receptor T cells[J]. Bone Marrow Transplant, 2019, 54(7)：1138 – 1140.

[61] Danylesko I, Jacoby E, Yerushalmi R, et al. Remission of acute myeloid leukemia with t(8;21) following CD19 CAR T-cells[J]. Leukemia, 2020, 34(7)：1939 – 1942.

[62] Tang X W, Wu D P, Cui Q Y, et al. CD38-directed CAR-T cell therapy：A novel immunotherapy strategy for relapsed acute myeloid leukemia after allogeneic hematopoietic stem cell transplantation[J]. Blood, 2020, 136：34.

[63] Davila M L, Riviere I, Wang X Y, et al. Efficacy and toxicity management of 19—28z CAR T cell therapy in B cell acute lymphoblastic leukemia[J]. Sci Transl Med, 2014, 6(224)：224ra25.

[64] Maude S L, Frey N, Shaw P A, et al. Chimeric antigen receptor T cells for sustained remissions in leukemia[J]. N Engl J Med, 2014, 371(16)：1507 – 1517.

[65] Lee D W, Kochenderfer J N, Stetler-Stevenson M, et al. T cells expressing CD19 chimeric antigen receptors for acute lymphoblastic leukaemia in children and young adults：A phase 1 dose-escalation trial[J]. Lancet, 2015, 385(9967)：517 – 528.

[66] Turtle C J, Hanafi L A, Berger C, et al. CD19 CAR-T cells of defined CD4[+] ：CD8[+] composition in adult B cell ALL patients[J]. J Clin Invest, 2016, 126(6)：2123 – 2138.

[67] Gardner R A, Finney O, Annesley C, et al. Intent-to-treat leukemia remission by CD19 CAR T cells of defined formulation and dose in children and young adults[J]. Blood, 2017, 129(25)：3322 – 3331.

[68] Maude S L, Laetsch T W, Buechner J, et al. Tisagenlecleucel in children and young adults with B-cell lymphoblastic leukemia[J]. N Engl J Med, 2018, 378(5)：439 – 448.

[69] Park J H, Rivière I, Gonen M, et al. Long-term follow-up of CD19 CAR therapy in acute lymphoblastic leukemia[J]. N Engl J Med, 2018, 378(5)：449 – 459.

[70] Hong M, Clubb J D, Chen Y Y. Engineering CAR-T cells for next-generation cancer therapy[J]. Cancer Cell, 2020, 38(4)：473 – 488.

[71] Lee D W, Barrett D M, MacKall C, et al. The future is now：Chimeric antigen receptors as new targeted therapies for childhood cancer[J]. Clin Cancer Res, 2012, 18(10)：2780 – 2790.

[72] Anagnostou T, Riaz I B, Hashmi S K, et al. Anti-CD19 chimeric antigen receptor T-cell therapy in acute lymphocytic leukaemia：A systematic review and meta-analysis[J]. Lancet Haematol, 2020, 7(11)：e816 – e826.

[73] Zhang X, Yang J F, Li J J, et al. Factors associated with treatment response to CD19 CAR-T therapy among a large cohort of B cell acute lymphoblastic leukemia[J]. Cancer Immunol Immun, 2022, 71(3): 689 - 703.

[74] Gu J X, Liu S N, Cui W, et al. Identification of the predictive models for the treatment response of refractory/relapsed B-cell ALL patients receiving CAR-T therapy[J]. Front Immunol, 2022, 13: 858590.

[75] Wudhikarn K, Flynn J R, Rivière I, et al. Interventions and outcomes of adult patients with B-ALL progressing after CD19 chimeric antigen receptor T-cell therapy[J]. Blood, 2021, 138(7): 531 - 543.

[76] Liu S Y, Deng B P, Yin Z C, et al. Combination of CD19 and CD22 CAR-T cell therapy in relapsed B-cell acute lymphoblastic leukemia after allogeneic transplantation[J]. Am J Hematol, 2021, 96(6): 671 - 679.

[77] Shah N N, Lee D W, Yates B, et al. Long-term follow-up of CD19-CAR T-cell therapy in children and young adults with B-ALL[J]. J Clin Oncol, 2021, 39(15): 1650 - 1659.

[78] Shah N N, Fry T J. Mechanisms of resistance to CAR T cell therapy[J]. Nat Rev Clin Oncol, 2019, 16(6): 372 - 385.

[79] Mueller K T, Maude S L, Porter D L, et al. Cellular kinetics of CTL019 in relapsed/refractory B-cell acute lymphoblastic leukemia and chronic lymphocytic leukemia[J]. Blood, 2017, 130(21): 2317 - 2325.

[80] Qin H Y, Ramakrishna S, Nguyen S, et al. Preclinical development of bivalent chimeric antigen receptors targeting both CD19 and CD22[J]. Mol Ther Oncolytics, 2018, 11: 127 - 137.

[81] Hudecek M, Lupo-Stanghellini M T, Kosasih P L, et al. Receptor affinity and extracellular domain modifications affect tumor recognition by ROR1-specific chimeric antigen receptor T cells[J]. Clin Cancer Res, 2013, 19(12): 3153 - 3164.

[82] Milone M C, Fish J D, Carpenito C, et al. Chimeric receptors containing CD137 signal transduction domains mediate enhanced survival of T cells and increased antileukemic efficacy in vivo[J]. Mol Ther, 2009, 17(8): 1453 - 1464.

[83] Ghorashian S, Kramer A M, Onuoha S, et al. Enhanced CAR T cell expansion and prolonged persistence in pediatric patients with ALL treated with a low-affinity CD19 CAR[J]. Nat Med, 2019, 25(9): 1408 - 1414.

[84] Schultz L M, Baggott C, Prabhu S, et al. Disease burden affects outcomes in pediatric and young adult B-cell lymphoblastic leukemia after commercial tisagenlecleucel: A pediatric real-world chimeric antigen receptor consortium report[J]. J Clin Oncol, 2022, 40(9): 945 - 955.

[85] Chen Y H, Zhang X, Cheng Y F, et al. Long-term follow-up of CD19 chimeric antigen receptor T-cell therapy for relapsed/refractory acute lymphoblastic leukemia after allogeneic hematopoietic stem cell transplantation[J]. Cytotherapy, 2020, 22(12): 755 - 761.

[86] Chen W, Ma Y H, Shen Z Y, et al. Humanized anti-CD19 CAR-T cell therapy and sequential allogeneic hematopoietic stem cell transplantation achieved long-term survival in refractory and relapsed B lymphocytic leukemia: A retrospective study of CAR-T cell therapy[J]. Front Immunol, 2021, 12: 755549.

[87] Hay K A, Gauthier J, Hirayama A V, et al. Factors associated with durable EFS in adult B-cell ALL patients achieving MRD-negative CR after CD19 CAR T-cell therapy[J]. Blood, 2019, 133(15): 1652 - 1663.

[88] An F R, Wang H P, Liu Z Y, et al. Influence of patient characteristics on chimeric antigen receptor T cell

therapy in B-cell acute lymphoblastic leukemia[J]. Nat Commun 2020，11：5928.

（唐晓文）

第六节　粪菌移植在造血干细胞移植中的应用

粪菌移植（FMT）是指将健康人群粪便中分离得到的功能菌群移植到患者胃肠道，通过重建患者肠道菌群来实现对疾病的治疗。目前，粪菌移植作为一种特殊的器官移植，已被证实可以有效治疗复发性艰难梭菌感染（rCDI），而在其他疾病，如抗生素相关性腹泻、炎症性肠病、肠易激综合征、免疫性肠病、肝脏疾病、代谢性疾病等，FMT 也有广泛应用。以下将介绍 FMT 在异基因造血干细胞移植中的相关应用，主要从 FMT 与肠道急性移植物抗宿主病（aGVHD）、肠道感染（主要介绍 rCDI、多药耐药感染）、FMT 治疗流程及展望四方面进行阐述。

一、FMT 与肠道 aGVHD

GVHD 是 allo-HSCT 后特有的并发症，其发病率为 20%～80%，是移植相关死亡主要原因之一。aGVHD 主要累及皮肤、消化道和肝脏这三个器官，表现为皮肤红斑和斑丘疹、持续性厌食和/或腹泻、肝功能异常（胆红素、丙氨酸氨基转移酶、天冬氨酸氨基转移酶、碱性磷酸酶、丙氨酰转肽酶升高）等。allo-HSCT 患者 GVHD 相关死亡率为 17%～20%，高危 aGVHD 患者死亡率达 44%，其中胃肠道 aGVHD（GI-GVHD）是 allo-HSCT 后非复发死亡的主要原因。aGVHD 与宿主全身和局部免疫失调有关，可能由肠道细菌调节。肠道菌群的失衡已被证实是胃肠道 aGVHD 的影响因素。allo-HSCT 后，患者共生菌群向肠球菌的相对转移，这种转变在随后发展为 GVHD 的患者中尤为明显，发生 GVHD 的患者的肠球菌比例由 21% 增加到 46%，在 GVHD 活跃期可高达 74%。

目前 FMT 主要用于 Ⅱ～Ⅳ度糖皮质激素耐药或依赖 GI-aGVHD。2016 年日本 Fujioka 等首次报道 4 例激素耐药或依赖的肠道 GI-aGVHD 行 1～2 次 FMT 后 1 周内胃肠道症状得到改善，与 FMT 前相比，糖皮质激素剂量平均减少 69%。苏州大学附属第一医院报道了一项非随机对照的 Ⅰ/Ⅱ 期临床研究，共纳入 41 例激素耐药的 Ⅳ 度肠道 aGVHD 患者，其中 23 例接受了 FMT 治疗，18 例为对照组，治疗后 21 天，FMT 组 CR 率为 56.5%（13/23），明显高于对照组的 16%（3/18），并且，FMT 组患者的中位生存时间明显优于对照组（539 天 vs 107 天）。

二、FMT 与肠道感染

allo-HSCT 后早期的患者处于免疫抑制状态，大剂量化疗、长期广谱抗生素应用等多重因素均会增加患者发生肠道感染的风险。HSCT 期间 CDI 发生率为 8%～20%，其死亡率可高达 5%～40%。甲硝唑和万古霉素是 CDI 的一线治疗药物，由于 CDI 的发病率、严重程度及复发率呈不断上升趋势,治疗失败及 CDI 复发的患者也随之增加。艰难梭菌的孢子对抗生素有很强的抵抗力,当正常肠道菌群不能抑制艰难梭菌的增殖,它们就会再次产生大量毒素破坏结肠上皮细胞,使炎症复发而导致腹泻、伪膜性结肠炎等。复发 CDI 患者病情严重度、死亡率较初发者明显增加。FMT 通过重建肠道正常菌群,抑制有害微生物的增长繁殖达到去定植的目的。2012 年,Brandt 等报道 FMT 治疗 CDI 的总治愈率高达 98%,而且 91% 患者通过一次FMT 即可治愈。2013 年,FMT 被纳入美国医学指南,推荐用于 rCDI 的治疗。部分文献报道 FMT 在耐药菌肠道感染中,也发挥重要作用。在一项队列研究中,5 名接受万古霉素和 FMT治疗的 MRSA 感染的肠炎患者具有 100% 的临床效果,且彻底清除 MRSA。其他少见报道也说明 FMT 后清除各种多重耐药性细菌,包括新德里金属-β-内酰胺酶-1 肺炎克雷伯杆菌、产广谱 β-内酰胺酶大肠杆菌、耐药鲍曼不动杆菌、产碳青霉烯酶铜绿假单胞菌和耐万古霉素粪肠球菌。但是目前,FMT 治疗耐药菌感染仍缺乏大规模临床数据验证,值得我们进一步探讨。

三、FMT 治疗流程

1. FMT 来源和实验室准备

目前用于 FMT 的主要来源为粪菌库,其供体来源于 6～24 岁健康人群,通过需完成初筛、实验室筛查和检查筛查等环节,对传染病、免疫性疾病以及遗传风险等风险因素进行排除后,保留的人群成为合格供体。2014 年,随着世界上第一套智能粪菌分离系统(GenFMTer)进入实验室应用,FMT 的发展进入了新的阶段,基于智能化粪菌分离系统及严格质控相关漂洗过程的 FMT 被定义为洗涤菌群移植(WMT)。WMT 的主要价值在于提高 FMT 安全性的同时并未降低其疗效,目前 WMT 的临床应用日渐广泛。

2. 受者前期肠道准备

受者肠道准备通常指的是术前肠道清洁和使用抗生素,对于 GI-aGVHD 并非必需。对于必须要使用抗生素治疗合并疾病(如肺部感染)的患者,FMT 治疗中也可以不换或不停用抗生素。但是对于同时使用抗生素的患者,建议考虑增加 FMT 次数。对于合并艰难梭菌感染的患者,要尽量停用可能诱发艰难梭菌难感染的抗生素,并及早行 FMT。

抑制胃酸分泌药物的使用需要结合给入途径决策,若经过鼻腔肠管途径移植,不需要额外使用质子泵抑制剂;若输注的菌液需经过胃,推荐移植前使用质子泵抑制剂,以降低胃酸对菌群的影响。胃肠动力药物的使用需要结合胃肠动力状态决定,若腹泻明显,可在菌液输注前一次性给予止泻剂,如洛哌胺(通常为 2～4 mg)可用于减缓肠道蠕动,增加菌群在肠道的定植时间;若肠蠕动缓慢(如肠麻痹),可考虑在输入菌液日前肌肉注射新斯的明,减少菌群在小肠内过度生长的风险。

3. FMT 输注方式、剂量及频次

管道法(鼻十二指肠/空肠管或胃管输注菌液):在近端空肠或十二指肠放置鼻十二指肠/空肠管或直接放置胃管。依据洗涤菌群移植共识,南京采用 WMT 治疗 GI-aGVHD 使用剂量为 1～5 U/次(1 U 含有 $1.0×10^{13}$ 个细菌),1 次/日,间隔时间可以超过 1 日,患者治疗多数为 1～

2 次。依据年龄、体重决定治疗剂量,如果低体重和低龄,所用剂量则最少可为 1 U。国外报道的基于手工实验室制备的方法以粪便的重量或者粪水的体积为衡量单位,比如,日本采用中位粪量为 126 g(34～307 g),与生理盐水混合成粪悬液 180～230 mL,通过鼻十二指肠管 4～8 min 内给入。胶囊法:病情允许的情况下,FMT 移植前 48 小时停用广谱抗生素。治疗前 4 小时和治疗后 1 小时禁食,嘱患者勿压碎、咀嚼或溶解胶囊。成人移植粪便量需≥30 g,30 粒胶囊中位粪便微生物含量为 38.6(24～56.7) g,粪菌胶囊的服用缺乏指南或参考标准,暂不作为急重症 GI-aGVHD 首选 FMT 方案。

移植次数和周期尚无统一标准,通常参考 FMT 升阶治疗策略(step-up FMT strategy):阶段一:单次 FMT;若一周左右患者症状未改善或持续加重,则采取阶段二:多次 FMT(≥2 次),评估时间仍为一周左右;阶段三:指在上述阶段 1 或 2 无效时,在 FMT 基础上联合常规药物治疗(如糖皮质激素、环孢素、抗 TNF-α 抗体、全肠内营养等),从而发挥比单独使用 FMT 或传统药物都更优的疗效。对于 allo-HSCT 后的大部分糖皮质激素耐药或依赖 GI-aGVHD,临床研究中使用单次 FMT 居多,一周后评估疗效,对于疗效不佳的患者考虑 1 周后换新的供体菌重复行 FMT 治疗,如仍然无效,则提示重新鉴别腹泻原因或退出该治疗方法。该治疗策略也适用于 GI-aGVHD 合并难治性难辨梭状芽孢杆菌感染或者多药耐药的患者,在重复 FMT 治疗基础上联合抗生素治疗。

4. 疗效评估

FMT 治疗 rCDI 的治愈或缓解标准为"以消除症状为主要指标",在 FMT 治疗后 8 周内症状消失为次要指标。FMT 治疗 aGVHD 疗效尚无统一标准。根据患者在治疗后 2 周内腹痛、腹泻(频率和量)、脓血便等症状的严重程度,评估 FMT 治疗肠道 aGVHD 的疗效和安全性。如果腹泻和肠痉挛和/或出血消失,或大便量在 3 天内平均减少 500 mL 以上,则定义为临床缓解。如果粪便量减少<500 mL,并且肠脓毒症和出血减轻,则定义为临床改善。根据 FMT 和随访期间的不良事件评估安全性,患者 FMT 后随访时间至少为 8 周。

5. 安全性评估

目前,FMT 被认为是一种总体上安全的治疗方法,特别是 WMT 显示更少的不良事件,不良反应主要表现为消化道症状,如恶心、呕吐等,主要发生在治疗后 3～6 小时内,一般不需要药物处理。发热、感染是较为重视的不良事件。一项分析全球 2000—2020 年间 129 项 FMT 相关研究中不良事件发生情况的报道显示,严重不良事件发生率为 1.4%,均发生于肠黏膜屏障受损患者。

四、展望

FMT 作为一种新型治疗方式,其显著的临床疗效和安全性,越来越凸显其在临床和研究中的重要地位。在 allo-HSCT 后主要用于肠道 aGVHD 和肠道 rCDI 感染的治疗,但近来研究发现肠道菌群与移植后复发与预后存在相关性,靶向粪菌移植或许在未来会进一步扩大 FMT 的适用范围。

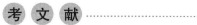

参 考 文 献

［1］van Nood E，Vrieze A，Nieuwdorp M，et al. Duodenal infusion of donor feces for recurrent *Clostridium difficile*［J］. N Engl J Med，2013，368(5)：407-415.

［2］Bajaj J S，Kassam Z，Fagan A，et al. Fecal microbiota transplant from a rational stool donor improves hepatic encephalopathy：A randomized clinical trial［J］. Hepatology，2017，66(6)：1727-1738.

［3］Paramsothy S，Kamm M A，Kaakoush N O，et al. Multidonor intensive faecal microbiota transplantation for active ulcerative colitis：A randomised placebo-controlled trial［J］. Lancet，2017，389(10075)：1218-1228.

［4］Turnbaugh P J，Ley R E，Mahowald M A，et al. An obesity-associated gut microbiome with increased capacity for energy harvest［J］. Nature，2006，444(7122)：1027-1031.

［5］Martin P J，Schoch G，Fisher L，et al. A retrospective analysis of therapy for acute graft-versus-host disease：Initial treatment［J］. Blood，1990，76(8)：1464-1472.

［6］Ferrara J L M，Levine J E，Reddy P，et al. Graft-versus-host disease［J］. Lancet，2009，373(9674)：1550-1561.

［7］Holler E，Butzhammer P，Schmid K，et al. Metagenomic analysis of the stool microbiome in patients receiving allogeneic stem cell transplantation：Loss of diversity is associated with use of systemic antibiotics and more pronounced in gastrointestinal graft-versus-host disease［J］. Biol Blood Marrow Tr，2014，20(5)：640-645.

［8］Kakihana K，Fujioka Y，Suda W，et al. Fecal microbiota transplantation for patients with steroid-resistant acute graft-versus-host disease of the gut［J］. Blood，2016，128(16)：2083-2088.

［9］Zhao Y，Li X W，Zhou Y J，et al. Safety and efficacy of fecal microbiota transplantation for grade IV steroid refractory GI-GvHD patients：Interim results from FMT2017002 trial［J］. Front Immunol，2021，12：678476.

［10］Salamonowicz M，Ociepa T，Frączkiewicz J，et al. Incidence，course，and outcome of *Clostridium difficile* infection in children with hematological malignancies or undergoing hematopoietic stem cell transplantation［J］. Eur J Clin Microbiol Infect Dis，2018，37(9)：1805-1812.

［11］Li Y D，Liu B N，Zhao S H，et al. Changes in gut microbiota composition and diversity associated with post-cholecystectomy diarrhea［J］. World J Gastroenterol，2021，27(5)：391-403.

［12］Brandt L J，Aroniadis O C，Mellow M，et al. Long-term follow-up of colonoscopic fecal microbiota transplant for recurrent *Clostridium difficile* infection［J］. Am J Gastroenterol，2012，107(7)：1079-1087.

［13］Surawicz C M，Brandt L J，Binion D G，et al. Guidelines for diagnosis，treatment，and prevention of *Clostridium difficile* infections［J］. Am J Gastroenterol，2013，108(4)：478-498；quiz499.

［14］Wei Y，Gong J F，Zhu W M，et al. Fecal microbiota transplantation restores dysbiosis in patients with methicillin resistant Staphylococcus aureus enterocolitis［J］. BMC Infect Dis，2015，15：265.

［15］Biliński J，Grzesiowski P，Muszyński J，et al. Fecal microbiota transplantation inhibits multidrug-resistant gut pathogens：Preliminary report performed in an immunocompromised host［J］. Arch Immunol Ther Exp，2016，64(3)：255-258.

［16］Zhang T，Lu G C，Zhao Z，et al. Washed microbiota transplantation vs. manual fecal microbiota transplantation: Clinical findings, animal studies and in vitro screening[J]. Protein Cell, 2020, 11(4): 251 - 266.

[17] Shi Q. Nanjing consensus on methodology of washed microbiota transplantation[J]. Chin Med J (Engl), 2020, 133(19): 2330 - 2332.

[18] DeFilipp Z, Peled J U, Li S L, et al. Third-party fecal microbiota transplantation following allo-HCT reconstitutes microbiome diversity[J]. Blood Adv, 2018, 2(7): 745 - 753.

[19] Kaito S, Toya T, Yoshifuji K, et al. Fecal microbiota transplantation with frozen capsules for a patient with refractory acute gut graft-versus-host disease[J]. Blood Adv, 2018, 2(22): 3097 - 3101.

[20] Zhang F M, Cui B T, He X X, et al. Microbiota transplantation: Concept, methodology and strategy for its modernization[J]. Protein Cell, 2018, 9(5): 462 - 473.

[21] Qi X F, Li X W, Zhao Y, et al. Treating steroid refractory intestinal acute graft-vs.-host disease with fecal microbiota transplantation: A pilot study[J]. Clin Infect Dis, 2018, 9: 2195.

[22] Gough E, Shaikh H, Manges A R. Systematic review of intestinal microbiota transplantation (fecal bacteriotherapy) for recurrent *Clostridium difficile* infection[J]. Clin Infect Dis, 2011, 53(10): 994 - 1002.

[23] Wang J W, Kuo C H, Kuo F C, et al. Fecal microbiota transplantation: Review and update[J]. J Formos Med Assoc, 2019, 118(Suppl 1): S23 - S31.

[24] Marcella C, Cui B T, Kelly C R, et al. Systematic review: The global incidence of faecal microbiota transplantation-related adverse events from 2000 to 2020[J]. Aliment Pharmacol Ther, 2021, 53(1): 33 - 42.

[25] Jenq R R, Taur Y, Devlin S M, et al. Intestinal Blautia is associated with reduced death from graft-versus-host disease[J]. Biol Blood Marrow Transplant, 2015, 21(8): 1373 - 1383.

（唐晓文）

第十章　CAR-T 细胞治疗新进展

肿瘤免疫治疗最早起始于 19 世纪后期,研究人员和临床医师开始尝试各种方法激活免疫系统来治疗癌症,其中包括供者淋巴细胞输注、肿瘤浸润 T 细胞的活化、高亲和力特异性 TCR T 细胞、单克隆或双特异性抗体、免疫检测点抑制剂以及嵌合抗原受体 T 细胞(CAR-T)等。其中,CAR-T 疗法被誉为继造血干细胞移植后又一里程碑式的治疗变革。CAR-T 治疗属于过继性免疫治疗,其自身携带可结合肿瘤细胞特异性抗原的单链抗体可变片段和共刺激分子,与肿瘤细胞接触后可直接被活化,通过非 MHC 依赖的 T 细胞直接识别和活化、释放穿孔素和颗粒酶、Fas/FasL 途径以及细胞因子改变肿瘤微环境等方式清除肿瘤细胞。临床试验证实,anti-CD19 CAR-T 治疗儿童复发难治性急性淋巴细胞白血病(ALL)最高完全缓解率或微小残留病灶(MRD)转阴率达 90%,6 个月和 12 个月无事件生存(EFS)率分别为 73% 和 50%,总生存率(OS)分别为 90% 和 76%;多发性骨髓瘤(MM)患者的 anti-BCMA CAR-T 总有效率几乎均超过 80%。基于这些令人鼓舞的临床结果,anti-CD19 CAR-T 先后被美国 FDA、欧洲和中国国家药监局证实获批临床应用。

但是,CAR-T 细胞治疗后复发、毒性反应、制备费用高昂等问题是制约 CAR-T 临床广泛应用的重要原因。根据目前报道的数据,B 细胞肿瘤患者经 anti-CD19 CAR-T 治疗,约 30%～50% 一年内复发;MM 和淋巴瘤同样面临复发的困扰。CAR-T 细胞治疗相关毒性也是一大挑战,其中包括细胞因子释放综合征(CRS)、神经系统毒性、血液学和免疫学毒性等,几乎可以累及所有器官和组织,对其发生机制和有效管理仍然需要更多的研究和探索。高昂的制备费用是限制商品化 CAR-T 广泛应用的主要障碍,anti-CD19 CAR-T 在美国的官方报价是 49.7 万美元,国内上市的 CAR-T 虽然较美国有明显的价格优势,但仍然超过了百万元人民币。因此,降低 CAR-T 治疗后复发、有效管理 CAR-T 相关不良反应及降低制备费用,是未来需要解决的问题。

CAR-T 治疗虽然面临诸多挑战,但随着基础研究和临床试验的不断进展,相信 CAR-T 必将引发肿瘤免疫治疗开创肿瘤治疗新时代。

一、CAR-T 治疗在恶性血液病中的应用

CAR-T 临床前和临床研究几乎涉及所有的血液恶性肿瘤,但是由于不同疾病的各自特点,CAR-T 研发和应用发展不平衡,其中以针对 CD19 和 BCMA 为靶抗原的 B 细胞来源血液肿瘤疗效最为显著,而髓系肿瘤的靶抗原大多同时表达于正常造血细胞,CAR-T 治疗后常伴发严重的血液学毒性,因而限制了其临床应用。

（一）B 细胞来源血液肿瘤

从骨髓（或胎肝）的造血干细胞到浆细胞，不同来源的 B 细胞肿瘤起始于 B 细胞分化发育的不同阶段，不同分化阶段的细胞表面呈现出特征性的表面分子，这些特征性的表面分子就是 CAR-T 细胞治疗 B 细胞恶性血液病的潜在靶点，包括 CD19、CD20、CD22、CD38、CD138、BCMA 等（图 10-1）。CD19 是 B 细胞表达的一种 CD 分子，CD19 的表达几乎贯穿整个 B 细胞成熟期，直至分化为浆细胞时显著下调或消失。它是参与 B 细胞增殖、分化、活化及抗体产生的重要膜抗原，还可促进 BCR 的信号转导，因此 CD19 成为 B 细胞肿瘤的理想靶点。目前，anti-CD19 CAR-T 细胞主要被用于复发难治性 ALL、B 细胞淋巴瘤、慢性淋巴细胞白血病（CLL）等。B 细胞成熟抗原（BCMA）是肿瘤坏死因子受体超家族的成员，又称 CD269，它在正常浆细胞和一部分成熟 B 细胞上表达，在造血干细胞或非血液细胞中不表达。在 MM 患者中，BCMA 在异常浆细胞上呈现高水平表达。因此，BCMA 是 CAR-T 细胞治疗 MM 的理想靶点。

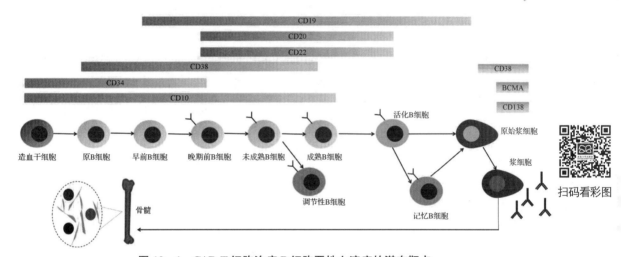

图 10-1　CAR-T 细胞治疗 B 细胞恶性血液病的潜在靶点

1. 急性淋巴细胞白血病

2013 年，Carl June 教授团队报道了两例接受 CD19 CAR-T 细胞治疗的儿童复发/难治 ALL，患儿均获得完全缓解（CR），其中 Emily Whitehead 维持缓解状态至今已 9 年，成为 CAR-T 治疗 ALL 后可获得长期缓解的最有力证据。随后 Sloan Kettering 癌症纪念中心（MSKCC）报道了复发性急性 B 淋巴细胞白血病（B-ALL）成人 CD19 靶向细胞治疗 46 名成年患者中进行的 I 期临床试验的最新结果：入组的患者包括≥3 项既往治疗（$n=26$）、既往异基因造血干细胞移植（allo-HSCT，$n=18$）和 Ph 阳性（$n=14$），45 例可评估患者中有 37 例获得/维持形态 CR，36 例通过流式细胞术评估 MRD，患者中有 30 例获得阴性。无论患者年龄、肿瘤负担、既往治疗次数和既往 allo-HSCT 状态，均获得了相似的 CR 率。达到 MRD-CR 的患者 6 个月的 OS 为 80%。18 例患者在随访期间复发，包括 3 例 CD19 表达检测不到的患者复发。基于 anti-CD19 稳定的临床疗效，2017 年 8 月 30 日，以 CD19 为靶点的 Kymriah（tisagenlecleucel，CTL019）作为第一个 CAR-T 细胞治疗药物被美国 FDA 批准上市，用于治疗儿童和年轻成人 ALL，这是

CAR-T 细胞疗法发展史上的里程碑。2018 年 tisagenlecleucel 的 2 期、单队列、25 中心全球研究报告了 75 例复发或难治性 B-ALL 的儿童和青年患者疗效。3 个月内的总缓解率为 81%,所有对治疗有反应的患者微小残留疾病均为阴性。6 个月时无事件生存率和总生存率分别为 73%(95% CI:60 - 82)和 90%(95% CI:81 - 95),12 个月时分别为 50%(95% CI:35 - 64)和 76%(95% CI:63 - 86),中位缓解持续时间。tisagenlecleucel 在血液中的持续时间长达 20 个月。73% 的患者发生 3 级或 4 级不良事件,77% 的患者出现 CRS,其中 48% 的患者接受了妥珠单抗治疗,40% 的患者发生了神经系统毒性。

同期,国内的 CAR-T 治疗 ALL 临床试验同步开展。韩为东教授团队 2015 年报道 9 例复发/难治 ALL,经抗 CD19 CAR-T 细胞治疗后,3 例达 CR,18 周 OS 达 56%。黄河团队 2016 年报道了抗 CD19 CAR-T 细胞治疗复发/难治 ALL 的临床研究结果,15 例患者接受 CAR-T 细胞治疗,12 例获得 CR 且 MRD 阴性。2018 年 6 月,景红梅团队报道 6 例复发/难治 ALL 患者经 CAR-T 细胞治疗后 4 例获得 CR,3 例发生 1 级 CRS,2 例发生 2 级 CRS,1 例发生 4 级 CRS。2019 年 4 月,张乐萍团队报道新型靶向 CD19 CAR-T 细胞(anti-CD19 scFv/CD28/CD137/CD27/ζ-iCasp9)治疗 48 例复发/难治儿童 ALL/B 淋巴母细胞性淋巴瘤,37 例达 CR,其中 35 例达 MRD-CR。2020 年 6 月,王兴兵团队报道 56 例 Ph 阳性复发/难治 ALL,经抗 CD19 CAR-T 细胞治疗后 13 例达 CR,中位 OS 和 PFS 分别为 515 天和 207 天。除此之外,国内还有多个单位进行了小样本临床试验,均获得了相似的疗效。

人源化或全人源 CAR-T 可能降低 CAR 的免疫原性,从而延长 CAR-T 在体内的存留时间,同时也可用于初次经鼠源性 CAR-T 治疗后复发的患者。2018 年 7 月,徐开林团队报道人源化抗 CD19 CAR-T 细胞治疗 18 例复发/难治 ALL,14 例达 CR,其中 12 例 MRD 阴性,半年 LFS 和 OS 分别为 71.4% 和 65.8%。2019 年 5 月,该团队首次报道了 2 例初治 ALL 患者接受人源化抗 CD19 CAR-T 细胞治疗,治疗后 30 天达 CR;2 例患者持续缓解时间分别为 27 个月及 17 个月。同年,钱程团队报道人源化抗 CD19 CAR-T 细胞治疗 10 例复发/难治 ALL,10 例均达 MRD-CR,半年的 LFS 和 OS 分别为 90% 和 100%,10 例均发生 CRS,其中 6 例为 1～2 级、4 例为 3～4 级、4 例发生神经毒性。2020 年 3 月,邓琦团队报道 23 例复发/难治 ALL 患者接受氟达拉滨和阿糖胞苷进行预处理后回输人源化 CD19 CAR-T 细胞,23 例患者中 19 例达 CR,18 例达 MRD-CR。

除 anti-CD19 CAR 外,anti-CD22 CAR 也被用于 R/R ALL 的治疗。2018 年,Fry 等报道了 21 例儿童和成人复发/难治 B-ALL 接受 CD22 CAR-T 细胞治疗,其中包括 17 例 CD19 CAR-T 细胞治疗后失败或复发的患者。6 例输注最低细胞剂量(3×10^5/kg)的患者中 1 例达到了 CR,15 例接受较高细胞剂量($\geqslant 1\times10^6$/kg)的患者中 11 例获得 CR。2019 年,潘静等报道了在 CD19 CAR-T 细胞治疗失败的 34 例儿童和成人复发/难治 B-ALL 应用 CD22 CAR-T 细胞治疗,70.5% 的患者获得 CR。双靶点 CAR-T 可覆盖更多的肿瘤细胞,同时可用于既往 CAR-T 治疗后复发的患者,目前已报道针对 ALL 的双靶点 CAR-T 为 CD19/CD22。2020 年 1 月,周剑峰团队报道序贯输注抗 CD19、抗 CD22 CAR-T 细胞治疗 51 例复发/难治 ALL 和 B 细胞淋巴瘤,48 例患者达 MRD-CR,1 年 PFS 和 OS 分别为 52.9%和 62.8%,中位 PFS 和 OS 分别为 13.6 个月和 31.0 个月。同期,童春容团队采用序贯输注抗 CD19、抗 CD22 CAR-T 细胞治疗 20 例复发/难治 ALL 儿童患者,所有患者均达 MRD-CR,1 年 LFS 和 OS 分别达 79.5%和 92.3%。

复发是 CAR-T 细胞治疗 ALL 的主要挑战之一,复发的原因包括靶抗原的丢失、CAR-T 存活时间短、胞啃作用、免疫抑制等。多个临床试验证实,CAR-T 后桥接 allo-HSCT 可降低复发、改善预后。2019 年 4 月,杨建民团队报道供者 CAR-T 细胞输注(CAR-DLI)和供者淋巴细胞输注(DLI)治疗 allo-HSCT 后复发 ALL 中的对照研究结果,共纳入 32 例移植后复发患者,5 例接受 CAR-DLI 且 5 例患者均获得 CR;27 例接受 DLI,62.9%的患者获得 CR。CAR-DLI 组的中位 CR 持续时间、中位 OS 长于 DLI 组(9 个月 vs 3.2 个月、12 个月 vs 3.7 个月)。2019 年 10 月,胡豫团队报道 58 例复发/难治 ALL 患者接受抗 CD19 CAR-T 细胞治疗后桥接 allo-HSCT,47 例达 MRD-CR,1 年 OS 61.1%,中位 EFS 7.3 个月。桥接移植能够显著提高 EFS 和 RFS,但 OS 无显著差异。2020 年 5 月,陆佩华团队报道 110 例复发/难治 ALL 患者接受抗 CD19 CAR-T 细胞治疗临床研究结果,102 例患者达 CR,96 例患者达 MRD-CR,1 年 LFS 和 OS 分别为 58%和 64%,102 例达 CR 的患者有 75 例桥接 allo-HSCT,相较于未移植组,移植组具有更高的 1 年 OS(79.1% vs 32.0%)和 LFS(76.9% vs 11.6%),多因素分析发现 *TP53* 突变是影响 OS 和 LFS 的独立危险因素。2020 年 5 月,黄河团队联合国内 10 所医疗机构共同发布 CAR-T 细胞治疗复发/难治 ALL 临床研究报告,研究纳入 122 例经 CAR-T 细胞治疗后达 MRD-CR 的复发/难治 ALL 患者,其中 55 例患者接受半相合造血干细胞移植,67 例患者随访观察,移植组具有更高的 2 年 OS(77.0% vs 36.4%)和 LFS(65.6% vs 32.8%),移植前 MRD 阳性是 OS、LFS、累积复发率的独立危险因素。研究结果认为,对于复发/难治 ALL 患者,经 CAR-T 细胞治疗再次诱导缓解后,应尽早桥接 allo-HSCT。

2. 淋巴瘤

淋巴瘤的 CAR-T 治疗亦有较多研究,但鉴于靶点的限制,目前开展较多的主要是针对 CD19、CD20、CD22 及 CD30 阳性淋巴瘤,其中 ZUMA-1、JULIET 以及 TRANSCEND-NHL-001 是国际上 CAR-T 细胞治疗淋巴瘤的三个重要研究。在国内,多个中心也开展了 CAR-T 治疗淋巴瘤的临床研究。2010 年,Jensen 等首次报道第一代 CD19 CAR-T 治疗 2 例滤泡细胞淋巴瘤(FL)患者,输注前应用氟达拉滨清除淋巴细胞,但因第一代 CAR 缺乏共刺激信号,T 细胞在患者体内仅持续 1~7 天,未显示出有效的抗肿瘤效应,但是正式开启了 CAR-T 治疗淋巴瘤。

ZUMA-1 是全球第一个 CD19 CAR-T 细胞多中心临床试验,输注的 CAR-T 细胞携带 CD28 共刺激域,试验共入组了 111 例复发/难治侵袭性 B 细胞淋巴瘤,包括 81 例弥漫大 B 细胞淋巴瘤(DLBCL),30 例原发性纵隔大 B 细胞淋巴瘤和 tFL,其中 108 例患者成功制备并输注了 CD19 CAR-T 细胞($2.0×10^6$/kg)。总反应率(ORR)为 83%,CR 率为 58%。33 例双表达或高级别 B 细胞淋巴瘤(HGBCL)患者的 OR 和 CR 率分别是 91%和 70%。中位随访时间 27.1 个月,中位无疾病进展时间为 5.9 个月;3 个月时评估达到 CR、PR 和 SD 的患者,24 个月后分别有 72.0％、75.0％和 22.2％仍处于无疾病进展状态。所有患者的持续反应中位时间为 11.1 个月,其中 CR 患者的持续反应中位时间未达到,37 例患者仍处于持续 CR 状态,总的生存时间未达到。98％的患者出现 3 级以上的毒副作用,最常见的 3～4 级不良反应包括中性粒细胞减少、白细胞减少、粒缺伴发热及治疗相关性脑病等。11％的患者出现 3 级以上 CRS,32％的患者出现 3 级以上神经毒性。所有这些毒副作用都是可控及可逆的。17％的患者出现严重的迟发性(超过 3 个月)血细胞减少,包括 11％中性粒细胞减少,7％血小板减少和 3％贫血。体内 CAR-T 细胞动态监测显示,持续反应的患者 3 个月时,有 95％可检测到 CAR-T 细胞,24 个月时降至 66％。2020 年 3 月,Nastoupil 等发表了 Yescarta 治疗淋巴瘤真实世界的研究结果:17 个医学中心的 295 例患者,其中有 49％的患者不符合 ZUMA-1 临床试验入组标准。患者中位年龄 65 岁,75％患者接受了三线及以上的治疗方案,35％是难治性的,33％为 auto-HSCT 后复发。结果显示:3 个月时,ORR 81％,57％获得 CR,与 ZUMA-1 临床试验结果相似。JULI-ET 是一项关键的、全球性的 2 期临床试验,试验评估了在 18 岁及以上 r/r DLBCL、HGBCL 或 tFL 的成年患者接受 Tisagenlecleucel 治疗的安全性和有效性。共有 167 例侵袭性 NHL 患者入选,其中 115 名患者接受了 Tisagenlecleucel。最佳 ORR 为 74％,其中 54％为 CR,12 个月时的持续缓解率为 65％,中位 OS 为 11.1 个月,而中位 PFS 未达到。TRANSCEND NHL 001 研究是在 14 个癌症中心进行的一项研究,入组的患者为年龄≥18 岁复发或难治性大 B 细胞淋巴瘤,其中包括 DLBCL、伴有 MYC 和 BCL2、BCL6 或两者重排的 HGBCL(双打击或三打击淋巴瘤)、由任何惰性淋巴瘤转化的 DLBCL、原发纵隔大 B 细胞淋巴瘤和 FL 3B 级。在纳入疗效评估疗效的 256 例患者中,186 例(73％,95％ CI:66.8～78.0)患者获得客观疗效,136 例(53％,95％ CI:46.8～59.4)患者获得完全疗效。中位持续缓解时间未达到,中位 OS 为 21.1 个月,中位 PFS 为 6.8 个月。最常见的 3 级或更严重的不良事件是中性粒细胞减少(60％),101 例(37％)患者出现贫血,72 例(27％)出现血小板减少。113 例(42％)并发细胞因子释放综合征,80 例(30％)并发神经毒性。

除 CD19 CAR 外,CD20 单独或与 CD19 CAR 联合被用于淋巴瘤治疗。Forman 教授团队在 2010 年的一项早期临床研究中报道了两例 DLBCL 患者在 auto-HSCT 之后接受了第一代 CD20 CAR-T 细胞治疗。韩为东教授团队在 2014 年报道了 CD20 CAR-T 细胞治疗 7 例 DL-BCL 患者,4 例获得 PR,1 例获得 CR 并持续 14 个月,该团队在 2016 年又报道了 CD20 CAR-T 细胞治疗 11 例 DLBCL 或惰性非霍奇金淋巴瘤的临床研究,总体反应率为 82％,完全缓解率为 55％。2019 年徐开林教授团队报道了 CD19 CAR-T 细胞和 CD20 CAR-T 细胞联合输注治疗 21 例 DLBCL 患者的 II 期临床研究,ORR 为 81.0％,CR 率为 52.4％。临床前研究表明 CD19/CD20 双特异性的 CAR-T 细胞能有效减少单靶点 CAR-T 细胞的抗原逃逸,但目前临床研究数据有限。

3. 多发性骨髓瘤

MM 的细胞免疫治疗经历了很长的探索过程,其中包括肿瘤浸润性 T 细胞、针对 NY-ESO-1 和 MAGE-A3 的高亲和力 TCR T 细胞治疗。直到 2015 年,June 等针对 CD19 抗原的细胞免疫治疗成为真正意义的 CAR-T 细胞治疗 MM；但是 CD19 抗原在绝大多数骨髓瘤细胞不表达，并不是骨髓瘤 CAR-T 细胞治疗的理想靶点。2016 年 Alic 首次将由鼠源 scFv(11D5-3)、CD28 共刺激分子、CD8α 铰链和跨膜结构域以及 CD3ζ 激活域共同构成的 anti-BCMA CAR-T 细胞应用于复发难治性骨髓瘤证实其有效性和安全性，正式开启了 CAR-T 细胞治疗 MM。目前，多个抗原靶点，包括 BCMA、CD19、kappa 轻链、CD38、CD138、GPRC5D 和 SLAMF7 正在临床试验中积极研究，同时复合靶点和多个靶点联合应用也显示了稳定的疗效。

（二）BCMA 抗原

Anti-BCMA CAR-T 是目前应用最广和疗效最稳定的 CAR-T 细胞，其中主要包括 Idecabtagene-Vicluel、LCAR-B38M 等。

Idecabtagene-Vicluel(即 bb2121)多中心I期试验中，33 例患者分别接受了剂量递增[(50～800)×10^6 CAR-T 细胞]和病例扩展[(150～450)×10^6 CAR-T 细胞]的治疗。患者前期接受了化疗的中位线数为 7，45％的患者伴有高危细胞遗传学改变，27％伴有髓外病变，14 例在 CAR-T 细胞制备期间接受了桥接治疗。治疗的 ORR 为 85％，其中 45％为严格意义的完全缓解(sCR)或 CR；PFS 为 11.8 个月。25 例患者(76％)发生 CRS，其中 70％为 1/2 级 CRS，仅 2 例并发 3 级 CRS，无 4 级或 5 级 CRS。14 例患者发生 1～2 级免疫效应细胞相关神经毒性综合征(ICANS)；42％并发感染。II 期试验中(KarMMa)，在纳入的 140 名患者中，128 例接受了 CAR-T 细胞，其中 70 例患者接受 300×10^6 CAR-T 细胞，54 例接受 450×10^6 CAR-T 细胞，其余 4 例接受 150×10^6 CAR-T 细胞。所有可评估患者的 ORR 为 73.4％，接受高剂量 CAR-T 细胞的患者 ORR 最高 81.5％。所有患者的中位 PFS 为 8.6 个月，而接受 450×10^6 CAR-T 细胞治疗的患者的中位 PFS 为 11.3 个月。任何级别 CRS 发生率为 83.6％，≥3 级 CRS 发生率为 5.5％，3.1％的患者出现 3 级以上的神经毒性。

LCAR-B38M(NJ-4528 是 LCAR-B38M 正在美国进行 Ib/II 期 CARTITUDE-1 研究)包含两个 BCMA 识别域，从而增加了 CAR 与靶细胞之间的相互作用强度。在 I 期试验中(Legend-2)，74 例患者接受了 LCAR-B38M 治疗。根据预处理方案和细胞输注时间的不同，分为两个不同队列：17 例患者于前第 5 天至前第 3 天接受环磷酰胺(250 mg/m²/d)＋氟达拉滨(25 mg/m²/d)，于第 0 天(20％)、3 天(30％)和 6 天(50％)阶梯式输注 CAR-T 细胞，或前第 5 至前第 3 天单独使用环磷酰胺(300 mg/m²/d)，于第 0 天单次输注 CAR-T 细胞，平均剂量 0.7×10^6 CAR-T 细胞/kg(范围 0.2～1.5×10^6 CAR-T 细胞/kg)。所有患者均并发 CRS，其中 10 例(59％)为 1/2 级 CRS，6 例(35％)为 3 级 CRS，1 例为 5 级 CRS，未报道神经毒性。17 例患者中，ORR 为 88％，其中 14 例患者(82％)获得 sCR。所有患者的中位 PFS 为 12 个月。另一队列中 57 例患者之前接受过 3 种治疗(范围 3～9)，80％的患者未接受过 auto-HSCT，CAR-T 细胞输注前接受环磷酰胺 300 mg/m²(前第 5 天至前第 3 天)，于第 1 天(20％)、第 3 天(30％)和第 7 天(50％)分别输注 CAR-T 细胞。CAR-T 细胞的剂量范围为(0.07～2.1)×10^6 个/kg。ORR 为 88％，CR 率为 74％，其中 92％为 sCR；所有患者的中位 PFS 持续时间为 20 个月(范围为 10～28 个月)，sCR 患者的中位 PFS 持续时间为 28 个月。82％的患者并发 1/2 级 CRS，7％并发

3 级 CRS。

其他的 BCMA CAR-T 包括：bb21217、FHVH33-CD8BBZ、P-BCMA-101、JCARH125、ALLO-715、FCARH125 等。bb21217 为基于 bb2121 CAR 结构，T 细胞与磷脂酰肌醇-3-激酶抑制剂体外共培养以富集低分化表型的 T 细胞以增加 CAR-T 细胞的活性，旨在改善提高功能性 CAR-T 细胞的体内存活时间，以获得更持久的治疗效果。12 例患者纳入 CRB-402 研究，10 例（83%）对治疗有反应，其中 3 例 CR/sCR，2 名患者非常好的部分缓解（VGPR），4 名患者部分缓解（PR）；8 例（67%）发生 CRS：包括 4 个 1 级，3 个 2 级，1 个 3 级，无 4 级病例；12 例患者中的 3 例（25%）并发了神经毒性：包括 1 个 1 级，1 个 2 级和 1 个 4 级病例。FHVH33-CD8BBZ 是首个正在开发的全人源抗 BCMA 重链 CAR，一项 I 期临床试验评估 FHVH33-CD8BBZ 的有效性和安全性，治疗后 14 个月的 ORR 为 87%，40% 的患者持续有反应；14 例（93%）发生 CRS，除 1 例为 3 级 CRS 外，其余均为 1～2 级 CRS；4 例患者（27%）有 2～3 级神经毒性。CT103A 是另一款具有潜力的全人源 CAR-T 细胞，18 例受试者的 ORR 为 100%，CR/sCR 为 72.2%。1 个月时，可评估 MRD 的 17 例受试者均达到阴性（10^{-4} FCM），其中有 9 例受试者采用了 NGS 检测 MRD（10^{-6}）。所有入组受试者的 1 年 PFS 率为 58.3%，OS 率为 75%，无髓外病灶骨髓瘤受试者（EMM）的 1 年 PFS 率达到 79.1%。到目前为止，随访时间最长的 1 例受试者的 sCR 状态已经超过 2 年。P-BCMA-101 采用干细胞样记忆性 T 细胞（Tscm）作为原代细胞，应用基因编辑技术敲除介导免疫排斥的基因和 T 细胞抑制信号受体，患者 ORR 为 68%，仅有 2 例疑似 CRS 和 1 例疑似 NT。其他全人源 BCMA 的 CAR-T 包括 JCARH125、FCARH125 等。ALLO-715 是首个同种异体 BCMA CAR-T，正在进行的临床试验显示其 ORR 为 60%。γ-分泌酶抑制剂可有效增强 BCMA 抗原的表达，临床前研究显示其可有效增加浆细胞 BCMA 的表达，但是可能增加 CRS 发生的风险，需要进一步验证。其他的探索包括基因编辑 CAR-T 细胞等。

（三）非 BCMA 抗原

先后应用于临床的非 BCMA 抗原靶点包括 CD19、NKG2D、CD38，CD138、SLAMF-7，GPRC5D 以及 APRIL。CD19 CAR 最早被应用于 auto-HSCT 后复发患者，再次接受 auto-HSCT 时序贯输注 CD19 CAR-T，患者获得了比初次 auto-HSCT 后更长的 PFS，但是 CD19 在绝大多数浆细胞为阴性表达，单独应用并不合适。NKG2D、CD38、CD138 及 SLAMF-7 的 I 期临床试验显示了一定的活性，但是总体疗效不理想。GPRC5D 属于 GPRC 家族，高表达与预后不良有关，临床前动物实验显示，anti-GPRC5D 对 BCMA 阴性骨髓瘤细胞有抗瘤活性，且 $CD138^+$ 的 PC 中，65% 的 PC 表达 GPRC5D，其可能为继 BCMA 后又一理想靶点，其有效性和安全性验证临床研究正在开展中。

（四）Multi-antigen directed CAR-T 细胞疗法

疗效不佳或复发已成为 CAR-T 细胞治疗中的重要挑战，其中机制包括骨髓瘤细胞异质性、抗原丢失或逃逸，基于此，研究人员开始探索联合多个靶点以应对。多抗原靶向治疗包括同一单链抗体上靶向多个抗原的 CAR-T 细胞（单或串联双价靶向），或在同一 T 细胞上表达多个单独的 CAR 构建体(双顺电子),或同时或序贯输注入含有不同 CAR 的 CAR-T 细胞。符等首先报道了高危或复发/难治多发性骨髓瘤(RRMM)患者 auto-HSCT 后序贯输注 CD19 和 BCMA CAR-T 试验治疗 8 例 RRMM 患者,ORR100%,且未发生严重 CRS;闫等报道了人源化 CD19 联合 BCMA CAR 治疗 RRMM,ORR 为 95.5%,CRS 发生率为 90%,但绝大多数为 1～2 级 CRS;Mei 等人报道了抗 CD38 和抗 BCMA CAR-T 治疗 RRMM。除此之外,目前开展的双靶点联合应用包括 CD138 和 BCMA,但这些结果仅证实了骨髓瘤多抗原靶向的可行性,需要进一步研究以确定多抗原靶向的益处。

（五）其他恶性血液病中的临床应用

其他探索 CAR-T 细胞治疗的血液肿瘤包括急性髓系白血病(AML)、T 淋巴细胞白血病、T 细胞淋巴瘤等。

1. 急性髓系白血病

目前 CAR-T 细胞治疗 AML 最大的挑战在于靶抗原的选择。由于靶抗原同时表达于正常造血干细胞,CAR-T 治疗后可能引起严重的血液学毒性。目前为止,AML 中临床前及临床研究主要的靶点包括 CD123、CD33、Lewis Y、NKG2D、CD44v6、FLT3、CD7、CD70、叶酸受体 B 等。CD123 CAR-T 细胞在临床前研究中能显著清除白血病细胞。然而,在小鼠模型中观察到 CD123 CAR-T 细胞引起严重的血液学毒性,在临床试验中,为了有效减轻血液学毒性,CAR-T 中均增加了自杀基因开关。2017 年,BuddleL 等首次在 ASH 会议上报告 CD123 CAR-T 细胞治疗 6 例复发/难治 AML 的 I 期临床研究,总体反应率为 50%,同时患者并未出现严重的血液学毒性。

2. T 细胞恶性肿瘤

CAR-T 细胞因其与正常 T 细胞、肿瘤 T 细胞之间的抗原相同,可能导致 CAR-T 细胞自杀,为此,国际上有不少团队利用基因编辑手段对 CAR-T 细胞进行修饰或者开发通用型 CAR-T。张明智等在 2020 年 EHA 会议上首次报道了自体 CD7 CAR-T 细胞治疗复发/难治 T 淋巴母细胞白血病/淋巴瘤,3 例患者总体反应率为 100%。王欣欣等在 2020 年 AACR 会议上公布了通用型 CD7 CAR-T 细胞(TruUCARTM GC027)的阶段性研究成果,5 例复发/难治急性 T 淋巴细胞白血病患者都得到缓解,其中 4 例达到深度缓解。2021 年潘静等报道了供者来源 CAR-T 细胞治疗 CD7 阳性 T 细胞淋巴瘤。共 20 例患者接受了 CAR-T 细胞输注。90% 的患者获得完全缓解,中位随访 6.3(4.0～9.2)个月时,15 例仍处于缓解状态。90% 的患者并发 1～2 级 CRS,3～4 级为 10%,100% 的发生 3～4 级血细胞减少,15% 发生 1～2 级神经毒性,60% 发生 1～2 级移植物抗宿主病。

二、CAR-T 治疗不良反应的处理

CAR-T 治疗相关的主要毒副作用主要包括:CRS、ICANS、感染、肿瘤溶解综合征(TLS)、凝血功能异常及噬血细胞性淋巴组织细胞增多症/巨噬细胞活化综合征(HLH/MAS)等。其中,CRS 和 ICANS 是两个主要并发症,可导致患者治疗过程更加凶险,甚至死亡。提高对毒副作用的管理

可使患者获益并改善预后。

（一）细胞因子释放综合征

CRS是免疫治疗导致的由内源性或输注性T细胞和/或其他免疫效应细胞激活或参与的一种超生理反应，常见于单克隆抗体尤其是淋巴细胞相关性抗体（如利妥昔单抗、巴利昔单抗、阿伦单抗等）的治疗中，也偶见于使用其他化疗药物（如阿糖胞苷、奥沙利铂）。CRS也是CAR-T细胞治疗常见并发症之一，始动原因为输注的CAR-T细胞与靶抗原结合后被激活、增殖，同时大量活化受者体内淋巴细胞和/或髓细胞释放炎症细胞因子，引起的全身多系统炎症反应综合征。临床症状可表现为轻微的流感样症状到致命性炎症反应综合征。

1. CRS的流行病学

根据目前的研究报道，B细胞肿瘤接受CAR-T治疗后不同疾病的CRS发生率差别较大，抗CD19 CAR-T治疗B细胞淋巴瘤时，ZUMA-1、JULIET和TRANSCEND研究CRS的发生率分别为93%、58%和37%，其中3～5级CRS发生率分别为13%、22%和1%；抗CD19 CAR-T治疗B-ALL时，CRS的发生率74%～93%，其中重度CRS发生率分别为17%～47%；而抗BCMA CAR-T治疗MM时，CRS的发生率30%～95%，其中3～5级CRS发生率分别为0%～38%。除此之外，CRS的发生率和严重程度也与CAR-T产品自身特性、疾病类型和肿瘤负荷、CAR-T细胞输注剂量、共刺激分子等有关。

2. 病理生理学机制

CRS现象最早在肾移植患者使用CD3单抗（OKT3）预防排斥反应中被观察到，患者血清中TNF-α、IFN-γ、CRP、IL-6、IL-10、IL-2和白介素-1a（IL-1α）明显升高，提示其基本病理生理过程为淋巴细胞在应用单克隆抗体、免疫活性细胞、细胞因子等治疗或感染后出现活化、溶解，并释放出大量细胞因子所导致的一组临床综合征。CAR-T治疗后并发CRS的确切机制仍不清楚，目前研究认为主要与单核/巨噬系统活化、炎性因子风暴及内皮细胞活化等有关。

3. 临床表现及诊断

CRS可累及全身各个脏器，因此其临床表现多样，如发热、皮疹、肌痛、不适和疲劳、恶心、呕吐、低血氧、低血压、内环境紊乱、器官功能受损、凝血异常和神经功能障碍等（见表10-1）。CRS的诊断主要依赖患者的临床表现、体征变化和器官功能损伤，因此CRS的诊断必须遵循动态监测的原则。如果3周内出现以下4种症状或体征之一，即应考虑CRS：① 发热，体温≥38℃；② 低血压，收缩压<90 mmHg；③ 动脉血氧饱和度<90%；④ 出现器官毒性。但鉴于均为非特异性临床表现，诊断CRS必须排除感染、肿瘤溶解综合征及过敏反应等其他并发症。

表10-1 CRS临床表现

器官系统	临床表现
一般表现	发热、寒战、疲乏、食欲不振、肌肉关节酸痛
皮肤	皮疹
胃肠道	咽痛、舌咽肿胀、恶心、呕吐、腹泻

器官系统	临床表现
呼吸系统	呼吸急促、低氧血症
心血管系统	心动过速、脉压增大、低血压、心输出量增加(早期)、心输出量减少可能(后期)
凝血系统	D-二聚体升高、低纤维蛋白原、凝血酶原时间延长、出血表现
肾脏	氮质血症
肝脏	氨基转移酶升高、血胆红素升高
神经系统	头痛、精神异常、谵妄、胡言乱语或失语、出现幻觉、肢体震颤、步态不稳、抽搐或惊厥

4. CRS 分级管理

CAR-T 作为一个新型的治疗手段并无成熟的管理方案,早期参照不良事件通用术语评价标准(CTCAE)为评估标准,但 CTCAE 是基于单克隆抗体、免疫检查点抑制剂和化疗药物等建立的评估体系,毒性反应与使用的剂量、时间和代谢时间有明显的依赖性。但是,CAR-T 细胞本身可以被活化、增殖,即使一次输注,可以在体内长时间存活并启动、维持免疫反应,因此,CTCAE 并不适合作为 CAR-T 细胞治疗相关 CRS 的分级评估。为此,多个进行 CAR-T 治疗临床试验的机构,在 CTCAE 的基础上建立了多个 CRS 分级标准,包括:Lee's 标准、Upen、NIH等,其中以 Lee's 标准最常用。由于评价体系不统一,不同临床试验或机构之间的 CRS 分级差异很大,且随着越来越多不同 CAR-T 产品应用于临床,不利于不同产品和临床试验的毒性管理。基于这些原因,美国血液与骨髓移植学会在 Lee's 标准的基础上发布了 ASBMT 关于 CRS 的管理共识,是目前应用最为广泛的 CRS 管理标准(表 10 - 2)。

表 10 - 2　CRS 分级管理建议

CRS 分级	评估指标及依据	抗 IL-6 治疗	糖皮质激素	对症支持治疗
1 级	发热(体温>38 ℃,伴或不伴其他体征),且排除其他发热原因	CRS>3 天且有明显症状/合并症,可考虑托珠单抗		• 药物/物理降温 • 病原学检查 • 经验性广谱抗生素 • 粒缺者可予以 G-CSF • 静脉补液,维持水电解质平衡
2 级	发热伴低血压(不需应用升压药)和/或低血氧(需要低流量吸氧)	托珠单抗(8 mg/kg),单次最大剂量800 mg;如未改善,8 h 后可重复应用	1～2 剂托珠单抗治疗后仍有难治性低血压者:地塞米松 10 mg,q6h(或等量其他激素)	• 如果两次静脉补液和抗 IL-6 治疗后低血压持续存在,启动升压药物,考虑转移至 ICU,行超声心动图,并启动其他血液动力监测方法 • 器官毒性的症状管理
3 级	发热伴低血压(需要一种或不需应用升压药)和/或低血氧(需要高流量鼻导管、面罩吸氧,但不需要借助机械通气)。	托珠单抗(8 mg/kg),单次最大剂量800 mg;如未改善,8 h 后可重复应用	地塞米松 10 mg q6h(或等量其他激素);难治患者,甲强龙 1 000 mg/d*	• 转移至 ICU,行超声心动图及血液动力监测 • 吸氧(高流量和非侵入性正压通气) • 按需补液及应用升压药物 • 器官毒性的症状管理

续表 10‑2

CRS 分级	评估指标及依据	抗 IL-6 治疗	糖皮质激素	对症支持治疗
4 级	发热伴低血压（需要多种升压药，但不包括血管加压素）和/或低血氧（需正压通气，包括：CPAP、Bi-PAP、气管插管和机械性通气）。	托珠单抗（8 mg/kg），单次最大剂量 800 mg；如未改善，8 h 后可重复应用	地塞米松 10 mg q6h（或等量其他激素）；难治患者，甲强龙 1 000 mg/d*	• ICU 护理与血流动力学监测 • 机械通气 • 按需补液及应用升压药物 • 器官毒性的症状管理

*：甲强龙 1 g/qd，持续 3 天；快速减量至 250 mg/q12h，持续 2 天；125 mg/q12h，持续 2 天；60 mg/q12h，持续 2 天

（二）免疫效应细胞相关神经毒性综合征

ICANS 早期定义为 CAR-T 细胞相关性脑病综合征（CRES），ZUMA-1、JULIET 和 TRANSCEND 研究 ICANS 的发生率分别为 65％、25％和 21％，其中 3～5 级 CRS 发生率分别为 31％、12％和 15％；抗 CD19 CAR-T 治疗 B-ALL 时，ICANS 的发生率为 13％～50％；而抗 BCMA CAR-T 治疗 MM 时，ICANS 的发生率为 0％～21％。

ICNAS 临床表现多样，早期症状多表现为注意力减弱、语言障碍、书写能力减退等，可进一步发展为定向力障碍、情绪异常、失语、嗜睡、意识模糊和震颤等。少数患者可出现癫痫发作，精神错乱，颅内压增高。ICANS 的症状和体征通常在 CAR-T 细胞输注后的 3～6 天出现，第 7～8 天达到高峰，持续 2～3 周症状消失。大约 10％的患者在 CAR-T 细胞治疗后第 3 周或第 4 周发生癫痫或谵妄等延迟性神经毒副反应症状。

ICANS 的国际评分量表包括 CTCAE 5.0、CAR-T 细胞治疗相关毒性评分（CARTOX）和免疫效应细胞相关脑病评分量表（ICE），临床工作中常用的是 CARTOX-10 和 ICE 评分系统。

表 10‑3　CARTOX-10 及 ICE 计分标准

CARTOX-10	ICE
• 定向力：年、月、城市、医院和居住国领导人（5 分） • 命名：命名三个对象，如时钟、笔、纽扣（3 分） • 书写：写一个标准句子（1 分） • 注意力：从 100 开始倒着以 10 为单位数数（1 分）	• 定向力：年，月，城市，医院（4 分） • 命名：命名三个对象，如时钟、笔、纽扣（3 分） • 执行命令：可执行简单命令（如展示 2 根手指、闭眼、伸舌）（1 分） • 书写：写一个标准句子（1 分） • 注意力：从 100 开始倒着以 10 为单位数数（1 分）

表 10‑4　12 岁以下儿童的评估标准 CAPD

根据与孩子的互动回答以下问题

	从不，4	很少，3	有时，2	经常，1	几乎是，0
患儿是否与看护者有眼神接触					
患儿是否有目的性动作					

根据与孩子的互动回答以下问题					
	从不,4	很少,3	有时,2	经常,1	几乎是,0
患儿是否能够察觉周围环境的变化					
患儿是否能表达需求					
	从不,0	很少,1	有时,2	经常,3	几乎是,4
患儿是否烦躁不安					
患儿是否无法被安抚					
患儿是否活动过少醒时几乎不动					
患儿是否对互动反应过慢					

表 10 - 5 ICANS 的临床表现

症状	1 级	2 级	3 级	4 级
神经评估评分(ICE score *)	7~9(轻度损伤)	3~6(中度损伤)	0~2(严重损伤)	患者处于危重状况,不能执行任务评估
意识状态	自发唤醒	能被声音唤醒	需触觉刺激唤醒	各种强烈刺激不能使其觉醒/昏迷
颅压升高/脑水肿	NA	NA	1~2 期视神经乳头水肿;CSF 开放压<20 mmHg;局灶性脑水肿	3~5 期视神经乳头水肿;CSF 开放压≥20 mmHg;弥漫性脑水肿
癫痫或运动能力下降	NA	NA	部分性癫痫发作,EEG 显示的非惊厥性癫痫发作且对苯二氮䓬类有反应	全面性癫痫发作,惊厥性/非惊厥性癫痫持续状态,或新的运动能力下降

表 10 - 6 ICANS 分级管理

ICANS 分级	未并发 CRS	并发 CRS 的附加治疗
1 级	• 支持治疗	• 托珠单抗 8 mg/kg
2 级	• 支持治疗 • 地塞米松 10 mg/q6h 或甲强龙 1 mg/kg q12h	• 托珠单抗 8 mg/kg • 若并发≥2 级 CRS,考虑将患者转至 ICU
3 级	• 建议转至 ICU • 支持治疗 • 地塞米松 10 mg/q6h 或甲强龙 1 mg/kg q12h • 若 ICANS 持续≥3 级,每 2~3 天重复进行神经影像学(CT 或 MRI)检查	托珠单抗 8 mg/kg

ICANS 分级	未并发 CRS	并发 CRS 的附加治疗
4 级	• 支持治疗 • ICU 监护,建议机械通气 • 大剂量激素(甲强龙 1 g/d) • 若 ICANS 持续≥3 级,每 2~3 天重复进行神经影像学(CT 或 MRI)检查 • 参照指南治疗惊厥性癫痫持续状态患者	• 支持治疗 • ICU 监护,建议机械通气 • 大剂量激素(甲强龙 1 g/d) • 若 ICANS 持续≥3 级,每 2~3 天重复进行神经影像学(CT 或 MRI)检查 • 参照指南治疗惊厥性癫痫持续状态患者

（三）骨髓抑制

骨髓抑制是恶性血液病患者接受 CAR-T 细胞治疗的常见并发症之一,临床症状表现为贫血、血小板及白细胞减少。既往临床研究显示,B 淋巴细胞恶性疾病接受 CD19 CAR-T 细胞治疗后 3~4 级中性粒细胞、血小板减少及贫血发生率分别为 32%~94%、24%~53% 和 46%~68%,其中多发性骨髓瘤 CAR-T 治疗后血液学毒性尤为明显,3 级及以上中性粒细胞、血小板减少及贫血发生率分别为 85%、45% 和 45%。

导致血液学毒性的可能原因包括前期的预处理化疗、CRS 过程中释放高水平的细胞因子、CAR-T 细胞的脱靶效应、病毒感染、CRS 相关噬血细胞综合征、原发病未缓解等。骨髓抑制的临床表现为贫血、感染和血小板减少或出血,可根据 CTCAE 5.0 对骨髓抑制的严重程度进行分级,详见表 10 - 7。

表 10 - 7　血液系统恶性疾病的骨髓抑制分级量表

	1 级	2 级	3 级	4 级	5 级
贫血	正常值下限—100 g/L	100~80 g/L	<80 g/L, 有输血指征	危及生命的症状,需要紧急干预	死亡
白细胞减少	正常值下限—$3.0×10^9$/L	$(3.0~2.0)×10^9$/L	$(2.0~1.0)×10^9$/L	$<1.0×10^9$/L	—
中性粒细胞减少	正常值下限—$1.5×10^9$/L	$(1.5~1.0)×10^9$/L	$(1.0~0.5)×10^9$/L	$<0.5×10^9$/L	—
血小板减少	正常值下限—$75×10^9$/L	$(75~50)×10^9$/L	$(50~25)×10^9$/L	$<25×10^9$/L	—

骨髓抑制的治疗可参考恶性血液病放化疗后骨髓抑制的处理原则,包括预防感染、出血和改善贫血。感染的管理参见后面感染管理部分。当外周血白细胞计数小于 $2.0×10^9$/L 或中性粒细胞绝对计数小于 $1.0×10^9$/L 时,可应用粒细胞集落刺激因子来促进粒细胞生成。当血小板计数小于 $20×10^9$/L 或有出血症状时可输注辐照血小板。对于并发 CRS 或凝血功能异常的患者,在积极输注血小板同时纠正凝血异常。累及胃肠道的淋巴瘤需警惕消化道出血。

（四）感染

感染是 CAR-T 细胞治疗中的重要并发症,感染的病原菌包括细菌、真菌、病毒、支原体、衣原体等。淋巴细胞肿瘤患者接受 CD19 CAR-T 细胞治疗 23% 的患者发生感染,感染主要发生于 CAR-T 输注后 1 个月内,80％的感染发生在 CAR-T 细胞输注后 10 天内,其中细菌感染 56％,病毒感染 30％,真菌感染 14％。B-ALL 患者接受 CD19 CAR-T 细胞输注后发生细菌感染的中位时间为 18 天,随后是真菌感染(中位发生时间为 23 天)和病毒感染(中位发生时间为 48 天)。BCMA CAR-T 治疗 MM 时,57.4％的患者并发感染,感染主要发生于 CAR-T 输注后 2 个月内,以下呼吸道为主(53％),其次为上呼吸道感染(21％)。病原体依次为细菌(57％)、病毒(18％)、真菌(16％)、支原体(7％)及其他(2％)。

目前,部分专家建议参考造血干细胞移植进行感染管理。CAR-T 治疗前需全面筛查(包括但不限于 HIV、HBV、HCV、CMV、结核分枝杆菌等)和控制活动性感染;给予阿昔洛韦或伐昔洛韦、诺氟沙星、三唑类抗真菌药及复方磺胺甲噁唑等预防感染。感染治疗可参考《中国中性粒细胞缺乏伴发热患者抗菌药物临床应用指南》进行管理。乙型肝炎病毒防治可参照《靶向 B 细胞和浆细胞的 CAR-T 细胞治疗中防治乙型肝炎病毒再激活的专家共识(2021 年版)》。体内有外源性植入物(如动/静脉导管、各类假体、静脉滤网等)的患者,需警惕诱发局部和全身感染。

（五）肿瘤溶解综合征

TLS 是由大量肿瘤细胞自发或经过肿瘤治疗后快速裂解,细胞内组分突然释放到血液中引起的急症。表现为高钾血症,高磷血症,高尿酸血症和继发性低钙血症,严重者可发生急性肾功能衰竭、心律失常、神经系统并发症和癫痫发作等。在针对 CLL 和 allo-HSCT 后复发输注 CAR-T 细胞的研究中,TLS 的发生率分别为 14.3％和 10％。TLS 一般发生于 CAR-T 细胞治疗后 8～22 天,与 CAR-T 细胞增殖、细胞因子释放及肿瘤负荷快速降低的高峰期基本重合。

TLS 治疗主要包括降低肿瘤负荷和对症支持治疗。对于肿瘤负荷高的患者,CAR-T 前可给予敏感的化疗药物进行减瘤治疗,但尽量避免因减瘤带来新的毒副作用。对于发生 TLS 的患者,处理主要包括碱化、水化及纠正内环境紊乱。

（六）噬血细胞性淋巴组织细胞增多征/巨噬细胞活化综合征

HLH/MAS 是一种由遗传性或获得性免疫调节异常导致的过度炎症反应综合征,以巨噬细胞和淋巴细胞的过度活化、促炎性细胞因子大量释放、淋巴组织细胞浸润和免疫介导多器官功能衰竭等免疫系统调节异常为特征。在 CAR-T 细胞治疗过程中,HLH/MAS 多继发于重度 CRS,且两者在临床表现上有明显的重叠,有报道认为其发生率小于 1％,临床表现类似 CRS,如高热、多器官功能障碍、高血清铁蛋白、高乳酸脱氢酶、可溶性 CD25 和细胞因子($IFN-\gamma$ 和 IL-6 等)升高、凝血功能异常等。

传统的 HLH/MAS 诊断标准并不完全适合 CAR-T 细胞治疗相关的 HLH/MAS,部分学者建议:CRS 发生期间铁蛋白峰值水平＞10 000 ng/mL,且同时并发以下任何两项者需考虑 CAR-T 细胞相关的 HLH/MAS:① ≥3 级血清胆红素、天冬氨酸转氨酶或丙氨酸氨基转移酶升高;② ≥3 级少尿或血清肌酐水平升高;③ ≥3 级肺水肿;④ 骨髓或组织中见到噬血现象。

CAR-T 细胞治疗相关的 HLH/MAS 治疗的原则为积极控制 CRS,阻滞和逆转器官功能障碍,CAR-T 相关的 HLH/MAS 治疗主要针对 CAR-T 细胞活化和细胞因子风暴,治疗方案同 CRS,包括应用糖皮质激素、IL-6 阻断剂。部分中心尝试应用血浆置换、炎性因子吸附等治疗也取得一定效果。对于治疗 48～72 小时无改善的患者,可考虑使用 HLH-94 方案。新型靶向药物具有潜在的治疗作用,包括芦可替尼、人源化的抗 IFN-γmAb NI-0501、IL-1 阻滞剂等。

(七)B 细胞缺失和低免疫球蛋白血症

由于靶向 CD19,CD20,CD22 的 CAR-T 细胞对正常 B 细胞或 B 细胞前体细胞脱靶作用引起 B 细胞缺失,表现为持续性的 B 细胞缺乏和低免疫球蛋白血症。在 tisagenlecleucel 治疗成人和儿童复发/难治 ALL 的全球多中心 II 期临床试验中,治疗后 6 个月时 83% 的患者发生 B 细胞缺失。低免疫球蛋白血症主要见于 CAR-T 治疗 MM,BCMA 单靶点时几乎所有患者均并发了低免疫球蛋白血症和 B 细胞缺失,B 细胞恢复至基线的中位时间为 79 天,而 IgG、IgA 及 IgM 1 年时 53.33%、23.81% 及 73.08% 恢复至正常水平。BCMA/CD19 双靶点治疗时,低免疫球蛋白血症和 B 细胞缺乏发生率为 100%,其中 B 细胞一般于 CAR-T 细胞输注后 2 月开始恢复,IgM 于 3 个月后开始恢复,而低 IgA 和 IgG 持续时间甚至超过 1 年,目前建议 CAR-T 细胞治疗后 3 个月内应每月监测患者血清 IgG 水平,对血清 IgG<400 mg/dL 或出现严重感染的患者应用丙种球蛋白替代治疗。

(八)重要脏器损伤

CRS 发生中常伴有重要脏器功能受累和损伤,包括心脏、消化道、肝脏、肌肉、胰腺等,其中以心脏受损和消化道出血风险最大。

CRS 中的心脏相关毒性有潜在致命性。可有多种表现,包括心律失常,心肌炎,心肌病,心脏纤维化,心力衰竭和心脏骤停。血清学检查可见心肌酶谱和肌钙蛋白升高。一旦发生心脏毒性,建议立即进行心脏病学评估和住院治疗。心律不齐、血流动力学不稳定和心脏生物标记物超过基线 3 倍等心脏毒性表现可威胁生命,Qi 等研究显示,24 小时内干预可降低远期心脏损伤。胃肠道毒性可以表现为纳差、恶心、呕吐、腹痛、腹泻甚至便血等症状,出现和持续的时间目前暂无报道。对于轻度腹泻的患者,建议进行密切监测,并给予对症支持;中度或重度腹泻和结肠炎需要评估粪便以排除感染病因,进行腹部/骨盆 CT 检查和肠道其他检查(例如,结肠镜检查或柔性乙状结肠镜检查+食管胃十二指肠镜活检)。对于脏器毒性管理可参照 NCCN 免疫治疗相关毒性管理。

三、CAR-T 治疗恶性血液病的挑战与未来

CAR-T 治疗已经改变了 B 细胞肿瘤的治疗策略,尤其对于复发、难治性 B 细胞肿瘤患者。截至目前,FDA 已经批准了 4 款针对 CD19 靶抗原和 1 款针对 BCMA 靶抗原的 CAR-T。国内已有 2 款 CAR-T 产品被国家药监局批准应用于临床治疗。因此,CAR-T 可能成为未来多线治疗后复发难治性 ALL、B-NHL、MM 甚至部分高危 B 细胞肿瘤的一线治疗方法。但是,越来越多新的挑战也成为 CAR-T 治疗的障碍和未来急需解决的问题,主要包括:如何进一步提高其治疗反应率和维持长期缓解,如何将 CAR-T 应用于更多的血液肿瘤,如何更有效管理 CAR-T 细胞治疗相关毒性以及降低高额的产品费用。

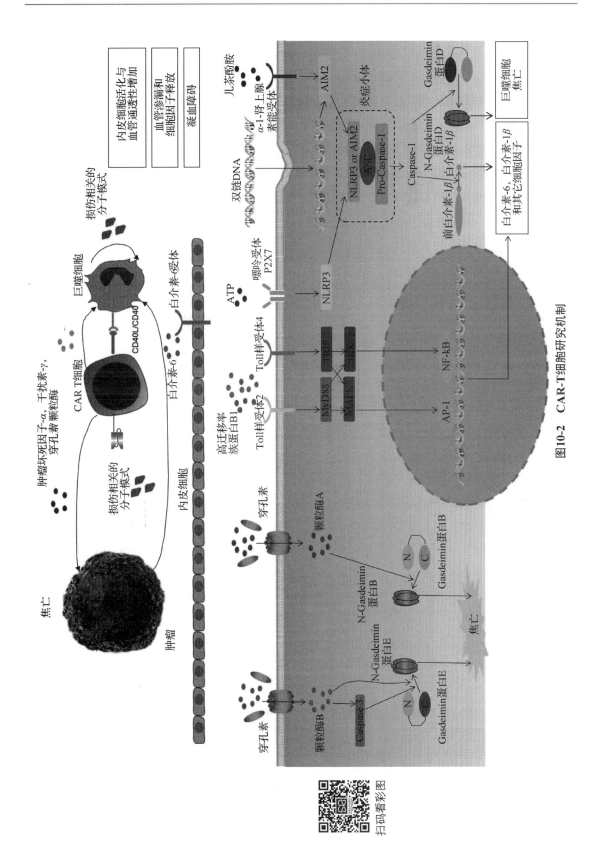

图10-2 CAR-T细胞研究机制

扫码看看彩图

CAR-T 治疗虽然面临诸多挑战,但随着基础研究和临床试验的不断进展,CAR-T 必将引发肿瘤免疫治疗开创肿瘤治疗新时代,针对目前面临的挑战,未来可能在以下方面有新的突破:① 克服抗原的丢失:包括双靶点或多靶点 CAR-T 的开发和应用、应用 γ-分泌酶抑制剂或苔藓抑素 1 等增加靶抗原表达等;② 克服 CAR-T 细胞功能耗竭:应用基因编辑和非基因编辑技术对 CAR 的插入位点和表达进行更为精细的调节以增强其活性、突破肿瘤微环境(包括联合免疫检查点抑制剂、免疫调节剂、开发 Armored-CAR-T、CAR-T 输注前接受放疗 auto-HSCT 等)、筛选特定亚群 T 细胞(如 γ-T 细胞);③ 降低 CAR-T 免疫原性:开发人源化或全人源 CAR-T、设计亲和力高但免疫原性低的 CAR 结构;④ 通用性 CAR-T 的研发和应用,为 T 淋巴细胞采集困难或 CAR-T 细胞制备失败的患者提供机会,同时可降低费用和实现制备标准化的 CAR-T 细胞;⑤ 探索和开发新的靶点;⑥ 提高 CAR-T 细胞的安全性:制备活性可控的 CAR-T 细胞(包括引入自杀基因、NOCTH 信号受体等)。

CAR-T 细胞研究迅速进入临床试验,未来需要重新回归基础研究平台探索影响疗效、毒性和耐药性的新机制,促进寻找新靶点、阐明信号机制和新技术的应用。

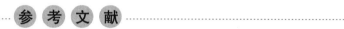

参 考 文 献

[1] Kochenderfer JN, Rosenberg SA. Treating B-cell cancer with T cells expressing anti-CD19 chimeric antigen receptors[J]. Nat Rev Clin Oncol. 2013;10(5):267-276.

[2] Schuster SJ, Bishop MR, Tam CS, et al. Tisagenlecleucel in Adult Relapsed or Refractory Diffuse Large B-Cell Lymphoma[J]. N Engl J Med, 2019;380(1):45-56.

[3] Lee DW, Kochenderfer JN, Stetler-Stevenson M, et al. T cells expressing CD19 chimeric antigen receptors for acute lymphoblastic leukaemia in children and young adults: a phase 1 dose-escalation trial[J]. Lancet, 2015;385(9967):517-528.

[4] Park JH, Rivière I, Gonen M, et al. Long-Term Follow-up of CD19 CAR Therapy in Acute Lymphoblastic Leukemia[J]. N Engl J Med, 2018;378(5):449-459.

[5] Prasad V. Immunotherapy: Tisagenlecleucel—the first approved CAR-T-cell therapy: implications for payers and policy makers[J]. Nat Rev Clin Oncol. 2018;15(1):11-12.

[6] Maude SL, Laetsch TW, Buechner J, et al. Tisagenlecleucel in Children and Young Adults with B-Cell Lymphoblastic Leukemia[J]. N Engl J Med, 2018;378(5):439-448.

[7] Dai H, Zhang W, Li X, et al. Tolerance and efficacy of autologous or donor-derived T cells expressing CD19 chimeric antigen receptors in adult B-ALL with extramedullary leukemia[J]. Oncoimmunology. 2015;4(11):e1027469.

[8] Cao J, Wang G, Cheng H, et al. Potent anti-leukemia activities of humanized CD19-targeted Chimeric antigen receptor T (CAR-T) cells in patients with relapsed/refractory acute lymphoblastic leukemia[J]. Am J Hematol, 2018;93(7):851-858.

[9] Li S, Zhang J, Wang M, et al. Treatment of acute lymphoblastic leukaemia with the second generation of CD19 CAR-T containing either CD28 or 4-1BB[J]. Br J Haematol. 2018;181(3):360-371.

[10] Fry TJ, Shah NN, Orentas RJ, et al. CD22-targeted CAR T cells induce remission in B-ALL that is naive or resistant to CD19-targeted CAR immunotherapy[J]. Nat Med. 2018;24(1):20 - 28.

[11] Pan J, Zuo S, Deng B, et al. Sequential CD19-22 CAR T therapy induces sustained remission in children with r/r B-ALL[J]. Blood. 2020;135(5):387 - 391.

[12] Liu S, Deng B, Yin Z, et al. Combination of CD19 and CD22 CAR-T cell therapy in relapsed B-cell acute lymphoblastic leukemia after allogeneic transplantation[J]. Am J Hematol, 2021;96(6):671 - 679.

[13] Wei J, Mao Z, Wang N, et al. Long-term outcomes of relapsed/refractory double-hit lymphoma (r/r DHL) treated with CD19/22 CAR T-cell cocktail therapy[J]. Clin Transl Med. 2020;10(5):e176.

[14] Jiang H, Li C, Yin P, et al. Anti-CD19 chimeric antigen receptor-modified T-cell therapy bridging to allogeneic hematopoietic stem cell transplantation for relapsed/refractory B-cell acute lymphoblastic leukemia: An open-label pragmatic clinical trial[J]. Am J Hematol, 2019;94(10):1113 - 1122.

[15] Zhang X, Lu X-A, Yang J, et al. Efficacy and safety of anti-CD19 CAR T-cell therapy in 110 patients with B-cell acute lymphoblastic leukemia with high-risk features[J]. Blood Adv. 2020;4(10):2325 - 2338.

[16] Zhao H, Wei J, Wei G, et al. Pre-transplant MRD negativity predicts favorable outcomes of CAR-T therapy followed by haploidentical HSCT for relapsed/refractory acute lymphoblastic leukemia: a multi-center retrospective study[J]. J Hematol Oncol, 2020;13(1):42.

[17] Locke FL, Ghobadi A, Jacobson CA, et al. Long-term safety and activity of axicabtagene ciloleucel in refractory large B-cell lymphoma (ZUMA-1): a single-arm, multicentre, phase 1—2 trial[J]. Lancet Oncol, 2019;20(1):31 - 42.

[18] Value in Using CAR T Cells for DLBCL[J]. Cancer Discov. 2018;8(2):131 - 132.

[19] Abramson JS, Palomba ML, Gordon LI, et al. Lisocabtagene maraleucel for patients with relapsed or refractory large B-cell lymphomas (TRANSCEND NHL 001): a multicentre seamless design study[J]. Lancet, 2020;396(10254):839 - 852.

[20] Nastoupil LJ, Jain MD, Feng L, et al. Standard-of-care Axicabtagene ciloleucel for relapsedor refractory large B-cell lymphoma: results from the US Lymphoma CAR T consortium[J]. J Clin Oncol, 2020;38(27):3119 - 3128.

[21] Wang Y, Zhang W, Han Q, et al. Effective response and delayed toxicities of refractory advanced diffuse large B-cell lymphoma treated by CD20-directed chimeric antigen receptor-modified T cells[J]. Clin Immunol, 2014;155(2):160 - 175.

[22] Cohen AD, Garfall AL, Stadtmauer EA, Melenhorst JJ, Lacey SF, Lancaster E, et al. B cell maturation antigen-specific CAR T cells are clinically active in multiple myeloma[J]. J Clin Invest. 2019;129(6):2210 - 2221.

[23] Raje N, Berdeja J, Lin Y, et al. Anti-BCMA CAR T-Cell Therapy bb2121 in Relapsed or Refractory Multiple Myeloma[J]. N Engl J Med, 2019;380(18):1726 - 1737.

[24] Lam N, Trinklein ND, Buelow B, et al. Anti-BCMA chimeric antigen receptors with fully human heavy-chain-only antigen recognition domains[J]. Nat Commun, 2020;11(1):283.

[25] Manier S, Ingegnere T, Escure G, et al. Current state and next-generation CAR-T cells in multiple mye-

loma[J]. Blood Rev. 2022;54;100929.

[26] Li K, Wu H, Pan W, et al. A novel approach for relapsed/refractory FLT3mut+ acute myeloid leukae-mia: synergistic effect of the combination of bispecific FLT3scFv/NKG2D-CAR T cells and gilteritinib [J]. Mol Cancer. 2022;21(1);66.

[27] Cui Q, Qian C, Xu N, et al. CD38-directed CAR-T cell therapy: a novel immunotherapy strategy for re-lapsed acute myeloid leukemia after allogeneic hematopoietic stem cell transplantation[J]. J Hematol On-col, 2021;14(1);82.

[28] van der Schans JJ, Wang Z, van Arkel J, et al. Specific Targeting of Multiple Myeloma by Dual Split-sig-naling Chimeric Antigen Receptor T cells Directed against CD38 and CD138[J]. Clin Cancer Res, 2023;29 (20);4219-4229.

[29] O'Neal J, Ritchey JK, Cooper ML, et al. CS1 CAR-T targeting the distal domain of CS1 (SLAMF7) shows efficacy in high tumor burden myeloma model despite fratricide of CD8+CS1 expressing CAR-T cells[J]. Leukemia. 2022;36(6);1625-34.

[30] Smith EL, Harrington K, Staehr M, et al. GPRC5D is a target for the immunotherapy of multiple myelo-ma with rationally designed CAR T cells[J]. Sci Transl Med. 2019;11(485).

[31] Mailankody S, Devlin SM, Landa J, et al. GPRC5D-targeted CAR T cells for Myeloma[J]. N Engl J Med, 2022;387(13);1196-1206.

[32] Lee L, Lim WC, Galas-Filipowicz D, et al. Limited efficacy of APRIL CAR in patients with multiple my-eloma indicate challenges in the use of natural ligands for CAR T-cell therapy[J]. J Immuno Ther Cancer, 2023;11(6).

[33] Yan Z, Cao J, Cheng H, et al. A combination of humanised anti-CD19 and anti-BCMA CAR T cells in pa-tients with relapsed or refractory multiple myeloma: a single-arm, phase 2 trial[J]. Lancet Haematol, 2019;6(10);e521-e529.

[34] Mardiros A, Dos Santos C, McDonald T, et al. T cells expressing CD123-specific chimeric antigen recep-tors exhibit specific cytolytic effector functions and antitumor effects against human acute myeloid leukemi-a[J]. Blood. 2013;122(18);3138-3148.

[35] Wang Y, Xu Y, Li S, et al. Targeting FLT3 in acute myeloid leukemia using ligand-based chimeric anti-gen receptor-engineered T cells[J]. J Hematol Oncol, 2018;11(1);60.

[36] Gomes-Silva D, Srinivasan M, Sharma S, et al. CD7-edited T cells expressing a CD7-specific CAR for the therapy of T-cell malignancies[J]. Blood. 2017;130(3);285-296.

[37] Hayden PJ, Roddie C, Bader P, et al. Management of adults and children receiving CAR T-cell therapy: 2021 best practice recommendations of the European Society for Blood and Marrow Transplantation (EB-MT) and the Joint Accreditation Committee of ISCT and EBMT (JACIE) and the European Haematology Association (EHA)[J]. Ann Oncol, 2022;33(3);259-275.

[38] Wehrli M, Gallagher K, Chen Y-B, et al. Single-center experience using anakinra for steroid-refractory immune effector cell-associated neurotoxicity syndrome (ICANS)[J]. J Immuno Ther Cancer, 2022;10 (1).

[39] Jain MD, Smith M, Shah NN. How I treat refractory CRS and ICANS after CAR T-cell therapy[J].

Blood. 2023;141(20);2430 - 2442.

[40] Pfeiffer A, Thalheimer FB, Hartmann S, et al. In vivo generation of human CD19-CAR T cells results in B-cell depletion and signs of cytokine release syndrome[J]. EMBO Mol Med. 2018;10(11).

[41] Zhang Q, Zu C, Jing R, et al. Incidence, clinical characteristics and prognosis of tumor lysis syndrome following B-cell maturation antigen-targeted chimeric antigen receptor-T cell therapy in relapsed/refractory multiple myeloma[J]. Front Immunol, 2023;14;1125357.

[42] Lichtenstein DA, Schischlik F, Shao L, et al. Characterization of HLH-like manifestations as a CRS variant in patients receiving CD22 CAR T cells[J]. Blood. 2021;138(24);2469 - 2484.

（闫志凌）